AF345091

NOUVEAU

DICTIONNAIRE

DE

MÉDECINE ET DE CHIRURGIE.

TABLE DES ABRÉVIATIONS

CONTENUES

DANS CE DICTIONNAIRE.

Alg. — Algèbre.
Anat. — Anatomie.
Astr. — Astronomie.
Bot. — Botanique.
Chim. — Chimie.
Chir. — Chirurgie.
Catopt. — Catoptrique.
Diopt. — Dioptrique.
Dynam. — Dynamique.
Géol. — Géologie.
Géom. — Géométrie.
Hydraul. — Hydraulique.
Hydro-dyn. — Hydro-dynamique.
Hydrost. — Hydrostatique.
Hyg. — Hygiène.
Hippiat. — Hippiatrique.

Hist. nat. — Histoire naturelle.
Ichtyol. — Ichtyologie.
Mat. méd. — Matière médicale.
Mathém. — Mathématiques.
Méd. — Médecine.
Métall. — Métallurgie.
Minéral. — Minéralogie.
Opt. — Optique.
Ornith. — Ornithologie.
Pathol. — Pathologie.
Physiol. — Physiologie.
Phys. — Physique.
Stat. — Statique.
Thérap. — Thérapeutique.
Trigon. — Trigonométrie.
Zool. — Zoologie.

Table des abréviations relatives à la Synonymie des Termes de Botanique

☉ — Annuelle.
♂ — Bisannuelle.
♃ — Vivace.
♄ — Ligneuse.
Eur. E. — Europe.
Afr. — Afrique.
Am. — Amérique.
Am. m. — Amérique méridionale.
As. — Asie.
Ind. or. — Indes orientales.
Ind. occid. — Indes occidentales.
F. — France.

F. m. — France méridionale.
Esp. — Espagne.
All. — Allemagne.
Isl. — Islande.
Desf. — Desfontaines.
Forsk. — Forskal.
J. — Jussieu.
Latour. — Latourette.
Lamk. — Lamarck.
L. — Linnæus.
V. — Ventenat.

NOUVEAU
DICTIONNAIRE

DE

MÉDECINE, DE CHIRURGIE,

DE PHYSIQUE,

DE CHIMIE ET D'HISTOIRE NATURELLE,

OU L'ON TROUVE L'ÉTYMOLOGIE ET L'EXPLICATION DES TERMES DE CES SCIENCES;

AVEC DEUX VOCABULAIRES,

L'UN GREC, L'AUTRE LATIN,

et les Synonymies relatives aux anciennes et nouvelles nomenclatures
d'Anatomie, Chimie, Botanique, etc. etc.

PAR JOSEPH CAPURON,

Docteur en Médecine de l'École de Paris, Professeur de Médecine et de Chirurgie latines, de l'Art des
Accouchemens, des Maladies des Femmes et des Enfans; Membre titulaire de l'Académie de
Médecine de Paris, Correspondant de la Société libre des Sciences physiques et médicales de
Liége, etc.

DE L'IMPRIMERIE DE MORONVAL.

A PARIS,

CHEZ J.-A. BROSSON, LIBRAIRE, RUE PIERRE-SARRAZIN, N°. 9.

M. DCCC. VI.

PRÉFACE.

LA plupart des sciences qui se lient au système d'éducation
médicale adopté en France, ont fait tant de progrès depuis environ un demi-siècle, qu'elles ont presque entièrement changé
de face. La chimie sur-tout, sans laquelle il ne sauroit exister ni
pharmacie ni matière médicale, s'est tellement enrichie de
nouvelles découvertes, qu'il a fallu nécessairement renoncer aux
anciennes idées, réformer ou rectifier toutes les théories, et
créer, pour ainsi dire, un nouveau langage scientifique. Voilà
pourquoi une foule de termes très-usités autrefois, quoique impropres, vagues et presque dépourvus de sens, ont vieilli et dis-
paru en peu d'années pour faire place à d'autres termes qui,
plus exacts et plus philosophiques, expriment mieux la nature ou
les propriétés des choses qu'ils représentent. On doit donc sentir
aujourd'hui l'insuffisance des anciens vocabulaires, et la nécessité d'en composer de nouveaux qui soient à la hauteur des
connoissances actuelles.

Déjà les élèves en médecine et en chirurgie, jaloux de cultiver les sciences accessoires, l'ornement et l'appui de ces deux
branches de l'art, réclamoient un ouvrage élémentaire qui appla-
nît les difficultés qu'on ne rencontre que trop souvent dans la
lecture des ouvrages modernes, même classiques. Les praticiens
eux-mêmes, tout étonnés de ne pas entendre les écrits de la génération qui croissoit à côté d'eux, et aimant mieux conserver
leurs anciennes opinions que de recommencer de nouvelles études,
crioient de toutes parts au néologisme et à la corruption du langage médical. Enfin les uns et les autres désiroient ardemment

un nouveau Dictionnaire qui réunît le double avantage de servir d'interprète et de guide pour la lecture des auteurs tant anciens que modernes, et qui présentât en même temps un tableau synonymique des termes réformés et de ceux qui ont été récemment adoptés.

Tel étoit encore le vœu général, lorsque nous avons appris que quelques hommes de l'art d'un mérite distingué avoient renoncé au projet qu'ils avoient formé de l'accomplir, et de rendre à leurs contemporains un service qu'on avoit droit d'attendre de leurs connoissances et de leurs talens.

Toutes ces considérations nous ont déterminés à entreprendre cette tâche, qui nous a paru d'abord très-pénible et peu attrayante ; nous convenons même que, plus d'une fois rebutés par la longueur de ce travail, nous l'eussions entièrement abandonné, si nous n'avions été soutenus et encouragés par le plus puissant de tous les motifs, l'espoir d'être utiles.

Le Dictionnaire que nous publions contient un recueil, aussi exact et aussi complet qu'il nous a été possible, de tous les termes de nouvelle création ; et, sous ce rapport, nous espérons d'avoir bien mérité de ceux qui se disposent à entrer dans la carrière médicale. Nous ferons néanmoins observer que nous avons supprimé les mots qui ont été fabriqués sans nécessité. On a vu en effet, dans ces derniers temps, des esprits légers, mais audacieux, porter la manie ou la fureur du néologisme jusqu'à croire qu'il seroit du bel air et du bon ton de ne plus parler et écrire français qu'en grec. Suivant cet étrange système d'innovation, pas un seul terme technique auquel il ne fallût faire le procès, fût-il consacré par le plus antique usage ; pas un seul qu'il ne fallût même proscrire et remplacer par un autre qui eût la mise et la tournure grecques. Pitoyables néologistes ! ridicules imitateurs des grands maîtres, et sur-tout des célèbres régénérateurs de la chimie ! croient-ils donc qu'il est facile de renouveler ainsi les langues scientifiques, avant d'avoir recréé les sciences elles-mêmes ? Ignorent-ils que toute réforme dans les termes suppose nécessairement une régénération dans les idées ? Et d'ailleurs, à quel genre de mérite aspire-t-on, en ajustant bout à bout quelques terminaisons grecques et latines, et en recomposant ainsi des mots plus barbares et plus monstrueux que ceux qu'on se propose de supprimer ? Prétend-on multiplier la somme des connoissances humaines, en ajoutant à la science des choses, qui est la seule utile, une vaine et stérile science de mots ? Le beau moyen d'éclairer les esprits que de les plonger dans les ténèbres de la logomachie ! Nous croirions donc partager les travers et le mauvais goût de quelques novateurs, nous craindrions sur-tout d'autoriser un pernicieux exemple, si nous intercalions dans un livre destiné aux élèves, des termes éphémères que le génie de la langue française réprouve, et dont la plupart sont déjà tombés dans l'oubli. Il nous suffit ici de consacrer les mots nouveaux que les savans ont généralement adoptés, et qui expriment des idées neuves ou d'utiles découvertes.

Quelque zélé partisan des nouvelles nomenclatures nous blâmera peut-être d'avoir inséré dans ce Dictionnaire toutes les anciennes dénominations, quoiqu'elles ne soient plus d'usage, et que la plupart même soient déjà surannées. Mais en cela nous ne croyons pas avoir rendu un moindre service aux élèves et aux praticiens ; car nous sommes bien éloignés de penser que la lecture des auteurs modernes doive nous dispenser de fouiller dans les ouvrages des écrivains qui ont illustré les siècles passés, même les plus reculés. Nous regardons au contraire l'ancienne littérature médicale comme un champ fertile et inépuisable où l'on trouve toujours à glaner, et même à faire quelquefois d'abondantes moissons.

Loin de nous la prétention d'avoir fait un traité même élémentaire de toutes les sciences dont nous avons été obligés de parler dans cet ouvrage. Nous convenons de bonne foi qu'une aussi vaste entreprise eût été infiniment au dessus de nos forces. Notre but n'a donc été que de faciliter aux élèves l'intelligence des ouvrages qui sont l'objet de leurs méditations, et d'ôter aux praticiens tout prétexte de rester isolés au milieu de leurs contemporains, en leur fournissant un moyen abrégé, mais sûr et infaillible, de suivre les progrès de la science médicale, sans se fatiguer l'esprit par de nouvelles études.

En conséquence, nous avons cru qu'il convenoit d'abord de donner, autant que cela nous a été possible, l'étymologie de chaque terme. Nous nous sommes néanmoins gardés de trop nous appesantir sur cette partie qui, au fond, n'est pas la plus essentielle dans un dictionnaire de médecine; et quoique la science épineuse de Chrysippe (1) ne soit pas sans quelques charmes secrets, quoiqu'elle ait exercé la sagacité des plus grands génies de l'antiquité (2), et que Quintilien même ne la regarde pas tout à fait comme frivole et stérile (3), nous avons cru cependant qu'il étoit plus avantageux de définir chaque terme d'une manière précise, et d'en donner une explication succincte, fondée sur les principaux attributs ou propriétés de l'objet qu'il signifie.

Pour exécuter notre plan, on conçoit que nous avons eu besoin de consulter beaucoup d'auteurs dont nous n'avons cité qu'un très-petit nombre dans le corps de ce Dictionnaire, crainte de le rendre plus volumineux sans en augmenter l'utilité; mais notre intention est de réparer ici cette sorte d'injustice, et d'indiquer les différens ouvrages qui nous ont servi de guide. Ce sera pour nous un motif de justifier la pureté des sources où nous avons puisé; ce sera aussi une agréable occasion de rendre hommage des matériaux que nous avons rassemblés, aux savans de qui nous les avons empruntés, et parmi lesquels nous distinguerons avec une sorte d'affection et de reconnoissance ceux dont nous tiendrons toujours à honneur d'avoir suivi les précieuses et utiles leçons.

1°. Pour l'anatomie, nous avons puisé dans les ouvrages de

---

(1) *Magnam molestiam suscepit Chrysippus reddere rationem omnium vocabulorum.* Cicéron.

(2) Platon, Plutarque, Cicéron, Pline l'Ancien, César lui-même.

(3) *Minùs igitur ferendi sunt qui hanc artem tenuem, et jejunam cavillantur.* Quintilien.

Winslow, de MM. les professeurs Sabatier et Boyer (1), du célèbre professeur Bichat, de M. le professeur Portal, dont l'anatomie est un vrai trésor d'observations pathologiques , et sur-tout dans les tableaux synoptiques de M. le professeur Chaussier , qui peuvent être regardés comme des chefs-d'œuvre de méthode, et des modèles de précision.

2°. Ce que nous avons dit de la physiologie, nous l'avons extrait de l'immortel ouvrage du baron de Haller, des Leçons de M. le professeur Chaussier, qui ont tant contribué à donner une nouvelle impulsion à la science ; de la Physiologie de M. Richerand, et de l'Anatomie générale du célèbre Bichat.

3°. Quant à ce qui concerne l'hygiène, nous avons cru qu'il nous suffisoit de consulter les intéressantes Leçons de M. le professeur Hallé, et les différens articles ou mémoires que ce savant a insérés dans l'Encyclopédie.

4°. Ce qui a rapport à la pathologie externe a été tiré de la Médecine opératoire de M. le professeur Sabatier, des Leçons de Pathologie de M. le professeur Boyer, de celles de Clinique de perfectionnement par M. le professeur Ant. Dubois , de la Pathologie externe de M. le professeur Lassus , et de la Nosographie chirurgicale de M. Richerand.

5°. Nous avons suivi, pour la pathologie interne, les Leçons et la Nosographie philosophique de M. le professeur Pinel , à qui la médecine doit le rang distingué qu'elle a repris de nos jours parmi les sciences exactes ou d'observation , et dont le style aphoristique nous a épargné beaucoup de peine pour le genre de rédaction que nous avons adopté. Nous avons aussi mis à profit les Leçons publiques de M. le professeur Bourdier, celles de M. le professeur Portal, et principalement celles de Clinique de MM. les professeurs Corvisart et Leroux.

6°. Pour la matière médicale et la pharmacopée , nous avons eu recours au tableau d'histoire naturelle médicale de feu M. le

______

(1) Nous désignons par la qualité de professeurs les auteurs dont nous nous glorifions d'avoir été les disciples.

professeur Peyrilhe, et sur-tout aux Elémens de matière médicale de M. Schwilgué, ouvrage dont nous croyons qu'on ne sauroit assez recommander la lecture aux élèves, parce qu'il nous paroît le seul qui ait été conçu dans un bon esprit, c'est-à-dire de manière à faire avancer cette branche de l'art de guérir.

7°. Les définitions des termes relatifs à l'art des accouchemens, sont dues à l'Ouvrage et aux Leçons de M. le professeur Baudelocque, aux Leçons de M. le professeur Ant. Dubois, et à celles de M. le professeur Alphonse Leroi.

8°. Ce qui regarde la physique a été extrait des Elémens de Physique de M. Brisson, du Traité de M. Haüi, et spécialement des Leçons publiques de M. le professeur Hallé.

9°. Pour la chimie, nous avons été guidés par les Elémens de Chimie du célèbre Lavoisier, par ceux de M. Chaptal, et par les Leçons de M. le professeur Déyeux. Mais nous avons sur-tout puisé abondamment dans le Système des Connoissances chimiques de M. le professeur Fourcroy, à qui la postérité devra long-temps le plus beau monument que le génie puisse élever en l'honneur de la science.

10°. Ce qui appartient à la pharmacie a été extrait des Elémens de Baumé, de ceux de Carbonel, et des Leçons de M. le professeur Déyeux.

11°. Pour la minéralogie, outre les ouvrages et les leçons des chimistes déjà cités, nous avons encore consulté le Traité de Minéralogie de M. Haüi, et le Tableau des espèces minérales par M. Lucas fils.

12°. Les termes de Botanique ont été tirés du Dictionnaire de Bulliard, revu et refondu par M. le professeur Richard, ainsi que des Leçons de M. le professeur Desfontaines, au Muséum d'histoire naturelle.

13°. Ce qui est relatif à la zoologie a été extrait des ouvrages de M. Lacépède et de M. Lamark, des Leçons d'Anatomie comparée de M. le professeur Cuvié, rédigées par MM. Duvernoy et Duméril, et du Traité élémentaire d'Histoire naturelle que ce dernier a publié par ordre du gouvernement en faveur des lycées.

Telles sont les autorités qui servent de bases fondamentales à ce nouveau Dictionnaire. Nous avons cru que le meilleur moyen de le rendre utile et intéressant étoit de le conformer à la doctrine des savans qui professent avec le plus de distinction les différentes branches de l'art de guérir, et les sciences qui lui sont accessoires dans les premières écoles de l'Europe. Nous pensons que les différens professeurs et auteurs que nous avons cités sont assez connus en médecine, et la plupart même assez célèbres dans le monde littéraire et savant, pour nous dispenser d'insister sur le degré de confiance qu'ils doivent inspirer.

Nous aurions cru notre travail incomplet, si, à l'exemple de Lavoisien, nous n'y avions ajouté à la fin deux vocabulaires, l'un grec et l'autre latin. Le premier comprend tous les anciens termes de l'art qui dérivent du grec ; dans le second, outre les anciennes dénominations latines, on trouve encore les mots de nouvelle date que nous nous sommes permis de latiniser Nous en aurions fait autant pour le grec, s'il avoit plu à l'autorité suprême de ressusciter la langue merveilleuse d'Homère et d'Hippocrate, pour l'adopter dans les écoles. Nous présumons d'avance que toutes ces licences ne manqueront pas de réveiller l'attention des puristes et de les faire crier au barbarisme. Mais pourquoi n'auroit-on pas aujourd'hui le droit de faire ce qu'eussent fait les philosophes de l'antiquité, ce qu'eussent fait, par exemple, les Aristote, les Platon et les Démosthène ; les Pline, les Sénèque et les Cicéron ; si les découvertes qui ont illustré notre siècle eussent ajouté à l'éclat des beaux jours d'Athènes et de Rome! Ces grands hommes ne créoient-ils pas des mots nouveaux toutes les fois qu'il s'agissoit d'exprimer de nouvelles idées ? Et d'ailleurs, n'est-ce pas ainsi que toutes les langues, d'abord pauvres et bornées, se sont ensuite perfectionnées et agrandies à mesure que les peuples ont étendu le domaine de leurs connoissances.

Enfin, pour réunir sous le même volume une plus grande somme d'avantages, nous avons cru convenable d'y annexer quelques

Synonymies, telles que celle de certaines dénominations anato-miques et physiologiques, que M. le professeur Chaussier a jugé à propos de substituer aux anciennes, qui étoient trop impropres; celle des anciens et nouveaux termes de chimie, celle des drogues usuelles tirées des règnes végétal et animal, celle des termes de pathologie tant externe qu'interne, et celle des poids et mesures. Heureux si, par nos efforts, nous méritons le suffrage des savans dont nous avons suivi la doctrine, et l'estime de nos confrères à qui nous avons eu l'intention de rendre service! heureux encore, si nous pouvons contribuer au soulagement et aux progrès des élèves, que nous avons eus principalement en vue!

NOUVEAU
DICTIONNAIRE
DE
MÉDECINE ET DE CHIRURGIE.

A

A, première lettre ou caractère de l'alphabet, d'un très-grand usage en médecine. Ce caractère surmonté d'un trait horizontal, en cette sorte, $\bar{a}$, s'emploie pour *ana*, qui signifie *parties égales* des substances médicamenteuses qui entrent dans une formule. Ainsi, ♃ de vin généreux et d'eau, $\bar{a}$ 5 hmes. (1 liv.), signifie prenez de vin généreux et d'eau de chacun cinq hectogrammes ou une livre.

ABAISSEUR, s. m. pris adjectiv. *depressor*, nom des muscles qui abaissent les parties auxquelles ils sont attachés.

ABARTICULATION, s. f. *abarticulatio*, espèce d'articulation évidemment mobile, que les anatomistes appellent DIARTHROSE. *Voy.* ce mot.

ABATTEMENT, s. m. *defectio virium*, défaut ou manque de forces, foiblesse.

ABCÈS, s. m. *abscessus*, du verbe latin *abscedere*, aboutir, se tourner en abcès; tumeur contre nature qui renferme du pus.

ABDOMEN, s. m. mot purement latin qui signifie le bas-ventre, dérivé du verbe *abdere*, cacher, soit parce que cette partie du corps est toujours couverte et cachée à la vue, soit parce qu'elle renferme des viscères très-importans. La plus grande des cavités splanchniques; ovoïde, allongée, formée par les vertèbres lombaires, le bassin, le contour des côtes, l'appendice abdominal du sternum, par des ligamens et des muscles, séparée du thorax par le diaphragme, tapissée intérieurement par le péritoine, contenant les organes de la digestion, divisée dans sa circonférence ou surface externe en plusieurs régions; trois antérieures; savoir, la région épigastrique ou supérieure, la région ombilicale ou moyenne, et la région hypogastrique ou inférieure; postérieurement une seule, c'est la région lombaire.

ABDOMINAUX, s. m. pl. poissons dont les nageoires ventrales sont plus près de l'anus que des pectorales : Ichtyol.

ABDUCTEUR, s. m. pris adject. *abductor*, du verbe latin *abducere*, éloigner, écarter; nom des muscles qui éloignent les parties auxquelles ils sont attachés, du plan imaginaire qui divise le corps en deux parties égales et symétriques, ou de quelqu'autre partie à laquelle on les rapporte.

ABDUCTION, s. f. *abductio*, éloignement, écartement, du verbe latin *abducere*, éloigner, écarter; action par laquelle les muscles *abducteurs* éloignent les parties auxquelles ils sont attachés du plan qui diviseroit le corps humain dans toute sa longueur en deux parties égales.

ABERRATION, s. f. *aberratio*, du verbe latin *aberrare*, s'égarer; écart ou mouvement insolite par lequel une fonction quelconque s'éloigne de son type naturel; désordre ou irrégularité des propriétés vitales dans les maladies nerveuses;—petit mouvement des étoiles, par lequel elles semblent décrire de petites ellipses de 40″ de diamètre, causé par le mouvement de la lumière, combiné avec le mouvement annuel de la terre.

ABLACTATION, s. f. *ablactatio*, action ou manière de sevrer les enfans; du verbe latin *ablactare*, sevrer, ne plus donner à teter.

ABLATION, s. f. *oblatio*, enlèvement; action d'emporter, d'enlever et d'expulser toute matière inutile et nuisible au corps; toute sorte d'évacuation en général; retranchement d'une partie de la nourriture journalière, ordonné relativement à la santé; — l'intervalle du repos dont on jouit entre deux accès de fièvre; — la soustraction d'une chose faite ou qui n'est plus nécessaire dans une opération : Chim.

ABLUANS, ANTES, adj. *abluentia*, du verbe latin *abluere*, laver, nettoyer; nom des remèdes propres à dissoudre et à emporter les matières qui affectent les premières voies, l'estomac et les intestins.

ABLUTION OU LOTION, s. f. *ablutio*, du verbe latin *abluere*, laver, nettoyer, purifier en lavant; nom de plusieurs opérations qui se font dans les laboratoires de chimie ou de pharmacie. Ainsi on emploie la lotion pour séparer d'un médicament, ou de toute autre substance, les matières qui lui sont étrangères; de même en répandant de l'eau sur un corps à différentes reprises, on lui enlève ses sels surabondans, ce qui se nomme *édulcorer*; enfin on verse du vin ou quelque liqueur distillée sur un médicament, pour augmenter ses vertus: par exemple, on lavoit autrefois les vers de terre avec le vin.

ABOMASUS OU ABOMASUM, mots latins qui signifient panse, tripaille; nom du dernier estomac des animaux ruminans : vulgairement la caillette.

ABORTIF. IVE, adj. *abortivus*, du verbe latin *aboriri*, naître avant le temps. Avorton né avant terme et avant d'être viable. — Se dit aussi des fruits, des graines, des pistils, des étamines et des fleurs qui n'acquièrent point leur degré de perfection naturelle ou convenable.

ABOUCHEMENT, s. m. *anastomo-*

sis, l'union de deux vaisseaux, des veines et des artères.

ABOUTIR, v. n. *suppurare*, venir à suppuration; se dit des tumeurs ou des abcès sur lesquels on met des emplâtres ou des cataplasmes pour les faire suppurer.

ABRASION, s. f. *abrasio*, du verbe lat. *abradere*, racler, ratisser. Ulcération superficielle des parties membraneuses, avec déperdition de substance par petits fragmens. (Castelli.) — Ainsi l'on dit qu'il y a *abrasion* dans les intestins lorsque la membrane interne est ulcérée, et qu'il s'en détache de petites parties qui sont expulsées avec les excrémens.

ABRUPTION, s. f. *abruptio*, du verbe latin *abrumpere*, rompre, séparer, casser net, désunir; rupture, séparation, désunion; espèce de fracture dans laquelle l'os est transversalement séparé aux environs de l'articulation, en sorte que les deux fragmens sont écartés l'un de l'autre. Galien donne à cette espèce de fracture l'épithète de Καυληδὸν, c'est-à-dire fracture dans laquelle l'os a la figure d'une tige de plante rompue.

ABSCISSE, s. f. *abscissa*, du verbe latin *abscindere*, couper, retrancher; portion de l'axe d'une courbe, comprise entre le sommet de la courbe et l'ordonnée : Géom.

ABSCISSION ou ABCISION, s. f. *abscissio*, *abcisio*, retranchement, du verbe latin *abscidere*, retrancher, couper. Retranchement d'une partie du corps gâtée, corrompue et inutile, avec un instrument coupant; se dit aussi des parties saines, dont on est quelquefois obligé de retrancher une portion, lorsqu'elles ont une grandeur démesurée: l'*abcision* de la luette, du clitoris, du prépuce.

ABSORBANT, ANTE, adj. et s. m. *absorbens*, du verbe latin *absorbere*, absorber; se dit des médicamens terrestres et poreux qui ont la propriété de s'imbiber ou de se charger des humeurs surabondantes. Ils sont employés à l'intérieur et à l'extérieur. — Nom des vaisseaux qui pompent le chyle dans le tube intestinal, ou la sérosité qui s'exhale dans les cavités splanchniques, pour la reporter dans le torrent de la circulation. On croit que l'eau des bains pénètre dans le corps à travers les pores *absorbans* du système cutané.

ABSORPTION, s. f. *absorptio*, d'*ab*, de, et de *sorbere*, avaler, humer ; fonction commune à tous les êtres organisés, qui s'exécute par les vaisseaux lymphatiques et porte les fluides de la surface du corps à l'intérieur, d'où ils sortent ensuite par l'exhalation, ou se répandent dans les cavités tant cellulaires que splanchniques.

ABSTÈME, adj. m. et f. *abstemius*, *a*, *um*, nom de ceux qui ne boivent pas de vin (*Pline*) ; régime abstème, abstinence de tout ce qui pourroit aggraver une maladie.

ABSTERGENT, ENTE, ou *abstersif*, *abstersive*, s. et adj. *abstergens*, *abstersorius*, du verbe latin *abstergere*, essuyer, nettoyer, laver. Se dit des remèdes savonneux et qui passent pour avoir la propriété de dissoudre les matières huileuses et terreuses : propriété que n'ont pas les simples abluans ou aqueux.

ABSTERSIF, IVE, adj. *Voy.* ABSTERGENT.

ABSTERSION, s. f. *abstersio*, action des abstergens sur le corps. *Voyez* ABSTERGENT.

ABSTINENCE, s. f. *abstinentia* ; du verbe latin *abstinere*, s'abstenir ; privation de nourriture en général, ou de quelque aliment en particulier.

ABSTRACTION, s. f. *abstractio*, opération de l'entendement humain, par laquelle on considère séparément des objets pour en voir la ressemblance ou la dissemblance, et pour les réunir ensuite ou les grouper en espèces, genres, ordres et classes.

ABUS, s. m. *abusus*, mauvais usage d'une chose. On dit vulgairement en médecine, l'abus des liqueurs alcoholiques, l'abus des plaisirs, l'abus de tout ce que l'hygiène condamne.

ACANOR, espèce de fourneau dont on se sert en chimie.

ACANTHABOLE s m. *acanthabolus*, du mot grec ἄκανθα, épine, et du verbe Βάλλω, chasser, expulser ; sorte de pincettes dont les chirurgiens se servent pour enlever les épines, les esquilles des os, les tentes ou tout autre corps étranger qui est dans une plaie.

ACANTHE, s. m. *acanthus*, du grec ἄκανθα ou ἄκανθος, épine, arbre épineux ; plante épineuse qu'on nomme aussi *branc-ursine*, dont les feuilles servirent de modèle au fameux sculpteur Callimaque pour orner le chapiteau des colonnes de l'ordre corinthien.

ACARUS, s. m. du grec ἀκαρής, très-petit. — Nom d'un insecte, ainsi appelé à cause de sa petitesse extrême. — *Acarus* de la gale, espèce d'arachnide dont la présence cause la gale.

ACAULE, adj. *acaulis*, d'*à* privatif et de Καυλὸς, tige, sans tige manifeste. Nom des plantes qui n'ont point de tige, ou qui l'ont très-courte comparativement à celle des autres du même genre : Bot.

ACCABLEMENT, s. m. *oppressio*, langueur, abattement.

ACCÉLÉRATEUR, s. m. pris adj. *accelerator* ; se dit des muscles qui, par leurs contractions, accélèrent l'éjaculation de la semence.

ACCÉLÉRATION, s. f. *acceleratio*, augmentation de mouvement ou de vitesse dans les corps : Phys.

ACCÈS, s. m. *accessus*, du verbe latin *accedere*, s'approcher ; retour périodique de certaines maladies, suivi d'intermission ou de rémission : *Accès fébrile*, *accès de manie*. — Approche ou commerce qu'on a avec une femme.

ACCESSOIRE, pris subst. et adj. *accessorius*, dépendance ou suite de quelque chose de principal. Ligamens *accessoires*, muscles *accessoires*, nerfs *accessoires* : Anat. Changement qui arrive à un médicament par des choses extérieures, et qui augmente ou diminue sa vertu.

ACCIDENT, s. m. *accidens*, du verbe latin *accidere*, arriver, survenir ; toutes les choses qui surviennent durant le cours d'une maladie, comme la douleur, l'hémorragie, l'insomnie, la fièvre, la convulsion, la paralysie, le dévoiement et la métastase. Ce terme est plus en usage en chirurgie qu'en médecine; les accidens d'une plaie, d'une hernie, d'une fracture . d'une luxation.

ACCIPITRES, s. m. plur. du latin *accipiter*, épervier, oiseau de proie; nom d'une famille d'oiseaux dont les doigts sont libres, dirigés trois en devant, un en arrière, armés d'ongles crochus, formant une serre, et dont le bec supérieur est toujours avancé et courbé en crochet: Ornith.

ACCOUCHÉE, s. f. *puerpera*, femme qui reste quelques jours au lit . pour se remettre des douleurs de l'enfantement.

ACCOUCHEMENT ou ENFANTEMENT, s. m. *partus*, *partio*, *puerperium*; l'expulsion d'un fœtus vivant et à terme hors du sein de la matrice, avec toutes ses dépendances.

Accouchement, quand il signifie l'art d'accoucher, s. m. *obstetricium*, *obstetricatio*.

ACCOUCHER, v. n. et a. *parturire*, *obstetricare*; enfanter, aider celle qui enfante; verbe qui, dans la première signification, prend le verbe *être* aux temps composés, et qui, dans la seconde, se conjugue avec le verbe *avoir*: Madame est accouchée, c'est-à-dire, a mis au monde un enfant. La sage-femme a accouché *madame*, c'est-à-dire, l'a aidée dans le travail de l'enfantement.

ACCOUCHEUR, s. m. *adjector partûs*, *obstetricans*, chirurgien ou médecin qui pratique les accouchemens.

ACCOUCHEUSE ou SAGE-FEMME, s. f. *obstetrix*, *hyperetria*, femme qui pratique les accouchemens.

ACCOUPLEMENT, s. m. *copulatio*, jonction du mâle et de la femelle pour la génération.

ACCRÉTION, s. f. *accretio*, augmentation, accroissement.

ACCROISSEMENT, s. m. *accretio*, crue ou augmentation du corps.

ACÉPHALE, adj. *acephalus*, en grec ἀκέφαλος, composé d'ἀ privatif et de Κεφαλή, tête; qui n'a point de tête. Nom des animaux qui naissent sans tête, ou avec la base du crâne seulement. —Se dit aussi des mollusques dont on ne peut dis-

tinguer la tête, et dont le corps est enveloppé d'une sorte de manteau charnu, et le plus souvent recouvert de deux coquilles : Hist. naturelle.

ACERBE, adj. *acerbus*, du verbe latin *acerbare*, aigrir, donner de l'aigreur; ce qui est vert et âpre. Se dit aussi du goût aigre et astringent des fruits qui n'ont pas encore acquis leur maturité, tels que les nèfles, les cormes, les coings, etc.

ACERBITÉ, s. f. *acerbitas*, *acerbitas*, âpreté au goût, qualité des fruits qui sont encore verts.

ACÉRIDE, s. m. d'ἀ privatif et de κηρός, ῦ, *cera*, cire: emplâtre sans cire.

ACESCENCE, s. f. *acescentia*, disposition à l'acidité.

ACESCENT, ENTE, adj. *acescens*, du verbe latin *acescere*, aigrir, devenir acide; nom des alimens, liqueurs et médicamens dont la saveur approche de l'acide, ou qui peuvent l'acquérir par une chaleur modérée.—Matières *acescentes*, qui forment des acides.

ACÉTABULE, s. m. *acetabulum*, cavité d'un os qui en emboîte un autre.

ACÉTATE, s. m. du mot latin *acetum*, vinaigre; nom générique des sels qui résultent de la combinaison de l'acide acétique avec une base quelconque. Ex. *acétate de cuivre*.

ACÉTEUX, EUSE, adj. d'*acetum*, vinaigre; qui tient de la saveur du vinaigre. *Acide acéteux*, vinaigre distillé, aujourd'hui synonyme d'acide acétique, étendu d'eau.

ACÉTIQUE, adj. d'*acetum*, vinaigre; qui est de la nature du vinaigre. *Acide acétique*, vinaigre radical qu'on obtient par la distillation des acétates.

ACÉTITE, s. m. nom générique des sels qui résultent de la combinaison de l'acide acéteux avec différentes bases; maintenant synonyme d'acétate.

ACUÉE, s. f. vers servant à pêcher, ou à nourrir des oiseaux.

ACHORES, s. m. pl. du latin *achores*, et du grec ἀχώρ, ulcère humide de la tête; teigne humide des enfans.

ACHROMATIQUE, adj. d'ἀ privatif et de χρῶμα, couleur ; décoloré, sans couleur. — Nom qu'on donne à des lunettes nouvellement inventées, dans lesquelles il ne paroît point d'iris, parce qu'on a corrigé la différente réfrangibilité des rayons, qui s'opposoit à la netteté des images.

ACIDE, s. m. et adj. *acidus*, d'ἀκὶς, génitif ἀκιδὸς, pointe. Substance combustible, plus ou moins saturée d'oxygène, ayant une saveur aigre et piquante, rougissant les couleurs bleues végétales, attirant fortement les autres corps, et formant les sels avec des bases.

ACIDIFÈRE, adj. *acidifer*, corps combiné avec un acide.

ACIDIFIABLE, adj. Se dit des bases qui peuvent se combiner avec l'oxygène ; par exemple, dans l'acide sulfurique, le soufre est la base *acidifiable*, et l'oxygène le principe *acidifiant*.

ACIDIFIANT, adj. *acidificus*, qui a la vertu de convertir en acide. L'oxygène est le principe acidifiant des corps combustibles.

ACIDIFICATION, s. f. *acidificatio*, l'action ou la manière dont les corps ou bases acidifiables se combinent avec l'oxygène ou le principe acidifiant.

ACIDITÉ, s. f. *acor*, qualité acide.

ACIDULE, s. m. et adj. *acidulus*, peu ou foiblement acide ; se dit des acides végétaux contenant un peu de potasse. Nom de certaines eaux minérales froides, qui tiennent en dissolution du gaz acide carbonique.

ACIDULER, v. a. rendre acidule.

ACINE, s. m. *acinus*, du grec ἀκίνος, petite baie succulente, un peu transparente, uniloculaire, à graines dures ou osseuses, comme dans le raisin, la groseille, etc.

ACINÉSIE, s. f. d'ἀ privatif, et de κινέω, je meus ; repos du pouls, ou petit intervalle qui sépare la contraction et la dilatation de l'artère.

ACINIFORME, adj. *aciniformis*, qui a la forme d'un fruit à grappe, peut-être du grec ἀκίνος, petite baie, mais très-certainement du latin *acinus*, ou *acinum*, grain ou pepin de tout fruit à grappe.—Nom d'une des membranes de l'œil, appelée

encore *uvée*, à laquelle Celse donnoit le nom d'*acinosa*.

ACIPENSÈRES, s. m. pl. d'*acipenser*, esturgeon ; poissons operculés, sans membrane branchiale et sans dents, dont la vessie natatoire séchée et roulée, se vend dans le commerce sous le nom de *colle de poisson* ou d'*icthyocolle*, qui est très-employée dans les arts.

ACONIT, s. m. *aconitum*, du grec ἀκόνιτον, qui dérive d'ἀκονάω, piquer. Plante vénéneuse de la famille des *renonculées*.

ACOTYLÉDONE, adj. d'ἀ privatif et de κοτύλη, ou κοτυληδὼν, όνος, cavité sans cotylédons, ou sans feuilles séminales. *Voyez* COTYLÉDON.

ACOUSMATE, s. m. du grec ἀκουσμα, ατος, audition ; bruit de voix ou d'instrumens qu'on croit entendre dans l'air, quand on a l'imagination frappée.

ACOUSTIQUE, s. f. et adj. du verbe ἀκούω, j'entends ; science ou théorie du son et de l'ouïe. Nom des cornets ou instrumens qu'employent ceux qui ont l'ouïe dure, pour augmenter l'intensité des sons ; nerf *acoustique*, qui va à l'oreille ; conduit acoustique ou externe du même organe.

ACRATIE, s. f. d'ἀ privatif, et de κράτος, force ou puissance ; foiblesse, atonie, impuissance de se mouvoir.

ACRE, adj. *acer*, piquant, corrosif. On donne ce nom à tout ce qui brûle ou écorche la langue.

ACRETÉ, s. f. *acritas*, qualité de tout ce qui est âcre.

ACRIDOPHAGE, adj. d'ἀκρὶς, ίδος, sauterelle, et de φάγω, je mange ; mangeur de sauterelles.

ACRIMONIE, s. f. *acrimonia*, *acritas*, *acritudo*, âcreté ; qualité des alcalis, des acides, et de tous les corps corrosifs ou caustiques.

ACRIMONIEUX, adj. qui a de l'acrimonie.

ACRISIE, s. f. d'ἀ privatif, et de κρίνω, je sépare. État de crudité des humeurs, selon les anciens, ou d'irritation, selon les modernes, qui empêche la crise ou la séparation de la matière morbifique, et son expulsion. Défaut de crise, ou crise imparfaite, qui, loin de soulager le malade, fait empirer son état. (Galien.)

ACROCHORDON , s. m. du grec ἄκρος, élevé , et de χορδὴ , corde; espèce de porreau ou de verrue , ainsi appelée, parce qu'elle est attachée à la peau par un pédicule grêle et mince.

ACROMION , s. m. formé d'ἄκρος, extrème, et d'ὦμος, épaule , comme si l'on disoit, *l'extrémité de l'epaule;* l'apophyse de l'omoplate qui s'articule avec la clavicule.

ACROTÉRIASME , s. m. *acroteriasmus* , du grec ἀκρωτηριασμὸ , dérivé du verbe ἀκρωτηρίαζω , je mutile ; amputation d'un membre considérable ; par exemple d'une jambe.

ACTE , s. m. *actus* , exercice effectif d'une puissance ou d'une faculté qui suppose deux choses, la *puissance* ou la possibilité d'agir , et l'*action* ou la manière d'agir.

ACTIF , adj. *activus* , qui a la vertu d'agir : *remèdes actifs* , ceux dont l'action est vive et prompte, ou forte et subite.

ACTINIES , s. f. pl. *actiniæ* , du grec ἀκτὶν , gén. ῖνος, rayon du soleil. Zoophytes fixés sur les rochers, qui font sortir des bords de leur bouche des tentacules disposés en cercles comme les rayons du soleil , et souvent colorés comme les pétales des fleurs. *Voyez* ZOANTHES.

ACTION , s. f. *actio* , manière dont une cause agit, mouvement de la puissance active qui suppose seulement la faculté ou puissance d'agir.

ACTUEL , adj. *actualis* , qui a la vertu d'agir immédiatement et présentement ; cautère *actuel* , le feu et le fer chaud qui cautérisent promptement, pour les distinguer des *cautères potentiels* qui produisent leur effet d'une manière plus lente.

ACUMINÉ , adj. *acuminatus* , rétréci et terminé en pointe ; du mot ἀκὶ , pointe. *Feuilles acuminées.*

ACUTANGLE , adj. d'*acutus* et d'*angulus*, qui a tous ses angles aigus.

ACUTANGULAIRE. *Voy.* ACUTANGLE.

ACUTANGULÉ , adj. *acutangulatus* , à angles aigus : Bot.

ADAPTER , v. a. *adaptare* , ajuster une chose à une autre ; *adapter*

un récipient au chapiteau d'un alambic : Chim.

ADDUCTEUR , pris adj. *adductor*, de *ad* , vers , et de *ducere* , mener ; se dit des muscles dont la fonction est d'approcher les parties auxquelles ils sont attachés du plan imaginaire qui divise le corps en deux parties égales et symétriques, ou de la partie à laquelle on les rapporte.

ADDUCTION , s. f. *adductio* , action par laquelle les *adducteurs* approchent les parties du corps auxquelles ils sont attachés du plan mitoyen.

ADÉNOGRAPHIE , s. f. d'ἀδὴν , glande, et du verbe γράφω , je décris; description des glandes : Anat.

ADÉNOÏDE , adj. d'ἀδὴν , glande, et de ὥδος, figure, ressemblance ; glanduleux, glandiforme, semblable à une glande.

ADÉNOLOGIE , s. f. *adenologia* , d'ἀδὴν , glande, et de λόγος , discours ; partie de l'anatomie qui traite de l'usage des glandes.

ADÉNO-MÉNINGÉE , adj. f. (fièvre), *febris adeno-meningea*, d'ἀδὴν, glande, et de μήνιγξ , méninge ou membrane ; nom d'une fièvre ainsi appelée, parce qu'elle paroit consister dans une irritation des glandes et des membranes muqueuses qui tapissent certaines cavités ; elle est produite par toute espèce de causes débilitantes , et caractérisée par un pouls foible et peu fréquent ; par une chaleur modérée entremêlée de frissons , par des sueurs aigres et peu abondantes, par des aphthes et des éruptions cutanées , par des douleurs contusives dans les membres, par la langueur des forces, la somnolence, l'abattement moral.

ADÉNO - NERVEUSE (fièvre), adj. f. *febris adeno - nervosa* , du grec ἀδὴν , glande, et de νεῦρον , nerf; fièvre causée par un principe contagieux qui attaque les glandes et les nerfs. *Voyez* l'ESTE.

ADÉNOTOMIE , s. f. *adenotomia* , d'ἀδὴν , glande, et de τέμνω , je coupe , j'incise ; dissection des glandes : Anat.

ADÉPHAGIE , ou ADDÉPHAGIE , s. f. *addephagia* , *adephagia*, d'ἀδὴν , abondamment, et de φάγω , je mange ; voracité, appétit insatiable ; déesse de la gourmandise.

ADEPTE, s. m. *adeptus*, du verbe *adipiscor*, je trouve, j'acquiers ; initié dans les mystères d'une science quelconque, et sur-tout de l'ALCHIMIE. *Voy.* ce mot.

ADHÉRENCE, s. f. *adhœrentia*, liaison, union d'une chose à une autre.

ADHÉSION, s. f. *adhœsio*, union, jonction.

ADIANTE, s. m. *adiantum*, ἀδίαντον, d'*à* privatif, et de διαίνω, j'humecte ; espèce de fougère, capillaire d'Amérique ; ainsi appelée, parce que l'eau des pluies ne s'arrête point sur ses feuilles.

ADIAPHORE, adj. *adiaphorus*, ἀδιάφορος, indifférent, d'*à* privatif, et de διαφέρει, il importe ; comme qui diroit : *à qui il n'importe point, à qui tout est égal.* Nom que Boyle donnoit à un esprit qu'il tiroit du tartre par distillation, et de quelques autres végétaux, lequel n'étoit ni acide, ni vineux, ni urineux.

ADIAPNEUSTIE, s. f. *adiapneustia*, d'*à* privatif, et de διαπνέω, je transpire ; défaut de transpiration.

ADIARRHÉE, s. f. *adiarrhœa*, d'*à* privatif, et de διαρρέω, je coule ; suppression de toutes les évacuations.

ADIPEUX, EUSE, adj. *adiposus*, gras, d'*adeps*, génitif *adipis*, graisse.

ADIPOCIRE, s. m. du latin *adeps*, graisse, et de *cera*, cire ; substance qui tient de la graisse et de la cire, analogue au blanc de baleine, découverte par Fourcroy dans les substances animales enfouies depuis long-temps ; dissoluble dans l'alcohol, généralement répandue, et très-abondante dans le règne animal.

ADIPSIE, s. f. *adipsia*, d'*à* privatif des Grecs, et de δίψα, soif ; défaut de soif ou d'appétit pour les liquides.

ADOLESCENCE, s. f. *adolescentia*, la fleur de la jeunesse, l'âge qui est entre l'enfance et la virilité.

ADOLESCENT, s. m. et adj. *adolescens*, qui est dans l'adolescence ; jeune homme entre quatorze et vingt-cinq ou trente ans. — Ces deux derniers mots dérivent du verbe latin *adolescere*, croître ; parce que l'adolescence dure autant que le corps croît et se fortifie.

ADNÉ, adj. *adnatus*, qui est immédiatement attaché, qui fait ou paroit faire corps avec autre chose : Bot.

ADRAGANT ou TRAGACANTHE, s. m. *tragacantha* T. en grec τραγάκανθα, composé de τράγος, bouc, ou de τραχύς, âpre, hérissé, et d'ἄκανθα, épine ; plante légumineuse qui fournit la gomme adragant. *Voyez* TRAGACANTHE.

ADULTE, adj. *adultus*, du verbe *adolescere*, croître, grandir, qui est parvenu au point de sa force et de sa vigueur

ADULTÉRATION, s. f. *adulteratio*, du verbe latin *adulterare*, altérer, sophistiquer, falsifier, frelater : altération, falsification de médicamens, de manière qu'ils ressemblent à ceux qui sont naturels, sans en avoir l'efficacité.

ADUSTE, adj. *adustus*, du verbe *adurere*, brûler, enflammer. Nom qu'on donnoit au sang ou aux humeurs qu'on croyoit brûlées par trop de chaleur naturelle.

ADUSTION, s. f. *adustio*, état de ce qui est brûlé ; adustion de sang, d'humeurs.

ADYNAMIE, s. f. *adynamia*, d'*à* privatif, et de δύναμις, force, puissance ; foiblesse, abattement, défaut de forces.

ADYNAMIQUE, adj. *adynamicus*, d'*à* privatif des Grecs, et de δύναμις, force, derivé de δύναμαι, je peux, je suis fort. — Nom d'une fièvre appelée autrement *fièvre putride*, causée par tout ce qui peut affoiblir le corps ; et caractérisée par la foiblesse du pouls, une chaleur âcre et brûlante, la prostration des forces, les déjections involontaires, des pétéchies, des parotides.

ÆDOEAGRAPHIE, s. f. *œdœagraphia*, d'αἰδοῖα, parties de la génération, et de γράφειν, décrire. Description des organes qui servent à la génération.

ÆDOEALOGIE, s. f. *œdœalogia*, d'αἰδοῖα, parties de la génération, et de λόγος, discours ; traité sur l'usage des organes de la génération.

ÆDOEATOMIE, s. f. *œdœatomia*

d'αἰδοία, parties de la génération, et de τέμνειν, couper, disséquer; dissection des organes de la génération.

AEGILOPS, s. m. du grec αἴξ, chèvre, et de ὤψ, œil; œil de chèvre: petit ulcère qui se forme à l'angle interne de l'œil, ainsi appelé, parce que quelques auteurs disent avoir observé cette maladie sur les chèvres, ou parce que ceux qui en sont attaqués ont les yeux tournés comme les boucs.

AÉRER, v. a. d'*aër*, *aëris*, air; donner de l'air, chasser l'air impur. *Appartement bien aéré*, en bel air, en grand air.

AÉRIEN, adj. *aërius*, qui est d'air, qui appartient à l'air.

AÉRIFICATION, s. f. *aërificatio*, d'*aër*, air, et de *facere*, faire; l'action de faire des airs, ou de convertir les autres corps en air.

AÉRIFORME, adj. *aëriformis*, qui a les propriétés physiques de l'air.

AÉROGRAPHIE, s. f. *aërographia*, d'ἀὴρ, ἀέρος, air, et de γράφειν, décrire; description de l'air.

AÉROLOGIE, s. f. *aërologia*, de ἀὴρ, air, et de λόγος, discours; traité sur l'air.

AÉROMÈTRE, s. m. *aërometrum*, d'ἀὴρ, air, et de μέτρον, mesure; instrument qui indique la densité ou la raréfaction respective de l'air.

AÉROMÉTRIE, s. f. *aërometria*, d'ἀὴρ, air, et de μετρέω, je mesure; art de calculer les propriétés de l'air.

AÉRONAUTE, s. m. *aëronauta*, d'ἀὴρ, air, et de Ναύτης, ου, navigateur; qui voyage dans les airs.

AÉROPHOBE, s. m. *aërophobus*, d'ἀὴρ, air, et de φόβος, crainte; qui craint l'air ou le grand jour. (*Cœlius Aurel.*)

AÉROPHOBIE, s. f. *aërophobia*, d'ἀὴρ, air, et de φόβος, crainte; crainte de l'air; symptôme de frénésie.

AÉROSTAT, s. m. d'ἀὴρ, air, et de στάω, je m'arrête; globe ou ballon rempli d'un fluide plus léger que l'air, et s'élevant jusqu'à ce qu'il trouve une couche de l'atmosphère assez raréfiée pour y être en équilibre.

AÉROSTATIQUE, adj. (*Même*

étymologie que les *précédens*), qui appartient aux aérostats.

AÉTITE, s. f. *œtites*, d'ἀετός, aigle; pierre d'aigle, ainsi nommée parce qu'on a cru qu'elle se trouvoit dans le nid des aigles.

AFFECTION, s. f. *affectio*, *affectus*, disposition, inclination, impression fâcheuse, maladie; *affections* de l'ame: moral. — *Affections* organiques du cœur, *affection* scorbutique.

AFFINAGE, s. m. art de purifier les métaux et le sucre, et de les rendre plus fins.

AFFINITÉ, s. f. *affinitas*, liaison, rapport ou convenance des choses entre elles; tendance ou disposition de certains corps à s'unir.

AFFINOIR, s. m. instrument au travers duquel on fait passer le chanvre ou le lin pour l'affiner.

AFFLUENCE, s. f. *affluentia*, concours d'eaux, d'humeurs.

AFFLUER, v. n. *affluere*, concourir, se rendre au même lieu; les humeurs affluent par-tout où il y a un point d'irritation.

AFFLUX, s. m. *affluxus*, d'*affluo*, je coule vers ou auprès; progression plus grande, plus rapide des liquides vers une partie irritée. De là l'adage latin : *ubi stimulus*, *ibi affluxus*.

AFFOIBLISSEMENT, s. m. *debilitatio*, diminution de force, de vigueur. *Affoiblissement* de corps, d'esprit.

AFFUSION, s. f. *affusio*, du latin *affundere*, verser, répandre; l'action de verser une liqueur sur une autre substance.

AGACEMENT, s. f. *hebetudo*, *irritatio*, effet des acides, des fruits verts sur les dents. Irritation, l'action d'irriter, *agacement des nerfs*.

AGACER, v. a. *hebetare*, *irritare*, causer aux dents une sensation désagréable, les rendre sensibles et incapables de mâcher, sinon avec peine. Irriter, exciter, animer, etc. *agacer les nerfs*.

AGALACTIE, s. f. *agalactia*, d'ἀ privatif, et de γάλα, lait; défaut de lait dans une femme en couche.

AGAME, subst. et adj. *agamus*, d'ἀ privatif, et de γάμος, noces, mariage. Nom que les botanistes donnent aux plantes qu'ils croient privées d'organes sexuels. *Voy.* CRYPTOGAME.

AGAMIE, s. f. *agamia*, d'*à* privatif, et de γάμος, noces, mariage. Privation d'organes sexuels. Mot substitué par certains botanistes à celui de CRYPTOGAMIE. *Voyez* ce mot.

AGARIC, s. m. *agaricum*, du grec ἀγαρικὸν. *Boletus igniarius*. L. Sorte de champignon qui s'attache au tronc des arbres, et dont on se sert en chirurgie pour arrêter les hémorragies.

AGATE, s. f. *achates*, du grec ἀχάτης, pierre précieuse dont la cassure est plus ou moins terne, quelquefois écailleuse, et dont la base est la silice. Elle est ainsi appelée, parce qu'on la trouva pour la première fois sur les bords d'un fleuve de même nom en Sicile.

AGE, s. m. *ætas*, durée ordinaire de la vie ; ses différens degrés : l'enfance, la jeunesse, l'âge viril, la vieillesse. — Temps qui s'est écoulé depuis le renouvellement de la lune : Astr.

AGENT, s. m. du verbe latin *agere*, agir ; tout ce qui agit sur les corps et y opère quelque changement ou altération : Phys.

AGÉOMÉTRIE, s. f. *ageometria*, d'*à* privatif, et de γεωμετρία, géométrie ; ignorance, défaut de géométrie.

AGÉRASIE, s. f. *agerasia*, d'*à* privatif, et de γῆρας, vieillesse ; état d'un vieillard qui conserve la force et la vigueur de la jeunesse ; vieillesse verte et vigoureuse, *viridis senecta* des Latins.

AGÉRAT, s. m. *ageratum*, du grec ἀγήρατον, exempt de vieillesse ; plante corymbifère, ainsi appelée à cause de sa longue durée.

AGGLUTINANT, ou AGGLUTINATIF, adj. *glutinans*, qui colle ; nom des emplâtres qui servent à réunir certaines plaies.

AGGLUTINATION, s. f. *agglutinatio*, l'action de coller, réunir, agglutiner les parties du corps qui ont été séparées.

AGGLUTINER, v. a. *agglutinare*, réunir, consolider les chairs, les lèvres ou bords d'une plaie.

AGGRAVER, v. a. *aggravare*, rendre pire, plus grave. Les remèdes administrés mal à propos ou à contre-temps aggravent les maladies.

AGGRÉGATION, s. f. *aggregatio*, réunion de plusieurs choses en un seul tout, dont chacune est *partie intégrante*. Ainsi deux gouttes d'eau se réunissant en une seule forment un *aggrégé* ou *aggrégat*.

AGGRÉGÉES, adj. f. pl. *flores aggregati*, fleurs qui sont distinctement et simplement pédicillées, et qui naissent plusieurs ensemble du même point de la tige. Bot.

AGIR, v. n. *agere*, opérer, produire un effet ; la lumière agit sur les yeux, les alimens sur l'estomac, etc.

AGISSANT, adj. *agens fortiter*. Il ne se dit ordinairement en médecine que de ce qui opère avec force. Un remède agissant, violent. *Voyez* ACTIF.

AGITATION, s. f. *agitatio*, trouble, mouvement causé par les passions, par une maladie.

AGONIE, s. f. *agonia*, du grec ἀγὼν, combat ; dernière lutte du malade contre la mort ; de là *agonisant*, adj. qui est à l'agonie ; *agoniser*, v. n. être à l'agonie.

AGONOSTIQUE, s. f. *agonostica*, du grec ἀγὼν, combat, lutte ; art des athlètes.

AGRESTE, adj. *acidus, acerbus*, du grec ἀγρὸς, sauvage ; se dit de certains fruits verts dont le goût est désagréable.

AGRICULTURE, s. f. *agricultura*. L'art de cultiver la terre.

AGRIE, s. f. *agria*, du grec ἀγριαίνω, j'irrite, j'exaspère ; dartre rongeante, corrosive.

AGRIOPHAGE, adj. *agriophagus*, du grec ἀγρὸς, sauvage, et de φάγω, je mange ; qui vit de bêtes féroces ou sauvages. Nom de certains peuples qu'on disoit se nourrir de chair de lions et de panthères.

AGRONOME, s. m. *agronomus*, d'ἀγρός, champ, et de νόμος, loi, règle ; qui est versé dans la théorie de l'agriculture.

AGRONOMIE, s. f. *agronomia*, d'ἀγρός, champ, et de νόμος, règle, institution ; théorie de l'agriculture.

AGRYPNIE, s. f. *agrypnia*, insomnie, d'ἄγρα, chasse, et d'ὕπνος, sommeil; privation ou défaut de sommeil, recherche du sommeil.

AIGLE, s. m. *aquila*, oiseau rapace, très-grand et très-fort, du genre des vautours, ayant le bec allongé, crochu seulement à l'extrémité.

AIGRE, adj. *acerbus*, ἄγριος, sauvage, âpre, acide, piquant au goût; se dit du goût des fruits verts. *Voy.* ACERBE. On le dit aussi des métaux dont les parties ne sont pas bien liées. *Métal aigre.*

AIGRE-DOUX, adj. *subacidus*, qui a quelque chose d'aigre et de doux.

AIGRELET, adj. *acidulus*, un peu aigre.

AIGRETTE, s. f. *pappus*, couronne qui appartient à toute graine infère, et regardée comme nue, formée d'un petit bord saillant, d'arêtes, de paillettes, de poils, etc. enfin de tout ce qui n'est pas manifestement limbe du calice supère. Aigrette pédiculée, *pappus stipatus*, celle qui a un pédicule. Aigrette sessile, *P. sessilis*, celle qui est sans pédicule. Aigrette simple, *P. simplex*, celle qui n'est composée que d'un seul faisceau de poils. *Aigrette* plumeuse, *P. plumosus*, celle dont chaque poil en porte plusieurs autres, disposés en barbes de plumes: Bot. — *Aigrettes lumineuses*, bouquets formés par les rayons électriques: Phys.

AIGRETTÉ, ée, adj. *papposus*; se dit des graines terminées par une aigrette, ou de toute autre partie de plante dont le couronnement a plus ou moins de ressemblance avec une aigrette: Bot.

AIGREUR, s. f. *acor*, acidité ou acrimonie des premières voies; rapports causés par les alimens mal digérés: Méd.

AIGRIR, v. a. *exulcerare, irritare, exasperare*, irriter, exaspérer; *aigrir une plaie, un ulcère.*

AIGU, adj. *acutus*; se dit de toute maladie qui est accompagnée de dangers et qui parcourt promptement ses périodes: Méd. — Angle aigu, celui qui est moins ouvert que l'angle droit: Géom.

AIGUILLON, s. m. *aculeus*, du grec ἀκή, pointe; production dure et pointue comme une épine, qui n'est que contiguë avec les tiges, avec les rameaux, les feuilles, les fruits, etc. de la surface desquels on la détache sans déchirement sensible, et sans beaucoup de résistance; les piquans du *rosa centifolia* sont des aiguillons.

AIGUILLONNÉ, ée, adj. *aculeatus*, muni d'aiguillons.

AILE, s. f. *ala, pinna*; partie du corps de l'oiseau et de quelques insectes, qui leur sert à voler: Ornithol. — Expansion, ou saillie membraneuse des bords, des angles ou des côtés d'une partie quelconque. Nom des deux pétales latéraux des fleurs *papilionacées.* —Parties latérales et inférieures du nez, et partie supérieure large de l'oreille externe: Anat.

AILÉ, ée, *alatus, pennatus*, tout ce qui a des ailes. Tiges *ailées*, celles où l'on voit se prolonger les bords des feuilles; pétioles *ailés*, ceux qui sont garnis d'une expansion marginale de même nature que les folioles; feuilles *ailées*, celles qui sont *pinnées.* Voy. ce dernier mot.

AIMANT, s. m. *adamas*, ἀδάμας, d'ἀ privatif, et de δαμάω, je dompte. Sorte de pierre ainsi nommée, à cause de sa grande dureté, qui attire le fer et lui communique sa propriété, qui n'est elle-même que le fer modifié de manière à livrer passage au fluide magnétique.

AIMANTER, v. a. frotter d'aimant, communiquer la vertu aimantine ou magnétique.

AINE, s. f. *inguen*, partie latérale de la région hypogastrique où se fait la jonction de la cuisse et du bas-ventre.

AIR, s. m. *aër*, du grec ἀήρ, que plusieurs hellénistes, au rapport de Platon, font dériver du verbe αἴρω, j'emporte, j'enlève, soit parce qu'il emporte tout ce qui est sur la surface de la terre, soit, comme le pense un des auteurs du dictionnaire de *Trévoux*, parce qu'il est très-léger lui-même. L'élément au milieu duquel nous vivons;

corps fluide, invisible, insipide, inodore, néanmoins pesant, élastique et capable de produire des effets extraordinaires et surprenans ; composé de deux gaz, savoir du *gaz azote*, ou *nitrogène*, et du *gaz oxygène*, dans le rapport de 72 à 28 ; susceptible de divers degrés de température, d'humidité et de densité.

AIRAIN, s. m. *œs*, *œris*, bronze, ou alliage de cuivre ou d'étain.

AIRE, s. f. *area*, du grec ἀιρῶ, je porte. Toute surface plane sur laquelle on marche ; — place où l'on bat le grain ; — espace compris entre les murs d'un bâtiment ; — espace renfermé entre les côtés d'une figure quelconque ; — nid des oiseaux de proie ; — espace marqué dans la boussole pour chacun des trente-deux vents ; — petite *aire* du mamelon, petit cercle noirâtre qui l'environne.

AISSELLE, s. f. *axilla*, *ala*. La latinité barbare dit *ascella* et *assella*. Voy. *Ménage*, *Grégoire de Tours*, *Baldricus*, *Césaire*. La partie creuse qui est au dessous du bras, à l'endroit où il se joint à l'épaule : Anat. L'angle formé par la base d'une feuille ou d'un rameau avec la partie montante de la tige ou de ses divisions : Bot.

AITIOLOGIE, s. f. *ætiologia*, d'αιτία, cause, et de λόγος, discours ; traité des causes des maladies.

AJUSTER, v. a. *adæquare*, rendre juste un poids, des monnoies. De là, les mots, *ajusteur*, celui qui ajuste les monnoies ; *ajustoir*, petite balance où l'on ajuste les monnoies ; *ajustage*, action d'ajuster les monnoies.

AJUTAGE ou AJUTOIR, s. m. petit tuyau de cuivre soudé au tuyau d'une fontaine pour former le jet.

ALAMBIC, s. m. *alambicus* ou *alembicus*, de la particule arabe *al*, qui placée au commencement d'un mot marque une chose relevée, et du mot grec ἄμβιξ, qui signifie pot de terre, marmite, comme qui diroit : marmite par excellence, ou marmite destinée à des usages relevés. — Il y a des hellénistes qui

font dériver le subst. ἄμβιξ du verbe ἀμβαίνω, ou ἀναβαίνω, je monte, à cause de l'effet qui a lieu dans l'alambic. — Autrefois on ne donnoit le nom d'*alambic* qu'au chapiteau dont on recouvroit le vase qui contenoit la liqueur à distiller. On le divisoit en *alambic à bec*, *rostratus*, et en *alambic aveugle*, *cæcus*. Le premier versoit la liqueur distillée dans un vase nommé *récipient* ; le second n'avoit point de canal à son chapiteau, et ne recevoit que les matières d'une nature sèche qui s'y élevoient. — Les chimistes modernes emploient ce mot pour désigner l'instrument entier dont ils se servent pour distiller les liqueurs. Voyez *Elém. de Chimie*, par CHAPTAL ; *Système des connoissances chimiq.* par FOURCROY.

ALBATRE, s. m. *alabastrum*, du grec ἀλάβαστρον, formé d'ἀ privatif, et de λαβειν, prendre, saisir ; sorte de marbre blanc, ainsi appelé parce qu'il étoit très-difficile à tenir dans la main à cause de son poli parfait ; ou bien, parce qu'on en faisoit autrefois des vases à mettre des parfums, sans anses, et par conséquent très-difficiles à saisir et à manier.

ALBUGINÉ, ÉE, adj. *albugineus*, dont la racine est vraisemblablement *albus*, blanc. Nom des membranes d'une couleur blanche ; la membrane *albuginée* des testicules ; la membrane *albuginée* de l'œil, ou la conjonctive.

ALBUGINEUX, EUSE, adj. *albuginosus*, blanchâtre.

ALBUGO, s. m. mot latin qui signifie blancheur, d'*albus*, blanc ; tache blanche à la cornée transparente, provenant de l'épanchement d'une lymphe opaque entre les lames de cette membrane à la suite d'une ophthalmie aiguë.

ALBUMEN, s. m. *albumen*, substance distincte du tégument propre de la graine, qui enveloppe l'embryon en totalité ou en partie : Botan.

ALBUMINE, s. m. du latin *albumen*, blanc d'œuf ; substance visqueuse, soluble dans l'eau froide, concrescible par la chaleur, qu'on trouve dans les animaux et les végétaux, sur-tout dans la farine de

froment et dans les sucs de plantes
chargés de fécule verte.

ALBUMINEUX, EUSE, adj. *albuminosus*, qui est pourvu d'albumine.

ALCAHEST, ou ALKAEST, ou AL-
CAEST; nom sans origine, forgé
par l'alchimiste Paracelse, pour
exprimer un dissolvant universel,
au moyen duquel il se vantoit de
réduire tous les corps en leurs éle-
mens, et d'extraire la substance
sulfureuse de tous les mixtes.

ALCALESCENCE, s. f. fermentation alcaline.

ALCALESCENT, E, adj. qui tend
à l'alcalescence.

ALCALI ou ALKALI, s. m. de la
particule arabe *al*, qui désigne
quelque chose de relevé ou d'excellent, et de *kali*, plante marine
d'où l'on tire la soude, le premier
des alcalis qui ait été connu et employé; substance âcre et urineuse,
verdissant les couleurs bleues végétales, s'unissant très-facilement
avec les acides pour former des sels
proprement dits, dissolvant les
matières animales; inaltérable au
feu quoique fondue, absorbant
l'eau et l'acide carbonique de l'atmosphère. — On divise les alcalis
en fixes et en volatils, selon leur
difficulté ou facilité à se vaporiser.
Les anciens ne connoissoient que
deux alcalis fixes, la soude et la potasse, auxquels Fourcroy ajoute la
baryte et la strontiane; l'ammoniaque est le seul alcali volatil.

ALCALIGÈNE, adj. *alcaligenus*,
du mot *alcali* et de γείνομαι, j'engendre; qui engendre les alcalis.

ALCALIN, E, adj. *alcalinus*, qui
a quelques propriétés des alcalis.

ALCALISATION, s. f. *alcalisatio*,
l'action d'imprégner une substance
quelconque d'un alcali.

ALCALISER, v. a. *alcalisare*, dégager ou séparer dans un sel neutre
l'acide de l'acali.

ALCHIMIE, s. f. *alchymia*, de
la particule arabe *al*, qui au commencement d'un mot exprime une
chose relevée, et de *chymia*, chimie; comme si l'on disoit: *la chimie par excellence;* art chimérique
de transmuer les métaux, de faire
de l'or; prétendue science à qui ses
partisans donnoient le nom de vé-

ritable philosophie, de philosophie
des adeptes; espèce de charlata-
nerie si ridicule, que des plaisans
l'appellent un métier sans art, où
l'on commence par faire des dupes,
et où l'on finit par se ruiner en tra-
vaillant. *Ars sine arte, cujus principium est mentiri, medium laborare et finis mendicare;* enfin, profession si peu lucrative, que l'alchimiste Pénote, réduit à l'hôpital,
ne souhaitoit à ses plus mortels
ennemis qu'un peu de goût pour
l'alchimie.

ALCOHOL, s. m. de la particule
arabe *al*, qui désigne une chose
relevée, et du verbe *kol*, diminuer,
atténuer; mot à mot, corps très-
subtil, très-divisé; autrefois, poudre extrêmement divisée; — aujourd'hui liquide odorant, incolore, chaud, piquant, plus léger
que l'eau, volatil, enivrant, inflammable, miscible à l'eau, à l'é-
ther, et aux huiles volatiles, peu
ou point aux huiles fixes, décomposable par les acides concentrés,
dissolvant toutes les matières végétales inflammables; se réduisant
par l'analyse en beaucoup d'hydrogène et peu de carbone.

ALCYON, s. m. en grec αλκυών,
d'ἅλς, la mer, et de κύω, je produis; nom d'un oiseau de mer,
ainsi appelé parce qu'il fait son nid
parmi des roseaux sur le bord de
la mer.

ALCYONIEN, IENNE, *alcyoneus:*
jours alcyoniens, *dies alcyonides,*
sept jours avant et sept jours après
le solstice d'hiver, pendant lesquels, dit-on, l'alcyon fait son nid,
et la mer est calme.

ALECTORIENNE, s. f. du grec
ἀλέκτωρ, ορος, coq; pierre qui se
trouve, dit-on, dans l'estomac d'un
vieux coq.

ALECTRIDES, s. m. pl. du grec
ἀλέκτωρ, coq; nom d'une famille
d'oiseaux gallinacés qui comprend
les oiseaux de basse-cour, tels que
les paons, les outardes, les faisans,
les dindons et les pintades.

ALÉNÉ, ÉE, adj. *Voyez* SUBULÉ.

ALÈSE ou ALÈZE, s. f. *linteum*,
drap servant à envelopper ou chauffer un malade, et fait ordinairement d'un seul lé de toile, d'où il
tire peut-être son nom.

ALEXIPHARMAQUE, subs. et adj. *alexipharmacus*, d'ἀλέξω, je repousse, je chasse, et de φάρμακον, proprement venin, poison ; nom des remèdes contre les poisons en général, ou propres à expulser les venins par les sueurs.

ALEXIPYRÉTIQUE, adj. et s. m. *alexipyreticus*, du verbe ἀλέξω, je chasse, et de πυρετὸς, fièvre ; remède qui a la propriété de chasser la fièvre. *Voyez* FÉBRIFUGE *ou* ANTIFÉBRILE.

ALEXITÈRE, s. et adj. du verbe ἀλέξω, je chasse, je repousse, et de θὴρ, bête venimeuse, bête féroce ; nom des remèdes contre la morsure des bêtes venimeuses.

ALGALIE, s. f. mot arabe qui désigne une sonde creuse. *Voyez* CATHÉTER.

ALGAROTH (poudre d'), s. f. oxyde blanc d'antimoine.

ALGÈBRE, s. f. *algebra*, calcul des grandeurs représentées par des signes généraux et indéterminés ; l'arithmétique universelle.

ALGEDO, s. f. nom d'un accident qui arrive quelquefois dans la gonorrhée virulente, et dont *Cokburne* a donné la description.

ALGORITHME, s. m. du grec ἀριθμὸς, nombre, science des nombres.

ALGUES, s. f. pl. *algæ*, plantes maritimes de la classe des acotylédones.

ALHANDAL, s. m. nom arabe de la coloquinte.

ALICA, ou **HALICA**, s. m. *alica* des Latins, χόνδρος des Grecs ; espèce de nourriture dont les anciens faisoient beaucoup de cas, et qu'ils préparoient, selon Galien, avec des graines farineuses, sur-tout avec le *zea dicoccos*, ἐκ τῆς δικόκκου ζέας (*Dioscoride*). Il paroît, d'après *Celse, Oribaze*, etc. que c'étoit un aliment très-nourrissant, tonique, et même resserrant.

ALIDADE, s. m. *dioptra*, règle qui tourne sur le centre d'un instrument à mesurer des angles : par exemple, d'un graphomètre.

ALIMENT, s. m. *alimentum*, du verbe latin *alo*, je nourris ; tout ce qui sert de nourriture au corps.

ALIMENTAIRE, adj. *alimentarius*, destiné pour les alimens.

ALIMENTER, v. a. *alere*, nourrir.

ALIMENTEUX, EUSE, adj. *alens*, qui nourrit.

ALIPTIQUE, s. f. *aliptice*, du verbe grec ἀλείφω, j'oins ; partie de l'ancienne médecine qui enseignoit à oindre et à frotter le corps pour conserver la santé, procurer de nouvelles forces, et entretenir la beauté du teint. — Cette partie de la médecine étoit exercée par des domestiques dont l'emploi étoit de frotter les personnes qui sortoient du bain. Au commencement ils étoient sous la direction des médecins que la décence de leur état empêchoit de s'abaisser à cette vile fonction. Les Romains donnoient aux *Aliptes* les noms d'*unctores* ou de *reunctores*, et les regardoient comme des gens de la plus basse condition ; on peut en juger par un passage de *Pline* sur Prodicus de Sélivrée, *mediastinis reunctoribus vectigal invenit;* il gagnoit sa vie parmi la troupe servile des frotteurs. Mais dans la suite ces domestiques ayant acquis de la dextérité dans l'exercice de leur métier, secouèrent le joug et l'autorité des médecins ; ils se mêlèrent même de médecine, et changèrent leur nom d'*aliptæ* en celui d'*iatraliptæ*, médecins - frotteurs. Une foule d'esclaves s'associa aux *aliptæ* ; ils remplirent bientôt les maisons des grands, et exercèrent l'art de guérir d'une manière déshonorante pour les vrais médecins. De là ce préjugé que la médecine étoit exercée à Rome par des esclaves ; comme si l'on pouvoit décorer du titre de médecins des valets de bains, dont l'unique fonction étoit de baigner, de frotter et d'oindre ceux qui se livroient à la lutte et aux autres exercices de la gymnastique.

ALIQUANTE, adj. se dit des parties qui ne sont pas exactement contenues dans un tout : par exemple, *deux est une partie aliquante de cinq.*

ALIQUOTE, s. et adj. se dit d'une partie contenue exactement dans un tout : ainsi *quatre est une partie aliquote de douze, de seize,* etc.

ALITER (s'), v. pron. *in morbum incidere,* se mettre au lit au commencement d'une maladie.

ALIZÉ, adj. vents alizés, *ctesiœ, arum,* vents réguliers qui soufflent de l'est à l'ouest, entre les tropiques.

ALKERMÈS , s. m. préparation faite avec le kermès animal. *Voy.* KERMÈS.

ALLAITEMENT, s. m. *lactatus, ûs,* action d'allaiter.

ALLAITER, v. act. *lactare,* nourrir de son lait.

ALLANTOÏDE , s. f. *allantoïs,* d'ἀλλᾶς, saucisse; poche membraneuse, mince et transparente, logée entre le chorion et l'amnios, dont l'étendue est différente dans les différentes espèces d'animaux, probablement formée par la dilatation de l'ouraque, et destinée à recevoir l'urine qui vient de la vessie du fœtus.

ALLÉGEMENT, s. m. *levamentum,* soulagement, adoucissement d'un mal; mot un peu vieux, mais plus usité encore que le mot *allégeance,* qui est suranné.

ALLIAGE, s. m. *alligatio, metallorum permistio,* mélange de divers métaux, ou d'un seul à différens titres.

ALLUVION, s. f. *alluvio,* accroissement de terrain produit par les eaux de la mer ou des grandes rivières, quand elles se retirent et qu'elles changent de cours.

ALMAGESTE, s. m. de la particule arabe *al,* et de μέγιστος, très-grand; littéralement *le grand ouvrage, l'ouvrage par excellence.* Recueil d'observations astronomiques et de problêmes géométriques, composé par Ptolémée.

ALMANACH, s. m. dérivé de *al,* article arabe, et de μαναχίς, cercle lunaire, selon *Vitruve;* ou bien de l'hebreu *manach,* selon *Covarruvias;* calendrier populaire qui indique le quantième du mois et les différens âges de la lune.

ALMICANTARAT , s. m. cercle parallèle à l'horizon. Les cercles *almicantarat* vont toujours en décroissant depuis le plan de l'horizon jusqu'au zénith.

ALOGOTROPHIE , s. f. *alogotrophia,* d'ἀλόγος, disproportionné, et de τρεφώ, je nourris; nutrition inégale et disproportionnée, comme dans les enfans noués, chez lesquels une partie est plus nourrie qu'une autre.

ALOI, s. m. *nummi probitas,* titre que doivent avoir l'or et l'argent; au figuré, bonne ou mauvaise qualité d'une chose.

ALOPÉCIE, s. f. *alopecia,* d'ἀλώπηξ, renard; maladie vulgairement appelée *pelade,* qui consiste dans la chute du poil et des cheveux, et dont le nom vient de ce que le renard est, dit-on, sujet à cette incommodité dans la vieillesse.

ALPHÉNIC, s. m. mot arabe qui signifie sucre candi, ou sucre d'orge, et selon quelques uns sucre tors.

ALPHONSIN, s. m. instrument de chirurgie, ainsi appelé du nom de son inventeur *Alphonse;* espèce de tire-balle.

ALPHUS, ou ALPHOS, s. m. d'αλφός, blanc; *vitiligo* des Latins; changement de la peau sans aspérités, ni ulcères, ainsi appelé, parce qu'il causoit la blancheur du poil.

ALQUIFOUX , s. m. plomb minéral , galène.

ALTÉRANT , adj. *siticulosus,* qui cause la soif. — s. m. du verbe *adulterare,* altérer, changer; remède dont l'action est insensible, et auquel on attribue néanmoins la vertu d'opérer un changement avantageux dans l'économie animale.

ALTÉRATION , s. f. *sitis,* soif par la sécheresse du gosier; *alteratio,* changement en mal; émotion d'esprit ; falsification des monoies.

ALTERNE, adj. *alternus,* se dit, 1°. des angles formés par une sécante sur deux parallèles, dans une situation opposée par rapport à ces trois lignes : Géom. 2°. des feuilles qui naissent seule à seule de divers points de la tige, et dont la direction ou la position a lieu sur les deux côtés opposés: Bot.

ALTHAEA , s. m. du grec ἀλθέω, je guéris; plante malvacée , ainsi appelée, parce qu'on lui attribue de grandes vertus.

ALTIMÉTRIE, s. f. *altimetria*, d'*altus*, haut, élevé, et de μέτρον, mesure; l'art de mesurer les hauteurs.

ALUDEL, s. m. vaisseau sublimatoire sans fond, allant en étrécissant vers le haut, en sorte qu'on peut en mettre plusieurs les uns sur les autres.

ALUMINE, s. f. *alumen*, alun; espèce de terre proprement dite, ainsi appelée parce qu'elle est la base principale de l'alun ; en poudre blanche, fine, douce et savonneuse sous le doigt, happant à la langue, desséchant la bouche, d'une odeur terreuse particulière, feuilletant les fossiles où elle est abondante, absorbant et retenant l'eau avec force, scintillante au briquet après la cuisson, faisant la base des terres fortes et grasses, des glaises, des terres à foulon, des marnes, etc.; employée dans la fabrication des poteries, dans le glaisage des bassins, dans le dégraissage des étoffes, etc. ; inconnue dans sa nature.

ALUMINEUX, EUSE, adj. *aluminosus*, qui est d'alun ou de la nature de l'alun.

ALUN, s. m. *alumen*, sulfate acidule d'alumine triple; crystallisé ordinairement en octaèdre régulier ; incolore, diaphane, aigre, styptique ; un peu efflorescent; d'une cassure vitreuse, indéfinie ; soluble dans vingt parties d'eau froide, et dans moins de son poids d'eau bouillante ; se liquéfiant, se boursoufflant, et se calcinant à la chaleur même modérée ; composé de 0,105 d'alumine, de 0,305 d'acide sulfurique, de 0,104 de potasse, de 0,486 d'eau ; employé dans l'art de guérir comme styptique, astringent et cathérétique.

ALUNER, v. a. tremper dans de l'eau d'alun.

ALUNIÈRE, s. f. fabrique d'alun.

ALVÉOLAIRE, adj. *alveolaris*, qui appartient aux alvéoles.

ALVÉOLE, s. m. *alveolus*, diminutif d'*alveus*, niche, loge ; cavité des os des mâchoires où les dents sont enchâssées, ou articulées par gomphose : Anat. — Cavité formée par l'arrangement de plusieurs écailles, le plus souvent en forme de gouttière, et destinée à loger les graines ou semences : Bot. — Petites cellules où logent les abeilles.

ALVÉOLÉ, adj. *alveolatus, favosus*, qui a des alvéoles.

ALVIN, INE, adj. *alvinus*, d'*alvus*, bas-ventre ; qui appartient au bas-ventre : *déjections alvines*.

AMADOU, s. m. *igniarium*, mèche d'agaric qui s'allume à la moindre étincelle.

AMAIGRISSEMENT, s. m. *macies, macror*, diminution d'embonpoint ; passage de l'embonpoint à la maigreur.

AMALGAME, s. m. *amalgama*, d'ἄμα, ensemble, et de γαμεῖν, marier, joindre ; terme de chimie qui indique l'union d'un métal avec le mercure. De là le verbe français amalgamer, unir un métal avec le mercure.

AMANDE, s. f. *amygdalum*, du grec ἀμύγδαλον, fruit de l'amandier; — le dedans de tous les fruits à noyaux.

AMANDÉ, s. m. *amygdalatum*, boisson que l'on fait avec des amandes broyées et passées.

AMAUROSE, s. f. *amaurosis*, du verbe grec ἀμαυρόω, j'obscurcis, j'offusque ; maladie de l'œil qui consiste dans la perte de la vue, sans autre changement manifeste que la dilatation et l'insensibilité de la prunelle. *V.* GOUTTE SEREINE.

AMMI, s. m. du mot grec ἄμβη, sommet, sourcil, bord. Instrument de chirurgie propre à réduire la luxation du bras, lorsque la tête de l'humérus est tombée sous l'aisselle; ainsi appelé, parce que le sommet du levier est en forme de sourcil, pour être adapté à la cavité de l'aisselle.

AMBIANT, ANTE, adj. *ambiens*, qui entoure ou enveloppe. *Fluide ambiant:* Phys.

AMBIDEXTRE, adj. *ambidexter*, qui se sert également des deux mains.

AMBLYGONE, adj. *amblygonus*, d'ἀμβλὺς, émoussé, et de γωνία, angle; qui a un angle obtus ou émoussé.

AMBLYOPIE, s. f. *amblyopia*, du grec ἀμβλὺς, émoussé, et d'ὤψ, gén. ὠπός, œil; obscurcissement de la vue sans aucune affection apparente des yeux.

AMBRE, s. m. *ambarum*, substance balsamique ou bitumineuse. Sans épithète il s'entend de l'ambre gris, qui est un baume très-odorant; *l'ambre jaune* est le succin , qui est un bitume.

AMBULANT , ANTE , adj. *ambulans , antis*, qui n'est pas fixe dans un lieu ; — hôpital *ambulant*, qui suit l'armée ; — vésicatoires *ambulans*,qu'on applique successivement sur différentes parties du corps.

AME, s. f. *anima*, du grec ἄνεμος, vent, souffle ; principe interne de toutes les opérations des corps vivans ; plus particulièrement principe de vie dans le végétal et dans l'animal. — L'ame est simplement végétative dans les plantes, et sensitive dans les bêtes ; mais elle est simple et active, raisonnable et immortelle dans l'homme.

AMENDEMENT , s. m. *correctio* , passage du corps à un meilleur état ; malade chez lequel il n'y a point d'*amendement*, qui est toujours le même.

AMÉNORRHÉE , s. f. *amenorrhea*, d'ἀ privatif , de μὴν, μηνὸς , mois , et de ῥέω, je coule ; suppression des mois , des règles chez les femmes.

AMENTACÉ , ÉE, adj. *amentaceus*; se dit des plantes et des arbres dont les fleurs, ordinairement unisexées, sont disposées en CHATON. *Voy*. ce mot.

AMER , ÈRE, adj. *amarus*, qui a de l'amertume ; nom des médicamens ou autres substances qui ont une saveur semblable à celle de la gentiane , du fiel des animaux, de l'absinthe , etc.

AMÉTHYSTE , s. f. *amethystus* , d'ἀμέθυσος, dérivé d'ἀ privatif , et de μεθύω, je suis ivre; espèce de quartz, souvent crystallisé ; d'une cassure ondulée et brillante , sans avoir le brillant de la résine ; pierre précieuse dont la couleur et la forme varient, ainsi appelée parce qu'on croyoit autrefois qu'en la portant au doigt on se garantissoit de l'ivresse.

AMIANTE , s. m. *amiantus*, en grec ἀμίαντος, d'ἀ privatif , et de μιαίνω, je gâte , je souille ; substance minérale , incombustible , composée de carbonate de magnésie et de chaux, de sulfate de baryte , d'alumine et de fer ; formée de fibres longues , flexibles , très-douces au toucher, quelquefois très-blanches, souvent jaunâtres, qu'on peut séparer les unes des autres , et tour-

ner en tout sens ; qu'on trouve en touffes ou en pelotes sur des pierres calcaires que la mer rejette , et sur lesquelles elle a été déposée par l'eau ; dont les anciens faisoient des toiles, dans lesquelles ils brûloient les cadavres pour recueillir les cendres des morts, pures et sans aucun mélange.

AMIDON, et mieux AMYDON, s. m. *amylum*, d'ἀ privatif , et de μυλη , meule; *préparé sans la meule ;* un des matériaux immédiats des végétaux , d'où on l'extrait par le broiement des parties qui le contiennent , et l'agitation de ces parties broyées dans l'eau ; en poudre blanche , fade ou insipide , très-légèrement pâteuse dans la bouche, collant plus ou moins la langue et le palais , légère et douce sous le doigt , très-divisible , adhérant à la peau quand on l'y applique fortement , se boursouflant au feu , presque inaltérable à l'air , se délayant dans l'eau pure et froide, par l'agitation, entièrement dissoluble dans l'eau chaude. *Voy.* FÉCULE.

AMMONIAC, s. m. *sal ammoniacum* , ἅλς ἀμμωνιακὸς , d'ἄμμος, sable, muriate d'ammoniaque ; substance saline ainsi appelée, parce qu'on la retiroit autrefois des sablonnières voisines du temple de Jupiter-Ammon, en Egypte ; en octaèdre ; d'une saveur âcre, salée , amère; peu déliquescente ; soluble dans trois fois son poids d'eau froide, et dans son poids d'eau bouillante; contenant 0,52 d'acide muriatique , 0,40 d'ammoniaque , 0,08 d'eau ; employée comme médicament tonique , fondant , antiseptique , fébrifuge.

AMMONIAQUE , s. f. *ammoniacum* (alcali volatil), liquide d'une saveur âcre et brûlante , d'une odeur vive et pénétrante; incolore, diaphane, très-volatil, soluble dans l'eau et l'alcohol en toute proportion ; composé de quatre parties d'azote et d'une partie d'hydrogène ; médicament héroïque employé dans beaucoup de maladies.

AMNIOS, s. m. *amnium*, en grec ἀμνίον, d'ἅμα εἶναι , être ensemble; membrane très-déliée qui enveloppe le fœtus avec lequel elle semble se confondre.

AMORPHE, adj. *informis*, du grec ἄμορφος, composé d'ἀ privatif, et de μορφή, forme, figure; informe, difforme, sans forme ou figure régulière.

AMPHIARTHROSE, s. f. *amphiarthrosis*, d'ἀμφὶ, des deux côtés, et d'ἄρθρον, jointure, articulation; mot à mot, *articulation double;* articulation mixte qui tient de la diarthrose et de la synarthrose : Anat.

AMPHIBIE, adj. et s. m. *amphibius*, d'ἀμφὶ, de part et d'autre, et de βίος, vie; qui vit de deux manières, sur la terre et dans l'eau.

AMPHIBIOLITHE, s. m. du grec ἀμφίβιος, amphibie, et de λίθος, pierre; pétrification d'animaux amphibies.

AMPHIBLESTROÏDE, s. f. *amphiblestroïdes*, *retiformis*, d'ἀμφίβληστρον, filet à prendre du poisson, et d'εἶδος, forme, espèce, ressemblance; nom que certains anatomistes ont donné à la rétine, parce qu'elle ressemble à un filet ou à un réseau, quand on la met dans l'eau.

AMPHIBRONCHIES, s. f. pl. d'ἀμφὶ, autour, et de βρόγχος, la gorge; tout ce qui environne la gorge: Anat.

AMPHISBÈNE, s. m. *amphisbæna*, ἀμφίσβαινα, d'ἀμφὶ, de part et d'autre, et de βαίνω, je marche; reptile ophidien qu'on trouve en Amérique ainsi appelé, parce qu'on a supposé qu'il avoit deux têtes, et qu'il marchoit en avant et en arrière.

AMPHISCIENS, adj. m. pl. *amphiscii*, en grec ἀμφίσκιοι, d'ἀμφὶ, de part et d'autre, et de σκιά, ombre; nom des peuples qui habitent la zone torride, et dont l'ombre se dirige tantôt vers le midi, et tantôt vers le nord.

AMPHISMILE, s. f. mot dérivé d'ἀμφὶ, de part et d'autre, et de σμιλίον, scalpel; sorte de scalpel à deux tranchans.

AMPHITHÉATRE, s. m. *amphitheatrum*, en grec ἀμφιθέατρον, d'ἀμφὶ, autour, et de θεάομαι, je vois, je regarde; grand édifice de figure ronde ou ovale, destiné à un spectacle chez les Romains : chez nous, lieu élevé en face de la scène, d'où l'on voit le spectacle commodément.

AMPHITRITES, s. m. pl. du grec, ἀμφίτριτες, composé d'ἀμφὶ, autour,

et de τιτρήμι, je perce; comme qui diroit, *percé de toutes parts.* —Vers marins qui vivent dans des tuyaux ouverts à leurs extrémités, et composés d'une matière coriace, flexible, recouverte en dehors de grains de sable ou de débris de coquilles.

AMPLEXICAULE, adj. *amplexicaulis*, d'*amplector*, j'embrasse, et de *caulis*, tige; qui embrasse la tige : feuilles, pétioles, bractées, stipules *amplexicaules*.

AMPLITUDE, s. f. *amplitudo*, portée horizontale d'une bombe; l'*amplitude* du jet : —l'arc de l'horizon compris entre le point où un astre se lève ou se couche, et celui où se lève et se couche le soleil : Astron.

AMPOULE, s. f. *ampulla*, petite tumeur pleine d'eau sur la peau. *Voyez* ESSERA. —Bulle qui vient crever à la surface de l'eau quand elle est agitée: Phys. —Tout vaisseau qui a un gros ventre, comme les cucurbites, les récipiens, les ballons: Chim.

AMPUTATION, s. f. *amputatio*, du verbe latin *amputare*, couper, retrancher; opération de chirurgie par laquelle on coupe ou on retranche un membre, comme un bras, une jambe.

AMULETTE, s. f. *amuletum*, du verbe *amovere*, éloigner, écarter; image ou figure qu'on porte pendue au cou ou sur soi, comme un préservatif contre les maladies et les enchantemens.

AMYGDALES, s. m. pl. *amygdala*, d'ἀμυγδάλη, amande; corps glanduleux, en forme d'amandes, rougeâtres, situés dans l'interstice des demi-arcades latérales de la cloison du palais, sur les côtés de la base de la langue : Anat.

AMYNTIQUE, adj. *amynticus*, d'ἀμύνω, je secours, je fortifie; nom d'un emplâtre fortifiant : Pharm.

ANABROCHISME, s. m. *anabrochismus*, d'ἀνὰ, avec ou à travers, et de βρόχος, lacet, nœud coulant; opération de chirurgie par laquelle on arrache les poils de la paupière hérissés contre l'œil, en les engageant dans un nœud coulant : Chir.

ANABROSE, s. f. *anabrosis*, du verbe grec ἀναβρώσκω, je dévore; corrosion des parties solides par une humeur âcre. *Voy.* DIABROSE.

ANACAMPTIQUE, adj. *anacamp-ticus*, du verbe ἀναχάμπτω, je réfléchis, formé d'ἀνά, qui marque la réitération, et de χάμπτω, je réfléchis; se dit particulièrement des échos qu'on prétend être des sons réfléchis: Acoust.

ANACATHARTIQUES, adj. et subst. m. pl. *anacathartica*, du verbe ἀναχαθαίρομαι, je purge par le haut; remèdes qui facilitent l'expectoration.

ANACLASTIQUE, s. m. d'ἀνά, à travers, et du verbe χλάω, je brise; partie de l'optique qui traite de la réfraction de la lumière. *Voyez* DIOPTRIQUE.

ANACOLLÉMATES, s. m. pl. *anacollemata*, du verbe ἀναχολλάω, je colle; remèdes collans, qui ont la propriété d'arrêter ce qui coule; topiques qu'on applique sur le front, pour prévenir une fluxion sur les yeux, ou pour arrêter une hémorragie.

ANADOSE, s. m. *anadosis*, d'ἀνά, à travers, et de δίδωμι, je donne; distribution des alimens dans toutes les parties du corps.

ANADROME, s. m. *anadrome*, d'ἀνά, de bas en haut, et de δρέμω, je cours; transport ou métastase des humeurs des parties inférieures aux supérieures : Hipp.

ANAÉMIE ou ANÉMIE, s. f. *ancæmia*, d'ἀ privatif, et d'αἷμα, génitif αἵματος, sang; mot à mot, privation de sang; maladie qui a attaqué tous les ouvriers d'une galerie dans une mine d'anthracite ou charbon de terre, en exploitation à Anzain, Frênes et Vieux-Condé, près Valenciennes, et qui a été suivie et traitée sur quatre de ces ouvriers, à l'hospice de l'école de Médecine, à Paris. Ces malades n'avoient aucune apparence de veines au bras ni à l'avant-bras, ni au dos de la main; toute la surface du corps étoit décolorée, et toutes les membranes muqueuses présentoient une teinte blafarde et jaunâtre.

ANALÊME, ou ANALEMME, s. m. *analemma*, du verbe ἀναλαμβάνω, je prends d'en haut; projection orthographique de tous les cercles de la sphère sur une surface plane,

ou représentation de la sphère sur un plan, par la projection des lignes qu'on suppose abaissées de tous ses points sur ce plan: Astron.

ANALEPSIE, s. f. *analepsis*, du verbe ἀναλαμβάνω, je reprends; recouvrement des forces après une maladie.

ANALEPTIQUES, adj. et s. m. pl. *analeptica*, du verbe ἀναλαμβάνω, je rétablis; alimens ou remèdes propres à rétablir les forces diminuées, abattues, ou épuisées.

ANALOGIE, s. f. *analogia*, du grec ἀναλογία, composé de la préposition ἀνά, avec, et de λόγος, rapport; conformité ou ressemblance d'une chose avec une autre. — Les méthodes qu'on adopte en histoire naturelle sont fondées sur l'analogie, parce que les objets y sont rangés selon leurs rapports de convenance.

ANALOGISME, s. m. *analogismus*, du verbe grec ἀναλογίζομαι, je raisonne; argument de la cause à l'effet. Recherche des choses qui sont inconnues par l'analogie qui est entr'elles et les choses connues.

ANALYSE, s. f. *analysis*, du verbe grec ἀναλύω, je résous, je dissous; réduction d'un corps à ses principes ou élémens: Chim. —Résolution des problêmes par l'algèbre: Math. — Méthode de raisonner qui remonte des effets aux causes, des choses simples aux composées: Log.

ANAMNESTIQUE, adj. *anamnesticus*, d'ἀνά, derechef, et de μνάομαι, je me souviens; se dit des signes commémoratifs, ou des signes qui rappellent les circonstances antérieures à une maladie. — Remèdes *anamnestiques*, propres à rétablir la mémoire.

ANAPÉTIE, s. f. *anapetia*, du verbe grec ἀναπετάω ou ἀναπετάννυμι, j'ouvre, je dilate; dilatation des vaisseaux qui donnent passage au sang ou aux liqueurs.

ANAPHONÈSE, s. f. *anaphonesis*, d'ἀνά, par, et de φωνή, voix; exercice par le chant, pour fortifier les organes de la voix.

ANAPHRODISIE, s. f. *anaphrodisia*, d'ἀ privatif, et d'ἀφροδίσια, désir vénérien; absence ou abolition de l'appétit vénérien.

ANAPHRODITE, adj. ἀναφρόδιτος, d'ἀ privatif, et d'ἀφροδίτη, Vénus, déesse de l'Amour; insensible à l'amour, impropre à la génération.

ANAPLÉROSE, s. f. *anaplerosis*, du verbe ἀναπληρόω, je remplis; restauration ou rétablissement.

ANAPLÉROTIQUES, adj. pl. *anaplerotica*, du verbe ἀναπληρόω, je remplis; remèdes qui ont la vertu de restaurer, de faire revenir les chairs dans les plaies et les ulcères. *Voyez* INCARNATIFS, SARCOTIQUES.

ANASARQUE, s. f. *anasarca*, d'ἀνὰ, à travers, entre, et de σάρξ, chair; espèce d'hydropisie où toute la superficie du corps paroît infiltrée, et conserve plus ou moins de temps l'impression du doigt.

ANASTALTIQUES, adj. pl. *anastaltica*, du verbe ἀναστέλλω, je resserre, je réprime; médicamens astringens, styptiques.

ANASPASE, s. f. *anaspasis*, d'ἀνασπάω, je resserre, dérivé de σπάω, je retire; contraction de l'estomac : Méd.

ANASTASE, s. f. *anastasis*, du verbe ἀνίστημι, élever; transport des humeurs d'une partie sur une autre : Méd.

ANASTOMOSE, s. f. *anastomosis*, du verbe ἀναστομόω, formé d'ἀνὰ, par, à travers, et de στόμα, bouche; jonction immédiate et réciproque de deux vaisseaux : Anat.

ANASTOMOTIQUES, ad. pl. *anastomotica*, du verbe ἀναστομόω, j'ouvre la bouche; remèdes qui ont la vertu de dilater les vaisseaux, et de rendre la circulation plus libre.

ANATIFÈRE, adj. *anatifer*, du latin *anas*, canard, et de *fero*, je porte; se dit en lithologie d'une coquille qui porte un canard.

ANATIFES, s. m. pl. *anatifex*, d'*anas*, *atis*, canard, et de *facio*, je fais : animaux de la classe des mollusques, ainsi appelés parce qu'on croyoit autrefois que certains canards provenoient de leur métamorphose : erreur grossière qui provient de ce qu'on aura observé beaucoup de canards dans les parages qu'habitent les *anatifes*, dont ces oiseaux sont très-friands.

ANATOMIE, s. f. *anatomia*, d'ἀνατομὴ, dissection, dérivé d'ἀνα, dans, parmi, à travers, et de τέμνω, je coupe; l'art de disséquer le corps d'un animal pour en connoître la structure.

ANATOMIQUE, adj. *anatomicus*, qui appartient à l'anatomie.

ANATOMISTE, s. m. *anatomicus prosector*, ἀνατομικὸς, qui sait disséquer, qui enseigne l'anatomie, ou qui est auteur en ce genre.

ANCHILOPS, s. m. *anchilops*, d'ἀγχὶ, proche, et d'ὢψ, œil; tumeur flegmoneuse située à l'angle interne de l'œil.

ANCILLAIRE, adj. *ancillaris*, préparatoire; mot employé dans ce sens par les chimistes.

ANCIPITÉ, ÉE, adj. *anceps*; comprimé, ayant deux bords opposés plus ou moins tranchans : Bot.

ANCONÉ, s. m. *anconeus*, qui appartient au coude; d'ἀγκὼν, le coude; un des muscles qui servent à étendre l'avant-bras (*epicondilocubital*.)

ANCYLOMÈLE, s. m. d'ἀγκύλος, courbé, crochu, et de μήλη, sonde; sonde recourbée : Chir.

ANCYLOTOME, s. m. d'ἀγκύλος, courbé, crochu, et de τέμνω, je coupe; bistouri courbe, qui sert à couper le filet de la langue : Chir.

ANCYROÏDE, adj. *ancyroïdes*, d'ἄγκυρα, ancre, crochet, et d'εἶδος, figure ou ressemblance; nom de l'apophyse coracoïde de l'omoplate, ainsi nommée, parce qu'elle ressemble à un crochet.

ANDRANATOMIE, s. f. *andranatomia*, d'ἀνὴρ, ἀνδρὸς, homme, d'ἀνὰ, à travers, et de τέμνω, je dissèque; dissection du corps humain. *Voyez* ANDROTOMIE, ANTROPOTOMIE.

ANDROGÉNIE, s. f. *androgenia*, d'ἀνὴρ, gén. ἀνδρὸς, homme, et de γεννάω, j'engendre; la succession de mâle en mâle ou la suite d'une génération de mâle en mâle : Hipp.

ANDROGYNE, s. m. *androgyna*, d'ἀνὴρ, ἀνδρὸς, homme, et de γυνὴ, femme; personne ou animal qui paroît être des deux sexes; hermaphrodite; — fleur qui unit à l. fois les deux sexes : Bot.

ANDROÏDE, adj. et s. m. *androïdes*, d'ἀνὴρ, gén. ἀνδρὸς, homme, et d'εἶδος, forme, ressemblance; nom d'une figure d'homme qui marche et parle au moyen de res-

sorts et de machines. *Voyez* AUTO-
MATE.

ANDROMANIE, s. f. *andromania*,
d'ἀνὴρ, gén. ἀνδρὸς, homme, et de
μανία, fureur ; passion pour les
hommes, fureur utérine : Méd.

ANDROTOMIE, s. f. *androtomia*,
d'ἀνὴρ, gén. ἀνδρὸς, homme, et de
τέμνω, je dissèque ; dissection du
corps humain en particulier.

ANÉLECTRIQUE, adj. *anelectri-*
cus, d'à privatif, et d'ἤλεκτρον,
électricité ; qui ne peut être électrisé par frottement.

ANÉMASE ou ANÉMIE, s. f. *anœ-*
masis, *anœmia*, d'à privatif, et
d'αἷμα, sang ; maladie qui paroît
consister dans un manque de sang.

ANÉMOGRAPHIE, s. f. *anemogra-*
phia, d'ἄνεμος, vent, et de γράφω, je
décris ; description des vents.

ANÉMOMÈTRE, s. m. *anemome-*
trum, d'ἄνεμος, vent, et de μέτρον,
mesure ; instrument pour mesurer
la force du vent.

ANÉMOMÉTRIE, s. f. *anemome-*
tria, d'ἄνεμος, vent, et de μέτρον, mesure ; l'art de mesurer la force des
vents.

ANÉMOSCOPE, s. m. *anemosco-*
pium, d'ἄνεμος, vent, et de σκέπτω, je
considère, je regarde ; instrument
propre à annoncer le changement
de temps, et à faire connoître la
direction du vent.

ANESTHÉSIE, s. f. *anœsthesia*,
insensibilité, d'à privatif, et d'αἰσθάνομαι, je sens ; privation de tout
sentiment, impuissance de connoître les actions des objets extérieurs.

ANÉVRYSME, s. m. *aneurysma*,
d'ἀνευρύνω, je dilate excessivement,
formé d'α, particule augmentative,
et d'εὐρύνω, je dilate ; tumeur molle
causée par la dilatation ou la rupture d'une artère : Chir.

ANFRACTUOSITÉ, s. f. *anfractus* ;
détour, circuit : on le dit des cavités ou détours profonds qui sont
formés par les lobes ou lobules du
cerveau.

ANGÉIOGRAPHIE ou ANGIOGRA-
PHIE, s. f. *angeiographia* ou *angio-*
graphia, d'ἀγγεῖον, vaisseau, et de
γράφειν, décrire ; partie de l'anatomie qui a pour objet la description des vaisseaux.

ANGÉIO - HYDRO - GRAPHIE, s. f.
angeio - hydro - graphia, d'ἀγγεῖον,
vaisseau, d'ὕδωρ, eau, et de γράφω,
je décris ; description des vaisseaux
lymphatiques.

ANGÉIO-HYDRO-LOGIE, s. f. *an-*
geio-hydro-logia, d'ἀγγεῖον, vaisseau, d'ὕδωρ, eau, et de λόγος, discours ; traité des vaisseaux lymphatiques.

ANGÉIO - HYDRO - TOMIE, s. f.
angeio-hydro-tomia, d'ἀγγεῖον, vaisseau, d'ὕδωρ, eau, et de τέμνω,
je coupe, je dissèque ; anatomie
ou dissection des vaisseaux lymphatiques.

ANGÉIOLOGIE ou ANGIOLOGIE,
s. f. *angeiologia* ou *angiologia*,
d'ἀγγεῖον, vaisseau, et de λόγος, discours ; traité des vaisseaux.

ANGINE, s. f. *angina*, du verbe
latin *angere*, qui dérive du grec
ἄγχειν, serrer, suffoquer ; flegmasie ou inflammation de la membrane muqueuse qui tapisse l'arrière-bouche ou le larynx, laquelle
est causée par l'impression subite
d'un air froid, par l'inspiration de
vapeurs ou gaz irritans, et dont
les principaux caractères sont la
douleur, et la chaleur de la gorge ;
l'expuition de mucosités filantes et
visqueuses, puis d'un mucus blanc
jaunâtre, opaque et consistant ; la
rougeur et le gonflement des tonsilles et du voile staphylin ; la gêne
de la déglutition, la sortie des
boissons par les narines, accompagnée de toux ; la dyspnée ; la voix
aiguë et sifflante, semblable au cri
d'un jeune coq ; le danger plus ou
moins imminent de suffocation ; le
délire ; l'assoupissement ; la rougeur et la tuméfaction de la face ;
maladie dont la marche est aiguë
ou chronique, et qui se termine
par résolution, par métastase, par
suffocation, par induration ou
gangrène, quelquefois par inflammation ou phthisie laryngée.

ANGIOSCOPE, s. m. *angioscopium*,
d'ἀγγεῖον, vaisseau, et de σκέπτω, je
considère ; instrument propre à
considérer les vaisseaux capillaires. *Voyez* MICROSCOPE.

ANGIOSPERMIE, s. f. *angiosper-*
mia, d'ἀγγεῖον, vase, et de σπέρμα,
graine ou semence ; nom que
Linné donne à la sous-division de
la quatorzième classe des plantes,

dont les semences sont renfermées dans une capsule.

ANGIO-TÉNIQUE (fièvre), adj. *febris angio-tenica*, d'ἀγγεῖον, vaisseau, et de τείνω, je tends ; nom d'un ordre de fièvres marqué par une irritation des tuniques des vaisseaux sanguins ; c'est ce qu'on appelle *fièvre inflammatoire ;* elle est caractérisée par la rougeur de la face, la tension du système artériel, et la chaleur halitueuse de la peau, avec ou sans paroxysmes.

ANGIOTOMIE, s. f. *angiotomia* on *angeiotomia*, d'ἀγγεῖον, vaisseau, et de τέμνω, je coupe, je dissèque ; partie de l'anatomie qui regarde la dissection des vaisseaux.

ANGLE, s. m. *angulus*, de γωνία, ouverture de deux lignes ou de deux plans qui se coupent. L'angle, considéré par rapport aux lignes qui le forment, se divise en *rectiligne, curviligne* et *mixtiligne ;* l'angle *rectiligne* résulte de deux lignes droites ; l'angle *curviligne*, de deux courbes ; l'angle *mixtiligne*, d'une droite et d'une courbe. Si l'on a égard à l'inclinaison respective des lignes, l'angle est *droit, aigu* ou *obtus :* l'angle droit est formé par deux lignes perpendiculaires ; l'angle aigu est moindre que l'angle droit ; l'angle obtus est plus grand.

ANGOISSE, s. f. *angor*, grande affliction d'esprit ; — sentiment de resserrement, accompagné ou suivi de suffocation, de palpitation ou de tristesse ; — symptôme très-alarmant dans le commencement d'une maladie aiguë.

ANGULAIRE, adj. *angularis*, qui a des angles ou qui appartient aux angles ; — aiguillons *angulaires*, qui naissent sur les angles d'une tige : Bot. — artère *angulaire*, qui passe au grand angle de l'œil : Anat.

ANGULÉ, ÉE, adj. *angulatus*, pourvu d'angles, dont le nombre est déterminé : Bot. — feuille *triangulée, quadrangulée*.

ANGULEUX, EUSE, adj. *angulosus*, dont la surface est pourvue d'angles indéterminés quant au nombre.

ANGUSTIE, s. f. *angustia, angustatio*, anxiété ou inquiétude dans les maladies : Méd. — Peti-

tesse des vaisseaux et des émonctoires du corps : Anat.

ANIMAL, s. m. *animal*, être organisé et doué de sensibilité, de motilité et de caloricité.

ANIMAL, ALE, adj. *animalis*, qui concerne l'animal : règne *animal*, vie *animale*, etc.

ANIMALCULE, s. m. *animalculum*, petit animal qu'on ne voit qu'au microscope.

ANIMALISER (s'), v. pron. acquérir les propriétés qui caractérisent l'animal.

ANIMALITÉ, s. f. ce qui constitue l'animal.

ANISOTOME, adj. *anisotomus*, d'ἀ privatif, d'ἴσος, égal, pareil, et de τέμνω, je coupe ; se dit d'un calice ou d'une corolle dont les divisions alternes sont seulement plus petites : Bot.

ANIMATION, s. f. *animatio*, union de l'âme au corps de l'embryon ou du fœtus.

ANIMER, v. a. *animare*, donner le principe de la vie à un corps organisé.

ANKILOBLÉPHARON, s. m. d'ἀγκύλος, resserré, courbé, et de βλέφαρον, paupière ; maladie des yeux dans laquelle les paupières sont jointes ensemble ou adhérentes, soit à la conjonctive, soit à la cornée, sans pouvoir s'ouvrir.

ANKILOGLOSSE, s. m. *ankiloglossum*, d'ἀγκύλος, resserré, contracté, et de γλῶσσα, langue ; vice du filet de la langue, qui est trop court de naissance, ou endurci par quelque cicatrice, d'où résulte une grande difficulté de parler.

ANKILOSE, s. f. *ankilosis*, d'ἀγκύλος, courbé ; soudure de deux os ensemble, dans laquelle le membre est ordinairement courbé à son articulation : Chir.

ANNEAU, s. m. *annulus*, petit cercle de matière plus ou moins dure qu'on porte au doigt. — Nom de certaines parties circulaires. — L'*anneau* du grand oblique de l'abdomen : Anat. — L'*anneau* de Saturne, cercle lumineux qui entoure cette planète : Astron.

ANNELÉ, ÉE, adj. *annulatus*, qui a un anneau au collet ; pédicule *annelé* : Bot.

ANNIHILATION, s. f. réduction d'un corps à rien, son anéantissement.

ANNUEL, ELLE, adj. *annuus*; se dit des plantes qui naissent et meurent dans le cours de la même année : Bot.

ANNULAIRE, adj. *annularis*; se dit du quatrième doigt où l'on met l'anneau : Anat. — Nom d'une éclipse du soleil, où il ne reste de son disque qu'un anneau lumineux : Astron.

ANODIN, INE, adj. et s. m. *aodynus*, d'à privatif, et d'ὀδύνη, sensibilité ou absence de la douleur.

ANODINIE, s. f. *anodynia*, d'à privatif, et d'ὀδύνη, douleur ; insensibilité ou absence de la douleur.

ANOMAL, ALE, adj. *anomalus*, d'à privatif, et d'ὁμαλὸς, égal, régulier; qui est inégal, irrégulier; maladies *anomales*, qui ne suivent point un cours réglé dans leurs périodes : Méd. — *Fleurs anomales*, qui sont d'une forme irrégulière : Bot.

ANOMALIE, s. f. *anomalia*, d'à privatif, et d'ὁμαλὸς, égal, uni, pareil ; irrégularité, inégalité d'une maladie dans ses périodes : Méd. — Forme irrégulière des fleurs : Bot. — Distance du lieu vrai ou moyen d'une planète à l'aphélie ou à l'apogée : Astron.

ANOMALISTIQUE, adj. *année anomalistique*; se dit du temps qu'une planète emploie à revenir d'un point de son orbite au même point.

ANOREXIE, s. f. *anorexia*, d'à privatif, et d'ὄρεξις, appétit; inappétence ; perte, défaut d'appétit. Disposition où l'on n'a aucun désir pour les alimens.

ANOSMIE, s. f. *anosmia*, d'à privatif, et d'ὀσμὴ, odeur; diminution ou perte de l'odorat.

ANTAGONISTE, s. m. *antagonista*, d'ἀντὶ, contre, et d'ἀγωνίζω, j'agis, je fais effort; nom des muscles qui ont des fonctions contraires ou opposées : Anat.

ANTALGIQUE, adj. d'ἀντὶ, qui marque l'opposition, et d'ἄλγος,

douleur ; qui est opposé à la douleur. *Voyez* ANODIN.

ANTAPHRODISIAQUE, adj. *Voyez* ANTIAPHRODISIAQUE.

ANTAPHRODITIQUE, adj. *Voyez* ANTIAPHRODITIQUE.

ANTARCTIQUE, adj. *antarcticus*, méridional, d'ἀντὶ, qui marque l'opposition, et d'ἄρκτος, ourse, comme si l'on disoit : *opposé à la grande ourse*, constellation voisine du pole arctique.

ANTARTHRITIQUE, adj. *Voyez* ANTIARTHRITIQUE.

ANTÉCÉDENT, ENTE, adj. *antecedens*, précédent, qui précède; mot communément appliqué aux causes des maladies. — Causes antécédentes, celles qui précèdent une maladie.

ANTÉMÉTIQUE ou ANTIÉMÉTIQUE, adj. *antemeticus*, d'ἀντὶ, contre, et d'ἔμετος, vomissement ; remède contre le vomissement excessif.

ANTENNE, s. f. *antenna*, d'ἀντάω, je vais au devant; vergue de navire; pièce de bois à laquelle est attachée une voile placée en travers à un mât. — Nom des espèces de cornes que quelques insectes portent sur la tête.

ANTÉPHIALTIQUE, adj. *antephialticus*, d'ἀντὶ, contre, et d'ἐφιάλτης, incube ou cauchemar; se dit des remèdes contre le cauchemar. *Voyez* ÉPHIALTE.

ANTÉPILEPTIQUE, adj. *antepilepticus*. Voyez ANTIÉPILEPTIQUE.

ANTÉRIEUR, EURE, adj. *anterior*; se dit de toutes les parties tournées vers le plan vertical que l'on conçoit passer sur la face, la poitrine, le bas-ventre, etc.

ANTHÉLIX, s. m. *anthelix*, d'ἀντὶ, devant, et d'ἕλιξ; éminence du cartilage de l'oreille, située devant l'hélix; circuit intérieur de l'oreille externe. *Voyez* HÉLIX.

ANTHELMINTIQUE, adj. *anthelminticus*, d'ἀντὶ, contre, et d'ἕλμης, ηθος, ver; nom des remèdes contre les vers. — Antivermineux.

ANTHÈRE, s. f. *anthera*, du grec ἀνθηρός, fleuri ; le sommet des étamines dans les fleurs, lequel ne paroît que quand les plantes sont fleuries : Botan.

ANTHÈSE, s. f. *anthesis*, du verbe ἀνθέω, je fleuris; le temps où tous les organes d'une fleur sont dans leur parfait accroissement, et où l'émission du *pollen* a lieu pour la fécondation : Bot.

ANTHOLOGIE, s. f. *anthologia*, d'ἄνθος, fleur, et de λέγω, je cueille; choix de fleurs, recueil de fleurs : Bot.

ANTHRACITE, s. m. *anthracites*, charbon de terre, d'ἄνθραξ, génit. ακος, charbon ; substance minérale fossile, d'une couleur noire, jointe à un luisant qui tire sur celui du fer carburé, mais plus sombre; pesant 1,8; tachant assez souvent les doigts; point transparente ; friable ; rayant la houille, le jayet et le fer carburé ; très-éclatante dans sa cassure récente ; donnant l'odeur du charbon de bois quand elle est pulvérisée et humectée ; ordinairement feuilletée, quelquefois compacte; électrisable par communication ; brûlant lentement et difficilement; fournissant à l'analyse du carbone, de la silice, de l'alumine et du fer.

ANTHRACOSE, s. f. *anthracosis*, du grec ἀνθράκωσις, dérivé d'ἄνθραξ, charbon; tumeur rouge, livide, qui s'élève aux paupières, où l'on sent une chaleur brûlante, et où il se forme une croûte noire, comme si le feu y avoit passé: Chir.

ANTHRAX, s. m. du grec ἄνθραξ, charbon ; tumeur contre nature, accompagnée d'une douleur vive et d'une chaleur brûlante, semblable à celle que causeroit un charbon de feu : Chir. *Voyez* CHARBON.

ANTHROPOFORME, adj. *anthropoformis*, du grec ἄνθρωπος, homme, et du latin *forma*, forme, *qui a la figure humaine ;* nom de certains animaux dont la figure approche beaucoup de celle de l'homme.

ANTHROPOGÉNIE, s. f. *anthropogenia*, d'ἄνθρωπος, homme, et de γεννάω, j'engendre; génération de l'homme; connoissance de la génération de l'homme.

ANTHROPOGLYPHITE, s. f. *anthropoglyphites*, d'ἄνθρωπος, homme, et de γλύφω, je taille; pierre taillée naturellement et représen-

tant quelques parties du corps humain : Hist. nat.

ANTHROPOGRAPHIE, s. f. *anthropographia*, d'ἄνθρωπος, homme, et de γράφω, je décris ; partie de l'anatomie qui a pour objet la description de l'homme.

ANTHROPOLITE, s. f. *anthropolites*, d'ἄνθρωπος, homme, et de λίθος, pierre, littéralement *homme-pierre;* pétrification de diverses parties du corps humain : Hist. nat.

ANTHROPOLOGIE, s. f. *anthropologia*, d'ἄνθρωπος, homme, et de λόγος, discours; traité anatomique du corps humain.

ANTHROPOMANTIE, s. f. *anthropomantia*, d'ἄνθρωπος, homme, et de μαντεία, divination ; l'art de deviner par l'inspection des entrailles d'un cadavre humain.

ANTHROPOMÉTRIE, s. f. *anthropometria*, d'ἄνθρωπος, homme, et de μέτρον, mesure : science des proportions du corps humain.

ANTHROPOMORPHE, adj. *anthropomorphus*, d'ἄνθρωπος, homme, et de μορφή, forme ou figure ; nom de certains animaux qui ressemblent en quelque sorte au corps de l'homme : Hist. nat.

ANTHROPOPHAGE, adj. *anthropophagus*, d'ἄνθρωπος, homme, et de φάγω, je mange; mangeur d'hommes.

ANTHROPOSOMATOLOGIE, s. f. *anthroposomatologia*, d'ἄνθρωπος, homme, de σῶμα, corps, et de λόγος, discours; traité du corps de l'homme, ou description du corps humain : Anat.

ANTHROPOSOPHIE, s. f. *anthroposophia*, d'ἄνθρωπος, homme, et de σοφία, sagesse. connoissance; la connoissance de la nature de l'homme.

ANTHROPOTOMIE s. f. *anthropotomia*, d'ἄνθρωπος, homme, et de τέμνω, je coupe, je dissèque ; dissection du corps humain. *Voyez* ANDROTOMIE.

ANTHYNOPTIQUE, adj. et s. m. *anthynopticus*, d'ἀντί, contre, et d'ὕπνος, sommeil ; remèdes contre le sommeil excessif ou non naturel.

ANTHYPOCONDRIAQUE, ou **ANTIHYPOCONDRIAQUE**, adj. et s. m. *antihypocondriacus*, d'ἀντί, contre, et d'ὑποχόνδρια, les hypocondres ;

nom des remèdes contre l'hypocondrie.

ANTHYSTÉRIQUE ou ANTIHYS-
TÉRIQUE, adj. et s. m. *antihystericus*, d'ἀντì, contre, et d'ὑστέρα, la
matrice ; remède contre l'hystérie.

ANTIAPHRODIQUE, adj. *anti-
aphroditicus;* la même chose qu'antiaphrodisiaque.

ANTIAPHRODISIAQUE, adj. et s. m.
antiaphrodisiacus, d'ἀντì, contre, et
d'ἀφροδίτη, Vénus ; antivénérien ;
remède qui éteint les désirs amoureux.

ANTIAPOPLECTIQUE, adj. et s. m.
antiapoplecticus, d'ἀντì, contre, et
d'ἀποπληξία, apoplexie ; remède contre l'apoplexie.

ANTIARTHRITIQUE, adj. et s. m.
antiarthriticus, d'ἀντì, contre, et
d'ἀρθρῖτις, la goutte ; remède contre
la goutte.

ANTIASTHMATIQUE, adj. et s.
m. *antiasthmaticus*, d'ἀντì, contre,
et d'ἄσθμα, asthme ; remède contre l'asthme.

ANTICACHECTIQUE, adj. *anticachecticus*, d'ἀντì, contre, et
de καχεξία, cachexie ; se dit des remèdes contre la cachexie. *Voyez*
ce mot.

ANTICAUSODIQUE, s. et adj.
anticausodicus, d'ἀντì, contre, et
de καυσος, fièvre ardente ; se dit des
remèdes contre le causus ou la
fièvre ardente. *Voyez* CAUSUS.

ANTICIPANT, ANTE, adj. *anticipans*. *Voyez* PROLEPTIQUE.

ANTIDINIQUE, adj. et s. m. *antidinicus*, d'ἀντì, contre, et de δῖνος,
tournoiement ; remède contre le
vertige.

ANTIDOTAIRE, s. m. *antidotarium*, recueil de remèdes contre
une ou plusieurs maladies. *Voyez*
ANTIDOTE.

ANTIDOTE, s. m. *antidotus*, *antidotum*, d'ἀντì, contre, et de δίδωμι,
je donne ; comme qui diroit, *donné
contre le poison* ; remède interne
pour se préserver de la peste, et
de toutes sortes de venins. *Voyez*
ALEXIPHARMAQUE, ALEXITÈRE.

ANTIDYSSENTÉRIQUE, adj. et s. m.
antidyssentericus, d'ἀντì, contre,
et de δυσεντερία, dyssenterie ; remède
contre la dyssenterie. *Voyez* ce
mot.

ANTIÉPILEPTIQUE, adj. et s. m.
antiepilepticus, d'ἀντì, contre, et
d'ἐπιληψία, épilepsie ; remède contre
l'épilepsie.

ANTIFÉBRILE, adj. et s. m. *antifebrilis*, contraire à la fièvre. *Voy.*
ANTIPYRÉTIQUE.

ANTIGALACTIQUE, adj. et s. m.
antigalacticus, d'ἀντì, contre, et
de γάλα, lait ; contraire au lait.

ANTIHECTIQUE, adj. et s. m.
antihecticus, d'ἀντì, contre, et
d'*hecticus*, hectique ; remède contre
la fièvre hectique.

ANTIHÉMORROÏDAL, adj. et s.
antihemorroïdalis, d'ἀντì, contre, et
d'αἱμορροïς, flux de sang, hémorroïdes ;
remède contre les hémorroïdes.
Voyez ce mot.

ANTIHERPÉTIQUE, s. m. et adj.
antiherpeticus, d'ἀντì, contre, et
d'ἕρπης, dartre ; remède contre les
dartres.

ANTIHYDROPIQUE, adj. et s. m.
antihydropicus, d'ἀντì, contre, et
d'ὕδρωψ, hydropisie ; remède contre
l'hydropisie.

ANTIHYDROPHOBIQUE, s. m. et
adj. *antihydrophobicus*, d'ἀντì, contre, et d'ὑδροφοβία, horreur de
l'eau, rage, hydrophobie ; remède contre la rage ou l'hydrophobie.

ANTILOBE, s. f. *antilobium*,
d'ἀντì, contre, et de λοβός, lobe ou
lobule ; partie de l'oreille opposée
au lobe, et suivant M. James, TRA-
GUS. *Voyez* ce mot.

ANTILOÏMIQUE, adj. et s. m. *antipestilentialis*, d'ἀντì, contre, et
de λοιμός, peste ; remède contre la
peste.

ANTIMÉLANCOLIQUE, adj. et s. m.
antimelancholicus, d'ἀντì, contre,
et de μελαγχολία, bile noire ; remède
contre la mélancolie.

ANTIMOINE, s. m. *stibium*, d'ἀντì,
contre ou par opposition, et
de μόνος, seul ; métal ainsi appelé
non parce qu'il a été nuisible à des
moines, mais parce que, à l'état
natif, il est ordinairement mêlé
avec des matières étrangères, telles
que l'argent, le fer, l'arsenic ;
d'une couleur blanc d'étain ; très-
fragile, très-lamelleux ; pesant
6,7021 ; divisible en octaèdre régulier, et en dodécaèdre rhomboïdal ;
évaporable en fumée par le chalumeau ; soluble par l'acide nitrique,

et laissant un dépôt blanchâtre dans la liqueur ; oxydable ; très-utile en pharmacie.

ANTINÉPHRITIQUE, adj. et s. m. *antinephriticus*, d'ἀντὶ, contre, et de νεφρίτις, douleur des reins ; remède contre la *néphritis* et les douleurs des reins.

ANTIORGASTIQUE, adj. et s. m. *antiorgasticus*, d'ἀντὶ, contre, et d'ὀργασμός, orgasme ; remède propre à calmer l'orgasme ou l'effervescence des humeurs.

ANTIPARALYTIQUE, adj. et s. m. *antiparalyticus*, d'ἀντὶ, contre, et de παράλυσις, paralysie ; remède contre la paralysie.

ANTIPATHIE, s. f. *antipathia*, répugnance, d'ἀντὶ, contre, et de πάθος, affection, passion ; aversion naturelle, répugnance, opposition entre deux personnes ou deux choses.

ANTIPÉRISTALTIQUE, adj. *antiperistalticus*, d'ἀντὶ, contre, et de *peristalticus*, péristaltique ; mouvement opposé à celui qu'on nomme péristaltique des intestins. *V.* PÉRISTALTIQUE.

ANTIPÉRISTASE, s. f. *antiperistasis*, d'ἀντὶ, contre, et de περιίστημι, j'environne ; action de deux qualités contraires, dont l'une augmente la force de l'autre : ainsi, selon *Théophraste* et les autres péripatéticiens, le feu est plus ardent l'hiver, à cause de l'*antipéristase* de la chaleur.

ANTIPESTILENTIEL, ELLE, adj. *antipestilentialis*, d'ἀντὶ, contre, et du latin *pestis*, la peste ; remède contre la peste. *V.* ANTILOÏMIQUE.

ANTIPHLOGISTIQUE, adj. et s. m. *antiphlogisticus*, d'ἀντὶ, contre, et de φλόγιστος, inflammable ; remède contre les maladies inflammatoires ; rafraîchissant.

ANTIPHTHISIQUE, adj. et s. m. *antiphthisicus*, d'ἀντὶ, et de φθίσις, phthisie ; remède contre la phthisie.

ANTIPHYSIQUE, adj. et s. m. *antiphysicus*, d'ἀντὶ, contre, et de φύσις, nature ; contre nature ; ou du verbe φυσάω, je souffle ; remède contre les vents. *Voy.* CARMINATIF.

ANTIPODAGRIQUE, adj. et s. m. *antipodagricus*, d'ἀντὶ, contre, et de ποδάγρα, la goutte aux pieds ; remède contre la goutte qui attaque les pieds. *Voy.* ANTIARTHRITIQUE.

ANTIPLEURÉTIQUE, s. et adj. *antipleureticus*, d'ἀντὶ, contre, et de πλευρῖτις, pleurésie ; remède contre la pleurésie.

ANTIPODE, s. m. *antipodes*, d'ἀντὶ, contre, et de πῶς, gén. ποδός, pied, comme qui diroit, *opposé par les pieds* ; nom des habitans de la terre qui sont diamétralement opposés les uns aux autres : Géogr.

ANTIPRAXIE, s. f. *antipraxia*, résistance, d'ἀντὶ, contre, et de πράσσω, je fais ; contrariété ou opposition de tempéramens et de fonctions dans les différentes parties.

ANTIPROSTATES, s. f. pl. *antiprostatæ*, d'ἀντὶ, devant, vis-à-vis, et de *prostata*, la prostate ; nom de deux petits corps glanduleux placés à chaque côté de l'urètre et devant la glande prostate.

ANTIPUTRIDE, adj. et s. m. *antiputridus*, d'ἀντὶ, contre, et de πύθω, je pourris ; remède contre la pourriture ou putridité.

ANTIPYIQUE, adj. et s. m. *antipyicus*, d'ἀντὶ, contre, et de πύον, pus ; remède qui arrête ou modère la suppuration.

ANTIPYRÉTIQUE, adj. et s. m. *antipyreticus*, d'ἀντὶ, contre, et de πυρετός, fièvre ; remède contre la fièvre. *V.* FÉBRIFUGE OU ANTIFÉBRILE.

ANTIPYROTIQUE, adj. et s. m. *antipyroticus*, d'ἀντὶ, contre, et de πυρωτικός, caustique, brûlant ; remède contre la brûlure, contre les flegmasies. *Voy.* RAFRAÎCHISSANT, ANTIPHLOGISTIQUE.

ANTISCIENS, s. m. pl. *antiscii*, d'ἀντὶ, contre, et de σκιά, ombre ; peuples qui habitent en deçà et au dela de l'équateur, et ont à midi leur ombre opposée.

ANTISCORBUTIQUE, adj. et s. m. *antiscorbuticus*, d'ἀντὶ, contre, et de *scorbutus*, scorbut ; remède contre le scorbut.

ANTISEPTIQUE, adj. et s. m. pl. *antisepticus*, d'ἀντὶ, contre, et de σηπτικός, qui a la vertu de putréfier ; remède contre la putréfaction. *V.* ANTIPUTRIDE.

ANTISIPHILITIQUE, adj. et s. m. *antisiphiliticus*, d'ἀντὶ, contre, et de σιφλος, vilain, honteux; remède contre la maladie honteuse, la vérole. *Voy.* SIPHILIS.

ANTISPASE, s. fém. *antispasis*, d'ἀντὶ, contre, et de σπαω, je tire; révulsion des humeurs, cours qu'on leur fait prendre vers la partie opposée à celle sur laquelle elles se portoient. *V.* RÉVULSION, RÉVULSIF.

ANTISPAMODIQUE, adj. et s. m. *antispasmodicus, antispasmaticus, antispasmius,* d'ἀντὶ, contre, et de σπασμὸς, spasme; remède contre le spasme ou les affections spasmodiques.

ANTISPASTIQUE, adj. et s. m. *antispasticus,* d'ἀντὶ, contre, et de σπάω, je tire; remède qui tire ou opère par révulsion. *V.* RÉVULSIF.

ANTITHÉNAR, s. m. *antithenar,* d'ἀντὶ, contre, et de θίναρ, le thénar; muscle ainsi nommé parce qu'il est l'antagoniste du thénar.

ANTITRAGUE, s. m. *antitragus,* d'ἀντὶ, contre, et de τράγος, bout; bouton postérieur situé au dessous de l'extrémité inférieure de l'anthélix, ainsi appelé parce qu'il est opposé au TRAGUS. *V.* ce dernier mot.

ANTIVÉNÉRIEN, ENNE, adj. et s. m. *antivenereus,* d'ἀντὶ, contre, et du mot latin *Venus,* gén. *Veneris,* déesse de la volupté; remède contre la vérole ou les maladies vénériennes.

ANTIVERMINEUX, EUSE, adj. *antiverminosus,* bon contre les vers.

ANTIZYMIQUE, adj. du grec ἀντὶ, contre, et de ζυμίζω, je fermente; propre à arrêter la fermentation.

ANTRE, s. m. *antrum,* caverne, sinus; nom qu'on donne aux sinus maxillaires.

ANUS, s. m. fondement, orifice de l'intestin rectum, du latin *anus,* qui, à proprement parler, signifie un rond, un cercle; de là vient *annus,* l'année qui est une circulation de temps; *annulus,* une bague, un anneau qui a la figure d'un cercle.

ANXIÉTÉ, s. f. *anxietas,* du verbe *ango,* je serre, je suffoque, j'étrangle; sensation triste et désagréable qu'on éprouve à la vue, on par la crainte d'un mal immi-

nent qu'on ne peut éviter, par exemple, lorsque les fonctions les plus essentielles à la vie, la circulation, la respiration, les excrétions, etc. sont dans un état de gêne plus ou moins considérable.

AODON, s. m. d'ἀ privatif des Grecs, et d'ὀδοὺς, οντος, dent, sans dents; poisson cartilagineux qui n'a point de dents.

AORTE, s. f. *aorta,* du grec ἀορτὴ, vaisseau, sac; grande artère qui sort du ventricule du cœur et porte le sang dans toutes les parties du corps.

APANTHROPIE, s. f. *apanthropia,* de la préposition ἀπὸ, qui marque l'absence ou l'éloignement, et d'ἄνθρωπος, homme; aversion pour la société et la compagnie des hommes. — Inhumanité.

APATHIE, s. f. *apathia,* d'ἀ privatif, et de πάθος, passion; absence ou défaut de passion; insensibilité pour le plaisir et pour la peine.

APATHIQUE, adj. du grec ἀπαθὴς, qui est sans passion, insensible; qui ne s'affecte de rien.

APÉCHÈME, s. m. ἀπήχημα, d'ἀπὸ, loin, et d'ἦχος, son, retentissement; fracture du crâne dans la partie opposée au coup; coup retentissant, contre-coup: Chir.

APEPSIE, s. f. *apepsia,* d'ἀ privatif, et de πέψις, coction, digestion; défaut de digestion, indigestion.

APÉRITIF, IVE, adj. *aperiens, aperitivus,* du verbe latin *aperire,* ouvrir; qui facilite les sécrétions, l'excrétion de l'urine.

APÉTALE, adj. *apetalus,* d'ἀ privatif, et de πέταλον, feuille; nom des fleurs sans pétales.

APHÉLIE, s. m. de la préposition ἀπὸ, loin, et d'ἥλιος, soleil; la plus grande distance d'une planète au soleil.

APHÉRÈSE, s. fém. *aphæresis,* d'ἀφαιρέω, j'ôte, j'enlève; amputation ou retranchement d'un membre; opération de chirurgie qui retranche du corps ce qu'il y a de superflu.

APHILANTHROPIE, s. f. *aphilanthropia,* d'ἀ privatif, et de φιλανθρωπία, amour des hommes; fuite de la société; recherche de la solitude ; premier degré de la mélancolie.

APHONIE , s. f. *aphonia*, d'*à* privatif, et de φωνὴ, voix ; absence de la voix ou extinction de voix, par la paralysie des organes qui servent à cette fonction.

APHORISME , s. m. *aphorismus*, d'*αφορίζω*, je sépare ; maxime générale ou sentence énoncée en peu de mots, et à laquelle on s'est élevé par voie d'analyse ou d'abstraction.

APHRODISIAQUE , adj. *aphrodisiacus*, d'*αφροδίτη*, Vénus , déesse de la volupté ; aliment ou remède qui excite à l'amour, aux plaisirs vénériens.

APHRODISIASME , s. m. *aphrodisiasmus*, d'*αφροδίτη*, Vénus ; l'acte vénérien, le coït.

APHRODITES , s. m. pl. du grec αφροδίτη, Vénus , déesse de la volupté. —Animaux qui se reproduisent sans copulation apparente.

APHRONITRE , s. m. nitrate de chaux ; du grec αφρὸς, écume, et de *nitrum* , gén. *nitri* , nitre ; sel ainsi nommé parce que la combinaison de l'acide nitrique avec la chaux se fait en produisant une sorte d'écume.

APHTHES OU APHTES , s. m. *aphtæ*, en grec ἄφθαι, qui vient sans doute d'*ἅπτω*, j'enflamme ; petits ulcères ou tubercules qui affectent la membrane muqueuse de la bouche ou du conduit alimentaire , ainsi appelés parce qu'ils causent une chaleur brûlante.

APHYLLE, adj. *aphyllus*, d'αφυλλος, formé d'*à* privatif, et de φυλλον, feuille ; dépouillé de feuilles : Bot.

APHYOSTOMES , s. m. pl. et adj. du verbe grec αφύω ou αφύω, prolonger, et de στόμα , bouche ; se dit d'une famille d'insectes diptères qui ont la bouche prolongée.

APLESTIE , s. f. *aplestia* , d'*à* privatif, et de πλήθω, je remplis ; insatiabilité , avidité insatiable.

APLOTOMIE , s. f. *aplotomia* , s. f. *aplotomia*, d'απλυς, simple , et de τεμνω , je coupe ; simple ouverture ou incision faite à une partie molle : Chir.

APNÉE , s. f. *apnæa*, d'*à* privatif, et de πνέω, je respire ; défaut de respiration. — Etat dans lequel les malades ne semblent plus respirer, comme il arrive dans la passion hystérique, la syncope, l'asphyxie, la catalepsie , etc.

APOCÉNOSE , s. f. *apocenosis* , d'απὸ, hors , et de κενόω, j'évacue ; sorte d'hémorragie ou d'évacuation d'humeurs, qui n'est accompagnée ni d'irritation, ni de fièvre : Méd.

APOCHYLIME, s. m. *apochylimus*, d'απὸ, de, et de χυλὸς, suc ; suc végétal épaissi , vulgairement rob : Pharm.

APOCOPE , *apocope*, d'απὸ, de, et de κόπτω, je coupe ; coupure, retranchement. — Sorte de fracture dans laquelle une pièce de l'os est séparée et enlevée : Chir.

APOCROUSTIQUE , s. m. et adj. *apocroustica*, d'αποκρούω, je repousse, je réprime ; remède propre à répercuter les humeurs qui se jettent sur quelque partie. *Voyez* RÉPERCUSSIF.

APODACRYTIQUE , adj. et s. m. *apodacryticus* , d'αποδακρύω , je pleure ou verse des larmes ; remède qui excite d'abord les larmes par son acrimonie, et les arrête ensuite en resserrant leur conduit excréteur.

APODES , s. m. plur. αποδες, d'*à* privatif, et de πᾶς, ποδὸς, pied, comme si l'on disoit *sans pieds*. Nom des poissons qui n'ont point de nageoires sous le ventre, et de certains oiseaux qui ont les pieds si courts, qu'ils peuvent à peine marcher : Hist. nat.

APOGÉE , s. m. et adj. *apogæum*, d'απὸ, loin , et de γῆ, gén. γῆς , la terre ; point du ciel où une planète est à sa plus grande distance de la terre : Astron.

APOMÉCOMÉTRIE , s. f. *apomecometria* , d'απὸ, qui marque la séparation, la distance, de μῆκος, ως, longueur, et de μέτρον, mesure ; art de mesurer les objets éloignés : Géom.

APONÉVROGRAPHIE , s. f. *aponevrographia*, d'απονεύρωσις, aponévrose, et de γραφω, je décris ; description des aponévroses : Anat.

APONÉVROLOGIE , s. f. *aponevrologia*, d'απονεύρωσις, aponévrose , et de λόγος, discours ; traité des aponévroses : Anat.

APONÉVROSE , s. f. *aponevrosis*,

d'ἀπὸ, de, et de νεῦρον, nerf, parce que les anciens donnoient le nom de nerfs aux tendons ; partie tendineuse d'un muscle, qui, au lieu d'être ramassée en rond comme dans les tendons ordinaires, est étendue en forme de membrane.

APONÉVROTIQUE, adj. *aponevroticus*, tout ce qui a rapport aux aponévroses.

APONÉVROTOMIE, s. f. *aponevrotomia*, d'ἀπονεύρωσις, aponévrose, et de τέμνω, je coupe, je dissèque ; dissection des aponévroses : Anat.

APOPHYSE, s. f. *apophysis*, d'ἀποφύω, naître ou croître de quelque chose ; excroissance osseuse, ou éminence continue à l'os : Anat.

APOPHLEGMATISME, s. m. *apophlegmatismus*, d'ἀπὸ, de, et de φλέγμα, phlegme, pituite, d'où s'est formé le verbe ἀποφληγματίζω, je purge la pituite ; remède qui, selon les anciens, avoit la vertu de purger le phlegme par la bouche, ou d'augmenter la salivation. *Voyez* MASTICATOIRE ou MACHICATOIRE.

APOPLECTIQUE, adj. *apoplecticus*, ἀποπληκτικός, qui appartient à l'apoplexie : Méd.

APOPLEXIE, s. f. *apoplexia*, ἀποπληξία, du verbe ἀποπλήττειν, frapper avec violence ; privation subite de tout mouvement volontaire, de l'exercice des sens et des fonctions de l'intellect, à la suite de quelque affection médiate ou immédiate de l'organe encéphalique.

APOSCEPSIE, s. f. *aposcepsis*, *aposcemma*, du verbe ἀποσκήπτω, je fais irruption ; transport ou métastase subite des humeurs d'une partie du corps dans une autre : Méd.

APOSITIE, s. f. *apositia*, d'ἀπο, qui marque la privation, et de σιτίον, aliment ; aversion ou dégoût pour les alimens. *Voyez* ANOREXIE.

APOSKÉPARNISMOS, s. m. en grec ἀποσκεπαρνισμος, d'ἀπὸ, de, et de σκέπαρνον, doloire ; espèce de plaie au crane, où la pièce a été enlevée comme avec une doloire.

APOSTÈME, s. m. ἀποστήμα, d'ἀφίσταμαι, je m'éloigne d'un lieu pour me fixer dans un autre ; tumeur contre nature formée par quelque humeur corrompue : Chir.

APOSTUME. *Voyez* APOSTÈME.

APOSTUMER. *Voyez* ABCÉDER.

APOTHÈME, s. f. *apothema*, d'ἀπὸ, de, et de τίθημι, poser, placer ; perpendiculaire menée du centre d'un polygone régulier à un de ses côtés : Géom.

APOTHÈSE, s. f. *apothesis*, d'ἀποτίθημι, je place ; action de situer convenablement un membre rompu, après l'application des bandages.

APOTHICAIRE, s. m. *apothecarius*, du grec ἀποθήκη, magasin, boutique ; celui qui prépare et vend les remèdes, qui tient boutique de drogues et de médicamens.

APOTHICAIRERIE, s. m. du grec ἀποθήκη, magasin ; magasin de remèdes ; l'art de l'apothicaire.

APOTOME, s. m. du grec ἀποτομος, séparé, coupé ; différence des quantités incommensurables : Alg.

APOZÈME, s. m. *apozema*, d'ἀπόζεμα, décoction, ou du verbe ἀποζέω, je fais bouillir ; décoction de plantes médicinales.

APPAREIL, s. m. *apparatus*, apprêt, préparation ; disposition méthodique de tout ce qui est nécessaire pour panser une plaie, un ulcère, etc. : Chir. — Grand *appareil*, petit *appareil*, haut *appareil*, *appareil* latéral, différentes méthodes de faire l'opération de la taille : Chir. — Assemblage de parties qui en accompagnent d'autres plus considérables, et d'un caractère différent ; l'*appareil* ligamenteux d'une articulation : Anat. — Assemblage de plusieurs vaisseaux pour une opération chimique ; appareil de Woulf : Chim.

APPAUVRI, IE, adj. *depauperatus*, rendu pauvre ; sang *appauvri*, qui a perdu presque tous ses principes ; qui est dépourvu d'oxygène, selon les chimistes modernes.

APPENDICE, s. m. *appendix*, partie adhérente ou continue à un corps quelconque : comme l'*appendice* vermiforme ou vermiculaire du cœcum ; l'*appendice* xiphoïde du sternum : Anat. — Espèce de prolongement qui accompagne le pétiole des feuilles presque jusqu'à son insertion sur la tige ou sur les rameaux ; toute partie qui, fixée à un organe quelconque, paroît additionnelle à la structure ordinaire de cet organe ; ainsi la corolle de la bourrache a cinq *appendices* à l'orifice de son tube : Bot.

APPENDICULE, s. m. *appendicula*, petit accessoire ou dépendance de peu de conséquence ou de considération.

APPENDICULÉ, ÉE, adj. *appendiculatus*, garni d'un ou de plusieurs appendices ou appendicules : Bot.

APPÉTENCE, s. f. *appetentia, appetitus*, du verbe latin *appetere*, désirer par instinct, ardemment, passionnément; inclination naturelle des êtres vivans pour certaines choses particulières; envie de manger ou de boire; la faim et la soif.

APPÉTER, v. a. *appetere*, désirer par instinct. — L'estomac *appète* les alimens, la femelle *appète* le mâle : Phys.

APPÉTIT, s. m. *appetitus*, le même qu'*appétence ;* action d'appéter; désir ou inclination sensuelle ; l'*appétit* vénérien , etc.

APPROCHE, s. f. *accessus*, commerce charnel qu'on a avec une femme.

APPROPRIATION, s. f. *appropriatio*, action naturelle en vertu de laquelle les sucs nutritifs s'unissent tellement avec les différentes parties de l'économie animale, qu'ils en sont inséparables.

APPROPRIÉ, ÉE, *proprius ;* se dit de tout remède destiné particulièrement à telle ou telle partie du corps, dans telle ou telle circonstance.

APPROXIMATION, s. f. *approximatio ;* méthode singulière de guérir une maladie, en la transplantant, à la faveur du contact immédiat, dans un animal ou dans quelque substance végétale : Méd.— Opération par laquelle on approche de plus en plus de la valeur d'une quantité, sans y arriver exactement : Math.

APPUI, s. m. *fulcrum, fultura, fulcimentum, fulmentum ;* point fixe et inébranlable sur lequel un levier est appuyé, et qui est capable de la plus grande résistance.

APRE, adj. *asper*, rude au goût, au toucher ; se dit des corps dont la surface est inégale et rude au toucher, ainsi que de tout ce qui frappe

désagréablement ces sens. *Voyez* ACERBE.

APRETÉ , s. f. *asperitas*, qualité de ce qui est âpre ; se dit des fruits encore verts , de la surface de la peau , lorsqu'elle ressemble à celle de l'oie , durant le frisson de la fièvre.

APSIDES , s. m. pl. *apsides*, du grec ἁψίς, ίδος , courbure d'une roue , ou d'ἅπτω , je joins , je réunis ; point de l'orbite d'une planète où elle se trouve , soit à sa plus grande , soit à sa moindre distance du soleil ou de la terre.

APTÉNODITES , s. m. pl. du grec ἄπτηνος , sans plumes , composé d'ἀ privatif , et de πτηνός, oiseau , ou d'ἵπταμαι , je vole ; nom d'un genre d'oiseaux dont les ailes sont courtes et sans penne : Ornith.

APTÈRES , s. m. pl. du grec ἄπτερος, sans ailes , composé d'ἀ privatif , et de πτερὸν, aile ; ordre d'insectes qui ne prennent jamais d'ailes , et dont la plupart ne subissent pas de métamorphose , comme l'araignée , le cloporte , le pou.

APYRE , adj. ἄπυρος, d'ἀ privatif , et de πῦρ, πυρὸς, feu ; se dit des corps qui résistent au feu.

APYREXIE , s. f. *apyrexia* , du grec ἀπυρεξία, composé d'ἀ privatif , et de πυρέττω, j'ai la fièvre ; intermission ou cessation de la fièvre; intervalle qui sépare deux accès de fièvre intermittente.

AQUATILE , adj. *aquatilis* , qui vit dans l'eau.

AQUATIQUE, adj. *aquaticus*, marécageux ; qui vit dans l'eau ; lieu aquatique ; plante aquatique.

AQUEUX , EUSE , *aquosus, aquatus , aqueus , hydatodes* , qui est de la nature de l'eau, qui contient de l'eau ; tumeur aqueuse, etc.

AQUILA - ALBA , s. f. mercure doux : Anc. chim. Muriate doux de mercure : Nouv. nomenclature chimique.

ARACHNÉOLITHES, s. m. pl. du grec ἀράχνη, araignée, et de λίθος, pierre : araignée de mer pétrifiée, devenue fossile.

ARACHNOÏDE , s. f. et adj. *arachnoïdeus, arachnoïdes* , d'ἀράχνη, toile d'araignée, et d'εἶδος, forme, figure, ressemblance ; semblable à la toile d'araignée. Nom de certaines membranes fines et déliées comme une toile d'araignée : Anat.

ARBORISÉ, ÉE, adj. se dit des pierres où l'on voit des représentations d'arbres.

ARBRE, s. m. *arbor*, plante ligneuse qui surpasse en hauteur et en grosseur toutes les autres plantes, qui a une tige vivace, et des branches divisées en rameaux, etc.

ARBRISSEAU, s. m. *frutex*, petit arbre ; plante ligneuse, vivace, moins grosse et moins haute que l'arbre, qui, outre la principale tige, produit très-souvent de la même racine plusieurs pieds considérables, tels sont le rosier, le cognassier.

ARBUSTE, s. m. *arbuscula*, sous-arbrisseau, petit arbrisseau comme le romarin.

ARC, s. m. *arcus*, portion d'une ligne courbe, mais plus communément de la circonférence d'un cercle : Géom.

ARCADE, s. f. *arcuatio*, ouverture figurée en arc. *Arcade* alvéolaire, contour des alvéoles ; *arcade* sourcilière, contour supérieur de l'orbite ; *arcade* zygomatique, contour formé par l'apophyse zygomatique : Anat.

ARCANE, s. m. *arcanum*, secret ; remède secret dont on cache le nom pour en relever la valeur et le prix.

ARCANUM-DUPLICATUM, s. m. tartre vitriolé, sulfate de potasse dans la nouvelle chimie.

ARCEAU, s. m. *arculus*, petit arc ; demi-caisse de tambour qui met une partie fracturée à l'abri des couvertures pendant la formation du cal : Chir.

ARCHÉE, s. m. *archeus*, du grec ἀρχή, principe, commencement. Les anciens chimistes, Paracelse et Vanhelmont, avoient adopté ce mot pour exprimer la cause efficiente de toutes choses, le régulateur et l'ame du monde.

ARCHIATRE, s. m. *archiater*, du grec ἀρχίατρος, prince ou premier des médecins, d'ἀρχή, prince, et d'ἰατρός, médecin. — Malgré l'étymologie assez claire de ce mot, les opinions n'ont pas toujours été d'accord quant à sa vraie signification. 1°. *Accurse*, d'après les plus anciennes traductions de *Galien*, et plusieurs autres savans, n'entendent par *archiatre* que le *prince* ou *le premier des médecins*, comme l'indique l'étymologie grecque. 2°. *Mercurial* soutient qu'*archiatre* signifie le médecin du prince, parce que ce mot n'a jamais été employé par aucun auteur grec ou latin avant les empereurs romains, et parce qu'*Andromachus*, *Démétrius* et *Magnus*, sont appelés, le premier l'archiatre de Néron, et les deux autres les *archiatres* des Antonins, préférablement à *Archigène*, à *Soranus* et à plusieurs autres célèbres médecins du même temps. Ce sentiment a été suivi de *Cujas*, de *Zwinger*, de *Casaubon*, de *Mattius* et de *Vossius*. 3°. *Alciat* pense que l'archiatre est en effet le prince des médecins, parce qu'il est le médecin du prince, et qu'il est regardé en cette qualité comme le premier ou le prince des autres médecins. 4°. *Meibomius* pense que puisque archange, archevêque, archiprêtre, etc., ne signifient point l'ange, l'évêque, le prêtre du prince, de même l'*archiatre* ne doit point être pris pour le médecin du prince. 5°. *Godefroi*, en adoptant le sentiment de *Mercurialis*, lui reproche d'avoir confondu les *archiatres* du palais ou de la cour impériale, avec les *archiatres* publics ou populaires de Rome et de Constantinople. Il suit de là que l'opinion d'*Accurse* devroit paroître la plus vraisemblable, puisqu'elle est la plus conforme à l'origine du mot et à l'analogie. Mais celle de Mercurial est plus conforme à l'usage ; et comme, en fait de langues, ce dernier est un maître souverain qui décide de l'acception des mots sans consulter souvent ni la raison, ni l'étymologie, il paroît que l'on peut conserver le mot *archiatre* pour désigner le médecin du prince.

ARCHIMAGIE, s. f. *archimagid*, d'ἀρχή, qui marque l'excellence, et de μαγος, magicien, sage, faiseur de prestiges ; partie de la chimie qui enseigne l'art de faire de l'or et de l'argent, ainsi appelée à cause de la dignité de son objet ; la *magie* ou la *fourberie* par excellence.

ARCHIMIE ou **ARCHYMIE**, s. f. *archimia*, d'ἀρχὴ, excellence, et de χύω, foudre ; partie de la chimie qui s'occupe de la transmutation des métaux, et spécialement de faire de l'or et de l'argent.

ARCTIQUE, adj. *arcticus*, du grec ἄρκτος, ourse ; septentrional, ou tourné du côté de la grande ourse.

ARCTURE ou **ARCTURUS**, s. m. *arcturus*, du grec ἄρκτός, ourse, et d'ουρὰ, queue ; étoile de la constellation du bouvier, voisine de l'extrémité de la queue de la grande ourse.

ARCUATION, s. f. *arcuatio* ; courbure des os.

ARDENT, ENTE, adj. *ardens*, brûlant, du latin *ardere*, brûler ; fièvre *ardente*, ainsi nommée à cause du sentiment de chaleur que les malades éprouvent. *Voyez* CAUSUS. — Autrefois malade attaqué d'une maladie qui brûloit ; le mal des *ardens*.

ARDEUR, s. f, *ardor*, grande chaleur : *ardeur* d'estomac, *cordolium* ; *ardeur* d'urine, sentiment de cuisson en urinant. *Voyez* DYSURIE.

ARE, s. m. du grec ἀρόω, je laboure ; nouvelle mesure de superficie pour les terrains, ainsi appelée parce que les terres labourables ou les champs ont été les premières surfaces qu'on a mesurées.

ARÉFACTION, s. f. *arefactio*, dessiccation, action de dessécher ; manière de dessécher les ingrédiens dont on se sert en pharmacie pour les réduire en poudre.

ARÉNATION, s. f. *arenatio* ; l'action de couvrir un malade de sable de mer ou de rivière chaud.

ARÉOLE, s. f. *areola*, diminutif d'*area* ; cercle lumineux qui paroît quelquefois autour de la lune ; cercle coloré qui entoure le mamelon, les boutons de la petite vérole, de la vaccine, etc.

ARÉOMÈTRE, s. m. *areometrum*, du grec ἀραιός, léger, subtil, et de μέτρον, mesure ; instrument de physique et de chimie, qui sert à peser les liqueurs.

ARÉOTIQUE, adj. et s. m. *areoticus*, du grec ἀραιόω, je raréfie ; qui a la vertu de raréfier ; nom des

remèdes propres à raréfier les humeurs.

ARÊTE, s. f. *arista*, *spina*, os en forme d'épine, qui soutient la chair des poissons. — Ligne d'intersection de deux surfaces dont la rencontre forme un angle : Géom. — Au plur. tumeurs aux nerfs des jambes de derrière des chevaux ; queues de chevaux dégarnies de poils : Hippiat. — Filet grêle, sec, et plus ou moins roide, qui part de la base du dos, ou du sommet des écailles ou paillettes florales du *seigle*, de *l'orge* et autres graminées. *Voyez* BARBE. — Toute espèce de corps qui, par sa position ou sa structure, ressemble plus ou moins à l'arête ci-dessus définie : Bot.

ARGENT, s. m. *argentum*, en grec ἄργυρος, d'ἀργός, blanc ; métal blanc, malléable, très-sonore, insipide, inodore, pesant, dans l'état de pureté, 10,4743 ; d'une densité inférieure à celle du platine, de l'or, du mercure et du plomb, supérieure à celle du cuivre, du fer et de l'étain ; moins dur et moins élastique que le fer, le platine et le cuivre, mais plus que l'or, l'étain et le plomb ; plus ductile que le cuivre, le fer, l'étain et le plomb, moins que l'or et le platine ; inférieur, par sa ténacité, à l'or, au fer, au cuivre et au platine, supérieur à l'étain et au plomb ; plus éclatant que l'or, le cuivre, l'étain et le plomb, moins que le platine et l'acier ; bon conducteur de l'électricité et du galvanisme ; oxydable ; soluble à froid dans l'acide nitrique avec lequel il forme la pierre infernale, et à chaud dans l'acide sulfurique ; très-employé dans la bijouterie et les monnoies ; inerte comme médicament ; caustique à l'état d'oxyde.

ARGILE ou **ARGILLE**, s. f. *argilla*, en grec ἄργιλος ou ἄργιλλος, d'ἀργός, blanc ; substance minérale qui résulte d'un mélange naturel de silice et d'alumine, avec divers autres principes, particulièrement la magnésie et le fer, dont la couleur est très-variable selon la proportion du fer qu'elle contient ; happant à la langue, mais non pas toujours ; exhalant une odeur particulière nommée, pour cette raison. *odeur argileuse*, quand on l'humecte par la vapeur de l'haleine ; d'une cassure en général terreuse ; devenant grasse et onctueuse sous le doigt ; se polissant par le frottement ; fusible par l'addition d'une certaine quantité de fer, mais réfractaire quand elle ne tient que de la silice et de l'alumine.

ARGYROGONIE, s. f. *argyrogonia*, d'ἄργυρος, argent, et de γόνος, génération ; nom que les alchimistes donnoient à la pierre philosophale, ou à l'art de faire de l'argent.

ARGYROLITHE, s. f. *argyrolithes*, d'ἄργυρος, argent, et de λίθος, pierre ; nom d'une pierre couleur d'argent.

ARGYROPÉE, s. f. *argyropœa*, du grec ἄργυρος, argent, de , de ποιέω, je fais ; l'art de faire de l'argent par le moyen de la pierre philosophale, ou de la semence argentifique. *Voy.* ALCHIMIE.

ARIDITÉ, s. f. *ariditas*, sécheresse ; *aridité* de la langue dans les fièvres ardentes.

ARIDURE, s. f. *aridura*, maigreur d'un membre ou de tout le corps. *Voyez* ATROPHIE.

ARILLE, s. f. *arillus*, enveloppe propre à certaines graines (arillées), distincte de la paroi interne du péricarpe, couvrant en partie ou en totalité la graine ; expansion remarquable du cordon ombilical, ne contractant avec le tégument propre de la graine d'autre adhésion que par le style.

ARISTÉ, ÉE, adj. *aristatus*, garni d'arêtes ; l'opposé de *mutique*.

ARISTOLOCHIQUE, adj. et s. m. *aristolochicus*, du grec ἄριστος, excellent, et de λοχεια, lochies ou vidanges ; remède propre à faire couler les lochies ou vidanges des femmes accouchées.

ARITHMANCIE, s. f. *arithmancia*, du grec ἀριθμός, nombre, et de μαντεία, divination ; art de deviner par les nombres.

ARITHMÉTIQUE, s. f. *arithmetica*, en grec ἀριθμητική, d'ἀριθμός, nombre, et de τέχνη, art ; l'art des nombres, science du calcul numérique ; —adj. qui appartient à l'arithmétique.

ARMES, s. f. pl. *arma*, épines ou aiguillons des plantes : Bot.

ARMILLAIRE. adj. *armillaris* ; se dit d'une sphère évidée et composée de cercles qui représentent le ciel et le mouvement des astres : Astron.

ARMURE, s. f. *armatura*, plaques de fer attachées à un aimant pour en augmenter la force.

AROMATES, s. m. pl. *aromata*, du grec ἄρωμα, parfum, odeur suave ; drogues odoriférantes, végétaux qui exhalent une odeur forte et agréable.

AROMATIQUE, adj. *aromaticus*, ἀρωματικὸς, qui est de la nature des aromates.

AROMATISER, v. a. ἀρωματίζειν, mêler des aromates avec quelque chose.

AROMATITE, s. f. *aromatites*, ἀρωματίτης, vin composé d'aromates, ou pierre précieuse qui a une odeur aromatique.

AROME, s. f. *aroma*, du grec ἄρωμα, parfum ; autrefois esprit recteur, principe odorant ; aujourd'hui, selon la nouvelle chimie, dissolution d'huile volatile dans l'eau.

ARRACHEUR, s. m. *avulsor* ; se dit des chirurgiens qui arrachent les dents. *Voy.* DENTISTE.

ARRÊT, s. m. *remora*, instrument de chirurgie ainsi nommé parce qu'il arrête et assujettit les parties.

ARRIÈRE-FAIX, s. m. nom de tout ce qui enveloppe l'enfant dans l'utérus, parce que la femme s'en décharge comme d'un second faix, après l'expulsion de l'enfant. *Voy.* PLACENTA, SECONDINES.

ARSÉNIATE, s. m. *arsenias*, nom générique des sels formés par la combinaison de l'acide arsenique avec les différentes bases.

ARSENIC, s. m. *arsenicum*, métal d'un gris d'acier, susceptible de se ternir promptement par le contact du feu ; très-cassant ; pesant, de 5,7249 à 5,7633, suivant Brisson ; répandant une forte odeur d'ail par l'action du feu ; oxydable ; poison mortel ; employé en chirurgie comme cathérétique.

ARSENICAL, adj. *arsenicalis*, qui tient à l'arsenic.

ARSENIEUX, adj. *arseniosus*, acide *arsénieux* ou oxyde d'arsenic ;

combinaison de ce métal avec une foible portion d'oxygène ; poison mortel.

ARSENIQUE, adj. *arsenicus*, acide arsenique ; arsenic saturé d'oxygène.

ARSENITE, s. m. *arsenis*, gén. *itis;* nom générique des sels qui résultent de l'acide arsenieux, combiné avec les différentes bases.

ART, s. m. *ars;* méthode de faire un ouvrage selon les règles établies. Se dit de la médecine en général ; l'art de guérir ; ou de quelques unes de ses branches en particulier ; l'art des accouchemens, l'art du dentiste , etc.

ARTÈRE, s. f. *arteria*, ἀρτηρία des Grecs, d'ἀὴρ , air, et de τηρέω , je conserve; comme si l'on disoit *réceptacle d'air*. Erasistrate fut le premier qui donna le nom d'artères aux vaisseaux sanguins, parce qu'il imaginoit qu'ils contenoient de l'air.—Les anatomistes entendent aujourd'hui par artères, un ordre de vaisseaux solides, membraneux, cylindriques, coniques et élastiques , qui partent des ventricules du cœur, en reçoivent le sang et le distribuent avec un mouvement de pulsation. On en distingue deux genres ; savoir, l'*aorte*, ou grande artère, et l'*artère pulmonaire.*

ARTÉRIAQUE, adj. *arteriacus;* épithète que l'on donne aux remèdes dont on se sert dans les maladies de la trachée - artère. Les anciens médecins nommoient ainsi les remèdes qu'ils prescrivoient contre l'enrouement, l'aphonie ou la diminution et l'extinction de la voix , dont ils regardoient la trachée-artère comme le seul et unique organe.

ARTÉRIEL, ELLE, adj. *arteriosus*, qui appartient ou a du rapport aux artères: Anat.

ARTÉRIOGRAPHIE, s. f. *arteriographia* , du grec ἀρτηρία, artère , et de γράφω, je décris ; description des artères.

ARTÉRIOLE, s. f. *arteriola;* diminutif d'artère , petite artère. *Voyez* ce mot.

ARTÉRIOLOGIE, s. f. *arteriologia*, du grec ἀρτηρία, artère, et de λόγος , discours; traité de l'usage et des fonctions des artères.

ARTÉRIOTOMIE, s. f. *arteriotomia*, du grec ἀρτηρία, artère , et de τέμνω , je coupe , je dissèque ; dissection des artères ; saignée faite à l'artère : opération qu'on ne pratique qu'aux tempes ou derrière les oreilles , parce que le crâne y fournit un point d'appui , pour exercer la compression et s'opposer à l'hémorragie.

ARTHRITIQUE, adj. *arthriticus* , du grec ἄρθρῖτις, maladie des articulations , goutte , douleur ou inflammation des articulations. Nom des remèdes propres pour ces maladies.

ARTHRITIS, s. f. du grec ἄρθρῖτις , qui dérive d'ἄρθρον , articulation ; douleur, inflammation des articulations; goutte ; toute maladie des jointures.

ARTHROCACE, s. f. du grec ἄρθρον, article, et de κακὸς, mauvais, vicié; ulcère carieux de la cavité d'un os, proche l'articulation.

ARTHRODIE, s. f. *arthrodia* , du grec ἄρθρον, article , jointure ; articulation lâche des os, au moyen de laquelle une tête reçue dans une cavité superficielle y exécute un mouvement manifeste en plusieurs sens. Telle est l'articulation de la tête de l'humérus avec la cavité glénoïde de l'omoplate.

ARTHRODYNIE, s. f. *arthrodynia*, du grec ἄρθρον, article , et d'ὀδύνη, douleur ; douleur chronique des articulations.

ARTHROMBOLE, s. f. *arthrombole*, du grec ἄρθρον, articulation, et d'ἔμβολον, levier ; espèce de synthèse qui remet les parties luxées dans leur situation naturelle : Chir.

ARTICLE, s. m. *articulus*, jointure ; assemblage de deux os pour le mouvement de l'un et de l'autre.

ARTICULAIRE, adj. *articularis*, qui appartient ou a rapport à l'articulation.

ARTICULATION, s. f. *articulatio, arthrosis*, jointure des os , assemblage ou connexion des os entr'eux : Anat. — Gonflemens et étranglemens qu'on rencontre alternativement sur plusieurs parties des plantes : Bot.

ARTICULÉ, ÉE , adj. *articulatus;* se dit en anatomie d'un os qui est assemblé avec un autre ; en botanique, de toute partie qui a une ou plusieurs articulations.

ARTIFICIEL, ELLE, adj. *artificialis*, fait par le moyen de l'art; opposé à naturel.

ARTISTE, s. m. *artifex*, d'*ars*, art, et de *facio*, je fais; celui qui exerce un art où concourent l'esprit et la main.

ARYTÉNOÉPIGLOTTIQUE, adj. m. *arytœnoepiglotticus*, qui appartient aux cartilages aryténoïdes et à l'épiglotte. *Voy.* ARYTÉNOÏDE et ÉPIGLOTTE.

ARYTÉNOÏDE, adj. *arytenoïdes*, du grec ἄρυταινα, aiguière, entonnoir, et d'εἶδος, forme, ressemblance; qui ressemble à un entonnoir; nom qu'on donne à deux cartilages qui, assemblés avec d'autres, forment l'embouchure du larynx.

ARYTÉNOÏDIEN, ENNE, adj. *arytenoïdeus*; se dit de tout ce qui appartient aux cartilages aryténoïdes.

ARYTHME OU ARRHYTHME, s. m. *arhythmus*, d'*à* privatif, et de ῥυθμός, régularité; irrégularité du pouls.

ASBESTE, s. m. *asbestos, tis*, génit. du grec ἄσβεστος, inextinguible, composé d'*à* privatif et de σβέννυμι, j'éteins; pierre précieuse, filamenteuse, vulgairement appelée incombustible; crystallisée en parallélipipède rhomboïdal; rude au toucher, pesant de 0,9588 à 0,9933; réductible par la trituration en poussière fibreuse ou pâteuse; d'une couleur ordinairement verdâtre; s'imbibant plus ou moins sensiblement quand on la plonge dans l'eau; dont la dureté varie depuis la faculté de rayer le verre jusqu'à la mollesse du coton; d'une texture fibreuse, compacte ou membraneuse; contenant de la silice, de la magnésie, du carbonate de chaux, de l'alumine et du fer. (Bergmann.)

ASCARIDE, adj. et s. m. *ascarides*, du grec ἀσκαρίζω ou σκαρίζω, je sautille, je remue; nom de petits vers ainsi appelés à cause de leur mouvement continuel. Ils ont le corps allongé, cylindrique, atténué aux deux bouts; leur tête est munie de trois tubercules qui ser-

vent comme de lèvres pour fixer l'animal et pomper la nourriture.

ASCENDANT, ANTE, adj. *ascendens*, du verbe *ascendere*, monter; nom des vaisseaux qui portent le sang des parties inférieures dans les supérieures: Anat. — ligne que les astres décrivent en montant sur l'horizon: Astron.

ASCENSION, s. f. *ascensio*, du verbe *ascendere*, monter; élévation en haut, mouvement ou action d'un corps qui s'élève en haut: Phys. — *ascension droite ou oblique d'un astre;* degré de l'équateur qui se lève avec cet astre dans la sphère droite ou oblique: Astron.

ASCIENS, s. m. pl. *ascii*, d'*à* privatif des Grecs, et de σκιά, ombre; — habitans de la zone torride, qui sont sans ombre, le jour où le soleil est perpendiculaire au dessus de leur tête: Géogr.

ASCITE, s. f. *ascites*, du grec ἀσκός, outre, peau de bouc à mettre une liqueur; — hydropisie du bas-ventre, ainsi appelée, parce que l'eau ou la sérosité est renfermée dans cette cavité comme dans une outre.

ASODES OU ASSODES, adj. et s. ασωδης, dégoûtant, du grec ἄση ou ἄσση, anxiété autour de l'orifice de l'estomac; — nom que les anciens donnoient à certaines fièvres, accompagnées d'une grande anxiété, de dégoût, de nausées, de vomissement, de tension et de gonflement au bas-ventre, de chaleur dans toutes les entrailles.

ASPALATHE, s. m. en grec ἀσπάλαθος, d'*à* privatif, et de σπάω, j'arrache; bois qui ressemble beaucoup à l'aloès, ainsi appelé, parce qu'il est difficile de l'arracher à cause de ses piquans.

ASPERSION, s. f. *aspersio*, arrosement; application de quelque liquide ou poudre médicinale, d'une manière superficielle, ou par petites portions.

ASPHALITE, s. f. *asphalitus*, du verbe ἀσφαλίζω, je fortifie; cinquième vertèbre des lombes, ainsi appelée, parce qu'on la regarde comme le support de toute l'épine: Anat.

ASPHALTE, s. m. *asphalticum*, en grec ἄσφαλτος; bitume solide, dur, inflammable, mais luisant, dont on fait un ciment qui lie fortement les pierres ensemble ; — d'ἀσφαλίζω, je fortifie, dérivé d'ἀ privatif, et σφαλλω, je renverse.

ASPHYXIE, s. f. *asphyxia*, d'ἀ privatif, et de σφυξις, pouls ; interruption subite du pouls, de la respiration, du sentiment et du mouvement, causée par la submersion, la strangulation, l'inspiration de certaines substances gazeuses, ou par l'inertie des organes qui servent à la respiration, comme chez les nouveaux nés.

ASPIRATION, s. f. *aspiratio, adspiratio*, action de celui qui aspire, et qui tire son haleine ou l'air extérieur en dedans des poumons ; — action des pompes aspirantes : Phys.

ASPIRAUX, s. m. pl. *spiramina*, trous recouverts d'une grille, pratiqués dans les fourneaux de laboratoire.

ASPIRER, v. a. *aspirare*, attirer l'air par la bouche. *Voy.* INSPIRER.

ASSAISONNEMENT, s. m. *conditio, condimentum, conditura* ; tout ce qui sert à préparer les viandes et à les rendre plus agréables au goût.

ASSATION, s. f. *assatio*, du verbe latin *assare*, rôtir ; dessiccation douce et légère, comme quand on fait frire, griller ou rôtir quelque substance pour en faire un aliment ; commencement de calcination : Chimie spagyrique.

ASSIDENT, ENTE, adj. *assidens*, concourant ou concomitant ; se dit de tout signe ou symptôme qui accompagne les principaux symptômes d'une maladie.

ASSIMILATION, s. f. *assimilatio* ; du verbe latin *assimilare*, rendre semblable ; action vitale par laquelle les alimens sont changés ou convertis en la substance de l'animal : Méd.

ASSOUPIR, v. act. *sopire, soporare, consopire*, endormir à demi, disposer au sommeil ; on le dit aussi de la douleur qu'on adoucit, des nerfs ou des sens qu'on engourdit.

ASSOUPISSEMENT, s. m. *somnolentia, sopor*, état d'une personne assoupie, diminution de la sensibilité et de la motilité ; de la douleur, des sens.

ASTACOÏDE, s. m. et adj. *astacoïdes*, du grec ἀστακός, écrevisse, et d'εἶδος, forme, ressemblance ; qui ressemble à l'écrevisse ; se dit d'une section d'animaux crustacés, dont le corps est revêtu d'étuis calcaires, qui ont les yeux mobiles et les mandibules surmontées d'un palpe. Telles sont les écrevisses et les crabes.

ASTACOLITHE, s. f. *astacolithes*, d'ἀστακός, écrevisse, et de λίθος, pierre ; écrevisse pétrifiée : Hist. nat.

ASTÉRIES ou ÉTOILES DE MER, s. f. pl. en grec ἀστερίαι, d'ἀστὴρ, étoile. Animaux de la famille des échinodermes, de la classe des *zoophytes*, qui n'ont qu'une seule ouverture pour l'entrée et la sortie des alimens, dont le corps est ordinairement partagé en plusieurs rayons qui partent comme d'un centre, et se reproduisent quand ils ont été enlevés par quelque accident.

ASTÉRISQUE, s. m. *asteriscus*, étoile, petite tache opaque en forme d'étoile qui vient à la cornée transparente. On lui donne aussi le nom de *perle*.

ASTERNAL, ALE, adj. *asternalis*, d'ἀ privatif des Grecs, et de στέρνον, poitrine ; se dit des côtes qui ne s'articulent point avec le sternum.

ASTÉROÏDE, s. f. *asteroïdes*, du grec ἀστὴρ, étoile, et d'εἶδος, espèce, forme, ressemblance ; genre de plante corymbifère à fleurs radiées.

ASTHÉNIE, s. f. *asthenia*, en grec ἀσθένεια, composé d'ἀ privatif, et de σθένος, force, vigueur ; privation de force, débilité, foiblesse extrême.

ASTHÉNIQUE, adj. *asthenicus*, en grec ἀσθενικός ; sans force, foible, infirme, impuissant.

ASTHMATIQUE, adj. *asthmaticus*, en grec ἀσθματικός, qui respire avec peine ou difficulté, qui est essoufflé.

ASTHME, s. m. *asthma, anhelatio*, en grec ἄσθμα ; du verbe ἄω, je respire ; grande difficulté de respirer, ordinairement accompagnée de sifflement, sans fièvre.

ASTRAGALE, s. m. *astragalus*, du grec ἀστράγαλος, talon. Nom du plus gros des os du tarse, qui forme le talon. — Genre de plantes de l'ordre des légumineuses, dont la semence a la forme d'un talon : Bot.

ASTRE. s. m. *astrum*, du grec ἀστήρ, étoile ; tout corps céleste lumineux.

ASTRICTION, s. f. *astrictio*, qualité, effet d'une chose astringente.

ASTRINGENT, ENTE, adj. et s. m. *astringens*, du verbe latin *astringere*, resserrer, astreindre ; nom des remèdes qui ont la vertu de resserrer, d'arrêter les hémorragies, les diarrhées, etc.

ASTROLABE, s. m. *astrolabium*, du grec ἀστρον, astre, et de λήζω, λάμβανω, je prends ; nom d'un instrument employé pour prendre la hauteur des astres : Astron.

ASTROLOGIE, s. f. *astrologia*, en grec ἀστρολογια, d'ἄστρον, astre, et de λογὸς, discours ; science des astres, art prétendu de connoître l'avenir par l'inspection des astres.

ASTRONOMIE, s. f. *astronomia*, en grec ἀστρονομία, d'ἄστρον, astre, et de νόμος, loi, règle ; science de la position et du cours des astres.

ASYMÉTRIE, s. f. *asymetria*, d'ἀ privatif, de συν, avec, et de μέτρον, mesure ; littéralement, *défaut de mesure commune, incommensurabilité* ; défaut de rapport entre deux quantités qui n'ont point de mesure commune, telles que le côté du carré et la diagonale : Math.

ASYMPTOTE, s. f. *asymptota*, d'ἀ privatif, de συν, avec, et de πίπτω, je tombe ; c'est-à-dire, *qui ne coïncide point, qui ne rencontre point* ; ligne droite qui s'approche continuellement, même à l'infini, d'une ligne courbe, sans pouvoir jamais la rencontrer : Géom.

ATARAXIE, s. f. *ataraxia*, en grec ἀταραξία, composé d'ἀ privatif, et de τάραξις, trouble, agitation, tumulte ; quiétude, calme de l'ame.

ATAXIE, s. f. *ataxia*, du grec ἀταξία, désordre, irrégularité, confusion, composé d'ἀ privatif, et de τάξις, ordre ; dérangement, irrégularité dans les crises et les paroxysmes des fièvres : Méd.

ATAXIQUE, adj. *atactus*, du grec

ἄτακτος, irrégulier, désordonné, composé d'ἀ privatif, et de τακτὸς, disposé avec ordre, dérivé de τασσω ou τάττω, je mets en ordre ; nom d'une fièvre marquée par des anomalies ou irrégularités nerveuses, produite par une cause physique ou morale qui porte atteinte au principe nerveux.

ATECHNIE, s. f. *atechnia*, en grec ἀτεχνία, composé d'ἀ privatif, et de τέχνη, art ; défaut d'art, impéritie.

ATHANOR, s. m. composé de la particule arabe *al*, et de *tannour*, four, fournaise, d'où les chimistes ont fait *athanor* ; nom d'un fourneau où, à l'aide d'un même degré de feu soutenu quelque temps, on fait des opérations qui exigent divers degrés de chaleur.

ATHÉROMATEUX, EUSE, adj. *atheromatodes*, qui est de la nature de l'ATHÉROME. *V.* ce mot.

ATHÉROME, s. m. *atheroma*, du grec ἀθήρα, bouillie ; tumeur contre nature, incolore, indolente et enfermée dans une membrane qui contient une matière purulente, épaisse, blanchâtre, semblable à de la bouillie : Chir.

ATHLÈTE, s. m. *athleta*, en grec ἀθλητὴς, du verbe ἀθλέω, je combats ; nom de ceux qui combattoient dans les jeux solennels de la Grèce ; homme robuste et adroit.

ATHLÉTIQUE, adj. *athleticus*, du grec ἀθλέω, je combats ; se dit de l'habitude du corps qui ressemble à celle des athlètes, c'est-à-dire, de l'état gros, charnu et robuste du corps. Ce tempérament s'acquéroit autrefois par l'exercice et par l'usage d'une nourriture solide et copieuse.

ATHYMIE, s. f. *athymia*, en grec ἀθυμία, composé d'ἀ privatif, et de θυμος, courage ; découragement, abattement qui s'empare des malades dans le cours de certaines maladies.

ATLAS ou ATLOÏDE, s. m. d'ἀ particule augmentative, et de τλάω ou τλαω, je supporte. Nom de la première vertèbre du cou, qui supporte la tête, par allusion à Atlas, roi de Mauritanie, qui portoit le ciel sur ses épaules : Anat.

ATMOSPHÈRE, s. f. *atmosphœra*,

du grec ἀτμὶς, vapeur, exhalaison, et de σφαῖρα, sphère, globe ; sphère ou masse de vapeurs ; mélange d'air et de toutes les exhalaisons qui, s'élevant du globe terrestre jusqu'à une certaine hauteur, l'enveloppent de toutes parts, en formant autour de la terre une sphère qui lui est exactement concentrique, et dont la surface extérieure, dans son état naturel, doit être parfaitement de niveau.

ATOME, s. m. *atomus*, en grec ἄτομος, composé d'*à* privatif, et de τέμνω, je coupe, je divise ; substance simple et indivisible qui ne peut subsister seule, et qui, selon le philosophe *Epicure*, concourt à la formation de l'univers.

ATONIE s. f. *atonia*, en grec ἀτονία, composé d'*à* privatif, et de τόνος, ton, force, ressort ; défaut de tension, de ressort ; foiblesse, relâchement des fibres ; état dans lequel les muscles n'ont plus la force de se contracter.

ATRABILAIRE, adj. *atrabilarius*, qui a l'atrabile ; se dit des mélancoliques, des hypocondriaques et de ceux chez lesquels les anciens croyoient que la bile noire prédominoit.

ATRABILE, s. f. *atrabilis*, du latin *ater*, noir, et de *bilis*, bile ; bile noire ou mélancolie. Les anciens désignoient par ce mot une humeur épaisse et noire, produite par un sang brûlé ou par une bile cuite outre mesure dont ils avoient fixé le siége dans la rate ; opinion qui a cessé d'être en vogue à l'époque où la circulation du sang a été découverte.

ATROPHIE, s. f. *atrophia*, en grec ἀτροφία, composé d'*à* privatif, et de τρέφω, je nourris ; défaut de nourriture, amaigrissement excessif ; consomption, exténuation de tout le corps ou de quelqu'un de ses membres ; compagne inséparable de la fièvre hectique, de la phthisie, du tabes, etc. *V.* ARIDURE, MARASME.

ATTEINTE, s. f. *tentatio*, légère attaque de maladie.

ATTELLES, s. f. pl. *ferulæ ;* morceaux de bois mince ou d'écorce d'arbre, de carton, de fer-blanc, ou d'autre matière semblable, lé-

gère, ferme, mais un peu flexible, qu'on applique avec les bandes et les compresses sur les parties fracturées ou luxées, pour maintenir les os dans leur situation naturelle quand ils ont été réduits ; anciennement, on les faisoit avec l'écorce de férule, d'où vient leur nom latin. Il y a aussi des *attelles* qu'on appelle *fanons*.

ATTÉNUANT, ANTE, adj. et s. m. *attenuans*, du verbe latin *attenuare*, amoindrir, rendre plus petit ; nom que certains auteurs de matière médicale donnent aux remèdes qu'ils croient avoir la vertu d'inciser et de diviser les humeurs épaisses, grossières, visqueuses, et de les rendre plus fluides.

ATTÉNUER, v. a. *attenuare*, amoindrir, amincir ; *atténuer les* humeurs, les rendre plus fluides et moins grossières.

ATTRACTION, s. f. *attractio*, terme de physique, action d'attirer ; propriété générale de la matière, par laquelle tous les corps tendent les uns vers les autres, en raison de leurs masses, et dont on doit la découverte au célèbre *Newton*, qui la substitua aux tourbillons hypothétiques de *Descartes*.

ATTRITION, s. f. *attritio*, frottement de deux corps qui s'usent ; écorchure superficielle des pieds, des cuisses ou de toute autre partie, causée par trop d'exercice ou autrement.

AUBIER, s. m. *alburnum*, nouveau bois qui se forme chaque année sur le corps ligneux qu'on trouve sous l'écorce ; ordinairement blanc, plus ou moins épais ; d'une consistance beaucoup moins dure que le reste du bois ; composé des membranes réticulaires du livret, qui ne sont pas encore converties en bois parfait : Bot.

AUDITIF, IVE, adj. *auditivus*, *auditorius*, du verbe latin *audire*, entendre ; qui appartient ou a rapport à l'organe de l'ouïe, comme le conduit *auditif*, le nerf *auditif*.

AURÉLIE, s. f. *aurelia*, nom de l'état que prend un ver, par exemple un ver à soie pour passer à l'état de papillon. *Voy.* CHRYSALIDE.

AURICULAIRE, adj. *auricularis*,

qui appartient ou a du rapport à l'oreille.

AURICULÉ, ÉE, adj. *auriculatus, auritus;* se dit des feuilles qui ont à leur base deux petits lobes séparés du reste du disque par deux sinus latéraux opposés : Bot.

AURORE, s. f. *aurora*, lumière qui paroît le matin avant que le soleil soit sur l'horizon ; crépuscule du matin, point du jour. — *Aurore boréale*, phénomène lumineux qui paroît au nord dans le ciel.

AUSTÈRE, adj. *austerus;* se dit d'une espèce de saveur qui ne diffère de l'acerbe que par son excès.

AUTOMATE, s. m. *automotum*, en grec αὐτόματος, spontané, de soi-même ; d'αὐτός, soi-même, et de μάω, je veux ou je désire ; machine qui renferme en soi le principe de son mouvement, comme une horloge, une sphère mouvante ; on le dit sur-tout des machines qui imitent les mouvemens des corps animés, et se meuvent par ressorts.

AUTOMATIQUE, adj. *automaticus;* se dit des mouvemens qui dépendent de la structure du corps, et non de la volonté de l'animal.

AUTOPSIE, s. f. *autopsia*, en grec αὐτοψία, contemplation, composé d'αὐτός, soi-même, et d'ὄπτομαι, je vois ; examen ou recherche qu'on fait sur les cadavres, pour découvrir le siége des maladies, l'altération des organes et la cause de la mort : Méd.

AUXILIAIRE, adj. *auxiliaris*, qui aide ou porte du secours ; se dit de toutes les parties qui paroissent être de quelque secours aux autres.

AVERTIN, s. m. *morositas*, maladie d'esprit qui rend entêté, opiniâtre, furieux. — Maladie des brebis et des moutons, causée par l'ardeur du soleil, sur-tout de celui du mois de mars, qui offense tellement le cerveau de ces animaux, qu'ils sont étourdis et ne font que tournoyer sans vouloir manger.

AVORTEMENT, s. m. *abortus*, en grec ἄμβλωσις, expulsion du fœtus hors du sein de la matrice avant terme. Dans le langage ordinaire, on le dit plus proprement des animaux ; à l'égard des femmes, on dit plutôt fausse couche, à moins que l'avortement ne soit provoqué par des remèdes.

AVORTON ou AVORTIN, s. m. *abortivus*, qui est né avant terme, avant d'être viable.

AXE, s. m. *axis*, du grec ἄξων, essieu, pivot; ligne ou morceau de bois ou de fer qui passe par le centre d'un corps, et qui sert à le faire tourner comme une roue autour de son essieu.

AXIFUGE, adj. *axifugus*, d'*axis*, axe, et de *fugere*, fuir; qui s'éloigne d'un axe autour duquel il tourne.

AXILE, adj. *axilis*; se dit de la graine attachée vers l'axe rationnel, ou à la columelle : Bot.

AXILLAIRE, adj. *axillaris*, tout ce qui a rapport à l'aisselle; glande *axillaire* : Anat. — tout ce qui naît dans l'angle formé par la réunion d'une branche avec la tige, ou d'un pétiole avec le rameau : Bot.

AXIOME, s. m. d'ἄξιος, digne, *axioma*, en grec ἀξίωμα; dignité; proposition si évidente qu'elle n'a pas besoin de démonstration, et qu'elle mérite d'être reçue par elle-même sans le secours d'une autorité étrangère.

AXIPÈTE, adj. *axipetus*, d'*axis*, axe et de *peto*, je vais ou je tends; qui s'approche de l'axe.

AXOÏDE, s. m. *axoïdes*, d'ἄξων, axe, et d'εἶδος, espèce, forme ; *espèce d'axe;* nom de la seconde vertèbre cervicale, ainsi appelée, parce que son apophyse odontoïde sert d'axe de mouvement à la tête.

AZOTE, s. m. *azotum*, d'α privatif, et de ζωή, vie, dérivé de ζάω, je vis; base d'un gaz non respirable ou impropre à la vie, qui fait partie de l'air atmosphérique dans la proportion de 0,72; — un des matériaux des substances animales, d'où il se dégage par la putréfaction et par quelques opérations chimiques.

AZUR, s. m. *cœruleum*, émail bleu qui résulte de l'oxyde de cobalt fondu avec des matières vitreuses, et qui, finement pulvérisé, sert aux blanchisseuses pour donner une teinte particulière à certaines étoffes.

AZYGOS, s. pris adj. du grec ἀvit ; composé d'*à* privatif , et de *ζυγὴ*, paire ; troisième rameau du tronc ascendant de la veine cave, situé dans le côté droit de la poitrine, ainsi nommé, parce qu'il n'a pas de paire dans le côté gauche.

AZYME, s. m. *azymus*, en grec *ἄζυμος* , composé d'*à* privatif, et de *ζύμη*, levain ; sans levain ; qui n'a point fermenté.

B

BACCIFÈRE , adj. *baccifer* , de *bacca* , baie, et de *fero*, je porte ; nom des arbres ou des arbrisseaux dont le fruit est une baie : Bot.

BACCIFORME, adj. *bacciformis*, de *bacca*, baie, et de *forma*, forme ; qui ressemble à une baie : Bot.

BAIE, s. f. *bacca*, fruit indéhiscent, charnu ou pulpeux, qui renferme la semence.

BAIÉ,ÉE, adj. *baccatus*, qui, par sa substance ou sa forme, a l'apparence d'une *baie*.

BAILLEMENT , s. m. *oscitatio*, ouverture involontaire de la bouche, provoquée par l'ennui, l'envie de dormir, ou la vue des personnes qui bâillent. C'est un symptôme qu'on observe souvent au début des fièvres intermittentes.

BAIN, *balneum*, en grec *βαλανεῖον*, lieu plein d'eau où l'on se met, soit pour nettoyer ou rafraîchir le corps, soit pour guérir de quelque maladie. — Les *bains* d'eau se divisent en naturels et en artificiels. — Le *bain naturel* est celui qu'on prend à la rivière ou aux sources d'eaux minérales ; — le *bain artificiel* se prend dans un vaisseau exprès qu'on nomme baignoire, et qu'on transporte où l'on veut, pour sa commodité. — Le *bain* d'eau se divise encore en *bain* entier, en *bain* de fauteuil ou de siége, en *demi-bain*, et en pédilave ou *bain* des pieds, selon les parties du corps qu'on plonge dans l'eau. — On nomme *bain* de vapeurs, la vapeur de quelque liquide très-chaud, simple ou composé , à laquelle on expose tout le corps, ou quelqu'une de ses parties. — Enfin, les *bains* sont chauds, tièdes ou froids, selon leur degré de température naturelle ou artificielle. —

Les chimistes donnent le nom de *bain de sable, de limaille de fer,* ou *de cendres,* à un appareil disposé de manière que le vaisseau où est contenue la matière qu'on veut échauffer, est entouré de sable, de limaille de fer, ou de cendres. Ces sortes de bains portent en général le nom de bains secs. — Le *bain-marie* a lieu quand on plonge le vase où est la matière qu'on veut échauffer, dans l'eau bouillante.— Le *bain de vapeur* se fait, quand le vaisseau qui contient quelque matière est échauffé par la vapeur de l'eau chaude. — Le *bain de fumier*, appelé aussi ventre-de-cheval, se fait lorsqu'un vaisseau contenant la matière qu'on veut faire digérer, est placé dans un gros tas de fumier. — Le *bain de marc de raisin* se fait comme celui de fumier : le principal usage de ce bain, sur-tout dans les pays chauds, est de rouiller le cuivre, pour faire le vert-de-gris.

BALANITES, s. m. pl. *balanitæ*, du grec *βάλανος*, gland ; animaux renfermés dans une enveloppe conique de plusieurs pièces inégales, adhérentes à des corps solides, et même aux enveloppes de quelques êtres marins vivans, comme les huîtres, les tortues, les morses, etc.

BALANUS, s. m. mot latin que quelques anatomistes ont retenu en français, pour désigner le gland ou l'extrémité du membre viril.

BALAUSTE, s. f. *balaustium*, du grec *βαλαύστιον*; calice des fleurs du balaustier ou grenadier sauvage.

BALE, s. f. *gluma*, peut-être du grec *βάλλω*, je jette ; écaille ou paillettes qui environnent ou renferment les organes sexuels de chaque fleur des graminées : Bot.

BALEINE, s. f. *balæna*, du grec *βάλαινα*, ou *cete*, de *κῆτος*; mammifère qui a donné son nom à la famille des cétacés ; sans dents ; ayant la mâchoire supérieure garnie de lames de corne à bords effilés ; portant au milieu du sommet de la tête deux évents séparés ; le plus gros des animaux connus ; relégué maintenant vers les poles , dans les mers du Nord ; auquel on fait la guerre, pour en avoir l'huile que contient son lard, et dont un seul animal fournit quelquefois plus de cent tonneaux, et pour en obtenir les fanons ou lames de corne qui garnissent ses mâchoires ; dont on ne mange que quelques parties, telles que le cœur et les nageoires ; dont les Groënlandais dessèchent les intestins, pour remplacer les vitres ; enfin, dont les mâchoires, au moins des grandes espèces, servent à faire des poutres et des solives.

BALISTE, s. f. *balista*, du verbe grec βαλλω. je jette ; machine dont se servoient les anciens, pour lancer des pierres ; — poisson cartilagineux, qui a les nageoires ventrales sous les pectorales : Hist. nat.

BALISTIQUE, s. f. *ars balistica*, du verbe βαλλω, je lance, je jette ; art de mesurer le jet des bombes.

BALLON, s. m. *ampulla*, très-gros matras, ou bouteille ronde de verre, à cou court, qui sert de récipient à des liqueurs ou autres matières qu'on distille : Chim. — Machine aérostatique qu'on emplit de gaz hydrogène, pour faciliter son ascension dans les airs : Phys. pneumatique.

BALNÉABLE, adj. *balneabilis* ; nom des eaux propres pour les bains.

BALSAMIQUE, adj. *balsamicus*, du subst. latin *balsamum*, et du grec βάλσαμον, baume ; qui a les propriétés du baume ; — nom des remèdes qui n'ont rien d'âcre, de salé ni d'amer, et qui sont propres à adoucir.

BANDAGE, s. m. *deligatio, fascia* ; circonvolution de bande autour de quelque partie du corps blessée, luxée ou fracturée, pour la maintenir dans l'état de réduction, ou pour contenir les compresses et les médicamens qu'on applique dessus ; — brayer qui sert à contenir les hernies : Chir.

BANDE, s. f. *tænia, fascia* ; morceau de toile coupé en long, pour lier, retenir ou serrer quelque partie du corps. — *Bandes ligamenteuses* : trois bandes adhérentes à la tunique membraneuse du cœcum. — Le mot *bande*, selon quelques uns, dérive du grec βανδον, en latin *pandum*, qui, selon *Suidas*, signifie enseigne de guerre.

BARBE, s. f. *barba*, poil qui vient au visage de l'homme à l'âge de puberté ; — poils qu'ont les autres animaux au menton ou aux environs de la gueule ; — petites arêtes ou cartilages qui servent de nageoires aux poissons plats, comme les turbots, les barbues, les soles ; — petites branches que les plumes jettent à droite et à gauche ; — amas remarquable ou défini de poils, sur un ou plusieurs points d'une partie quelconque ; — longs filets ou poils qui sont au bout des épis : Bot.

BAROMÈTRE, s. m. *barometrum*, de βάρος, poids, et de μετρον, mesure, mot à mot, *mesure de pesanteur* ; instrument qui indique les variations dans la pesanteur de l'atmosphère : il est composé d'un long tube de verre, rempli de mercure coulant, bien purifié, dont une extrémité est fermée hermétiquement, tandis que l'autre, qui est ouverte, plonge dans une cuvette, ou se recourbe en forme d'ampoule, sur laquelle l'air agit par sa pression, et tient le mercure élevé ou suspendu à la hauteur de vingt-sept pouces et quelques lignes.

BAROSANÈME, s. m. du grec βάρος, pesanteur, et d'ανεμος, vent ; pèse-vent ; — instrument qui sert à peser le vent.

BAROSCOPE, s. m. *baroscopium*, du grec βάρος, pesanteur, et de σκοπεω, je vois, je considère ; nom d'un instrument qui fait connoître la pesanteur de l'air. *Voy.* BAROMÈTRE.

BARYPHONIE, s. f. *baryphonia*, du grec βαρυς, émoussé, pesant, et de φωνη, voix ; difficulté de parler, d'articuler.

BARYTE, s. f. de βάρος, pesanteur ; terre ainsi nommée à cause de sa pesanteur ; inconnue dans sa nature ; fortement alcaline ; n'existant jamais pure, mais toujours unie aux acides, d'où on l'extrait, par l'art, en petites masses solides, grises, poreuses, dures quoique cassantes, âcres, brûlantes, vénéneuses ; s'éteignant à l'air plus promptement que la chaux ; dissoluble dans vingt fois son poids d'eau, qu'elle absorbe avec sifflement ; adhérant plus que toute autre base aux acides ; ne devant être employée en médecine qu'avec beaucoup de prudence.

BASE, s. f. *basis*, en grec βάσις, de βαίνω, je marche ; fondement, appui de quelque chose ; — côté d'un triangle opposé au sommet ; — surface sur laquelle on conçoit qu'un solide, comme le cône ou le cylindre, est appuyé : Géom. — Terre, alcali, ou métal qui, par sa combinaison avec un acide, forme un sel : Chim. — Le principal ou le plus énergique des ingrédiens qui entrent dans une composition ou prescription médicale : Pharm. — Le lieu d'une partie sur lequel est ajustée ou repose une autre partie ; — l'extrémité inférieure d'une partie quelconque : Bot.

BASILAIRE, adj. *basilaris*, du grec βάσις, base ; tout ce qui a rapport à la base. — Apophyse *basilaire* de l'occipital : Anat. — Style *basilaire*, qui naît de la base de l'ovaire : Bot.

BASILICON, s. m. *basilicum*, du grec βασιλικον, royal ; onguent auquel on attribue de grandes vertus ; excellent suppuratif, composé de poix noire, de résine, de cire jaune et d'huile d'olive : Pharm.

BASILIQUE, adj. *basilicus*, du grec βασιλικὸς, royal ; se dit d'une partie qui paroit être plus utile qu'une autre, ou préférable à une autre : la veine *basilique* : Anat.

BASIOGLOSSE, adj. m. *basioglossus*, de βάσις, base, et de γλῶσσα, la langue ; nom des muscles qui s'attachent à la base de la langue.

BASSIN, s. m. *pelvis*, partie inférieure de l'abdomen ; — espace ou cavité circonscrite par l'os sacrum et les os des îles, située à l'extrémité de la colonne vertébrale, au dessus et entre les extrémités inférieures ou membres abdominaux, contenant la vessie, la matrice, et une partie des intestins : son nom vient de sa ressemblance avec ce qu'on nomme communément un *bassin*.

BASSINER, v. act. *foverc*, laver avec de l'eau ou autre liqueur. Ainsi *bassiner* une plaie ou un ulcère, c'est les étuver ou les nettoyer avec quelque liqueur.

BASSINET, s. m. *caliculus*, cavité infundibuliforme des reins, qui reçoit l'urine et la verse dans les uretères : Anat.

BAS-VENTRE, s. m. *alvus*. *Voyez* ABDOMEN.

BATITURES, s. f. pl. *batitura*, parcelles ou écailles des métaux qui se détachent de la masse, quand elle est battue à coups de marteau. On le dit spécialement des écailles qui se détachent du cuivre tenu rouge, lorsqu'on le bat.

BATRACHITE, s. f. *batrachites*, de βάτραχος, grenouille ; sorte de pierre ainsi nommée, parce qu'on a cru qu'elle se trouvoit dans les grenouilles.

BATRACIENS, s. m. pl. du grec βάτραχος, grenouille ; nom générique des reptiles, dont la peau est nue, sans carapace ni écailles ; dont les doigts sont toujours séparés et sans ongles, qui ne s'accouplent pas réellement, et qui subissent le plus ordinairement des métamorphoses : Hist. nat.

BAUME, s. m. du grec βαλσαμον, suc liquide ou concret, d'une odeur aromatique, sur-tout à la chaleur ; d'une saveur chaude, piquante ; donnant à l'analyse une résine et de l'acide benzoïque ; fusible, inflammable ; d'une couleur variée ; se ramollissant dans l'eau ; soluble dans les huiles, sur-tout volatiles, et dans l'alcohol ; utile en médecine.

BÉCHIQUES, adj. et s. m. pl. *bechica*, du grec βήξ, gén. βηχὸς, toux ; remèdes qui calment la toux.

BEDEGUAR, s. m. sorte de végétation ; mousse qu'on voit souvent sur le rosier églantier.

BÉGAIEMENT, s. m. *balbuties*, action de bégayer.

BÉGAYER, v. act. et neut. *balbutire*, mal articuler les mots par un défaut d'organe, parler en hésitant, ou en prononçant avec trop de précipitation ; prononcer mal certaines lettres, comme l'*r*, le *ch* ; ce que les Latins nommoient *blesitas*. Ces vices viennent de ce que la langue ou ses ligamens sont trop courts ou trop peu flexibles. — Mâcher les mots, comme si l'on avoit la bouche pleine, vice qui dépend d'une langue trop épaisse ou trop gonflée, et d'un trop grand relâchement des muscles qui meuvent cet organe. Les Latins donnoient à ceux qui en étoient affectés les noms de *balatrones* et de *bambolicnes*.

BELLON, s. m. maladie qui attaque les hommes, les animaux, la volaille même ; endémique dans les contrées infectées de l'odeur de la mine de plomb ; accompagnée de langueur, de foiblesse, de douleurs insupportables, de tiraillemens dans le ventre, d'une constipation plus ou moins opiniâtre ; se terminant ordinairement par la mort.—Espèce de colique de plomb.

BENATH, nom que les Arabes donnent à de petites pustules qui s'élèvent sur le corps pendant la nuit, après la sueur.

BÉNÉFICE, s. m. *alvi profluvium*, terme de médecine, employé pour exprimer un dévoiement naturel et spontané qui a lieu sans aucune purgation.

BÉNIN, IGNE, adj. *benignus* ; nom qu'on donne aux maladies peu violentes, et aux remèdes qui agissent avec douceur.

BENJOIN, s. m. *benzuinum*, baume solide, de forme et de grandeur variées, de couleur rouge brune, parsemé de petits grains jaunâtres, d'une cassure vitreuse, qu'on obtient à Siam et dans les îles de la Sonde, en pratiquant des incisions dans l'écorce de plusieurs arbres, tels que le *laurus benzoin* L. et le *styrax benzoin* de Dryander; dont la dissolution, dans l'alcohol, précipitée par l'eau, constitue le lait virginal ; utile en médecine.

BENZOATE, s. m. *benzoas* ; nom générique des sels qui résultent de l'union de l'acide benzoïque à une base quelconque.

BENZOÏQUE, adj. *benzoïcus* ; nom de l'acide du benjoin, volatil, aromatique, crystallisable, combustible : Chim.

BÉRIBÉRII, s. m. espèce de paralysie très-commune dans quelques contrées des Indes Orientales; tremblement de toutes les parties du corps, accompagné de l'immobilité et de l'insensibilité des pieds, des mains, quelquefois de tous les

membres ; maladie ainsi appelée, parce que ceux qui en sont affectés jettent leurs genoux et leurs jambes en devant, et imitent ainsi la démarche de la brebis que les naturels du pays appellent *beriberii*.

BÉTON, s. m. *protogala* ; lait trouble et épais qui vient aux femmes nouvellement accouchées, et aux bêtes qui ont mis bas.

BEURRE, s. m. *butyrum*, en grec βότυρον, de βᾶς, vache, et de τυρος fromage ; crème de lait épaissie à force d'être battue ; substance nourrissante, fusible, inflammable ; donnant de l'acide acétique pyrohuileux à la distillation ; dont la quantité et la qualité varient selon la nature du lait. — *Beurres métalliques*, dénomination impropre des muriates métalliques sublimés.

BÉZOARD, s. m. concrétion qui se forme dans l'estomac, dans les intestins ou les voies urinaires des quadrupèdes. Bézoard fossile ou minéral ; bézoard factice, oxyde d'antimoine.

BÉZOARDIQUES, adj. pl. *bezoardica* ; remèdes qui ont les propriétés du *bézoard* ; remèdes cordiaux ou alexipharmaques dans lesquels entre le bézoard.

BIBLIOGRAPHIE, s. f. *bibliographia*, de βιβλίον, livre, et de γραφω, je décris ; la connoissance des livres, de leurs éditions, etc.

BICEPS, adj. purement latin, pris subst. qui a deux têtes. Se dit par comparaison de tout muscle dont la partie supérieure est divisée en deux chefs, comme le biceps de la cuisse ou du bras : Anat.

BICONJUGÉ, ÉE, adj. *biconjugatus* ; se dit des feuilles dont le pétiole commun se divise en deux rameaux, chargés chacun de deux folioles : Bot.

BICORNU, adj. *bicornis*, terminé par ou garni de deux pointes qui ressemblent à des cornes : comme les anthères de quelques *bruyères* : Bot.

BICUSPIDÉ, ÉE, adj. *bicuspidatus*; se dit des feuilles fendues au sommet, de manière à être terminées par deux pointes divergentes et dressées ; se dit également de toute autre partie terminée ainsi.

BIDENTÉ, ÉE, adj. *bidentatus;* se dit du calice dont le bord ou limbe a deux dents : Bot.

BIFÈRE, adj. *bifer ;* se dit des plantes qui fleurissent deux fois l'an : Bot.

BIFIDE, adj. *bifidus*, divisé longitudinalement, ou environ jusqu'à moitié, en deux parties séparées par un angle rentrant aigu ; ou moins profondément, ces parties étant trop étroites pour recevoir le nom de dents.

BIFLORE, adj. *biflorus*, qui porte deux fleurs ou plusieurs distinctes deux à deux.

BIFURCATION, s. f. *bifurcatio*, division en deux branches ; bifurcation des veines, des artères : Anat. — Lieu où une tige, une branche, une racine, etc. se divise en deux et fait la fourche ; stigmate bifurqué : Botan.

BIGAME, adj. *bigamus*, composé de δὶς, deux fois, et du grec γάμος, mariage ; marié en même temps à deux personnes, ou qui a été marié deux fois.

BIGAMIE, s. f. *bigamia*, du grec δὶς, deux fois, et de γάμος, mariage ; état d'une personne bigame dans les deux acceptions. *Voy.* BIGAME.

BIGÉMINÉ, ÉE, adj. *bigeminatus;* se dit des fleurs qui croissent au nombre de quatre deux à deux, sur un pédoncule commun : Bot.

BIJUGÉES, adj. f. pl. *bijugata ;* se dit des folioles placées, deux à deux, au nombre de quatre, sur un pétiole commun : Bot.

BILE, s. f. *bilis* des Latins, χολὴ des Grecs ; matière animale particulière, liquide, amère, jaunâtre, savonneuse, composée de soude, d'une matière huileuse et d'un peu d'albumine ; dont la sécrétion se fait dans le foie, et qui se rend immédiatement dans le duodénum sous le nom de *bile hépatique*, ou dans la vésicule du fiel, d'où elle coule ensuite dans le duodénum sous le nom de *bile cystique.*

BILIAIRE, adj. *biliaris, biliarius;* se dit des organes qui ont rapport à la bile ; conduit *biliaire.* — Calculs *biliaires*, matière huileuse, concrète, adipocireuse, déposée

de la bile, inflammable, très-fusible par la chaleur, soluble dans les alcalis, les huiles, l'alcohol, l'éther.

BILIEUX, EUSE, adj. *biliosus*, qui abonde en bile ; teint *bilieux*, tempérament *bilieux.*

BILOBÉ, ÉE, adj. *bilobus, bilobatus*, dont les deux divisions sont séparées par un sinus obtus, ou plus ou moins arrondi à son fond : Bot.

BILOCULAIRE, adj. *bilocularis*, qui a deux loges, en parlant des fruits : Bot.

BINOCLE, s. m. de *bis*, deux fois, et d'*oculus*, œil ; télescope où l'on se sert des deux yeux : Optique. — Bandage qu'on applique sur les yeux : Chir.

BINOME, s. m. du latin *bis*, en grec δὶς, deux fois, et de νομὴ, part, division ; quantité algébrique composée de deux termes unis par les signes plus ou moins. Ex. $a + b$.

BIOGRAPHIE, s. f. *biographia*, de βίος, vie, et de γράφω, je décris ; histoire de la vie des individus.

BIPARTI, IE, adj. *bipartitus;* se dit des feuilles dont la division ou scissure excède le milieu de leur longueur, ou s'avance plus ou moins près de leur base : Botan.

BIPARTIBLE, adj. *bipartibilis*, qui peut se diviser spontanément en deux parties.

BIPARTI-LOBÉ, ÉE, adj. *bipartito-lobatus*, diffère de *biparti*, en ce que la scissure des feuilles est obtuse.

BIPÈDE, s. m. et adj. *bipes*, animal à deux pieds : Hist. nat.

BIPINNATIFIDE, adj. *bipinnatifidus;* se dit des feuilles pinnatifides dont les lobes ou lanières sont elles-mêmes pinnatifides : Bot.

BIPINNÉE, adj. f. *bipinnatus ;* se dit des feuilles dont le pétiole commun a des rameaux qui portent les folioles : Bot.

BISANNUEL, ELLE, adj. *biennis*, qui dure environ deux ans.

BISCUIT, s. m. *biscoctus*, pain cuit deux fois, qu'on mange sur mer ; pâtisserie de farine, d'œufs et de sucre.

BISEXE, ou BISEXUEL, ELLE, *bisexuinus*, qui réunit les deux sexes. *Voyez* HERMAPHRODITE.

BISMUTH, s. m. *vismutum*, métal d'un blanc jaunâtre, d'une odeur et d'une saveur sensibles ; pesant 9,020 , et 9,822 quand il est fondu ; fragile et se réduisant en grenaille sous le marteau ; très-lamelleux ; en octaèdre régulier dans sa forme primitive , en tétraèdre régulier dans sa molécule intégrante ; fusible à la simple flamme d'une bougie ; soluble avec effervescence dans l'acide nitrique , en y répandant un nuage d'un vert jaunâtre ; se précipitant de ses dissolutions dans les acides par l'addition d'une certaine quantité d'eau pure ; inaltérable à l'air froid et à l'eau ; oxydable par l'intermède du calorique ; employé comme métal dans les alliages , comme oxyde dans les émaux, dans la verrerie et la porcelaine ; servant aux femmes pour couvrir leur peau, sous le nom de blanc de fard , qui n'est autre chose que l'oxyde de bismuth , préparé avec son nitrate décomposé par l'eau.

BISTOURI , s. m. *scalpellus* , de *scalpo* , j'incise ; intrument de chirurgie , propre à faire des incisions.

BISULCE , adj. et s. m. *bisulcus* , de *bis* , deux fois, et de *sulcus* , fente ; se dit des quadrupèdes à pied fourchu ou partagé en deux pointes.

BITERNÉ , ÉE , adj. *biternatus* ; se dit des feuilles dont le pétiole commun se partage au sommet en trois rameaux portant chacun trois folioles : Bot.

BITUME , s. m. *bitumen* , fossile liquide ou solide , huileux , charbonné ; provenant de la décomposition lente des végétaux ; pesant de 0,8475 à 0,8783 à l'état liquide , et 1,1044 à l'état solide ; surnageant quelquefois l'eau ; très-friable et s'égrenant sous les doigts ; combustible en répandant une fumée épaisse , accompagnée d'une odeur forte et âcre ; ne donnant point d'ammoniaque à la distillation, et laissant un résidu peu considérable ; employé pour les usages économiques et médicamenteux.

BITUMINEUX, EUSE, ad. *bituminosus* , qui a les qualités du bitume.

BITUMINISATION , s. f. de *bitumen* , bitume ; changement des

substances végétales ou animales en bitume , après la destruction ou suspension du principal. *Voyez* BITUME.

BIVALVE , adj. *bivalvus* , *bivalvulus* , qui a deux valves, deux panneaux , ou deux battans ; nom de la capsule ou gousse des fruits qui se partagent en deux en s'ouvrant longitudinalement : Bot.—Coquillage à deux parties, comme l'huître , la moule : Conchil.

BLANC-DE-CHAMPIGNON , s. m. petits plants enracinés que les maraîchers trouvent tous formés sur du fumier ou sur d'anciennes couches , et qu'ils sèment sur de nouvelles couches préparées pour cet effet.

BLANCHET, s. m. drap blanc pour filtrer les sirops : Phar.

BLENDE ou FAUSSE GALÈNE, s. m. sulfure de zinc.

BLENNORRHAGIE , s. f. *blennorrhagia* , de βλέννα, mucosité, et de ῥέω, je coule ; littéralement flux ou écoulement de mucosité. Nom que les modernes substituent à celui de gonorrhée , qui n'est que le catarrhe de l'urètre , ou l'inflammation de la membrane muqueuse de ce canal, produite par le virus vénerien ou tout autre irritant , et accompagnée de titillation, prurit, douleur , tension , courbure du membre viril , avec ou sans écoulement d'un liquide d'abord limpide , jaunâtre , puis opaque , consistant , jaune , verdâtre.

BLENNORRHÉE, s. f. *blennorrhœa* , du grec βλέννα, mucus, et verbe ῥέω, je coule ; écoulement chronique de mucus ; gonorrhée chronique ou catarrhe chronique de l'urètre.

BLÉPHAROPTOSIS , du grec βλέφαρον, paupière , et de πτῶσις, chute ; relâchement ou chute des paupières ; maladie dans laquelle on ne peut relever la paupière supérieure.

BLÉPHAROTIS , s. f. de βλέφαρον, paupière ; inflammation des paupières.

BLESSURE , s. f. *vulnus* , *plaga*. *Voyez* PLAIE. — Se dit aussi de la ménorrhagie sanglante des femmes grosses.

BOBACK , s. m. espèce de marmotte du Nord, dont les chasseurs de zibelines recherchent beaucoup les terriers pour prendre le foin et les racines succulentes qu'elles y emmagasinent.

BOCARD, s. m. machine pour broyer la mine avant de la fondre.

BOCARDAGE, s. m. opération qui consiste à bocarder la mine.

BOCARDER, v. a. passer au bocard.

BOCHET, s. m. *bochetum*, seconde décoction des bois sudorifiques.

BOIS, s. m. *lignum*, en grec ξυλον; mais le mot français dérive de βοω, d'où l'on a fait βοσκω, je broute; substance dure et compacte, formée de fibres ligneuses, de vaisseaux lymphatiques, de vaisseaux propres, de trachées et de tissu cellulaire; contenant la moelle au centre; recouverte à l'extérieur du *liber* ou livret et de l'écorce; composant le tronc et les branches des arbres et des arbrisseaux.

BOISSON, s. f. *potus, potio*, de *potare*, boire; liqueur qu'on boit; *boissons aqueuses, spiritueuses*, etc.

BOITEMENT, s. m. *claudicatio*; l'action de celui qui boite à cause de quelque incommodité dans les organes du marcher.

BOITER, v. n. *claudicare*, clocher ou ne pas marcher droit.

BOITEUX, EUSE, adj. *claudus*, celui ou celle qui boite.

BOL, s. m. *bolus*, du grec βωλος, morceau ou bouchée; médicament mollet, réduit en boule, qu'on avale en une seule fois. — *Bol* ou terre *bolaire*, sorte de terre argileuse, douce et onctueuse au toucher, qui se divise aisément dans l'eau.

BOLIDES, s. m. pl. de βολος, jet, dérivé de βαλλω je jette, je lance; — corps tombés de l'atmosphère en différens lieux de la terre, vulgairement nommés pierres tombées du ciel.

BOMBIATE, s. m. *bombyas*, nom générique des sels qui résultent de l'union de l'acide bombique avec une base.

BOMBICE, s. m. pl. *bombyce*, du grec βομβυξ, ver qui bourdonne; genre d'insectes lépidoptères à langue courte, dans lequel est comprise la chenille qui donne la soie : Entom.

BOMBIQUE, adj. *bombycus*, du grec βομβυξ, ver qui bourdonne; se dit d'un acide qu'on extrait de la chrysalide du ver à soie.

BOOTÈS, s. m. *bootes*, du grec βουτης, bouvier, ou de βοω, je fais paître; — nom d'une constellation boréale, voisine de la grande ourse : Astron.

BORACIQUE, adj. *boracicus*; se dit d'un acide à radical inconnu, qu'on extrait du borax du commerce; lamelleux, micacé, onctueux, d'une saveur salée, fraîche, peu dissoluble dans l'eau; le moins énergique des acides.

BORATE, s. m. *boras*; nom générique des sels qui résultent de l'union de l'acide boracique avec une base : Chim.

BORAX, s. m. *borax*, sel; borate sursaturé de soude, ou union de l'acide boracique avec la soude.

BORBORYGME, s. m. *borborygmus*, en grec βορβορυγμος, bruit sourd, murmure, dérivé de βορβοριζω, je fais un bruit sourd; bruit excité dans les intestins par des vents ou flatuosités qui les distendent.

BORÉAL, ALE, adj. *borealis*, en grec βορειαιος, du côté du nord, septentrional.

BORÉE, s. m. *boreas*, en grec βορεας, aquilon, vent du nord.

BORGNE, adj. m. et s. *cocles, unoculus, luscus*, qui n'a qu'un œil.

BOROZAIL ou le ZAIL des Ethiopiens, s. m. maladie épidémique dans les contrées qui bordent le Sénégal, attaquant particulièrement les parties de la génération, produite par l'usage immodéré des femmes; différente néanmoins de la vérole, nommée *asab* dans les hommes, et *assabatur* dans les femmes.

BOSSE, s. f. *gibbus, gibba*, éminence de chair, ou grosseur extraordinaire formée par un vice de conformation de l'épine du dos (rachis) ou des os de la poitrine; enflure qui provient de contusion : Chir.

BOSSU, UE, adj. *gibber*, qui a une bosse.

BOSTRYCHITE, s. f. *bostrychites*, du grec βοστρυχος, chevelure; pierre figurée qui ressemble à la chevelure d'une femme.

BOTAL, adj. m. se dit d'un trou découvert par un médecin nommé *Botal*, et par où le sang passe de l'oreillette droite du cœur dans l'oreillette gauche chez le fœtus.

BOTANIQUE, s. f. *botanica*, du grec βοτάνη, herbe, qui vient de βετὶς, aliment, ou de βόω, je nourris ; science ou partie de l'histoire naturelle qui a pour objet la connoissance méthodique des végétaux, et de tout ce qui a un rapport immédiat avec le règne végétal.

BOTANISTE, s. m. *botanicus*, en grec βοτανικὸς ; celui qui connoît les plantes méthodiquement, qui sait saisir les vrais rapports qu'elles ont entr'elles, et déterminer avec précision leur ressemblance et leur différence spécifique et relative.

BOTANOLOGIE, s. f. *botanologia*, de βοτάνη, herbe, et de λόγος, discours ; traité raisonné sur les plantes ou la botanique.

BOTHRION, s. m. en grec βόθριον, petite fosse, de βόθρος, fosse, cavité ; nom d'un petit ulcère creux qui se forme sur la cornée transparente et sur l'opaque.

BOTRYTE, s. m. *botrytes*, du grec βότρυς, raisin ; sorte de cadmie brûlée, qui ressemble à une grappe de raisin.

BOUCHE, s. f. *os* des Latins, στόμα des Grecs ; ouverture ou cavité première qui reçoit les alimens, les dispose à la digestion, et les rend propres aux changemens ultérieurs qu'ils doivent subir par l'action des autres organes ; partie d'une texture très - complexe, où l'on distingue la fente transversale formée par les deux lèvres, la voûte formée par la disposition des os de la face et de plusieurs muscles, la langue, qui est l'organe du goût, et les glandes salivaires, la parotide, la sousmaxillaire et la souslinguale.

BOUCLEMENT, s. m. *infibulatio*, opération par laquelle on réunissoit autrefois, au moyen d'une boucle ou d'un anneau, les parties dont la liberté est nécessaire pour la génération, afin d'empêcher les garçons de gâter leur voix, par le commerce prématuré des fem-

mes, ou d'épuiser leurs forces avant l'âge de vingt - cinq ans, époque à laquelle il étoit permis de se marier.

BOUES, s. f. pl. *balnea cœnosa* ; espèces de bains qui ne diffèrent des bains ordinaires que par la consistance des matières dont ils sont formés ; vrais bourbiers d'où s'exhale une odeur sulfureuse et marécageuse : telles sont les boues de Saint-Amand, de Bagnères-de-Luchon, de Barbotan, où l'on se plonge jusqu'au cou, pendant les grandes chaleurs de l'été, pour se guérir de douleurs rhumatismales, etc.

BOUFFIR, v. act. *inflare*, enfler ; se dit le plus ordinairement des chairs. L'hydropisie *bouffit* le visage.

BOUFFISSURE, s. f. *tumor, inflatio*, enflure des chairs.

BOUGIE, s. f. *candelula, virga cerceta*, petite verge cirée qu'on introduit dans l'urètre, pour en opérer la dilatation, etc.

BOULIMIE, s. f. *boulimia*, du grec βουλιμος, formé de βȣ, particule augmentative, et de λιμὸς, faim ; faim excessive, accompagnée de foiblesse et de dépérissement.

BOURBILLON, s. m. corps fibreux, blanc, épais, tenace, élastique, qu'on apperçoit au centre des tumeurs inflammatoires, telles que le furoncle, lorsque la suppuration est établie. Celse le désigne par le mot latin *pus*, et Pline par celui de *sanies*.

BOURDONNET, s. m. *pulvillus*, charpie roulée en forme d'olive, qui a le même usage que le plumasseau.

BOURGEON, s. m. *gemma, oculus, hybernaculum*, petit corps arrondi ou allongé qui naît sur les branches des arbres et des arbustes, aux aisselles des feuilles ; composé ordinairement d'écailles dures, velues en dedans, serrées les unes contre les autres, et disposées de manière à former un asyle sûr aux jeunes parties de la plante qui y sont renfermées pendant l'hiver ; produisant au printemps des feuilles, des branches, des fleurs, et des fruits : Bot. — Se dit aussi des boutons rouges, *papulæ*, qui poussent au visage de ceux qui sont échauffés.

BOURSES, s. f. pl. enveloppe extérieure des testicules. *Voy.* SCROTUM.

BOUTON, s. m. en botanique, le même que bourgeon ; en médecine *papula*, *tuberculum*, tubercule ou petite tumeur rouge qui s'élève sur la peau, principalement au visage. *Voyez* BOURGEON.

BOUTURE, s. f. *talon* ; branche de plante ligneuse qui, replantée, prend racine : Bot.

BOYAU, s. m. *intestinum*. *Voy.* INTESTIN. On n'est pas d'accord sur l'origine de ce mot ; suivant *Ménage*, il dérive de *botellum*, diminutif de *buoto* ou *vuoto*, qui signifie vide ; suivant *Borel*, de *voye*, d'où est venu, dit-il, le nom de long boyau, qui est une voie longue et étroite. Il prétend qu'autrefois on disoit *voyau*, pour dire les *boyaux* des animaux, parce qu'ils servent de voie aux viandes et aux excrémens. *Du Cange* assure qu'on disoit autrefois boël et bouël, et croit qu'il vient de *botulus*, qui signifie aussi boudin.

BRACHIAL, ALE, adj. *brachialis*, qui a rapport au bras ; le triceps *brachial*.

BRACHYCATALEPTIQUE, adj. *brachycatalepticus*, du grec βραχὺς, court, et de καταλείπω, je laisse ; se dit des vers auxquels il manque un pied.

BRACHYLOGIE, s. f. *brachilogia*, de βραχὺς, court, et de λόγος, mot ou sentence ; sentence abrégée comme les aphorismes d'*Hippocrate*.

BRACHYPNÉE, s. f. *brachypnœa*, de βραχὺς, court, et de πνω, haleine, respiration. Respiration courte et sans lenteur (Hipp.) ; respiration courte et lente, par de longs intervalles (Galien.)

BRACHYPOTE, adj. et s. m. *brachypotus*, *brachypota*, en grec βραχυπότης, ou βραχυπότος, composé de βραχὺς, court, et de πω, je bois, ou ποτης, buveur ; petits buveurs ; nom qu'*Hippocrate* donnoit aux frénétiques, parce qu'ils boivent peu et souvent.

BRACHYPTÈRE, s. m. et adj. *brachypterus*, du grec βραχὺς, court,

et de πτερὸν, aile ; qui a les ailes courtes ; nom qu'on donne à certains oiseaux palmipèdes, qui ont les ailes très-courtes.

BRACHYSTOCHRONE, s. f. *brachystochronis*, de βράχιστος, très-court, et de χρόνος, temps ; courbe de la plus vite descente ; c'est la cycloïde.

BRACTÉE, s. f. *bractea*, petite feuille qui naît avec les fleurs, et qui est toujours différente du reste des feuilles, par sa forme, par sa couleur, par sa substance.

BRACTÉIFÈRE ou BRACTÉTÉ, ÉE, adj, *bracteifer*, *bracteatus*, qui porte ou est accompagné d'une ou de plusieurs bractées.

BRADYPEPSIE. s. f. *bradypepsia*, en grec βραδυπεψία, composé de βραδὺς, lent, tardif, et de πεπτω, je cuis, ou de πεψις, coction ; digestion lente, foible, et imparfaite.

BRANCHE, s. f. *ramus*, du grec βραχίων, composé de βραχυς, court ; jet de bois que pousse le tronc d'un arbre ; petite veine et petite artère qui tiennent aux grosses.

BRANCHIES, s. f. pl. *branchiæ* ; du grec βράγχια, ων. Les ouïes des poissons ; organes placés des deux côtés de la tête, et composés de lames disposées les unes à côté des autres ; tantôt couverts par une plaque osseuse mobile, qu'on nomme *opercule*, tantôt d'une simple membrane percée d'un ou plusieurs trous : à l'aide de ces organes les poissons paroissent exprimer l'air de l'eau qu'ils avalent.

BRAS, s. m. *brachium*, du grec βραχίων, membre du corps humain qui tient à l'épaule ; divisé en bras proprement dit, jusqu'au coude, en avant-bras, jusqu'au poignet, et en main.

BRAYER, s. m. *bracherium*, bandage pour les hernies. Ce mot, selon quelques uns, vient de *brak*, qui, en terme de Lombardie, signifie rupture ; mais *Du Cange* le fait venir de *brachis* ou *braccis*, parce qu'il se met sous les braies ; il le nomme *bracheriolum* en latin.

BRÉDISSURE, s f. *trismus capistratus* ; impossibilité d'ouvrir la bouche, causée par l'agglutination de la partie interne des joues avec les gencives ; souvent l'effet de la salivation mercurielle après laquelle les malades sont comme bridés.

BREGMA, s. m. en grec βρέγμα, βρέγμος, de βρέχω, j'arrose ; j'humecte ; sommet de la tête, ainsi nommé parce que, dit-on, cette partie est toujours fort humide chez les enfans.

BROMOGRAPHIE, s. f. bromographia, de βρῶμα, aliment solide, et de γράφω, je décris ; description, traité des alimens solides.

BRONCHES, s. f. pl. bronchia ou bronchia, en grec βρόγχος, gosier, de βρογχω, j'avale ; le gosier ou la trachée-artère, selon Hippocrate et Galien ; aujourd'hui les ramifications de la trachée - artère qui conduisent l'air dans les poumons : Anat.

BRONCHIAL, ALE, adj. bronchialis, qui a rapport ou appartient aux bronches.

BRONCHOCÈLE, s. m. bronchocele, botium, hernia gutturalis, natta, du grec βρόγχος, gorge, et de κηλη, tumeur, hernie ; goître, hernie gutturale, tumeur du cou, entre la peau et la trachée-artère.

BRONCHOTOMIE, s. f. bronchotomia, de βρόγχος, la gorge, la trachée-artère, et de τέμνω, je coupe ; opération de chirurgie qui consiste à ouvrir la trachée-artère, soit pour en extraire quelque corps étranger, soit pour faire entrer l'air dans les poumons : Chir.

BRONTIAS, s. m. brontias, du grec βροντάω, je tonne ; sulfure de fer, ainsi appelé à cause du son qu'il rend quand on le frappe.

BRONZE, s. m. œs, œris, du grec βροντάω, je tonne, ou de βρέχω, je frémis ; alliage de cuivre et d'étain, très-sonore.

BROU, s. m. drupa, cullioca, viride nucis putamen ; enveloppe verte des noix, matière colorante, astringente, contenant du tannin.

BRUISSEMENT, s. m. fremitus, du grec βρυγμός, frémissement ; bruit confus, murmure qui frappe l'oreille.

BRULURE, s. f. ambustio, adustio, combustio, impression du feu

sur la peau, qui produit une solution de continuité ou une plaie accompagnée d'inflammation.

BRUTE, s. f. brutum, animal privé de raison.

BUBON, s. m. bubo, du grec βουβών, aine ; tumeur d'une glande, et particulièrement des aines, ronde ou ovale, dure, flegmoneuse, accompagnée de rougeur, de chaleur, de douleur et de pulsation, produite le plus souvent par la résorption du virus vénérien.

BUBONOCÈLE, s. m. bubonocele, en grec βουβωνοκήλη, de βουβών, aine, et de κήλη, tumeur ; hernie incomplète de l'aine, c'est-à-dire hernie produite par le déplacement de l'intestin ou de l'épiploon, ou des deux ensemble, et bornée au pli de l'aine.

BUCCAL, ALE, adj. buccalis ; se dit des parties qui ont rapport à la bouche ; — glande buccale.

BUCCINATEUR, s. m. pris adjectiv. buccinator, trompette ; qui sonne de la trompette ; c'est le nom d'un muscle qui gonfle les joues quand on sonne de la trompette.

BUFONITE, s. f. bufonites, du latin bufo, crapaud ; pierre de crapaud ; pétrification ainsi nommée à cause de sa forme.

BULBE, s. m. ou f. bulbus, du grec βόλβος ; racine d'une plante composée d'un corps charnu plus ou moins arrondi, tendre et succulent, recouvert d'une ou de plusieurs tuniques, à l'extrémité duquel on trouve une excroissance charnue sur laquelle toutes les fibrilles radicales ont leur point d'insertion. — Bulbe de l'urètre, l'endroit auquel commence la partie spongieuse de ce canal, se présentant sous la forme d'un corps obrond, allongé d'avant en arrière sous la partie inférieure de l'urètre, et comme partagé en deux parties latérales par un enfoncement mitoyen qui règne sur toute la longueur et s'étend au loin ; embrassant les parties inférieures et latérales de l'urètre, pour l'entourer ensuite de tous côtés ; recouvert d'un muscle qui s'avance depuis la partie postérieure et le voisinage de l'anus, jusqu'à la racine de la verge.

BULBEUX, adj. *bulbosus*, qui a un bulbe pour racine.

BULBIFÈRE, adj. *bulbifer;* se dit des plantes qui portent hors de terre un ou plusieurs bulbes.

BULBIFORME, adj. *bulbiformis*, qui est en forme de bulbe.

BULLE, s. f. *bulla*, globule d'air, d'eau en vapeur, de métal, etc. — pustule qui s'élève dans l'œil; — ampoule produite par une brûlure.

BULLÉ, ÉE, ou BULLEUX, EUSE adj. *bullatus, bullosus*; se dit des feuilles dont la face supérieure est comme ridée par quantité de petites éminences obtuses, qui forment autant de petites cavités à la face inférieure, tel qu'on en voit sur le feuilles de la sauge officinale.

BUPHTHALMIE, s. f. *buphthalmia*, du grec βοῦς, bœuf, et d'ὀφθαλμος, œil; œil de bœuf, maladie qui consiste dans l'augmentation du volume de l'œil.

BUTIREUX, EUSE, adj. *butyrosus*, qui a rapport au beurre.

C

CABALE, s. f. *cabala* ou *cabbala*, *kabbala*, *cabalia*, *cabula* et *gaballa;* mot dérivé de l'hébreu, qui signifie connoissance transmise par tradition, ou bien, selon les Juifs, science qui consiste dans une explication mystérieuse de l'Ecriture, fondée sur la tradition, ou communiquée par les anges, ou déduite de quelque combinaison imaginaire des mots et des lettres. — Dans les derniers siècles, ce mot fut appliqué à une connoissance ou explication mystérieuse ou magique des choses de la nature; ainsi la cabale hermétique ou médicinale étoit l'art de connoître les propriétés les plus cachées des corps, et l'explication des phénomènes les plus extraordinaires, par un commerce immédiat avec les esprits qui en savent, dit-on, là-dessus plus que nous, et par l'intelligence de leurs caractères mystiques : Paracelse affectoit de croire à la cabale.

CACAO, s. m. fruit du cacaotier, arbre qui croît dans l'Amérique méridionale; — sorte d'amande ar-

rondie oblongue, couverte d'une écorce brune qui se casse facilement; solide, un peu grasse, grise, mêlée de rouge ou fauve; d'une saveur huileuse, un peu amère, agréable; contenant une huile fixe, concrète, très-blanche, qu'on appelle beurre de cacao, dont on prépare des tablettes béchiques, des suppositoires, etc., et un extrait résineux amer, acerbe; — substance nutritive, échauffante, aphrodisiaque, qu'on prend ordinairement sous forme de chocolat.

CACHECTIQUE, adj. *cachecticus*, qui est attaqué de CACHEXIE. *Voy.* ce mot.

CACHEXIE, s. f. *cachexia*, de κακος, mauvais, et d'ἕξις, habitude, disposition; mauvaise habitude ou état du corps dont les signes sont un visage pâle, livide, plombé, la mollesse et la bouffissure des chairs; — le premier degré de la leucophlegmatie, ou le commencement de cette espèce d'anasarque qui dépend de l'atonie des vaisseaux exhalans et des vaisseaux absorbans; — état dépravé de toute l'habitude ou d'une partie considérable du corps, sans pyrexie primitive ni affection nerveuse. Peu d'accord entre les nosologistes sur la vraie signification de ce terme.

CACHOU ou TERRE DU JAPON, *catechu, terra Japonica;* substance solide, d'un rouge brun, opaque, inodore; d'un goût acerbe, amer; friable; d'une cassure vitreuse; contenant du tannin, de l'extractif, et un peu de mucilage. On l'apporte du Japon, du Bengale, du Malabar, etc., où on l'obtient par la décoction du *mimosa catechu* L., et des fruits de l'*areca catechu* L., qu'on fait évaporer.

CACOCHOLIE, s. f. *cacocholia*, de κακος mauvais, et de χολή, bile; dépravation de la bile.

CACOCHYLIE, s. f. *cacochylia*, de κακος, mauvais, et de χυλος, chyle; chylification dépravée ou altérée.

CACOCHYME, adj. *cacochymus*, du grec κακος, mauvais, et de χυμος, suc, humeur; plein de mauvais sucs, de mauvaises humeurs; malsain.

CACOCHYMIE, s. f. *cacochymia*, du grec κακὸς, mauvais, et de χυμός, suc, humeur ; dépravation d'humeurs.

CACOÈTE ou CACOÈTHE , adject. *cacoethes*, de κακὸς, mauvais, et d'ἦθος, état, habitude, caractère, nature ; se dit d'un ulcère de mauvais genre, invétéré, ainsi que des maladies opiniâtres et malignes.

CACOPATHIE, s. f. *cacopathia*, de κακὸς, mauvais, et de παθὸς, affection ; mauvaise affection.

CACOPHONIE, s. f. *cacophonia*, de κακὸς, mauvais, et de φωνὴ, voix ; dépravation de la voix.

CACOPRAGIE, s. f. *cacopragia*, de κακὸς, mauvais, et de πράττω, j'agis ; dépravation des viscères qui servent à la digestion.

CACOSITIE, s. f. *cacositia*, de κακὸς, mauvais, et de σιτίον, aliment ; dépravation des alimens , dégoût des alimens.

CACOTHYMIE, s. f. *cacothymia*, de κακὸς, mauvais, et de θυμός, esprit ; disposition vicieuse de l'esprit.

CACOTROPHIE, s. f. *cacotrophia*, de κακὸς, mauvais, et de τροφὴ, nutrition ; nutrition dépravée.

CADAVÉREUX, EUSE , adj. *cadaverosus*, qui a la couleur ou l'odeur du cadavre.

CADAVRE, s. m. *cadaver*, corps mort. Selon quelques uns, ce mot vient du latin *cado*, je tombe, en grec πτόω, je tombe, d'où l'on a fait πτῶμα, qui signifie aussi cadavre ; selon d'autres, le mot *cadaver* résulte des premières syllabes des trois mots suivans, *caro data vermibus*, chair donnée aux vers.

CADMIE, s. f. *cadmia*, suie métallique qui s'attache aux parois des vaisseaux de fusion.

CADUC, UQUE , adj. *caducus*, qui tombe, qui ne peut se soutenir ; vieux, cassé ; santé *caduque*, mal *caduc*, épilepsie ; — feuilles *caduques*, celles qui tombent avant les autres : Bot.

CADUCITÉ, s. f. *imbecillitas*, état *caduc* d'un vieillard : l'âge caduc commence passé soixante ans.

CAFÉ, s. m. *cafeum*, *faba Ara-*

bica ; fruit du caféyer, arbrisseau originaire d'Arabie, cultivé maintenant beaucoup en Amérique, dont les graines, convexes d'un côté, plates et creusées en gouttière de l'autre, sont toujours accollées deux à deux et recouvertes d'un petit péricarpe charnu, rouge, et de la grosseur d'une petite cerise ; d'un usage aujourd'hui général dans toute l'Europe, ordinairement après le dîner, à la dose d'une once infusée dans six onces d'eau bouillante ; contenant un extrait aqueux et un extrait spiritueux ; tonique, échauffant ; très-salutaire, sans abus, aux personnes d'une texture molle, lâche, humide , à celles qui font peu d'exercice , sur-tout si elles habitent un pays froid et humide ; plus ou moins nuisible dans les circonstances contraires ; susceptible d'être remplacé par l'orge torréfiée et la racine de chicorée sauvage, plante qu'on cultive en grand dans plusieurs départemens de la France et en Allemagne, pour en faire un objet de commerce.

CAGNEUX, EUSE, adj. *valgus*, *varus ;* qui a les jambes et les genoux tournés en dedans ou en dehors ; incommodité que les enfans apportent en naissant, ou qu'ils contractent souvent par la faute des nourrices, qui les font marcher trop tôt. Chez les Latins, ceux dont les pieds sont en dehors sont nommés *valgi*.

CAÏEU, s. m. *bulbulus*, petit ognon engendré par une racine bulbeuse, à qui la nature confie le soin de la reproduction de l'espèce pour l'année suivante.

CAILLEBOTTE, s. f. *coagulum*, masse de lait caillé.

CAILLEBOTTÉ , ÉE, adj. *coagulatus*, coagulé, réduit en caillebots.

CAILLETTE, s. f. *coagulum*, partie du veau, agneau, chevreau, etc. qui contient la présure à cailler le lait.

CAILLOT, s. m. *grumus*, grumeau, petite masse de sang caillé. *Voy.* CRUOR.

CAISSE, s. f. *capsa*, de χάσις, séparation , ou du verbe χάζω, je contiens, d'où l'on a fait Κάψα. —

Caisse du tambour ou du tympan, *tympanum*, en grec τύμπανον, du verbe τύπτω, je frappe; cavité demi-sphérique au fond du trou auditif externe; fermée en dehors par la membrane du tambour, et séparée de la cavité du crâne par une lame osseuse mince, qui fait partie de la face supérieure du rocher; où l'on remarque trois éminences, le promontoire, la pyramide, et le bec de cuiller, quatre ouvertures, celle de la trompe d'Eustache, l'entrée des cellules mastoïdiennes, la fenêtre ovale et la fenêtre ronde, et quatre osselets, le marteau, l'enclume, l'os lenticulaire et l'étrier.

CAL, s. m. *callus*, *callum*; durillon qui vient aux pieds, aux mains et aux genoux, par une lente compression que souffrent ces parties. — *Cal* ou *calus*, substance osseuse qui réunit les os fracturés.

CALAMINE OU PIERRE CALAMINAIRE, s. f. *cadmia* Plin., *cadmea terra* Fest., *ærarius lapis* Plin., *oxys zinci*, mine ou oxyde de zinc : Nouv. Chim.

CALCAIRE, adj. *calcaris*; se dit des terres et des pierres qui contiennent de la chaux.

CALCANÉUM, s. m. mot purement latin, qui vient de *calcare*, fouler aux pieds; le deuxième et le plus grand des os du tarse, celui qui forme le talon : Anat.

CALCINATION, s. f. *calcinatio*, *ignitio*, du latin *calx*, chaux; l'action de calciner.

CALCINER, v. a. *comburere*, oxyder; réduire par le feu les minéraux combustibles à l'état d'oxyde, ce qu'on nommoit autrefois à l'état de chaux.

CALCUL, s. m. *calculus*, petit caillou; concrétion pierreuse qui se forme dans les reins et dans la vessie, dans les poumons, dans la vésicule du fiel, dans les organes salivaires; de là les noms de *calculs* urinaires, de *calculs* pulmonaires, de *calculs* biliaires et de *calculs* salivaires.

CALCULEUX, EUSE, adj. *calculosus*, qui est tourmenté du calcul, de la gravelle ou de la pierre; —

nom des concrétions qui tiennent de la nature de la pierre.

CALCULIFRAGE, adj. *calculifragus*, de *calculus*, calcul, et de *frango*, je brise; brise-calcul; nom des remèdes qu'on croit capables de briser le calcul ou la pierre dans les reins et la vessie. *Voy.* LITHONTRIPTIQUE.

CALÉFACTION, s. f. *calefactio*, de *calor*, chaleur, et de *facere*, faire; chaleur causée par l'action du feu; terme didactique.

CALENTURE, s. f. *calentura*, espèce de délire passager ou de frénésie particulière à ceux qui voyagent dans les climats chauds, et sur-tout à ceux qui passent sous la ligne.

CALICE, s. m. *calix*, de κύλιξ ou χαλυξ, tasse, qui dérive, dit-on, de κυλίω, je tourne, soit parce qu'en formant les vases, on tourne la roue, soit parce qu'ils sont creux et arrondis; — la partie la plus externe des parties intégrantes de la fleur : Bot.

CALICÉ, ÉE, adj. *calycatus*, de Κάλυξ, calice; se dit des fruits et des fleurs environnés d'un calice.

CALICINAL, ALE, adj. *calycinus*, de χάλυξ, qui appartient ou tient au calice.

CALICULE, s. m. *calyculus*, Καλύκιον des Grecs, dim. de Κάλυξ; une ou plusieurs bractées qui environnent immédiatement la base externe du calice.

CALICULÉ, ÉE, adj. *calyculatus*, de Κάλυξ, calice, ou de Καλύκιον, calicule; se dit des fleurs ou des calices munis d'un calicule : Bot.

CALLEUX, EUSE, adj. *callosus*, où il y a des cals; nom qu'on donne aux bords durs d'une plaie ou d'un ulcère; — corps *calleux*, *corpus callosum*, portion médullaire du cerveau, qui couvre les deux ventricules.

CALLIPÉDIE, s. f. *callipædia*, Καλλιπαιδία des Grecs, composé du verbe Καλλίω, je fais beau, et de παῖς, enfant; l'art d'avoir de beaux enfans.

CALLOSITÉ, s. f. *callositas*, petits calus sur la peau; — chair blanche, dure sèche, et indolente, qui couvre les bords et les parois des anciennes plaies et des ulcères fistuleux, etc.

CALMANT, ANTE, adj. *sedans*, *mitigans*, anodin ; remède qui calme les douleurs. *V.* ANODIN.

CALOMÉLAS ou CALOMEL, s. m. du grec χαλὸς, bon, et de μέλας, noir ; muriate de mercure doux. Le nom de *calomélas* lui vient de sa couleur noirâtre et de ses propriétés.

CALORICITÉ, s. f. de *calor*, chaleur ; faculté de dégager la quantité de calorique nécessaire pour résister aux variations de l'atmosphère, pour conserver une température à peu près égale dans toutes les parties, et pour concourir à la fluidité des liquides, ainsi qu'à la vaporisation de quelques uns d'entr'eux.

CALORIMÈTRE. s. m. *calorimetrum*, de *calor* des Latins, chaleur, et de μέτρον des Grecs, mesure ; instrument qui sert à mesurer la quantité de calorique des corps.

CALORIQUE, s. m. *caloricum*, de *calor*, chaleur ; principe ou matière de la chaleur ; corps simple, universellement répandu dans l'univers, qu'il vivifie ; insensible, quand il est fixe ou combiné ; sensible, quand il se dégage et devient libre ; cause de la dilatation des solides, de la raréfaction des liquides, de la fusion, de la volatilisation, de la gazéification et de l'élasticité de tous les corps ; paroissant avoir la plus grande analogie avec la lumière, qui n'est peut-être que le calorique lui-même, doué d'un mouvement très-rapide.

CALUS, s. m. *callus* ; nœud formé par la réunion des parties d'un os rompu ; — dureté indolente formée sur la peau par les travaux rudes.

CALVITIE. s. f. *calvities*, *calvitium* ; état d'une tête chauve ; effet de la chute des cheveux ; *calvitie* des paupières, effet de la chute des cils.

CALYPTRÉ, ÉE, adj. *calyptratus*, du grec Καλύπτρα, coiffe ; se dit des mousses dont l'urne qui renferme les organes de la fructification est recouverte d'une enveloppe mince et membraneuse qui a

communément la forme d'un éteignoir.

CAMBRÉ, ÉE, adj. *cameratus*, du grec Καμάρα, voûte, ou du verbe Κάμπτω, je voûte, je courbe ; voûté, courbé.

CAMÉLÉON, s. masc. en grec χαμαιλέων, petit lion, de χαμαὶ, par terre, et de λέων, lion ; reptile saurien qui ressemble au lézard ; ainsi appelé apparemment parce qu'il chasse aux mouches, comme le lion fait la guerre aux autres animaux. On a cru long-temps que cet animal changeoit de forme et de couleur à volonté ; ce qui l'a fait regarder comme le symbole de l'hypocrisie.

CAMOMILLE, s. fém. du grec χαμαίμηλον, dérivé de χαμαὶ, a terre, et de μηλεα, pommier ; comme qui diroit *pommier nain ;* plante corymbifère, odorante, ainsi appelée parce qu'elle s'élève peu, et qu'elle a une forte odeur de pomme.

CAMPANE, s. f. *campana*, récipient en forme de cloche ; fleur en cloche.

CAMPANIFORME ou CAMPANULÉ, adj. *campaniformis*, *campanulatus ;* se dit de toute partie creuse, dont la forme a plus ou moins de ressemblance avec celle d'une cloche, sans être manifestement rétrécie et prolongée en tube par sa base : Bot.

CAMPANULACÉ, ÉE, adj. *campanulaceus ;* se dit des plantes qui ont une corolle monopétale et en forme de clochette : Bot.

CAMPHORATE, s. m. *camphoras*, gén. *atis*, terme générique qui désigne les sels formés par la combinaison de l'acide camphorique avec les bases : Chim.

CAMPHORIQUE, adj. *camphoricus ;* se dit de l'acide qu'on forme avec le camphre par l'intermède de l'acide nitrique.

CAMPHRE, s. m. *camphora*, substance orientale très-odorante ; — un des principes immédiats des végétaux ; crystallisé, volatil, très-odorant, très-inflammable, souvent dissous dans les huiles volatiles ; soluble dans les acides et dans l'alcohol, insoluble dans les alcalis ; obtenu par la sublimation : très-employé en médecine.

CAMPHRÉ, ÉE, adj. *camphoratus* ; se dit des substances où l'on a mis du camphre ; liniment camphré.

CAMUS, s. m. et adj. *simus, resimus ;* qui a le nez court. Ce mot vient probablement du verbe grec Κάμπτω, je combe.

CANAL, s. m. *canalis*, du grec χάνος, ouverture ; conduit par où passent les fluides. *Canal* de l'urètre.

CANALICULÉ, ÉE, adj. *canaliculatus* ; se dit des parties des plantes creusées longitudinalement en gouttière, sans former un angle par dessous : Bot.

CANCER, s. m. maladie du système lymphatique, ainsi appelée parce qu'elle est environnée de veines variqueuses qui ressemblent aux pattes d'une écrevisse, en latin *cancer ;* attaquant la peau, les membranes muqueuses, le tissu cellulaire, les glandes sécrétoires et peut-être aussi les glandes lymphatiques ; débutant par une éruption pustuleuse, une ulcération ou un squirrhe ; passant ensuite à l'état d'ulcère qui s'étend progressivement en longueur et en profondeur, dont les bords sont durs, ridés, gonflés, déchirés, renversés, douloureux, la surface inégale, fongueuse, et la couleur cendrée, livide, noire, avec chaleur brûlante, douleur lancinante, écoulement de sanie ténue, noire, fétide, âcre ; se terminant par la fièvre hectique, la consomption et la mort. — *Signe du cancer*, constellation du zodiaque, qui donne son nom au tropique d'été ou de l'*écrevisse*, parce qu'alors le soleil paroît s'éloigner de notre zénith et marcher à reculons comme l'écrevisse.

CANICULAIRE, adj. *canicularis*, de *canis*, chien, ou de canicule, étoile, de la première grandeur sur la gueule du grand chien ; se dit des jours où le soleil est en conjonction avec la canicule, c'est-à-dire, se lève avec cette étoile. Ces jours commencent le dix-neuvième de juillet, et finissent à peu près le vingt-septième d'août.

CANICULE, s. f. *canicula*, constellation qui se lève avec le soleil, du 24 juillet au 23 août, temps où l'on suppose que cette constellation domine.

CANIN, INE, adj. *caninus*, de *canis*, chien ; qui tient du chien ; ris *canin*, celui qui fait retirer beaucoup les lèvres ; faim *canine*, celle qu'on ne peut rassasier ; — dent *canine* (conoïde), dent pointue qui sert à déchirer les alimens ; muscle *canin*, petit sus-maxillolabial.

CANTHARIDE, s. f. *cantharis*, de Κάνθαρις, escarbot ; insecte coléoptère, ainsi nommé parce qu'il ressemble à un escarbot ; oblong, vert, luisant ; n'ayant que quatre articles aux tarses de derrière, et pourvu d'élytres mous, flexibles ; employé en médecine comme échauffant, aphrodisiaque, vésicant.

CANTHUS, s. m. français et latin, du grec κάνθος, coin ou angle de l'œil. Le *coin* nasal se nomme le grand *canthus* ou l'interne, *hirquus ;* celui qui est vers les tempes, le petit *canthus* ou l'externe ; — la partie de l'ouverture d'une aiguière, d'une cruche ou d'un autre vaisseau qui est en pente et par où l'on verse doucement la liqueur ; d'où vient le mot *décanter*, ou verser doucement par le canthus.

CANULE, s. f. *cannulla*, diminutif de *canna*, canne ou roseau, avec lequel cet instrument a de l'analogie par sa figure ; petit tuyau que l'on adapte au bout d'une seringue, ou qu'on insère seul dans une plaie qui suppure, dans un ulcère : Chir.

CAOUTCHOUC, s. m. un des matériaux immédiats des végétaux, improprement nommé *resine* ou *gomme élastique ;* suc concret, elastique, compressible, se ramollissant dans l'eau bouillante, fusible au feu où il se boursoufle et repand du gaz ammoniaque ; insoluble dans les alcalis ; soluble dans les huiles chaudes et dans l'éther ; servant à former les enduits gras ; d'un très-grand usage en chirurgie.

CAPACITÉ, s. f. *capacitas*, aptitude à contenir. — *Capacité pour le calorique*, propriété qu'ont les corps d'exiger des quantités di-

verses de calorique, pour s'échauffer également , ou pour s'élever
au même degré de température :
Chim.

CAPELINE , s. f. de *caput*, tête ;
espèce de bandage dont on se sert
pour les amputations du bras, de la
jambe et de la cuisse et pour la
fracture de la clavicule ; il enveloppe la partie comme une capote
la tête.

CAPILLACÉ , ÉE , adj. *capillaceus,
crinitus*, de *capillus*, cheveu ; nom
des plantes qui ont les racines garnies de filamens ou de petites
fibres semblables à des cheveux :
Bot.

CAPILLAIRE , adj. *capillaris*, de
capillus, cheveu ; délié , grêle ,
allongé comme des cheveux ;
plante , *racine* , *veine* , *tube capillaire*.

CAPILLAMENT, s. m. *capillamentum, capillitium* , chevelure , de
capillus, cheveu ; tout tégument
velu qui appartient aux animaux ;
— en botanique , filet très-délié.

CAPITEUX , EUSE , adj. *caput ten-
tans* ; se dit des vins ou liqueurs
qui portent à la tête.

CAPITULE , s. m. *capitulum* , assemblage plus ou moins globuleux et terminal de parties quelconques serrées les unes contre
les autres , sans supports particuliers manifestes. *Capitule* de fleurs,
de fruits.

CAPITULÉ , ÉE , adj. *capitatus;* se
dit des fleurs ramassées en capitule , vulgairement en tête.

CAPRICORNE , s. m. *capricornus,
caper* , *brumale signum* , un des
douze signes du zodiaque ; il donne
son nom au cercle parallèle à l'é-
quateur , que le soleil décrit au
solstice d'hiver, et qu'on appelle tropique du *capricorne* , parce que le
soleil alors commence à remonter
vers l'équateur , par allusion à la
chèvre qui cherche toujours à monter, et que La Fontaine nomme pour
cette raison l'*animal grimpant*.

CAPRISANT , ANTE , adj. *capri-
sans*, de *capra* , chèvre; se dit d'un
pouls dur et sautillant, dans lequel
l'artère interrompt son mouvement, de sorte que la pulsation
qui vient après est plus prompte et
plus forte que la première , par

comparaison aux chèvres qui re-
bondissent en marchant.

CAPSULE , s. f. *capsula* , de κάψα ,
cassette , boîte , étui ; membrane
qui enveloppe les articulations :
Anat. — vaisseau en forme de calotte , qui sert aux évaporations :
Chim. — fruit sec qui renferme
une ou plusieurs graines adhé-
rantes au péricarpe : Bot.

CAPUCHONNÉ , ÉE , adj. *cucullatus* , en forme de capuchon ; se dit
des pétales, des fleurs qui s'allongent en forme de capuchon: Bot.

CAPUT-MORTUUM , s. m. *Voyez*
TÊTE-MORTE.

CAQUESANGUE , s. f. mot fami-
lier qui dérive de *cacare*, aller à
la selle , et de *sanguis*, sang ; dyssenterie, ainsi appelée, à cause des
déjections sanguinolentes.

CARABÉ , s. m. *carabe citrinum* ,
ambre jaune ; substance bitumineuse, solide , cassante, transparente , de couleur jaune , inflammable , électrique , d'une odeur
vive et pénétrante , qu'on trouve
dans la mer Baltique , en France ,
en Prusse, mais dont on ignore la
véritable origine. On en prépare le
sirop de carabé avec l'*opium* , employé comme antispasmodique.

CARACTÈRE , s. m. *character*, en
grec χαρακτήρ, marque , de χαράσσω ,
j'imprime ; se dit de certains signes distinctifs dont se servent
les médecins, les astronomes, les
botanistes, les chimistes , les mathématiciens , etc. pour représenter en abrégé les objets dont ils
s'occupent : les organes de la fructification des plantes sont les vrais
caractères botaniques.

CARACTÉRISTIQUE , adj. *characteristicus* , en grec χαρακτηριστικὸς , qui
caractérise ou imprime caractère ;
se dit des signes qui font connoître
les maladies : Méd. — premier
chiffre d'un logarithme qui exprime
des unités; celui qui précède la
virgule , et qui marque que le nombre correspondant au logarithme
appartient aux dizaines , aux cen-
taines , aux mille, etc. : Mathém.

CARAMEL , s. m. *saccharum per-
coctum* ; sucre brûlé.

CARAPACE , s. f. enveloppe osseuse qui couvre la partie supérieure du corps de la tortue , sur

laquelle se trouve l'écaille proprement dite.

CARAT, s. m. *in auro bonitas*, du grec Κεράτιον pour Κεράτιον, petite corne ou petite cosse de légumes, qui se prenoit pour le poids de quatre grains ; peut-être de Κεράσσω, je marque, je grave, le carat n'étant qu'une marque qui témoignoit la pureté ou la perfection de l'or : ou encore de Χαράτζιον, monnoie d'or dont on payoit le tribut : quoi qu'il en soit, le mot de *carat* se prend pour désigner le titre ou le degré de pureté de l'or. En parlant des diamans, il marque le poids de quatre deniers.

CARATURE, s. f. (*Voyez* CARAT pour l'étymologie), alliage d'or et d'argent dont on fait les aiguilles d'essai pour l'or.

CARBONATE, s. m. *carbonas*, gén. *atis*. nom générique des sels formés par la combinaison de l'acide carbonique avec une base quelconque.

CARBONE, s. m. *carbo*, principe combustible qui existe dans le charbon ; répandu par parties dans le globe ; disséminé dans les composés du règne végétal et animal ; insipide, inodore ; très - mauvais conducteur du calorique ; formant le gaz acide carbonique, en absorbant plus de deux fois et demie son poids d'oxygène

CARBONIQUE, adj. *carbonicus*, qui a rapport au carbone. Acide *carbonique*, formé par la combinaison du carbone avec l'oxygène ; gaz pesant plus du double de l'air ; méphitique ; troublant l'eau de chaux ; aigrelet, piquant ; peu soluble dans l'eau ; entrant pour un ou deux centièmes dans la composition de l'air ; produit par la respiration et la fermentation ; rafraîchissant, antiseptique.

CARBONISATION, s. f. *carbonisatio*, réduction du bois en charbon.

CARBURE, s. m. *carbur*, gen. *uris*, nom générique qui désigne les combinaisons du carbone avec différentes bases, telles que les alcalis, les terres et les métaux.

CARCINOMATEUX, EUSE, adj. *carcinodes*, du grec καρκίνος, cancer, et d'εἶδος, figure ; qui tient de la nature du carcinome.

CARCINOME, s. m. *carcinoma*, de καρκίνος, cancer. *Voyez* CANCER.

CARDIAGRAPHIE, s. f. *cardiagraphia*, de καρδία, le cœur, et de γραφή, description ; partie de l'anatomie qui a pour objet la description du cœur.

CARDIAIRE. adj. *cardiarius*, de καρδία, cœur ; se dit des vers qui naissent dans le cœur.

CARDIALGIE, s. f. *cardialgia*, de καρδία, qui se prend ici pour l'orifice supérieur de l'estomac, et d'ἄλγος, douleur ; vive douleur vers l'orifice supérieur de l'estomac, ou bien sensation incommode de chaleur ou d'acrimonie qui se porte du cardia ou orifice supérieur de l'estomac, vers l'œsophage, et menace de syncope.

CARDIALOGIE, s. f. *cardialogia*, du grec καρδία, le cœur, et de λόγος, discours ; traité sur les différentes parties du cœur.

CARDIAQUE, adj. et s. m. *cardiacus*, du grec καρδία, le cœur ; cordial, bon pour fortifier le cœur ; qui appartient au cœur ; nerf, glandes *cardiaques*.

CARDIATOMIE, s. f. *cardiatomia*, de καρδία, le cœur, et de τέμνω, je dissèque ; dissection du cœur.

CARDINAL, ALE, adj. *cardinalis*, de *cardo*, gén. *inis*, gond, pivot ; se dit de quatre points qui divisent l'horizon en quatre parties égales, le nord, le sud, l'est et l'ouest, et qu'on nomme points *cardinaux* ; — vents *cardinaux*, ceux qui soufflent de ces points ; — symptômes *cardinaux*, ceux qui constituent les caractères essentiels des maladies ; — nombres *cardinaux*, ceux qui servent à former les autres, comme un, deux, trois, dont on forme unième, deuxième, etc.

CARDIOGME, s. m. Καρδιωγμὸς des Grecs, douleur de l'orifice de l'estomac. *Voy.* CARDIALGIE.

CARDITIS, s. f. *carditis*, du grec Καρδία, gén. ας, cœur ; inflammation du cœur ; maladie dont les signes ne sont pas très-distincts. Il y a, selon les nosologistes, pyrexie, douleurs dans la région du cœur, anxiété, dyspnée, toux, pouls inégal, palpitation, syncope.

CARÈNE, s. f. *carina*, du grec Κάρηνον, tête, sommet ; quille et flancs d'un vaisseau. jusqu'à fleur d'eau; — partie antérieure d'une corolle papilionacée ; — saillie longitudinale sur le dos d'une feuille ou de toute autre partie plus ou moins creusée en gouttière.

CARÉNÉ, ÉE, adj. *carinatus*, qui a un angle manifeste, formé par la rencontre de deux côtés.

CARIE s. f. *caries*, ulcération des os produite par une cause externe ou interne, et tendant à s'étendre soit en largeur, soit en profondeur.

CARMINATIF, adj. et s. m. *carminans, carminativus*, du verbe *carminare*, carder, purger, tirer ce qu'il y a de grossier ; se dit des remèdes contre les vents et les flatuosités.

CARNASSIER, ÈRE, adj. *carnivorus*, du latin *caro*, chair ; qui se repaît de chair crue ; — nom qu'on donne à un ordre d'animaux *mammifères*, organisés de manière à pouvoir se porter facilement sur leur proie.

CARNIFICATION, s. f. *carnificatio*, changement en chair ; maladie dans laquelle les os se convertissent en chair.

CARNIVORE, adj. *carnivorus*, du latin *caro*, chair, et du verbe *voro*, je dévore ; qui se nourrit de chair.

CARNOSITÉ, s. f. de *caro*, chair ; excroissance de chair qui se forme dans une plaie ou ailleurs.

CARONCULES, s. f. pl. *carunculæ*, diminutif de *caro*, chair ; petites chairs glanduleuses qu'on trouve en plusieurs parties du corps. — *Caroncules lacrymales*, petites masses rougeâtres et oblongues, entre l'angle externe des paupières et le globe de l'œil ; *caroncules myrtiformes*, petites éminences charnues, débris de l'hymen ; *caroncules* papillaires ou mamillaires des reins, tubercules de la substance des reins, situés dans le bassinet.

CAROTIDES, s. et adj. f. pl. *carotides*, de κάρος assoupissement ; nom de deux artères qui conduisent le sang au cerveau, où les anciens plaçoient le siège de l'assoupissement : Anat.

CAROTIQUE, adj. *caroticus*, de κάρος, sommeil ; soporeux, endormi ; qui a rapport au carus ; — s. m.

trou de l'os temporal qui donne passage aux carotides.

CARPE, s. m. *carpus*, du grec καρπός ; partie qui est entre le bras et la paume de la main ; poignet.

CARPHOLOGIE, s. f. *carphologia*, en grec Καρφολογία, de Κάρφη, fétu, brin de paille, et de λέγω, je ramasse ; action de ramasser des brins de paille ; mouvement désordonné qu'on observe chez les malades affectés de fièvres ataxiques ou malignes ; symptôme alarmant.

CARPIEN, ENNE, adj. de *carpus*, carpe, qui a rapport ou appartient au CARPE. *Voy*. ce mot.

CARPO-BALSAMUM, s. m. de καρπός, fruit, et de βάλσαμον, baume ; fruit de l'arbre qui porte le baume de Judée.

CARPOLITHE, s. f. du grec Καρπός, fruit, et de λίθος, pierre ; fruit pétrifié.

CARRÉ, s. m. *quadratum*, parallelogramme rectangle dont les quatre côtés sont égaux ; — adj. *quadratus, nombre carré*, produit d'un nombre multiplié par lui-même ; seconde puissance de ce nombre ; *racine carrée d'un nombre*, nombre qui, multiplié par lui-même, redonne ce nombre ou en approche le plus ; — se dit en médecine d'un homme gros, replet, à larges épaules.

CARREAU, s. m. *tabes mesenterica*, sorte d'obstruction qui rend le ventre des enfans, dur, inégal, tendu ; précédée ou accompagnée d'altération dans les fonctions digestives, de diarrhée ou de constipation ; suivie de fièvre hectique, de consomption, d'ascite, de la mort.

CARRURE, s. f. *quadrata statura*, largeur du dos par les épaules et un peu au dessus.

CARTÉSIANISME, s. m. *carthesianismus*, philosophie de *Descartes*.

CARTÉSIEN, s. m. *carthesianus*, sectateur de Descartes.

CARTILAGE, s. m. *cartilago*, en grec χόνδρος ; substance blanchâtre, polie, dure, élastique, privée de sentiment, ayant une apparence inorganique, quoique son organisation soit très-réelle ; située aux extrémités des os.

CARTILAGINEUX, EUSE, adj. *cartilaginosus*, de la nature des cartilages, ou qui en est composé ; se dit en botanique des feuilles d'une épaisseur notable, et dont les bords sont comme sphacelés, durs ; — en ichtyologie, des poissons dont l'échine est composée de parties élastiques, flexibles, beaucoup plus molles que les os qu'elles remplacent.

CARUS, s. m. mot latin qu'on a conservé en français, du grec κάρος ; assoupissement profond et insensibilité absolue ; état voisin de l'apoplexie, qui résiste à toute espèce de stimulans.

CARYOCOSTIN, s. m. *caryocostinus*, du grec Καξυκεύω, j'assaisonne, et de Κόστος, costus, arbrisseau ou plante très-odorante ; électuaire ; purgatif où entrent le costus, le girofle, le gingembre, le cumin, le diagrède, l'hermodacte et le miel dépuré.

CARYOPHYLLOÏDE, s. f. *caryophylloïdes*, du grec γυρόφυλλον, giroflée, et d'εἶδος, forme, ressemblance ; — pierre qui représente des clous de girofle.

CASÉATION, s. f. *caseatio*, action par laquelle le lait se convertit en fromage.

CASEUX, EUSE, adj. *casearius*, de *caseus*, fromage ; qui tient de la nature du fromage.

CASQUE, s. m. *cassis galea*, nom que quelques botanistes ont donné à la lèvre supérieure des corolles labiées, qu'on nomme aussi *fleurs en gueule*.

CASSE, s. f. *cassia*, du grec Κασία, arbrisseau légumineux dont le fruit fournit une pulpe relâchante, minorative, purgative.

CASTANITE, s. f. du grec Κάστανον, châtaigne ; pierre argileuse de la couleur ou de la forme d'une châtaigne.

CASTORÉUM, s. m. de Κάστωρ, gén. ὁρος, castor ; matière solide ou molle, tenace ; entremêlée de tissu cellulaire ; d'un rouge brunâtre, opaque ; d'une odeur forte, désagréable, nauséabonde ; d'un goût amer, âcre ; d'une cassure vitreuse ; fusible, inflammable ; contenant de l'huile volatile, de l'extractif, de l'adipocire, de la géla-

tine et une matière crystalline ; en partie soluble dans l'eau et dans l'alcohol, sur-tout à l'aide de la chaleur ; contenue dans deux poches situées entre les parties externes de la génération et l'urètre du *Castor fiber* L. mâle et femelle.

CASTRATION, s. f. *castratio*, *orchotomia*, du grec ορχις, testicule, et de τεμνω, je coupe ; amputation des testicules ; opération qu'on pratique quand ces organes sont dans un état de mortification : Chir. — opération par laquelle on ôte à une plante la faculté de féconder ses graines, soit en lui enlevant les organes de l'un ou l'autre sexe, avant la fécondation, soit en empêchant la poussière prolifique des anthères d'être reçue par les stigmates.

CATACAUSTIQUE, s. f. *catacaustica*, du verbe κατακαίω, dérivé de κατά, contre, et de καίω, je brûle ; courbe formée par des rayons réfléchis, à la différence de la *diacaustique*, qui est formée par réfraction.

CATACHASMOS, s. m. de κατάχασμα, dérivé de κατά, de haut en bas, et de χαίω, je coupe ; scarification, moucheture, incision, taillade.

CATACOUSTIQUE, s. f. *catacoustica*, de la préposition Κατά, sur, contre, de haut en bas, et du verbe ἀκούω, j'entends ; partie de l'acoustique qui traite des échos ou sons réfléchis.

CATADIOPTRIQUE, s. f. *catadioptrica*, du grec Κατά, sur, contre, de διά, à travers, et d'ὄπτομαι, je vois ; — science qui traite des effets réunis de la lumière réfractée et réfléchie ; — réunion de la catoptrique et de la dioptrique.

CATAGMATIQUE, adj. *catagmaticus*, du grec κάταγμα, fracture ; propre à favoriser le cal des os rompus, à guérir les fractures des os.

CATALEPSIE, s. f. *catalepsis*, du grec καταλαμβάνω, je saisis, d'où l'on a fait κατάληψις, saisissement ; affection comateuse dans laquelle le sentiment et le mouvement sont suspendus, le pouls et la respiration à peine sensibles, et où les membres conservent la position qu'on leur donne ou qu'ils avoient avant l'attaque.

CATALEPTIQUE, adj. *catalepticus*, attaqué de catalepsie.

CATALOGUE, s. m. *catalogus*, de la préposition Κατὰ, sur, touchant, etc., et de λόγος, discours ;— liste, dénombrement. *Catalogue* de plantes, de remèdes, de maladies.

CATALOTIQUE, adj. *cataloticus*, mot employé dans Castelli et Rieger, pour CATULOTIQUE. *Voy.* ce mot.

CATAPASME, s. m. *catapasma*, de la préposition grecque κατὰ, sur ou contre, et de πασσω, je saupoudre ; selon les anciens médecins grecs, remède pulvérisé dont on saupoudre le corps ou quelques unes de ses parties.

CATAPHORA, s. m. du grec καταφορὰ, profond sommeil ; affection comateuse qu'on dissipe par les excitans, mais qui revient aussitôt.

CATAPLASME, s. m. *cataplasma*, de καταπλάσσω, j'enduis, j'applique dessus ; topique ou remède externe composé de farines, de pulpes, d'onguens, de graisse, d'huile, de fleurs, de fruits, de gommes, de poudres, en un mot de substances qui ont la vertu de ramollir, de fortifier ou de résoudre, selon l'indication.

CATAPLEXIE, s. f. *cataplexis*, du verbe καταπλήσσω, je frappe de stupeur, engourdissement ou privation subite de sentiment dans un membre.

CATARACTE, s. f. *cataracta*, en grec καταράκτης gén. ς. de κατὰ, sur, contre, et d'ἀράσσω, je frappe, je brise, je confonds ; maladie qui consiste dans l'opacité du crystallin, et qui obscurcit ou fait perdre la vue ; on la guérit par l'extraction ou par l'abaissement du crystallin.

CATARRHAL, ALE, adj. *catarrhalis* (*Voyez* CATARRHE, pour l'étymologie) ; qui tient du catarrhe : fièvre *catarrhale*.

CATARRHE, s. m. *catarrhus*, en grec κατάρροος, fluxion d'humeurs qui tombent sur la tête, la gorge ou le poumon, de κατα, en bas, et de ῥέω, je coule ; nom générique que les modernes donnent aux inflam-mations aiguës ou chroniques des membranes muqueuses. *Catarrhe* oculaire, pulmonaire, intestinal, urétral, etc.

CATARRHEUX, EUSE, adj. *catarrhosus* ou *catarrho obnoxius*, qui est sujet au catarrhe.

CATASTALTIQUE, adj. *catastalticus*, du verbe καταστέλλω, je resserre ; styptique, astringent, répercussif.

CATÉGORIE, s. f. κατηγορία, chose dont on peut parler, formé de κατηγορέω, je montre, je manifeste, dérivé d'ἀγορά, le marché, la multitude ; sorte de classe dans laquelle les anciens philosophes rangeoient tous les êtres et les objets de nos pensées.

CATHARTIQUE, adj. et s. m. *catharticus*, du verbe καθαίρω, je purge ; nom qu'on donne aux remèdes purgatifs.

CATHÉRÈSE, s. f. *cathæresis*, du verbe καθαίρω, je soustrais, je détruis ; soustraction ou évacuation d'une partie quelconque du corps, par une évacuation quelconque.

CATHÉRÉTIQUE, adj. et s. m. *cathæreticus*, du verbe καθαίρω, je consume, je détruis ; medicamens qui rongent les chairs fongueuses, surabondantes ; formé de κατὰ, et d'αἱρέω, j'enlève.

CATHÈTE, s. m. κάθετος, le plomb d'un maçon, de καθίημι, j'abaisse ; ligne qui tombe perpendiculairement sur une autre.

CATHÉTER, s. m. en grec καθετήρ, du verbe καθίημι, je plonge ; tube légèrement recourbé qu'on introduit dans la vessie, pour en faire sortir l'urine, pour en connoître les maladies, comme la pierre, etc. et pour y faire des injections. Les Latins donnoient à cet instrument le nom de *fistula ahenea*, (*Celsus*, liv. VII, chap. XXVI.)

CATHÉTÉRISME, s. m. *catheterismus*, du grec καθετήρ, introduction du cathéter dans la vessie.

CATOCHE ou CATOCHUS, s. m. du grec κάτοχος, ou κατοχη, dérivé de κατέχω, je retiens ; catalepsie, selon quelques uns ; selon d'autres, espèce de tétanos, sans agitation considérable de la poitrine, et sans difficulté de respirer. — *Catochus cervicus*, mal de cerfs ; maladie ainsi appelée parce qu'elle est familière aux cerfs et aux chevaux ; caractérisée par une dureté extraordinaire de la peau, accompagnée de palpitation de cœur et de tournoiement des yeux.

CATHOLICON , s. m. *catholicum.* (*Voyez* CATHOLIQUE, pour l'étymologie). Remède qu'on croyoit propre à purger toutes les humeurs, à guérir toutes les maladies.

CATHOLIQUE, adj. *catholicus*, en grec καθολικὸς, général, d'ὅλος, tout, universel. *Fourneau catholique ,* celui qui sert à toute sorte d'opérations; cadran *catholique*, qui indique les heures à toute élévation du pole ; — remède *catholique ,* celui qui est bon contre toutes les maladies.

CATOPTRIQUE , s. f. *catoptrica ,* du grec κατοπτρικὴ , de κατοπτρίζω , je forme des images, ou des réflexions comme un miroir; partie de l'optique qui traite de la lumière réfléchie.

CATOTÉRIQUE , s. m. et adj. *catotericus*, de κατὼ, en bas, et de ῥέω , je coule; qui fait couler en bas; se dit des remèdes purgatifs.

CATULOTIQUE , adj. et s. m. *catuloticus*, du verbe κατυλόω , je cicatrise, qui dérive d'ἑλὴ , cicatrice ; nom des remèdes cicatrisans.

CAUCHEMAR, s. m. *Voy.* INCUBE, ONÉIRODYNIE.

CAUDÉ , ÉE , adj. *caudatus;* se dit des graines terminées par un filet grêle , long , flexible et velu , provenant de l'accroissement du style ; telles sont celles de la pulsatille : Bot.

CAULESCENTE, adj. f. *caulescens,* qui forme tige , par opposition à plante *acaule.*

CAULINAIRE , adj. *caulinus,* qui naît immédiatement sur la tige, *caulis ,* ou qui appartient à la tige.

CAUSE , s. f. *causa ,* tout ce qui produit un effet, soit d'une manière immédiate, soit d'une manière médiate.

CAUSTICITÉ , s. f. *calor acris,* du grec καίω , je brûle ; qualité de ce qui est caustique.

CAUSTIQUE , s. m. et adj. *causticus ,* du verbe καίω , je brûle ; brûlant, corrosif; nom qu'on donne aux topiques ou remèdes externes qui brûlent la partie sur laquelle ils sont appliqués , en y produisant une escarre ; tels sont le moxa , le fer chaud , les alcalis , la pierre à cautère , la pierre infernale ; — nom d'une courbe sur laquelle se rassemblent les rayons réfléchis ou réfractés , et y produisent une grande chaleur : Géom.

CAUSUS , s. m. en grec καῦσος , du verbe καίω , je brûle ; fièvre ardente , ainsi appelée parce qu'elle est accompagnée d'une chaleur ardente et d'une soif inextinguible.

CAUTÈRE , s. m. *cauterium ,* en grec καυτήριον, du verbe καίω, je brûle; ouverture faite dans la chair avec un caustique pour y déterminer une suppuration ; — nom des remèdes ou instrumens caustiques qui font cette ouverture , et qu'on divise en *cautères actuels,* comme le bouton de feu , le fer chaud ; et en *cautères potentiels ,* comme la pierre à cautère , la pierre infernale , etc.

CAUTÉRÉTIQUE , s. m. et adj. *cauterius ,* du verbe καίω , je brûle ; se dit des remèdes qui brûlent ou consument les chairs. *Voyez* PYROTIQUE.

CAUTÉRISATION , s. f. *caustica adustio , cauterii applicatio ;* action de brûler les chairs.

CAVERNEUX , EUSE , adj. *cavernosus,* plein de cavernes ; corps *caverneux ,* partie de l'urètre : Anat.

CAYEU. *Voyez* CAÏEU.

CÉCITÉ , s. f. *cœcitas,* état d'une personne aveugle ; — perte de la vue.

CÉLIAQUE , ou COELIAQUE , adj. *cœliacus,* du grec κοιλία ou κοιλίη , estomac , bas-ventre , conduit intestinal ;—flux de bas-ventre où les évacuations ressemblent à du chyle; — nom du tronc artériel qui sort de l'aorte descendante , et se distribue aux viscères abdominaux , tels que l'estomac, le foie et la rate. *Voy.* OPISTHOGASTRIQUE.

CELLULAIRE , adj. *cellularis;* se dit des parties du corps qui ont une infinité de cellules ; tissu ou membrane *cellulaire.*

CELLULE , s. f. *cellula ,* diminutif de *cella ,* loge; nom des petites cavités du cerveau ;—interstices du tissu cellulaire ; — loges ou cavités des fruits, séparées entr'elles par des cloisons.

CELLULEUX, EUSE, adj. *cellulosus*, qui a des cellules ; se dit des fruits dont l'intérieur est divisé en plusieurs petites cavités inégales, formées par excroissance désordonnée du péricarpe, dans lesquelles les graines sont nichées : Bot.

CÉLOTOMIE, s. f. *celotomia*, de χήλη, tumeur, et de τεμνω, je coupe ; espèce de castration qui se fait en liant la production du péritoine et les vaisseaux spermatiques, pour guérir ceux qui sont attaqués de hernie.

CÉMENT, s. m. *cœmentum*, matière pulvérisée dont on enveloppe les corps qu'on soumet à son action à l'aide du feu.

CÉMENTATION, s. f. *cœmentatio*, opération métallurgique, qui a pour but de faire réagir sur un corps une portion du cément.

CÉMENTATOIRE, adj. *cœmentatorius*, qui a rapport à la cémentation.

CÉMENTER, v. a. *cœmentare*, faire la cémentation, purifier l'or.

CENCHRITE, s. f. *cenchrites*, du grec κέγχρος, millet ; pierre composée de petits grains semblables à du millet.

CENDRÉE, s. f. *spuma plumbea*, écume du plomb.

CENDRIER, s. m. *cinerum receptaculum*, partie du fourneau où tombent les cendres.

CENTIARE, s. m. *centiarum*, de *centum*, cent, et du verbe *aro*, je laboure ; mesure de superficie ; centième partie de l'are, mètre carré. *Voy.* ARE.

CENTIGRAMME, s. m. *centigramma, atis*, de *centum*, cent, et de γράμμα, scrupule, mesure de poids ; centième partie du gramme, environ un cinquième de grain. *Voy.* GRAMME.

CENTIME, s. m. *centesima libræ pars* ; monnoie, centième partie du franc.

CENTIMÈTRE, s. m. *centimetrum*, de *centum*, cent, et de *metrum*, mesure de longueur ; centième partie du mètre, environ

quatre lignes et demie. *V.* MÈTRE.

CENTRE, s. m. *centrum*, en grec κέντρον, du verbe κεντέω, je pique ; le milieu, le point moyen de quelque chose ; le point qui est également éloigné de tous les points de la circonférence d'un cercle, d'une sphère, et le point d'intersection des diagonales dans les autres figures ou solides. — *Centre* ovale, espace du cerveau à peu près elliptique, dont la circonférence est formée par les dix paires de nerfs, et s'étend depuis la base du cerveau, où la première paire des nerfs prend naissance, jusqu'à la partie du cervelet, d'où sortent les nerfs de la dixième paire.

CENTRIFUGE, adj. *centrifugus*, de *centrum*, centre, et de *fugare*, chasser ; qui tend à éloigner du centre : les corps qui se meuvent en rond sont doués d'une force centrifuge.

CENTRIPÈTE, adj. *centripetus*, du latin *centrum*, centre, et de *peto*, je vais, je tends ; qui tend à s'approcher d'un centre : les planètes ont une force *centripète* vers le soleil.

CENTROBARIQUE, adj. de κέντρον, centre, et de βάρος, poids, gravité, pesanteur ; qui concerne le centre de gravité ; méthode *centrobarique*, qui consiste à déterminer la mesure de l'étendue par le mouvement des centres de gravité : Méc.

CENTROSCOPIE, s. f. *centroscopia*, du grec κέντρον, centre, et de σκοπέω, je considère ; partie de la géométrie qui traite du centre.

CÉPHALAGRAPHIE, s. f. *cephalagraphia*, de κεφαλή, tête, et de γραφή, description ; description anatomique de la tête.

CÉPHALALGIE, s. f. *cephalalgia*, de κεφαλή tête, et d'ἄλγος, douleur ; vive douleur de tête, produite par quelque cause passagère.

CÉPHALALOGIE, s. f. *cephalalogia*, de κεφαλή, tête, et de λόγος, discours ; discours, ou dissertation sur la tête.

CÉPHALANTHE, s. f. de κεφαλή, tête, et d'ἄνθος, fleur ; nom générique des plantes dont les fleurs sont en boule : Bot.

CÉPHALATOMIE, s. f. *cephalato-*

mia, du grec κεφαλὴ, tête, et du verbe τέμνω, je dissèque; dissection de la tête.

CÉPHALARTIQUE, adj. *cephalarticus*, de κεφαλὴ, tête, et d'αρτίζω, je rends parfait; propre à purger la tête : Méd.

CÉPHALÉE, s. f. *cephalæa*, de κεφαλὴ, tête; douleur invétérée de la tête qui dure continuellement, ou est sujette à des retours périodiques.

CÉPHALIQUE, adj. *cephalicus*, de κεφαλὴ, tête; qui appartient à la tête; veine *céphalique* du bras, qu'on croyoit venir de la tête; remède *céphalique*, contre les maux de tête.

CÉPHALITIS ou CÉPHALITE, s. f. de κεφαλὴ, tête; inflammation du cerveau, caractérisée par une pyrexie considérable, un mal de tête violent et profondément situé, la rougeur et la turgescence du visage et des yeux, la sensibilité extrême de la vue ou de l'ouïe, l'insomnie continuelle, le délire impétueux et furieux. *V.* FRÉNÉSIE.

CÉPHALOÏDE, adj. *cephaloïdes*, de κεφαλὴ, tête, et d'εἶδος, forme, figure; qui a la figure d'une tête.

CÉPHALO-PHARYNGIEN, adj. et s. m. *cephalo-pharyngæus*, de κεφαλὴ, tête, et de φαρυγξ, le pharynx; muscle du pharynx, qui s'attache à la tête et enveloppe le pharynx.

CÉPHALOPODE, s. m. et adj. *cephalopodes*, du grec κεφαλὴ, tête, et de πῦς, οδὸς, pied; se dit d'un ordre de mollusques qui ont une tête remarquable par de très-grands yeux, une bouche armée de mâchoires en forme de bec, et autour de laquelle on voit des appendices charnus qui servent de pieds.

CÉPHALOPONIE, s. f. *cephaloponia*, de κεφαλὴ, tête, et de πόνος, douleur, mal de tête.

CÉPHALOTOMIE, s. f. *cephalotomia*, de κεφαλὴ, tête, et de τέμνω, je dissèque; dissection anatomique de la tête.

CÉRASTE, s. m. *cerastus*, de κεφας, corne; sorte de serpent d'Afrique, ainsi nommé parce qu'il a, dit-on, sur la tête deux éminences en forme de cornes, pareilles à celles du limaçon.

CÉRAT, s. m. *ceratum*, de κηρὸς, cire : pommade composée de cire et d'huile.

CÉRATION, s. f. *ceratio*, l'action d'enduire de cire; réduction d'une substance dans un tel état qu'elle puisse ensuite être mise en fusion, comme de la cire; fixation du mercure, en sorte qu'il flue comme de la cire.

CÉRATO-GLOSSE, adj. et s. m. *cerato-glossus*, de κέρας, corne, et de γλῶσσα, langue; nom d'un muscle qui s'attache à la grande corne de l'os hyoïde et à la langue.

CÉRATOÏDE, adj. *ceratoïdes*, de κέρας, corne, et d'εἶδος, forme, ressemblance; qui ressemble à de la corne; nom que les Grecs ont donné à la cornée.

CÉRATOPHYTE, s. m. et adj. *ceratophytes*, du grec κέρας, ατος, corne, et du verbe φύω ou φῦμι, je suis adhérent; nom des mollusques qui sont attachés à un tronc ou à une habitation commune, flexible, cartilagineuse ou semblable à de la corne.

CÉRATO-STAPHYLIN, s. m. et adj. *cerato-staphylinus*, du grec κέρας, corne, et de σταφυλὴ, la luette; nom d'un muscle qui s'attache à la corne de l'os hyoïde, et se termine à la luette.

CÉRAUNOCHRYSON, s. masc. de κεραυνὸς, foudre, et de χρυσὸς, or; nom que les alchimistes donnent à l'or fulminant.

CERCOSIS ou CERCOSE, s. m. de κέρκος, queue; excroissance de chair qui sort de l'orifice de la matrice.

CÉRÉBRAL, ALE, adj. *cerebralis*, de *cerebrum*, cerveau; qui appartient au cerveau.

CÉRIUM, s. m. de Cérès, nom de la planète découverte, en 1802, par Piazzi, célèbre astronome de Palerme. — Métal récemment découvert; blanc, grisâtre éclatant; lamelleux; très-cassant; volatil à une haute température; insoluble dans l'acide nitrique et dans l'acide muriatique pris séparément, mais soluble dans le mélange de ces deux acides; susceptible de s'unir à l'oxygène dans différentes proportions, et fournissant des oxydes insolubles dans les alcalis.

CÉROÈNE, s. m. *ceroneum*, de κηρός, cire, et d'οἶνος, vin ; nom vulgaire d'un emplâtre résolutif et fortifiant, composé de matières détrempées dans le vin.

CÉROPISSE, s. f. *ceropissa*, du grec κηρός, cire, et de πίσσα, poix ; emplâtre de poix et de cire.

CÉRUMEN, s. m. mot latin par lequel on désigne la matière excrémentitielle des oreilles ; substance jaunâtre, amère, composée d'huile graisseuse concréfiée, analogue à celle de la bile, d'un mucilage albumineux et d'une substance colorante : Chim.

CÉRUMINEUX, EUSE, adj. qui tient de la cire ; matière cérumineuse, glandes cérumineuses de l'oreille.

CÉRUSE, s. f. *cerussa*, blanc de céruse, fard, blanc de plomb, carbonate de plomb.

CERVEAU, s. m. *cerebrum*, masse molle, pulpeuse, recouverte de membranes ou méninges, renfermée dans le crâne, divisée en partie supérieure et antérieure, le *cerveau* proprement dit, en partie inférieure et postérieure, le cervelet, et en partie inférieure et moyenne, la moelle allongée ou prolongement rachidien.

CERVELET, s. m. *cerebellum*, petit cerveau ; partie de la masse cérébrale ou de l'organe encéphalique qui occupe la partie postérieure et inférieure du crâne.

CERVELLE. *Voyez* CERVEAU.

CERVICAL, ALE, ad. *cervicalis*, du latin *cervix*, cou ; qui appartient au cou ; — glandes *cervicales*.

CERVOISE, s. f. *cerevisia*, boisson de grain et d'herbes ; il ne se dit guère que des breuvages des anciens. *Voyez* BIÈRE.

CÉSARIENNE, adj. f. *cœsariana*, *cœsarea*, du verbe *cædere*, couper, diviser ; se dit d'une opération qui consiste à tirer un enfant du sein de la mère, en faisant une incision aux parois de l'abdomen et de la matrice. — Ceux qui devoient la naissance à cette opération, portoient autrefois le nom de *cœsares* ou de *cœsonnes*, à cause de l'incision de la matrice, *à cœso matris utero*.

CÉTACÉ, adj. *cetaceus*, du grec κῆτος, baleine ; qui est du genre de

la baleine. — Nom que les naturalistes donnent à tous les grands poissons vivipares, tels que la baleine, le dauphin, etc., qui ont la tête grosse, le cou très-court, la queue confondue avec le corps et terminée par une nageoire aplatie ; ils n'ont point de pattes de derrière, et celles de devant sont courtes, aplaties et changées en une sorte de rame ou de nageoire.

CHAIR, s. f. *caro*, en grec σάρξ, κρέας, substance molle et sanguine entre la peau et les os de l'animal ; la partie rouge des muscles, selon les anatomistes ; — substance plus ou moins ferme, qui compose certaines plantes, comme les champignons, et certaines parties des plantes, comme les feuilles, les fruits, les racines.

CHALASIE, s. f. *chalasis*, terme qui a une double étymologie ; les uns le font venir de χάλαζα, grêle, les autres du verbe χαλάω, je relâche. Il signifie donc ou une tumeur des paupières qui ressemble à un petit grain de grêle, ou un relâchement des fibres de la cornée, qui fait que cette membrane et l'iris n'adhèrent point ensemble.

CHALASTIQUE, adj. et s. m. *chalasticus*, de χαλάω, je détends, je relâche ; se dit des remèdes qui relâchent la fibre.

CHALCÉDOINE ou CALCÉDOINE, s. f. *lapis chalcedonius*, du grec χαλκηδών, espèce d'agate d'un blanc laiteux et demi-transparente, ainsi appelée parce qu'on en trouvoit beaucoup aux environs de la ville de Chalcédoine en Bithynie ; — pierre précieuse qui résulte d'un mélange de quartz diversement coloré.

CHALCÉDOINEUX, EUSE, adj. *chalcedonius*, de χαλκηδών ; se dit des pierres précieuses qui ont des teintes laiteuses irrégulières.

CHALCITE, s. f. *chalcitis*, du grec χαλκός, cuivre ; sulfate de cuivre.

CHALCOPYRITE, s. f. de χαλκός, cuivre, et de πυρίτης, pyrite ; espèce de pyrite qui contient des parties cuivreuses.

CHALEUR, s. f. *calor* ; état ou qualité de tout ce qui cause à l'animal une sensation analogue à celle qu'il éprouve à l'approche du feu ; sensation dépendante du mouve-

ment d'un fluide nommé calorique, qui tend toujours à se mettre
en équilibre, dès qu'il est en liberté.
Voyez CALORIQUE, CALORICITÉ.

CHALYBÉ, ÉE, adj. *chalybeatus*,
de *calybs*, fer, acier; se dit en
chimie de ce qui est chargé d'acier,
et en médecine, des remèdes qui
contiennent de l'acier.

CHAMAECERASUS, s. m. de χαμαὶ,
à terre, et de κέρασος, cerisier; comme si l'on disoit *cerisier nain*; petit
arbrisseau ainsi nommé parce
qu'il s'élève fort peu, et que son
fruit ressemble à une petite cerise.

CHAMÉCISSE, s. m. de χαμαι, a
terre, et de κισσός, lierre; nom du
lierre terrestre.

CHAMÉDRYS, s. m. de χαμαι, à
terre, et de δρυς, chêne; *petit chêne*;
plante qui pousse des tiges ram-
pantes, et dont les feuilles sont
dentelées comme celles du chêne.

CHANCISSURE, s. f. assemblage
de petits filamens produits par du
fumier de mauvaise nature, ou par
les racines de quelques plantes malades: c'est une espèce de moisis-
sure qu'on regarde comme le signe
de l'épuisement et comme l'effet
de la décomposition des corps qui
la produisent.

CHANCRE, s. m. *cancer*, petit
ulcère vénérien qui attaque les
parties génitales de l'un et de l'autre sexe; commençant par une pustule un peu plus grosse que les pustules miliaires, rouge, élevée en
pointe, avec chaleur et démangeaison, dont le sommet blanchit insensiblement, s'aplatit, s'ouvre,
et rend une petite quantité de matière ichoreuse. Ordinairement l'ulcère s'accroît en largeur et en profondeur; ses bords sont durs, calleux; il en sort un pus épais, visqueux et gluant, qui corrode les
parties voisines. — On divise les
chancres en bénins et en malins:
les premiers sont ronds, superficiels, peu calleux; leur fond est
blanchâtre; le pus qui en découle
est louable; les bords n'en sont ni
rouges ni élevés; les seconds ont
une figure irrégulière et anguleuse,
un fond noir, livide, pourpre, des
lèvres dures, calleuses, élevées,
rouges, enflammées; ils gagnent
de jour en jour, tant en largeur

qu'en profondeur, et rendent une
matière ichoreuse. — Chancres des
enfans. *Voyez* APHTHES.

CHAPEAU, s. m. *pileolum*, ou
capitulum, partie supérieure d'un
champignon evasée, ayant plus de
diamètre que le pédicule ou le pied
qui la porte.

CHAPELET, s. m. *corona veneris*,
pustules en forme de couronne ou
de chapelet, qui viennent autour
du front et des tempes chez ceux
qui sont affectés de mal vénérien.

CHAPITEAU, s. m. *capitulum*,
vaisseau qu'on place au dessus d'un
autre, nommé cucurbite ou alambic: Chim.

CHAPPETONADE, s. f. *vomitus
rabiosus*, vomissement accompagné d'un délire si furieux, que le
malade se déchire avec les dents et
les ongles, si on ne le retient par
des liens, et périt au milieu de ces
tourmens; cette maladie attaque
ceux qui vont chercher fortune à
Carthagène, en Amérique, quand
ils vivent d'alimens de mauvaise
qualité, et s'exposent la nuit au
froid de l'air, très-pernicieux dans
les pays chauds.

CHARBON, s. m. *carbunculus, anthrax, anthracosis, anthracia*, tumeur inflammatoire cutanée, qui
noircit et passe à l'état de gangrène
presque aussitôt qu'elle se manifeste. *Voyez* ANTHRAX. — En chimie, oxyde de carbone hydrogéné;
—de *terre*, terre minérale qui remplace le bois et le charbon.

CHARBONNEUX, EUSE, *anthracodes*, qui tient du charbon ou de
l'anthrax.

CHARLATAN, s. m. *circulator,
circumforaneus, agyrta*, du grec
ἀγυρις, foule, populace, ou du verbe
ἀγείρω, j'assemble, *ochlagus*, du
grec ὄχλος, multitude, et du verbe
ἄγω, j'assemble; vendeur de drogues, d'orviétan, sur les places
publiques; médecin hableur. *Voy.*
SALTIMBANQUE.

CHARNU, UE, adj. *carnosus,
corpulentus*, bien fourni de chair;
un animal *charnu*, un membre
charnu; — un fruit *charnu*, dont le
péricarpe est d'une épaisseur notable, d'une substance un peu
ferme et succulente, qui se laisse
facilement entamer.

CHARPIE, s. f. *carbasus*, *linamentum*, *lintea carpta*, fils de toile usée, dont on fait des plumasseaux pour les plaies.

CHARTRE, s. f. *tabes*, langueur, dépérissement ; maladie chronique des enfans, dans laquelle tout le corps maigrit considérablement, excepté la tête qui est fort grosse et le ventre qui est gonflé et dur. *V.* CARREAU, *tabes mesenterica*. — Ce mot, selon Ducange, se dit par allusion à chartre, qui signifioit autrefois une prison, parce que la prison cause la tristesse et la maigreur.

CHASSIE, s. f. *lema*, *lippitudo*, *lippa*, *glama*, *gramia*, humeur gluante qui sort des yeux malades.

CHASSIEUX, EUSE, adj. *lippus*, qui a les yeux pleins de chassie ; yeux *chassieux*.

CHATON, s. m. *amentum*, *flos amentaceus*, assemblage de petites feuilles ou écailles florales fixées sur un axe commun, grêle et ordinairement pendant, comme sur le saule, le peuplier, etc. : Bot. — cavité particulière qui se forme dans la matrice après l'expulsion du fœtus, et qui loge le placenta en totalité ou en partie : Accouch.

CHATOUILLEMENT, s. m. *titillatio*, action de chatouiller ; certaine impression agréable qu'on sent quelquefois ; le *chatouillement* des sens.

CHATOUILLER, v. a. *titillare*, causer, par un attouchement léger, un tressaillement qui provoque ordinairement à rire.

CHAUDE-PISSE, s. f. *gonorrhœa*, écoulement urétral, accompagné de douleur. *Voyez* GONORRHÉE, BLENNORRHAGIE.

CHAUFFOIR, s. m. *linteum excalfactorium*, linge de propreté pour les femmes en couche ; — au pl. linges chauds dont on essuie un malade en sueur.

CHAUME, s. m. *culmus*, espèce de tuyau ordinairement fistuleux, garni de plusieurs nœuds ou articulations ; — tige des graminées qu'on nomme ordinairement paille ; — ce qui reste sur pied du tuyau de blé ; — le champ où le chaume est encore sur pied.

CHAUSSE D'HIPPOCRATE, s. f.

manica Hippocratis, sac en forme de cône renversé, servant à passer différentes liqueurs.

CHAUVE, adj. *calvus*, qui n'a que peu ou point de cheveux.

CHAUX, s. f. *calx*, qui dérive, dit-on, de *calor*, chaleur ; terre subalcaline, en masse grise ou en fragmens pulvérulens et blancs ; d'une saveur âcre, brûlante ; infusible, non volatile ; se fendant, s'échauffant et se pulvérisant à l'air ; encore indécomposée ; pesant 2,330 ; dissoluble avec près de 500 fois son poids d'eau ; liquéfiable dans les acides muriatique et acétique affoiblis, d'où elle est précipitée par l'acide oxalique ; employée en médecine comme absorbante.

CHEF, s. m. *caput*, premier bout d'une pièce d'étoffe ; rouleau d'une bande : bande roulée à deux *chefs* ou à deux globes : bandage à dix-huit *chefs*, composé de trois pièces de toile appliquées les unes sur les autres, et coupées par les côtés en trois endroits, pour faire dix-huit *chefs*.

CHÉIROPTÈRE, s. m. et adj. *cheiropterus*, du grec χεὶρ, ρος, main, et de πτηρόν, ᾶ, aile ; nom qu'on donne à un ordre d'animaux mammifères carnassiers, dont tous les membres sont enveloppés d'une membrane qui les soutient en l'air, et qui ont la plupart la faculté de voler aussi bien que les oiseaux ; tels sont ceux qu'on nomme chauve-souris.

CHÉLIDOINE. s. f. *chelidonium*, de χελιδών, hirondelle ; plante de l'ordre des papavéracées, ainsi appelée parce qu'on a cru que l'hirondelle s'en servoit pour guérir ses petits quand ils avoient mal aux yeux, ou parce qu'elle fleurissoit au retour des hirondelles.

CHÉLONIENS, s. m. pl. *chelonii*, en grec χελώνιοι, de χελών, tortue ; nom qu'on donne aux reptiles dont le corps est couvert d'un test coriace ou osseux qu'on nomme *carapace* ; telles sont les tortues dont l'ordre porte spécialement ce nom.

CHÉLONITE, s. f. *chelonites*, de χελώνη, tortue ; pierre figurée, représentant le corps d'une tortue qui n'a point de tête.

CHÉMOSIS, s. f. en grec χήμωσις, de χαίνω, je m'entr'ouvre; ophtalmie violente dans laquelle le blanc de l'œil se gonfle et s'élève en bourrelet au dessus de la prunelle, qui paroit alors être dans un enfoncement, et former une espèce d'ouverture.

CHÉNICE ou CHOENIQUE, s. m. *chœnix*. du grec χοῖνιξ, ancienne mesure grecque pour les solides, qui valoit la huitième partie du boisseau romain, ou environ vingt-quatre onces.

CHERSYDRE, s. m. *chersydrus*, de χέρσος, terre, et ὕδωρ, eau; serpent amphibie, qui habite successivement la terre et l'eau.

CHÉTODONS, s. m. pl. *chetodones*, du grec ὀδούς, ὄντος, dent; nom qu'on donne aux poissons osseux, dont la petite bouche portée sur un long museau est garnie de dents nombreuses: Ichth.

CHEVAUCHANTES, adj. f. pl. *equitantia*; se dit des feuilles pliées en gouttière aiguë, et appliquées les unes sur les autres : Bot.

CHEVAUCHER, v. n. *equitare*, aller à cheval; se dit en chirurgie des parties d'un os fracturé qui sortent de leur ligne de direction et passent à côté l'une de l'autre.

CHEVELU, UE, adj. *capillatus*, qui porte de longs cheveux; se dit en botanique des racines qui ont des filamens déliés, et des graines terminées par un amas de poils longs et naissant de leurs tégumens propres. —En astronomie, des comètes qui jettent des rayons de lumière comme des cheveux. *Cometœ criniti.*

CHEVÊTRE, s. m. *capistrum*, licou; bandage pour la fracture et la luxation de la mandibule ou mâchoire inférieure.

CHEVEU, s. m. *capillus*, poil long, fin et délié, qui vient à la tête des hommes et des femmes.

CHICORÉE, s. f. *cichorium*, de κιχόρη, qui pourroit, dit-on, venir de κιχέω, je trouve; plante ainsi appelée parce qu'elle se trouve partout.

CHILIGONE ou KILIOGONE, s. m. de χίλιοι, mille, et de γωνία, angle; figure plane et régulière de mille angles et de mille côtés : Géom.

CHIMIATRE ou CHYMIATRE, s. m. *chymiater*, de χυμία, chimie, et d'ἰατρός, médecin; médecin - chimiste.

CHIMIATRIE ou CHYMIATRIE, s. f. *chymiatria*, de χυμία, chimie, et d'ἰατρεία, guérison; l'art de guérir les maladies par la chimie.

CHIMIE ou CHYMIE, s. f. *chemia* ou *chymia*, de χεῖν, fondre, selon les uns, ou de χυμός, suc, selon d'autres; science qui traite des propriétés intimes des corps, détermine leurs principes et leurs attractions, les analyse et les recompose.

CHIMIQUE ou CHYMIQUE, adj. *chimicus*, qui appartient à la chimie.

CHIMISTE ou CHYMISTE, s. m. *chemicus* ou *chymicus*, celui qui sait la chimie et qui s'en occupe.

CHIRAGRE, s. f. *chiragra*, de χεῖρ, main, et d'ἄγρα, prise, capture; goutte qui attaque les mains; qui a la goutte aux mains.

CHIRITE, s. f. *chirites*, du grec χεῖρ, ιτος, main; stalactite qui représente une main.

CHIROMANCIE, s. f. *chiromancia*, de χεῖρ, main, et de μαντεία, divination; art prétendu de deviner par l'inspection de la main.

CHIROMANCIER, s. m. χειρόμαντις, de χεῖρ, main, et de μαντις, devin; qui exerce la chiromancie.

CHIRONIEN, adj. m. *chironius*, de Chiron; se dit des ulcères malins et invétérés que *Chiron* guérit, dit-on, le premier. Ces ulcères sont aussi nommés *Téléphiens*, de Téléphe qui fut blessé par Achille, et dont la plaie dégénéra en ulcère de cette nature.

CHIRURGICAL, ALE, adj. *chirurgicus*, qui appartient à la chirurgie.

CHIRURGIE, s. f. *chirurgia*, du grec χειρουργία, de χεῖρ, main, et d'ἔργον, ouvrage, opération; art de faire diverses opérations de la main sur le corps de l'homme pour la guérison des blessures, fractures, abcès, etc.; partie de la médecine qui s'occupe spécialement des maladies externes.

CHIRURGIEN, s. m. *chirurgus* qui exerce la chirurgie ou la médecine opératoire.

CHIRURGIQUE, adj. *chirurgi-*

cus, qui appartient à la chirurgie.

CHLOROSE , s. f. *chlorosis* , de χλωρὸς, verdâtre , couleur d'herbe ; maladie des filles et des veuves , lorsque l'écoulement menstruel se fait mal ou se supprime ; espèce de cachexie, selon *Hoffmann*, accompagnée de bouffissure à la peau, d'une couleur pâle, livide et verdâtre , avec un cercle violet au dessus des yeux , de morosité , de pouls petit et inégal. — Pâles couleurs , *pallidus virginum color ;* fièvre blanche, *febris alba ;* jaunisse blanche, *icterus albus ;* fièvre amoureuse, *febris amatoria.*

CHOC , s. m. *collisus, conflictus* , rencontre de deux corps qui se meuvent avec violence.

CHOCOLAT , s. m. *chocolatum* , espèce de breuvage composé de pâtes d'amandes, de cacao et de sucre, aromatisé quelquefois avec de la vanille ; de là les noms de *chocolat de santé* , et de *chocolat à la vanille*. Le cacao qui sert à former le chocolat est de deux sortes , le *gros caraque*, qui est le meilleur, et le *petit caraque* , qui vient après. L'arbre qui porte cette amande a reçu des botanistes le nom de *théobroma* , formé de Θεὸς , dieu , et de βρῶμα, mets, nourriture, comme qui diroit, le *manger des dieux.* *Voyez* CACAO.

CHOLAGOGUE , adj. et s. m. *cholagogus* , de χολὴ , bile , et d'ἄγω , je pousse, je chasse ; se dit des remèdes qu'on croit propres à évacuer la bile.

CHOLÉDOGRAPHIE , s. f. *choledographia* , de χολὴ , bile , et de γράφω , je décris ; description de la bile.

CHOLÉDOLOGIE , s. f. *choledologia* , de χολὴ , bile , et de λόγος , discours; traité, dissertation sur la bile.

CHOLÉDOQUE , adj. m. *choledocus* , de χολὴ , bile , et de δέχομαι , je reçois ; se dit du canal qui conduit la bile du foie dans le duodénum.

CHOLERA-MORBUS , s. m. du grec χολὴ , bile , et du latin *morbus*, maladie ; évacuation de bile, par haut et par bas, accompagnée de symptômes très-graves, tels que violens efforts pour vomir, ténesmes, coliques, soif, convulsions, quelquefois suivie de la mort. *V.* TROUSSE-GALANT.

CHOLÉRIQUE , adj. *cholericus* , du grec χολὴ , bile ; qui est d'une constitution *cholérique* , bilieuse ; qui est attaqué du *cholera-morbus*.

CHONDROGRAPHIE , s. f. *chondrographia* , de χόνδρος, cartilage , et de γραφὴ , description ; description anatomique des cartilages.

CHONDROLOGIE , s. f. *chondrologia* , de χόνδρος, cartilage , et de λόγος , discours, traité des cartilages.

CHONDROPTÉRYGIEN , adj. *chondropterygœus* , du grec χόνδρος, cartilage, et de πτέρυξ , aile ; se dit des poissons dont les nageoires sont soutenues par des espèces de rayons cartilagineux. *V.* CARTILAGINEUX.

CHONDROTOMIE , s. f. *chondrotomia* , de χόνδρος, cartilage , et de τέμνω , je coupe , je dissèque ; préparation anatomique des cartilages.

CHORDAPSE , s. m. *chordapsus*, de χορδὴ , corde, et d'ἄπτομαι, je touche ; colique dont le siége est dans les petits intestins , et dans laquelle ces derniers paroissent au toucher tendus comme des cordes. *Voy.* ILIAQUE.

CHORION , s. m. en grec χώριον, du verbe χωρεῖν , contenir , renfermer; membrane externe qui enveloppe le fœtus : Anat.

CHOROÏDE , s. f. et adj. *choroïdes, choroïdeus*, de χώριον, le chorion , et d'εἶδος, forme ou ressemblance ; qui ressemble au chorion ; nom de plusieurs membranes qui ressemblent au chorion par les nombreux vaisseaux qu'ils reçoivent : le plexus *choroïde* , la membrane *choroïde* de l'œil, ou l'uvée.

CHOSE , s. f. *res*, tout ce qui est. On considéroit autrefois en médecine trois sortes de choses : 1°. les *choses naturelles* , *res naturales* ou *secundùm naturam*, qui, par leur union, étoient censées constituer la nature de l'homme, savoir, les élémens, les tempéramens , les humeurs, les esprits, les parties et les fonctions; 2°. les *choses non naturelles* , *res non naturales*, qui entretiennent la vie et la santé par leur bon usage, ou qui la détruisent par leur abus : ce sont l'air, les alimens, le mouvement et le repos, le sommeil et la veille, les humeurs retenues ou évacuées, les passions de l'ame; 3°. les *choses contre nature*, *res contrà naturam*, qui tendent à détruire l'homme, savoir, la maladie, la cause de la maladie, et les symptòmes.

CHROMATE, s. m. *chromas*, *atis*, du grec χρῶμα, ατος, couleur; nom générique des sels formés par la combinaison de l'acide chromique avec les bases salifiables.

CHROME, s. m. du grec χρῶμα, couleur; métal nouvellement découvert; en petite masse agglutinée; d'un blanc tirant sur le gris; très-fragile; très-réfractaire; ne donnant aucun signe de fusion à l'appareil du chalumeau, même avec du borax; communiquant seulement à ce sel une couleur verte d'émeraude; dont l'oxyde, très-difficile à obtenir, même avec de l'acide nitrique concentré bouillant, donne à cet acide une couleur verte tirant légèrement sur le bleu; susceptible de servir utilement à la porcelaine, aux émaux, à la verrerie.

CHROMIQUE, adj. *chromicus*; se dit de l'acide dont le chrome est la base.

CHRONIQUE, adj. *chronicus*, qui dure long-temps, de χρόνος, temps; se dit des maladies qui parcourent lentement leurs périodes, par opposition aux maladies aiguës qui se terminent promptement.

CHRONOGUNÉE, s. f. de χρόνος, temps, et de γυνή, femme; règles des femmes; maladie qui arrive aux femmes à des temps marqués.

CHRONOMÈTRE, s. m. *chronometrum*, de χρόνος, temps, et de μέτρον, mesure; nom générique des instrumens qui servent à mesurer le temps, comme les horloges, les pendules, les montres.

CHRONOSCOPE, s. m. *chronoscopium*, de χρόνος, temps, et de σκέπτομαι, je regarde; instrument qui sert à considérer ou à mesurer le temps; cadran.

CHRYSALIDE, s. f. *chrysalis*, de χρυσός, or; nymphe dorée; état d'une chenille renfermée dans sa coque jaunâtre ou dorée, avant de se changer en papillon: Hist. nat.

CHRYSANTHÈME, s. m. *crysanthemum*, de χρυσός, or, et d'ἄνθος,

fleur; plante corymbifère, ainsi nommée à cause de la couleur dorée de ses fleurs.

CHRYSIDES, s. m. pl. *chrysides*, du grec χρυσός, or; nom qu'on donne à certains insectes hyménoptères, dont le corps est le plus souvent métallique.

CHRYSITES, s. m. pl. *chrysites*, du grec χρυσός, or; pierres où l'on trouve quelques parcelles d'or.

CHRYSOCHLORE, s. f. *chrysochloris*, du grec χρυσός, or, et de χλωρός, vert; nom d'une taupe remarquable, qu'on trouve au Cap, dont les poils sont, pendant la vie de l'animal, d'une belle couleur verte dorée changeante.

CHRYSOCOLLE, s. f. *chrysocolla*, *æ*, du grec χρυσός, ε, et de Κόλλα, ης, gluten; matière qui sert à souder l'or et autres métaux; — nom qu'on a donné au borate sursaturé de soude, ou borax du commerce.

CHRYSOCOME, s. m. *chrysocoma*, de χρυσός, or, et de κόμη, chevelure; plante corymbifère, ainsi nommée parce que ses fleurs sont ramassées en bouquets d'une couleur d'or éclatante.

CHRYSOLITHE, s. f. *chrysolites*, du grec χρυσός, or, et de λίθος, pierre; pierre précieuse d'un jaune d'or, mêlé d'une légère teinte de vert.

CHRYSOMÈLES, s. f. pl. *chrysomela*, du grec χρυσός, or, et de μέλι, miel; nom d'un ordre d'insectes coléoptères, qui, se croyant en danger, exsudent une humeur colorée par toutes leurs articulations: la chrysomèle des blés est d'une couleur verte dorée.

CHRYSOPÉE, s. f. *chrysopæa*, de χρυσός, or, et de ποιέω, je fais; l'art de faire de l'or, selon les alchimistes.

CHRYSOPRASE, s. f. *chrysoprasus*, du grec χρυσός, or, et de πράσον, poireau; espèce d'émeraude d'un vert de poireau, mais tirant sur la couleur d'or.

CHRYSULÉE, s. f. de χρυσός, or, et d'ὑλίζω, je purifie; nom donné à l'eau régale ou acide nitro-muriatique, parce qu'elle dissout l'or, qui est regardé comme le roi des métaux.

CHYLE, s. m. *chylus*, du grec χυλὸς, suc, ou de χύω, je fonds; suc blanc exprimé des alimens digérés et conduit par le canal thoracique dans la veine souclavière gauche, où il se mêle avec la masse générale du sang.

CHYLEUX, adj. *chilosus*, qui tient du chyle.

CHYLIFÈRE, adj. *chilifer*, de *chylus*, chyle, et de *fero*, je porte; nom des vaisseaux qui portent le chyle.

CHYLIFICATION, s. f. *chylificatio*, de *chylus*, chyle, et de *facio*, je fais; formation du chyle.

CHYLOSE, s. f. *chylosis*, *chylopœsis*, de χυλὸς, chyle, et de ποιέω, je fais; le même que chylification.

CIBATION, s. f. *cibatio*, du verbe *cibare*, nourrir, donner à manger; vieux mot dont on se servoit en chimie pour exprimer la manière de donner de la solidité à une substance qui n'en a point.

CICATRICE, s. f. *cicatrix*, ou *cœcatrix*, qui vient, selon l'opinion la plus vraisemblable, du verbe *cœcare*, aveugler, ôter la vue; marque d'une plaie, d'un ulcère qui reste après la guérison, ainsi appelée parce qu'elle renferme la plaie ou l'ulcère, et lui ôte pour ainsi dire la vue.

CICATRICULE, s. f. *cicatricula*, diminutif de cicatrice; petite cicatrice; petite tache blanche ou vésicule qu'on remarque à l'enveloppe du jaune de l'œuf, et à laquelle la formation du poulet paroît causer la première altération.

CICATRISER, v. a. *cicatricare*, faire des cicatrices; se *cicatriser*, se refermer, en parlant d'une plaie.

CIL, s. m. *cilium*, au plur. *cilia*, de *cillere*, mouvoir, selon *Nicod*, ou de *celare*, cacher, selon *Lavoisien*; poil des paupières, ainsi appelé, soit parce qu'il est presque toujours en mouvement, soit parce qu'il aide à cacher les yeux, et à empêcher que les corps étrangers ne les offensent. — Au plur. poils naissant du bord même d'une partie quelconque, et rangés sur une seule ligne: Botan.

CILIAIRE ou CILIER, ÈRE, adj. *ciliaris*, qui appartient ou a du rapport aux cils; il se dit aussi de certains ligamens et de certains nerfs qui sont dans le globe de l'œil.

CILLEMENT (mouillez les deux *ll*,) s. m. *nyctatio*, action de ciller les yeux.

CILLER, v. a. *cillere*, *nyctare*, fermer les yeux et les rouvrir dans le moment.

CIME, s. f. *cyma*, disposition de fleurs telle que les pédoncules communs, partant d'un point, ont leurs dernières divisions naissantes de points différens; mais les fleurs de chaque groupe, ou même de tous les groupes, sont élevées ordinairement sur un même plan.

CIMETIÈRE, s. m. *cimeterium*, du grec κοιμήτριον, υ, qui a pour racine Κοιμάω, je fais dormir; lieu où l'on enterre les morts.

CIMOLÉE ou CIMOLIE, s. et adj. f. *cimolia terra*, du grec Κιμωλία, ας; terre bolaire ainsi nommée parce qu'elle venoit de *cimolis*, une des Cyclades.

CINABRE, s. m. *cinnabari*, en grec Κιννάβαρι, εως, oxyde de mercure sulfuré rouge, dérivé, dit-on, de κινάβρα, puanteur, à cause de l'odeur désagréable qu'il exhale quand on le tire.

CINÉFACTION ou CINÉRATION, s. f. *cinefactio*, de *cinis*, cendre, et de *facio*, je fais; réduction en cendres des combustibles.

CINNAMOME, s. m. *cinnamomum*, en grec κιννάμωμον, dérivé de l'hébreu *kinnamon*, sorte d'aromate des anciens, que l'on croit être la cannelle.

CIRCOMPOLAIRE, adj. *circumpolaris*, de *circum*, aux environs, et de *polus*, pole; qui environne les poles; étoile, terre, mer circompolaire.

CIRCONCISION, s. f. *circumcisio*, *circumcisura*, incision circulaire, περιτομὴ des Grecs; opération par laquelle on retranche le prépuce de la verge; opération dont les Juifs et les Turcs font une cérémonie religieuse, en la pratiquant à tous les enfans de leur loi, peu de temps après leur naissance.

CIRCONCISSE, adj. *circumcissus*, de *circum*, autour, et du verbe *scindere*, couper; se dit des capsules des fruits qui s'ouvrent transversalement en deux parties . comme une boîte à savonnette : Bot.

CIRCONFÉRENCE, s f. *circumfe-rentia*, de *circùm*, autour, et du verbe *fero*, je porte ; ligne courbe qui termine le cercle, ou dont tous les points sont à égale distance d'un point commun qu'on appelle centre.

CIRCONSCRIRE, v. a. *circumscri-bere*, mettre des bornes ou des li-mites à l'entour. — *Circonscrire une figure à un cercle*, tracer une figure dont les côtés touchent le cercle.

CIRCONSCRIT, ITE, adj. *cir-cumscriptus*, limité, renfermé dans certaines bornes.

CIRCULATION, s. f. *circulatio*, mouvement progressif du sang, par lequel il se meut circulairement, en se portant du cœur dans toutes les parties du corps, par le moyen des artères, et en retournant de ces mêmes parties au cœur, par les veines. — En chimie on n'entend par *circulation* qu'une distillation réitérée.

CIRCONSTANCE, s. f. *circumstan-tia*, de *circùm*, autour, et du verbe *stare*, être, exister ; particularité qui accompagne un fait ou qui en dépend. — En médecine, tout ce qui accompagne le cours d'une ma-ladie.

CIRE, s. f. *cera*, du grec κηρος, matière molle et jaunâtre qui reste du travail des abeilles, après qu'on en a exprimé le miel ; — un des matériaux immédiats des végétaux, qui se forme le plus généralement à l'extrémité des étamines des fleurs ; — espèce d'oxyde d'huile fixe d'un très-grand usage en phar-macie.

CIRE DES OREILLES, s. f. *ceru-men aurium*, excrément naturel qui s'amasse dans le conduit de l'o-reille. *Voyez* CERUMEN.

CIRON, s. m. *ciro*, *acarus*, in-secte presque imperceptible qui s'engendre entre cuir et chair ; — petite ampoule que forme un ciron. — Le ciron de la gale, *acarus sca-bici*. *Voyez* ACARUS. Il y en a qui font venir le mot *ciron* de χειρ, χειρος, la main, parce que cet in-secte vient aux mains ; selon d'au-tres, il dérive du verbe χειρω, je

mange, je ronge, je gâte, parce qu'il ronge les substances auxquel-les il s'attache.

CIRRHE, s. m. *cirrhus*, *clavicula*, *capreolus*, *helix*, filament simple ou rameux, ou diversement re-courbé, roulé, tortillé, etc., au moyen duquel certaines plantes s'attachent aux corps voisins ; tels sont ceux qui naissent des tiges de la vigne, en opposition à ses feuil-les.

CIRRHÉ, ÉE. adj. *cirrhatus*, qui affecte la forme ou remplit les fonc-tions du cirrhe. Le pétiole com-mun de la *mimose polystache* est cirrhé.

CIRRHEUX, adj. *cirrhosus*, ter-miné en véritable cirrhe. Le pétiole de la gesse (*lathyrus*) est *cirrheux*.

CIRRHIFÈRE, adj. *cirrhiferus*, qui produit un ou plusieurs cirrhes; comme la *tige* de la *vigne*, du con-combre, etc.

CIRSOCÈLE, s. m. *cirsocele*, de κιρσος, varice, et de κήλη, hernie ; hernie variqueuse ; dilatation des artères et des veines du cordon des vaisseaux spermatiques. *Voyez* VA-RICOCÈLE.

CISSITE, s. f. *cissites*, du grec Κισσος, lierre ; pierre blanche qui représente des feuilles de lierre.

CISSOÏDAL, ALE, adj. *cissoïdalis*, qui appartient à la CISSOÏDE. *Voy.* ce mot pour l'étymologie.

CISSOÏDE, s. f. *cissoïs*, du grec Κισσος, ᾶ, lierre ; ligne courbe qui, en s'approchant de son asymptote, imite la courbure d'une feuille de lierre.

CISTE, s. m. *cistus*, en grec Κιστος, sorte d'arbrisseau qui croît dans le Levant, et sur la feuille du-que l'on recueille une matière rési-neuse qu'on appelle ladanum.

CISTOPHORE, s. m. *cistifer*, en grec Κιστοφορος, ᾶ, de Κιστη, ης, cor-beille d'osier, et du verbe φερω, je porte ; terme d'antiquité, qui si-gnifie médaille où l'on voit des cor-beilles.

CITRATE, s. m. *citras*, *atis*, du grec Κιτριον, citron ; nom générique des sels formés par la combinaison de l'acide citrique, avec les bases ; *citrate* de chaux, etc.

CITRIN, INE, adj. *citrinus*, de couleur de citron.

CITRIQUE , adj. *citricus* , de κιτρον, citron; se dit de l'acide qu'on extrait du citron.

CLAIRET , s. m. *claretum* , infusion de poudres aromatiques dans un vin , edulcorée avec du sucre et du miel. — Cette liqueur se nomme encore *vinum hippocraticum* , vin hippocratique ou hippocras , parce qu'on la coule à travers la chausse d'hippocrate.

CLAPIERS , s. m. pl. *latibula* , du verbe grec κλέπτω , je cache ; cavernes et différens sinus de fistules, par comparaison aux petits trous ou se retirent les lapins.

CLARIFICATION , s. f. *clarificatio*, opération pharmaceutique par laquelle on clarifie une liqueur. Elle se fait par la filtration, par la réposition, par l'action de la chaleur, par les acides, l'alcohol, et par l'ébullition avec des blancs d'œufs battus ; c'est ainsi qu'on clarifie les sirops, les miels, quelquefois les sucs, les décoctions, le petit-lait, et autres liqueurs. Le blanc d'œuf s'attache aux parties les plus grossières du liquide , qu'on clarifie en filtrant à travers le papier gris.

CLASSE , s. f. *classis* , ordre suivant lequel on range les substances et les êtres qui composent la nature. Les trois règnes , savoir , les minéraux, les végétaux, et les animaux , sont disposés en classes , en ordres , en genres , en espèces et en variétés. Ces divisions sont fondées sur la méthode des abstractions, par laquelle on forme des groupes en réunissant les individus qui se ressemblent, abstraction faite de leurs différences.

CLAUDICATION , s. f. *claudicatio ;* action de boiter; démarche d'un boiteux.

CLAVELÉE , s. f. ou CLAVEAU , s. m. *pusula* , maladie contagieuse des brebis et des moutons.

CLAVICULAIRE , adj. *clavicularis*, qui a rapport à la clavicule.

CLAVICULE , s. f. *clavicula* , diminutif de *clavis*, clef, en grec κλεὶς, κλειδίον. Chacun des deux os qui ferment la poitrine par en haut, et qui l'attachent aux épaules. On a peut-être ainsi nommé ces os , à

cause de la ressemblance qu'on a cru leur trouver avec d'anciennes clefs.

CLEISAGRE , s. f. *cleisagra* , de κλεὶς, clavicule, et d'ἄγρα, proie, capture ; goutte à l'articulation des clavicules avec le sternum.

CLÉMATITE , s. f. *clematis* , de κλῆμα, branche de vigne ; plante renonculacée, ainsi nommée par ce qu'elle pousse des branches sarmenteuses et grimpantes comme la vigne.

CLEPSYDRE , s. f. *clepsydra* , de κλέπτω, je cache, et d'ὕδωρ, eau; horloge d'eau , ainsi appelée parce que l'eau disparoît en coulant d'un vaisseau dans un autre; — vaisseau dont se servent les chimistes; — instrument pour conduire les fumigations dans l'utérus : *Paracelse*. — Nom de diverses machines hydrauliques des anciens.

CLERAGRE , s. f. *cleragra* , de κλεὶς, clavicule, et d'ἄγρα, proie, capture ; maladie qui vient aux ailes des oiseaux de proie.

CLIGNOTEMENT , s. m. *hippus* , du grec ἵππος, cheval; mouvement continuel et involontaire des paupières ; affection contractée dès la naissance , selon l'auteur des définitions de médecine. Hippocrate se servoit du mot ἵππος, pour exprimer ce tremblement, parce qu'il est propre à ceux qui sont à cheval.

CLIMAT , s. m. *clima* , du grec κλῖμαξ, échelle , degrés ; espace du globe terrestre compris entre deux cercles parallèles à l'équateur. Les climats, selon les astronomes, se divisent en climats d'heures, ou plutôt de demi-heures , et en climats de mois. On compte vingt-quatre climats d'heures depuis l'équateur où le jour artificiel est de 12 heures , jusqu'au cercle polaire où il est de 24 heures : il n'y a que six climats de mois qui se comptent depuis le cercle polaire jusqu'au pole où le jour est de six mois. — *Climat* se dit aussi d'un pays ou d'une région, eu égard à la température de l'air.

CLIMATÉRIQUE , adj. *climatericus*, de κλίμαξ, échelle ; se dit , selon quelques philosophes , de chaque septième année de la vie , ou , selon d'autres , des années qui sont le produit du nombre 7 multiplié par les nombres impairs 3, 5, 7 et 9. On croit que ces années apportent quelque grand changement à la santé, à la vie ou à la fortune. La grande année *climatérique* est la 63e.; quelques uns y ajoutent la 81e.; les autres années climatériques remarquables sont la 7e., la 21e., la 35e., la 49e.: le crédit des années climatériques ne paroît fondé que sur la doctrine des nombres de *Pythagore. Voyez* M. James.

CLINIQUE, adj. *clinicus*, de κλίνη, lit. Médecine clinique, qu'on exerce auprès des malades alités, pour examiner plus exactement tous les symptômes des maladies. — Malade *clinique*, qui garde le lit.

CLINOÏDE, adj. *clinoïdes*, de κλίνη, lit, et d'εἶδος, forme, ressemblance; se dit des quatre petites apophyses de l'os sphénoïde, parce qu'elles ressemblent aux pieds d'un lit.

CLINOPODE, s. m. *clinopodium*, de κλίνη, lit, et de πὲς, gén. ποδὸς, pied; plante labiée ainsi appelée parce que ses feuilles ont la forme d'un lit.

CLIQUETIS, s. m. *crepitus, conflictus*, bruit d'armes ou d'instrumens de fer qui s'entre-choquent; craquement des os fracturés.

CLITORIS, s. m. en grec κλειτορὶς, dérivé, selon quelques uns, de κλείω, je ferme; selon d'autres, de κλειτορίζειν, toucher, titiller, avoir toujours dans ses mains; petit corps long et rond, situé à la partie antérieure et supérieure de la vulve, susceptible d'érection, comme le membre viril, auquel il ressemble par sa structure, doué de la plus grande sensibilité, et regardé, par quelques physiologistes, comme le siége principal du plaisir vénérien, ce qui l'a fait nommer aussi *œstrum veneris*, œstre vénérien.

CLOAQUE, s. m. *cloaca*; se dit, en anatomie comparée, d'un canal qui sert à la fois, aux oiseaux, d'anus et de vagin; c'est ce qu'on nomme l'*ovi-ductus*, ou le canal qui conduit l'œuf depuis l'ovaire jusqu'à son issue.

CLOCHE, s. f. *campana*, vaisseau dont les chimistes se servent; — ampoule qui se forme sur l'épiderme ou la première peau, *pustula*; — calice de fleurs en forme de cloche.

CLOISON, s. f. *septum*, membrane qui sépare une cavité en deux parties; — séparation des cavités du corps : Anat. — lame mince qui sépare la cavité séminifère d'un fruit : Bot.

CLONIQUE, adj. *clonades*, du grec κλόνος, tumulte, secousse; se dit de la contraction involontaire et irrégulière des muscles ou des fibres musculaires.

CLOU ou FURONCLE, s. m. *clavus, furunculus*, espèce de flegmon. *Voyez* FURONCLE, FLEGMON. — Clou, *clavus*, douleur lacinante au dessus des orbites, ou au sommet de la tête, que le malade compare à un clou enfoncé dans le crâne; chez les femmes affectées de chlorose, il porte le nom de *clavus hystericus*, clou hystérique.

CLYSSUS, s. m. terme dont les anciens chimistes se servoient pour exprimer un extrait préparé de différentes substances mêlées ensemble; mélange contenant divers produits d'une même substance, tels que l'eau distillée, l'esprit, l'huile, le sel et la teinture d'absinthe, en sorte que le mélange possède toutes les vertus du simple qui a fourni toutes ces différentes préparations.

CLYSTÈRE, s. m. *clysterium*, en grec κλυστήρ, de κλύζω, je lave, je nettoie; lavement, sorte de médicament liquide qu'on introduit dans le gros intestin avec une seringue.

COAGULANT, ANTE, s. m. et adj. se dit des substances qui ont la vertu d'épaissir les fluides avec lesquels on les mêle.

COAGULATION, s. f. *coagulatio*, πῆξις des Grecs; état d'une chose coagulée, ou action par laquelle elle se coagule. Le froid congule les liquides, comme le vin, l'eau, l'huile, etc.; et le feu coagule les substances albumineuses.

COAGULUM, s. m. épaississement qui résulte du mélange de quelques liqueurs; le coagulum du sang. —

Moyen de coaguler; la présure est un *coagulum*.

COALESCENCE, s. f. *coalescentia*, *coalitio*, du verbe *coalescere*, prendre nourriture, ne faire qu'un corps; l'union naturelle de deux corps avant leur séparation; l'union de quelques os en un corps, qui sont séparés dans l'enfance et s'unissent ensuite; union morbifique des parties qui devroient être naturellement séparées. — *Coalescence* des parois de la matrice, de l'anus, des paupières, des doigts, etc.

COALITION, s. fém. *coalitio*, d'*alere*, nourrir, ou de *cum* avec, ensemble; combinaison de substances.

COASSEMENT, s. m. *ranarum clamor*, du grec Κράξ; bruit que font les grenouilles en criant.

COBALT, s. m. *cobaltum*, métal oxydable, mais non réductible immédiatement; à grain fin et serré; d'une couleur blanc d'étain; cassant et facile à pulvériser; assez dur; presqu'insipide et inodore; pesant 8.5384; agissant par attraction sur les deux pôles de l'aiguille aimantée; susceptible d'acquérir lui-même des pôles; très-difficile à fondre; soluble avec effervescence dans l'acide nitrique; dont l'oxyde, fondu avec le borax, se colore en bleu; employé dans la verrerie, la faïencerie et chez les émailleurs, pour faire les verres, les couvertes et les émaux bleus.

COCCYGIEN, ENNE, adj. *coccygeus*, du grec κόκκυξ, γος, coucou; qui a rapport au coccyx.

COCCYX, s. m. du grec κόκκυξ, coucou; os qui termine l'*os sacrum*, os caudal, ainsi appelé parce qu'on a cru y trouver de la ressemblance avec le bec du coucou.

COCHÉE, adj. f. *cocchia*; se dit de certaines pilules officinales, dont le nom dérive, selon *Castelli*, de κόκκος, baie, à cause de leur forme, ou de κόχη, écoulement abondant d'humeurs, par allusion à leur effet. Il y en a qui croient que le nom de ces pilules vient des Arabes qui en ont donné la formule.

COCHENILLE, s. f. *coccinilla*, in-

secte hémiptère dont le suc donne la belle écarlate; — graine d'une espèce de chêne vert dont le véritable nom est *kermès*.

COCHLÉARIA, s. m. de κοχλιάριον, cuiller; herbe aux cuillers; plante crucifère, ainsi appelée parce que ses feuilles ont la forme d'une cuiller.

COCON, s. m. *folliculus*, terme d'histoire naturelle, qui exprime la coque où est enfermé le ver à soie qui a fini de filer.

COCTION, s. f. *coctio*, du verbe latin *coquere*, cuire, digérer; opération de pharmacie; altération des corps par la chaleur du feu; — digestion des alimens dans l'estomac; — élaboration des humeurs qui se séparent de la masse du sang, comme du sperme dans les testicules et les vésicules séminales, du lait dans les mamelles, etc. Les anciens donnoient aussi le nom de *coction* à un travail ou à un effort de la nature, par lequel ils croyoient que la matière morbifique étoit disposée à être évacuée naturellement ou artificiellement.

COECUM, s. m. de *cœcus*, aveugle; première partie du gros intestin, fixée dans la fosse iliaque droite, recevant l'extrémité de l'intestin grêle, remarquable par une valvule intérieure, et un appendice vermiforme.

COIFFE ou COIFFE, s. f. *pileus*, *pileolus*, *galea*, *vitta*; membrane que quelques enfans apportent en naissant; — enveloppe membraneuse qui recouvre l'urne où sont renfermés les organes de la fructification des mousses; — membrane graisseuse qui flotte sur les boyaux.

COEFFICIENT, s. m. *coefficiens*, de *cum*, avec, et du verbe *efficere*, faire; nombre placé devant un terme ou une quantité algébrique, et qui la multiplie, comme dans $3ab$.

COELIAQUE, s. f. *morbus cœliacus*, de κοιλία, ventre; espèce de diarrhée où le chyle, préparé par l'estomac et le duodénum, n'est pas absorbé en traversant les intestins, mais passe en grande partie par l'anus.

COENOLOGIE, s. f. *cœnologia*, de

κοινὸς, commun, qui appartient à plusieurs, et de λόγος, discours ; consultation de médecins.

COERCIBLE, adj. *coercibilis*, de *coercere*, rassembler, retenir ; qui peut être rassemblé et retenu dans un certain espace, comme la vapeur, l'air, etc.

COEUR, s. m. *cor*, Κέαρ ou Κὴρ des Grecs ; organe conoïde, creux et musculeux, renfermé dans le péricarde, et placé dans la partie gauche de la poitrine, lequel, par le moyen des artères, porte le sang jusqu'aux extrémités du corps, d'où il lui est rapporté par les veines. Il se prend quelquefois, mais vulgairement, pour l'estomac : avoir mal au cœur, c'est avoir envie de vomir ; cette drogue me fait soulever le cœur, me fait bondir le cœur, c'est-à-dire, me donne des envies de vomir.

COHABITATION, s. f. *cohabitatio*, d'*habitare*, habiter, et de *cum*, avec ; état du mari et de la femme qui vivent ensemble.

COHÉRENCE, s. f. *cohærentia*, connexion entre deux choses.

COHÉSION, s. f. *cohæsio*, adhérence, ou force qui unit deux corps ; — effet de l'attraction, selon les *Newtoniens*.

COHOBATION, s. f. *cohobatio*, de l'arabe *cohob*, *cohoph* ; distillation réitérée, qu'on fait en reversant chaque fois le liquide distillé sur le résidu.

COÏNCIDENT, ENTE, adj. *coïncidens*, qui tombe en un même point.

COÏNDICANS, adj. m. pl. se dit des signes qui se réunissent aux signes particuliers d'une maladie, comme l'âge, la saison, le pays, etc.

COÏNDICATION, s. f. concurrence des signes coïndicans.

COÏT, s. m. *coïtus*, l'acte de la génération ; accouplement du mâle et de la femelle, et, en particulier, de l'homme et de la femme.

COLATURE, s. f. *colatura*, liqueur filtrée ou coulée ; l'action de filtrer avec un couloir.

COLCOTAR, s. m. oxyde de fer rouge par l'acide sulfurique.

COLÉOPTÈRE, s. m. et adj. *coleopterus*, du grec Κολεὸς, enveloppe, et de πτερὸν, aile ; nom d'un ordre d'insectes qui ont les ailes en étui, c'est-à-dire, dont les deux ailes supérieures sont ordinairement dures, épaisses, courtes, et servent de fourreau aux intérieures, qui sont membraneuses, et se plient en travers : Hist. nat.

COLÈRE, s. f. *ira*, *furor brevis ;* violente émotion de l'ame, accès momentané de fureur, qui paroit agir d'abord sur le genre nerveux, ensuite sur le système sanguin en général, et particulièrement sur celui de la tête.

COLIQUE, adj. *colicus*, en grec κωλικὸς de κωλον, membre, intestin colon ; qui a rapport à l'intestin colon. — s. f. *colica*, en grec κωλικὴ, maladie qui cause des tranchées dans le bas-ventre, et particulièrement dans le colon.

COLLAPSUS, s. m. du verbe *collabor*, je tombe ; affaissement ou affoiblissement de l'énergie du cerveau ; l'opposé d'*excitement* : *Cullen*.

COLLERETTE. s. f. *involucrum*, enveloppe commune ou particelle des *ombellifères*, toujours insérée à une certaine distance du lieu où sont immédiatement insérés les pétales des fleurs.

COLLET, s. m. *collare*, *annulus*, rebord qui sépare une tige de sa racine ; — petite couronne qui termine intérieurement la gaîne des feuilles des graminées ; — espèce de couronne ou d'anneau membraneux, attaché à la partie supérieure des pédicules des agarics.

COLLÉTIQUE, adj. et s. m. *colleticus*, de κολλά, ὰς glut n, colle ; agglutinatif, qui a la vertu de coller, de réunir deux choses séparées, comme les lèvres d'une plaie.

COLLIQUATIF, IVE, adj. *colliquativus, colliquescens, colliquefaciens ;* qui fond les humeurs ; qui est résous ou changé en liqueur : diarrhée *colliquative*.

COLLIQUATION, s. f. *colliquatio*, dissolution, fonte des humeurs.

COLLISION, s. f. *collisio*, choc de deux corps ; collision des corps élastiques : Phys.

COLLYRE, s. m. en grec κολλύριον, de κωλύω, j'empêche, et de ῥέω, je coule ; médicament externe contre les fluxions des yeux, ainsi appelé parce qu'il diminue l'irritation qui cause l'écoulement des larmes.

COLON, s. m. en grec κῶλον, de κωλύω, j'arrête, je retarde, ou bien de κοῖλον, creux; seconde partie du gros intestin, qui, après s'être élevée vers le foie, se porte de droite à gauche vers la rate, en forme d'arc situé sous l'estomac, et attaché d'une manière lâche par un repli transversal du péritoine, que l'on nomme méso-colon, se rend ensuite à la fosse iliaque gauche, où il forme deux flexuosités, avant de s'enfoncer dans le bassin.

COLOQUINTE, s. f. colocynthis, en grec κολοκύνθη, dérivé, dit-on, de κοιλία, le ventre, et de κινέω, mouvoir, remuer; plante cucurbitacée, ainsi appelée à cause de sa vertu drastique, ou fortement purgative.

COLORISATION, s. f. mutatio coloris, changement de couleur des substances dans les opérations de pharmacie et de chimie.

COLOSSE, s. m. colossus, en grec Κολοσσὸς, ὸ, statue d'une grandeur démesurée; homme très-grand.

COLOSTRATION, s. f. colostratio, maladie des enfans, dont la cause est le premier lait nommé colostrum.

COLOSTRUM, s. m. le premier lait aqueux qui sort du sein des femmes après leur délivrance; — émulsion préparée avec la térébenthine dissoute dans un jaune d'œuf.

COLUMBIUM, s. m. métal ou minéral qui tire son nom de Christophe Colomb, récemment découvert par M. Ch. Hatchett, dans un minéral envoyé du Massachusset, province de l'Amérique septentrionale; pesant 5,918; tendre et facile à briser; d'une cassure granuleuse, à grains fins dans un sens, et un peu lamelleuse dans l'autre; foiblement attaquable par les acides nitrique, muriatique et sulfurique; composé, suivant le chimiste déjà cité, de 21 d'oxyde de fer, et de 78 d'un oxyde métallique blanc, auquel il a reconnu des propriétés qui le distinguent des métaux connus jusqu'ici.

COLUMELLE, s. f. columella, axe vertical de quelques fruits, qui

persiste après la chute de leurs autres parties.

COLUMELLÉ, ÉE, adj. columellatus, pourvu d'une columelle.

COLURES, s. m. pl. coluri, Κόλυροι des Grecs; deux grands cercles de la sphère, dont l'un passe par les points équinoxiaux, et l'autre par ceux des solstices, et qui se coupent aux poles du monde à angles sphériques droits : colure des équinoxes, colure des solstices. Les deux racines de ce mot sont Κολούω, je coupe, et ουρα, ᾶς, queue, extrémité, parce qu'il n'y a jamais que la moitié de ces cercles sur l'horizon.

COMA, s. m. en grec κωμα, du verbe κωμαω, je fais dormir; suspension de l'action des sens, des facultés de l'entendement, et de la locomotion; assoupissement si profond, que l'éveil momentané est impossible, même à l'aide d'une forte irritation.

COMATEUX, EUSE, adj. comatodes, qui a rapport au coma, qui le produit ou l'annonce : affection comateuse.

COMBINAISON, s. f. unio, compositio; union intime de deux corps qui forment un composé; ainsi, l'acide sulfurique et la soude se combinent pour former un sel neutre, qu'on appelle sulfate de soude.

COMBUSTIBLE, adj. ignem facilè concipiens; se dit des corps qui ont la propriété de brûler, ou qui ont une très-grande tendance à s'emparer de l'oxygène.

COMBUSTION, s. f. combustio, action de brûler entièrement; calcination. La combustion du gaz hydrogène donne de l'eau; dans toute combustion il y a absorption d'oxygène : Nouv. Chim.

COMÈTE, s. f. cometa, en grec κομήτης, de κομη, chevelure; corps lumineux qui paroît dans le ciel avec une trainée de lumière : comète barbue, chevelue, caudée.

COMÉTOGRAPHIE, s. m. cometographia, de Κομήτης, ὸ, comète, et de γραφω, je décris; traité des comètes.

COMMÉMORATIF, IVE, adj. commemorativus, rememorativus, anamnesticus; se dit des signes qui nous font ressouvenir de ce qui s'est passé, tant en santé qu'en maladie, et qui contribuent beaucoup au diagnostique et au pronostic des maladies. Par exemple, un homme est attaqué de pleurésie ; le médecin apprend que la maladie s'est déclarée à la suite d'excès, d'abus de liqueurs spiritueuses : voilà des signes commémoratifs qui doivent rendre le pronostic plus douteux.

COMMENSURABILITÉ, s. f. *commensurabilitas*, de *mensura*, mesure, et de *cum*, avec ; rapport de deux grandeurs ou quantités qui ont une mesure commune : Math.

COMMENSURABLE, adj. *commensurabilis ;* se dit d'une quantité par rapport à une autre, avec laquelle elle a une mesure commune.

COMMINUTION, s. m. *comminutio*, de *comminuere*, briser, mettre en pièces ; réduction d'un corps en particules extrêmement petites : fracture avec *comminution*, celle où l'os est écrasé et réduit en éclats.

COMMISSURE, s. f. *commissura*, jointure, point d'union de quelques parties du corps, comme des lèvres, des paupières, des parties qui forment la vulve.

COMMOTION, s. f. *commotio*, secousse, agitation, ébranlement violent causé par un coup, une chute : *commotion* du cerveau.

COMPACITÉ, s. f. *compactura*, de *pango*, je lie, et de *cum*, avec ; qualité de ce qui est compacte. Tous les corps sont plus ou moins poreux ; il n'y a donc point de compacité absolue.

COMPACTE, adj. *compactus*, très-condensé ; dont les parties sont fort serrées ; qui a beaucoup de poids.

COMPASSION, s. f. *compassio*, terme de nosologie, dont quelques auteurs se servent pour exprimer une souffrance sympathique.

COMPLÉMENT, s. m. *complementum*, ce qui manque à un angle pour égaler un angle droit. Ainsi l'angle droit étant de 90° ou de 100°, le complément de 60° sera de 30° ou de 40° : Géom.

COMPLÉMENTAIRES, adj. m. pl. *complementaris ;* se dit des jours ajoutés aux douze mois de l'année républicaine, pour compléter l'année solaire.

COMPLEXE, adj. et s. m. *complexus*, qui embrasse, qui contient plusieurs choses, par opposition à simple ; — idées complexes, celles qui résultent de plusieurs idées simples : Log. — Nom de deux paires de muscles de la tête, que les anatomistes français désignent souvent par le mot latin : les *complexus* de la tête.

COMPLEXION, s. f. *complexio*, *habitus*, *constitutio ;* tempérament, constitution du corps : bonne, foible complexion ; — humeur, inclination : complexion triste, gaie, amoureuse.

COMPLICATION, s. f. *complicatio*, concours ou réunion de choses de différente nature : complication de maladies, de symptômes.

COMPOSÉ, s. m. *compositum*, résultat de l'union de plusieurs parties : l'eau est un *composé* d'hydrogène et d'oxygène : Chim.

COMPRESSE, s. f. *compressa*, *splenium ;* morceau de linge replié plusieurs fois sur lui-même, qu'on applique sur les plaies, et qui sert à maintenir les différentes pièces d'un appareil : Chir.

COMPRESSIBLE, adj. *compressibilis*, qu'on peut comprimer ou réduire à un moindre volume : l'air est un fluide compressible ; tous les corps élastiques sont compressibles.

COMPRIMÉ, ÉE, adj. *compressus ;* se dit de tout ce dont la largeur des côtés excède l'épaisseur : Bot.

CONCATÉNATION, s. f. *concatenatio*, de *catena*, chaîne, et de *cum*, avec ; enchaînement, liaison : Didact.

CONCAVE, adj. *concavus ;* se dit de ce qui est creux et rond : miroir concave. — En botanique, de toute partie tellement creusée par sa face interne ouverte, qu'elle ne peut être réduite à l'état de planéité sans plissure ou sans fracture.

CONCENTRATION, s. f. *concentratio*, l'action de concentrer ou de réunir au centre : le grand froid *concentre* la chaleur naturelle ; *concentration* des rayons solaires dans le foyer d'un miroir ardent ; — opération chimique qui consiste à condenser les liquides : acide *concentré*, très-fort.

CONCENTRIQUE, adj. *concentricus*; se dit des cercles ou des courbes qui ont un centre commun.

CONCEPTION, s. f. *conceptio*, du verbe latin *concipere*, concevoir; action par laquelle le fœtus se forme dans le ventre de sa mère.

CONCHITE, s. f. en grec κογχιτης, de κόγχη, coquille; pierre blanche, molle, où l'on trouve des coquilles bivalves fossiles : Hist. nat.

CONCHOÏDAL, ALE, adj. *conchoïdalis*, du grec Κόγχη, conque; qui appartient à la conchoïde.

CONCHOÏDE, s. f. *conchoïs*, de Κόγχη, ης, conque; courbe qui s'approche toujours d'une ligne droite, sans jamais la couper.

CONCHYLE, s. m. *ostreum*, *ostrea*, Κογχύλη des Grecs; poisson dont on tire le suc pour teindre en écarlate.

CONCHYLIOLOGIE, s. f. *conchyliologia*, de κογχύλια, coquillages, et de λόγος, discours, traité des coquillages.

CONCHYLIOTYPOLITE, s. f. de κογχύλιον, coquillage, de τύπος, empreinte, et de λίθος, pierre; pierre qui porte l'empreinte de la figure extérieure des coquilles de mer.

CONCOCTION, s. f. *concoctio*, digestion des alimens. *V.* COCTION.

CONCOMITANT, ANTE, adj. *concomitans*, qui accompagne; symptômes, signes concomitans, qui accompagnent une maladie.

CONCRET, ÈTE, adj. *concretus*, du verbe latin *concrescere*, se condenser, s'épaissir. En terme de didactique, il est opposé à *abstrait*, et exprime la qualité unie au sujet : ainsi, *rond* est un terme *concret*; *rondeur*, un terme *abstrait*. — En chimie, il se prend pour coagulé, fixé : sel volatil *concret*.

CONCRÉTION, s. f. *concretio*, du verbe latin *concrescere*, se figer, se coaguler, se congeler; amas de parties réunies en une masse : *concrétion* pierreuse, saline; — action par laquelle les corps liquides ou mous se condensent ou se durcissent : *concrétion* du lait; — adhérence des parties qui doivent être naturellement séparées : *concrétion* des doigts, des parois du vagin.

CONDENSABILITÉ, s. f. *condensabilitas*, propriété qu'ont les corps de pouvoir être condensés : Phys.

CONDENSABLE, adj. *condensabilis*, qui peut être condensé ou réduit à occuper un moindre espace : tels sont l'air et les différens gaz.

CONDENSATEUR, s. m. *condensator*, machine qui sert à condenser un gaz dans un espace donné, par exemple le fusil à vent.

CONDENSATION, s. f. *condensatio*, *inspissatio*, *pycnosis*, du verbe latin *condensare*, épaissir, resserrer. *Condensation* des corps par le froid : action opposée à la raréfaction. On se sert beaucoup de ce terme en aérométrie, par rapport à l'air qu'on condense fort aisément; on l'emploie encore pour exprimer la contraction ou le resserrement des pores de la peau par les remèdes rafraîchissans, astringens ou dessiccatifs.

CONDIT, s. m. *conditus*, *condimentum*, du verbe latin *condire*, assaisonner; terme de pharmacie, qui désigne toute sorte de confitures, tant en sucre qu'en miel.

CONDUCTEUR, s. m. *conductor*, instrument dont on se sert pour la taille; — tout corps qui transmet les fluides électrique, magnétique, galvanique, etc.

CONDUCTIBILITÉ, s. f. propriété de certains corps pour transmettre le calorique, l'électricité, le magnétisme et le galvanisme.

CONDUIT, s. m. *meatus*, canal ou tuyau par où passe un liquide ou un fluide : *conduit* artériel, veineux, lymphatique; *conduit* aérien; *conduit* alimentaire.

CONDYLE, s. m. *condylus*, *nodus*, en grec κόνδυλος; nœud ou éminence située à l'extrémité d'une articulation; les condyles du tibia, du fémur, de l'humérus.

CONDYLOÏDE, adj. *condyloïdes*, de κόνδυλος, condyle, et d'εἶδος, forme ou ressemblance; qui a la forme d'un condyle.

CONDYLOÏDIEN, ENNE, adj. *condyloideus*; se dit de tout ce qui a rapport aux condyles.

CONDYLOME, s. m. *condyloma*, en grec κονδύλωμα; excroissance molle et charnue, indolente, qui naît sur les doigts des mains et des pieds, mais plus particulièrement autour et à l'intérieur de l'anus, au périnée et aux parties génitales de l'un et de l'autre sexe : la verrue, le fic, le marisca, le thymus, la crête, sont traités de *condylome*.

CÔNE, s. m. *conus*, pyramide à base circulaire. En botanique, *strobilus*, assemblage ovoïdal d'écailles coriaces, imbriquées en tout sens autour d'un axe commun.

CONFECTION, s. f. *confectio*, composition de drogues médicinales ; sorte d'électuaire mou, un peu plus épais que le miel cuit, qui réunit, par le mélange et la fermentation, les qualités de plusieurs mixtes, et en fait un remède plus parfait.

CONFIGURATION, s. f. *figura, forma ;* forme extérieure des corps, qui leur donne une figure particulière.

CONFIRE, v. a. *condire*, accommoder des fruits, des légumes dans un suc, dans une liqueur qui les pénètre entièrement. Les anciens ne confisoient qu'avec du miel ; les modernes confisent au sucre, au sel, au vinaigre.

CONFLUENT, ENTE, adj. *confluens*, du verbe latin *confluere*, couler ensemble, venir en foule ; petite vérole confluente, dont les grains se touchent, très-abondante.

CONFORMATION, s. f. *conformatio*, arrangement, forme, figure ; manière dont un corps organisé est formé. — Maladie de *conformation*, qui provient du mauvais arrangement des parties.

CONFORTATIF, IVE, adj. *confortans, corroborans*, qui fortifie ; se dit des remèdes qui augmentent les forces.

CONFORTATION, s. f. *confortatio, corroboratio;* corroboration, action de fortifier.

CONFORTER, v. a. *confortare, corroborare ;* fortifier, rendre plus fort : *conforter* les nerfs, l'estomac, le cœur.

CONFRICATION, s. f. *confricatio*, du verbe latin *confricare*, frotter contre ; réduction d'une substance friable en poudre : de l'amidon, par exemple, en le froissant avec les doigts ; pression de quelque plante succulente avec les doigts, pour en exprimer le suc.

CONFUSION, s. f. *confusio*, mélange, embrouillement ; on donne ce nom à une maladie des yeux, qui arrive lorsque les membranes qui enveloppent les humeurs, venant à se rompre, les humeurs se confondent les unes avec les autres.

CONGÉLATION, s. f. *congelatio*, action de congeler ; état des liquides congelés par le froid ; — pétrification qui se forme dans certaines cavernes ; — nom qu'on donne à la catalepsie, maladie où les membres sont roides et immobiles, comme s'ils étoient gelés.

CONGELER, v. a. *congelare*, durcir les liquides par le froid : *congeler* des fruits, les mettre à la glace ; *congeler* un bouillon, un sirop, le laisser prendre et épaissir en se refroidissant. Certains poissons ont la propriété de congeler le sang.

CONGÉNÈRE, adj. *congener*, qui est de même espèce, de même genre : se dit, en anatomie, des muscles qui concourent au même mouvement, qui sont opposés aux antagonistes ; et en botanique, des plantes du même genre.

CONGESTION, s. f. *congestio*, amas, assemblage, du verbe latin *congerere*, amasser, accumuler ; amas d'humeurs qui se forme lentement dans quelque partie du corps. La *congestion* diffère de la fluxion, en ce que celle-ci est un dépôt d'humeurs qui se fait promptement sur quelque partie, et d'où naissent des inflammations : on doit voir par-là qu'il existe une très-grande différence entre les abcès par congestion, et les dépôts ou abcès par fluxion.

CONGLACIATION, s. f. *conglaciatio*, du verbe latin *conglaciare*, se glacer, se geler ; action par laquelle un liquide passe à l'état de glace ; état des liquides glacés. Peu usité.

CONGLOBÉ, ÉE, adj. *conglobatus*, du verbe latin *conglobare*, amasser, assembler en rond ; se dit, en anatomie, de plusieurs glandes réunies qui n'en font qu'une, comme les glandes des aines, des aisselles, du mésentère ; et en botanique, des feuilles et fleurs rassemblées en boule.

CONGLOMÉRÉ, ÉE, adj. *conglomeratus*, du verbe *conglomerare*, diviser en peloton ; se dit des glandes réunies en peloton sous une même membrane, comme le foie, les reins, les parotides.

CONGLUTINANT, ANTE, adj. *conglutinans*, qui a la vertu de coller, de réunir ; se dit des remèdes auxquels on attribue la vertu d'agglutiner, de consolider les plaies.

CONGLUTINATION, s. f. *conglutinatio*, réunion de deux parties séparées, par l'effet des conglutinans.

CONGLUTINER, v. a. *conglutinare*, réunir des corps séparés par le moyen des conglutinans.

CONGRÈS, s. m. *congressus*, épreuve qu'ordonnoit autrefois la justice en présence de chirurgiens et de matrones, pour constater la puissance ou l'impuissance des gens mariés. Comme elle étoit incertaine et douteuse, et qu'elle étoit contraire à la pudeur et à la pureté des mœurs, elle fut supprimée en 1677.

CONIFÈRE, adj. *coniferus, conifer, coniger*; se dit des fruits et des fleurs qui sont en cône ; on donne aussi ce nom aux arbres qui portent de ces sortes de fruits, tels qu'au sapin, au pin, etc.

CONJONCTIVE, s. f. *conjunctiva, adnata*, nom de la membrane muqueuse qui forme le blanc de l'œil ; elle est ainsi appelée parce qu'elle attache le globe de l'œil à l'orbite et aux paupières.

CONJUGAISON, s. f. *conjugatio*, assemblage, accouplement. On le dit en anatomie, de certaines paires de nerfs qui sont joints ensemble à leur origine, comme des nerfs qui sortent de la moelle épinière (prolongement rachidien), et des trous de l'épine ou du rachis qui leur livrent passage.

CONNÉS, adj. f. pl. *connotæ*; se dit des parties faisant immédiatement corps entr'elles ; feuilles *connées*.

CONNIVENT, ENTE, adj. *connivens*; se dit de certaines parties des plantes dont les divisions sont rapprochées par leurs sommets ou en totalité ; calice connivent : Bot.

CONOÏDE, adj. *conoïdes, conoïdeus*; se dit des solides qui approchent de la figure du cône, mais qui en diffèrent cependant en ce que leur base est une ellipse ou toute autre courbe que le cercle.

CONQUE, s. f. *concha*, Κόγχη des Grecs, grande coquille concave ; cavité de l'oreille la plus voisine de la partie extérieure, et terminée par les deux éminences que les anatomistes nomment tragus et antitragus.

CONSERVE, s. f. *conserva*, espèce de confiture ou électuaire simple, fait avec la pulpe ou la poudre d'une substance et suffisante quantité de sucre. Son nom vient de ce qu'elle a été imaginée pour conserver la vertu des substances, effet qu'elle ne sauroit produire puisqu'elle n'empêche pas la fermentation. Elle est molle ou solide. — au pluriel, sorte de lunettes qui grossissent peu les objets et conservent la vue.

CONSISTANCE, s. f. *consistentia*, état d'un fluide qui s'épaissit ; état de stabilité des corps selon qu'ils sont plus mous ou plus durs, plus épais ou plus liquides. La cire a moins de *consistance* que le bois. Faire bouillir des drogues jusqu'à *consistance* de sirop, d'extrait, d'électuaire.

CONSOLIDANT, ANTE, adj. et s. m. *consolidans*, du verbe latin *consolidare*, consolider, réunir ; remède qui affermit et cicatrise les parties divisées d'une plaie, d'un ulcère.

CONSOLIDATION, s. f. *conglutinatio*, réunion des lèvres d'une plaie, leur cicatrisation.

CONSOMMÉ, s. m. *consummatum*, bouillon succulent d'une viande très-cuite, qui se réduit en gelée quand il est refroidi.

CONSOMPTIF, IVE, adj. *consumptivus*, qui consume les humeurs, les chairs ; la pierre à cautère, l'eau phagédénique sont des remèdes *consomptifs*.

CONSOMPTION, s. f. *consumptio, anolosis*, défaut de nourriture ou amaigrissement du corps : c'est la même chose que la phthisie ou l'hectisie.

CONSTELLATION, s. f. *signum cœleste, stellarum congeries*, assemblage d'étoiles voisines, représentées par des figures d'hommes et d'animaux, dont elles portent aussi le nom. Exempl. la Grande Ourse, Andromède, etc.

Constipation, s. f. *constipatio*, du verbe latin *constipare*, serrer, boucher ; état de celui qui ne peut aller librement à la selle.

Constitution, s. f. *constitutio*, assemblage de plusieurs parties qui forment un tout ; état d'un homme bien constitué, sain, robuste, endurant l'intempérie des saisons et la fatigue, sans en être incommodé. *Voy.* **Complexion.**

Constricteur, adj. et s. m. *constrictor*, qui serre ; muscle qui resserre ; le *constricteur* de l'anus, du vagin, etc.

Constriction, s. f. *constrictio*, rigidité, resserrement des parties d'un corps ; la *constriction* spasmodique des vaisseaux de la surface du corps.

Contact, s. m. *contactus*, attouchement ; état de deux corps qui se touchent.

Contagieux, euse, adj. *contagiosus*, du verbe latin *tangere*, toucher ; qui se communique par contagion. La peste, la petite vérole, la gale sont des maladies contagieuses; *air contagieux*, celui qu'on croit imprégné de vapeurs pestilentielles ou malignes.

Contagion, s. f. *contagio*, *contages*, *contagium* ; communication d'une maladie par le contact médiat ou immédiat ; émanation ou effluve délétère qui s'exhale des animaux ou végétaux en putréfaction, et engendre des maladies pernicieuses. On nomme aussi *contagion* la peste, parce qu'elle est la plus contagieuse de toutes les maladies.

Contemplation, s. f. *contemplatio*, nom qu'on a donné à la catalepsie, parce que ceux qui en sont attaqués paroissent immobiles et comme dans une profonde méditation.

Contentif, ive, *continens*, du verbe latin *continere*, retenir, contenir ; se dit des bandages qui retiennent les médicamens et les compresses sur la partie malade.

Contexture, s. f. *contextura*, disposition des parties, tissure, enchaînement, du latin *texere*, ourdir, faire un tissu ; nom qu'on donne métaphoriquement à la struc-

ture organique des corps. *Contexture* des muscles, des fibres, etc.

Contiguïté, s. f. *contiguitas*, *atis*, état de deux choses qui se touchent sans se tenir, et qui peuvent être désunies sans déchirement sensible.

Continent, ente, adj. *continens* ; se dit des fièvres qui conservent la même force sans avoir de rémission.

Continu, ue, adj. *continuus*, qui ne cesse point ; se dit des fièvres qui n'ont ni rémission ni intermission, mais seulement des paroxysmes ou exacerbations des symptômes.

Continuité, s. f. *continuitas*, état de deux choses qui sont si bien adhérentes entr'elles qu'on ne peut les désunir sans les casser : solution de *continuité*.

Contondant, ante, adj. *contundens*, du verbe latin *contundere*, contondre, broyer, écraser ; qui fait des contusions ; nom des instrumens vulnérans, ronds, obtus et non tranchans.

Contorsion, s. f. *contorsio*, mouvement violent des muscles, des membres ; la contorsion du cou, du dos, des bras, etc.

Contractif, ive, adj. *contrahens*, du latin *contrahere*, rétrecir, serrer, raccourcir, retirer ; se dit des remèdes qui diminuent la longueur des solides et augmentent leur épaisseur. *Voy.* **Astringent.**

Contractile, adj. *contractilis*, qui a de la contractilité.

Contractilité, s. f. *contractilitas*, puissance par laquelle un corps revient sur lui-même après avoir été tendu, *contractilité* musculaire.

Contraction, s. f. *contractio*, action ou mouvement des muscles, des nerfs qui se retirent; action des artères et du cœur qui se rétrécissent.

Contre-coup, s. m. *contra-fissura*, *resonantia*, *apechema* ; fracture que produit un coup dans la partie opposée à celle qui est frappée. On compte cinq espèces de *contre-coups* qui peuvent avoir lieu sur le crâne : 1°. quand la table interne cède et se rompt; 2°. quand l'os se brise dans toute autre partie de son étendue que celle qui est frappée ; 3°. quand un os frappé demeure intact, et que son voisin se rompt ; 4°. quand un os se brise en un lieu diamétralement opposé à l'endroit frappé ; 5°. quand la violence du coup produit l'écartement des sutures voisines ou éloignées.

CONTRE-EXTENSION, s. f. *contrà-extensio*, action par laquelle on retient une partie luxée ou fracturée, contre l'extension qu'on fait pour la remettre dans sa situation naturelle.

CONTRE-INDICATION, s. f. *contrà-indicatio*, circonstance qui empêche de faire ce que sembleroit d'abord exiger la nature de la maladie. Par exemple, une pleurésie inflammatoire indique la saignée, mais la foiblesse du malade indique le contraire : voilà ce qu'on appelle *contre-indication*.

CONTUS, USE, adj. *contusus*, meurtri, froissé ; sans être entamé.

CONTUSION, s. f. *contusio*, du verbe latin *contundere*, écraser, meurtrir ; blessure produite par l'impulsion d'une cause externe, par le choc d'un corps contondant, sans perte de substance ni solution de continuité apparente. On distingue la contusion de la plaie contuse, en ce que dans celle-ci les tégumens sont divisés. Dans les fortes contusions, le sang s'épanche sous la peau ; mais lorsqu'elles sont légères, le sang n'est engagé que dans les vaisseaux capillaires, sans épanchement.

CONVALESCENCE, s. f. *convalescentia*, recouvrement de la santé après une maladie ; temps qui s'écoule depuis la fin de la maladie jusqu'au parfait rétablissement des forces.

CONVERGENCE. s. f. *convergentia*, position de lignes ou de rayons qui convergent ou vont se réunir au même point.

CONVERGENT, ENTE, adj. *adunatus, congregatus*, qui converge, qui va se réunir au même point. L'optique démontre que tous les rayons solaires réfléchis par un miroir concave, se réunissent à un même point, qu'on appelle foyer :

tous ces rayons sont donc *convergens*.

CONVEXE, adj. *convexus ;* se dit des corps dont la surface externe est courbe : par exemple, d'une sphère.

CONVOLUTÉ, ÉE, adj. *convolutus ;* se dit des feuilles roulées en dedans par un côté, de manière à former le cornet : Bot.

CONVULSÉ, ÉE, adj. *convulsus*, qui est attaqué de convulsions : muscles *convulsés*.

CONVULSIF, IVE, adj. *convulsivus*, qui est accompagné de convulsions : toux *convulsive*, pouls *convulsif ;* — qui donne des convulsions : l'émétique est convulsif.

CONVULSION, s. f. *convulsio*, du verbe *convellere*, secouer, ébranler ; contraction et relâchement alternatifs, involontaires et momentanés des muscles soumis à l'influence de la volonté.

COPHOSE, s. f. *cophosis*, du verbe grec κωφόω, je rends sourd ; surdité complète ; état d'une personne qui a perdu l'ouïe.

COPROCRITIQUES, adj. et s. m. pl. *coprocritica*, de κόπρος, excrément, et de κρίνω, je sépare ; se dit des remèdes purgatifs qui n'évacuent que les intestins. *Voy.* ENCPROTIQUES.

COPROSTASIE, s. f. *coprostasia*, de κόπρος, excrément, et d'ίστημι, j'arrête ; rétention des excrémens, constipation.

COPULATION, s. f. *copulatio*, accouplement ou conjonction du mâle avec la femelle pour la génération.

COQUE, s. f. en grec Κόχλος, conque, de Κόχλω, tourner en rond ; enveloppe de l'œuf, du ver à soie et autres insectes qui filent ; de la noix et autres fruits ou semences : — nom des bosses arrondies, en nombre déterminé, séparées par autant d'enfoncemens longitudinaux que présentent à leur contour divers fruits sphéroïdaux. Selon *Gærtner*, fruit pluriloculaire, olygosperme, columellé, déhiscent ordinairement par les cloisons en autant de loges distinctes, qui renferment une ou deux graines renversées.

COQUELUCHE. s. f. *pertussis, morbus cucullatus*. de *cucullus*, capuchon ou coqueluchon ; toux violente et convulsive, consistant en plusieurs expirations successives, suivies d'une inspiration sonore ; accompagnée de rougeur du visage et des yeux ; attaquant principalement les enfans et les jeunes gens, sur-tout dans le printemps et l'automne, à cause des fréquentes vicissitudes de l'air, qui la rendent épidémique dans ces deux saisons.

COQUILLAGE, s. m. collectif, *conchylia*, de Κογχύλιον, ver couvert d'une enveloppe dure nommée coquille ; — écaille ou coque dans laquelle ces vers sont enfermés.

COQUILLE, s. f. *concha*, du grec Κόγχος, enveloppe ou coque des limaçons et des animaux testacés.

COR, s. m. *clavus*, *gemursa*, tubercule ou durillon qui vient aux pieds par la compression qu'exerce la chaussure : il s'élève sur la peau comme la tête d'un clou, et sa racine, qui est très-dure, s'enfonce quelquefois jusqu'aux tendons et au périoste.

CORACO-BRACHIAL, adj. et s. m. *coraco-brachialis* ; se dit d'un muscle qui part de l'apophyse coracoïde, et va s'insérer vers le milieu de l'os du bras. *Voy.* CORACOÏDE.

CORACOHYOÏDIEN, adj. et s. m. *coracohyoïdeus*, qui a rapport à l'apophyse coracoïde et à l'os hyoïde ; nom d'un muscle long et grêle, situé obliquement sur la partie latérale du cou, qui part de l'omoplate et va s'insérer à l'os hyoïde. *Voy.* CORACOÏDE et HYOÏDE.

CORACOÏDE, adj. *coracoïdes*, *coracoïdeus*, *rostriformis*, de κοραξ, corbeau, et d'εἶδος, forme ou ressemblance ; apophyse de l'omoplate, ainsi appelée parce qu'elle ressemble au bec d'un corbeau.

CORACO-RADIAL, adj. et s. m. *coraco-radialis* ; qui a rapport à l'apophyse coracoïde et au radius ; se dit d'un muscle situé le long de la partie moyenne antérieure et un peu interne du bras, qui s'attache par l'un de ses tendons supérieurs à l'apophyse coracoïde, et par son extrémité inférieure au radius. *V.* CORACOÏDE.

CORAIL, s. m. *corallum*, en grec Κοράλλιον, de κορεω, j'orne, et d'αλς, mer, comme si l'on disoit, *ornement que produit la mer* : genre de lithophyte, entièrement pierreux,

d'une matière très-dure et d'une couleur rouge plus ou moins foncée. Lorsqu'il est dépouillé d'une croûte qui le revêt, il ressemble à un petit arbre privé de ses feuilles.

CORALLINE, s. f. *muscus marinus*, nom qu'on a donné à certains zoophytes qui ressemblent à des plantes dont la tige seroit, d'espace en espace, recouverte d'une matière calcaire. On emploie une espèce de ce genre en médecine, contre les vers ; elle est connue sous le nom de *mousse de Corse*.

CORDIAL, ALE, adj. *cordialis*, *cardiacus* ; se dit des remèdes propres à ranimer promptement les forces, et à fortifier le cœur. *Voy.* CARDIAQUE.

CORDON, s. m. *funiculus*, petite corde ; — *ombilical*, lien vasculaire qui attache l'enfant au placenta par le nombril, ou qui porte le sang de la mère à l'enfant, et le rapporte de l'enfant à la mère ; — en botanique, saillie formée par le réceptacle d'une graine qui porte ou enveloppe celle-ci, en s'y attachant par un point qu'on nomme *hile*.

CORNÉE, s. f. *cornea*, la première, la plus externe, la plus épaisse et la plus forte des membranes de l'œil. Elle est ainsi appelée parce que sa dureté et sa couleur ressemblent à celles de la corne. On la divise en deux parties, l'une grande, qu'on appelle *cornée* opaque, et l'autre petite, antérieure et plus convexe, qu'on appelle *cornée* transparente. *Voy.* SCLÉROTIQUE.

CORNET, s. m. *cornu* ; — acoustique, *acousticum*, qui sert à se faire entendre d'un sourd. *Voy.* ACOUSTIQUE.

CORNUE, s. f. *cornuta*, terme de chimie ; vaisseau de terre ou de verre, à col recourbé, pour distiller à grand feu.

COROLLE, s. f. *corolla*, organe floral, laminé ou tubulé, simple ou multiple, qui, étant placé à l'intérieur du calice, naît immédiatement en dehors du point ou de la ligne d'insertion des étamines, ou bien les porte attachées par leurs bases à sa paroi interne.

CORONAIRE, adj. *coronarius* ; se dit de deux artères rétrogrades qui l'aorte fournit à la sortie du cœur, et qui se portent sur la surface externe de cet organe. M. *Chaussier* les nomme artères *cardiaques*. On donne aussi le nom de *coronaire stomachique* à l'artère que le tronc *céliaque* envoie à l'estomac, et que M. *Chaussier* appelle *stomo-gastrique*, parce qu'elle se porte à l'orifice supérieur de ce viscère.

CORONAL, adj. et s. m. *coronalis*, qui a rapport à la couronne ; se dit de l'os du front et de la suture qui réunit cet os aux pariétaux, parce que l'un et l'autre répondent à l'endroit où la couronne se porte.

CORONÉ, s. m. du grec Κορώνη, corneille ; en général, éminence quelconque, et spécialement, apophyse de la mâchoire inférieure ou *diacranienne*, ainsi appelée parce qu'elle ressemble à un bec de corneille.

CORONOÏDE, adj. *coronoïdes*, du grec Κορώνη, corneille, et d'εἶδος, forme ; semblable au bec d'une corneille : apophyse coronoïde.

CORPS, s. m. *corpus*, portion de matière, substance étendue et impénétrable : *corps* brut, *corps* organisé, *corps* vivant et animé ; les *corps* caverneux, le *corps* calleux.

CORPULENCE, s. f. *corpulentia*, *obesitas*, grosseur, volume du corps : les gens doués de *corpulence* sont sujets à beaucoup de maladies, à l'apoplexie.

CORPUSCULE, s. m. *corpusculum*, diminutif de *corpus*, petit corps, atome.

CORROBORANT, ANTE, ou CORROBORATIF, IVE, adj. et s. m. *corroborans*, du verbe latin *corroborare*, fortifier ; se dit des remèdes qui fortifient et donnent du ton : le vin corrobore l'estomac.

CORROBORATION, s. f. *corroboratio*, l'action de corroborer, de fortifier, de donner des forces.

CORRODANT, ANTE, ou CORROSIF, IVE, adj. et s. m. *corrodens*, *corrosivus*, du verbe latin *corrodere*, ronger ; qui ronge ; se dit des substances qui corrodent les parties solides sur lesquelles on les applique, tels sont les acides minéraux, les alcalis caustiques, le sublimé corrosif, la pierre infer-

nale, le beurre ou muriate d'antimoine liquide, etc.

CORROSION, s. f. *corrosio*, action ou effet de ce qui est corrosif.

CORRUGATEUR, s. m. pris adj. *corrugator*, nom qu'on donne au muscle qui, en se contractant, ride et fronce les sourcils.

CORRUGATION, s. f. *corrugatio*, du verbe latin *corrugare*, rider, froncer ; froncement ou ride de la peau, des sourcils, etc.

CORRUPTION, s. f. *corruptio*, action par laquelle une chose se corrompt, s'altère, se déprave, se putréfie : *corruption* de l'air, du sang, etc.

CORSELET, s. m. *levis lorica* ; partie du corps des insectes placée entre la tête et le ventre ; — coquillage bivalve.

CORTICAL, ALE, adj. *corticalis*, de *cortex*, écorce ; qui appartient à l'écorce ; se dit, en anatomie, de la substance externe et grisâtre du cerveau, qui est comme l'écorce de cet organe dont elle enveloppe la substance médullaire.

CORUSCATION, s. f. *coruscatio*, éclat de lumière : Phys.

CORYBANTIASME, s. m. *corybantiasmus*, en grec Κορυβαντιασμὸς, ὃ, fureur extrême, de Κορύβας, corybante ; nom que les anciens donnoient à une espèce de frénésie dans laquelle on s'imaginoit toujours voir des fantômes. Les malades ne dormoient point ; ou si cela leur arrivoit quelquefois, c'étoit toujours les yeux ouverts ; ils éprouvoient continuellement des tintemens d'oreille. Leur nom venoit des corybantes, prêtres de Cybèle, qui passoient pour ne point dormir, et couroient comme des furieux, en célébrant les fêtes de la déesse. On prétendoit aussi que ces malades étoient des gens frappés d'épouvante par les prêtres de Cybèle.

CORYMBE, s. m. *corymbus*, du grec Κόρυμβος, sommet ; disposition de fleurs ou de fruits telle que les rameaux ou pédoncules qui les portent s'élèvent à peu près à la même hauteur, quoique naissant de points différens.

CORYMBIFÈRE, adj. *corymbifer*, du grec κόρυμβος, sommet, et de φέρω, je porte ; qui porte des corymbes ;

se dit, en botanique, des plantes dont les fleurs sont tellement disposées, que les rameaux ou pédoncules qui les portent naissent de points différens, et s'élèvent à peu près à la même hauteur: telles sont la camomille, l'armoise, etc.

CORYZA, s. m. en grec Κόρυζα, pesanteur de tête, *gravedo* des Latins; inflammation de la membrane muqueuse qui tapisse les sinus frontaux, sphénoïdaux et maxillaires, ainsi que les narines; accompagné d'éternuement, de pesanteur de tête et d'écoulement de mucosités par le nez, quelquefois de fièvre; suivie de douleur, de rougeur, quelquefois d'excoriation des narines, et même d'ulcère ou d'ozène.

CO-SÉCANTE, s. f. *co-secans*, sécante du complément d'un angle. Ainsi, la sécante de 30° est la co-sécante de 60°, selon les anciens géomètres; ou celle de l'arc de 70°, selon la division décimale du cercle.

CO-SINUS, s. m. *co-sinus*, sinus du complément d'un arc ou d'un angle. Ainsi, le sinus de 30° est le co-sinus de 60° (ancienne division), ou de 70° (nouvelle division.)

COSMÉTIQUE, adj. *cosmeticus*, de κόσμος, ornement; se dit, en pharmacie, de ce qui sert à l'embellissement de la peau, comme du fard, du blanc, etc.

COSMIQUE, adj. *cosmicus*; cosmiquement, *cosmicé*, adv. du grec Κόσμος, monde, ornement, beauté; se disent des aspects des planètes par rapport à la terre: *cet astre se lève, se couche cosmiquement, en même temps que le soleil.*

COSMOGONIE, s. f. *cosmogonia*, du grec Κόσμος, monde, et de γείνομαι, je suis engendré; système de la formation de l'univers.

COSMOGRAPHIE, s. f. *cosmographia*, du grec Κόσμος, monde, et du verbe γραφω, je décris; description du monde: de là les mots *cosmographe*, qui sait la *cosmographie*; et *cosmographique*, qui appartient à la *cosmographie*.

COSMOLABE, s. m. *cosmolabium*, du grec Κόσμος, monde, et du verbe λαμβανω, je prends, je lève; instrument de mathématiques pour prendre les mesures du monde.

COSMOLOGIE, s. f. *cosmologia*, du grec Κόσμος, monde, et de λόγος, discours; science qui traite des lois générales du monde physique.

COSMOPOLITE, s. m. *mundi civis*, du grec κόσμος, monde, et de πολίτης, citoyen; citoyen du monde; qui n'adopte point de patrie.

COSSE, s. f. *siliqua*, nom qu'on donne, en botanique, à l'enveloppe de certains légumes, et au fruit de quelques arbustes: *cosse de genêt.*

COSTAL, ALE, adj. *costalis*, qui appartient aux côtes: *vertèbres costales.*

CO-TANGENTE, s. f. *co-tangens*, la tangente du complément d'un arc. Ainsi, la tangente de 30° est la co-tangente de 60°, selon les anciens géomètres, et celle de 70°, selon la nouvelle division du cercle.

CÔTE, s. f. *costa*, os long, courbé, et un peu aplati, situé obliquement sur les parties latérales de la poitrine. Les côtes, dit *Monro*, sont ainsi nommées du latin *costæ*, parce qu'elles sont comme les gardiennes des principaux organes de l'animal, le cœur et les poumons. Les anciens anatomistes ont divisé les côtes en *vraies* et en *fausses ou flottantes*. M. *Chaussier* les divise, avec plus de raison, en *côtes sternales* qui s'articulent au sternum, et en *côtes asternales* qui n'aboutissent point à cet os. — En botanique, on donne trivialement le nom de côte ou à la nervure moyenne d'une feuille simple, ou au pétiole commun d'une feuille composée.

COTYLE, s. m. *cotyla*, de κοτυλη, cavité, écuelle; ancienne mesure grecque pour les liquides, qui équivaloit au demi-setier romain; — cavité d'un os dans laquelle un autre os s'articule: Anat.

COTYLÉDON, s. m. *cotyledo*, du grec κοτυληδὼν, cavité, écuelle; nom que les botanistes donnent aux feuilles séminales produites par les lobes des graines, à cause de leur forme demi-ronde. Plante dont les feuilles sont creusées en forme de petite coupe. En zoologie, on nomme *cotylédons*, de petites glandes répandues sur toute la membrane externe du fœtus, dans certains animaux, parce qu'elles ont, dit-on, quelque ressemblance à une petite coupe.

COTYLOÏDE, adj. *cotyloïdes*, de κοτύλη, vase ou mesure grecque, et d'εἶδος, figure ou ressemblance qui a la forme d'un cotyle ; se dit de la cavité de l'os des îles qui reçoit la tête du fémur.

COU ou COL, s. m. *cervix, collum*, partie du tronc qui joint la tête aux épaules : il se dit aussi figurément de toute partie du corps plus ou moins rétrécie qui unit une éminence ou une tête à une masse d'un plus grand volume, mais alors on prononce *col* : comme le *col* du fémur, le *col* de la vessie, le *col* de la matrice.

COUDE, s. m. *cubitus, cubitum*, l'angle extérieur formé par le pli du bras avec l'avant-bras.

COUDE-PIED, s. m. partie supérieure du pied qui se joint à la jambe.

COUENNEUX, EUSE, adj. se dit du sang sur la surface duquel il se forme une peau épaisse qui ressemble assez à la *couenne* du lard.

COULEUR, s. f. *color*, impression que la lumière réfléchie par une surface fait sur l'organe de la vue.

COULOIR, s. m. *ductus*, canal ou conduit par lequel s'écoulent les humeurs excrémentitielles du corps de l'animal ; couloir de la bile, *ductus cholopoieticus*, etc.

COUP DE SANG, s. m. *apoplexia sanguinea*, épanchement de sang dans le cerveau. Ce terme est plus usité parmi le vulgaire que parmi les médecins.

COUP DE SOLEIL, s. m. *ictus solis*, impression subite sur la tête d'un homme ou d'un animal par l'ardeur du soleil, d'où résulte quelquefois la frénésie, ou l'inflammation des membranes du cerveau.

COUPELLE, s. f. *cupella, capella, catellus, cinereus, cineritium, patella, testa probatrix, exploratrix, domestica*, au grec Κύπελλον, pot, vase, godet ; sorte de petit vaisseau plat et un peu creux, fait d'os calcinés, dont on se sert en chimie pour purifier les métaux, et dans les monnoies, pour essayer l'or et l'argent, ou pour en examiner le titre.

COUPEROSE, s. f. *gutta rosa*, ou *gutta rosacea*, rougeur livide du visage, accompagnée souvent de boutons et de pustules, quelquefois de petits ulcères. On en distingue trois espèces : la première, où le visage est rouge, livide ou plombé, mais uni et sans gerçures ; la seconde, où le visage est couvert de pustules rouges comme des boutons de roses ; la troisième, où les boutons dégénèrent en ulcères ; — en chimie, sel métallique, formé par l'union de l'acide sulfurique avec le fer, le cuivre ou le zinc. *Couperose verte*, sulfate de fer ; — *bleue*, sulfate de cuivre ; — *blanche*, sulfate de zinc.

COUPURE, s. f. *cæsura, incisio*, division ou solution de continuité faite par un instrument tranchant.

COURBATURE, s. f. *acerba lassitudo*, lassitude douloureuse, en parlant des hommes ; — maladie provenant de fatigue et d'échauffement, en parlant des chevaux.

COURBE, s. f. *linea curva*, ligne qui n'a jamais deux de ses points ou de ses élémens dans la même direction. — adj. *curvus* ; se dit de toute ligne ou surface qui s'approche plus ou moins de la forme de l'arc.

COURBURE, s. f. *curvatura*, pli, inflexion ; état d'une chose courbée.

COURONNE, s. f. *corona*, météore, cercle lumineux autour du soleil ou de la lune. — *Couronne boréale, méridionale*, constellations. — Couronne de Vénus. *Voy.* CHAPELET.

COURONNÉ, ÉE, adj. *coronatus* ; se dit en botanique de tout fruit qui, provenant d'un ovaire infère, conserve à son sommet une partie ou la totalité du limbe du calice.

COURONNEMENT, s. m. se dit, en terme d'accoucheur ou de sage-femme, de l'entrée de la matrice qui entoure la tête de l'enfant en manière de couronne, quand la femme accouche ; l'enfant est au *couronnement*.

COURS DE VENTRE, s. m. *alvi fluxus*, flux de ventre, dévoiement, diarrhée ; déjection des excrémens plus fréquente et plus liquide que dans l'état naturel.

COUTURE, s. f. *sutura*, *cicatrix*; cicatrice qui reste d'une plaie: *visage couturé de petite vérole* qui en a des marques semblables à des coutures.

COUVRE-CHEF, s. m. *fasciatio cucullata*, bandage pour la tête, ainsi appelé parce que ses circonvolutions recouvrent la tête.

COXAL, ALE, adj. du latin *coxa*, la hanche; *os coxaux*, *ossa coxarum*, deux grands os, larges, plans, d'une forme très-complexe, où l'on considère, 1°. deux faces, l'une abdominale, interne, concave, qui regarde la cavité pelvienne; l'autre fémorale, externe, convexe, particulièrement distinguée sous le nom de *hanche*, servant de point fixe à l'articulation de la cuisse, par le moyen de la cavité cotyloïde; 2°. trois régions: une supérieure et postérieure, nommée *ilion*; une antérieure, nommée *pubis*; une inférieure, nommée *ischion*. Voy. INNOMINÉ.

CRABE, s. m. *carabus*, de Καραβος, espèce d'écrevisse; — en médecine, s. f. excoriation de la plante des pieds ou de la paume des mains, dont on distingue deux variétés, savoir, la *crabe* verte et la *crabe* sèche. *Voyez* PIAN.

CRACHAT, s. m. *sputum*, *sputamen*, matière muqueuse, ou salive qu'on crache; toute excrétion qui a lieu par la bouche, excepté le vomissement.

CRAMPE, s. f. *crampus* des Latins, *kampss* des Allemands; contraction ou tiraillement convulsif et douloureux, principalement des muscles de la jambe et du pied; — adj. *goutte-crampe*, goutte subite, qui dure peu.

CRANE, s. m. *cranium*, *calva*, *calvaria*, en grec κρανίον, de κρανος, casque, ou de καρα, tête; le tet de l'animal, l'assemblage des os qui renferment le cerveau et le garantissent comme un casque.

CRAPULE, s. f. *crapula*, du grec κραιπάλη, débauche habituelle du vin.

CRASE, s. fém. *crasis*, en grec Κρᾶσις, εως, du verbe Κεράννυμι, je mêle; mélange: crase du sang, des humeurs.

CRASPEDON, s. masc. en grec κράσπεδον, membrane pendante, de κρέμαμαι, je suis suspendu, et de πέδον, le sol; maladie de la luette dans laquelle cette partie pend comme une membrane molle et allongée: chute, relâchement de la luette.

CRASSAMENTUM, s. m. mot latin qui signifie épaisseur, *crassamen*; partie rouge du sang.

CREMASTIRE, s. m. pris adj. en grec Κρεμαστήρ, qui suspend, du verbe Κρεμάω, je suspends; nom d'un muscle qui accompagne le cordon des vaisseaux spermatiques et soutient le testicule.

CRÈME DE TARTRE, s. f. *cremor tartari*; sel neutre qui porte aujourd'hui le nom de tartrite acidule de potasse, parce qu'il résulte d'une combinaison de l'acide tartareux et de la potasse avec excès d'acide.

CRIMER, s. m. nom d'une maladie qui, dit-on, est endémique en Hongrie, et qui, d'après la description qu'on en donne, ne paroît être qu'une suite de la crapule ou de l'ivresse. On en guérit en prenant quelques gouttes d'eau-de-vie, ou d'une autre eau cordiale.

CRÉNÉ, ÉE, adj. *crenatus*, dont le bord a des dents arrondies, sans aucune pointe manifeste, qui forment par leur contiguïté de petites incisions aiguës.

CRÉNULÉ, ÉE, adj. *crenulatus*, qui a des crénelures petites et fréquentes.

CRÉPITATION, s. f. *crepitatio*, du verbe actif *crepitare*, craquer, pétiller; bruit réitéré d'une flamme qui pétille, du sel qui est jeté sur le feu; — bruit que produisent dans les fractures les bouts de l'os cassé quand on remue le membre.

CRÉPU, UE, adj. *crispus*, crêpé, tout frisé; se dit des feuilles dont le bord est très-ondulé et chargé de petites rides très-rapprochées: Bot. n.

CRÉPUSCULE, s. m. *crepusculum*, lumière qui reste après le coucher du soleil, et qui précède son lever.

CRÈTE, s. *crista*, chair rouge, souvent dentelée, qui vient sur la tête des coqs et des poules; — huppe de certains oiseaux; — partie relevée qui se trouve sur la tête de quelques serpens ; — rangée d'arêtes sur la tête de quelques poissons; — excroissance frangée qui vient à l'anus et aux environs des parties génitales, sur-tout lorsqu'elles sont affectées de maladies vénériennes.

CRÈTE-DE-COQ, s. f. *crista galli*, éminence de l'os ethmoïde qui avance dans la cavité du crâne ; — coquille bivalve; — genre de plante, de l'ordre des pédiculaires, dans la classe des dicotylédones monopétales. (Jussieu.)

CREUSET, s. m. *crucibulum*, *catinus fusorius*, *tigillum*, vaisseau de terre, plus large en haut qu'en bas, capable de soutenir le feu le plus violent, et où l'on fait fondre et calciner les métaux.

CREVASSE, s. f. *rima*, fente qui se fait à tout ce qui s'entr'ouvre;—à la peau.

CRIBRATION, s. f. *cribratio*; se dit en pharmacie de la séparation des parties les plus fines et les plus déliées des médicamens d'avec les plus grossières.

CRICOARYTÉNOÏDE, adj. *cricoarytenoïdeus*; se dit des muscles qui ont rapport ou sont communs aux cartilages CRICOÏDE ou ARYTÉNOÏDE. *Voyez* ces deux mots.

CRICOÏDE, adj. *cricoïdeus*, *cricoïdes*, de κρίκος, anneau, et d'εἶδος, forme, figure, ressemblance; nom du cartilage annulaire qui environne le larynx.

CRICOPHARYNGIEN, adj. et s. m. *cricopharyngeus*; nom des muscles qui s'attachent au CRICOÏDE et au PHARYNX. *Voyez* ces deux mots.

CRICOTHYROÏDIEN, adj. et s. m. *cricothyroïdeus*; nom des muscles communs aux cartilages CRICOÏDE et THYROÏDE. *Voy.* ces deux mots.

CRIN, s. m. *juba*, poil rude et long qui vient au cou et à la queue des chevaux et de quelques autres animaux : la racine de ce mot se tire de κρίνω, je divise, je sépare.

CRINAL, s. m. *crinale*; nom d'un instrument de chirurgie pour comprimer la fistule lacrymale, ainsi appelé parce qu'il est fourré de crin.

CRINON, s. m. *crino*; sorte de ver qui s'engendre sous la peau, sur-tout des enfans. *Voyez* DRACUNCULE.

CRISE, s. f. *crisis*, en grec Κρίσις, jugement, du verbe Κρίνω, je juge ou je combats. Terme emprunté du barreau, suivant *Galien*, *Gorrée* et plusieurs autres, ou de l'art militaire, suivant *Gorrée* le fils, pour exprimer un mouvement subit et accompagné de trouble, qui termine la lutte entre la nature et la maladie, et décide de la mort ou de la guérison du malade ; ou bien un combat subit et violent que la nature livre à la maladie pour se débarrasser de ce qui l'incommode ; de là les noms de *crise* heureuse ou malheureuse, de *crise* parfaite ou imparfaite, ou complète et incomplète, de *crise* par excrétion, par métastase, etc. Les modernes n'entendent par le mot *crise* qu'un changement subit qui survient dans une maladie en bien ou en mal.

CRISPATION, s. f. *crispatura*, contraction des choses qui se resserrent par l'action du feu ou par quelqu'autre cause. En médecine, spasme de la peau, des membranes, des fibres charnues.

CRITHE, s. m. *hordeum*, du grec Κριθή, ῆς, orge ; tumeur de la grosseur d'un grain d'orge qui vient sur le bord des paupières. *Voyez* ORGEOLET.

CRITIQUE, adj. *criticus*, en grec κριτικὸς ou κρίσιμος, de κρίσις, crise; se dit en médecine des jours où il doit arriver quelque crise. Ils étaient appelés *dies internuncii* par les Latins, et ἡμέραι κρίσιμοι par les Grecs. Ces jours, selon *Hippocrate*, étaient pour les maladies aiguës, le 4e., le 7e., le 11e., le 14e., le 17e. et le 21e., quelquefois le 30e. et le 40e., et pour les maladies chroniques, le 60e., le 80e., le 100e. et le 120e.; ensuite les crises ne se comptaient plus par jours, mais par années.

CROASSEMENT, s. m. *crocitus*, du verbe grec Κρώζω, je fais du bruit en chantant ; cri du corbeau.

CROCHET, s. m. *hamus*, petit croc ; instrument de chirurgie; — au plur. dents aiguës des chevaux, des chiens, etc. — poils durs et recourbés en hameçon : Botan. —

quatrième os de la deuxième rangée du carpe: Anat.

CROCUS, s. m. du grec κρόκος, nom latin d'une plante a fleur jaune, de l'ordre des iris, appelée *safran*.

CROTALE, s. masc. *crotalus*, du grec Κρόταλον, grelot, sonnette; nom qu'on donne a un genre de serpens venimeux dont la queue est terminée par des sortes de vésicules de matière cornée, enfilées et mobiles les unes sur les autres, qui produisent un son particulier, lorsque ces serpens font le plus petit mouvement; aussi les nomme-t-on *serpens à sonnettes* en Amérique.

CROTAPHITE, adj. et subst. m. *crotaphites*, en grec κροταφίτης, de κρόταφος, la tempe; nom des muscles temporaux ou temporo-maxillaires, très-puissans, destinés à relever la mandibule ou mâchoire diacranienne (inférieure.)

CROTTE, s. f. *fimus*, fiente des brebis, des lapins; excrémens durs, arrondis, secs et menus.

CROUTE, s. f. *crusta*, tout ce qui se durcit, et s'attache à quelque chose. *Croûte* galeuse, dartreuse, de petite vérole, etc. *Croûte* de lait chez les enfans. *Voy.* ACHORES.

CRU, UE. adj. *crudus*, qui n'est pas cuit, qui n'est pas mûr, qui est vert. Alimens *crus*, ceux qui n'ont pas été préparés par la digestion; matières *crues*, celles qui n'ont pas reçu le degré de coction nécessaire; métaux *crus*, ceux qui sont tels qu'ils sortent de la mine; du mercure *cru*; de l'antimoine *cru*.

CRUCIAL, ALE, adj. *crucialis*, fait en croix; se dit en chirurgie d'une incision en forme de croix.

CRUCIFÈRE, adj. *crucifer*, ayant une corolle à quatre pétales plus ou moins étalés en croix par leurs lames.

CRUDITÉ, s. f. *cruditas*, qualité de la viande crue, des fruits verts, des alimens que l'estomac ne digère pas, d'une maladie avant que les humeurs aient subi le degré de coction nécessaire pour la crise.

CRURAL, ALE, *cruralis*, de *crus*, la *cuisse*, qui appartient à la cuisse; muscle *crural*, artère *crurale*.

CRUSTACÉ, ÉE, adj. *crustaceus*, de *crusta*, croûte; qui est couvert de croûte; se dit des animaux dont le corps est en général protégé par une sorte de têt ou de croûte moins dure que celle des *testacés*, et terminé par une queue. Ils n'ont point de vertèbres; leurs membres sont articulés et au moins au nombre de dix; ils ont tous des vaisseaux et des branchies ou organes particuliers destinés à la respiration de l'eau; — péricarpe *crustacé*, celui qui est mince, très-fragile par le froissement, et que l'eau ne peut ramollir.

CRYPTE, s. f. *crypta*, du verbe κρύπτω, je cache; lieu caché: se dit en anatomie des follicules glanduleuses dont l'orifice forme une petite fosse.

CRYPTOGAMIE, s. f. *cryptogamia*, du verbe κρύπτω, je cache, et de γάμος, mariage; vingt-quatrième classe du système de Linné, qui comprend les plantes cryptogames, c'est-à-dire, dont les organes de la fructification sont cachés ou imperceptibles.

CRYPTOMÉTALLIN, INE, adj. *cryptometallinus*, du verbe grec Κρύπτω, je cache, et de μέταλλον, métal; se dit des fossiles qui contiennent une grande quantité de métal, sans en offrir d'apparence à l'extérieur.

CRYSTAL, s. m. *crystallum*, de κρύσταλλος, glace, dérivé de κρύος, froid; pierre transparente et dont les parties affectent toujours une figure régulière et déterminée. C'est ce qu'on appelle crystal de roche, pour le distinguer du *crystal artificiel*, qui est un verre blanc et transparent, et des crystaux qu'on forme par des opérations chimiques.

CRYSTALLIN, s. m. *crystallinus*, en grec κρυστάλλινος, de κρύος, froid, gelée; petit corps lenticulaire, d'une consistance et d'une dureté médiocres, transparent à peu près comme le crystal, renfermé dans une capsule membraneuse transparente, et situé à la partie antérieure de l'humeur vitrée de l'œil. — Cieux de crystal, dans le système de *Ptolémée; le premier, le second crystallin.*

CRYSTALLINE, s. f. *crystallina*, du grec Κρύσταλλος, crystal; phlyctène remplie d'une humeur aqueuse et transparente, qui se forme au prépuce, et dont les parties environnantes sont rouges, livides et comme contuses. *Cokburn* prétend que la crystalline ne tire pas son origine du virus vénérien, mais de certaines circonstances qui accompagnent le coït.

CRYSTALLISATION, s. f. *crystallisatio*, de Κρυστάλλος, crystal; action par laquelle des parties solides, très-divisées et tenues dans un état de fluidité par la fusion ou la dissolution, se rapprochent par le refroidissement ou l'évaporation, et se réduisent en un corps sec, dur, compacte, plus ou moins diaphane, et d'une forme géométrique plus ou moins régulière. — La crystallisation est d'un usage journalier dans les laboratoires de chimie et de pharmacie; elle sert à séparer les sels des liqueurs qui les tiennent en dissolution, et à les obtenir plus ou moins purs.

CRYSTALLOGRAPHIE, s. f. *crystallographia*, de Κρυστάλλος, crystal, et de γράφω, je décris; description des formes qu'affectent les minéraux.

CRYSTALLOÏDE, s. f. *crystalloïdes*, de κρυστάλλος, crystal, et d'εἶδος, forme, ressemblance; nom de la membrane arachnoïde qui ressemble au crystal par sa transparence.

CUBE, s. m. *cubus*, du grec Κύβος, dé à jouer; solide ou prisme dont les faces sont six carrés égaux; — produit d'un nombre multiplié par son carre.

CUBIQUE, adj. *cubicus*, qui appartient au cube: racine *cubique* d'un *nombre*, le nombre qui, multiplié deux fois par lui-même, a donné le cube; de là les mots *cubation*, s. f. art de mesurer la solidité des corps; — *cubature*, s. f. action de mesurer l'espace que comprend un solide; — *cuber*, v. a. réduire un solide en cube. *Cuber un nombre*, l'élever au cube.

CUBISTIQUE, s. f. *cubistica*, du verbe κυβιστάω, je saute sur la tête, je fais la culbute; l'un des trois genres de la danse ancienne, ainsi appelé parce qu'il étoit accompagné de mouvemens violens et de contorsions.

CUBITAL, ALE, *cubitalis*, qui appartient au cubitus; nerf *cubital*, artère *cubitale*.

CUBITUS, s. m. *cubitus*, *i*, du grec Κύβιτον, ×, nœud du bras; le premier des os de l'avant-bras, qui va du coude au carpe.

CUBOÏDE, s. m. et adj. *cuboïdes*, du grec Κύβος, cube, et εἶδος, forme, ressemblance; qui a la forme d'un cube; se dit d'un des os du tarse, parce qu'il ressemble à un cube.

CUCULLAIRE, s. m. et adj. *cucullaris*, du latin *cucullus*, capuchon; qui ressemble à un capuchon; nom du muscle trapèze.

CUCUPHE, s. f. *cucupha*, *cucullus, pileolus, byrethrum, byrethus*; terme de pharmacie, qui signifie un bonnet ou une calotte piquée, pleine de poudres odoriférantes, qu'on met sur la tête pour fortifier le cerveau.

CUCURBITACÉ, ÉE, adj. *cucurbitaceus*, de *cucurbita*, courge; nom générique des plantes dont les fruits approchent de ceux de la courge ou de la citrouille.

CUCURBITAIN, s. m. et adj. *cucurbitinus*, ver plat, ainsi nommé parce qu'il ressemble à des pepins de courge; les vers cucurbitains ont été regardés comme des portions du *tænia* ou ver solitaire.

CUCURBITE, s. f. *cucurbita*, vaisseau chimique à base large et arrondie, et à col étroit, où l'on met les substances qu'on distille.

CUIR, s. m. *corium*, pour *carium*, de *caro*, chair, suivant *Rochefort*; peau de l'animal, ainsi appelée parce qu'elle recouvre la chair.

CUISSE, s. f. μηρός des Grecs, *femur* des Latins, *crus, coxa* ou *cossa*, selon Ménage, *femen, agis, anchæ* os; partie du corps de l'animal depuis l'aine jusqu'au genou; le mot *crus* se prend quelquefois pour toute l'extrémité inférieure, depuis l'os innominé jusqu'aux orteils, quoiqu'il ne signifie strictement que la cuisse.

CUIVRE, s. m. *cuprum*, du grec κυπρός, chypre; métal jaune rougeâtre; le plus sonore de tous; malléable; pesant entre 7.788 et 8.584; moins dense que le platine, l'or, le mercure, le plomb et l'argent, mais plus que le fer et l'étain; ayant moins de dureté et d'élasticité que l'acier et le platine, mais plus que l'argent, l'or, l'étain et le plomb; tenant le milieu, par sa ductilité, entre l'argent et le fer, par sa ténacité, entre le fer et le platine, et par son éclat, entre l'or et l'étain; répandant une odeur styptique et nauséabonde par le frottement; donnant une dissolution bleue par l'ammoniaque et l'acide nitrique; bon conducteur du calorique, de l'électricité et du galvanisme; très-oxydable; entrant dans beaucoup d'alliages; très-utile pour fabriquer une foule d'ustensiles; souvent dangereux dans les usages économiques; poison à l'intérieur; médicament suspect, même à l'extérieur; très-employé dans les arts à l'état de sel et d'oxyde.

CULMIFÈRE, adj. *culmifer*, de *culmus*, chaume, et du verbe *fero*, je porte; qui porte du chaume, comme les plantes graminées, le blé, le seigle, etc.

CULMINANT, adj. se dit du point d'un astre qui est le plus haut sur l'horizon; *maxima sideris altitudo*.

CULMINATION, s. f. *summa astrorum altitudo*; moment du passage d'un astre par le méridien.

CULMINER, v. a. *meridianum assequi*; passer par le méridien : Astron.

CULTELLATION, s. f. du verbe latin *cultello*, mettre à-plomb, unir au cordeau; manière de mesurer par l'instrument universel : Géom.

CUNÉIFORME, adj. *cuneiformis*, de *cuneus*, coin, et de *forma*, forme; qui a la forme d'un coin. Os cunéiforme. *Voyez* SPHÉNOÏDE. — Troisième os de la première rangée du carpe.

CUPULE, s. f. *cupula*, diminutif de *cupa*, coupe, du grec Κύββα, pot à boire; petit godet qui, dans certaines plantes, porte les organes de la fructification, comme dans les *lichens*.

CURABLE, adj. *sanabilis*; qui peut être guéri.

CURATIF, IVE, adj. *curativus*; se dit des remèdes employés à guérir, pour les distinguer des préservatifs.

CURATION, s. f. *curatio*, de *curare*, soigner; traitement d'une maladie; manière dont il faut la guérir.

CURE, s. f. *cura*, traitement; guérison d'une maladie.

CURVATEUR, s. m. pris adject. *curvator*, qui courbe ou fait courber, du verbe *curvare*, plier, courber; nom d'un muscle du coccyx. (*Ischio-coccygien*.)

CURVILIGNE, adj. *curvilineus*, de *curvus*, courbe, et de *linea*, ligne; qui est formé par des lignes courbes : figure *curviligne*.

CUTAMBULE, adj. *cutambulus*, de *cutis*, la peau, et d'*ambulo*, je me promène; se dit de certains vers qui rampent sur ou sous la peau, et de certaines douleurs scorbutiques errantes, semblables à celles que causent les vers cutambules.

CUTANÉ, ÉE, adj. *cutaneus*, de *cutis*, la peau; qui appartient à la peau : maladie *cutanée*.

CUTICULE, s. f. *cuticula*, diminutif de *cutis*, peau; nom de la petite peau qui recouvre le cuir. *Voy.* ÉPIDERME.

CYANOMÈTRE, s. m. *cyanometrum*, du grec Κύανος, ου, couleur bleue, et de μέτρον, mesure; instrument de météorologie pour déterminer l'intensité de la couleur bleue du ciel.

CYATHE, s. m. *cyathus*, du grec κύαθος; mesure grecque et romaine pour les liqueurs; petit gobelet pour verser le vin et l'eau dans les tasses.

CYCLAMEN ou **PAIN-DE-POURCEAU**, s. m. de κυκλος, cercle; plante de l'ordre des lysimachies, ainsi appelée parce que ses feuilles et ses fruits ont une forme ronde.

CYCLE, s. m. *cyclus*, de κυκλος, cercle; période ou révolution toujours égale d'un certain nombre d'années.

CYCLOÏDE, s. f. *cycloïs*, de Κυκλος, cercle, et d'εἶδος, forme; mot à mot espèce de cercle; courbe géométrique décrite par un point de la circonférence d'un cercle qui avance en roulant sur un plan.

CYCLOPE, s. m. *cyclops*, en grec Κυκλωψ, de Κύκλος, cercle, et d'ωψ, œil ; qui n'a qu'un œil au milieu du front.

CYCLOPTÈRE, s. m. et adj. *cyclopterus*, du grec Κύκλος, cercle, et de πτέρον, aile ; nom qu'on donne à une espèce de poissons cartilagineux de la famille des *plécoptères*, dont les nageoires ventrales sont disposées en forme de disque ; on dit qu'elles servent à l'animal comme une sorte de ventouse qui le fait adhérer aux rochers, aux vaisseaux et même au corps des autres poissons, sur-tout aux squales.

CYGNE, s. m. *cygnus*, en grec Κύκνος ; espèce d'oiseau du genre *canard*, qui a un cirrhe ou un renflement charnu à la base du bec supérieur.

CYLINDRE, s. m. *cylindrus*, *axiculus*, en grec Κύλινδρος, pierre arrondie ou taillée en forme de colonne, du verbe Κυλίω, je tourne, je roule ; solide à base circulaire et d'égale grosseur par-tout.

CYLINDRIQUE, adj. *cylindricus*, en grec Κυλινδρικὸς, de Κυλίω, je tourne ; qui a la forme d'un cylindre.

CYLINDROÏDE, s. m. *cylindroïdes*, solide semblable au cylindre, mais dont les bases parallèles et opposées sont elliptiques.

CYNANCIE, s. f. *cynanche*, de κύων, gén. κυνος, chien, et du verbe ἄγχω, étrangler, suffoquer ; inflammation des muscles internes du larynx, ainsi appelée parce qu'elle rend la respiration si difficile, qu'on est obligé de tenir la bouche ouverte et de tirer la langue comme les chiens, ou bien parce que les chiens sont sujets à cette maladie. *Voyez* ESQUINANCIE.

CYNANTHROPIE, s. f. *cynanthropia*, du grec Κύων, gén. Κυνὸς, chien, et d'ἄνθρωπος, homme ; espèce de mélancolie ou de manie dans laquelle le malade s'imagine être changé en chien.

CYNAROCÉPHALE, adj. *cynarocephalus*, de κυνάρος, chardon, et de κεφαλὴ, tête : se dit des plantes qui imitent le chardon : Bot.

CYNIQUE, adj. *cynicus*, du grec Κύων, gén. Κυνὸς, chien ; se dit du spasme ou de la convulsion particulière des muscles maxillaires, qui tirent de côté la bouche, le nez

et l'œil, et par conséquent la moitié du visage. Cette contorsion est ainsi appelée parce qu'elle imite la contorsion de gueule que font les chiens quand ils sont irrités. — Nom d'une secte de philosophes qui bravoient les bienséances comme des préjugés.

CYNOGLOSSE, s. f. *cynoglossum*, de κυνος, gén. de κύων, chien, et de γλῶσσα, langue ; plante borraginée ainsi appelée parce que ses feuilles ressemblent à la langue d'un chien.

CYNOREXIE, s. f. *cynorexia*, de κυνος, gén. de κύων, chien, et d'ὄρεξις, faim, appétit ; faim canine.

CYNORRHODON, s. m. de κυνος, gén. de κύων, chien, et de ῥόδον, rose ; espèce de rose sauvage appelée aussi rose de chien.

CYNOSURE, s. f. *cynosura*, de κυνος, gén. de κύων, chien, et d'οὐρά, queue ; c'est-à-dire qui a une queue de chien. — Nom donné par les Grecs à la *petite ourse*, constellation composée de sept étoiles très-proches du pole arctique.

CYPHOSE, s. f. *cyphosis* ou *cyphoma*, du grec Κυφόω, je courbe ; courbure de l'épine du dos (rachis), dans laquelle les vertèbres s'inclinent contre nature et premièrement en dehors.

CYSTHÉPATIQUE, adj. *cysthepaticus*, de κύστις, la vésicule du fiel, et d'ἧπαρ, gén. ἥπατος, le foie ; se dit des conduits qui portent la bile du foie dans la vésicule du fiel, ou réciproquement de celle-ci dans le canal hépatique.

CYSTIQUE, adj. *cysticus*, de Κύστις, vessie ; se dit des parties qui concernent la vésicule du fiel : bile *cystique*.

CYSTIRRHAGIE, s. f. *cystirrhagia*, de κύστις, vessie, et de ῥηγνύω, je romps ; maladie dans laquelle le sang sort de la vessie avec douleur ; elle est ainsi appelée parce qu'elle est causée par la rupture de quelque vaisseau.

CYSTITE, s. f. *cystitis*, de κύστις, vessie ; flegmasie aiguë ou chronique, continue ou intermittente de la membrane muqueuse qui tapisse la vessie urinaire, accompagnée de douleur d'ardeur, de tension à l'hypogastre et au périnée, d'urines limpides, ténues, épaisses, visqueuses, hypostatiques.

CYSTOBUBONOCÈLE, s. f. de χυστις, vessie, de βουβων, aine, et de χίλη, hernie; hernie inguinale de la vessie.

CYSTOCÈLE, s. f. de χυστις, vessie, et de χίλη, hernie, tumeur; hernie de la vessie.

CYSTOMÉROCÈLE, s. m. de χυστις, vessie, de μιρος, cuisse, et de χίλη, tumeur; hernie crurale de la vessie.

CYSTOTOMIE, s. f. cystotomia, de Κυστις, vessie, et de τέμνω, je coupe, j'incise; incision qu'on fait à la vessie pour en extraire l'urine, ce qu'on nomme la ponction au périnée: il semble que le mot de cystotomie conviendroit mieux à la taille que celui de lithotomie, puisque dans cette opération c'est la vessie qu'on incise et non la pierre; mais l'usage a prévalu en faveur du mot lithotomie.

D

DANSE DE SAINT-WEITH, s. f. chorea Sancti-Witi, Witi saltus; espèce de convulsion à laquelle sont sujets les enfans de l'un et de l'autre sexe, sur-tout depuis l'âge de dix ans jusqu'à quatorze; affectant d'abord la jambe d'un côté, où elle produit une espèce de foiblesse ou de boîtement; passant ensuite à la main du même côté, qui éprouve des distorsions et prend mille postures différentes malgré tous les efforts du malade. M. *James* dit que le nom de cette maladie convulsive vient de ce que les malades vont tous les ans à la chapelle de *Saint-Weith*, près d'*Ulm*, où ils dansent jour et nuit, jusqu'à ce qu'ils tombent par terre comme en extase.

DAPHNITE, s. f. daphnites, de δάφνη, laurier; pierre figurée qui imite les feuilles de laurier; — espèce de casse qui ressemble au laurier.

DARTOS, s. m. en grec δαρτος, écorché, du verbe δέρω, j'écorche; nom que les anciens ont donné à un muscle membraneux placé sous le scrotum.

DARTRE, s. f. daria, herpes; ser-

pigo, du grec δαρτος, écorché, ou du verbe ἕρπων, ramper; maladie de la peau, ainsi nommée parce qu'elle ronge la place, ou parce qu'elle s'étend de plus en plus. On en distingue quatre espèces, la *miliaire*, l'*écailleuse*, la *pustulo-croûteuse* et la *rongeante* ou l'*estiomène*.

DARTREUX, EUSE, adj. impetiginosus; qui est de la nature des dartres, qui tient de la dartre.

DASYURES, s. m. pl. dasyuri, de δασὺς, épais, et d'οὐρὰ, queue; nom qu'on donne à certaines espèces d'animaux mammifères carnassiers, qui ont la queue très-velue.

DAVIER, s. m. denticeps, denticulum, dentalis forfex, instrument qui sert à arracher les dents.

DÉALBATION, s. f. dealbatio, albatio, albificatio, du verbe latin dealbare, blanchir; changement du noir en blanc par l'action du feu: Chim. — action de donner ou d'entretenir la blancheur des dents et des cicatrices qui s'éloignent de la couleur naturelle: Cosmét.

DÉBILITATION, s. f. debilitatio, action par laquelle on s'affoiblit; affoiblissement.

DÉBILITÉ, s. f. debilitas; foiblesse, abattement.

DÉBILITER, v. a. debilitare, affoiblir.

DÉBOÎTEMENT, s. m. dislocatio; issue de la tête ou extrémité orbiculaire d'un os hors de la cavité qui la recevoit, ou de la place qu'elle occupoit naturellement.

DÉBOÎTER, v. a. os è sede dimovere; disloquer un os, le faire sortir de la place qu'il occupe naturellement.

DÉCAFIDE, adj. decemfidus; se dit en botanique de ce qui est d'une seule pièce, mais fendu en dix.

DÉCAGONE, s. m. et adj. decagonus, du grec δέκα, dix, et de γωνία, angle; se dit en géométrie d'une figure qui a dix angles et dix côtés.

DÉCAGRAMME, s. m. decagramma, atis, de δέκα, dix, et de γράμμα, écrit, table, etc.; mesure de pesanteur égale à dix grammes. *Voyez* GRAMME.

DÉCAGYNE, adj. decagynus, de δέκα, dix, et de γυνὴ, femme; se dit des plantes dont les fleurs ont dix pistils ou dix styles, ou dix stigmates sessiles.

DÉCAGYNIE, s. f. *decagynia*, de δέκα, dix, et de γυνή, femme; ordre de plantes décagynes.

DÉCALITRE, s. m. *decalitrum*, de δέκα, dix, et de λίτρα, livre, mesure de pesanteur; mesure de capacité égale à dix litres. *Voyez* LITRE.

DÉCALOBÉ, ÉE, adj. *decemlobatus*; qui est divisé en dix lobes par des sinus profonds ou des incisions obtuses: Bot.

DÉCAMÈTRE, s. m. *decametrum*, du grec δέκα, dix, et de μέτρον, mesure; mesure de longueur égale à dix mètres. *Voyez* MÈTRE.

DÉCAMYRON, s. m. de δέκα, dix, et de μύρον, parfum liquide; nom que les anciens donnoient à un médicament composé de dix aromates différens.

DÉCANDRE, adj. *decander*, *decandrus*; se dit des fleurs qui ont dix étamines, ou des plantes qui portent de telles fleurs.

DÉCANDRIE, s. f. *decandria*, du grec δέκα, dix, et d'ἀνήρ, gén. ἀνδρός, mari; nom que Linné a donné à la classe qui renferme les plantes décandres.

DÉCANTATION, s. f. *decantatio*, *defusio, eluiriatio*: opération pharmaceutique ou chimique, par laquelle on verse doucement et par inclination, une liqueur qui a reposé, pour séparer la partie claire qui surnage de celle qui s'est précipitée.

DÉCAPARTI, IE, adj. *decempartitus*, qui est profondément divisé par des incisions aiguës: Bot.

DÉCAPER, v. a. enlever le vert-de-gris du cuivre.

DÉCAPÉTALÉ, ÉE, de δέκα, dix, et de πέταλον, lame; se dit en botanique des corolles composées de dix pièces distinctes jusqu'à leur insertion.

DÉCAPHYLLE, adj. *decaphyllus*, de δέκα, dix, et de φύλλον, feuille; qui est composé de dix pièces foliacées ou folioles.

DÉCARE, s. m. *decarum*, de *decem*, dix, et d'*aro*, je laboure; mesure de superficie qui vaut dix ares. *Voy.* ARE.

DÉCASTÈRE, s. m. *decasterium*,

de δέκα, dix, et de στερεός, solide; mesure égale à dix stères. *Voy.* STÈRE.

DÉCHAUSSOIR, s. m. *dentiscalpium*, instrument du dentiste, fer pointu et coupant qui sert à déchausser les dents ou à les séparer des gencives, avant de les arracher.

DÉCIARE, s. m. de *decimus*, dixième, et du mot *are*, mesure de superficie; dixième partie de l'*are*, équivalant à dix mètres carrés.

DÉCIDU, UE, adj. *deciduus*, de *cadere*, tomber; se dit en botanique du calice et autres parties, même accessoires, de la fleur, qui tombent après la fécondation, et des feuilles qui sont remplacées par une nouvelle feuillaison.

DÉCIGRAMME, s. m. *decigramma*, de *decimus*, dixième, et de γράμμα, lettre, table; mesure de pesanteur qui ne vaut que la dixième partie du gramme, un peu moins que deux grains.

DÉCILITRE, s. m. *decilitrum*, de *decimus*, dixième, et de λίτρα, livre; mesure de capacité, dixième partie du litre, équivalent à peu près au huitième d'un litron, ou aux quatre cinquièmes d'un poisson. *Voy.* LITRE.

DÉCIMAL, ALE, adj. de *decem*, dix: se dit des fractions dix fois, cent fois, mille fois plus petites que l'unité. — *Calcul décimal*, partie de l'arithmétique qui consiste à ajouter, à soustraire, à multiplier et à diviser les décimales.

DÉCIME, s. m. *decima*, sup. *pars*, dixième partie du franc.

DÉCIMÈTRE, s. m. *decimetrum*, de *decimus*, dixième, et de μέτρον, mesure; mesure de longueur, dixième partie du mètre, équivalent à trois pouces huit lignes environ.

DÉCISTÈRE, s. m. *decisterium*, mesure de solidité, dixième partie du stère. *Voyez* STÈRE.

DÉCLIN, s. m. *declinatio*, état d'une chose qui penche vers sa fin; diminution d'une maladie en général, d'un accès, d'un paroxysme.

DÉCLINAISON, s. f. *declinatio*; se dit en astronomie de l'éloignement des astres, par rapport à l'équateur, de l'aiguille aimantée par rapport au pole, au nord.

DÉCLIVE, adj. *declivis*. qui va en pente ; se dit de la partie la plus basse d'une tumeur : Chir.

DÉCLIVITÉ, s. f. *declivitas*, situation d'une chose qui est en pente.

DÉCOCTION, s. f. *decoctio*, du verbe latin *coquere*, faire cuire, faire bouillir ; opération chimique par laquelle on fait bouillir une ou plusieurs drogues dans de l'eau, du vin, du lait, etc. pour les ramollir, ou pour en extraire les propriétés médicamenteuses ; — eau pourvue des vertus, des médicamens qu'on y a fait bouillir.

DÉCOLLEMENT, s. m. *truncatio capitis ;* terme d'accoucheur ; séparation de la tête d'avec le tronc, quand celui-ci reste encore dans la matrice.

DÉCORTICATION, s. f. *decorticatio*, du latin *cortex*, écorce ; opération pharmaceutique par laquelle on enlève l'écorce d'une racine, d'un fruit, d'une semence pour les préparer à subir d'autres opérations.

DÉCOURANT, ANTE, adj. *decurrens ;* se dit en botanique de toute partie d'une plante dont la base forme une saillie, et se prolonge sur la partie qui la porte au delà de son attache.

DÉCRÉPIT, adj. *decrepitus*, vieux et cassé ; qui est sur le bord de la tombe ; âge décrépit, l'extrême vieillesse.

DÉCRÉPITATION, s. f. *decrepitatio*, *crepitatio*, pétillement ou bruit des semences ou des sels dans le feu ; leur calcination jusqu'à ce qu'ils ne pétillent plus. — Sel marin *décrépité*, celui qui est bien calciné et qui a perdu toute son humidité.

DÉCRÉTOIRE, adj. *decretorius*, décisif ; qui juge, qui termine. *Voyez* CRITIQUE.

DÉCRUSAGE ou **DÉCRUSEMENT**, s. m. action de décruser, c'est-à-dire, de plonger la soie dans l'eau bouillante pour lui enlever sa gomme naturelle, avant de la dévider ou de la teindre.

DÉCURSIF, IVE, adj. *decursivus ;* se dit en botanique du style qui,

paroissant partir du sommet même de l'ovaire, descend en rampant sur un de ses côtés jusqu'au point correspondant au hile de l'ovule ; — nom des feuilles dont les folioles se continuent le long du pétiole.

DÉCUSSATION, s. f. *decussatio*, du verbe *decussare*, diviser en sautoir, en forme d'X ou de croix de St-André ; point où des lignes, des rayons se croisent ou s'entrecoupent : Opt. et Géom.

DÉFAILLANCE, s. f. *animi defectio*, *animi deliquium*, foiblesse, manque de forces, pamoison ; — évanouissement, perte de connoissance, lipothymie, premier degré de la syncope ; — en chimie, liquéfaction d'un corps solide ou concret par l'humidité de l'air : huile de tartre par défaillance, *oleum tartari per deliquium*.

DÉFÉCATION, s. m. *defecatio*, dépuration d'une liqueur : Chim. *Voyez* DÉPURATION.

DÉFENSIF, IVE, s. m. et adj. *defensivus*, du verbe latin *defendere*, défendre, préserver, garantir ; se dit en chirurgie des remèdes topiques qui préservent et garantissent les parties sur lesquelles on les applique, sur-tout de l'impression de l'air.

DÉFÉRENT, adj. m. *deferens ;* se dit en astronomie des cercles qui, dans le système de Ptolémée, portent la planète avec son épicycle ; — en anatomie on donne le nom de *canaux déférens* aux vaisseaux qui portent le sperme ou la semence depuis les testicules où elle a été sécrétée, jusque dans les vésicules séminales où elle doit rester en réserve.

DÉFEUILLAISON, s. f. *defoliatio*, chute, ou temps de la chute des feuilles des plantes ligneuses ou gemmipares.

DÉFINITION, s. f. *definitio*, du verbe *finio*, je termine, je borne, je limite ; explication de la nature d'une chose par son genre, c'est-à-dire par ses propriétés ou qualités génériques, et par sa différence, c'est-à-dire par ses attributs essentiels ou exclusifs ; d'où il suit qu'une définition n'est exacte, selon les logiciens, que quand elle

convient *à toute la chose définie ,
et à la seule chose définie.*

DÉFLAGRATION , s. f. *deflagratio* , du latin *deflagrare* , brûler ,
être embrasé; combustion avec
flamme ; inflammation d'un minéral avec un corps sulfureux qui
se fait dans un creuset pour le purifier.

DÉFLEGMATION , s. f. *dephlegmatio* , dérivé du grec φλέγμα, ατος,
flegme ; opération chimique par
laquelle on enlève le flegme ou
la partie aqueuse à un corps.

DÉGLUTITION , s. f. *deglutitio*,
du verbe latin *deglutire* , avaler ,
engloutir, action d'avaler; fonction
du pharynx et de l'œsophage , qui
reçoivent les alimens et les conduisent dans l'estomac.

DÉGOUT , s. m. *cibi fastidium* ,
manque de goût , d'appétit ; répugnance, aversion pour les alimens.
Voyez ANOREXIE.

DEGRÉ , s. m. *gradus* , terme de
médecine galénique qui exprimoit
une certaine extension des qualités
élémentaires, des alimens et des
médicamens , selon qu'ils étoient
plus ou moins chauds ou froids ,
secs ou humides, au premier, au
second , au troisième , ou au quatrième degré, qui étoit le plus fort.
— *Degrés* du baromètre , du thermomètre , chacune des parties dans
lesquelles ils sont divisés. — *Degrés*
du cercle , chacune des parties
dans lesquelles il est divisé par les
géomètres , les astronomes , les
géographes. — *Degrés* d'une maladie , ses différens états d'accroissement ou de décroissement.

DÉGUSTATION , s. f. *degustatio* ,
du verbe *degustare*, goûter; essai
qu'on fait des liqueurs en les goû-
tant.

DÉHISCENCE , s. f. *dehiscentia* ,
du verbe *hisco* , je bâille ; se dit
en botanique de l'ouverture d'une
partie close de toute part , telle
que les gousses.

DÉJECTION , s. f. *dejectio , ejectio , excretio ;* action par laquelle
on rend les matières stercorales ;—
selles qu'on rend.

DÉLAYANT , ANTE , s. m. et adj.
diluens; se dit des remèdes auxquels on attribue la vertu de rendre
les humeurs plus fluides. L'eau est

le meilleur de tous les *délayans.*

DÉLIRE , s. m. *delirium* , du
verbe latin *deliro* , je rêve , j'ex-
travague ; la racine est *lira* , sillon ;
ainsi *délire* signifie proprement cet
état où l'on s'écarte du sillon ou du
droit chemin de la raison. C'est un
dérangement dans l'ordre des idées,
causé par la maladie.

DÉLITESCENCE , s. f. *delitescentia* , du verbe latin *delitescere* , se
cacher ; disparition subite d'une
tumeur, sans apparence de résolution , de suppuration , etc.

DÉLIVRE , s. m. se dit de l'arrière-faix des femmes accouchées.
V. ARRIÈRE-FAIX et PLACENTA.

DELTOÏDE , s. m. et adj. *deltoï-
des* , du grec δέλτα, lettre majus-
cule Δ des Grecs , et d'εἶδος, ressemblance. Nom d'un muscle triangulaire fort et épais qui forme le
moignon de l'épaule , (sus-acro-
mio-huméral) ; — se dit aussi des
feuilles qui forment le triangle.

DÉMANGEAISON , s. f. *pruritus ,*
picottement entre cuir et chair, qui
excite à se gratter.

DÉMENCE , s. f. *dementia , amentia ;* aliénation d'esprit , folie, sans
fièvre et sans fureur ; symptômes
de certaines névroses, comme la
manie, etc.

DÉMONOMANIE , s. f. *demonomania*, en grec δαιμονομανία , de δαίμων,
dieu, génie, démon, et du verbe
μανώ, je suis fou ; espèce de mélancolie où l'on croit être possédé
du démon.

DÉMONSTRATION , s. f. *demonstratio*, du verbe *monstro* , je montre ; leçon où l'on fait voir ce qu'on
explique , comme en anatomie, en
botanique et en histoire naturelle ,
en général ; — en mathématiques ,
preuve convaincante établie sur
une série de propositions dont la
première est un principe évident
ou déjà démontré , et les autres
sont tellement enchaînées au principe qu'elles conduisent à une conséquence incontestable.

DENDRITE , s. f. *dendritis* , du
grec δένδρον, arbre ; pierre qui représente des arbrisseaux.

DENDROÏDE , adj. *dendroides* , du
grec δένδρον, arbre, et d'εἶδος, ressemblance ; nom qu'on donne aux
plantes qui croissent comme les

arbres, aux plantes arborescentes.

DENDROÏTE, s. f. *dendroïtis*, en grec δενδρῶτις; fossile ramifié.

DENDROLITHE, s. f. *dendracathes*, de δένδρον, arbre, et de λίθος, pierre; pierre qui représente un arbre.

DÉNOMINATEUR, s. m. *denominator*, nombre inférieur d'une fraction qui indique en combien de parties est divisée l'unité principale; le *numérateur* exprime combien on prend de ces parties : ainsi dans la fraction ¾, le nombre 3 est le *numérateur*, et le nombre 4 est le *dénominateur*.

DENSE, adj. *densus*, épais, compacte; l'opposé de rare.

DENSITÉ, s. f. *densitas*, qualité de ce qui est dense. La densité relative des corps est en raison directe de leurs masses et en raison inverse de leurs volumes, c'est-à-dire qu'un corps a d'autant plus de densité qu'il contient plus de molécules de matière sous le même volume, ou bien qu'il a moins de volume pour contenir le même nombre de molécules.

DENT, s. f. *dens*, du latin *edere*, manger; petit os attaché aux mâchoires de l'animal, et qui lui sert à mâcher et à mordre. On en compte trente-deux chez l'adulte, seize à chaque mâchoire, dont on distingue trois espèces; savoir, *quatre incisives* ou cunéiformes, *deux angulaires* ou conoïdes, et *dix molaires* qui sont *bi* ou *multicuspidées*.

DENTÉ, ÉE, adj. *dentatus*, qui a des dents, en parlant des roues et autres machines; se dit en botanique de toute partie dont le bord offre des saillies petites, courtes, aiguës ou obtuses.

DENTICULÉ, ÉE, adj. *denticulatus*; diminutif de *denté*; se dit des parties qui ont les dents très-petites.

DENTIFRICE, s. m. et adj. *dentifricium*, de *dens*, dent, et de *fricare*, frotter; se dit des remèdes propres à frotter et à nettoyer les dents.

DENTIROSTRES, s. m. plur. de *dens*, dent, et de *rostrum*, bec; nom qu'on donne à certaines espèces de passereaux dont le bec supérieur est garni de plusieurs crénelures ou échancrures.

DENTISTE, s. m. *dentarius*, chirurgien qui ne s'occupe que des dents et de leurs maladies.

DENTITION, s. f. *dentitio*, sortie naturelle des dents hors des gencives. *Voyez* ODONTOPHIE.

DÉNUDATION, s. f. *denudatio*, du verbe latin *denudare*, mettre à nu : état d'un os qui paroît à découvert; action par laquelle on découvre une partie malade.

DÉPART, s. m. *partitio*, opération chimique par laquelle on sépare deux corps quelconques, surtout l'or et l'argent, par l'acide nitrique (eau forte).

DÉPHLOGISTIQUÉ, adject. mot formé de la particule privative *de*, et du grec φλογιστός, brûlé, enflammé, c'est-à-dire, dégagé de tout principe inflammable. *Air déphlogistiqué*, nom qu'on donnoit, il y a trente ans, au gaz oxygène ou air vital.

DÉPILATION, s. f. *depilatio*, de *pilus*, poil; action de dépiler ou de faire tomber les cheveux; ou l'effet de cette action, c'est-à-dire la chute du poil, des cheveux.

DÉPILATOIRE, s. m. et adj. *depilatorium*, remède, drogue ou pâte pour faire tomber le poil.

DÉPÔT, s. m. *stasis*, *abscessus*, amas de pus ou autres humeurs qui produisent des gonflemens, des abcès; — sédiment que des liquides, l'urine, par exemple, laissent au fond d'un vase.

DÉPRAVATION, s. f. *depravatio*, du verbe latin *depravare*, gâter, corruption des humeurs, altération des alimens.

DÉPRESSION, s. f. *depressio*, du verbe latin *deprimere*, enfoncer, abaisser; enfoncement des os du crâne.

DÉPRESSOIRE, s. m. *depressorium*, instrument pour abaisser la dure-mère après l'opération du trépan.

DÉPURATION, s. f. *depuratio*, *defæcatio*, opération chimique par laquelle on purifie les liqueurs, les métaux, en les dépouillant des matières hétérogènes; — dépuration du sang, des humeurs, changement qu'on croit y survenir dans les maladies par le moyen des crises, des sécrétions, etc.

DÉPURATOIRE, adj. *depuratorius*, du latin *depurare*, rendre pur; qui sert à dépurer; se dit de certaines maladies qu'on croit servir à dépurer la masse des humeurs: fièvre *dépuratoire*.

DÉPURÉ, ÉE, adj. *depurgatus*, *defœcatus*, qui a été rendu plus pur; — sucs *dépurés*, ceux qui se sont clarifiés d'eux-mêmes par résidence, c'est-à-dire, dont les fèces se sont précipitées au fond du vaisseau par le repos; — on applique aussi ce terme à toute sorte de liquides et au sang.

DÉRIVATIF, IVE, adj. *deflectens*, qui détourne les humeurs: saignée *dérivative*, celle qui détourne le sang d'une partie du corps ou d'un organe devenu le siège d'une inflammation.

DÉRIVATION, s. f. *derivatio*, *deflectio*, de *derivare* ou *deflectere*, détourner; détour qu'on fait prendre au sang, à une humeur, etc. en les attirant vers les parties voisines: ainsi dans l'odontalgie, un vésicatoire à la nuque ou derrière les oreilles dérive l'humeur qu'on croit se jeter sur les dents: peut-être agit-il aussi en dérivant la sensibilité.

DERMATOÏDE, adj. *dermatoïdes*, du grec δέρμα, cuir, et d'είδος, qui a la consistance de la peau; se dit, suivant quelques auteurs, de la dure-mère.

DERME, s. m. *derma*, du verbe grec δέρω, j'écorche; PEAU. *Voyez* ce mot.

DERMESTES, s. m. pl. *dermestæ*, de δέρμα, peau, et d'εσθω, je mange; mangeurs de peaux; nom de certains insectes coléoptères, dont les larves vivent aux dépens des matières animales qu'on a desséchées pour les conserver, et qui attaquent sur-tout les pelleteries, d'où dérive leur nom.

DERMOGRAPHIE, s. f. *dermographia*, du grec δέρμα, la peau, et de γραφω, je décris; description anatomique de la peau.

DERMOLOGIE, s. f. *dermologia*, du grec δέρμα, la peau, et de λόγος, discours; traité sur la peau.

DERMOTOMIE, s. f. *dermotomia*, du grec δέρμα, la peau, et de τέμνω, l'incise, je dissèque; préparation anatomique de la peau.

DESCENTE, s. f. c'est la même chose que HERNIE. *Voyez* ce mot. — *Descente de matrice*, déplacement de ce viscère qui fait saillie hors de la vulve; quand la matrice est plus basse que dans l'état naturel, si elle ne paroît pas en dehors, cet état est désigné par le nom d'*abaissement*.

DESCRIPTION, s. f. *descriptio*, peinture verbale ou écrite de la chose qui en est le sujet; définition imparfaite; énumération des parties, des qualités ou des attributs qui appartiennent à cette chose.

DESMOGRAPHIE, s. f. *desmographia*, du grec δεσμός, ligament, et de γραφω, je décris; description anatomique des ligamens.

DESMOLOGIE, s. f. *desmologia*, du grec δεσμός, ligament, et de λόγος, discours; traité anatomique sur les ligamens.

DESMOTOMIE, s. f. *desmotomia*, du grec δεσμός, peau, et de τέμνω, je dissèque; préparation anatomique des ligamens.

DÉSOBSTRUCTIF, IVE, ou DÉSOBSTRUANT, ANTE, adj. remède contre les obstructions.

DÉSOPILATIF, IVE, ou DÉSOPILANT, adj. *deopilans*, *deoppilativus*, propre à désopiler, à déboucher, à lever les obstructions; apéritif.

DÉSOPILATION, s. m. *deopilatio*, débouchement de quelque partie opilée, obstruée.

DESPUMATION, s. f. *despumatio*, du verbe latin *despumare*, écumer, ôter l'écume; action par laquelle on ôte l'écume et les impuretés que l'action du feu a séparées d'un liquide, comme des sirops, des miels, des gelées, etc.

DESQUAMATION, s. f. *desquamatio*, du verbe latin *desquamare*, écailler, ôter les écailles; séparation des parties qui s'enlèvent par écailles; on dit en médecine que certaines maladies de la peau se terminent par desquamation, quand la peau s'enlève à la fin comme par écailles.

DESSICCATIF, IVE, s. m. et adj. *dessiccativus, siccans, exsiccans ;* se dit en chirurgie des remèdes propres à consumer l'humidité nuisible aux plaies ou aux ulcères ; et en médecine, de ceux qui absorbent l'humidité superflue du sang et des solides.

DESSICCATION, s. f. *dessiccatio, siccatio, exsiccatio,* évaporation ou consomption de l'humidité superflue qui se trouve dans un corps.

DÉSUDATION, s. f. *desudatio, ephidrosis,* ἐφίδρωσις ; sueur abondante, excessive, non critique, mais symptômatique, et suivie de pustules appelées *sudamina, hydroa.*

DÉTERGENT, ENTE, s. m. et adj. *detergens ;* se dit des remèdes propres à nettoyer. *V.* DÉTERSIF.

DÉTERGER, v. a. *detergere, abstergere,* nettoyer, mondifier une plaie, un ulcère.

DÉTERSIF, IVE, s. m. et adj. *detergens, detersorius,* du verbe latin *detergere,* nettoyer ; se dit des remèdes externes qui nettoient les plaies.

DÉTONATION ou FULMINATION, s. f. *detonatio, fulminatio ;* inflammation subite avec un bruit rapide, un éclat bruyant, comme quand on chauffe le nitrate de potasse avec des matières inflammables, telles que le charbon, le tartre, etc.

DÉTORSE, s. f. *distorsio,* du verbe latin *distorquere,* tordre ; distorsion violente et subite des tendons et des ligamens d'une articulation par un coup, une chute, un effort. *V.* DISTORSION, ENTORSE.

DÉTROIT, s. masc. *fretum,* ligne saillante qui sépare le grand bassin du petit : Anat.

DÉTRONCATION, s. f. *detruncatio,* séparation du tronc d'avec la tête, quand celle-ci reste encore dans la matrice : Accouch.

DEUTÉROPATHIE, s. f. *deuteropathia,* de δεύτερος, second, et de πάθος, douleur; affection secondaire; douleur d'une partie dépendante de sa sympathie avec une autre; maladie produite ou précédée par une autre.

DÉVELOPPÉE, s. f. nom qu'on donne en géométrie à une courbe par le développement de laquelle on peut en supposer une autre formée.

DÉVELOPPEMENT, s. m. *incrementum ;* action par laquelle l'animal et le végétal augmentent en longueur et en largeur, depuis l'instant où ils ont été animés jusqu'à celui où ils ne sont plus susceptibles d'aucun accroissement.

DÉVIATION, s. fém. *deviatio ;* changement de direction, détour des liqueurs de leur chemin ordinaire ; par exemple, lorsque le sang sort par les pores de la peau, lorsqu'il pénètre dans des vaisseaux qui ne lui sont pas destinés. Le système de l'inflammation adopté par *Boërhaave* est fondé sur la *déviation* du sang.

DÉVOIEMENT, s. m. *alvi solutio,* relâchement de ventre. *Voy.* FLUX DE VENTRE, COURS DE VENTRE, ou DIARRHÉE, qui signifient la même chose.

DIABÉTÈS, s. m. du verbe grec διαβαίνω, je passe à travers ; flux d'urine surabondant et opiniâtre ; — en hydraulique, syphon dont les deux branches sont enfermées l'une dans l'autre, et à travers lequel les liquides passent avec beaucoup de facilité.

DIABÉTIQUE, adj. *diabeticus,* qui tient du diabétès ; qui est attaqué de cette maladie.

DIABOTANUM, s. m. de διὰ, et de βοτάνη, herbe ; médicament fait d'herbes ; emplâtre dans lequel il entre sur-tout beaucoup de plantes; d'une couleur noire, brillante, d'une odeur forte, âcre et vireuse, et d'une consistance solide, mais susceptible de se ramollir par la chaleur. Il est digestif, résolutif, maturatif et fondant.

DIABROSE, s. f. *diabrosis,* διάβρωσις, de διὰ, à travers, et de βρώσκω, je mange ; érosion ou corrosion d'une partie du corps produite par l'action d'une cause interne, âcre et mordante, ou par l'application de médicamens diabrotiques.

DIABROTIQUE, adj. *diabroticus,* διαβρωτικὸς ; se dit des remèdes ou substances capables de produire l'érosion de la partie sur laquelle on les applique ; ils tiennent le milieu entre les escarotiques et les caustiques.

DIACARTHAME , s. m. de διὰ , de, et du latin *carthamus* , carthame ; électuaire purgatif , ainsi nommé à cause de la semence de carthame qui entre dans sa composition.

DIACAUSTIQUE, adj. de διὰ, par, à travers, et de καυστικὸς, caustique ; qui est caustique par refraction.

DIACHYLON, s. m. de διὰ , de , et de χυλὸς, suc ; médicament fait de sucs ; emplâtre dans lequel il entre des mucilages ou des sucs visqueux de certaines plantes ; il est émollient , digestif , résolutif.

DIACODE , s. m. *diacodium* , de διὰ, avec, et de Κώδια, tête de pavot ; nom d'un sirop qu'on prépare avec une livre de capsules de pavot blanc, et quatre livres de cassonade. Il est regardé comme somnifère, calmant, adoucissant, propriétés qu'il ne possède qu'à un foible degré ; c'est pourquoi les praticiens lui préfèrent le sirop d'opium que M. Baumé fait avec trois gros d'extrait d'opium, préparé par digestion lente , quatre livres de cassonade et deux livres et demie d'eau. Le sirop diacode se prescrit à la dose de deux gros jusqu'à une once , et le sirop d'opium à demi-dose seulement.

DIACOPÉ , s. f. *diacope* , en grec διακοπὴ ; incision oblique ou horizontale au crâne par un instrument tranchant qui n'a point emporté la pièce.

DIACOUSTIQUE, s. f. *diacoustica*, de διὰ , à travers, et du verbe ἀκύω, j'entends ; art de juger de la réfraction et des propriétés du son, selon qu'il passe dans un fluide plus ou moins dense.

DIACRANIENNE (la mâchoire), adj. f. *maxilla diacraniana* , de διὰ, auprès, contre, autour, et de κρανίον, crâne ; nom de la mâchoire inférieure , ainsi appelée parce qu'elle est unie au crâne par une articulation lâche, ligamenteuse, mobile, qui lui permet de se mouvoir en divers sens pour la mastication.

DIADELPHE , adj. *diadelphi* , de δὶς , deux, et d'ἀδελφος , frère ; se dit des étamines réunies en deux

corps par leurs filets , un de ceux-ci pouvant être solitaire.

DIADELPHIE, s. f. *diadelphia* , de δὶς , deux , et d'ἀδελφος , frère ; nom de la dix-septième classe du système de Linné qui renferme les plantes diadelphes , c'est-à-dire dont les fleurs ont les étamines réunies en deux corps par leurs filets.

DIADELPHIQUE, adj. *diadelphicus* ; se dit des plantes ou des fleurs dont les étamines sont diadelphes.

DIADOCHE, s. f. *diadoxis*, en grec διαδοχὴ, succession, du verbe διαδέχομαι, succéder ; changement d'une maladie en une autre moins dangereuse.

DIAGNOSTIQUE, s. m. *diagnosis*, discernement, du verbe grec διαγινώσκω, je connois, je discerne ; qualification d'une maladie, connoissance des signes pathognomoniques qui la distinguent de toute autre ; — adj. *diagnosticus*, du grec διαγνωστικὸς ; se dit des signes qui nous font connoître le caractère propre des maladies.

DIAGONAL, ALE, adj. *diagonalis*, *diagonicus*, du grec διὰ, à travers, et de γωνία, angle ; qui va d'un des angles d'une figure rectiligne à l'angle opposé ; — s. f. *linea diagonalis*, γραμμὴ διαγώνιος, ligne qui aboutit à deux angles directement opposés.

DIAIRE , adj. *diarius*; nom qu'on donne à une espèce de fièvre , parce qu'elle ne dure qu'un jour. *Voyez* ÉPHÉMÈRE.

DIALECTIQUE, s. f. *dialectice*, en grec διαλεκτικὴ, du verbe moyen διαλέγομαι, je discours, je converse ; l'art de discourir, de raisonner avec justesse ; originairement l'art de discerner le vrai d'avec le faux, par le moyen du dialogue.

DIALTHÉE , s. m. *dialthæa* , de διὰ , de, et d'ἀλθαία, guimauve ; onguent dont le mucilage de guimauve fait la base.

DIAMANT, s. m. *adamas* , en grec ἀδάμας, d'ἀ privatif, et de δαμάω, je dompte ; comme qui diroit *indomptable*, à cause de sa dureté : substance simple ou indécomposée, combustible sans résidu sensible ; rayant les autres minéraux ; pesant de 3,5185 à 3,55 ; à simple réfraction ; acquérant l'électricité vitrée par le frottement, même quand il est encore brut ; en octaèdre régulier dans sa forme primitive, et en tétraèdre régulier dans sa molécule intégrante ; pierre précieuse extrêmement dure, la plus brillante et la plus transparente de toutes ; le carbone pur au plus haut degré de condensation, suivant les expériences des chimistes modernes.

DIAMARGARITON, s. m. de διὰ, de, et de μαργαρίτης, perle, qui est fait de perles ; médicament dont les perles sont le principal ingrédient.

DIAMÈTRE, s. m. *diameter*, de διὰ, à travers, et de μέτρον, mesure ; γραμμὴ διάμετρος, ligne droite qui passe par le centre d'un cercle, et se termine de part et d'autre à la circonférence.

DIAMORUM, s. m. de διὰ, de, et de μόρον, mûre ; sirop de mûres, propre pour les gargarismes.

DIANDRIE, s. f. *diandria*, de δίς, deux, et d'ἀνὴρ, gén ἀνδρὸς, mari ; nom de la seconde classe du système de Linné qui renferme les plantes dont les fleurs n'ont que deux étamines.

DIANUCUM, s. m. de διὰ, de, et du latin *nux*, *nucis*, noix ; rob fait avec des noix.

DIAPALME, s. m. *diapalma*, emplâtre ainsi appelé parce que la décoction du palmier en est la base ; il est desséchant, ramollissant, résolutif, détersif, cicatrisant ; mêlé avec le quart de son poids d'huile d'olive, il forme un onguent nommé *cérat diapalme*.

DIAPASME, s. m. *diapasma*, en grec διάπασμα, du verbe διαπάσσειν, saupoudrer ; nom que les Grecs donnoient à une poudre composée de substances sèches et aromatiques dont on saupoudroit les vêtemens pour leur donner du parfum, et la peau pour dessécher les ulcères, arrêter la sueur, et en corriger la mauvaise odeur.

DIAPÉDÈSE, s. m. *diapedesis*, *persudatio*, *transudatio*, en grec διαπήδησις, du verbe διαπηδάω, je passe outre ; sueur sanguinolente, effusion de sang en manière de sueur ou de rosée : transudation du sang par les pores des vaisseaux.

DIAPHANE, adj. *diaphanes*, *perlucidus*, *perlucens*, *translucidus*, *translucens*, transparent, de διαφαίνω, je luis, je brille à travers ; se dit en optique des corps qui laissent passer librement les rayons de la lumière ; tels sont l'eau, le verre, etc. Hippocrate employoit quelquefois cette expression, sinon dans un sens rigoureusement juste, du moins par approximation. Ainsi il disoit que les urines diaphanes, οὖρα διαφανέα, des frénétiques étoient mauvaises, que les oreilles diaphanes, τὰ ὦτα διαφανέα, étoient un mauvais signe ; enfin il appeloit *diaphane* un fer fortement rougi au feu.

DIAPHANÉITÉ, s. f. *diaphaneitas*, du grec διαφάνεια, transparence ; propriété qu'ont certains corps de transmettre la lumière.

DIAPHÉNIC ou DIAPHOENIX, s. m. *diaphoenix*, de διὰ, avec, et de φοῖνιξ, datte, fruit du palmier ; électuaire dont les dattes sont la base. C'est un hydragogue ou puissant diurétique, dont la dose est depuis deux gros jusqu'à une once.

DIAPHORÈSE, s. f. *diaphoresis*, de διαφορέω, je dissipe, je répands ; transpiration plus forte que la transpiration naturelle, et moins considérable que la sueur ; l'ensemble des évacuations qui se font par les pores insensibles du corps humain.

DIAPHORÉTIQUE, adj. *diaphoreticus*, en grec διαφορητικός, qui favorise la transpiration insensible ; qui excite la *diaphorèse* ; — nom d'une fièvre continue accompagnée d'une sueur perpétuelle.

DIAPHRAGMATIQUE, adj. *diaphragmaticus*, de διάφραγμα, diaphragme ; qui appartient ou a rapport au diaphragme : nerfs *diaphragmatiques*.

DIAPHRAGME, s. m. *diaphragma*, *phrenes*, *disceptum*, du verbe grec διαφράσσω, je sépare, composé de διὰ, entre, à travers, et de φράσσω, je ferme ; nom qu'on donne à un grand et large plan musculeux qui sépare le thorax ou la poitrine de l'abdomen ou bas-ventre ; — cloison qui sépare les deux narines ;

— cloison transversale qui sépare un fruit capsulaire.

DIAPHRAGMITIS, s. f. du grec διάφραγμα, diaphragme; inflammation du diaphragme dont les caractères, selon Boërhaave, sont une fièvre des plus aiguës, continue; une douleur intolérable, qui s'exaspère par l'inspiration, la toux, l'éternuement, la réplétion de l'estomac, la nausée, le vomissement, et les efforts pour rendre les selles ou les urines; de là une respiration sublime, petite, accélérée, suffocante, opérée sans le concours de l'abdomen, par le seul mouvement du thorax; un délire continuel; la rétraction des hypocondres en dedans et en haut; le ris sardonique, la fureur, la gangrène. Maladie encore indéterminée.

DIAPHTHORA, s. masc. en grec διαφθορὰ, de φθείρω, corrompre; corruption du fœtus, selon *Hippocrate*; — corruption des alimens dans l'estomac, d'après *Vogel*.

DIAPHYSE, s. f. *diaphysis*, du verbe grec διαφύω, je nais entre, je crois parmi; interstice, division, partition; tout ce qui sépare deux choses.

DIAPNOTIQUE, s. masc. et adj. *diapnoticus*, du verbe grec διαπνέω, je transpire; se dit des remèdes qui font transpirer: il ne diffère guère de diaphorétique.

DIAPRUN, s. m. *diaprunum*, électuaire de prunes, purgatif minoratif; la dose est depuis demi-once jusqu'à deux onces: mêlé avec la scammonée en poudre, il forme le diaprun solutif, assez bon purgatif, qu'on donne depuis deux gros jusqu'à une once.

DIARRHÉE, s. f. *diarrhœa*, διάῤῥοια des Grecs, du verbe ῥέω, je coule, je passe à travers; évacuation fréquente, copieuse, et intempestive de toute humeur propre aux intestins, mêlée quelquefois avec les excrémens sous leur forme ordinaire, le plus souvent molle ou liquide.

DIARRHODON, s. m. du grec διὰ, avec, et de ῥόδον, rose; composition où il entre des roses.

DIARTHROSE, s. f. *diarthrosis*, de διὰ, préposition venant du verbe δαίω, diviser, et d'ἄρθρωσις, articulation; articulation séparée, mo-

bile, qui existe entre des têtes et des cavités plus ou moins profondes.

DIASCORDIUM, s. m. *diascordium*, opiat dans lequel entre le scordium; il resserre en fortifiant l'estomac et les intestins: il est par conséquent stomachique. La dose est depuis un scrupule jusqu'à un gros et demi.

DIASEBESTE, s. m. de διὰ, de, et du latin *sebesten*, sebeste, espèce de prunes; électuaire purgatif dont les sebestes font la base.

DIASÈNE, s. m. de διὰ, de, et du latin *sena*, séné; électuaire purgatif dont le séné fait la base.

DIASOSTIQUE, s. f *diasostica*, de διασώζω, je conserve; partie de la médecine qui a pour objet la conservation de la santé; — adj. *diasosticus*; se dit des remèdes qui conservent la santé.

DIASTASE, s. f. *diastasis*, *diductio*, du verbe grec διίστημι, je sépare; espèce de luxation qui consiste dans la séparation ou l'écartement de deux os qui étoient contigus; dilatation des muscles dans les convulsions.

DIASTOLE, s. f. *diastole*, du verbe grec διαστέλλω, je dilate, j'ouvre; dilatation du cœur, des artères; mouvement opposé à la systole, par lequel le cœur et les artères se contractent.

DIATESSARON, s. m. *diatessarum*, de διὰ, avec, et de τέσσαρες, quatre; médicament composé de quatre ingrédiens simples.

DIATHÈSE, s. f. *diathesis*, du verbe grec διατίθημι, je dispose, je constitue; disposition d'une partie, constitution du corps: ce mot s'étend encore aux causes des maladies, à leurs symptômes, et même à la disposition où l'on est de tomber malade; ainsi les auteurs de médecine parlent de *diathèse* inflammatoire, scorbutique, scrophuleuse, etc.

DICHOTOME, adj. *dichotomus*, de δίχα, en deux parties, de deux manières, et de τέμνω, je coupe; qui se divise et subdivise par bifurcation, en sorte qu'on n'y distingue point un tronc principal: Bot. — se dit aussi de la lune, quand on n'en voit que la moitié.

DICLINE, adj. *diclinis*; se dit des plantes dont les organes sexuels ne sont pas réunis dans chaque fleur, mais distincts dans diverses fleurs, par conséquent unisexes.

DICOQUE, adj. *dicoccus*, qui a deux coques.

DICOTYLÉDONÉ, ÉE, adj. *dicotyledon*, gén. *onis*, de δὶς, deux, et de κοτυληδὼν, cotylédon; se dit des plantes qui ont deux cotylédons, ou des graines qui contiennent un embryon entre deux lobes. *Voyez* COTYLÉDON.

DICROTE, adj. *dicrotus, recurrens, bis feriens*, en grec δίκροτος, de δὶς, deux fois, et de κρούω, je frappe; se dit d'une espèce de pouls qui, à certaines pulsations, semble battre deux fois, tel que le marteau qui frappe l'enclume, rebondit et achève son coup: on nomme aussi ce pouls *rebondissant*, et on le regarde comme signe certain d'une hémorragie critique par le nez.

DIDACTIQUE, adj. *didacticus*, en grec δίδακτικὸς, du verbe διδάσκω, j'enseigne, j'instruis; qui est propre à instruire, qui sert à expliquer les choses.

DIDACTYLE, adj. *didactylus*, de δὶς, deux fois, et de δάκτυλος, doigt; se dit des animaux qui ont deux doigts à chaque pied.

DIDELPHES, s. m. pl. *didelphi*, de δὶς, deux fois, et de δελφὺς, vulve, matrice; nom d'un sous-ordre d'animaux mammifères carnassiers, qui ont sous le ventre une poche dans laquelle sont placées leurs mamelles, et où ils déposent leurs petits, qu'ils mettent au monde, long-temps avant qu'ils soient assez forts pour subvenir à leurs besoins.

DIDYME, s. m. *didymus*, en grec δίδυμος, double, de δύω, deux, espèce d'orchis; — nom des testicules; — adj. comme composé de deux parties plus ou moins sphéroïdales ou courtement ovoïdales: Bot.

DIDYNAME, adj. *didynamus*; se dit des étamines qui, étant au nombre de quatre dans une corolle monopétale irrégulière, sont disposées en deux paires, dont l'une est plus grande que l'autre.

DIDYNAMIE, s. f. *didynamia*, de δὶς, deux fois, et de δύναμις, puis-sance; nom de la quatorzième classe du système de Linné, dans laquelle sont renfermées les plantes didynames, c'est-à-dire qui ont quatre étamines, dont deux plus grandes que les autres. *Voyez* DIDYNAME.

DIDYNAMIQUE, adj. *didynamicus*; se dit des fleurs ou plantes à étamines didynames.

DIÈDRE ou DIHÈDRE, adj. *dihedrus*, de δὶς, deux fois, et d'ἕδρα, siége ou base; qui a deux bases ou deux faces; terme nouveau qui se dit d'un angle formé par la rencontre de deux plans, et qu'on appelle autrement un *angle plan*.

DIÉRÈSE, s. f. *diæresis*, du verbe grec διαιρέω, je divise, je sépare; division, solution de continuité; opération de chirurgie qui consiste à séparer des parties dont l'union est contre nature, à emporter ou couper celles qui s'opposent à la guérison, et à fendre, inciser ou percer certaines cavités, pour en extraire les substances étrangères ou nuisibles.

DIÉRÉTIQUE, s. m. et adj. *diæreticus*, du verbe grec διαιρέω, je divise; se dit des remèdes qui ont la vertu de diviser, de corroder.

DIÈTE, s. f. *diæta, victûs ratio*, en grec δίαιτα; manière de vie réglée, c'est-à-dire l'emploi bien ordonné et mesuré de tout ce qui est nécessaire pour conserver la vie soit en santé, soit en maladie: la diète comprend donc tout ce qui a rapport à l'air, aux alimens, à l'exercice et au repos, au sommeil et à la veille, aux bains, aux substances qui doivent être évacuées ou conservées dans l'individu, et aux passions.

DIÉTÉTIQUE, s. f. *diætetice, diætetica*, du verbe grec διαιτάω, nourrir avec ordre et mesure; d'où l'on a fait διαιτητικὴ, sup. τέχνη, l'art diététique; doctrine qui prescrit et règle la diète, c'est-à-dire tout ce qui a rapport à la matière de l'hygiène, ou aux choses que l'École a nommées improprement choses non naturelles, comme l'air, les alimens, etc. *Voyez* DIÈTE. — adj. *diæteticus*; se dit des moyens employés par les médecins, pour soulager ou guérir les malades, indépendamment des remèdes proprement dits.

DIFFUS, USE, adj. *diffusus ;* se dit en botanique des plantes qui étalent lâchement leurs ramifications ; — en pathologie, d'une espèce d'anévrisme non circonscrit, auquel on donne le nom d'*anévrisme faux primitif.*

DIGASTRIQUE, s. m. et adj. *digastricus, biventer,* de δὶς, deux, et de γαστήρ, ventre ; se dit en anatomie des muscles qui ont deux portions charnues ou deux ventres attachés bout à bout.

DIGESTEUR, s. m. vase ou marmite propre à cuire très-promptement les viandes, et à tirer de la gelée des os mêmes ; *digesteur* ou *marmite de Papin, olla Papiniana.*

DIGESTIF, IVE, adj. *digestivus, digerens ;* qui a la vertu de digérer, de cuire ; qui aide à la digestion ; nom qu'on donne au suc de l'estomac ; — s. m. *digestivum,* tout ce qui mûrit la suppuration dans les plaies. Le digestif dont on se sert en chirurgie, est ordinairement composé de térébenthine, d'huile rosat et de jaunes d'œufs.

DIGESTION, s. f. *digestio, coctio, chylosis ;* fonction propre aux animaux, qui s'exécute au moyen d'organes très-nombreux, et par laquelle les alimens éprouvent, dans l'estomac et l'intestin, un mode d'altération qui les rend propres à la réparation, à l'entretien et a l'accroissement du corps ; — décoction plus ou moins lente, à un feu modéré : Chim.

DIGITAL, ALE, adj. *digitalis,* qui a rapport aux doigts ; se dit des cavités légères qu'on observe a la face interne des os du crâne : Chir.

DIGITÉ, ÉE, adj. *digitatus ;* se dit en botanique des feuilles composées de plus de trois folioles immédiatement fixées au sommet d'un pétiole commun ; telles sont celles du marronnier.

DIGITIGRADES, s. m. pl. *digitigradi,* de *digitus,* doigt, et de *gradior,* je marche ; nom des animaux carnivores qui ne marchent que sur les doigts, comme les chats, les chiens : Hist. nat.

DIGYNE, adj. *digynus ;* se dit des fleurs qui ont deux pistils ou deux styles, ou même deux stigmates sessiles.

DIGYNIE, s. f. *digynia,* de δὶς, deux, et de γυνή, femme ; nom de l'ordre ou de la section qui comprend les plantes *digynes,* c'est-à-dire dont les pistils ou organes femelles de la fructification sont doubles.

DILACÉRATION, s. f. *dilaceratio ;* division violente ; séparation causée par une grande distension ; déchirement.

DILATABILITÉ, s. f. qualité de ce qui peut s'étendre ou occuper un plus grand espace sous un volume donné.

DILATATEUR, s. m. *dilatatorius ;* se dit des muscles qui servent à dilater certaines parties, comme la cavité de la poitrine, etc.

DILATATION, s. f. *dilatatio,* extension, relâchement ; augmentation de volume dans les corps ; la chaleur cause la *dilatation* des corps ; — état du cœur, des artères, des vaisseaux en général, et des sacs membraneux, quand ils s'écartent de leur axe ou d'un centre commun, ou qu'ils restent écartés contre nature, comme dans l'anévrisme, la varice ; — action par laquelle on dilate, on élargit une plaie, une cavité, etc.

DILATATOIRE ou DILATATEUR, s. m. *dilatatorium, speculum ;* instrument pour dilater une plaie, une cavité ; il y en a pour le nez, la bouche, les yeux, la matrice, l'anus, et chacun prend le nom de la partie à laquelle il est employé ; celui de la bouche s'appelle *speculum oris ;* celui du nez, *speculum nasi ;* celui des yeux, *speculum oculi,* et ainsi des autres ; on les nomme *speculum,* miroir, parce qu'en dilatant les cavités, ils laissent voir ce qu'il y a ce vicié et de contre nature.

DIODONS, s. m. pl. *diodones,* de δὶς, deux, et d'ὀδούς, dent ; qui ont deux dents ; nom des poissons dont les deux mâchoires osseuses, nues, sont formées d'une seule pièce, en sorte qu'ils paroissent n'avoir que deux dents : Hist. nat.

DIOECIE, s. f. *diœcia,* de δὶς, deux, et d'οἰκία, maison ; nom de la douzième classe du système de Linné, dans laquelle sont renfermées les plantes dont les fleurs sont mâles ou femelles sur deux individus différens.

DIOÏQUE, adj. *dioïcus*, de δὶς, deux fois, et d'οἶκος, maison, famille; se dit des fleurs dont les mâles sont séparées des femelles, c'est-à-dire habitent sur des pieds différens.

DIONCOSE, s. f. *dioncosis*, διόγκωσις, enflure, tuméfaction, du verbe grec διογκόω, je fais enfler, je fais gonfler; distension du corps par l'amas des parties excrémentitielles ou par la diffusion des humeurs; l'opposé de SYMPTOSE. *Voy.* ce mot.

DIOPTRE, s. m. *dioptrum*, de διὰ, à travers, et d'ὄπτομαι, je vois, je regarde; instrument de chirurgie qui sert à dilater la matrice ou l'anus, afin d'examiner les maladies de ces parties.

DIOPTRIQUE, s. f. *dioptrica*, de διὰ, à travers, et d'ὄπτομαι, je vois; partie de l'optique qui traite de la réfraction de la lumière, lorsqu'elle passe par différens milieux.

DIORRHOSE, s. f. *diorrhosis*, διόρρωσις, de διὰ, à travers, et d'ὄρρος, sérosité, fonte des humeurs qui sortent par les urines. *Voyez* DIURÈSE.

DIPÉTALÉ, ÉE, adj. *dipetalus*, de δὶς, deux, et de πίταλον, pétale; se dit en botanique des corolles composées de deux pièces ou lames distinctes jusqu'à leur insertion.

DIPHYLLE, adj. *diphyllus*, de δὶς, deux, et de φύλλον, feuilles; se dit des plantes qui ne portent que deux feuilles, et des parties composées de deux pièces foliacées ou de deux folioles.

DIPLOÉ, s. m. *meditullium*, διπλόη des Grecs, de διπλόος, double; substance d'un tissu spongieux qui sépare les deux tables des os du crâne.

DIPLÔME, s. masc. *diploma*, de διπλόος, double; appareil chimique qui consiste à mettre le vaisseau où sont contenus les ingrédiens qu'on veut travailler, dans un vaisseau plus grand, qu'on remplit d'eau, et auquel on applique le feu; c'est la même chose que bain-marie; — acte ou titre par lequel on accorde à quelqu'un un droit ou un privilège, comme d'exercer la médecine, la chirurgie, etc.; il signifie la copie double d'un acte, parce qu'on en garde l'original ou la copie.

DIPLOPIE, s. f. *diplopia*, de διπλόος, double, et d'ὤψ, œil, vision; affection des yeux qui fait qu'on voit les objets doubles.

DIPODES, s. m. pl. *dipodes*, de δὶς, deux fois, et de πούς, pied; qui n'ont que deux pieds; nom de certains mammifères rongeurs qu'on nomme aussi *rats à deux pieds:* Hist. nat.

DIPSADE, s. f. διψάς, dérivé de δίψα, soif; espèce de serpent qui cause une soif inextinguible à ceux qui en sont mordus: Hist. nat.

DIPSÉTIQUE, s. m. et adj. *dipseticus*, qui altère, de δίψα, soif; se dit des remèdes qui provoquent la soif.

DIPTÈRES, s. m. pl. *dipteri*, de δὶς, deux fois, et de πτερόν, aile; nom des insectes qui, comme les mouches, n'ont que deux ailes: Hist. nat.

DISCOÏDE, adj. *discoïdes*, de δίσκος, disque, et d'εἶδος, forme, ressemblance; qui est rond comme un disque. Aétius donne ce nom au crystallin; — se dit aussi des coquilles dont les spires tournent autour d'un point sur un même plan, en s'appliquant immédiatement les unes aux autres.

DISCRET, ÈTE. adj. *discretus*, distinct, séparé; se dit de la petite vérole dont les pustules sont distinctes et séparées les unes des autres; — en mathématiques, des quantités dont les parties sont séparées les unes des autres; comme un tas de grains de blé, de sable, etc.

DISCRIMEN, s. m. mot latin qui signifie division, séparation; bandage pour la saignée du front, ainsi appelé parce qu'en passant le long de la suture sagittale, il divise la tête en deux parties égales, ou parce qu'il y a des séparations entre ses tours.

DISCUSSIF, IVE. adj. et s. m. *discutiens*, *discussorius*, du verbe latin *discutere*, dissoudre, résoudre, dissiper; se dit, selon l'ancienne encyclopédie, des médicamens extérieurs qui ont la vertu de raréfier les humeurs arrêtées dans une partie, et de les dissiper; ils se prеnnent ordinairement dans la classe des incisifs ; telles sont les fumigations de vinaigre jeté sur une brique rougie au feu, dont on use dans les tumeurs indolentes produites par l'accumulation des sucs glaireux : on rend encore ces fumigations plus discussives, en faisant dissoudre de la gomme ammoniaque dans le vinaigre, et en appliquant ensuite des cataplasmes faits avec les plantes carminatives, qui fournissent aussi la matière des remèdes *discussifs*.

DISLOCATION, s. f. *dislocatio*, *luxatio*, déboîtement des os. *Voy.* LUXATION.

DISPENSAIRE, s. m. *dispensatorium*, apothicairerie ; lieu où l'on fait la dispensation des substances qui entrent dans les médicamens composés ; livre de pharmacie dans lequel est décrite la composition des médicamens que les apothicaires d'un hôpital, d'une ville, d'une province, d'un royaume, doivent tenir dans leurs boutiques. On nomme encore ces livres, formulaires, pharmacopées, antidotaires, codex.

DISPENSATION, s. f. *dispensatio*, opération par laquelle les pharmaciens disposent et arrangent plusieurs médicamens simples ou composés, après les avoir bien choisis, préparés, et pesés chacun selon sa dose requise, pour en faire une composition.

DISPERMATIQUE, adj. *dispermaticus*, de δὶς, deux fois, et de σπέρμα, semence ; se dit des plantes qui n'ont que deux graines ou deux semences : Bot.

DISPERME, adj. *dispermus*, de δὶς, deux fois, et de σπέρμα, sperme ; se dit en botanique des fruits ou loges qui renferment deux graines.

DISPOSITION, s. f. *dispositio*, état du corps humain dans lequel il est susceptible de changer en bien ou en mal, comme de recouvrer la santé s'il l'a perdue, d'être affecté de maladie, etc. *Voy.* DIATHÈSE.

DISQUE, s. m. *discus*, du grec δίσκος, sorte de gros palet rond, de pierre, de fer, ou de plomb, employé dans un jeu fort usité chez les Grecs et les Romains ; — l'en-

semble des fleurons d'une fleur radiée qui forment une surface plane ; la partie membraneuse d'une feuille : Bot. — le corps rond du soleil et de la lune, tel qu'il paroît à nos yeux : Astron.

DISSECTION, s. f. *dissectio*, du verbe latin *dissecare*, dépecer, découper ; action par laquelle on coupe un cadavre, soit pour apprendre l'anatomie, soit pour reconnoître les causes et le siége des maladies, soit enfin pour constater l'existence de certains délits, comme l'empoisonnement, etc.

DISSÉQUEUR, s. m. *prosector*, celui qui dissèque.

DISSIMILAIRE, adj. *dissimilaris*, qui est de différente nature, de différent genre, de différente espèce ; c'est l'opposé de similaire.

DISSOLUTION, s. f. *dissolutio*, opération chimique par laquelle un corps solide présenté à un liquide s'y fond et disparoît, en partageant sa liquidité, de sorte qu'il y a égalité de puissance entre le dissolvant et le dissolvende ou le corps à dissoudre. On dit encore souvent en médecine, *dissolution des humeurs*, *du sang*, pour désigner la trop grande fluidité de ces liquides ; comme dans le scorbut où le sang est d'une fluidité telle qu'il s'échappe par les plus petits vaisseaux, et qu'on ne l'arrête qu'avec la plus grande difficulté. On doit observer que le mot *dissolution*, employé pour exprimer cet état fluide du sang, est exact ; mais cette expression est au delà de la vérité, si l'on porte son acception jusqu'à faire entendre que le sang a perdu sa consistance et s'est réellement dissous ou décomposé.

DISSOLVANT, ANTE, s. m. et adj. *dissolvens*, qui dissous ; se dit de tout ce qui divise ou réduit les corps en leurs plus petites parties, à la forme liquide. L'existence d'un *dissolvant* universel si longtemps cherché par les alchimistes et les adeptes, et décoré du nom d'*alcaest*, est une chimère. On donne aussi le nom de *dissolvant* à tout remède capable de résoudre les concrétions et les obstructions qui se forment dans le corps.

Distension, s. f. *distentio*, du verbe latin *distendere*, tendre, bander ; se dit des muscles trop tendus ; — distension des nerfs.

Distichiasis, s. m. mot grec composé de δὶς, deux fois, et de στίχη, rang, ordre ; maladie des paupières dans laquelle il y a un rang de cils surnuméraires, qui ordinairement se dirigent vers le globe de l'œil, l'irritent, et l'enflamment.

Distillation, s. f. *distillatio*, opération chimique par laquelle on sépare en matières volatiles et en matieres fixes certaines substances composées qu'on soumet au feu dans des appareils fermés destinés à en recueillir et à en condenser les parties volatilisées.

Distiller, v. a. *distillare*, enlever à une substance, par l'alambic, tous ses principes volatils ; — v. n. couler, dégoutter : le nez *distille* aux gens enrhumés ; les fistules distillent toujours.

Distique, adj. *distichus*, de δὶς, deux fois, et de στίχος, rang, ordre ; se dit en botanique des épis dont les fleurs sont fixées sur deux rangs opposés l'un à l'autre.

Distorsion, s. f. *distortio*, du verbe latin *distorquere*, tordre, tourner ; contorsion, déplacement d'une partie ou d'un membre ; *distorsion* des yeux. *Voy.* Détorse, Contorsion.

Distraction, s. f. *distractio*, séparation, démembrement ; se dit en chimie de la désunion de deux substances faite avec difficulté, ou par voie de séparation, ou par voie de calcination.

Diurèse, s. f. *diuresis*, du verbe grec διυρέω, j'urine beaucoup ; évacuation extraordinaire d'urine.

Diurétique, s. m. et adj. *diureticus*, de διυρέω, dont la racine est ὖρον, urine ; se dit des remèdes qui ont la propriété de faire couler l'urine.

Diurne, adj. *diurnus*, journalier, qui appartient au jour ; se dit de plusieurs maladies, mais surtout des fièvres qui augmentent pendant le jour ; — en astronomie, on donne le nom de *diurne* au mouvement par lequel la terre tourne sur son axe dans l'espace de vingt-quatre heures, et produit la succession des jours et des nuits ; — en botanique, on appelle *diurnes* les fleurs qui ne durent qu'un jour, ou les plantes qui fleurissent le jour.

Divarication, s. f. *divaricatio*, l'action d'étendre, d'écarter, d'ouvrir, d'élargir.

Divariqué, ée, adj. *divaricatus*, qui fait des angles très-ouverts, dont les divisions, ou les rameaux, particulièrement dans le cas de dichotomie, divergent ou s'écartent d'une manière très-remarquable.

Divergence, s. f. *divergentia*, état de deux lignes qui divergent ou s'éloignent l'une de l'autre.

Divergent, ente, adj. *divergens* ; se dit en optique des rayons qui partent du même point visible, et s'écartent continuellement l'un de l'autre, à mesure qu'ils s'en éloignent ; se dit en géométrie des lignes qui vont en s'écartant l'une de l'autre ; et en botanique, des rameaux d'une plante qui s'écartent en partant d'un centre commun.

Dividende, s. m. *numerus dividendus* ; se dit en arithmétique de la quantité à diviser.

Diviseur, s. m. *divisor* ; se dit en arithmétique de la quantité par laquelle on en divise une autre.

Divisif, ive, adj. *dividens*, qui divise ; se dit d'un bandage (*fascia dividens*) dont on se sert pour tenir la tête droite dans les plaies transversales de la nuque.

Division, s. f. *divisio*, séparation, partage ; opération d'arithmétique qui détermine combien de fois une grandeur est contenue dans une autre.

Docimastique, s. f. *docimastice*, du verbe grec δοκιμάζω, j'éprouve, j'essaie ; l'art d'essayer en petit les mines, pour connoître les métaux et les minéraux qu'elles contiennent.

Dodécaèdre, s. m. du grec δώδεκα, douze, et d'ἕδρα, siége, base ; solide régulier dont la surface est formée de douze pentagones réguliers.

Dodécagone, s. m. *dodecagonus*, de δώδεκα, douze, et de γωνία, angle ; polygone terminé par douze angles et douze côtés.

Dodécagynie, s. f. *dodecagy-*

nia, de δώδεκα, douze, et de γυνή, femme : ordre ou section des plantes dodécagynes, c'est-à-dire qui ont douze pistils, styles ou stigmates sessiles.

DODÉCANDRIE, s. f. *dodecandria*, du grec δώδεκα, douze, et d'ἀνήρ, gén. ἀνδρός mari ; — nom de la douzième classe du système de Linné, qui contient toutes les plantes dont les fleurs ont douze étamines.

DOGME, s. m. *dogma*, du verbe grec δοκέω, je pense : maxime, sentence fondée sur la raison et l'expérience, les deux fondemens de toute la doctrine des dogmatiques.

DOLOIRE, s. f. *ascia*, *dolabra*, *fascia paramper obliqua*; bandage un peu oblique, c'est-à-dire dont les circonvolutions vont en biaisant, de sorte que chaque tour couvre les deux tiers de celui qui est immédiatement au dessus ou au dessous. Les chirurgiens lui ont donné le nom de doloire, parce qu'il représente l'obliquité du tranchant de cet instrument.

DOMESTIQUE, adj. *domesticus*, de *domus*, maison, qui est de la maison ; se dit en zoologie des animaux apprivoisés, tels que le chien, le chat, etc. — en botanique, des plantes cultivées dans les jardins ; — en pharmacie, des remèdes qu'on a chez soi et qu'on prépare soi-même, qu'on prend même, sans consulter le médecin, lorsqu'on croit en avoir besoin.

DONACIES, s. m. pl. du grec δόναξ, roseau; nom de certains insectes coléoptères qui vivent sur les plantes aquatiques, et principalement sur les roseaux.

DORSAL, ALE, adj. *dorsalis*, de *dorsum*, dos; qui appartient au dos; vertèbres dorsales ; — se dit aussi des nageoires du dos des poissons, et des arêtes des graminées qui naissent au dessous de la valve ou paillette.

DORSIFÈRE, adj. *dorsifer*; se dit des feuilles des fougères, parce qu'elles portent sur leur dos les organes de la fructification.

DOS, s. m. *dorsum*, la partie de derrière de l'animal, depuis le cou jusqu'aux reins. On dit aussi

figurément le *dos* du pied, de la main, du nez, etc.

DOSE, s. f. *dosis*, *præbium*, de δίδωμι, je donne; quantité de chacune des drogues qui entrent dans un remède composé, ou la quantité du remède lui-même qu'on emploie pour produire un effet immédiat.

DOUCHE, s. f. de l'italien *doccia*, selon Ménage, en latin *cataclysmus*, *illisio aquæ*, espèce de bain qui consiste à laisser tomber de haut en bas, par une fontaine naturelle ou artificielle, un certain volume d'eau chaude ou froide, avec une force déterminée, sur différentes parties du corps humain.

DOULEUR, s. f. *dolor*, sentiment ou impression désagréable qui cause un désordre dans le corps, ou une lésion déterminée dans les nerfs qui sont l'organe du sentiment en général ; tout exercice de la sensibilité contraire au mode d'organisation.

DRACÈNE, s. f. *dracæna*, δράκαινα, plante qui croît dans les Indes Orientales, et dont le suc desséché est une espèce de tannino-résine qu'on emploie en médecine sous le nom de *sang-dragon*.

DRAGEONS ou REJETS, s. m. pl. du latin *stolones*, branches enracinées qui sortent du pied ou du tronc d'un arbre, et dont on peut les détacher sans leur ôter la faculté de reprendre racine en les transplantant.

DRAGME ou DRACHME, s. fém. *drachma*, gén. *atis*, du grec δραχμή, poignée, ou pièce de monnaie; c'est la huitième partie d'une once. *Voyez* GROS.

DRAGONNEAUX, s. m. pl. *dracunculi*, genre d'animaux zoophytes, de la famille des intestinaux cylindriques, qui ressemblent à un crin, et qui se trouvent dans les poumons des dauphins et des autres cétacés. Il en existe une espèce en Guinée qui produit une maladie fort dangereuse, en s'insinuant sous la peau des jambes et des pieds.

DRAGONS, s. m. pl. *dracones*, du grec δράκων ; nom de certains reptiles sauriens, qui ont une crête et un goître sous la gorge, dont la queue est longue, grêle et cylindrique, et la peau des flancs étendue sur des rayons osseux en forme d'aile.

DRAPÉ, ÉE, adj. *tomentosus*, qui est recouvert de poils courts et tellement serrés, qu'il en résulte un tissu plus ou moins semblable à celui de drap.

DRASTIQUE, s. m. et adj. *drasticus*, du verbe δράω, j'agis, je fais, j'opère; se dit des remèdes violens et prompts, mais plus particulièrement des purgatifs resineux et énergiques.

DRÊCHE, s. f. *malta pulverisata*, marc de l'orge qui s'emploie pour faire de la bière.

DROGUE, s. f. *medicamentum*; c'est le synonyme de médicament, avec la différence cependant que ce mot ne se dit que des médicamens simples. On l'emploie aussi dans le langage ordinaire, pour désigner toute substance qui sert à la guérison des maladies. Saumaise, et Ménage après lui, font venir ce mot de *droga*, qui a été formé du persan *droa*, odeur, parce que les drogues aromatiques ont beaucoup d'odeur.

DROPAX, s. m. du grec δρωπαξ, qui dérive de δρέπω, je prends; médicament composé de poix et d'huile, dont on se servoit pour arracher les poils : Pharm.

DRUPE ou DROUPE, s. m. *drupa*, de δρυππης, olive; fruit charnu renfermant une seule noix : telles sont une cerise, une pêche, une olive.

DUCTILE, adj. *ductilis*, malléable; se dit des metaux qu'on peut étendre sous le marteau, qu'on peut faire passer sous la filière, tels que l'or, l'argent, etc.

DUCTILITÉ, s. f. *ductilitas*, qualité de ce qui est ductile, propriété de s'étendre et de s'allonger.

DULCIFIER, v. a. *dulcare*, *edulcare*, adoucir, rendre doux; tempérer les acides par l'esprit de vin.

DUODÉNUM, s. m. la première partie de l'intestin grêle, ainsi nommée parce qu'elle a environ douze travers de doigt en longueur. On le nomme encore *dodécadactylon*, de δώδεκα, douze, et de δάκτυλος, doigt.

DUPLICATURE, s. f. *duplicatura*; se dit en anatomie d'une portion de membrane repliée sur elle-même : *duplicature* de la plèvre, du péritoine.

DURE-MÈRE, s. f. *dura-mater*, *dura-meninx*, *crassa-meninx*, membrane fibreuse qui enveloppe le cerveau et sert comme de périoste interne au crâne. Son nom vient de son épaisseur et de sa dureté. *Voy.* MÉNINGE.

DURILLON, s. m. *callus*, petit calus qui se forme aux pieds et aux mains, par la compression ou par un exercice violent et fréquent, chez les ouvriers et chez ceux qui marchent souvent et long-temps.

DYNAMIQUE, s. f. *dynamica*, du grec δύναμις, force, ou du verbe δύναμαι, je peux, j'ai la puissance; science des forces motrices ou des puissances qui meuvent les corps.

DYSANAGOGUE, adj. *dysanagogus*, de δὺς, difficilement, et d'ἀνάγω, je porte en haut; se dit des matières épaisses et visqueuses logées dans les bronches et qu'on n'expectore qu'avec difficulté.

DYSCINÉSIE, s. f. *dyscinesia*, de δὺς, difficilement, et de κινέω, je meux; difficulté du mouvement.

DYSCRASIE, s. f. *dyscrasia*, de δὺς, difficilement, et de κράσις, tempérament, constitution; mauvais tempérament; intempérie; mauvaise santé.

DYSÉCIE, s. f. *dysœcia*, de δὺς, difficilement, et d'ἀκέω, j'entends; dureté, foiblesse de l'ouïe.

DYSESTHÉSIE, s. f. *dysesthœsia*, de δὺς, difficilement, et d'αἰσθάνομαι, je sens; affoiblissement ou privation des sensations.

DYSLOCHIE, s. f. *dyslochia*, de δὺς, difficilement, et de λοχος, qui appartient à l'enfantement; difficulté de l'écoulement des lochies, suppression des lochies.

DYSMÉNORRHÉE, s. f. *dysmenorrhœa*, de δὺς, difficilement, de μὴν, μηνὸς, mois, menstruation, et de ρέω, je coule; écoulement difficile des règles; menstruation difficile; suppression des règles.

DYSODIE, s. f. *dysodia*, de δὺς, difficilement, et d'ὀδμὴ, odeur; mauvaise odeur.

DYSOREXIE, s. f. *dysorexia*, de δὺς, difficilement, avec peine, et d'ὄρεξις, appétit; mauvais appétit.

DYSPEPSIE, s. f. *dyspepsia*, de δὺς, difficilement, et de πεπτω, je cuis, je digère ; difficulté de digérer ou plutôt digestion dépravée.

DYSPERMASIE, s. f. *dyspermasia*, du grec δὺς, difficilement, et de σπερμα, sperme ; émission lente, difficile ou nulle de la liqueur séminale.

DYSPHONIE, s. f. *dysphonia*, de δὺς, difficilement, et de φωνὴ, voix; difficulté de parler.

DYSPNÉE, s. f. *dyspnœa*, de δὺς, difficilement, et de πνεω, je respire ; difficulté de respirer.

DYSSENTERIE, s. f. *dysenteria*, de δὺς, avec peine, difficilement, et d'εντερον, intestin, comme si l'on disoit *difficulté des intestins;* maladie qui consiste dans l'inflammation de la membrane muqueuse du gros intestin, et dont les symptômes génériques sont une fièvre plus ou moins aiguë, avec des déjections fréquentes, muqueuses ou sanguinolentes, quelquefois constipation, le plus souvent ténesme et coliques atroces.

DYSTHYMIE, s. f. *dysthymia*, de δὺς, difficilement, avec malaise, et de θυμὸς, esprit, anxiété ; malaise, abattement d'esprit.

DYSTOCIE OU DISTOKIE, s. f. *dystocia*, de δὺς, difficilement, et de τίκτω, je mets au monde ; difficulté d'accoucher; accouchement difficile et laborieux.

DYSURIE, s. f. *dysuria*, de δὺς, difficilement, et d'ὃρον, urine ; ardeur d'urine, difficulté d'uriner; maladie dans laquelle on rend l'urine avec douleur et une sensation de chaleur.

DYTIQUES, s. m. *dytici*, en grec δυτικοι, de δύω, je plonge; nom de certains insectes coléoptères qu'on trouve dans l'eau sous leurs deux états de larve et d'insecte.

E

EAU, s. f. *aqua* des Latins, ὕδωρ des Grecs ; un des quatre élémens des anciens; liquide transparent, insipide, inodore et incolore, qui se condense et se solidifie par le froid, et se réduit en vapeurs par la chaleur ; — oxyde d'hydrogène, composé de quinze parties d'hydrogène et de quatre-vingt-cinq d'oxygène : Nouv. Chim.

EAU-DE-LUCE, s. f. *aqua luciæ*, savonule qui résulte d'un mélange d'alcali volatil et d'huile essentielle de succin.

EAU-DE-VIE, s. f. *aqua vitæ, vinum igne vaporatum et stillatum;* liqueur qu'on obtient par la distillation du vin. *Voy.* ALCOHOL.

EAUX MÉDICINALES, s. f. pl. *aquæ medicæ;* eaux ainsi appelées parce qu'elles sont employées comme médicament dans certaines maladies ; froides ou thermales (chaudes), naturelles ou artificielles ; contenant en général de l'acide carbonique, du gaz hydrogène sulfuré, des sulfures hydrogénés de potasse et de chaux, du carbonate et du sulfate de fer, différens sulfates alcalins et terreux, et surtout des sulfates de soude, de magnésie et de chaux; des muriates, et sur-tout ceux de soude, de chaux et de magnésie ; des nitrates de potasse et de chaux; des carbonates de chaux, de potasse, de soude et de magnésie ; quelquefois des bitumes, ou une matière albumineuse ou gélatineuse : substances dont le nombre et la proportion peuvent beaucoup varier, et dont la prédominance relative fait diviser les eaux médicinales en quatre ordres, savoir : 1°. *Les eaux acidules*, d'une saveur aigrelette, piquante, dégageant beaucoup de bulles par l'agitation, rougissant le bleu de tournesol, formant un précipité blanc avec l'eau de chaux, et contenant beaucoup plus de gaz acide carbonique que de toute autre substance, telles que les *eaux acidules froides* de Bar, département du Puy-de-Dôme ; les *eaux acidules chaudes* de Dax, département des Landes, etc. 2°. *Les eaux salines*, d'une saveur variée, précipitant notablement par les alcalis fixes, par l'ammoniaque, l'eau de chaux, le muriate de baryte, les sels liquides de plomb, de mercure et d'argent, par l'acide oxalique, et contenant une plus grande proportion de sel que de toute autre substance, telles que les *eaux salines froides* de Sedlitz, en Bohême, qui contiennent 0,033 de sulfate de magnésie ; les *eaux salines thermales* ou *chaudes* de Bourbonne-lès-Bains, département de la Haute-Marne, qui contiennent, entr'autres, 0,005 de muriate de soude, etc. 3°. Les *eaux sulfureuses*, d'une odeur fétide analogue à celle des œufs pourris, et d'une saveur désagréable, déposant du soufre par le contact de l'air et par les acides sulfurique et muriatique oxygénés, jaunissant et noircissant l'argent, précipitant en noir avec le nitrate de mercure, en orangé avec le muriate de mercure suroxydé, et en blanc avec le sulfate de zinc, et contenant du gaz hydrogène sulfuré, ou des sulfures hydrogénés de potasse et de chaux en plus grande proportion que de toute autre substance, telles que les *eaux sulfurées thermales* d'Aix, département du Mont-Blanc ; des Pyrénées-Orientales, d'Arles, etc. ; les *eaux sulfuro-hydrogénées froides* d'Enghien , département de Seine et Oise ; les *eaux sulfuro-hydrogénées thermales* de Bagnères-de-Luchon, de Barèges, de Cauterets, département des Hautes-Pyrénées, etc. 4°. Les *eaux ferrugineuses*, d'une saveur âpre, précipitant en rouge-brun ou en noir avec l'infusion de galles , et en bleu avec les prussiates alcalins seuls, ou aidés de l'acide nitrique, lorsque le fer est oxydé en noir : se recouvrant à l'air d'une pellicule ferrugineuse irisée , et contenant plus de carbonate ou de sulfate de fer que de toute autre substance, telles que les *eaux ferrugineuses acidules froides* de Bussang, département des Vosges , et les *eaux ferrugineuses acidules thermales* de Vichi, département de l'Allier ; les *eaux ferrugineuses sulfatées froides* de Passy, département de la Seine, et les *eaux ferrugineuses sulfatées thermales* de Plombières ; enfin , les *eaux ferrugineuses* et *sulfatées* de Vals, département de l'Ardèche, etc.

EBULLITION, s. f. *ebullitio*, du verbe latin *ebullire*, bouillir ; mouvement d'un liquide que la chaleur ou la fermentation fait élever en bulles ; — pustules inflammatoires qui viennent sur la peau.

ECAILLE, s. f. *squama*, nom des petites pièces sèches, laminées et luisantes, qui couvrent la peau des poissons et de certains reptiles, et les diverses parties des plantes ; — coquille dure qui recouvre les testacés ; — nom des folioles étroites et pointues à la base du calice de quelques fleurs.

ECAILLEUX, EUSE, adj. *squamosus*, qui se lève par écailles ; se dit, en anatomie, de l'os temporal et de la suture du crâne qui joint cet os au pariétal ; en nosographie, d'une espèce de dartre où la peau s'enlève par écailles ; en botanique, des parties couvertes de plusieurs pièces appliquées les unes à côté des autres.

ECBOLIQUES, s. m. pl. *ecbolica*, du verbe grec ἐκβάλλω, j'expulse ; se dit des remèdes qui hâtent l'accouchement ou produisent l'avortement.

ECCATHARTIQUE, adj. *eccatharticus*, de la préposition ἐξ, de, ou hors, et de καθαρτικὸς , purgatif ; se dit des remèdes qui ont la vertu de purger et de désobstruer le canal intestinal.

ECCHYMOSE, s. f. *ecchymosis, ecchymoma*, du verbe ἐκχύω, je répands, ou, selon quelques uns, d'ἐκ ou ἐξ, de, et de χυμὸς, suc, humeur ; tumeur légère , livide , noirâtre ou jaunâtre, formée par le sang extravasé dans le corps graisseux. Certains auteurs donnent aussi le nom d'*ecchymose* aux vergetures rouges , livides, noires, qui surviennent à la peau dans le scorbut, les fièvres adynamiques, etc. ; mais ces dénominations sont impropres. *Voy.* SUGILLATION, MEURTRISSURE.

ECCOPÉ, s. f. ἐκκοπὴ, division faite au crâne par un instrument tranchant porté perpendiculairement.

ECCOPROTIQUES, s. m. pl. et adj. *eccoproticas*, de la particule ἐκ, de, et de κόπρος, excrément ; se dit des purgatifs doux , dont l'action se borne à évacuer le canal intestinal.

ECCORTHATIQUE, adj. *eccorthaticus*, d'ἐκ, dehors, et de κορθύω, j'amasse, j'entasse ; nom des remèdes qui expulsent les humeurs entassées dans le corps.

ECCRINOLOGIE, s. f. *eccrinolo-*

gia, d'ἐκκρίνω, je sépare, et de λόγος, discours; traité des sécrétions.

ÉCHANCRÉ, ÉE, adj. *emarginatus*; se dit des feuilles des plantes dont le sommet paroît comme coupé en cœur.

ÉCHANCRURE, s. f. *emarginatio, emarginatura*, de la préposition *è*, de, et de *margo, inis*, bord; coupure faite en dedans en forme de demi - cercle; sinus ou angle rentrant.

ÉCHARPE, s. f. *mitella*, bandage dont on se sert pour soutenir les bras blessés.

ÉCHAUBOULURES, s. f. pl. *sudamina, hydroa*, petites élevures rouges qui viennent sur la peau, qui causent un picotement ou une démangeaison vive et mordicante, et sont ordinairement l'effet de la sueur en été. Les parties où elles se manifestent le plus souvent, sont le dos, les épaules, les bras, la poitrine, la gorge et le bas du visage; quelquefois le corps en est tout couvert.

ÉCHAUFFANT, ANTE, adj. *calefaciens*; se dit de tout ce qui augmente trop la chaleur animale : remèdes *échauffans*, alimens *échauffans*.

ÉCHIDNÉ, ÉE, adj. *echinatus*, du grec ἐχῖνος, hérisson; enveloppe garnie de piquans, qui recouvre les marrons;— nom des animaux mammifères édentés, qui ont des piquans sur le corps comme les hérissons : Hist. nat.

ÉCHINE, s. f. *spina dorsalis*, du grec ἐχῖνος, hérisson; l'épine du dos, le rachis, dont la face postérieure est hérissée d'apophyses épineuses.

ÉCHINITE, s. m. *echinites*, d'ἐχῖνος, hérisson, oursin de mer; nom des oursins de mer pétrifiés, à cause des piquans dont leur coquille est hérissée : Hist. nat.

ÉCHINODERME, adj. d'ἐχῖνος, hérisson, et de δέρμα, peau; qui a la peau hérissée; nom des vers revêtus d'une peau coriace, parsemée d'épines articulées : Hist. nat.

ÉCHINOMIES, s. m. pl. du grec ἐχῖνος, hérisson; mouches hérissonnées, ainsi nommées parce qu'elles ont sur le corps des poils très-rodes. Leurs larves vivent, comme

celles des ichneumons, dans le corps des chenilles.

ÉCHINOPHORE, s. f. *echinophora*, du grec ἐχῖνος, hérisson, et de φέρω, je porte; nom qu'on donne à un genre de plantes de la famille des ombellifères, dont les fruits ou les semences sont renfermées dans une capsule hérissée de pointes.

ÉCHINOPHTHALMIE, s. f. *echinophtalmia*, d'ἐχῖνος, hérisson, et d'ὀφθαλμία, ophthalmie; inflammation des paupières, dans laquelle les poils ou cils sont saillans, hérissés.

ÉCHIOÏDES, s. f. pl. du grec ἔχις, vipère, et d'εἶδος, forme, ressemblance; nom des plantes dont les semences ont quelque ressemblance avec la tête d'une vipère : Bot.

ÉCHO, s. m. *echo*, du grec ἦχος, son; répétition distincte du son réfléchi par un corps; — lieu où se fait l'écho : Phys.

ÉCHOMÈTRE, s. m. *echometrum*, du grec ἦχος, son, et de μετρὸν, mesure; règle qui contient des divisions pour mesurer la durée, les intervalles et les rapports des sons.

ÉCLAMPSIE, s. f. *eclampsia*, du verbe grec ἐκλείπω, j'abandonne, je manque, plus vraisemblablement que du verbe ἐκλάμπω, je brille; convulsion des enfans; espèce d'épilepsie aiguë, quelquefois rémitiente, ou même continue.

ÉCLECTIQUE, adj. *eclecticus*, d'ἐκλέγω, je choisis; se dit des médicamens choisis parmi d'autres; nom de la secte de quelques anciens médecins, parmi lesquels on compte Archigène, qui choisirent de toutes les autres sectes les opinions qui leur parurent les meilleures et les plus raisonnables.

ÉCLEGME, s. m. *eclegma, linctus, linctuarium*, du verbe grec ἐκλείχω, je lèche; médicament mou qu'on fait sucer aux malades : il a la consistance d'un sirop épais, forme sous laquelle on donne assez ordinairement les remèdes pectoraux et béchiques. *Voy.* LOOK.

ÉCLIPSE, s. f. ἔκλειψις, défaut, privation, du verbe λείπω, je manque; obscurcissement d'un corps céleste, causé par l'interposition d'un autre corps : telles sont les éclipses de soleil et de lune : Astron.

ÉCLIPTIQUE, s. f. *ecliptica*,

d'ἔκλειψις, éclipse ; grand cercle de la sphère, oblique à l'équateur sous l'angle de 23° 31', qui partage le zodiaque en deux portions égales, et trace la route apparente du soleil pendant l'année. Son nom vient de ce que la lune est toujours dans le plan de l'elliptique, à très-peu près, lorsqu'il y a éclipse de lune ou de soleil.

ÉCLISSE, s. f. *ferula*, *hastella*, ais fort mince dont on soutient une partie fracturée, et qu'on faisoit autrefois avec l'écorce de la férule.

ÉCONOMIE, s. f. *œconomia*, ἀικονομία, d'*οἰκία*, maison, famille, et du verbe νέμω, je distribue, je règle ; bonne distribution des parties d'un tout ; cet ordre merveilleux avec lequel les animaux et les végétaux naissent, croissent, vivent et se reproduisent.

ÉCORCE, s. f. *cortex*, enveloppe générale qui recouvre les diverses parties des végétaux : elle est composée de l'épiderme, de l'enveloppe cellulaire, des couches corticales, et du tissu cellulaire : — écorce du Pérou. *Voy.* QUINQUINA.

ÉCORCHURE, s. f. *intertrigo*, enlèvement superficiel de la peau.

ÉCOULEMENT, s. m. *fluxus*, mouvement de ce qui coule ; écoulement des règles, de l'urine, etc.

ECPHRACTIQUES, s. m. pl. et adj. *ecphractica*, du verbe ἐκφράσσω, je débouche, je désobstrue ; se dit des remèdes apéritifs, désobstruans, désopilans.

ECPIESME, s. f. *ecpiesma*, dérivé d'ἐκπιέζω, je comprime ; sorte de fracture au crâne où les esquilles osseuses enfoncées en dedans compriment les membranes du cerveau.

ÉCREVISSE, s. f. *cancer*, crabe oblong, à longue queue ; l'un des douze signes du zodiaque. *Voyez* CANCER.

ÉCROUELLES, s. f. pl. *scrophulæ*, de *scropha*, truie ; ou *struma*, de *struo*, j'amasse en tas ; χοιράδες des Grecs, de χοῖρος, pourceau ; tumeurs dures, difformes, souvent indolentes, qui viennent aux glandes cervicales, axillaires, etc. et se terminent par résolution, suppuration, squirrhe ou fongosité.

ECSARCOME, s. m. *ecsarcoma*, de la préposition ἐξ, et de σάρξ, σάρκος, chair ; excroissance charnue.

ECTHYMOSE, s. f. *ecthymosis*, du verbe grec ἐκθύω, je suis en effervescence ; agitation et raréfaction du sang.

ECTILLOTIQUES, s. m. pl. et adj. *ectilotica*, du verbe grec ἐκτίλλω, j'arrache, j'enlève de force ; se dit des remèdes dont on se sert pour enlever les poils superflus qui recouvrent une partie.

ECTROPION, s. m. *ectropium*, *eversio*, du verbe ἐκτρέπω, j'écarte, je détourne, je renverse ; éraillement des paupières ; renversement de la paupière intérieure qui l'empêche de recouvrir l'œil. Les Grecs donnoient à cette affection le nom de *lagophthalmie*, œil de lièvre, quand elle existoit à la paupière supérieure.

ECTROTIQUES, s. m. pl. et adj. *ectrotica*, du verbe ἐκτιτρώσκω, je fais avorter, qui dérive du verbe τιτρώσκω, je blesse ; se dit des remèdes qui procurent l'avortement.

ECTYLOTIQUES, s. m. pl. et adj. *ectylotica*, du grec τύλος, calus, durillon ; remèdes propres à consumer les cors et les durillons.

ÉCUSSON, s. m. *scutum*, petit sachet piqué, taillé en écusson, plein de poudres stomachiques ; — emplâtre ; — nom des tubercules ou concavités que portent les lichens en fructification ; — partie postérieure du corselet de plusieurs insectes coléoptères.

ÉDENTÉ, ÉE, adj. *edentulus*, de la préposition é, hors, et de *dens*, dent ; privé de dents : nom d'un ordre d'animaux mammifères, chez lesquels on remarque l'absence totale des dents incisives et laniaires.

ÉDULCORATION, s. f. *edulcoratio*, du verbe *edulcorare*, adoucir, rendre doux ; action d'édulcorer, c'est-à-dire de verser de l'eau sur des corps en poudre pour en enlever les parties salines : Chim. — action d'adoucir la saveur d'un remède liquide par l'addition d'un peu de sucre, de sirop ou de miel : Pharm.

EFFERVESCENCE, s. f. *effervescentia*, légère ébullition ; mouvement excité par la combinaison d'un catarrhe avec un acide : Chim. — raréfaction contre nature du sang et des autres humeurs qui gonflent extrêmement les vaisseaux, comme il arrive dans la chaleur de la fièvre.

EFFICACE, adj. *efficax*, du verbe *efficere*, faire ; qui produit son effet : remède efficace.

EFFICIENT, ENTE, adj. *efficiens*, u verbe *efficere*, faire ; qui produit un effet : cause *efficiente* d'une maladie, celle qui produit ou engendre la maladie, quand il y a déjà une cause prédisposante.

EFFLEURIR, v. n. *efflorescere*, tomber en efflorescence : il y a des sels neutres qui effleurissent à l'air : Chim. *Voyez* EFFLORESCENCE.

EFFLORESCENCE, s. f. *efflorescentia*, *effloratio*, *exanthema*, du latin *efflorescere*, fleurir, s'épanouir. En botanique, fleuraison d'une plante ; — en pathologie, pustule et éruptions sur la peau ; — en chimie, conversion des crystaux en poudre par la perte plus ou moins complète de leur eau de crystallisation.

EFFORT DES REINS OU REINS ENTRE-OUVERTS, *lumborum contusio* ; douleurs qui succèdent aux efforts pour porter ou soulever des fardeaux considérables, à l'exercice du cheval chez ceux qui n'y sont pas accoutumés, à l'excès des plaisirs de Vénus ; elles sont causées par le tiraillement et la meurtrissure des extenseurs des lombes, savoir, le sacro-lombaire, le très-long du dos et le demi-épineux.

EFFUSION, s. f. *effusio*, du verbe latin *effundere*, répandre ; épanchement de sang, ou d'autres humeurs dans le tissu cellulaire ou dans les cavités du corps.

EGAGROPILE, s. m. *œgagropilus*, d'αἴξ, gén. αἰγός, chèvre, (d'ἄγριος, sauvage, et de πῖλος, balle de laine ; sorte de boule sphérique qu'on trouve dans le corps des chèvres ou d'autres animaux ruminans, formée des poils ou des crins que ces animaux avalent en se léchant, et recouverte d'une croûte dure et luisante.

EGILOPS, s. m. *œgilops*, αἰγιλωψ des Grecs, composé d'αἴξ, chèvre, et d'ωψ, œil ; œil de chèvre. Maladie de la membrane interne de l'œil ;

abcès entre le nez et le grand angle, ainsi appelé parce que les chèvres y sont très-sujettes.

EJACULATEUR, s. m. pris adject. *ejaculator*, du verbe *jaculare*, darder, lancer ; nom des muscles qui servent à l'éjaculation du sperme.

EJACULATION, s. f. *ejaculatio*, l'action de lancer, de darder ; il se dit spécialement de l'éjaculation du sperme.

EJACULATOIRE, adj. qui darde, ui lance. *Voyez* EJACULATEUR.

q EJECTION, s. f. *ejectio*. *Voyez* DÉJECTION.

ELABORATION, s. f. *elaboratio*, de *laborare*, travailler ; opération par laquelle la nature perfectionne les sucs, tels que le chyle, la sève.

ELABORER, v. a. et pron. *elaborare*, perfectionner ; perfectionner graduellement les sucs, en parlant des opérations de la nature.

ELAMBICATION, s. f. *elambicatio*, méthode d'analyser les eaux minérales et d'en connoître les propriétés médicales.

ELASTICITÉ, s. f. *elasticitas*, du verbe grec ἐλαύνω, je repousse ; ressort, force ; propriété par laquelle un corps comprimé se rétablit sur-le-champ dans son premier état, dès que la cause comprimante cesse ; — se dit en botanique de certains fruits dont les parties se désunissent tout à coup et sans retour.

ELASTIQUE, adj. *elasticus*, du grec ἐλαστής, qui pousse, dérivé d'ἐλαύνω, je repousse ; se dit des corps qui cèdent à l'action d'un autre qui les comprime, et qui reprennent sur-le-champ leur premier état, aussitôt que la compression cesse.

ELATÈRE, s. m. *elaterium*, ἐλατήριον, suc purgatif qu'on retire du concombre sauvage : ce mot vient d'ἐλαύνω, pousser, chasser ; il est peu usité aujourd'hui.

ELECTION, s. f. *electio*, du verbe *eligere*, choisir ; choix du temps, d'une chose, qui les fait préférer à d'autres ; le temps d'*élection*, celui que le chirurgien choisit pour faire une opération ; on dit aussi le lieu d'*élection* : l'un et l'autre sont opposés au temps et au lieu de nécessité.

ELECTRICITÉ, s. f. *electricitas*, du grec ἤλεκτρον, ambre jaune, substance qui, étant frottée, attire les corps légers ; propriété que certains corps acquièrent par le frottement ou l'élévation de température, d'attirer ou de repousser d'autres corps ; propriété que les physiciens attribuent à un fluide dont l'accumulation se manifeste par des étincelles, fait éprouver des commotions plus ou moins fortes au système nerveux, et produit des effets analogues et même identiques à ceux du tonnerre.

ELECTROMÈTRE, s. m. *electrometrum*, du grec ἤλεκτρον, électricité, et de μέτρον, mesure ; instrument qui sert à mesurer la quantité d'électricité.

ELECTROPHORE, s. m. *electrophorum*, d'ἤλεκτρον, électricité, et de φέρω, je porte ; instrument chargé d'électricité.

ELECTUAIRE, s. m. *electuarium* ou *electarium*, du verbe latin *eligere*, choisir ; préparation pharmaceutique, molle ou solide, dans laquelle on fait entrer des poudres, des pulpes et d'autres ingrédiens bien choisis, qu'on incorpore avec du sirop, du miel, du sucre, pour conserver plus long-temps leurs vertus.

ELÉMENT ou PRINCIPE, s. m. *elementum, principium ;* corps simple qui entre dans la composition des autres ; les anciens n'admettoient que quatre *élémens*, l'eau, la terre, le feu et l'air ; mais les modernes sont parvenus à décomposer l'air et l'eau, et regardent seulement comme véritables principes ou élémens, les corps que leurs instrumens ou réactifs ne sont pas venus à bout de décomposer ; tels sont le carbone, l'oxygène, l'hydrogène, l'azote, le calorique, le soufre, les alcalis purs, les terres et les métaux ; on donne encore le nom d'élémens aux principes d'un art, d'une science ; élémens de chirurgie, de chimie, etc. ; et en style didactique, aux parties les plus simples des corps.

ELÉO-SACCHARUM ou OLÉO-SACCHARUM, s. m. du grec ἔλαιον, huile, et de σάκχαρ, sucre ; mélange d'une huile essentielle et de sucre.

ELÉPHANTIASIS, s. m. *elephantia, elephantiasis, elephantiasmus, elephas*, du grec ἐλέφας, éléphant ; ladrerie, maladie cutanée ainsi appelée parce que ceux qui en étoient attaqués avoient la peau dure, écailleuse, épaisse, inégale et ridée comme celle des éléphans ; on la nomme aussi lèpre des Arabes. *Voyez* LÈPRE, LÉONTIASIS.

ELÉVATION, s. f. *elevatio ;* se dit en pathologie de l'état du pouls qui bat plus fort ; — en astronomie, de la hauteur du pole sur l'horizon.

ELÉVATOIRE, s. m. *elevatorium*, instrument de chirurgie ; espèce de levier dont on se sert pour relever les os quand ils ont été déprimés.

ELEVURE, s. f. *papula*, petite bube qui vient sur la peau.

ELIXATION, s. f. *elixatio*, du verbe latin *elixare*, cuire, faire bouillir dans l'eau ; action de faire bouillir les médicamens dans l'eau, le vin, ou quelqu'autre liquide, pour en extraire les vertus, ou pour les préparer à différens usages ; ainsi la décoction est une *élixation*.

ELIXIR, s. m. liqueur spiritueuse composée de plusieurs substances ; ce mot, suivant Lémeri, dérive d'ἴλκω, je tire, j'extrais ; parce que, dans la préparation des élixirs, la partie la plus pure des ingrédiens est extraite par le menstrue ; ou du verbe ἀλέξω, je porte du secours, à cause des secours qu'on tire des élixirs dans la guérison des maladies ; mais M. James trouve ces étymologies fort éloignées de la vraie, et croit que le mot élixir vient de l'arabe *al-eesir*, ou d'*al-eksir*, qui signifie chimie ; ce mot signifieroit donc en général un remède préparé chimiquement.

ELIXIVIATION, s. f. *elixiviatio*, du latin *lixivium*, lessive ; opération de chimie qui consiste à laver les cendres pour en tirer des alcalis ; cette opération s'exécute en faisant bouillir les cendres dans l'eau, ou en versant de l'eau bouillante par dessus, pour dissoudre les alcalis ; ensuite on filtre la dissolution, et on l'évapore jusqu'à siccité.

ELLÉBORE, s. m. *helleborus*, du grec ἐλλέβορος ; nom d'une plante dont le suc est un violent drastique.

ELLIPSE, s. f. *ellipsis*, en grec ἔλλειψις, du verbe ἐλλείπω, je laisse, je manque ; courbe géométrique qu'on forme en coupant obliquement un cône droit par un plan qui le traverse entièrement ; elle étoit ainsi appelée par les anciens géomètres, parce que les carrés de ses ordonnées sont moindres que les rectangles formés par les paramètres et les abscisses.

ELLIPSOÏDE, s. m. *ellipsoïdes ;* solide formé par la révolution d'une ellipse autour d'un de ses axes. *Voy.* ELLIPSE, pour l'étymologie.

ÉLODE ou plutôt HÉLODE, adj. *helodes*, du grec ἕλος, marais ; humide comme les marais ; se dit de certaines fièvres accompagnées, dans le commencement, de sueurs abondantes et colliquatives qui ne soulagent point, et dans lesquelles la langue est sèche et rude, et la peau dure, comme grillée.

ÉLONGATION, s. f. *elongatio*, du verbe latin *elongare*, allonger, étendre ; luxation imparfaite dans laquelle les ligamens d'une articulation sont distendus et le membre allongé, sans que le déboîtement soit parfait ; — en astronomie, angle compris entre le lieu du soleil et celui d'une planète, tous deux vus de la terre.

ÉLUTRIATION, s. f. *elutriatio*, du verbe *elutriare*, verser d'un vase dans un autre ; décantation d'une liqueur, ou séparation de son sédiment de la partie claire et fluide.

ÉLYTRE ou ÉLITRE, s. m. *elytrum*, du grec ἔλυτρον, gaîne, enveloppe ; étui dur et coriace qui recouvre les ailes des insectes coléoptères.

ÉLYTROCÈLE, s. f. *elytrocele*, d'ἔλυτρον, gaîne, étui, et de κήλη, hernie ; hernie du vagin.

ÉLYTROÏDE, adj. *elytroïdes*, du grec ἔλυτρον, enveloppe, gaîne, et d'εἶδος, forme, ressemblance ; nom qu'on donne à la tunique vaginale des testicules, parce qu'elle ressemble à une gaîne.

ÉMANATION, s. f. *emanatio*, l'action d'émaner ou de tirer son origine ; se dit de la lumière qui vient du soleil, des odeurs qui s'exhalent des corps, des miasmes et contagions qui sortent des ma-

rais, et des substances en putréfaction.

ÉMASCULER, v. a. *emasculare*, de *masculus*, mâle, et de la préposition *è*, hors ; rendre eunuque, ôter à un mâle les parties de la génération : d'où l'on a fait émasculation pour castration.

EMBARRURE, s. f. *engisoma*, du grec ἐγγύς, proche, ou du verbe ἐγγίζω, je m'approche ; espèce de fracture du crâne, dans laquelle une esquille passe sous l'os sain, et s'approche de la dure-mère qu'elle comprime.

EMBAUMEMENT, s. m. *balsamatio, conditura cadaverum*, l'action d'embaumer ou de remplir un cadavre d'aromates, pour empêcher sa corruption.

EMBOLISME, s. m. ἐμβολισμος, intercalation, du verbe ἐμβαλλω, j'insère, j'intercale ; addition qui se faisoit chez les Grecs, tous les deux ou trois ans, d'un treizième mois à l'année lunaire, qui est de 354 jours, afin de l'approcher de l'année solaire qui est de 365, sans compter quelques heures de part et d'autre.

EMBROCATION, s. f. *embrocatio ; embroche, embregma, impluvium*, du verbe grec ἐμβρέχω, j'arrose, j'humecte ; application d'un fluide sur une partie malade ; fomentation ou arrosement qu'on fait sur une partie en pressant entre les mains une éponge, de la laine ou du linge trempés dans un liquide simple ou composé ; — embrocation se prend aussi pour le remède qu'on applique de la manière ci-dessus.

EMBRYOGRAPHIE, s. f. *embryographia*, du grec ἔμβρυον, embryon ; et de γραφη, description ; partie de l'anatomie qui a pour objet la description du fœtus.

EMBRYOLOGIE, s. f. *embryologia*, du grec ἔμβρυον, embryon, et de λόγος, discours ; traité sur le fœtus.

EMBRYON, s. m. ἔμβρυον des Grecs, d'ἐν, dans, et de βρύω, je crois, je pullule ; le fœtus ou le petit qui commence à se former dans le sein de la mère : Hipp. — le rudiment d'une nouvelle plante, semblable à celle dont il provient : Bot.

EMBRYOTHLASTE, s. m. d'ἔμβρυον, l'embryon, le fœtus, et de θλάω, je brise, je romps ; — instrument qui sert à rompre les os du fœtus, pour faciliter son extraction dans les accouchemens laborieux.

EMBRYOTOMIE, s. f. *embryotomia*, du grec ἔμβρυον, embryon, et de τέμνω, je coupe ; — dissection du fœtus ; opération par laquelle on coupe l'enfant mort dans la matrice.

EMBRYULKIE, s. f. *embryulkia*, du grec ἔμβρυον, embryon, et d'ἕλκω, je tire ; — opération par laquelle on tire un enfant de la matrice avec des instrumens, par exemple dans les accouchemens laborieux.

EMERAUDE, s. f. *smaragdus*, du grec σμάραγδος ; pierre précieuse transparente de couleur verte.

EMERGENT, ENTE, adj. *emergens*, qui sort ; se dit des rayons de lumière qui sortent d'un milieu après l'avoir traversé.

EMERSION, s. f. *emersio*, sortie ; se dit en astronomie des planètes qui reparoissent après avoir été éclipsées par l'ombre ou par l'interposition d'autres corps célestes.

EMÉTIQUE OU VOMITIF, s. m. et adj. *emeticus*, du verbe grec ἐμέω, je vomis ; médicament qui provoque le vomissement ; tels sont le tartrite de potasse antimonié, l'ipécacuanha, etc.

EMÉTO-CATHARTIQUE, s. m. et adj. *emetocatharticus*, du grec ἔμετος, vomissement, et de καθαρτικὸς, purgatif ; remède qui excite le vomissement et les selles, qui purge par haut et par bas.

EMÉTOLOGIE, s. f. *emetologia*, du grec ἔμετος, vomissement, et de λόγος, discours ; traité sur le vomissement et sur les vomitifs.

EMISSAIRE, s. m. *emissarium* ; conduit, canal qui évacue une humeur quelconque.

EMISSION, s. f. *emissio* ; action par laquelle une chose est poussée au dehors ; *émission* de l'urine, du sperme, etc.

EMMÉNAGOGUES, s. m. pl. et adj. *emmenagoga*, du grec ἔμμηνα, menstrues, règles, qui a pour racine μὴν, mois, et d'ἄγω, je conduis, je pousse ; se dit des remèdes qui provoquent les règles.

EMMÉNOLOGIE, s. f. *emmenologia*, du grec ἔμμηνα, règles, mens-

trues, et de λόγος, discours ; traité sur les règles, ou sur la menstruation.

EMMESOSTOME, adj. *emmesostomius*, du grec ἔμμεσος, intermédiaire, situé au milieu, et de στόμα, bouche ; se dit des oursins dont la bouche est au milieu de la base.

EMOLLIENT, ENTE, s. m. et adj. *emolliens*, du verbe latin *emollire*, amollir ; *malthodes, malthacodes*, de μαλθώω, j'amollis ; se dit des remèdes qui, par une chaleur modérée, adoucissent, relâchent et ramollissent les parties trop tendues.

EMONCTOIRE, s. m. *emunctorium*, du verbe latin *emungere*, moucher, tirer dehors ; canal, conduit ; en général organe destiné à évacuer les humeurs superflues. Les reins et la vessie sont les émonctoires de l'urine.

EMOUSSER, v. a. *hebetare*, ôter la pointe, le tranchant ; au figuré, ôter la vivacité de l'esprit, des sens : le tact *émoussé*.

EMPASME, s. m. *empasma*, du verbe ἐμπάσσω, je répands ; poudre parfumée qu'on répand sur le corps pour en chasser la mauvaise odeur ou pour en absorber la sueur.

EMPHRACTIQUES, s. m. pl. et adj. *emphractica*, du verbe grec ἐμφράττω, j'obstrue : substance ou médicament qui bouche les pores, comme la graisse, la cire, les mucilages, etc. *Voyez* EMPLASTIQUES.

EMPHRAXIE, s. f. *emphraxis*, du grec ἐμφράττω, j'obstrue ; obstruction d'un canal par une matière épaisse, visqueuse, purulente, calculeuse, et qui en bouche le passage. *Voy.* STÉNOCHORIE et THLIPSIE.

EMPHYSÈME, s. m. *emphysema*, *tumor flatulentus*, du verbe grec ἐμφυσάω, je souffle dedans, j'enfle en soufflant ; tumeur molle, blanche, luisante, élastique, indolente, causée par l'introduction de l'air dans le tissu cellulaire ; bouffissure semblable à celle des animaux qu'on souffle après les avoir égorgés. L'emphysème diffère de l'œdème en ce qu'il ne conserve point l'impression du doigt. Celui de la poitrine produit par la compression une espèce de crépitation comme le parchemin sec.

EMPIRIQUE, s. m. et adj. *empiricus*, du grec ἐμπειρία, expérience. Dans sa véritable acception, ce mot signifie un médecin qui ne suit que l'expérience, sans adopter aucune théorie; on le dit aussi aujourd'hui des charlatans.

EMPIRISME, s. m. du grec ἐμπειρία, expérience; médecine fondée sur l'expérience; — charlatanisme.

EMPLASTIQUES, s. m. pl. et adj. *emplastica*, du verbe grec ἐμπλάσσω, j'enduis, j'obstrue; se dit des remèdes topiques qui s'attachent au corps, et bouchent les pores, comme les graisses, les mucilages, etc. *Voyez* EMPHRACTIQUES.

EMPLATRE, s. m. *emplastrum*, du verbe ἐμπλάσσω, j'enduis; médicament solide et glutineux composé de cire, d'huile, de suif, de gommes, de poudres et de différens oxydes de plomb, dont on enduit un morceau de cuir ou de toile qu'on applique sur les parties extérieures du corps.

EMPROSTHOTONOS, s. m. mot grec composé d'ἐμπροσθεν, en devant, et de τόνος, tension: tétanos, ou contraction spasmodique dans laquelle le corps est courbé antérieurement.

EMPYÈME, s. m. *empyema*, de la particule grecque ἐν, dans, et de πύον, pus, sang corrompu: amas ou collection de pus dans une cavité quelconque du corps, particulièrement dans la poitrine; opération par laquelle on fait une ouverture aux parois de la poitrine, pour donner issue au pus, au sang, ou à tout autre liquide épanché dans sa capacité.

EMPYOCÈLE, s. m. *empyocele*, d'ἐν, dans, de πύον, pus, et de κήλη, tumeur, hernie; abcès dans le scrotum ou dans les testicules; espèce de fausse hernie.

EMPYOMPHALE, s. m. *empyomphalus*, d'ἐν, dans, de πύον, pus, et d'ὀμφαλός, ombilic ou nombril; espèce de hernie ombilicale qui contient du pus.

EMPYREUMATIQUE. *Voyez* EMPYREUME.

EMPYREUME, s. m. *empyreuma*, du verbe ἐμπυρέω, je brûle, dont la racine est πῦρ, feu; odeur de brûlé

très-désagréable, que contractent les substances huileuses qui ont été exposées à l'action d'un feu violent.

EMULGENT, ENTE, adj. *emulgens*, du latin *emulgere*, traire, épuiser à force de tirer; se dit en anatomie des vaisseaux qui aboutissent aux reins: artère *émulgente*.

EMULSIF, IVE, adj. *emulsivus*, du verbe *emulgere*, tirer, traire; se dit des semences qui fournissent de l'huile par expression.

EMULSION, s. fém. *emulsio*, du verbe *emulgere*, traire, tirer du lait; médicament liquide et laiteux qui est composé d'une huile fixe divisée et suspendue dans l'eau par l'intermède d'un mucilage.

ENARTHROSE, s. f. *enarthrosis*, *inarticulatio*, de la particule ἐν, dans, et d'ἄρθρωσις, articulation; genre d'articulation dans laquelle la tête d'un os est reçue dans la cavité profonde d'un autre, et y exécute des mouvemens en tout sens: telle est l'articulation du fémur avec l'os innominé ou coxal.

ENCANTHIS, s. m. de la particule ἐν, dans, et de κανθός, angle de l'œil; excroissance de chair ou tubercule qui vient au grand angle de l'œil.

ENCAVEURE, s. f. *argema*, du grec ἄργεμα, blancheur dans l'œil, dérivé d'ἀργός, blanc; ophthalmie produite par les ulcères de la cornée; on la nomme aussi fossette, ulcère brûlant, et argema selon ses différens degrés.

ENCÉPHALE, s. m. *encephalus*, d'ἐν, dans, et de κεφαλή, tête; le cerveau, ainsi appelé parce qu'il est dans la tête; — adj. se dit de certains vers qui s'engendrent dans la tête.

ENCÉPHALIQUE, adj. *encephalicus*, d'ἐν, dans, et de κεφαλή, tête, qui est dans la tête; organe *encéphalique*, le cerveau.

ENCÉPHALITE, s. m. *encephalitis*, d'ἐν, dans, et de κεφαλή, la tête; inflammation du cerveau. *Voyez* PHRÉNÉSIE.

ENCÉPHALITHE, s. f. *encephalithes*, d'ἐγκέφαλος, cerveau, et de λίθος, pierre; pierre figurée qui imite le cerveau humain.

ENCÉPHALOCÈLE, s. f. *encephalocele*, du grec ἐγκέφαλος, le cerveau, et de κήλη, hernie ; hernie du cerveau.

ENCHIFRENEMENT, s. m. *coryza gravedo*, *gravitudo*, espèce de catarrhe, vulgairement appelé rhume de cerveau, consistant dans l'inflammation de la membrane pituitaire, s'annonçant par une douleur gravative du front, par l'éternuement, la perte de l'odorat, la voix nasale, la toux et la dyspnée : symptômes auxquels succède un écoulement par le nez d'une matière d'abord limpide, puis épaisse, jaunâtre, visqueuse et abondante, qui dissipe les premiers accidens.

ENCHIRIDION ou **ENKIRIDION**, s. m. *enchiridium*, du grec ἐγχειρίδιον, formé d'ἐν, dans, et de χείρ, main ; manuel ou petit livre portatif contenant des préceptes et des remarques précieuses.

ENCHYMOSE, s. f. *enchymosis*, *enchymoma*, du verbe grec ἐγχέω, je verse dedans, composé d'ἐν, dans, et de χέω, je verse ; effusion soudaine du sang dans les vaisseaux cutanés ; comme dans la colère, la joie, la honte.

ENCLAVÉ, ÉE, s. m. *inclusus*, *insertus*, *hærens* ; se dit d'un enfant qui reste au moment de l'accouchement au détroit supérieur, sans pouvoir sortir ni remonter.

ENCLAVEMENT, s. m. *inclusio*, *adhæsio* ; situation d'un enfant enclavé ; se dit principalement de la tête, qui ne peut ni sortir, ni remonter, ni rouler sur son axe.

ENCLUME, s. f. *incus*, masse de fer sur laquelle on bat les métaux ; nom que les anatomistes donnent à un des osselets de l'oreille interne, à cause de sa ressemblance avec une enclume, ou à cause des impressions qu'il reçoit d'un autre osselet qu'ils appellent le marteau.

ENCYCLIE, s. fém. *encycles*, du verbe ἐγκυκλέω, je tourne ; se dit en physique des ondulations circulaires qui se forment dans l'eau, quand on y jette quelque chose.

ENCYCLOPÉDIE, s. f. *encyclopædia*, de la préposition ἐν, dans, de κύκλος, cercle, et de παιδεία, science, institution ; enchaînement de toutes les sciences ; livre où l'on traite de toutes les connoissances humaines en général.

ENDÉCAGONE, s. m. *endecagonus*, du grec ἕνδεκα, onze, et de γωνία, angle ; figure de géométrie qui a onze angles et onze côtés.

ENDÉMIQUE, adj. *endemius*, *vernaculus*, en grec ἐνδήμιος, domestique, d'ἐν, dans, et de δῆμος, peuple ; se dit en pathologie des maladies particulières à certains pays, à certains peuples ; comme le scorbut dans les contrées maritimes, humides et froides, la phthisie en Angleterre.

ENÉORÈME, s. m. *enæorema*, *sublimamenta*, *nubecula suspensa*, du verbe αἰωρέω, ou ἀναιωρέω, je suspens, j'élève en haut ; substance légère qui nage ou flotte au milieu de l'urine, semblable à une toile d'araignée.

ENERGIE, s. f. *energia*, du grec ἔργον, ouvrage, travail ; force, vertu efficiente : *énergie musculaire*.

ENERVATION, s. f. *enervatio*, du verbe *enervare*, affoiblir, efféminer, amollir ; débilitation, foiblesse, découragement.

ENFANTEMENT, s. m. *partus*, *puerperium*, l'action de mettre au monde un enfant. *Voyez* ACCOUCHEMENT.

ENFLURE, s. f. *inflatio* ; bouffissure, gonflement, tumeur.

ENGAINANT, ANTE, adj. *vaginans* ; se dit des feuilles dont la base embrasse la tige : Bot.

ENGAINÉ, ÉE, adj. *invaginatus* ; se dit des tiges enveloppées de membranes : Bot.

ENGASTRILOQUE, adj. d'ἐν, dans, de γαστήρ, ventre, et du verbe *loqui*, parler ; nom de ceux qui parlent sans ouvrir la bouche, de manière que le son de la parole semble retentir dans le ventre.

ENGASTRIMYTHE, adj. *engastrimythus*, de la préposition ἐν, dans, de γαστήρ, ventre, et de μῦθος, parole, discours ; qui rend ces sons de l'estomac indépendamment des organes de la voix. *Voyez* VENTRILOQUE.

ENGELURE, s. f. *pernio*, *bugantia*, gonflement inflammatoire des pieds et des mains ; espèce d'érysipèle flegmoneux occasionné par le froid, très-commun chez les enfans, chez les jeunes gens d'une foible constitution, et chez les femmes ; très-rare chez les gens robustes, les adultes et les vieillards ; dont les variations subites de l'air accélèrent le développement ; qui arrive plus promptement chez ceux qui approchent trop près du feu leurs mains engourdies par le froid ; qui dégénère souvent en ulcère atonique, d'un aspect grisâtre, très-douloureux ; maladie qu'on prévient en habituant les extrémités au froid, et qu'on combat avec des lotions toniques, des fomentations sédatives et résolutives, des cataplasmes émolliens presque froids s'il y a ulcère, le cérat de saturne et l'extrait gommeux d'opium selon les cas. Le mot français *engelure* dérive de *gelu*, gelée ; celui de *pernio* vient, dit-on, de *pernicies*, ruine, dommage, à cause des vives douleurs que les *engelures* causent, en intéressant principalement la peau, ou de *perone*, le péroné, un des os de la jambe, parce que c'est à son extrémité ou au talon que les *engelures* viennent le plus souvent.

ENGOURDISSEMENT, s. m. *torpor, narcosis*, affection d'une partie du corps où l'on sent une espèce de pesanteur et de difficulté à exercer le mouvement.

ENGRENURE, s. f. *rotarum insertio, dentium articulatio* ; se dit en mécanique d'une roue dont les dents entrent dans celle d'une autre ; en ostéologie, d'une espèce d'articulation dans laquelle plusieurs dents des os sont reçues dans autant de cavités.

ENGYSCOPE, s. m. *engyscopium*, du grec εγγὺς, proche, et de σκοπεω, je regarde ; instrument d'optique qui sert à considérer les petits objets, et à les grossir quand on les regarde de près ; espèce de microscope.

ENHYDRE, s. f. d'ἐν, dans, et d'ὕδωρ, eau ; pierre ferrugineuse, de forme ronde, mais creuse et remplie d'eau.

ENKYSTÉ, ÉE, adj. *cystide obductus*, d'ἐν, dans, et de κύστις, sac, vessie ; se dit en pathologie des tumeurs et des abcès renfermés dans un sac, ou enveloppés d'une membrane qu'on appelle *kyste* : tels sont

l'athérôme, le mélicéris, le stéatôme, etc.

ENNÉADÉCATÉRIDE, s. f. du grec ἐνία, neuf, de δέκα, dix, et d'ἔτος, année ; se dit du cycle lunaire, inventé par *Méton*, célèbre astronome d'Athènes : c'est une révolution de dix-neuf années solaires, au bout desquelles le soleil et la lune reviennent à peu près dans la même position.

ENNÉAGONE, s. m. *enneagonus*, d'ἐνία, neuf, et de γωνία, angle ; figure de géométrie à neuf angles et neuf côtés.

ENNÉANDRIE, s. f. *enneandria*, d'ἐνία, neuf, et d'ἀνήρ, gén. ἀνδρός, mari ; neuvième classe du système de Linné, qui comprend toutes les plantes dont la fleur a neuf étamines.

ENODÉ ou ENOUÉ, ÉE, adj. *enodis*, d'ë, hors, et de *nodus*, nœud ; qui n'a point de nœuds : Botan.

ENORCHITE, s. f. *enorchites*, de la préposition ἐν, dans, et d'ὄρχις, testicule ; pierre figurée, de forme ronde, qui en renferme une autre dont la figure approche de celle des testicules.

ENROUEMENT, s. m. *raucitas, raucedo* ; état de celui qui a la voix rauque et moins nette qu'à l'ordinaire.

ENS, s. m. mot latin qui, dans Paracelse, signifie la vertu, la force ou l'efficacité que certains êtres ont sur nos corps. Il parle de l'*ens astrorum*, de l'*ens veneris*, de l'*ens naturale*, de l'*ens dei*, de l'*ens de potentibus spiritibus*, de l'*ens primum* des minéraux, des pierres précieuses, des plantes et des liqueurs, pour désigner leur vertu et leur efficacité ou les parties dans lesquelles ces propriétés résident.

ENSIFORME, adject. *ensiformis*, d'*ensis*, épée, et de *forma*, forme ; qui a la forme d'une épée : feuille *ensiforme* : Bot.

ENTAILLE, s. f. *excisio, eccope*, coupure faite dans les chairs ou les os, avec un instrument tranchant qui agit obliquement ou en dédolant, et produit un lambeau ou un éclat sans le détacher.

ENTÉRITE, s. f. *enteritis*, du grec ἔντερον, intestin ; inflammation des intestins ; flegmasie de la membrane muqueuse qui tapisse le canal intestinal, produite par un irritant quelconque et accompagnée de douleur aiguë, d'envies fréquentes d'aller à la selle, de ténesmes, d'excrétions muqueuses, séreuses, sanguinolentes.

ENTÉROCÈLE, s. f. *enterocele*, *hernia intestinalis*, d'ἔντερον, intestin, et de χήλη, hernie; hernie intestinale.

ENTÉROCYSTOCÈLE, s. f. *enterocystocele*, d'ἔντερον, intestin, de χύστις, vessie, et de χήλη, tumeur; hernie de vessie compliquée de la chute de l'intestin ou d'entérocèle.

ENTÉROÉPIPLOCÈLE, s. f. *enteroepiplocele*, du grec ἔντερον, intestin, d'ἐπίπλοον, épiploon, et de χήλη, hernie; hernie dans laquelle l'intestin et l'épiploon sont tombés ensemble.

ENTÉROÉPIPLOMPHALE, s. f. *enteroepiplomphalus*, d'ἔντερον, intestin, d'ἐπίπλοον, épiploon, et d'ὀμφαλὸς, le nombril; hernie ombilicale où se trouvent l'intestin et l'épiploon.

ENTÉROGRAPHIE, s. f. *enterographia*, d'ἔντερον, intestin, et de γραφή, description; description anatomique des intestins.

ENTÉROHYDROCÈLE, s. f. *enterohydrocele*, d'ἔντερον, intestin, d'ὕδωρ, eau, et de χήλη, hernie; hydropisie du scrotum compliquée de la chute de l'intestin.

ENTÉROHYDROMPHALE, s. m. *enterohydromphalos*, d'ἔντερον, intestin, d'ὕδωρ, eau, et d'ὀμφαλὸς, nombril; hernie ombilicale causée par la sortie de l'intestin et par un amas de sérosités.

ENTÉROLOGIE, s. f. *enterologia*, du grec ἔντερον, intestin, et de λόγος, discours; traité sur les intestins.

ENTÉROMPHALE, s. f. *enteromphalus*, du grec ἔντερον intestin, et d'ὀμφαλὸς, nombril, ombilic; hernie ombilicale formée par l'intestin seul.

ENTÉRORAPHÉ, s. f. *enteroraphe*, en grec ἔντερον, intestin, et de ῥαφή, suture, couture; suture des intestins.

ENTÉROSARCOCÈLE, s. f. *enterosarcocele*, du grec ἔντερον, intestin, de σάρξ, chair, et de χήλη, hernie; hernie de l'intestin avec excroissance de chair.

ENTÉROSCHÉOCÈLE, s. f. *enteroscheocele*, du grec ἔντερον, intestin, d'ὄσχεον, le scrotum, et de χήλη, hernie; chute de l'intestin dans le scrotum.

ENTÉROTOMIE, s. f. *enterotomia*, d'ἔντερον, intestin, et de τέμνω, je coupe, je dissèque; section des intestins.

ENTHLASIS, s. f. mot grec, du verbe ἐνθλάω, je brise, je contonds, j'écrase; dépression du crâne avec écrasement ou brisure des os.

ENTITÉ, s. f. *entitas*, du latin *ens*, être; ce qui constitue l'essence d'une chose.

ENTOMOLITHES, s. f. pl. *entomolithes*, d'ἔντομα, ων, les insectes, et de λίθος, pierre; pierres empreintes de formes d'insectes.

ENTOMOLOGIE, s. f. *entomologia*, du grec ἔντομα, insectes, et de λόγος, discours; traité des insectes.

ENTOMOSTRACÉS, s. m. pl. et adj. du grec ἔντομα, insectes, et d'ὄστρακον, test, coquille; — nom qu'on donne à un ordre d'animaux crustacés, dont le corps mou est protégé le plus souvent par une ou deux plaques d'une substance cornée; leurs yeux sont immobiles et grands; ils ont des mandibules; ils ne portent jamais de palpe: tels sont les crabes, les écrevisses.

ENTONNOIR, s. m. *infundibulum*, instrument pour entonner les liqueurs; se dit en anatomie d'un conduit du cerveau; en chirurgie, d'un instrument pour conduire le cautère actuel sur l'os unguis; en botanique, des fleurs qui ont la forme d'un entonnoir. *Voy.* INFUNDIBULIFORME.

ENTORSE, s. f. *distorsio*, du verbe latin *intorquere*, tordre, tourner de travers; violente et subite extension d'une partie. *V.* DÉTORSE.

ENTRAILLES, s. f. pl. *viscera*, intestins, boyaux, viscères; en général toutes les parties enfermées dans le corps des animaux, comme le cœur, le poumon, le foie, la rate, etc. *Voy.* VISCÈRES.

ENUCLÉATION, s. f. *enucleatio*, du verbe latin *enucleare*, tirer l'amande d'un noyau; l'action de tirer l'amande ou le noyau d'un fruit.

ENVERGURE, s. f. *alarum expli-*

catio, *expansio*, étendue des ailes d'un oiseau qui vole.

ENVIE, s. f. *nœvus ;* se dit de certaines marques que les enfans apportent en naissant, et que l'on attribue vulgairement à quelques désirs ardens de la femme pendant la grossesse, ou à quelque affection vive de l'imagination. Il y a des physiologistes qui ne les attribuent qu'à quelques maladies cutanées ; d'autres les regardent comme un effet de la bisarrerie de la nature et du hasard. On donne aussi le nom d'*envies*, *reduvia*, à de petits filets ou extrémités fibreuses, quelquefois douloureuses, qui se détachent de la peau autour des ongles.

EOLIPYLE, s. m. *æolipyla ;* du grec αἴολος, Eole, et de πύλη, porte, comme qui diroit *porte d'Eole ;* boule creuse de métal, terminée par un tuyau recourbé fort étroit qu'on remplit aux deux tiers d'un liquide, et qui, exposée à une forte chaleur, lance avec bruit et impétuosité une vapeur humide par l'extrémité du tuyau. Descartes et d'autres philosophes se sont servis de cet instrument pour expliquer la nature et l'origine des vents.

EPACTE, s. f. *epactus*, en grec ἐπακτός, surajouté, du verbe ἐπάγω, ajouter, qui a pour racine ἄγω, mener ; nombre de jours qu'on ajoute à l'année lunaire pour la rendre égale à l'année solaire.

EPAGOMÈNES, adj. pl. ἐπαγόμεναι, surajoutés, du verbe ἐπάγω, j'ajoute ; se disoit autrefois des cinq jours qu'on ajoutoit à la fin de l'année égyptienne dont chaque mois avoit trente jours, ce qui faisoit en somme 365 jours.

EPAULE, s. f. *scapula*, partie la plus élevée du bras chez l'homme, et de la jambe de devant chez les quadrupèdes.

EPERON, s. m. *calcar*, du verbe *calcare*, piquer ; ergot des coqs et autres animaux ; — prolongement postérieur de la base du calice ou de la corolle de certaines fleurs au delà de son calice, d'où on a fait éperonné, *calcaratus*, pourvu d'un éperon.

EPHÉLIDES, s. f. pl. *ephelides*, du grec ἐπὶ, sur, et ἥλιος, soleil ;

hâle ; taches de la peau produites par l'ardeur du soleil ; noirceurs et rides du visage qui naissent aux femmes grosses, ou aux filles qui sont sur le point d'avoir leurs règles, et que l'accouchement ou l'écoulement des menstrues fait disparoître.

EPHÉMÈRE, adj. *diarius, ephemerus*, d'ἐπὶ, sur, et d'ἡμέρα, jour ; se dit d'une fièvre tierce qui ne dure que vingt-quatre ou trente-six heures ; des insectes qui ne vivent que l'espace d'un jour.

EPHÉMÉRIDES, s. m. ou f. pl. *ephemerides*, de la préposition ἐπὶ, sur, et d'ἡμέρα, jour ; tables astronomiques qui déterminent pour chaque jour le lieu de chaque planète dans le zodiaque ; — journaux de médecine où l'on rend compte de ce qui arrive chaque jour dans les maladies.

EPHIALTE, s. m. *ephialtes, incubus, incubo*, du verbe grec ἐφάλλομαι, je saute dessus ; cauchemar, incube, asthme nocturne ; maladie dans laquelle on se figure, en dormant, qu'une personne s'est jetée sur la poitrine pour vous étouffer, ou qu'on est accablé d'un poids énorme qui pèse sur la poitrine. *Voy.* INCUBE.

EPHIDROSE, s. f. *ephidrosis*, de la préposition ἐπὶ, sur, et d'ἱδρόω, je sue ; sueur abondante.

EPI, s. m. *spica*, assemblage allongé de fleurs, etc. ou sessiles, ou courtement pédicellées, attachées le long d'un axe commun, simple, ou non manifestement ramifié.

EPIAL, ALE, adj. *epialus*, en grec ἠπίαλος, composé, selon Paul d'Egine, d'ἤπιος, doux, et d'ἄλς, ἀλός, la mer ; ou, suivant *Eustachi*, d'ἠπίως, doucement, et d'ἀλεαίνειν, s'échauffer ; se dit d'une espèce de fièvre qui, comme la mer, paroît calme et tranquille, mais devient redoutable quand elle est irritée ; ou dans laquelle la chaleur n'est pas d'abord considérable, mais augmente par degrés. Le malade ressent en même temps des frissons vagues et irréguliers.

EPIAN, mot qui, dans la langue des nègres, signifie une fraise. *Voy.* FRAMBŒSIA.

EPICARPE , s. m. *epicarpium* , d'ἐπὶ, sur , et de καρπὸς, poignet , le carpe ; topique qu'on applique sur le poignet, sur le pouls ; tels sont les emplâtres , les onguens , les cataplasmes fébrifuges composés d'ingrédiens âcres et pénétrans , par exemple d'ail , d'oignon , d'ellébore , de camphre , de thériaque , de poivre, de drogues aromatiques. *Voy.* PÉRICARPE.

ÉPICAUME, s. m. *epicauma*, d'ἐπὶ, sur , et de καίω , je brûle ; espèce d'ulcère qui se forme sur le noir de l'œil.

EPICÉRASTIQUE , s. m. et adj. *epicerasticus* , du verbe ἐπικεράννυμι, je tempère ; se dit d'un remède qu'on croit propre à tempérer l'acrimonie des humeurs : tels sont les fruits doux , les racines de mauve , de guimauve , les feuilles de laitue , les semences de lin , de pavot, et autres substances anodines.

EPICONDYLE , s. m. *epicondylus* , d'ἐπὶ, sur , et de κονδυλος, condyle ; apophyse de l'extrémité cubitale de l'humerus , ainsi appelée parce qu'elle est située au dessus du condyle.

EPICRANE , s. m. *epicranium* , d'ἐπὶ, sur ou auprès , et de κρανίον , crâne ; ce qui environne le crâne.

EPICRASE , s. f. *epicrasis* , du verbe ἐπικεράννυμι, je tempère ; modération , adoucissement. On appelle cure par épicrase, *per epicrasin* , celle qu'on fait avec des remèdes altérans et tempérans.

EPICYCLE . s. m. *epicyclus* , de la préposition ἐπὶ, sur , et de κύκλος, cercle , posé sur un cercle ; se dit en astronomie d'un petit cercle dont le centre est dans la circonférence d'un plus grand.

EPICYCLOÏDE , s. f. *epicycloïs* , d'ἐπὶ , sur , de κύκλος, cercle , et d'εἶδος , forme ; courbe engendrée par la révolution d'un point de la circonférence d'un cercle qui roule sur la partie concave ou convexe d'un autre cercle ; à proprement parler , cercle qui se meut sur un autre.

EPIDÉMIE , s. f. *epidemia* , du grec ἐπὶ, sur , et de δῆμος, peuple ; maladie qui attaque un grand nombre de personnes à la fois , et qui tombe sur le peuple en général ;

elle dépend d'une cause commune ou générale qui survient accidentellement , comme de l'altération de l'air ou des alimens.

EPIDÉMIQUE , adj. adj. *epidemicus* , *epidemius* ; se dit des maladies populaires qui attaquent tout le monde indistinctement , et qui dépendent d'une cause commune et générale , mais accidentelle. Les maladies épidémiques diffèrent des endémiques qui sont familières à certains pays , au lieu que les premières ne le sont qu'à certaines saisons. *Voyez* EPIDÉMIE.

EPIDERME , s. m. *epidermis* , *cuticula* , du grec ἐπὶ, sur , et de δέρμα, peau ; la surpeau ; membrane ou pellicule fine , transparente, insensible . qui recouvre la peau de l'animal , et les diverses parties des végétaux : c'est celle qu'on sépare de la peau du cadavre par la macération , ou qui s'élève sur le vivant par l'action des vésicatoires.

EPIDIDYME , s. m. *epididymus* , du grec ἐπὶ, sur , et de δίδυμος , testicule ; petit corps rond , vermiforme , couché le long de la partie supérieure du testicule, et servant à perfectionner la semence.

EPIGASTRE , s. m. *epigastrium* , du grec ἐπὶ, sur, et de γαστήρ, ventre ; partie moyenne de la région épigastrique , comprise entre les côtes asternales (fausses côtes) d'un côté, et celles du côté opposé.

EPIGASTRIQUE, adj. *epigastricus* , d'ἐπὶ, sur , et de γαστήρ, ventre ; se dit de la région supérieure de l'abdomen ou bas-ventre qui s'étend depuis l'appendice xiphoïde ou sternal , jusqu'à deux travers de doigt au dessus du nombril ; elle se divise en trois parties , une moyenne, qui porte le nom d'épigastre , et deux latérales qu'on appelle hypocondres.

EPIGÉNÉSIE , s. f. *epigenesis* , de la préposition ἐπὶ, sur , et de γίνομαι, je suis engendré ; doctrine selon laquelle les corps organisés croissent par juxta-position ; — se dit aussi en médecine de tout symptôme qui succède à un autre.

EPIGINOMÈNES , s. m. pl. et adj. *epiginomena* , du grec ἐπὶ, sur, et de γείνομαι, je suis engendré ; se dit en pathologie des symptômes ou accidens qui succèdent à d'autres dans une maladie, et qui dépendent non de la maladie elle-même, mais de quelque erreur dans le régime. Par exemple, un homme dans le fort d'une fièvre ardente, s'expose imprudemment a l'impression subite d'un air froid, et gagne une pleurésie ou une péripneumonie. Ces deux maladies sont alors des *épiginomènes*, car elles dépendent non de la fièvre ardente, mais de l'imprudence du malade. *Voyez* Epiphénomènes.

Epiglotte, s. f. *epiglottis*, d'ἐπὶ, sui, et de γλωττὶς, la glotte; cartilage élastique en forme de feuille de lierre qui recouvre la glotte, quand nous parlons ou que nous avalons.

Epigynique ou Epigyne, adj. *epigynus*, de la préposition ἐπὶ, sur, et de γυνὴ, femme, épouse; se dit de la corolle et des étamines insérées sur l'ovaire, qui est alors infère.

Epilepsie, s. f. *epilepsis, epilepsia, prehensio, morbus caducus, m. sacer, m. comitialis, m. herculeus, m. magnus, major, m. interlunis*; en grec ἐπίληψις, ἐπίληψια, τὰ ἐπιληπτικα, ἱηρὴ νσος, σεληναῖα νσος, παιδικὴ νσος; genre de spasme ou maladie nerveuse qui consiste dans l'abolition subite des fonctions des sens et de l'entendement, accompagnée de convulsions. Le malade tombe tout à coup comme frappé de la foudre, se roule par terre, s'agite et se roidit; il grince des dents, se mord quelquefois la langue et les lèvres; l'œil est fixe, le visage rouge, gonflé, livide, le poing fermé, la bouche pleine d'écume, la poitrine serrée et comme oppressée, la respiration gênée, stercoreuse; la tête frappe contre terre, et les poings contre la poitrine; l'urine, les excrémens, le sperme même coulent involontairement et par intervalles; le paroxysme terminé, stupeur et assoupissement, pesanteur de tête, accablement universel, grande lassitude, oubli de tout ce qui s'est passé. Les anciens donnoient à cette maladie le nom d'*épilepsie*, du verbe ἐπιλαμβάνω, saisir, parce qu'elle surprend et vient tout à coup. Celui de *morbus*

comitialis vient du latin *comitia*, comices, assemblées qui avoient lieu à Rome dans le champ de Mars, parce qu'elles étoient dissoutes aussitôt que quelqu'un tomboit en épilepsie, pour éviter le malheur dont on croyoit que cet evénement étoit le présage; ou bien parce que cette maladie attaquoit ceux qui y étoient sujets dans tous les lieux, même dans les comices. Le nom de *maladie sacrée*, ou de mal divin, de saint, a été donné à l'épilepsie, parce qu'on la croyoit envoyée de Dieu, en punition de quelque crime. On l'appeloit *maladie herculéenne*, parce que, dit-on, Hercule y étoit sujet, ou parce qu'il faut des gens vigoureux comme Hercule pour contenir les épileptiques : maladie lunatique, ou *maladie des lunatiques*, à cause des phases de la lune qu'on regardoit comme la cause des accès; *mal caduc*, de *cadere*, tomber, parce que les malades sont renversés par terre; *mal d'enfant*, parce que les enfans y sont très-sujets; *mal de Saint-Jean*, par analogie à la décollation de Saint-Jean-Baptiste; *haut mal*, parce qu'il attaque la tête, la partie la plus elevée du tronc.

Epileptique, s. m. et adj. *epilepticus*, qui tient de l'épilepsie, qui en est attaqué.

Epillet, s. m. *spicula*, épi partiel de l'épi composé.

Epine, s. f. *spina*; se dit en botanique du corps aigu et piquant qui adhère au corps d'une plante; — en anatomie, de la suite des vertèbres qui règnent le long du dos, des éminences que présentent les bords antérieurs et postérieurs de l'os des isles. On dit aussi l'*épine* de l'omoplate, l'*épine* de l'os du palais; etc. — en chimie, on donne le nom d'*épines* au plur. au cuivre hérissé de pointes qui reste après le ressuage et la liquation.

Epineux, euse, adj. *spinosus*; se dit en histoire naturelle et en anatomie, de toute partie qui ressemble à une épine.

Epinière, adj. *spinalis*, qui appartient à l'épine du dos : *moelle épinière, artères épinières*.

Epinyctides, s. f. pl. *epinyctides*, du grec ἐπὶ, sur, vers, et de νὺξ, gén. νυκτὸς, nuit; pustules livides, noirâtres, rouges ou blanchâtres, ordinairement de la grosseur d'une fève, inflammatoires et douloureuses, qui s'élèvent la nuit sur la peau, et qui, au rapport de Paul d'Egine et d'Aétius, causent alors plus de douleur que pendant le jour.

EPIPHÉNOMÈNES, s. m. pl. *epiphœnomena*, du grec ἐπὶ, sur, et de φαινόμενον, phénomène; symptômes qui paroissent quand la maladie est déclarée, et qui sont comme surajoutés à ceux qui forment son caractère propre et spécifique.

EPIPHORE ou EPIPHORA, s. m. *epiphora*, larmoiement, d'ἐπιφέρω, j'apporte; écoulement continuel de larmes; espèce de maladie dans laquelle les larmes se répandent sur les joues et produisent à la fois de la douleur, de la difformité.

EPIPHYSE, s. f. *epiphysis*, d'ἐπὶ, sur, et de φύω, je nais; de là ἐπιφύω, je croîs dessus; éminence unie au corps d'un os au moyen d'un cartilage, et qui, avec l'âge, se change en apophyse par les progrès de l'ossification. *Voy.* APOPHYSE.

EPIPLÉROSE, s. f. *epiplerosis*, d'ἐπὶ, particule augmentative, et de πλήρωσις, réplétion; sur-réplétion; réplétion excessive des vaisseaux du corps qui se manifeste par leur distension. (Erasistrate.)

EPIPLOCÈLE, s. f. *epiplocele*, d'ἐπίπλοον, l'épiploon, et de κήλη, hernie; hernie de l'épiploon; chute de l'épiploon dans l'aine ou le scrotum.

EPIPLOÏQUE, adj. *epiploïcus*, qui appartient à l'épiploon.

EPIPLOÏTIS, s. f. *epiploïtis*, inflammation de l'épiploon, espèce de péritonité indéterminée.

EPIPLOMPHALE ou EPIPLOOMPHALE, s. f. *epiplomphalus*, du grec ἐπίπλοον, l'épiploon, et d'ὀμφαλὸς, le nombril; hernie de l'ombilic causée par l'issue de l'épiploon.

EPIPLOON, s. m. mot grec composé d'ἐπὶ, sur, et de πλέω, je nage, je flotte; membrane séreuse qui flotte sur une partie des intestins, large, mince, composée de deux feuillets, arrosée de vaisseaux accompagnés de bandelettes grais-

seuses, essentiellement formée par le péritoine qui, des courbures de l'estomac, et de la convexité de l'arc du colon, se détache, se prolonge, et forme une large expansion qui est libre, étendue d'une manière lâche et flexueuse, sur les circonvolutions de l'intestin grêle, fixée d'une manière intime à la rate, au foie, au diaphragme, et servant principalement à permettre, à déterminer l'ampliation de l'estomac, du colon, et à favoriser le mode de circulation propre à ces organes. On divise l'épiploon en cinq parties: 1° une gastro-hépatique; 2°. une gastro-splénique; 3°. une gastro-colique; 4°. un appendice gastrique; 5°. un appendice colique.

EPIPLOSARCOMPHALE, s. f. *epiplosarcomphalus*, du grec ἐπίπλοον, l'épiploon, de σάρξ, chair, et d'ὀμφαλὸς, le nombril; excroissance de chair adhérente au nombril, dont le volume est augmenté par le volume de l'épiploon.

EPIPLOSCHÉOCÈLE, s. f. *epiploscheocele*, du grec ἐπίπλοον, l'épiploon, d'ὄσχεον, le scrotum, et de κήλη, hernie; hernie de l'épiploon dans le scrotum.

EPISCHÈSE, s. f. *epischesis*, du grec ἐπίσχεσις, répression, retard, qui dérive d'ἐπίσχεω, j'arrête, je retiens; suppression des évacuations naturelles, telle que l'aménorrhée ou suppression des règles, etc.

EPISPASTIQUE, s. m. et adj. *epispasticus*, du verbe grec ἐπισπάω, j'attire au dessus; se dit des médicamens qui attirent fortement les humeurs vers les parties sur lesquelles on les applique; telles sont les cantharides qui font la base des vésicatoires.

EPISTAPHYLIN, s. m. et adj. *epistaphylinus*, d'ἐπὶ, sur, et de σταφυλὴ, la luette; nom qu'on donne à deux muscles de la luette.

EPISTASE, s. f. *epistasis*, *insidentia*, d'ἐπὶ, sur, et de στάω, je reste; substance qui nage sur la surface de l'urine, par opposition à l'hypostase ou sédiment.

EPISTAXIS ou EPISTAXÈS, s. f. mot grec composé de la préposition ἐπὶ, sur, dessus, et de στάζω, je coule goutte à goutte ; écoulement de sang par le nez ; hémorragie nasale , précédée de froid aux extrémités et accompagnée de rougeur de la face , de battement des artères temporales , de prurit aux narines , de céphalalgie ; signes qui annoncent une congestion vers la tête.

ÉPITHÈME , s. f. *epithema* , d'ἐπὶ, sur , dessus , et de τίθημι , je mets , je pose ; topique , éméde qu'on applique sur une partie ; tels sont les fomentations , les cataplasmes , les emplâtres , etc.

ÉPITROCHLÉE ou ÉPITROKLÉE , s. f. *epitrochlea* , d'ἐπὶ , sur , et de τροχιλία , trochlée ; apophyse de l'extrémité cubitale de l'humérus, ainsi appelée parce qu'elle est située au dessus de la TROCHLÉE. *Voyez* ce mot.

ÉPIZOOTIE , s. f. *epizootia* , de la préposition ἐπὶ , sur , et de ζῶον , animal ; maladie contagieuse des bestiaux.

ÉPIZOOTIQUE , adj. *epizooticus* ; qui tient à l'ÉPIZOOTIE. *Voyez* ce mot pour l'étymologie.

ÉPREINTES , s. f. pl. *tenesmus* , *de idendi conatus* ; envies fréquentes et inutiles d'aller à la selle , accompagnées de douleur. *Voyez* TÉNESME.

EPTACORDE , s. m. d'ἑπτὰ , sept , et de χορδὴ , corde ; lyre à sept cordes ; système de musique formé de sept tons.

EPTAGONE , s. masc. *eptagonus* , d'ἑπτὰ , sept , et de γωνία , angle ; figure de géométrie qui a sept angles et sept côtés.

ÉPULIE , ÉPOULIS ou ÉPOULIDE , s. f. *epulis* , d'ἐπὶ , sur , dessus , et d'οὖλον , gencive ; petit tubercule ou excroissance qui vient sur les gencives. Il y en a d'indolens et de douloureux qui dégénèrent en cancer , de durs et de mous , de gros comme une noix , et de plus petits. Quand ils ont un certain volume , non seulement ils distendent et défigurent la bouche , mais encore ils empêchent la mastication et l'usage de la parole.

ÉPULOTIQUES , s. m. pl. et adj. *epulotica* , d'ἐπὶ , sur , et d'οὖλη , cicatrice ; remèdes propres à favoriser les cicatrices.

EQUATEUR , s. m. *æquator* , du verbe *æquare* , égaler , partager également ; grand cercle de la sphère , qui la coupe en deux portions égales ou hémisphères , l'un boréal et l'autre méridional ; le cercle des équinoxes.

EQUATION , s. fém. *æquatio* , du verbe *æquare* , partager également ; se dit en astronomie pour exprimer la différence marquée jour par jour , entre le temps moyen que donne la pendule et le temps vrai qu'indique le cadran solaire ; — en mathématiques , formule qui indique une égalité de valeurs entre des quantités différemment exprimées.

EQUIANGLE , adj. *æquiangulus* , du latin *æquus* , égal , et d'*angulus* , angle ; se dit en géométrie de deux figures qui ont tous leurs angles égaux , et qui par conséquent sont semblables.

EQUIDISTANT , ANTE , adj. *æquidistans* , d'*æquè* , également , et de *distare* , être éloigné ; se dit d'un objet également éloigné d'un autre dans tous ses points : deux lignes parallèles sont *équidistantes*.

EQUILATÉRAL , ALE , adj. *æquilateralis* , d'*æquus* , égal , et de *latus* , côté ; triangle qui a ses trois côtés égaux.

EQUILATÈRE , adj. *æquilaterus* , d'*æquus* , égal , et de *latus* , côté ; se dit de deux figures dont les côtés sont respectivement égaux.

EQUILIBRE , s. m. *æquilibrium* , d'*æquus* , égal , et du verbe *librare* , peser ; terme de physique qui exprime l'état de deux forces ou de deux puissances égales et opposées , et dont on se sert figurément en médecine pour désigner cette juste et égale proportion entre les solides et les fluides , qui constitue l'état parfait de santé.

EQUIMULTIPLE , adj. *æquimultiplus* , d'*æquè* , également , et de *multiplus* , multiple ; se dit des nombres qui contiennent leurs sous-multiples autant de fois l'un que l'autre.

EQUINOXE , s. m. *æquinoctium* , d'*æquus* , égal , et de *nox* , gén. *noctis* , la nuit ; chacun des deux temps de l'année où les jours sont égaux aux nuits , ce qui a lieu lorsque le soleil parcourt l'équateur , à peu près le 21 de mars et le 23 septembre : de là l'équinoxe du printemps et l'équinoxe d'automne.

ÉQUINOXIAL, ALE, adj. *æquinoctialis*, qui appartient à l'équinoxe.

ÉQUITATION, s. fém. *equitatio*, l'action de monter ou d'aller à cheval, considérée en médecine comme un exercice. Sydenham la regardoit comme un des plus puissans antiphthisiques.

ÉRADICATIF, IVE, adj. *eradicativus*, du verbe latin *eradicare*, déraciner ; se dit des remèdes qui emportent une maladie et ses causes : cure *éradicative*.

ÉRAILLEMENT, s. m. *divaricatio, ectropion*, renversement de la paupière inférieure qui l'empêche de couvrir l'œil avec la supérieure. *Voyez* ECTROPION.

ÉRECTEUR, s. m. pris adjectiv. *erector*, du verbe *erigere*, dresser, relever ; se dit des muscles qui servent à étendre et à roidir certaines parties, telles que le *penis* chez l'homme, le clitoris chez la femme.

ÉRECTION, s. f. *erectio*, action d'ériger, de dresser, de roidir ; action des muscles érecteurs.

ÉRÉTHISME, s. m. *erethismus*, du grec ἐρέθισμα, irritant, du verbe ἐρεθίζω, j'irrite, j'agace ; irritation, agacement, augmentation non naturelle des propriétés vitales d'une partie ou de tout le corps.

ERGOT, s. m. *calcar*, sorte de petit ongle pointu qui vient au derrière du pied de certains animaux, du coq, du chien, etc. ;—nom des espèces de cornes qui viennent sur les épis de plusieurs graminées, le plus communément sur ceux du seigle ; — maladie qui attaque le seigle.

ÉRIGNE, AIRIGNE ou ÉRINE, s. f. petit instrument de chirurgie, à crochet, dont on se sert pour soulever et soutenir des parties qu'on veut disséquer. D'où vient ce mot ? peut-être du verbe grec αἴρω, je lève, je porte.

ÉROSION, s. f. *erosio, rasura*, du verbe latin *erodere*, ronger, manger en rongeant ; action de toute substance médicamenteuse ou virulente qui ronge une partie.

ÉROTICOMANIE, s. f. *eroticomania. Voyez* ÉROTOMANIE.

ÉROTIQUE, adj. *eroticus*, du grec ἔρως, gén. ἔρωτος, amour ; amoureux, qui appartient à l'amour, qui en procède : délire *érotique*, style *érotique*.

ÉROTOMANIE, s. f. *erotomania*, du grec ἔρως, ἔρωτος, amour, et de μανία, manie, délire ; folie ou mélancolie amoureuse.

ERPÉTOLOGIE, s. f. *erpetologia*, du verbe ἕρπω, je rampe, et de λόγος, discours ; partie de l'histoire naturelle qui a pour objet la connoissance des reptiles, c'est-à-dire qui fait connoître leur organisation, leur classification méthodique, leurs noms et leur manière de vivre.

ERRATIQUE, adj. *erraticus*, du verbe *errare*, errer, vaguer ; se dit des fièvres irrégulières ou qui n'observent aucun ordre soit dans leurs types, soit dans leurs périodes. On le dit aussi des oiseaux voyageurs.

ERREUR DE LIEU, s. f. *error loci*, terme adopté par Boërhaave pour exprimer une sorte de déviation ou de désordre dans les fluides du corps. Cet auteur célèbre admettoit plusieurs ordres de vaisseaux qui alloient toujours en diminuant, et dont les plus gros recevoient les globules rouges du sang ; les seconds, plus petits, le sérum ; les troisièmes, la lymphe ; enfin les plus petits, les fluides les plus subtils. En conséquence, lorsque les globules rouges étoient poussés dans les vaisseaux destinés à recevoir le sérum, etc. Boërhaave appeloit cela une erreur de lieu.

ERRHIN ou ERRHINE, adj. *errhinus*, du grec ἐν, dans, et de ῥίν, gén. ῥινός, nez ou narine : se dit des remèdes qu'on introduit dans le nez, pour faire éternuer, moucher, et quelquefois pour arrêter une hémorragie nasale. *Voyez* PTARMIQUE, STERNUTATOIRE.

ÉRUCTATION, s. fém. *eructatio, ructus, ructatio*, du verbe *eructare*, faire des rots ; éruption quelquefois sonore de ventosités de l'estomac par la bouche ; tout vomissement facile et sans effort.

ÉRUGINEUX, EUSE, adj. *æruginosus, ærugineus*, du latin *ærugo*, rouille d'un métal quelconque en général, mais plus particulièrement celle du cuivre qu'on nomme vert de gris ; se dit des matières verdâtres qu'on rend par le vomissement : bile *érugineuse*.

ÉRUPTION, s. fém. *eruptio*, du verbe latin *erumpere*, sortir au dehors ; évacuation subite et abondante de sang, de pus, de sérosité, de vents, etc. ; sortie de boutons, pustules, etc. ; toute issue prompte et accompagnée d'efforts.

*ÉRYSIPÈLE, s. m. *erysipelas*, du grec ἐρυσίπελας, qui dérive d'ἐρύω, j'attire, et de πέλας, proche ; maladie ainsi appelée parce qu'elle s'étend quelquefois de proche en proche sur les parties voisines ; inflammation superficielle de la peau, avec fièvre générale, tension et tumeur de la partie, douleur et chaleur plus ou moins âcre, et rougeur tirant un peu sur le jaune, inégalement circonscrite et disparoissant sous la pression du doigt pour reparoître aussitôt après ; la partie affectée est ordinairement parsemée de petites pustules qui se changent bientôt en vésicules, et tombent, en se desséchant, sous forme d'écaille ou de matière farineuse.

ÉRYTHÉMATIQUE, adj. *erythematicus*, qui concerne l'ÉRYTHÈME. *Voyez* ce mot.

ÉRYTHÈME, s. m. *erythema*, du grec ἐρύθημα, rougeur, qui vient du verbe ἐρύθαινω, je rougis ; rougeur inflammatoire.

ÉRYTHROÏDE, adj. *erythroïdes*, du grec ἐρυθρὸς, rouge, et d'εἶδος, espèce, forme, ressemblance ; qui ressemble à du rouge ; se dit de la tunique vaginale des testicules, parce qu'elle est rougeâtre.

ESCAROTIQUES, s. m. pl. et adj. *escharotica*, du grec ἰσχάρα, croûte, escarre ; se dit des médicamens caustiques qui, appliqués à l'extérieur, brûlent les chairs et produisent des escarres.

ESCARRE, ESCHARRE ou ESCHARE, s. f. *eschara*, du grec ἰσχάρα, croûte ; croûte noire ou brunâtre qui se forme sur la peau ou sur la chair par l'application de quelque caustique, et qui se détache au bout de quelques jours d'elle-même ou par le moyen de quelque onguent.

ESPATULE, s. f. *Voy.* SPATULE.

ESPÈCES, s. f. pl. *species* ; nom qu'on donne ordinairement en

pharmacie à des poudres composées qui contiennent tous les ingrédiens d'un électuaire, ou à la réunion de plusieurs simples coupés menus, dont on prend l'infusion : *espèces vulnéraires*, *béchiques*, *toniques*, *amères*, etc.

ESPHLASE, s. f. *esphlasis*, du grec ἔσφλασις, du verbe φλάω, je romps, je brise ; se dit en chirurgie d'une fracture du crâne où l'os est enfoncé et brisé en pièces.

ESPRIT, s. m. *spiritus*, fluide subtil et volatil qui se dégage d'un corps par la distillation : *esprit* de vin ; certains physiologistes donnent le nom d'*esprits animaux*, *spiritus animales*, à un fluide très-subtil qui, du cerveau, se porte, au moyen des nerfs, dans toutes les parties du corps, d'où il est ensuite rapporté à la tête : c'est ce qu'on appelle le fluide nerveux ; — en chimie, on nomme *esprit recteur*, *spiritus rector*, l'arome des plantes, ou leur huile volatile dissoute dans l'eau.

ESQUILLE, s. *ossis fragmentum*, *assula*, petite portion qui se sépare des os fracturés ou cariés.

ESQUINANCIE, s. f. *angina*, *cynanche*, *squinancia*, *synanche*, du verbe grec συνάγχειν, étrangler, suffoquer ; genre de flegmasie qui attaque le pharynx, le larynx, ou la trachée-artère, et qui est accompagnée de fièvre plus ou moins aiguë, de gêne dans la respiration et la déglutition, quelquefois suivie de suffocation. *Voy.* CYNANCIE.

ESSENCE, s. f. *essentia*, du verbe *esse*, être ; ce qui constitue la nature d'une chose. Les chimistes ont employé ce mot pour désigner l'huile aromatique qu'on obtient par voie de distillation : *essence* de cannelle, de térébenthine, etc.

ESSENTIEL, ELLE, adj. *essentialis*, qui est de l'essence ou de la nature d'une chose ; se dit en pathologie des maladies qui altèrent les fonctions par elles-mêmes, sans dépendre d'aucune autre affection ; — en chimie, des sels qu'on extrait des sucs, des décoctions ou des infusions des végétaux, par filtration, évaporation et crystallisation , des huiles aromatiques obtenues par distillation.

ESSÈRE, **ESSÉRA** ou **SORA**, s. m. ampoules ou porcelaine ; éruption subite de petits tubercules rougeâtres sur tout le corps , accompagnée d'une démangeaison aussi incommode que si le malade avoit été piqué par des abeilles , des guêpes ou des cousins, et disparoissant presque aussitôt après : maladie qui n'est décrite ni dans les auteurs grecs ni dans les latins, mais seulement dans les livres des Arabes : elle règne fréquemment dans plusieurs contrées de l'Europe.

ESTHIOMÈNE OU **ESTIOMÈNE**, adj. *esthiomenus*, *depascens*, *exedens* ; du verbe grec ἐσθίομαι, je suis mangé , rongé ; se dit de certains ulcères qui rongent et consument les chairs : tels sont les dartres rongeantes, les cancers, les ulcères vénériens, scorbutiques, etc.

ESTOMAC, s. m. *ventriculus*, *stomachus*, στόμαχος ou γαστήρ des Grecs; organe principal de la digestion ; réservoir musculo-membraneux, conoïde, allongé, courbé sur sa longueur, légèrement déprimé sur deux faces opposées ; continu d'un côté à l'œsophage , de l'autre à l'intestin ; situé au dessous du diaphragme , entre le foie et la rate ; occupant l'épigastre et une partie de l'hypocondre gauche ; composé de plusieurs tuniques extensibles, contractiles , et intimément unies ; parsemé d'un grand nombre de nerfs et de vaisseaux destinés à recevoir les alimens et à les expulser successivement dans l'intestin, lorsqu'ils ont été fluidifiés et convertis en *chyme*. On distingue à cet organe deux orifices, l'un supérieur *œsophagien* , *stomo-gastrique* ou le *cardia* : l'autre inférieur *intestinal* ou le *pylore*; deux bords ou courbures , l'un concave *diaphragmatique* ou *petite courbure* ; l'autre convexe , *bord colique* ou *grande courbure*.

ÉTAIN, s. m. *stannum*, métal oxydable, mais non réductible immédiatement , pesant 7,2063 , d'une couleur tirant sur celle de l'argent, mais plus sombre; faisant entendre un petit craquement nommé *cri de l'étain*, quand on le

plie en différens sens; plus dur, plus ductile , plus tenace , et plus éclatant que le plomb seulement ; le plus fusible de tous les métaux ductiles ; employé en médecine comme anthelmintique ou vermifuge ; d'un très-grand usage dans les arts.

ÉTAMINE, s. f. *stamen*, organe sexuel mâle des végétaux , composé ordinairement du filet, *filamentum*, qui s'élève du centre de la fleur , et de l'anthère , *anthera*, qui termine le filet en forme de petite tête , le plus souvent jaune ; le filet peut manquer; mais alors l'anthère sessile constitue seule l'étamine qui n'en est pas moins complète; car l'essence de celle-ci réside dans le *pollen*, espèce de poussière contenue dans l'anthère.

ÉTAT, s. m. *status*, ἀκμή des Grecs ; se dit en médecine du plus haut période d'une maladie , où les symptômes sont dans le dernier degré de violence. Il signifie aussi la vigueur de l'âge : cet homme est dans l'*état*.

ÉTENDARD, s. m. *vexillum*, nom que les botanistes donnent au pétale supérieur des fleurs papilionacées.

ÉTERNUEMENT, s. m. *sternutatio*, *sternutamentum*, mouvement subit et convulsif des muscles expirateurs, qui , après une inspiration commencée et un peu suspendue, chasse tout à coup et avec effort l'air contenu dans les fosses nasales.

ÉTÉSIEN, adj. m. *etesius*, en grec ἐτήσιος, annuel, d'ἔτος, année; se dit de certains vents qui soufflent régulièrement chaque année dans la même saison , durant un certain nombre de jours.

ÉTÉSIES, s. m. pl. *etesiæ*, en grec ἐτησίαι, vents étésiens. *V.* ÉTÉSIEN.

ÉTHER, s. m. *æther* , du grec αἰθήρ, air, ou du verbe αἴθω, je brûle, j'enflamme ; matière subtile et fluide dans laquelle certains physiciens avoient imaginé que les corps célestes se mouvoient : Phys. — liquide léger , incolore , diaphane, très-odorant ; d'une saveur chaude, piquante, suivie d'une sensation de froid ; très-volatil ; inflammable ; se réduisant par l'analyse en hydrogène et en carbone ; entièrement soluble dans l'alcohol, dans les huiles fixes et volatiles ; partiellement soluble dans l'eau. — *éther sulfurique*, *éther acétique*, etc.

ÉTHIOPS, s. m. en grec αἰθίοψ, du verbe αἴθω, je brûle, et d'ὤψ, visage ; visage noir ou brûlé ; on donnoit autrefois ce nom à des chaux métalliques que la nouvelle chimie appelle oxydes ; *ethiops martial*, oxyde de fer noir ; — *ethiops mineral*, oxyde de mercure sulfuré noir ; — *ethiops mineral per se*, oxyde de mercure noirâtre.

ÉTHIQUE, s. f. *ethica*, dérivé d'ἠθικός, moral, ou d'ἦθος, les mœurs ; morale ou partie de la philosophie qui dirige les mœurs.

ETHMOÏDAL, ALE, adj. *ethmoïdalis* qui appartient à l'ethmoïde ; *sinus ethmoïdaux*, suture *ethmoïdale*. Voyez ETHMOÏDE.

ETHMOÏDE ou CRIBLEUX, s. m. et adj. *ethmoïdes*, d'ἠθμός, crible, couloir, et d'εἶδος, forme, figure, ressemblance ; qui ressemble à un crible ; se dit d'un os qui contribue à former la base du crâne et les fosses nasales, parce que l'une de ses faces qui correspond à la cavité du crâne, est percée de plusieurs trous comme un crible.

ÉTIOLEMENT, s. masc. état des plantes qui restent privées du contact de la lumière ; elles sont alors blanches, fades et aqueuses. Les jardiniers connoissent très-bien la manière de rendre nos légumes plus agréables, comme de blanchir le céleri, de faire pommer les choux, etc.; leur procédé consiste à les priver du contact de la lumière, en les couvrant de terre, en les renfermant dans des lieux obscurs, etc.

ÉTIOLOGIE, s. f. *œtiologia*, d'αἰτία, cause, et de λόγος, discours ; partie de la médecine qui traite des diverses causes des maladies.

ÉTIQUE ou HECTIQUE, adj. *hecticus*, ἑκτικός, du verbe ἔχω, j'ai ; qui est dans l'habitude du corps ; maigre, décharné, attaqué d'*étisie*.

ÉTISIE ou HECTISIE, s. f. *hectisis*, *tabes*, ἑκτική, du verbe ἔχω, j'ai ; maladie qui dessèche toute l'habitude du corps. *Voyez* HECTISIE.

ÉTOC, s. m. *stipes mortua*, sou-

che morte : Botan. On observe que le bolet oblique ne vient jamais que sur les *étocs*.

ÉTOILÉ, ÉE, adj. *stellatus*, qui a la forme d'une étoile ; se dit en chirurgie d'une espèce de bandage à cause de sa forme ; il est ou simple ou composé. Dans le premier cas il sert pour les fractures des omoplates et du sternum ; dans le second il s'applique à la luxation des deux humérus à la fois, et à la fracture des deux clavicules.

ÉTRIER, s. m. *stapes*, bandage pour la saignée du pied, qui a la forme d'un *étrier* ; — un des osselets de l'ouïe qui a aussi la même forme.

ÉTUVE, s. f. *sudatorium*, *sudatio*, lieu qu'on échauffe pour faire suer.

ÉTUVER, v. a. *fovere*, laver avec de l'eau ou autre liqueur et en appuyant doucement ; *étuver* une plaie, un ulcère, etc.

ÉTYMOLOGIE, s. f. *etymologia*, en grec ἐτυμολογία, d'ἔτυμος, vrai, et de λόγος, mot, dérivé de λέγω, je dis ; véritable origine d'un mot, explication de son véritable sens. — *Étymologique*, adj. qui concerne les étymologies. — *Étymologiste*, s. m. qui sait ou recherche les étymologies.

EUCRASIE, s. f. *eucrasia*, du grec εὖ, bien, et de κράσις, tempérament ; bon tempérament, bonne constitution du corps, telle qu'elle convient à la nature, à l'âge et au sexe de la personne.

EUDIOMÈTRE, s. m. *eudiometrum*, du grec εὔδιος, serein, et de μέτρον, mesure ; instrument de physique récemment inventé pour connoître la salubrité de l'air ; — de là *Eudiométrique*, adj. qui concerne l'*eudiomètre* ; — *Eudiométrie*, s. f. l'art de faire des *eudiomètres* ou de s'en servir.

EUEXIE, s. f. *euexia*, du grec εὖ, bien, et d'ἕξις, habitude ; bonne habitude du corps.

EUNUQUE, adj. *eunuchus*, en grec εὐνοῦχος, d'εὐνή, lit, et d'ἔχω, je garde ; gardien du lit ; nom de ceux à qui on a retranché les parties de la génération, et dont on se sert en Orient pour garder les femmes.

EUPEPSIE, s. f. *eupepsia*, d'εὖ,

bien, et de πέσσω, je cuis, je digère; bonne digestion.

EUPHONIE, s. f. *euphonia*, du grec εὖ, bien, et de φωνή, voix, son; son agréable d'une seule voix ou d'un seul instrument.

EUPHORIE, s. f. *euphoria*, d'εὖ, bien, et de φέρω, je porte; facilité de supporter une maladie; soulagement après une évacuation, une crise.

EURYTHMIE, s. f. *eurythmia*, d'εὖ, bien, et de ῥυθμὸς, harmonie, ordre; bel ordre, belle proportion; se dit figurément de la dextérité avec laquelle un chirurgien manie les instrumens; d'une disposition du pouls proportionnée à l'âge, au tempérament et au naturel des personnes.

EUTHÉSIE, s. f. *euthesia*, d'εὖ, bien, et de θέσις, situation, ordre; habitude ou constitution vigoureuse du corps que l'on apporte en naissant.

EUTHYMIE, s. f. *euthymia*, d'εὖ, bien, et de θυμὸς, ame, esprit; repos de l'ame, tranquillité d'esprit.

EUTROPHIE, s. f. *eutrophia*, d'εὖ, bien, et de τροφὴ, nourriture; bonne et abondante nourriture.

EVACUANS ou EVACUATIFS, s. m. pl. et adj. *evacuantia*; se dit des remèdes qui produisent des évacuations par haut, par bas ou par toute l'habitude du corps; on peut donc les diviser en trois classes, dont la première comprend les émétiques ou vomitifs, les expectorans, les sternutatoires et les salivans; la seconde les purgatifs, les diurétiques et les emménagogues, et la troisième les diaphorétiques et les sudorifiques.

EVACUATION, s. f. *evacuatio*, *egestio*, des verbes *evacuare*, vider, *egerere*, chasser; décharge ou expulsion de matières, d'excrémens, qui se fait de tout le corps ou de quelqu'une de ses parties: 1°. l'évacuation se divise en spontanée ou naturelle, qui arrive d'elle-même par la force de la nature, et en artificielle, qui est un effet de l'art ou des évacuans; la spontanée se subdivise en naturelle, qui comprend les excrétions par les selles, les urines, les crachats, la transpiration et la menstruation; en critique,

telle que la diarrhée, qui juge souvent les plus grandes maladies, et en symptomatique, comme la diarrhée qui survient dans la phthisie; l'artificielle se divise en supérieure, qui comprend le vomissement, l'expectoration, la salivation, etc.; en inférieure, qui comprend les déjections alvines, la diurèse et l'écoulement des règles et des lochies; et en celle de toute l'habitude du corps, qui renferme la diaphorèse ou la transpiration sensible et insensible. 2°. L'évacuation est universelle ou particulière; la saignée est une évacuation universelle et particulière, selon les cas; l'évacuation du pus renfermé dans un abcès, de la sérosité dans l'ascite, etc. est une évacuation particulière.

EVANOUISSEMENT, s. m. *animi deliquium*, *lipothymia*, défaillance; perte de connoissance avec cessation du mouvement et du sentiment. *Voy.* SYNCOPE, LIPOTHYMIE.

EVAPORATION, s. f. *evaporatio*, *exhalatio*; opération chimique qui consiste à réduire un liquide en vapeur dans l'atmosphère, pour rapprocher les matières fixes qui y sont dissoutes, et pour les obtenir sèches et séparées du liquide.

EXAÈDRE ou HEXAÈDRE, s. m. du grec ἕξ, six, et d'ἕδρα, siége, base; solide géométrique terminé par six faces, dont chacune est un carré, ce qui n'appartient qu'au *cube*.

EXAGONE, s. m. *exagonus*, du grec ἕξ, six, et de γωνία, angle; figure de géométrie à six angles et à six côtés.

EXALTATION, s. f. *exaltatio*, *erectio*; opération chimique par laquelle on porte une substance à son plus haut degré de force;—quelques auteurs le disent aussi de l'élévation considérable du pouls, et de l'accroissement extrême des symptômes d'une maladie.

EXANTHÈME, s. m. *exanthema*, *efflorescentia*, *effloratio*, du verbe ἐξανθέω, je fleuris, je m'épanouis comme une fleur; toute sorte d'éruption à la peau, comme pustules, vésicules, pétéchies, taches, tubercules, rousseurs, millet, petite vérole, rougeole, scarlatine, dartres, gale, etc.

EXASPÉRATION, s. f. *exasperatio*, *exacerbatio*, l'action d'exaspérer ou d'aigrir, d'irriter; augmentation d'un accès de fièvre.

EXCENTRICITÉ, s. f. de la préposition *ἐξ*, dehors, et de *κέντρον*, centre; distance entre les centres de deux cercles excentriques; — en astronomie, distance entre le centre et le foyer de l'ellipse que décrit une planète.

EXCENTRIQUE, adj. *excentricus* (même étymologie que le précédent); se dit de deux cercles qui ont des centres différens, et qui s'entre-coupent en s'engageant l'un dans l'autre; —on le dit aussi de l'angle qui a son sommet entre la circonférence du cercle et le centre: Géom.

EXCIPIENT, s. m. et adj. *excipiens*, du verbe *excipere*, recevoir; se dit, en pharmacie, de tout ce qui reçoit d'autres ingrédiens, et leur donne une forme convenable, comme les électuaires, les conserves, les robs, le miel.

EXCITATEUR, s. m. *excitator*, du verbe *excitare*, exciter; instrument de métal, garni de deux poignées en verre, qui sert à décharger un appareil électrique, sans recevoir de commotion.

EXCITEMENT, s. m. du verbe latin *excitare*, exciter; rétablissement de l'énergie et de l'action du cerveau, interrompues par le sommeil ou quelque cause débilitante; c'est l'opposé de *collapsus* dans *Cullen*.

EXCORIATION, s. f. *excoriatio*, de la préposition *ex*, hors, et de *corium*, cuir, peau; écorchure, plaie qui ne pénètre que légèrement la peau.

EXCRÉATION, s. f. *excreatio*, *screatio*, du verbe *excreare*, cracher; l'action de cracher.

EXCRÉMENT, s. m. *excrementum*, *excretum*, *excretio*, du latin *excernere*, séparer, nettoyer; tout ce qui est évacué du corps de l'animal, comme superflu et inutile, par les émonctoires naturels: les matières fécales, l'urine, la sueur.

EXCRÉMENTITIEL, ELLE, ou EXCRÉMENTEUX, EUSE, adj. *excrementitius*; tout ce qui concerne les excrémens; humeurs *excrémen-*

titielles, celles qui, incapables de nourrir le corps, sont expulsées comme inutiles ou nuisibles.

EXCRÉTEUR ou EXCRÉTOIRE, adj. *excretorius*, du verbe *excernere*, chasser, purger; se dit de tout vaisseau, conduit, tube qui donne issue au superflu des sécrétions et de la nutrition.

EXCROISSANCE, s. f. *excrescentia*, *hypersarcosis*, du verbe latin *excrescere*, croître au dehors; tumeur engendrée sur quelque partie du corps de l'animal ou des végétaux, comme une loupe, un polype, un sarcome, une verrue, etc. *Voy.* HYPERSARCOSE.

EXERCICE, s. m. *exercitium*, *exercitatio*; action ou occupation soit de l'esprit, soit du corps.

EXÉRÈSE, s. f. *exæresis*, de la préposition *ἐξ*, hors, dehors, et du verbe *αἴρω*, je retire, j'ôte, je retranche; opération de chirurgie par laquelle on enlève du corps tout ce qui lui est inutile, nuisible ou étranger; elle se fait par extraction, quand on tire des choses naturellement engendrées dans le corps, et devenues cependant étrangères, comme de l'urine retenue, un enfant mort; ou par détraction, quand on ôte les choses contre nature, introduites du dehors, soit en faisant plaie, comme pour ôter une balle qui s'est logée dans l'épaisseur des muscles ou sous des aponévroses, soit sans faire de plaie, lorsque les matières se sont engagées dans des cavités assez larges, par exemple, un insecte, un noyau de cerise dans l'oreille, ou enfin par excision, comme quand on ampute un membre gangrené, qu'on emporte une tumeur, etc.

EXFOLIATIF, IVE, s. m. et adj. *exfoliativus*, *desquamatorius*; se dit des remèdes propres à favoriser l'exfoliation des os cariés; — trépan *exfoliatif*, qui perce les os en les ratissant et en enlevant plusieurs feuilles les unes après les autres.

EXFOLIATION, s. f. *exfoliatio*, *desquamatio*, de la préposition *ex*, de, ou par, et de *folium*, feuille; séparation par feuilles ou par lames de la partie cariée d'un os; — se dit aussi des parties des plantes qui se détachent par feuillets.

EXHALAISON, s. f. *exhalatio*; ce qui s'exhale d'un corps, comme les vapeurs que le calorique dégage, les odeurs, les gaz, etc. *Voyez* ÉMANATION, MIASME, EFFLUVE.

EXHALATION, s. f. *exhalatio*, d'*ex*, de, et *halare*, jeter, rendre; action par laquelle les fluides absorbés sont chassés de l'intérieur du corps.

EXITURE, s. f. *exitura*, abcès qui suppure, suivant quelques auteurs barbares; toute sorte d'excrémens putrides, selon Paracelse.

EXOINE, s. f. de la préposition *ex*, hors, et d'*idoneus*, idoine, apte, propre; certificat qui prouve l'impossibilité de comparoître en personne : Méd. lég.

EXOMPHALE, s. f. *exomphalus*, *exumbilicatio*, *exomphalocele*, d'ἐξ, dehors, et d'ὀμφαλὸς, le nombril; hernie ombilicale, tumeur du nombril.

EXOPHTHALMIE, s. f. *exophthalmia*, de la prép. ἐξ, de, hors, et d'ὀφθαλμός, œil; sortie de l'œil hors de son orbite, causée par des abcès dans le tissu cellulaire de l'orbite, par l'exostose de ses parois, par un polype des fosses nasales, des sinus maxillaires.

EXOSTOSE, s. f. *exostosis*, *extuberatio*, de la préposition ἐξ, dehors, et d'ὀστέον, os; tumeur contre nature d'un os, comme dans l'ostéo - malaxie (rachitis), où souvent toute la substance de l'os se gonfle; dans les écrouelles et la goutte, où l'on observe le gonflement des apophyses, des épiphyses du carpe, du tarse et des autres articulations des extrémités; enfin dans la vérole et le scorbut, maladies qui offrent fréquemment des excroissances osseuses.

EXOTIQUE, adj. *exoticus*, ἐξωτικός, de l'adverbe ἔξω, dehors, ou dehors, composé de la préposition ἐξ, hors, et du participe ὢν, étant, qui est; étranger, qui vient des pays étrangers; se dit en médecine des plantes étrangères au climat où on les cultive, des drogues qui sont importées de l'étranger.

EXPANSION s. f. *expansio*, *dilatatio*; se dit, en physique, de l'action ou de l'état d'un fluide qui se dilate; — en anatomie, du prolongement d'une partie principale; expansion membraneuse.

EXPECTORANT, ANTE, adj. *expectorans*, *anacatharticus*, du verbe latin *expectorare*, chasser de la poitrine; se dit des médicamens qui facilitent ou provoquent l'expectoration.

EXPECTORATION, s. f. *expectoratio*, *anacatharsis*, action d'expectorer, de cracher, d'expulser les matières qui embarrassent l'arrière-bouche, les bronches et les vésicules pulmonaires.

EXPIRATION, s. fém. *expiratio*, l'action de rendre l'air qu'on avoit inspiré ou aspiré. *Voyez* RESPIRATION.

EXPLORATION, s. f. *exploratio*, du verbe *explorare*, sonder, examiner, visiter, rechercher; l'action d'examiner attentivement les symptômes d'une maladie, de sonder une plaie, un ulcère.

EXPLOSION, s. f. *explosio*, du verbe *explodere*, chasser avec force; bruit éclatant et mouvement subit de la poudre qui s'enflamme, d'un volcan, de l'or fulminant, etc.; se dit au figuré de tout mouvement subit et violent qui arrive naturellement ou contre nature dans l'économie animale.

EXPONENTIEL, ELLE, adj. du verbe latin *exponere*, exposer; se dit en algèbre de toute quantité qui a un exposant.

EXPOSANT, s. m. *exponens*, nombre qui exprime le degré d'une puissance : Algèbr.

EXPRESSION, s. f. *expressio*, du verbe *exprimere*, exprimer, tirer le suc en pressant; action par laquelle on fait sortir le suc des fruits et des plantes en les comprimant dans les mains, dans une serviette ou à la presse; se dit aussi de la liqueur même qu'on a exprimée.

EXPULSIF, IVE, adj. *expellens*, *expulsorius*, du verbe *expellere*, chasser, mettre dehors; se dit en chirurgie d'une espèce de bandage qui comprime une partie dont on veut chasser une humeur, comme du pus, du sérum, etc.

EXSANGUIN, INE, adject. d'*ex*, hors, et de *sanguis*, sang; privé de sang.

EXSICCATION , s. f. *exsiccatio* , desséchement ; l'action de dessé-cher. *Voyez* DESSICCATION.

EXSUCCION , s. f. d'*ex* , hors , et de *succus* , suc ; se dit en physique et en médecine de l'action de su-cer ou d'ôter le suc.

EXTASE , s. f. *extasis* ou *exstasis* , du verbe grec ἐξίσταμαι , je suis hors de mes sens , de moi-même ; ravis-sement d'esprit ; espèce de cata-lepsie qui n'empêche point de se souvenir des idées qu'on a eues pen-dant la durée du paroxysme.

EXTEMPORANÉ , ÉE , adj. *extem-poraneus* , *extemporalis* , qui se fait sur-le-champ ; se dit des médicamens que les médecins or-donnent et font composer sur-le-champ. *Voyez* MAGISTRAL.

EXTENSEUR , s. m. et adj. *exten-sor* , du verbe *extendere* ; se dit des muscles qui servent à étendre ; —de là *Extensibilité* , s. f. qualité de ce qui peut s'étendre ; — *Extensible* , adj. qui peut s'étendre.

EXTENSION , s. f. *extensio* ; se dit en chirurgie de l'opération par la-quelle on tire avec force un mem-bre fracturé ou luxé , soit avec les mains , soit avec des lacs ; etc. pour le réduire ou le remettre dans sa situation naturelle : elle est oppo-sée à la *contre-extension*.

EXTÉNUATION , s. f. *extenuatio* , *innutritio* , amaigrissement , priva-tion de nourriture et consomption de tout le corps. *Voyez* ATROPHIE.

EXTIRPATION , s. f. *extirpatio* , du verbe *extirpare* , arracher jus-qu'à la racine ; opération chirurgi-cale par laquelle on retranche quel-que partie du corps en l'arrachant , en la coupant jusqu'à la racine , comme un polype , un cancer , un squirrhe , une loupe , une excrois-sance. On le dit aussi pour *ampu-tation* , mais très-improprement.

EXTRACTIF , s. m. du verbe *ex-trahere* , tirer , extraire ; un des matériaux immédiats les plus abon-dans des végétaux , de consistance, de couleur et de saveur variées , inodore , infusible , non inflamma-ble , soluble dans l'eau et l'alcohol, insoluble dans les huiles fixes , de-venant insoluble dans l'eau par l'exposition au contact de l'air , et

sur-tout à l'aide de l'acide muria-tique oxygéné , rarement pur , mais le plus souvent uni à des acétates de potasse , d'ammoniaque et de chaux , à des résines , à du mu-queux , à des huiles volatiles , etc.

EXTRACTION , s. f. *extractio* , du verbe latin *extrahere* , arracher ; opération de chirurgie par laquelle on tire de quelque partie du corps avec les mains ou des instrumens convenables , les corps étrangers qui y sont entrés ou qui s'y trou-vent engagés contre nature , com-me une balle dans une plaie , le fœtus dans la matrice , le calcul dans la vessie ; — opération de pharmacie par laquelle on sé-pare la partie la plus pure et la plus efficace d'un ou de plusieurs médicamens par le moyen d'un menstrue convenable , dans lequel on fait digérer , infuser ou bouillir les matières.

EXTRACTO-RÉSINE , s. f. produit végétal , ordinairement solide, ino-dore ; de couleur et de saveur va-riées ; d'une cassure vitreuse ; faci-lement pulvérisable ; fusible ; in-flammable ; fournissant à l'analyse de la résine , de l'extractif simple ou oxygéné , et quelquefois de l'al-bumine ; en partie soluble dans l'eau , l'alcohol et l'éther ; tels sont l'aloès soccotrin , la gomme ou ré-sine de gaïac , la gomme gutte , la scammonée , l'euphorbe et la myr-rhe.

EXTRACTO-SUCRÉ , s. m. produit végétal d'une saveur douce non franche , susceptible de passer à la fermentation vineuse , donnant à l'analyse du sucre et de l'extractif ; soluble dans l'eau et dans l'alcohol; tels sont la manne et le miel.

EXTRAIT , s. m. *extractum* , du verbe *extrahere* , extraire ; sub-stance qu'on a séparée d'un corps par un menstrue convenable , et qu'on a rassemblée sous un petit volume par l'évaporation d'une par-tie ou de la totalité du véhicule.

EXTRAVASATION ou EXTRAVA-SION , s. f. *extravasatio* , du latin *extrà* , hors , et de *vas* , vaisseau ; action par laquelle le sang , les hu-meurs du corps , les sucs des plan-tes s'épanchent hors de leurs vaisseaux, comme dans les contusions, dans les hydropisies.

EXTRAVASÉ, ÉE, adj. *extravasatus*, du latin *extrà*, hors, et de *vas*, vaisseau; se dit du sang, de la lymphe, etc. qui sont sortis de leurs vaisseaux ordinaires, comme dans les ecchymoses.

EXTRAVERSION, s. f. *extraversio*, du latin *extrà*, hors, et de *vertere*, tourner; opération chimique par laquelle on rend manifestes les acides, les alcalis ou les sels neutres qui sont dans les mixtes; c'est l'opposé de concentration.

EXTRAXILLAIRE, adj. *extraxillaris*, qui naît hors de l'aisselle des feuilles, comme les pédoncules d'un grand nombre d'apocynées : Botan.

EXTRÉMITÉ, s. f. *extremitas*, le bout ou la terminaison d'une chose; partie attachée au tronc; extrémités supérieures, les bras et avant-bras; extrémités inférieures, les cuisses et les jambes *Voy.* MEMBRES.

EXUBÈRE, adj. *exuber*, d'*ex*, hors, et d'*ubera*, mamelles; se dit des enfans qu'on a sevrés: peu usité.

EXUDER ou EXSUDER, v. n. et a. *exudare*, *exsudare*, sortir en forme de sueur; rendre une liqueur goutte à goutte comme en suant.

EXULCÉRATION, s. f. *exulceratio*, *helcosis*, *helcoma*, ἕλκωσις, ἕλκωμα, ulcération, commencement d'ulcère.

EXUTOIRE, s. m. du verbe *exuo*, je dépouille; ulcère artificiel pour évacuer les humeurs superflues.

F

FACE, s. f *facies*, *vultus*, visage, partie de la tête qui n'est point couverte de cheveux. — Face *hippocratique* ou *cadavéreuse*, *facies hippocratica*, *cadaverosa*, visage d'un malade qui a le nez aigu, les yeux enfoncés, les tempes creuses, les oreilles froides, contractées et renversées dans leurs parties inférieures, la peau du front dure, tendue, sèche, toute la face d'un vert pâle, noire, livide, plombée.

FACIAL, ALE, adj. *facialis*, qui appartient à la face; angle *facial*.

FACTICE, adj. *factitius*, du verbe *facio*, je fais; artificiel, ou fait par art; qui n'est pas naturel.

FACULTÉ, s. f. *facultas*, puissance, vertu; pouvoir. La *faculté* du quinquina est de guérir les fièvres intermittentes : les *facultés* de l'entendement sont de percevoir, de juger, de raisonner, de réfléchir, etc.; les *facultés* vitales sont de produire cet ensemble de fonctions sans lesquelles l'animal ne sauroit vivre : ainsi les facultés sont des propriétés qu'on ne peut démontrer que par les effets ou relations des corps.

FADE, adj. *fatuus*, *saporis expers*, qui n'a que peu ou point de goût.

FADEUR, s. f. *fatuitas*, qualité de ce qui est fade. *Voy.* INSIPIDE.

FAGOUE ou FAGONE, s. f. *glandula*, glandule qui est au haut de la poitrine des animaux; qu'on nomme ris de veau dans les veaux, et thymus chez l'homme.

FAIM, s. f. *fames*, desir et besoin de manger; appétit naturel de manger, qui porte l'animal à rechercher les alimens nécessaires pour sa nourriture : *faim* canine, maladie où l'on est toujours très-affamé.

FALCIFORME, adj. *falciformis*, de *falx*, gén. *falcis*, faux, et de *forma*, forme; qui a la forme d'une faux: le sinus falciforme de la dure-mère.

FALSIFIER, v. a. *adulterare*, *corrumpere*, contrefaire, altérer; se dit du vin que les marchands altèrent avec l'oxyde de plomb vitrifié (litharge), ou avec d'autres substances; des médicamens ou drogues que l'on sophistique dans le commerce.

FALQUÉ, ÉE, adj. *falcatus*, de *falx*, gén. *falcis*, faux; se dit en botanique de ce qui est plan et courbe par le bord, sur-tout vers le sommet, en forme de faux.

FAMILLE, s. f. *familia*, *ordo*; les naturalistes entendent par ce mot une série de genres dont l'affinité réside, pour ainsi dire, dans un certain air de famille, ou dans l'ensemble des rapports tirés de toutes leurs parties; c'est ainsi, par exemple, que Linnæus, Bernard de Jussieu et Adanson ont

divisé les végétaux en plusieurs
groupes auxquels ils ont donné le
nom de *familles.*

FANONS. s. m. pl. *ferula*, sortes
d'attelles employées dans les fractures des membres ou extrémités.
Voy ECLISSE.

FANTAISIE, s. f. *imaginandi vis,*
φαντασια, du verbe φανταζομαι, je
m'imagine; dérivé de φαίνω, je montre; vision, imagination, humeur,
volonté, caprice, bisarrerie.

FANTASTIQUE, adj. *fictus*, φαντασ-
τικός, chimérique; imaginaire, qui
n'a pas de réalité.

FANTÔME, s. m. *phantasma*, en
grec φάντασμα, du verbe φαίνω, je
montre; spectre, vision, vaine image
dont on croit voir la réalité; — au
figuré, chimère, trompeuse apparence.

FARDÉ, ÉE, adj. *fucatus*, du
verbe *fucare*, colorer, déguiser;
se dit de la cure palliative ou imparfaite d'une maladie dont on calme seulement les symptômes, parce
qu'il est impossible d'en opérer la
cure radicale.

FARINACÉ, ÉE, adj. *farinaceus*, de
la nature de la farine, ou réductible par trituration en vraie farine
ou en poussière qui lui ressemble.

FARINEUX, EUSE, adj. *farinosus*,
couvert d'une poussière blanche et
comme farinacée; se dit en botanique des racines, tiges, fruits et
graines dont on peut extraire
une farine, c'est-à-dire une substance qui contient plus ou moins
d'amidon, de gluten et de sucre;
— en pathologie, d'une espèce de
dartre où la peau s'élève par petites parcelles qui ressemblent à de
la farine.

FASCIA-LATA, s. m. mot latin
composé de deux autres qui signifient bande large; — nom qu'on
donne à une aponévrose de la cuisse
et au muscle qui sert à la tendre:
ilio-aponévrotique de la cuisse.

FASCICULE, s. m. *fasciculus*,
quantité de plantes qu'on peut embrasser avec un bras ployé contre
la hanche.

FASCICULÉ, ÉE, adj. *fasciculatus*,
qui est en paquet, en fascicule;
se dit en botanique des parties des
plantes qui sont groupées ou ramassées en paquet.

FASCIÉ, ÉE, adj. *fasciatus*, marqué de bandes ou bandelettes:
esquille fasciée.

FASTIGIÉ, ÉE, adj. *fastigiatus*,
de *fastigium*, faîte; se dit en botanique des rameaux et des fleurs
qui partent d'un pédoncule commun, et se terminent à la même
hauteur, en formant avec leurs
sommités comme un plan horizontal.

FATUITÉ, s. f. *fatuitas*, de *fatuari*, faire le fat; foiblesse ou im-
perfection du jugement qu'on observe dans ceux qui sont affectés
de vésanies.

FAUSSE-COUCHE, s. f. *abortus,
abortio*, accouchement qui arrive
avant terme.

FAUX-GERME, s. m. *falsus conceptus, spurium germen, spurius
conceptus;* fausse conception; conception imparfaite dans laquelle,
au lieu d'un fœtus, la matrice ne
renferme qu'une substance inorganique et sans vie, telle qu'une
môle.

FÉBRICITANT, ANTE, adj. *febricitans, febriens*, du verbe *febrici-
tare* ou *febrire*, avoir la fièvre; qui
a la fièvre: se dit particulièrement
de ceux qui ont des fièvres intermittentes, ou des fièvres lentes.

FÉBRIFUGE, s. m. pl. et adj. *febrifugus*, de *febris*, la fièvre, et du
verbe *fugo*, je chasse, je mets en
fuite; se dit des médicamens qui
ont la vertu de guérir les fièvres.
Le quinquina passe pour le meilleur des fébrifuges.

FÉBRILE, adj. *febrilis*, de *febris,*
la fièvre; qui a rapport à la fièvre:
le pouls *fébrile*: mouvement *fébrile.*

FÉCALE, adj. f. *fecalis;* se dit
des gros excrémens de l'homme,
auxquels on donne le nom de matière fécale.

FÈCES, s. f. pl. *feces*, dépôt ou sédiment de toute liqueur fermentée
ou filtrée et clarifiée: Chim. et
Pharm.

FÉCONDATION, s. f. *fecundatio,*
action par laquelle, chez les êtres
organisés, le mâle communique à
la femelle la faculté de produire.

FÉCULE, s. f. *fecula* ou *fæcula,*
diminutif de *fex*, gén. *fecis*, un

des principes ou matériaux immédiats des végétaux ; substance blanchâtre, farineuse et amylacée, qui se précipite au fond des sucs exprimés de certaines racines charnues, comme de celles de bryone, d'iris, d'arum, de pommes de terre, etc. ; existant principalement et le plus abondamment dans les graines ou semences ; paroissant composée de petits globules brillans à la loupe, et rendant un petit cri par la pression ; indissoluble, et formant une pâte non ductile avec l'eau froide, mais dissoluble avec l'eau bouillante qui paroît la convertir en gelée ou mucilage.

FÉCULENCE, s. f. *fœculentia*, sédiment d'une liqueur.

FÉCULENT, ENTE, adj. *feculentus*, de *fex* ; gén. *fecis*, lie, dépôt ; se dit des liquides chargés de lie, bourbeux.

FELD-SPATH ou SPATH ÉTINCELANT, s. m. espèce de granit, pétunsé des Chinois, ayant la propriété de servir de fondant à la porcelaine, à cause de la potasse qu'il contient.

FEMELLE, s. f. *femina*, l'animal qui conçoit et porte les petits. On nomme fleurs *femelles*, en botanique, celles qui, dépourvues d'étamines, n'ont que l'organe sexuel féminin, c'est-à-dire un ou plusieurs pistils.

FEMME, s. f. *femina*, *mulier* ; la femelle de l'homme.

FÉMORAL, E, adj. *femoralis* ; se dit des parties qui composent la cuisse.

FÉMUR, s. m. mot latin qui exprime l'os de la cuisse. Il dérive peut-être du verbe *ferre*, porter, parce que cet os porte tout le corps.

FENESTRÉ, ÉE, adj. *fenestratus*, de *fenestra*, fenêtre ; se dit en botanique des feuilles percées à jour ; en chirurgie, des emplâtres, bandages, etc. où il y a des ouvertures.

FENÊTRE, s. f. *fenestra*, nom de deux cavités qui composent la caisse du tambour de l'oreille : *fenêtre* ronde, *fenêtre* ovale.

FER, s. m. *ferrum*, *mars* des alchimistes ; métal très-anciennement connu ; très-abondant dans la nature, pesant, dur, ductile, un des meilleurs conducteurs élec-

triques, ayant les propriétés magnétiques et galvaniques, le seul métal qui rougisse par la pression, ayant presque exclusivement la propriété de passer par les ramifications vasculaires des animaux, et par les pores des racines des plantes ; oxydable par l'air et par l'eau ; faisant feu ou brûlant rapidement par le choc du briquet ; se combinant avec les substances combustibles, métalliques, terreuses, végétales, animales, acides, alcalines, d'un usage et d'une utilité prodigieuse dans la grande variété de ses états.

FER-CHAUD, s. m. *ferrum calidum*, *pyrosis*, *soda* ; maladie consistant en une violente chaleur qui monte de l'estomac à la gorge.

FÉRINE, adj. f. *ferina*, *theriodes*, θηριώδης des Grecs ; se dit d'une toux sèche et si opiniâtre qu'elle résiste aux remèdes même les mieux indiqués.

FERMENT, s. m. *fermentum*, levain ; matière qui, mêlée en très-petite quantité dans un mixte, y excite un mouvement de fermentation.

FERMENTATION, s. f. *fermentatio*, mouvement interne et spontané qui altère les principes des substances végétales, et décompose les substances animales privées de vie, par le concours nécessaire de l'eau et de la chaleur.

FERRIFICATION, s. f. *ferrificatio*, composé de *ferrum*, le fer, et de *facere*, faire ; production de fer.

FERRUGINEUX, adj. *ferrugineus*, *ferruginus*, qui contient du fer ; qui tient de la nature du fer.

FERTILE, adj. *fertilis*, *ferax*, fécond ; qui produit beaucoup.

FESSES, s. f. pl. *clunes*, *nates* ; partie charnue du derrière de l'homme et du singe. On n'est pas d'accord sur l'origine de ce mot. Il y en a qui le font dériver du latin *fissus*, fente, parce que ces parties sont fendues ; d'autres de *fessus*, fatigué, parce que ceux qui sont las se reposent en s'asseyant sur les fesses.

FESSIER, IÈRE, adj. *gluteus*, qui appartient aux fesses : les muscles *fessiers*.

FÉTIDE, adj. *fœtidus*, puant ;

qui a une odeur forte et désagréable.

Feu, s. m. *ignis* des Latins,
πῦρ des Grecs, un des quatre élémens des anciens, le seul que la
chimie n'ait pas décomposé, quoiqu'il produise deux effets très-distincts, la lumière et la chaleur.
Voyez CALORIQUE. Les pathologistes donnent le nom de feu à un
grand nombre de maladies. Ainsi
l'érysipèle est appelée *feu* de S.-
Antoine ou *feu* sacré, *ignis S.-An-
tonii*, *ignis sacer*, mal des ardens.
On nomme *feu* persique, *ignis persicus*, une espèce de dartre ou d'é-
rysipèle qui entoure le corps en
forme de ceinture. Quelques uns
donnent le même nom à l'anthrax
ou charbon. *Voyez* ZOSTER, ZONA.
Enfin le *feu* volage ou sauvage,
ignis volaticus ou *sylvaticus*, est
une espèce de dartre vive ou d'é-
rysipèle qui attaque particulièrement le visage des enfans, et en
occupe tantôt une partie, tantôt
l'autre. Les chimistes emploient
aussi dans leurs opérations différentes sortes de *feux*, tels que les
feux de sable, de limaille de fer,
de cendre, de réverbère, de roue
ou de fusion, de lampe, de suppression, le bain-marie, le bain
de vapeur, le bain de sable, le
bain de fumier, le bain de marc de
raisin, l'insolation, la chaleur de
la chaux vive, etc. etc.

FEUILLADE, s. f. *frons*, expansion laminée ou foliacée, ou feuil-
lage particulier des plantes cryptogames.

FEUILLAISON, s. f. *foliatio*,
temps auquel une plante vivace ou
ligneuse commence à développer
de nouvelles feuilles.

FEUILLE, s. f. *folium*, φύλλον des
Grecs; partie latérale et le plus
souvent verte d'un végétal qui naît
immédiatement et solitairement de
l'écorce à laquelle elle est continue, et s'accroît tellement en longueur et en largeur, rarement en
épaisseur, qu'on y distingue deux
faces plus ou moins dissemblables
et opposées l'une à l'autre.

FEUILLETS, s. m. pl. *laminœ*;
espèces de lames qui tapissent la
surface interne des chapeaux des
agarics: Bot.

FIBRE, s. f. *fibra*, nom des filamens déliés, élastiques, extensibles, et diversement dirigés dont
sont composées les parties du corps
de l'animal.

FIBREUX, EUSE, adj. *fibrosus*,
composé de fibres.

FIBRILLE, s. f. *fibrilla*, petite
fibre; d'où l'on a fait *fibrillaire*,
adj. qui a rapport aux petites
fibres: contractilité *fibrillaire*.

FIBRINE, s. f. *fibrina*, partie
fibreuse du sang, se séparant du
caillot, quand on l'agite; matière
tenace et se retirant à un feu violent; spécialement azotée; donnant de l'acide zoonique; putrescible; constituant le tissu des muscles et devenant le siége de l'irritabilité.

FIC, s. m. *ficus*, *marisca* des
Latins, συκώσις des Grecs; excroissance de chair plus ou moins grosse
et plus ou moins dure, plus ou
moins rouge, pendante en forme
de figue, qui vient aux paupières,
aux yeux, au menton, à la langue,
au fondement et aux parties génitales de l'un et de l'autre sexe.

FIEL, s. m. *fel*, liqueur jaunâtre
et amère contenue dans un petit
réservoir attaché au foie, qu'on appelle la vésicule du fiel. *Voy.* BILE.

FIÈVRE, s. f. *febris*, des Latins,
du verbe *fervere*, brûler, être en
feu, en agitation, etc. ou du
verbe *februare*, purifier; πυρετός des
Grecs, de πῦρ, feu; nom d'une
classe de maladies ainsi appelées
soit parce que certains médecins
les ont considérées comme un effet
de la réaction du principe vital,
ou comme un effort de la nature
pour purifier les corps et rétablir la
santé, soit parce que leur principal
symptôme consiste dans une chaleur plus ou moins intense, précédée le plus souvent de frisson,
accompagnée ou suivie de changement, de lésion ou de désordre
dans les propriétés vitales et dans
les fonctions de l'économie animale
qui en dépendent; affection générale ou de toute la substance; continue, rémittente ou intermittente;
épidémique, endémique ou sporadique; simple ou compliquée; aiguë ou chronique; causée par l'a-

bus de tout ce qui constitue la matière ou l'objet de l'hygiène ; se terminant d'elle-même ou ne cédant qu'aux médicamens toniques ou fébrifuges , ou enfin résistant a toute espèce de moyens et faisant succomber les malades.

FIÉVREUX, EUSE, adj. *febricosus, febriculosus,* qui a la fièvre ; qui cause la fièvre : hôpital de fiévreux ; alimens fiévreux.

FIGURÉ, ÉE, adj. *figuratus ;* se dit en lithologie des pierres où sont naturellement empreintes des figures d'animaux, de plantes.

FILAMENT, s. m. *filamentum* , petit filet des plantes , de leurs racines, des chairs, des nerfs, etc. — concrétion qui paroît dans l'urine sous forme de cheveux.

FILAMENTEUX, EUSE , adj. *filamentosus,* qui a des filamens.

FILET ou FREIN, s. m. *frenum , frænum , filellum , filetum , filamentum,* petit fil, fil delié ; ligament élastique et membraneux sous la langue, qu'on coupe aux entans quand il est trop long; — partie charnue le long de l'épine de quelques animaux ; — membrane qui attache le prépuce au gland ; — en botanique, partie délice de l'étamine qui supporte l'anthère.

FILICITE, s. f. de *filix,* gén. *icis,* fougère ; pierre figurée qui imite les feuilles de la fougère.

FILICORNES, s. m. pl. de *filum,* fil, et de *cornu,* corne, antenne ; nom générique des insectes lépidoptères qui ont les antennes à peu près d'égale grosseur, comme un fil.

FILIÈRE , s. f. *lamina forata, ductaria ;* morceau d'acier percé de trous inégaux par où l'on fait passer les métaux qu'on réduit en fil ; — au figuré, l'excavation du bassin que le fœtus traverse en venant au monde.

FILIFORME, adj. *filiformis* , de *filum,* fil, et de *forma,* forme ; long, mince, flexible comme un fil.

FILON, s. m. *vena metallica ;* veine métallique qu'on trouve en exploitant les mines.

FILTRATION, s. f. *filtratio, percolatio ;* opération de pharmacie qui consiste à passer un liquide à travers un filtre pour le clarifier ; — en physiologie, action par laquelle les différentes humeurs du corps se séparent de la masse du sang.

FILTRE, s. m. *filtrum ;* nom que quelques physiologistes donnent a tout organe qui sépare quelque liqueur de la masse du sang ; — instrument des apothicaires pour filtrer. Ils emploient à cet usage le papier gris, la chausse ou manche de drap, le blanchet, le linge, les mèches de coton, les languettes de drap blanc, l'éponge, la chausse d'Hippocrate pour les liquides ordinaires, et le verre pile pour les acides.

FISSICULATION, s. f. *fissiculatio,* du verbe *fissiculare,* ouvrir, découper a des-ein de connoître l'avenir. Vieux mot qui signifie ouverture faite avec le scapel.

FISSIPÈDE, adj. *fissipes,* de *fissus,* fendu, séparé, et de *pes,* pied ; se dit des quadrupèdes dont les doigts sont séparés.

FISSURE, s. f. *fissura,* fente, crevasse, rupture, du verbe *findere,* fendre ; se dit en chirurgie d'une fracture ou solution de continuité longue et très-étroite qui arrive aux os du crâne ou des autres parties, ou à la peau : dans ce dernier cas elle porte le nom de gerçure.

FISTULE, s. f. *fistula* des Latins, σύριγξ des Grecs ; ulcère calleux, large et profond, dont l'ouverture est étroite, qui vient indifféremment sur toutes les parties du corps, et qui a son siége dans le tissu cellulaire. *Fistule* lacrymale, celle qui se forme à l'angle interne de l'œil dans le sac lacrymal. *Fistule* à l'anus, celle qui vient au fondement. On l'appelle incomplète ou borgne quand elle n'a qu'une ouverture soit dans l'intestin, soit au dehors; et complète quand elle a deux ouvertures, l'une externe et l'autre interne.

FISTULEUX, EUSE, adj. *fistulosus,* qui tient de la fistule ; se dit en chirurgie des ulcères où il s'est formé des fistules ; en botanique, des tiges et des feuilles des plantes creuses en dedans, et faites en tuyaux comme celles de l'oignon.

FIXATION, s. f. *fixatio,* opération de chimie par laquelle on fixe un corps volatil.

FIXE, adj. *fixus*; se dit en chimie des corps qui ne sont point volatilisés par le feu; — en astronomie, des étoiles, parce qu'elles paroissent toujours occuper le même lieu dans les espaces célestes, ce qui dépend vraisemblablement de leur distance infinie.

FIXER, v. a. *fixare*; mettre un corps en état de résister au feu sans se sublimer ou se volatiliser.

FIXITÉ, s. m. *fixitas*, propriété qu'ont certains corps de n'être point volatilisés par le feu.

FLACCIDITÉ, s. f. de *flaccidus*, flasque, mou, sans force; perte de ressort d'une partie; état dans lequel un corps s'affaisse sous le poids de ses parties, et cède facilement à la puissance qui change sa forme.

FLAMME, s. f. *flamma*, partie la plus lumineuse du feu ou du calorique; propriété commune à tous les corps combustibles qui dépend de leur état d'aggrégation, et se manifeste par le dégagement de la lumière.

FLANCS, s. m. pl. *ilia*, partie de l'animal depuis le défaut des côtes jusqu'aux hanches.

FLATUEUX, EUSE, adj. *flatuosus*, venteux; sujet aux flatuosités; qui cause des vents.

FLATULENCE ou FLATUOSITÉ, s. f. *flatus*, vents dans le corps qui causent des borborygmes dans l'intestin, et qu'on rend par haut ou par bas.

FLÉAU, s. m. *scapus*; se dit en mécanique d'une verge de fer poli, ayant une aiguille au milieu et percée aux deux extrémités pour soutenir les bassins d'une balance.

FLÉCHISSEUR, s. masc. et adj. *flexor*; se dit des muscles destinés à fléchir certaines parties.

FLEGMAGOGUE ou PHLEGMAGOGUE, adj. *phlegmagogus*, de φλέγμα, flegme, pituite, et d'ἄγω, je chasse; nom que les médecins humoristes donnent aux médicamens qui purgent la pituite.

FLEGMASIE ou PHLEGMASIE, s. f. *phlegmasia*, en grec φλεγμασία, du verbe φλεγμαίνω, je suis enflé, ou de φλέγω, je brûle, j'enflamme; classe de maladies qui consistent dans l'inflammation de quelque partie ou de quelque système d'organes, ou sont accompagnées de fièvre plus ou moins intense; elles se divisent en cinq ordres, 1°. les *flegmasies* cutanées; 2°. les *flegmasies* du tissu cellulaire et des glandes qui servent aux sécrétions; 3°. les *flegmasies* des membranes séreuses; 4°. les *flegmasies* des muscles et des articulations; 5°. les *flegmasies* des membranes muqueuses. *Voyez* INFLAMMATION.

FLEGME ou PHLEGME, s. masc. *phlegma*, du grec φλέγμα, pituite, pris par antiphrase du verbe φλέγω, je brûle, comme qui diroit *humeur non brûlée*; se dit en chimie de la partie aqueuse et insipide qui se dégage des corps par la distillation; — de la *Flegmatique*, adj. pituiteux, qui abonde en pituite, en flegme.

FLEGMON ou PHLEGMON, s. m. *phlegmone*, en grec φλεγμονὴ, inflammation, du verbe φλέγω, je brûle, j'enflamme; flegmasie ou inflammation du tissu cellulaire, accompagnée de rougeur, de tumeur et de douleur d'abord tensive, puis pulsative, et enfin gravative.

FLEGMONEUX ou PHLEGMONEUX, adj. φλεγμονώδες, de φλεγμονὴ, flegmon, qui est de la nature du flegmon.

FLEUR, s. f. *flos*, production temporaire des végétaux qui précède et contient le fruit, dont le développement indique le siége des organes sexuels et l'époque de la fécondation, après laquelle la fleur tombe ou bien persiste en s'altérant ou en changeant de nature. Quatre parties peuvent entrer dans la composition d'une fleur; savoir, le CALICE, la COROLLE, l'ÉTAMINE, le PISTIL. *V.* ces mots.

FLEURAISON, s. f. *efflorescentia*, temps auquel une plante commence à épanouir ses fleurs, ou espace de temps pendant lequel une plante reste en fleur.

FLEURON, s. m. *flosculus*, chacune des petites fleurs dont le limbe de la corolle s'élève ou s'étale également ou à peu près en tout sens, et dont la réunion sur un seul réceptacle commun forme une fleur composée.

FLEURS, s. f. pl. *flores*; nom que

les anciens chimistes donnoient aux parties les plus subtiles des corps, qui se subliment par l'action du feu et s'attachent au haut de l'alambic, telles étoient les fleurs de soufre, de zinc de benjoin, etc.

FLEURS, FLUEURS ou RÈGLES, s. f. pl. *catamenia, menstrua, purgationes menstruæ*; menstrues ou écoulement auquel les femmes sont sujettes tous les mois. Des étymologistes font dériver ce mot de *flos*, fleur, parce qu'ils considèrent les règles chez les femmes comme des fleurs qui annoncent des fruits. *Nicod* le fait venir du verbe *fluere*, couler, et veut qu'on écrive et qu'on prononce *flueurs*.

FLEURS BLANCHES ou LEUCORRHÉE, s. f. pl. *fluor albus, leucorrhœa*, en grec λευχέρροια, de λευχος, blanc, et de ρέω, je coule; genre de flegmasie qui a son siége dans la membrane muqueuse de la matrice et du vagin, et qui produit l'écoulement d'une matière limpide, blanche, verte, jaune, souvent avec une légère fièvre et toujours avec prurit, douleur et chaleur aux aines, à l'hypogastre, à la vulve, au périnée et aux cuisses.

FLEXIBILITÉ, s. f. *flexibilitas*, du verbe latin *flectere*, fléchir, plier; propriété par laquelle un corps cède à une puissance qui agit sur lui, sans se rompre, et en conservant la même direction.

FLEXIBLE, adj. *flexibilis*, du verbe *flectere*, plier, assouplir; souple, qui se plie aisément : la flexibilité est une qualité absolument nécessaire aux corps élastiques.

FLEXION, s. f. *flexio*, du verbe *flectere*, fléchir, plier; état de ce qui est fléchi; mouvement opéré par les muscles fléchisseurs.

FLEXUEUX, EUSE, adj. *flexuosus*, tortueux; se dit en anatomie de toute partie qui fait plusieurs flexions sur un même plan.

FLOCON, s. m. *floccus*, petite touffe de laine, de soie, de neige.

FLORAL, aj. *floralis*, qui appartient à la fleur ou qui l'accompagne. *Feuille forale*, synonyme de bractée, quoiqu'elle puisse en différer. *Voy.* BRACTÉE.

FLORE, s. f. *flora*, ouvrage qui traite des plantes d'un pays déterminé;—de là *Floriste*, s. m. *florista*, l'auteur d'une flore.

FLORIPARE, adj *floriparus*, de *flos*, fleur, et de *parere*, produire; se dit des bourgeons qui ne produisent que des fleurs.

FLOTTANT, ANTE, adj. *fluitans*; se dit en botanique des plantes qui, par leur flexibilité, prennent la direction du courant de l'eau dans laquelle elles sont et vacillent.

FLUATE, s. m. (autrefois *fluor*), *fluas*, gén. *fluatis*; nom générique des sels formés par la combinaison de l'acide fluorique avec différentes bases : Nouv. Chim.

FLUCTUATION, s. f. *fluctuatio*, du verbe latin *fluctuare*, flotter; mouvement qui devient sensible quand on presse une cavité qui renferme un liquide. C'est ainsi que la *fluctuation*, dans l'ascite, se fait sentir à l'une des deux mains appliquée sur un des côtés de l'abdomen pendant qu'on frappe de l'autre à la partie opposée. Dans les abcès, la *fluctuation* se manifeste quand on touche la tumeur alternativement avec deux doigts.

FLUER, v. n. *fluere*, couler, se répandre; se dit des humeurs qui coulent de quelque partie du corps: les plaies, les hémorroïdes *fluent* toujours.

FLUEURS, s. f. *fluxus*, écoulement : *flueurs blanches* (par corruption *fleurs blanches*), maladie des femmes. *Voyez* FLEURS BLANCHES.

FLUIDE, s. m. et adj. *fluidus*, du verbe *fluere*, couler; se dit en physique des corps dont les molécules intégrantes sont si foiblement liées entr'elles qu'elles se meuvent facilement les unes sur les autres dans la masse qu'elles forment, et qu'elles se séparent quand elles sont abandonnées à elles-mêmes par les seules forces auxquelles elles obéissent. On donne le nom de *fluides élastiques aériformes* à ceux qui ressemblent à l'atmosphère, qui cèdent, s'étendent ou se resserrent par la variation des forces comprimantes, et tendent toujours à occuper l'espace vide où on les enferme. *Voyez* GAZ.

FLUIDITÉ, s. f. *fluiditas*, propriété des corps fluides. *Voyez* FLUIDE.

FLUOR, s. m. terme de vieille chimie, purement latin, dérivé du verbe *fluere*, couler ; les anciens chimistes donnoient le nom de sels *fluors* aux acides minéraux qui étoient toujours a l'état de fluide, de même qu'a l'alcali volatil ou ammoniaque liquide.

FLUORIQUE, adj. *fluoricus*, acide *fluorique* ; radical inconnu qui, combiné avec différentes bases, forme les *fluates* (autrefois *fluors*), d'où dérive son nom, et qui a la propriété de dissoudre la silice, et par conséquent le verre.

FLUORS, s. m. pl. se dit en histoire naturelle des crystaux de diverses couleurs qui imitent les pierres précieuses ;—ancienne dénomination des combinaisons de l'acide fluorique avec les bases salifiables. *Voyez* FLUATE.

FLUVIATILE, adj. *fluviatilis*, *fluvialis*, *fluviaticus*, de fleuve, de rivière ; qui vit dans les rivières ; se dit des coquillages et des plantes d'eau douce.

FLUX, s. m. *fluxus*, *profluvium*, du verbe latin *fluere*, couler ; écoulement qui prend différens noms selon l'endroit par où il se fait et l'humeur qui en découle ; — de là les noms de *flux de bouche*, *salivatio*, *ptyalismus*, πτυαλισμὸς ; de *flux de ventre*, *alvi fluxus* ou *profluvium*, διάρραια ; de *flux menstruel*, *fluxus muliebris*, καταμήνια, etc. ; — flux, *reduc* ou *redux* ; se dit en chimie de certaines matières fondantes, a l'aide desquelles on met en fusion les mines pour en tirer tout le métal qu'elles contiennent ; — flux de la mer, *maris æstus*, mouvement réglé de la mer vers le rivage a certaines heures du jour.

FLUXION, s. f. *fluxio*, *defluxio*, du verbe latin *fluere*, couler ; chute, écoulement. Les médecins humoristes donnent le nom de *fluxions* a certaines maladies qu'ils attribuent a une congestion d'humeurs sur quelque partie du corps : tels sont le catarrhe, le rhume, le coryza, l'odontalgie, l'otalgie, la péripneumonie, la pleuresie etc. — de là les noms de *fluxions* sur les dents, sur les yeux, sur les pou-

mons qu'ils croient être produites par un amas de lymphe, de sérosité, de pituite ou de sang ; — les mathématiciens donnent le nom de *méthode des fluxions* au calcul différentiel.

FŒTUS, s. m. mot latin qui exprime l'animal formé dans le ventre de sa mère après la conception.

FOIBLESSE, s. f. *debilitas*, en grec ἀκρατία, acratie, ou ἀδυναμία, adynamie ; debilité, manque de force, abattement. *Voyez* ADYNAMIE, ACRATIE.

FOIE, s. m. *jecur* des Latins, ἧπαρ des Grecs ; le plus volumineux des viscères abdominaux ; l'organe sécreteur de la bile ; d'un rouge brun ; d'une consistance assez ferme, et neanmoins facile à déchirer ; présentant dans sa cassure une apparence grenue ; convexe en dessus et inégalement concave en dessous ; situé sous le diaphragme, au dessus de l'estomac, de l'arc du colon et du rein droit ; occupant l'hypocondre droit et en partie l'épigastre, situation dans laquelle il est soutenu par trois replis du péritoine ; se décomposant par la putréfaction lente, et se convertissant en une substance grasse, crystalline, et analogue au blanc de baleine ; essentiellement composé de cinq sortes de vaisseaux ; savoir : 1°. d'une artère ; 2°. des ramifications de la grosse veine qui rapporte le sang des viscères ; 3°. des veines sus-hépatiques qui reprennent le surplus du sang qui a eté distribué dans le tissu du foie ; 4°. d'un grand nombre de lymphatiques ; 5°. d'un canal biliaire qui se prolonge au dela du foie, et s'ouvre dans le duodénum. Les Latins appeloient cet organe *jecur*, formé par contraction de *juxta cor*, près de l'estomac, que les Anciens nommoient *cœur*. Les Français lui ont donné le nom de *foie*, parce qu'il passoit autrefois pour le foyer où le sang se cuisoit, se préparoit. La vieille chimie donnoit le nom de *foies* aux combinaisons du soufre avec les bases terreuses, alcalines, métalliques, combinaisons qu'on nomme *sulfures* dans la nouvelle nomenclature. *Voyez* SULFURE.

FOLIACÉ, ÉE, adj. *foliaceus ;* qui est de la nature la plus ordinaire des feuilles, c'est-à-dire mince, membraneux, veineux ou nerveux, vert : Botan.

FOLIAIRE, adj. *foliaris ;* qui appartient ou tient à la feuille : aiguillons *foliaires :* Botan.

FOLIE, s. f. *vesania*, *stultitia*, lésion des facultés intellectuelles sans pyrexie ni affection comateuse.

FOLIÉ, ÉE, adj. *foliatus ;* se dit en pharmacie de certaines substances réduites, préparées en petites feuilles : terre *foliée* de tartre.

FOLIIFORME, adj. *foliiformis ;* qui ressemble à une feuille.

FOLIIPARE, adj. *foliiparus ;* se dit des bourgeons qui ne produisent que des feuilles.

FOLIOLE, s. f. *foliolum*, feuille partielle de la feuille composée ; pièce d'un calice polyphylle.

FOLLETTE, s. f. *Voy.* GRIPPE.

FOLLICULE, s. m. et f. *folliculus*, diminutif de *follis*, sac ; — en botanique, s. f. fruit géminé, provenant d'un seul pistil bipartible jusqu'à la base ; uniloculaire, déhiscent du côté interne et rarement de part et d'autre, par une suture longitudinale à laquelle est attaché un placenta polysperme, qui devient libre par la déhiscence du péricarpe ; ou bien, plus rarement, les graines sont fixées aux deux bords de la suture ; — en anatomie, s. m. glande simple, sans autre appareil qu'une membrane creusée d'une petite cavité vésiculaire où se dépose une humeur qui en sort par un émissaire particulier, après y avoir subi une certaine élaboration ; — en chirurgie, petite poche ou kyste qui renferme la matière d'un abcès, tels que le stéatome, l'athérôme, le mélicéris.

FOMENTATION, s. f. *fotus*, *fomentum*, *fomentatio*, du verbe latin *fovere*, étuver, bassiner, fomenter : médicament liquide et chaud appliqué à l'extérieur sur une partie malade qu'on veut ramollir, calmer, réchauffer, fortifier ou resserrer suivant l'indication ; on emploie à cet effet le vin, l'eau, le lait, le vinaigre, l'alcohol, l'huile, l'urine, seuls ou mêlés soit les uns avec les autres, soit avec d'autres médicamens, tels que les vins, les teintures, les eaux distillées, les vinaigres, les huiles essentielles, les sels, les alcalis, la chaux, etc. ; on y trempe des linges, de la futaine ou du molleton qu'on applique sur les parties malades ; les *fomentations* ne sont que des bains particuliers ou locaux. On peut encore renfermer les *fomentations* dans des vessies ou dans des sachets de toile qu'on applique sur les parties malades. Il y a aussi des *fomentations* sèches qui sont des sachets remplis de différentes drogues qu'on ne fait point bouillir : on se contente de les arroser quelquefois de vin, de vinaigre, d'alcohol ou d'autres liqueurs.

FONCTION, s. fém. *functio*, du verbe latin *fungi*, *or*, s'acquitter ; mouvement particulier, ou action propre à chaque organe ou à chacun des systèmes qui constituent l'économie animale. Les principales fonctions sont au nombre de neuf ; savoir : la circulation, la sécrétion, la nutrition, l'absorption, la génération, la digestion, la respiration, la sensation, la locomotion et l'exercice des facultés intellectuelles.

FONDANT, ANTE, adj. et s. m. en chimie, substance qui accélère la fusion des mines ; — en médecine, remèdes auxquels les humoristes attribuent la vertu de fondre et de dissoudre les humeurs épaissies ou coagulées.

FONDEMENT, s. m. *anus*, *podex*, l'extrémité du rectum, l'ouverture par laquelle l'intestin se décharge des matières fécales. *Voyez* ANUS.

FONGUEUX, EUSE, adj. *fungosus*, du latin *fungus*, champignon, qui est de la nature du champignon ; se dit en chirurgie des chairs mollasses, baveuses et superflues qui s'élèvent en manière de champignons sur les parties ulcérées.

FONGUS, s. m. de *fungus*, mot latin qui signifie champignon ; excroissance molle et spongieuse qui s'élève en forme de champignon sur différentes parties du corps, comme sur les plaies, les ulcères, les membranes muqueuses, les méninges, etc.

FONTANELLE, s. f. *fons pulsatilis*, *fontanella*, *fonticulus*, petite fontaine ou fonticule ; espace quadrangulaire et membraneux, situé à la rencontre des sutures sagittale et coronale, chez les nouveaux nés ; — en chirurgie, ouverture, petit ulcère ou émonctoire artificiel pratiqué en quelque endroit du corps, pour évacuer une humeur superflue, ou pour établir un point d'irritation mécanique qui appelle les forces vitales dans cette partie, et les empêche de refluer sur des organes nécessaires à la vie : c'est ainsi qu'un vésicatoire ou un cautère au bras dérive l'excès de sensibilité du poumon, et arrête les progrès de la phthisie commençante.

FORCE, s. f. *vis*, *potentia*, *virtus* des Latins, δύναμις, κράτος des Grecs ; faculté d'agir ou de produire un effet. La force des corps, telle que les physiciens l'envisagent, se compose de deux élémens, la masse et la vitesse ; ce qu'on exprime en disant que la force ou la quantité de mouvement est égale au produit de la masse par la vitesse ; ou bien qu'un corps a d'autant plus ou moins de force, que sa masse et sa vitesse sont plus ou moins grandes. On nommoit autrefois *force morte* l'effort que fait un corps par son poids seul, et *force vive*, l'action qu'il produit par son mouvement. On appelle en général *forces centrales*, celles par lesquelles un corps tend à s'approcher ou à s'éloigner d'un centre. Par exemple, la terre, ou toute autre planète, tend à s'éloigner du soleil par sa *force centrifuge* ; mais sa *force centripète* la retient, et tend à la précipiter vers le centre de cet astre. Ne pouvant donc obéir entièrement à aucune de ces deux puissances en particulier, elle est forcée de suivre une direction mitoyenne, c'est-à-dire qui participe de l'une et de l'autre, et de décrire une courbe elliptique autour du centre du système planétaire. La pierre dans la fronde qui tourne autour du bras, le gobelet plein d'eau qui se meut dans un cercle de tonneau, donnent également une idée de ce qu'on doit entendre par *forces centrales*. *Voyez* CENTRIPÈTE, CENTRIFUGE. La *force d'i-*

nertie est cette propriété qu'ont les corps de rester dans l'état où ils sont. C'est en vertu de cette force qu'un corps mis en action continueroit toujours de se mouvoir, s'il ne rencontroit aucun obstacle qui vînt détruire son mouvement : de même un corps en repos resteroit continuellement dans cet état, s'il ne recevoit aucune impulsion étrangère. Tout corps est donc, par sa nature, indifférent au mouvement ou au repos. La *force motrice*, en physique, est tout ce qui imprime du mouvement à un corps. On donne le nom de *force d'attraction* à cette loi générale en vertu de laquelle tous les corps s'attirent et tendent par conséquent les uns vers les autres. Les chimistes appellent *force d'affinité*, l'attraction qui s'exerce entre les dernières molécules des corps, et qui produit des aggrégés ou des composés, selon que ces molécules sont similaires ou dissimilaires. *Voy.* AFFINITÉ. Enfin les médecins appellent *force vitale*, *vis vitæ*, *vis insita*, *natura*, *anima*, *impetum faciens*, *archœus*, *actuosum*, φύσις, πνευμα, la puissance ou le principe qui détermine l'existence et la conservation des êtres organisés ; puissance dont la nature est entièrement inconnue, mais dont les effets et l'existence sont évidemment démontrés par trois propriétés principales, la motilité, la sensibilité, la caloricité ; puissance qui contrebalance l'attraction et les affinités chimiques propres à la matière et à tous les corps inertes, surmonte la tendance à la décomposition et à la putréfaction, dont elle borne, arrête ou modifie les effets ; puissance enfin qui tend à repousser toute cause de maladie et de mort, et qui, pour cette raison, a été appelée force médicatrice de la nature.

FORCEPS, s. m. mot latin qui signifie pincettes, tenailles, ciseaux ; instrument de chirurgie très-connu, quoiqu'on ignore le nom de son inventeur, et l'époque où il a été découvert ; perfectionné par Smellie et Levret ; en forme de grosse pince ; composé d'un double levier ou de deux pièces semblables, sous les noms de *branche mâle* et de *branche femelle*, unies entr'elles au moyen d'une espèce de pivot mobile, et divisées chacune en deux parties, l'une antérieure, formant à peu près les deux tiers de la longueur de l'instrument, évasée, percée à jour, creusée en forme de cuiller sur sa largeur, et médiocrement courbée sur sa longueur; l'autre postérieure, plus courte et plus grêle, nue ou recouverte de plaques d'ébène, selon le goût et la commodité de l'opérateur, servant de manche, et terminée par un crochet émoussé; instrument très-utile dans l'art des accouchemens, lorsque, pendant le travail, des accidens graves, tels qu'une hémorragie ou la syncope, nécessitent une prompte délivrance, ou bien lorsque la tête de l'enfant ne peut traverser la filière, soit parce qu'elle est enclavée au détroit supérieur ou abdominal, soit parce qu'elle est arrêtée au détroit inférieur ou périnéal.

FORMIATE, s. m. *formias*, gén. *atis*, nom générique des sels formés par la combinaison de l'acide formique avec différentes bases.

FORMICANT, ANTE, ou FOURMILLANT, ANTE, adj. *formicans*, de *formica*, fourmi; en grec μυρμηκίζων, de μύρμηξ, fourmi; se dit d'un pouls petit, foible et fréquent, qui ressemble au mouvement que produiroit une fourmi en marchant.

FORMIQUE, adj. *formicus*, de *formica*, fourmi; se dit d'un acide qu'on extrait des fourmis, et qui a de l'analogie avec l'acide acéteux.

FORMULE, s. f. *formula*, diminutif de *forma*, forme; manière de dispenser ou d'ordonner les drogues tant simples que composées, par rapport à leur consistance, à leur dose ou quantité, et à leurs qualités; description d'un remède qu'on prescrit, avec certaines règles pour le préparer selon l'art. Toute formule commence par l'un de ces caractères, ℞ ou ℞, qui signifient en latin *recipe*, prenez; — en algèbre, résultat général d'un calcul renfermant une infinité de cas.

FORTIFIANT, ANTE, s. m. et adj. *roborans*; se dit des médicamens qui ont la vertu d'augmenter la force vitale.

FOSSILE, s. m. et adj. *fossilis*, du verbe latin *fodere*, fouiller; se dit, en histoire naturelle, des corps qu'on trouve dans la terre, comme les métaux, les sels, les pierres.

FOULURE, s. f. *contusio*, *sugillatio*; extension violente des ligamens d'une articulation; meurtrissure.

FOURMILLANT, ANTE, adj. *Voy.* FORMICANT.

FOURMILLEMENT, s. m. *formicatio*, de *formica*, fourmi; en grec μυρμηκίασις, de μύρμηξ, fourmi; picottement, comme si l'on sentoit des fourmis sur la peau.

FOURNEAU, s. m. *fornax*, *furnus*, en grec κάμινος; instrument de chimie; vaisseau propre à contenir du feu, et à l'appliquer aux corps sur lesquels on veut opérer.

FOYER, s. m. *focus*; en chimie, lieu préparé pour la fonte des métaux; partie d'un fourneau où se placent le feu, le combustible; — en optique, lieu du miroir ardent où les rayons se réunissent et brûlent les corps soumis à leur action; — en géométrie, point d'une courbe où se réunissent les rayons réfléchis; — en médecine, *foyer* d'une maladie; se dit de son siège principal.

FRACTURE, s. f. *fractura*, du verbe latin *frangere*, rompre, briser; en grec κάταγμα, du verbe καταγνύμι, je brise; solution de continuité qui se fait subitement dans les os, lorsqu'ils sont portés, plus vite qu'ils ne peuvent céder, au de là de leur extensibilite naturelle par l'action d'une cause externe. Les fractures des os longs se divisent en transversales, en obliques et en longitudinales. La fracture transversale se nomme en grec ραφανηδὸν, en rave, de ραφάνις, rave; σικυηδὸν, en forme de concombre, de σίκυος, concombre, ou καυληδὸν, en forme de tige, de καυλὸς, tige, lorsque l'os est rompu en manière de rave, de concombre ou de tige. La fracture oblique porte le nom de καλαμηδὸν, en forme de roseau, dérivé de κάλαμος, roseau, parce que l'os est divisé comme le bec d'une flûte. La fracture longitudinale s'appelle σχιδακηδὸν, par éclats, du verbe σχίζω, je fends, parce que l'os est brisé comme une planche dans sa longueur. Les fractures où les os sont écrasés, ont reçu les noms d'ἀλφιτηδὸν, en forme de farine, dérivé d'ἄλφιτον, farine provenant de quelque graine que ce soit; ou d'ἀπόθραυσις, brisure, du verbe ἀποθλάω, je brise, je romps; ou d'ἀποκοπή, coupure, du verbe ἀποκόπτω, je coupe, j'ampute. Dans le premier cas, les os sont moulus ou écrasés comme de la farine; dans les deux autres, les pièces sont détachées ou séparées. La fracture du crâne prend aussi différens noms; elle s'appelle ἕδρα, vestige, quand ce n'est qu'une simple incision; διακοπή, taillade, du verbe διακόπτω, je coupe, quand elle est oblique; ἐκκοπή, entaille, si elle est perpendiculaire; ἀποσκεπαρνισμός, de σκέπαρνος, doloire, quand la pièce est emportée comme par un coup de cet instrument. La contusion du crâne se nomme φλάσις ou φλάσμα, dans Hippocrate, et θλάσις ou θλάσμα, collision, du verbe θλάω, j'écache, dans Galien, quand il n'y a qu'un simple enfoncement; ἔσφλασις ou ἔνθλασις, brisure, d'ἐν, dans, et de θλάω, je brise, quand la contusion est accompagnée de fracture en plusieurs pièces; ἐκπίεσμα, compression, du verbe ἐκπιέζω, je presse, quand des esquilles s'enfoncent en dedans; ἐγγίσωμα, embarrure, du verbe ἐγγίζω, je m'approche, quand une esquille passe sous l'os sain, et presse les méninges; enfin καμάρωσις ou καμάρωμα, de καμάρα, voûte, quand il y a fracture en deux endroits, et que l'os prend la forme d'une voûte. La fente du crâne s'appelle ῥωγμή, fêlure, fente, du verbe ῥήσσω, je casse, je romps, quand elle est apparente; τριχισμός, fente capillaire, de θρίξ, θριχός, poil, cheveu, quand elle est insensible; ἀπήχημα, contre-coup, d'ἀπό, derrière. contre, et d'ἦχος, son, quand elle se fait à la partie opposée au coup. Les *fractures* en général se divisent en simples, en composées et en compliquées. Une *fracture* est simple, lorsqu'il n'y a qu'un os de cassé, et que sa réunion suffit pour la cure; une *fracture* est composée, lorsqu'il y a deux ou trois os de cassés, avec une seule indication, qui est

la réunion; enfin une *fracture* est compliquée, lorsqu'elle est accompagnée d'accidens qui offrent plusieurs indications, et exigent différens remèdes, ou différentes opérations.

FRAGILITÉ, s. f. *fragilitas*, du verbe latin *frangere*, briser; propriété par laquelle un corps cède à une puissance qui cherche à rompre la cohésion de ses parties. Le verre, par exemple, est l'emblême de la fragilité, quand il n'est pas trop fin ou trop ténu; car alors il est flexible.

FRAGMENT, s. m. *fragmen*, *fragmentum*, *ramentum*, petites pièces ou particules séparées d'un os fracturé. On donnoit autrefois le nom de *fragmens* précieux, *fragmenta pretiosa*, à des morceaux qui se détachoient en taillant les pierres précieuses, le grenat, l'hyacinthe, l'émeraude, le saphir et la cornaline.

FRAI, s. m. *piscium ova*, œufs de poisson mêlés avec ce qui les féconde; petit poisson; action de frayer. Ce mot, selon *Skinner*, pourroit bien venir de *fræade* qui, en danois, signifie écume, parce que le frai ressemble à de l'écume; ou, selon d'autres, de *fro*, qui, dans la même langue, signifie semence.

FRAMBOESIA, s. f. maladie caractérisée par des tumeurs semblables, par leur forme, à des champignons, à des mûres ou à des framboises, qui surviennent sur différens endroits de la peau. On distingue deux espèces de *framboesia*, l'une particulière à la Guinée, et qui porte le nom d'*yaws*; l'autre qui règne en Amérique, où elle est connue sous le nom de PIAN ou EPIAN. *Voy.* ces mots.

FRAYER, v. n. *mutuò affricari*; se dit des poissons quand ils s'approchent pour la génération.

FREIN, s. m. *frænum*, ligament membaneux qui bride ou retient une partie. Le *frein* de la langue, le *frein* du prépuce. *Voy.* FILET.

FRÊLE, adj. *fragilis*, *debilis*, foible, fragile; santé frêle, délicate.

FRÉMISSEMENT, s. m. *horror*, *fremitus*, tremblement des membres ou de tout le corps qui précède ou accompagne le frisson de la fièvre; mouvement insensible et vibratile des corps sonores, qui se communique à l'air ambiant et produit le son.

FRÉNÉSIE, s. f. *phrenitis*, du grec φρενῖτις, de φρήν, gén. φρενός, esprit ; maladie de l'esprit produite par l'inflammation des méninges ou membranes du cerveau, accompagnée de lésion des facultés de l'entendement et des affections de l'ame, de fièvre aiguë, de délire gai ou furieux, de stupeur et d'état comateux.

FRÉQUENCE, s. f. *frequentatio*, *celeritas*, réitération, répétition qui se fait souvent ; *fréquence du pouls*, la vitesse de ses battemens.

FRIABILITÉ, s. f. *friabilitas*, qualité de ce qui est friable ; propriété par laquelle un corps se partage en un grand nombre de parties, à cause de la foiblesse de sa cohésion.

FRIABLE, adj. *friabilis*; se dit de tout corps aisé à mettre en poudre, comme la pierre calcinée.

FRICTION, s. f. *frictio*, frottement, du verbe latin *fricare*, frotter ; action de passer successivement, et avec une pression modérée, un corps sur une même partie ; irritant mécanique qui a la propriété de réveiller l'action tonique de la peau, d'accélérer la circulation, d'ouvrir les pores, et de faciliter la transpiration. Voilà pourquoi les anciens regardoient les frictions comme une partie de la gymnastique, et en faisoient souvent usage, non seulement pour la conservation de leur santé, mais aussi pour la guérison des maladies. Ces *frictions* sont ou sèches ou humides ; les premières se font avec les mains, avec des brosses, avec des linges ou des morceaux d'étoffe chauds ; les autres avec des huiles, des linimens, des onguens, etc.

FRICTION, s. f. *frictio*, du latin *frigere*, frire, fricotter ; terme de pharmacie galénique et chimique par lequel on désigne une espèce de coction ou d'assation des médicamens qu'on fait frire seuls ou avec quelque liqueur onctueuse, comme l'huile, la graisse, ou des onguens pour en consumer l'humidité superflue.

FRIGIDITÉ, s. f. *frigiditas*, im-

potentia; état d'un homme impuissant ou incapable d'engendrer.

FRIGORIFIQUE, adj. *frigorificus*, du latin *frigus*, froid, et au verbe *facere*, faire ; qui cause le froid ; se dit des corps auxquels certains physiciens attribuent la vertu de produire le froid.

FRIGORIQUE, s. m. *frigoricum*; nom qu'on a voulu donner récemment à un principe qu'on supposoit être le générateur du froid, comme le calorique est le principe générateur de la chaleur : les fauteurs de ce principe n'ont pu en démontrer l'existence, au lieu que des faits sans nombre démontrent celle du calorique.

FRISSON, s. m. *rigor*: tremblement inégal et irrégulier causé par le froid qui précède la fièvre.

FRISSONNEMENT, s. m. *horror*; léger frisson, mouvement inégal de la peau, qui donne lieu à cet état qu'on nomme vulgairement chair de poule.

FRITTE, s. f. du verbe *frigere*, *go*, frire ; cuisson de la matière du verre ; mélange de silice (sable) et d'alcali dont on fait le verre.

FROID, s. m. *frigus*: absence de calorique ; sensation produite par le mouvement du calorique, lorsqu'il se dégage du corps de l'animal pour passer dans les corps environnans, et les mettre en rapport de température avec lui ; d'où il suit que le froid n'est point un être réel, quoiqu'on le considère comme une qualité opposée à la chaleur ; ce n'est absolument que la sensation qui indique l'absence du calorique, comme la sensation opposée indique sa présence et s'appelle chaleur.

FROMAGE, s. m. *caseus*; lait caillé et égoutté ; matière caseuse du lait, analogue à l'albumine et à la substance glutineuse de la farine de froment ; substance animalisée et nourrissante ; fusible et inflammable ; altérable à l'air et à l'eau ; dissoluble dans les acides, dans les alcalis, et sur-tout dans l'ammoniaque ; se conservant par les sels ; s'unissant avec les matières végétales ; formant avec la chaux une pâte propre à coller les fragmens de porcelaine.

FRONDE, s. f. *funda* ; bandage à quatre chefs, ainsi appelé en chirurgie parce qu'il représente une fronde ; on l'appelle aussi *mentonnière*, quand il s'applique sur le menton ; il sert pour les différentes parties du corps, comme la tête, le nez, les lèvres, le menton, le genou, etc.

FRONT, s. m. *frons* ; partie du visage depuis le cuir chevelu jusqu'aux sourcils.

FRONTAL, ALE, adj. *frontalis* ; qui appartient au front ; *muscles et sinus frontaux* ; — s. m. bandeau qu'on met sur le front ; topique ou remède extérieur qu'on applique sur le front.

FROTTEMENT, s. m. *frictio, affrictus* ; action de deux corps qui se meuvent l'un sur l'autre ; — en mécanique, on entend par frottement la résistance qui naît du contact successif de différentes parties de corps contigus, soit que les mêmes parties ou différentes parties du corps frottant s'appliquent successivement sur différentes parties du corps frotté.

FRUCTIFICATION, s. f. *fructificatio*, de *fructus*, fruit, et du verbe *facere*, faire, produire ; se dit en botanique du temps où une plante perfectionne son fruit.

FRUCTIFORME, adj. *fructiformis* ; qui a la forme ou l'apparence d'un fruit.

FRUIT, s. m. *fructus* ; production de la plante servant à la propagation de son espèce : l'ovaire de la plante qui, par la fécondation et par son accroissement, a plus ou moins changé de volume, de forme et de nature ; composé de deux parties principales, savoir, le *péricarpe* et la *graine*.

FRUTICULEUX, EUSE, adj. *fruticulosus*, de *frutex* ; arbrisseau qui est petit et ligneux, et forme par conséquent un très-petit arbrisseau.

FRUTIQUEUX, EUSE, adj. *fruticosus*, de *frutex*, arbrisseau ; se dit, en botanique, de toute plante ligneuse et assez grande pour mériter le nom d'arbrisseau.

FULIGINEUX, EUSE, adj. *fuliginosus*, de *fuligo*, suie ; qui est de la nature de la suie ; se dit des vapeurs qui portent avec elles une espèce de crasse ou de suie ; on dit en pathologie que les lèvres, les dents et la langue sont fuligineuses, quand elles sont recouvertes d'une croûte noirâtre qui approche de la couleur de la suie.

FULLOMANIE, s. f. *fullomania*, du verbe φυλλομανέω, pousser des feuilles à l'excès, composé de φύλλον, feuille, et de μανία, folie ; sorte de maladie des plantes ; abondance excessive de feuilles nuisible à la floraison et à la fructification : l'étymologie voudroit qu'on écrivît PHYLLOMANIE.

FULMINANT, ANTE, adj. *fulminans*, de *fulmen*, la foudre ; qui fulmine, qui éclate avec bruit ; se dit en chimie de quelques préparations qui, étant échauffées à un certain degré, détonnent et produisent un bruit semblable à celui de la foudre ou d'un coup de pistolet ; tels sont l'or *fulminant* (oxyde d'or ammonical), la poudre fulminante, etc.

FULMINATION, s. f. *fulminatio, detonatio* ; espèce de détonnation caractérisée par un coup très-rapide et un bruit très-violent qui approche de l'effet de la foudre : Chim.

FUMIAIRE, adj. *fimetarius*, de *fimetum*, fumier ; qui croît sur le fumier ; champignon *fumiaire*.

FUMIGATION, s. f. *fumigatio*, de *fumus*, fumée ; action de brûler des aromates ou des liqueurs, pour en répandre la fumée ; action d'exposer le corps entier ou quelqu'une de ses parties à la fumée ou à la vapeur de quelque substance, comme du cinabre ou autre préparation mercurielle, dans le traitement des maladies vénériennes.

FUREUR UTÉRINE, s. f. *furor uterinus* ; genre d'anomalie nerveuse aphrodisiaque, dont les filles, les veuves et même les femmes mariées sont quelquefois atteintes, dont les causes les plus ordinaires sont la sensibilité excessive de l'utérus, l'onanisme, le vice dartreux qui se fixe sur les parties de la génération, sur-tout les lectures, les conversations et les peintures déshonnêtes. Les signes de cette terrible maladie sont : 1°. des idées lascives et obscènes, la tristesse, l'inquiétude, l'amour de la solitude, le défaut de sommeil et d'appétit, une sorte d'irrésolution entre la pudeur et l'indécence ; 2°. nulle mesure dans es discours ni dans les actions ; paroles, gestes, regards pressans ; 3°. envies de se jeter dans les bras du premier venu ; menaces s'il oppose quelque résistance ; torrent d'injures et d'obscénités, fureur, état de folie ou de manie violente.

FURFURACÉ, ÉE, adj. *furfuraceus*, de *furfur*, son, partie la plus grossière du blé moulu ; qui ressemble à du son.

FURONCLE, FRONCLE ou CLOU, s. m. *furunculus* ; espèce de flegmon rouge, dur, douloureux, qui s'élève en pointe, de la grosseur d'une cerise jusqu'à celle d'un œuf de pigeon ; tumeur inflammatoire qui se termine ordinairement par la suppuration, dont la pointe s'abcède, dégénère en une pustule qui s'ouvre et laisse sortir un peu de matière purulente, quelquefois sanguinolente ; il reste dans le fond de l'ulcère un bourbillon blanc, épais, visqueux, tenace, élastique, semblable à une corde de boyau ; quand ce bourbillon est sorti, il laisse un trou étroit et profond par lequel il s'écoule tous les jours un peu de pus, et la tumeur se dissipe insensiblement.

FUSIBILITÉ, s. f. *fusilitas* ; propriété par laquelle un corps se combine aisément avec le calorique, et passe à l'état de liquide.

FUSIBLE, adj. *fusilis*, du verbe latin *fundere*, fondre, qui peut se fondre ; se dit des corps qui peuvent se liquéfier par leur combinaison avec le calorique ; tels sont les métaux.

FUSICORNES, s. m. pl. de *fusus*, fuseau, et de *cornu*, corne, trompe, antenne ; nom générique des insectes lépidoptères qui ont les antennes renflées au milieu, en forme de fuseau.

FUSIFORME, adj. *fusiformis* ; qui est en forme de fuseau, c'est-à-dire alongé, cylindracé et diminuant insensiblement de grosseur de haut en bas, comme une rave.

FUSION, s. f. *fusio*, opération qui rend fluides par le feu les solides qui en sont susceptibles, tels que les métaux, le soufre, les graisses, les cires : Chim.

G

GABELLUM, s. m. mot latin par lequel on désigne en français l'espace dégarni de poil qui est entre les deux sourcils.

GADOLINITE, s. f. pierre ainsi appelée de Gadolin, chimiste suédois, qui en a fait la découverte en 1794. *Voyez* YTTERBI.

GAINE, s. f. *vagina*, étui ; se dit en anatomie des membranes qui enveloppent les tendons des muscles ; — en botanique, d'une expansion membraneuse d'une partie qui forme une gaine.

GALACTE, s. m. de γάλα, lait ; nom générique des sels formés par la combinaison de l'acide galactique avec les bases.

GALACTIQUE, adj. de γάλα, lait ; se dit de l'acide qu'on retire du petit lait ou du sérum du lait.

GALACTIRRHÉE, s. f. *galactirrhœa*, de γάλα, lait, et de ῥέω, je coule ; écoulement excessif de lait chez les femmes.

GALACTITE, s. f. *galactites*, de γάλα, gén. γαλακτος, lait ; sorte de pierre de couleur cendrée qui, mise dans l'eau, lui donne une couleur laiteuse.

GALACTODE, adj. *galacto les*, en grec γαλακτώδης, de γάλα, lait ; qui est laiteux.

GALACTOGRAPHIE, s. f. *galactographia*, de γάλα, lait et de γράφω, je décris ; partie de l'anatomie qui a pour objet la description des sucs laiteux.

GALACTOLOGIE, s. f. *galactologia*, de γάλα, lait, et de λόγος, discours ; partie de la médecine qui traite de l'usage des sucs laiteux.

GALACTOPHAGE, s. m. *galactophagus*, de γάλα, lait, et de φάγω, je mange ; qui ne vit que de lait. On a donné ce nom à des peuples entiers dont le lait étoit la principale nourriture.

GALACTOPHORE, adj. de γάλα, lait, et de φέρω, je porte ; qui porte le lait ; se dit des vaisseaux ou conduits qui portent le lait aux mamelles, ou plutôt des petits tuyaux qui, de la substance glanduleuse des mamelles, aboutissent au mamelon ; et des médicamens qui engendrent beaucoup de lait et le déterminent vers les mamelles.

GALACTOPOIÈSE , s. f. *galacto-poiesis*, de γάλα, lait, et de ποιέω, je fais ; action ou faculté par laquelle les mamelles servent à la sécrétion, à l'élaboration du lait ; —de la *Galactopoiétique* , adj. *galactopoieticus* , qui fait , qui élabore le lait.

GALACTOPOSIE, s. f. *galactoposia*, de γάλα , lait, et de πόσις, boisson, dérivé de πίω, je bois ; régime laiteux ; traitement de certaines maladies par le moyen du lait.

GALACTOPOTE, s. m. γαλακτοπότης , *lactis potator*, de γάλα, lait , et de πότης , buveur ; qui boit du lait ; qui est au régime laiteux.

GALACTOSE, s. f. *galactosis*, du verbe γαλακτόομαι, je me change en lait ; production du lait ; changement du chyle en lait.

GALAXIE , s. f. en grec γαλαξίας κύκλος, cercle ou voie lactée ; nom que les astronomes donnent à la trace blanche et lumineuse qu'on remarque dans le ciel , à cause de sa couleur laiteuse.

GALBANUM, s. m. du grec χαλβάνη ; gomme - résine en masse ou en larmes irrégulières ; roussâtre à l'extérieur, jaunâtre à l'intérieur; opaque ou demi-transparente ; d'une odeur forte ; amère , âcre ; peu fragile ; d'une cassure vitreuse ; tirée par incision de la racine du *bubon galbanum* L.

GALE , s. f. *scabies*, du verbe *scabere*, se gratter ; ψώρα des Grecs, de ψάω, je frotte ; maladie du système lymphatique cutané ; éruption de petites pustules, principalement aux poignets, sur le dos des mains, dans les intervalles des doigts, aux bras, aux jarrets, aux cuisses , sur le sternum, avec une grande démangeaison, mais sans chaleur et sans fièvre , même sans rougeur et sans inflammation à la peau , à moins que les malades ne les déterminent en se grattant. On distingue deux espèces de gales , l'une spontanée, qui est causée par les alimens de mauvaise qualité , sur -tout dans les voyages de long cours , et par la malpropreté , principalement chez les vieillards ; l'autre *contagieuse*, qu'on attribue à des insectes connus sous le nom d'*acarus*

scabiei , ciron de la gale. La marche et les caractères propres de la première espèce n'ont point été encore décrits. Les pathologistes divisent aussi la gale en deux espèces , dont la première prend le nom de *gale canine, scabies canina*, parce que les chiens y sont sujets ; de *gale sèche* , *scabies sicca* , parce qu'elle suppure peu ; de *gale prurigineuse* , *scabies pruriginosa* , parce qu'elle cause une démangeaison incommode ; de *grattelle*, parce qu'elle force de se gratter sans cesse ; de *mentagra* , parce qu'elle attaque quelquefois le menton ; de *lichen* , d'*impetigo* , parce qu'elle paroît sous forme de dartre. La seconde espèce se nomme *grosse gale* ou *gale humide* , *scabies crassa* , *humida* , parce que ses pustules sont ordinairement grosses comme celles de la petite vérole , et viennent à suppuration. Cette gale cause moins de démangeaison que l'autre ; elle forme , en se desséchant, une espèce de croûte qui tombe par petites écailles en manière de son. Cette gale attaque quelquefois la tête, la barbe ou les sourcils, et prend le nom de *porrigo* en latin, πιτυρίασις en grec, de πίτυρον, son ; c'est ce qu'on appelle vulgairement crasse.

GALÉANTHROPIE , s. f. *galeanthropia*, de γαλῆ , chat, et d'ἄνθρωπος, homme ; espèce de mélancolie dans laquelle on se croit métamorphosé en chat.

GALÈNE , s. f. *galena*, la plus abondante des mines de plomb ; sulfure de plomb natif.

GALÉNIQUE , adj. *galenicus* ; se dit en médecine de la méthode de traiter les maladies suivant la doctrine de Galien. Cette doctrine porte le nom de *galénisme* , et les médecins qui la suivent, celui de *galénistes*.

GALLATE , s. m. *gallas*, gén. *atis* ; nom générique des sels que forme la combinaison de l'acide gallique avec les bases.

GALLE, s. f. *galla*, excroissance qui vient sur les feuilles et les tiges de certaines plantes. On donne le nom de *noix de galle* à celle qui vient sur le chêne piqué par les *galle-insectes*.

GALLIN ou **ACIDE GALLIQUE**, s. m. *acidum gallicum*, acide qu'on extrait des noix de galle, où il existe presque toujours avec le tannin. Il a, entr'autres propriétés, celle de désoxygéner ou de débrûler les matières animales.

GALVANIQUE, adj. qui a rapport au galvanisme : fluide *galvanique*, expériences *galvaniques*, société *galvanique*, etc.

GALVANISME, s. m. loi ou propriété particulière des animaux, découverte en 1792, par *Galvani*, savant italien, qui, pour apprécier l'effet de l'électricité atmosphérique sur les grenouilles, en avoit suspendu plusieurs à une balustrade de fer, par des crochets d'un autre métal, attachés eux-mêmes à leur épine médullaire ; consistant en de fortes contractions déterminées dans les membres d'un animal mort, et même isolés les uns des autres, par la simple communication établie entre les nerfs et les muscles au moyen d'un arc extérieur composé de diverses substances ; dont on explique les phénomènes, quelque étonnans qu'ils paroissent, par les lois connues de l'électricité à laquelle ils sont fort analogues, et sur-tout par l'hypothèse des deux électricités vitrée et résineuse ; qui a servi à enrichir la physique de nouveaux faits, mais dont l'application à la théorie et à la guérison des maladies ne paroit pas, au moins quant à présent, avoir obtenu de grands succès ; dont cependant quelques expériences, avantageuses à l'art de guérir, doivent exciter à de nouvelles tentatives, et faire espérer que cette découverte pourra répandre un nouveau jour sur les lois qui régissent l'économie animale, dont le galvanisme modifie les forces vitales d'une manière évidente.

GANGLIFORME, adj. *gangliformis*; qui a la forme d'un ganglion.

GANGLION, s. m. γαγγλιον, dérivé, selon quelques uns, de γαίω, engendrer, et de γλία, glu ; se dit en anatomie de petits nœuds ou pelotons formés dans differentes parties du corps, par la réunion de plusieurs nerfs qui se rencontrent;

et en chirurgie, d'une tumeur dure, indolente, ronde ou oblongue, quelquefois inégale, sans changement de couleur à la peau, qui se forme aux tendons des poignets, des pieds et des mains.

GANGRÈNE, s. f. *gangræna*, en grec γάγγραινα, du verbe γράω, ou γραίνω, je mange, je consume ; commencement de mortification et de destruction de quelque partie du corps, caractérisé par la perte de sensibilité, de motilité et de caloricité, par une couleur brune, livide, noire, par de petites ampoules ou cloches à la surface de la peau, pleines d'une eau rousse, livide, noire et par une odeur particulière que les praticiens exercés distinguent aisément.

GANGUE, s. f. matrice de la mine; roche à laquelle est attaché un métal dans la mine.

GARGARISME, s. m. *gargarisma*, *gargarismus*, *collutorium oris*, du verbe γαργαρίζω, je me lave la bouche, qui derive de γαργαρεων, la luette; mot formé du bruit que l'on fait en se gargarisant ; remède liquide qui sert à laver la bouche. Les gargarismes sont astringens, détersifs, rafraîchissans, adoucissans, émolliens, antiscorbutiques, etc. selon les indications. On les fait avec des décoctions, des eaux, du lait, du miel, des sirops, du vinaigre, du verjus, des acides, etc.

GASTER, s. m. γαςὴρ, ventre en général ; se prend quelquefois pour l'estomac ou le ventricule en particulier.

GASTÉROPODES, s. m. pl. *gastéropodes*, de γαςὴρ, le ventre, et de πὲς, ποδος, pied ; nom d'un ordre de mollusques qui sont ordinairement renfermés dans une coquille d'une seule pièce, et se traînent sur la partie inférieure du corps ou sur le ventre : Hist. natur.

GASTÉROSTÉES, s. f. pl. du grec γαςὴρ, et d'oςέον, os ; comme si l'on disoit *ventre osseux*. Nom d'un genre de poissons osseux qui ressemblent en petit aux maquereaux par leur forme, mais qui ont le dos garni d'épines, et une pierre osseuse entre les deux nageoires inférieures.

GASTRILOQUE, s. m. de γαςὴρ, ventre, et du verbe latin *loquor*, je parle; se dit de ceux qui parlent en inspirant, de manière que leur voix semble se faire entendre dans le ventre. *Voyez* ENGASTRIMYTHE.

GASTRIQUE, adj. *gastricus*, de γαςὴρ, l'estomac; on nomme *suc gastrique* un suc qui découle des glandes de l'estomac pour servir à la digestion.

GASTRITE ou GASTRITIS, s. f. *gastritis*, de γαςὴρ, estomac; inflammation de l'estomac causée par un irritant quelconque qui agit sur la membrane muqueuse de ce viscère, et caractérisée par la tension de l'épigastre, et un sentiment de plénitude, d'ardeur et de couleur très-aiguë dans l'estomac; accompagnée de nausées, d'efforts pour vomir, d'anxiété, de difficulté de respirer, de soif ardente, de petitesse et de fréquence dans le pouls.

GASTROCNÉMIENS, s. m. plur. et adj. *gastrocnemii*, de γαςὴρ, ventre, et de κνήμη, jambe; nom de deux muscles qui sont placés au dessous du jarret, et forment le gras ou comme le ventre de la jambe : muscles jumeaux, (bifémoro-calcaniens.)

GASTROCOLIQUE, adj. *gastrocolicus*, de γαςὴρ, estomac, et de κόλον, l'intestin colon; qui a rapport à l'estomac et au colon : épiploon *gastro-colique*, partie de l'épiploon qui s'étend de la grande courbure de l'estomac vers l'intestin colon.

GASTRODYNIE, s. f. *gastrodynia*, de γαςὴρ, l'estomac, et d'ἰδύνη, douleur; sensation douloureuse, aiguë et pongitive, qu'on rapporte à l'estomac, accompagnée de distension ou de constriction, mais sans acrimonie ni chaleur.

GASTRO-ÉPIPLOÏQUE, adj. *gastro-epiploïcus*, de γαςὴρ, l'estomac, et d'ἐπίπλοον, l'épiploon; qui a rapport à l'estomac et à l'épiploon; se dit des vaisseaux qui se distribuent dans l'estomac et dans l'épiploon.

GASTRORAPHIE, s. f. *gastroraphia*, de γαςὴρ, et de ραφὴ, couture, dérivé de ραπτω, je couds; suture qu'on fait pour réunir les plaies pénétrantes du bas-ventre.

GASTROTOMIE, s. f. *gastrotomia*, de γαςὴρ, le ventre, et de τομὴ, inci-

sion, dérivé de τέμνω, je coupe; ouverture qu'on fait au bas-ventre pour en extraire quelque corps étranger, ou pour y faire rentrer quelque partie qui en est sortie. L'opération césarienne et la lithotomie par le haut appareil, sont des espèces de *gastrotomies*.

GAZ, s. m. tout fluide aériforme, soit permanent, soit amené à cet état par l'élévation de température; dissolution ou saturation d'un corps par le calorique.

GAZEUX, adj. qui est de la nature du gaz.

GAZOMÈTRE, s. m. *gazometrum*, du mot allemand *gaz*, qui signifie *air*, et du grec μέτρον, mesure; instrument de chimie nouvellement inventé pour mesurer le volume des gaz.

GÉANT, s. m. du grec γίγας, dérivé de γῆ, la terre, et de γάω, je nais; homme d'une taille démesurée. Nom de certains hommes fabuleux, qu'on croyoit être fils de la Terre.

GÉLATINE, s. f. *gelatina*, de *gelu*, gelée; substance animale, de consistance variée; incolore, fade, inodore; susceptible de passer à la fermentation acéteuse; ayant quelque analogie avec le mucilage ou corps muqueux végétal; précipitée par le tannin en matière insoluble; soluble dans l'eau, sur-tout bouillante en toute proportion; s'épaississant en colle par le feu; formant une gelée tremblante par le refroidissement de sa dissolution concentrée; insoluble dans l'alcohol, dans les huiles fixes et volatiles; très-abondante dans l'ichtyocolle, dans le système osseux, dans les tissus ou organes blancs, fibreux ou membraneux, d'où on l'extrait par la coction prolongée.

GÉLATINEUX, EUSE, adj. *gelatinosus*, qui ressemble à la gelée, qui en a la consistance.

GELÉE, s. f. *jus gelatum*, extrait mucilagineux ou gélatineux qu'on retire des substances animales et végétales. *Voyez* GÉLATINE.

GÉMINATION, s. f. *geminatio*, tout ce qui concerne le bourgeonnement des plantes vivaces et ligneuses ; l'époque où leurs bourgeons entrent en action de développement.

GÉMINÉ, ÉE, adj. *geminus ;* se dit en botanique des feuilles qui naissent deux ensemble du même lieu, ou sont rapprochées deux à deux.

GEMMIPARE, adj. *gemmiparus ,* de *gemma* . bourgeon , et de *pario ,* je produis ; se dit en botanique des plantes qui portent ou peuvent produire des bourgeons.

GÉNAL, ALE, adj. *genalis ,* de *gena ,* joue ; se dit en anatomie de ce qui appartient aux joues.

GENCIVE, s. f. *gingiva,* ἔλων des Grecs ; chair spongieuse , mais assez ferme, qui recouvre les alvéoles ou petits trous dans lesquels les dents sont enchâssées.

GÉNÉRATION, s. f. *generatio ,* γένεσις des Grecs, dérivé du verbe γείνομαι, naître ; formation, développement , vivification des germes , reproduction de l'espèce ; fonction commune à tous les êtres organisés, qui, dans les animaux, comprend la conception , la gestation et l'accouchement ; dans plusieurs, la lactation.

GÉNÉREUX, EUSE, adj. *generosus ;* se dit en médecine de ce qui est violent, puissant, efficace ; vin généreux.

GÉNÉSIS ou GENÈSE, s. f. *genesis,* en grec γένεσις, du verbe γείνομαι, je nais ; génération, production.

GÉNETHLIAQUE, s. m. *genethliacus ,* de γενέθλη, origine, naissance, dérivé de γείνομαι, naître ; prophète ou astrologue qui prétend prédire, au moment de la naissance d'un enfant, ce qui doit lui arriver pendant sa vie.

GÉNIENNE (apophyse), adj. f. *apophysis geniana ,* de γένειον, le menton ; nom d'une apophyse de la mâchoire diacranienne ou inférieure , ainsi appelée parce qu'elle correspond au menton.

GÉNIOGLOSSE, s. m. et adj. *genioglossus ,* du grec γένειον, le menton , et de γλῶσσα, la langue ; nom que les anatomistes donnent à deux muscles qui ont leur attache fixe à la symphyse du menton, et vont se terminer à la racine de la langue.

GÉNIO-HYOÏDIEN, s. m. et adj.

genio-hyoïdeus , du grec γένειον, le menton , et d'ὑοειδὴς , l'os hyoïde ; nom de deux muscles courts , épais et charnus qui s'attachent d'un côté à l'os hyoïde , et de l'autre à la face interne de la symphyse du menton.

GÉNIO-PHARYNGIEN, s. m. et adj. *genio-pharyngeus ,* du grec γένειον, le menton , et de φάρυγξ, le pharynx ; nom de deux muscles qui, du menton, vont se rendre au pharynx.

GÉNITAL, ALE , adj. *genitalis ,* qui appartient à la génération ; parties génitales.

GÉNITURE, s. f. *genitura ,* de γονὴ ou γόνος, semence, race ; ce qui est engendré ou fécondé dans le sein de la mère, l'embryon, le fœtus, l'enfant.

GENOU, s. m. *genu ,* en grec γόνυ, partie du corps où les os de la jambe s'unissent avec celui de la cuisse ; — en anatomie, espèce d'articulation dans laquelle la tête d'un os est reçue par une cavité osseuse où elle roule et se meut en tout sens ; telles sont les articulations par ARTHRODIE et ENARTHROSE. *Voy.* ces mots. — En mécanique , boule emboîtée de manière à tourner sans peine dans tous les sens.

GENOUILLÉ, ÉE, adj. *geniculatus ,* de *genu ,* le genou ; se dit en botanique des plantes articulées et fléchies, ou susceptibles de flexion.

GENRE, s. m. *genus ;* se dit en histoire naturelle d'un assemblage de plusieurs espèces qui ont des caractères communs , mais distincts de ceux qui conviennent aux autres genres. Lorsqu'une seule espèce ne peut être rapportée à aucun des genres connus, on lui donne le nom de genre. *Genre* nerveux , musculeux , membraneux, vasculeux, etc. signifie en médecine tous les nerfs, les muscles , les membranes , les vaisseaux du corps en général.

GÉOCENTRIQUE, adj. *geocentricus,* de γῆ, la terre, et de κέντρον, centre ; se dit en astronomie de l'orbite d'une planète vue de la terre ; autrefois, cercle qui avoit le même centre que la terre.

GÉOCYCLIQUE, s. f. *geocyclica,* de γῆ, terre, et de κύκλος, cercle ;

machine astronomique qui sert à représenter le mouvement annuel de la terre autour du soleil, et son mouvement journalier autour de son axe.

Géode, s. f. *geodes*, en grec γεώδης, terrestre, dérivé de γῆ, terre; se dit en histoire naturelle d'une pierre creuse et de couleur de fer rouillé, contenant de la terre ou du sable qu'on entend remuer en la secouant.

Géographie, s. f. *geographia*, en grec γεωγραφία, de γῆ, la terre, et de γράφω, je décris; description de la terre.

Géohydrographie, s. f. *geohydrographia*, de γῆ, la terre, d'ὕδωρ, eau, et de γράφω, je décris; description de la terre et des eaux.

Géologie, s. f. *geologia*, de γῆ, la terre, et de λόγος, discours; traité de la terre en général.

Géométrie, s. f. *geometria*, en grec γεωμετρία, de γῆ, la terre, et de μέτρον, mesure; comme si l'on disoit *mesure de la terre* ; science de l'étendue en général, ou science qui a pour objet la mesure et le rapport de tout ce qui a de l'étendue, comme lignes, surfaces, solides.

Géostatique, s. f. *geostatica*, de γῆ, la terre, et d'ἵστημι, être en repos; partie de la mécanique qui traite des lois de l'équilibre, des corps solides. Elle étoit ainsi appelée parce qu'autrefois on regardoit la terre comme l'élément solide, ou comme le principe de toute solidité.

Géranium, s. m. en grec γεράνιον, de γέρανος, grue; plante qu'en nomme aussi *bec de grue*, parce que les fruits qu'elle porte ont la forme d'un bec de grue ou de cigogne.

Gerçure, s. f. *fissura*, ouverte *findere*, fendre; fente ou crevasse qui arrive quelquefois aux lèvres, à l'anus, aux parties génitales, etc.

Germe, s. m. *germen*, l'élément ou le rudiment de tout être organisé: l'embryon, l'abrégé des linéamens du végétal ou de l'animal.

Germé, ée. adj. de *germen*, germe; se dit des graines dont la radicule commence à se montrer.

Germination, s. f. *germinatio*, de *germen*, le germe; développement du germe d'une semence.

Gérocomie, s. f. *gerocomia*, *gerocomice*, du grec γέρων, vieillard, et de κομέω, je soigne, partie de la médecine qui prescrit un régime aux vieillards.

Gestation, s. f. *gestatio*, du verbe *gestare*, porter; temps où la femelle porte son fruit; — espèce d'exercice gymnastique en usage chez les anciens Romains, qui se faisoient porter en litière, en bateau, etc. pour rétablir leur santé.

Gesticulation, s. f. *gesticulatio*, du verbe latin *gesticulari*, faire des gestes, *umbratilis pugna* des Latins, σκιαμαχία des Grecs, de σκία, ombre, et de μάχομαι, combattre; espèce d'exercice gymnastique dans lequel le combattant, armé de gantelets ou de cestes, luttoit de la tête et des talons contre une ombre, quelquefois contre un pilier ou un poteau; exercice moyen entre la danse et l'escrime, mais tenant plus de ce dernier, et servant au même effet.

Gibbosité, s. m. *gibbositas*, *gibberositas*, en grec κύφωσις, de κυφόω, je courbe; bosse, courbure de l'épine du dos, dans laquelle les vertèbres s'inclinent contre nature, et font saillie en dehors.

Ginglyme, s. m. *ginglymus*, γιγγλυμὸς des Grecs, charnière, gond d'une porte; espèce d'articulation dans laquelle deux os se reçoivent mutuellement, et sont mobiles en deux sens, comme une charnière: telles sont les articulations du fémur avec le tibia, de l'humérus avec l'os du coude.

Ginglymoïde, adj. de γιγγλυμὸς, ginglyme, et d'εἶδος, forme, ressemblance; se dit des articulations qui tiennent de la nature du ginglyme.

Glabre, adj. *glaber*, qui n'est nullement pubescent, c'est-à-dire sans duvet et sans poil; — de là, Glabréité, s. f. *glabrities*, état d'une chose glabre; — *Glabriuscule*, adj. *glabriusculus*, presque glabre.

Gladié, ée, adj. *gladiatus*, de *gladius*, épée; se dit en botanique des feuilles longues, étroites et pointues comme un glaive. *Voy.* Ensiforme.

Glaire, s. f. *lenta et viscosa materia*, humeur blanche, gluante et visqueuse, à peu près comme le blanc d'œuf avant d'être cuit; mucosité engendrée dans le corps humain par quelque cause morbifique.

GLAISE, s. f. ou ARGILE, *argila*, (alumine quand elle est pure), terre grasse, compacte et imperméable à l'eau, dont on fait la poterie, etc.; — adj. terre glaise. *Voyez* ALUMINE.

GLAND, s. m. *glans*, *balanus*, βαλάνος des Grecs, fruit du chêne; sommet du *penis* ou de la verge; la dernière extrémité du tissu spongieux de l'urètre, qui se présente sous l'apparence d'un gland à l'extrémité du corps caverneux de la verge; d'une forme conoïde, aplatie en dessus et en dessous; dont la base, coupée très-obliquement d'arrière en avant et de haut en bas, déborde un peu le niveau du corps caverneux, et fait une saillie à peu près circulaire et oblique, à laquelle on donne le nom de *couronne du gland.*

GLANDE, s. f. *glandula*, organe d'une texture molle, grenue, lobuleuse, recouvert d'une membrane, et destiné à séparer du sang quelque liquide particulier, ou seulement à perfectionner et à élaborer la lymphe. Les glandes qui séparent du sang quelque liqueur particulière, se nomment *conglomérées :* tels sont les reins; celles qui servent à perfectionner la lymphe, portent le nom de *conglobées :* telles sont les glandes des aines, des aisselles, du mésentère. Les Grecs, pour exprimer une glande, se servoient du mot ἀδήν, dérivé peut-être d'ἀδηνής, composé d'à privatif, et de δῆνος, conseil; sans dessein, sans conseil, parce que les anciens regardoient les glandes comme des organes destinés seulement à servir d'égout aux autres. Ils ne donnoient ce nom qu'aux parties qu'ils croyoient composées d'une chair particulière, et auxquelles ils trouvoient un air singulier, différent de toutes les autres parties, de la graisse, des muscles, des viscères. En pathologie, on donne le nom de *glandes* à des tumeurs accidentelles de la gorge; et en botanique, à des corps vésiculaires qui se trouvent sur diverses parties des plantes.

GLANDULEUX, EUSE, adj. *glan-*

dulosus, composé de glandes, qui tient de la nature de la glande.

GLAUCOME, s. m. *glaucoma*, en grec γλαυκός, vert de mer; nom qu'on donnoit autrefois à la cataracte, maladie des yeux, où le crystallin devient opaque, et semble prendre une couleur bleue ou vert de mer. Ce terme ne désigne aujourd'hui que l'opacité du corps vitré.

GLAUQUE, adj. *glaucus*, en grec γλαυκός, vert de mer; vert blanchâtre.

GLÈNE, s. f. du grec γλήνη, prunelle; cavité légère d'un os, dans laquelle s'articule un autre os.

GLÉNOÏDE ou GLÉNOÏDAL, adj. *glénoïdes*, de γλήνη, prunelle, et d'εἶδος, forme, ressemblance; se dit de toute cavité superficielle ou peu profonde, dans laquelle la tête d'un os s'emboîte et se meut en tout sens : la cavité glénoïde de l'omoplate.

GLOBE, s. m. *globus*, corps sphérique; on donne, en géographie, le nom de globe terrestre ou céleste à un corps rond, de métal ou de carton, sur lequel sont dépeintes les régions de la terre ou les constellations.

GLOBULE. s. m. *globulus*, diminutif de globe; petit globe, petite boule.

GLOBULEUX, EUSE, adj. *globosus*, composé de globules.

GLOBULICORNES, s. m. pl. de *globulus*, petite boule, et de *cornu*, corne; nom générique des insectes lépidoptères qui ont les antennes en masses.

GLOSSOCATOCHE, s. m. *glossocatochus*, de γλῶσσα, la langue, et de κατέχω, j'arrête, je retiens; instrument de chirurgie qui sert à fixer la langue pour examiner le fond de la bouche; —spatule.

GLOSSOCOME, s. m. *glossocomum*, de γλῶσσα ou γλωττίς, langue ou petite langue, et du verbe κομέω, avoir soin; instrument de chirurgie, en forme de coffre long, dont on se servoit autrefois pour réduire les fractures et les luxations des cuisses et des jambes; —petit coffre où les anciens serroient les languettes de leurs flûtes pour les conserver.

GLOSSOGRAPHIE, s. f. *glossographia*, de γλῶσσα la langue, et du

γραφη, description ; description anatomique de la langue.

GLOSSOÏDE, s. f. *glossoïdes*, de
γλῶσσα, langue, et d'εἶδος, forme,
ressemblance ; nom que quelques
naturalistes ont donné à des pierres
qui ressembloient à la langue d'un
homme.

GLOSSOLOGIE, s. f. *glossologia*,
de γλῶσσα, la langue, et de λόγος,
discours ; traité sur les usages de
la langue.

GLOSSOPALATIN, s. m. et adj.
glossopalatinus, de γλῶσσα, la langue, et du latin *palatum*, le palais;
nom de deux muscles qui ont leur
origine au palais, et vont se terminer à la langue.

GLOSSOPÈTRES, s. f. pl. du grec
γλῶσσα, langue, et de πέτρος, pierre;
langues de pierre ; nom de pierres
précieuses qui ressemblent à des
langues ; dents de poissons pétrifiées, qu'on a prises mal à propos
pour des langues de serpens.

GLOSSO-PHARYNGIEN, s. m. et
adj. *glosso-pharyngeus*, de γλῶσσα,
la langue, et de φάρυξ, le pharynx ;
nom de deux muscles qui ont leur
origine au pharynx, et vont se terminer à la langue.

GLOSSO-STHAPHYLIN, s. m. et
adj. *glosso-sthaphilinus*, de γλῶσσα,
la langue, et de σταφυλὴ, la luette ;
nom de deux muscles qui appartiennent à la luette et à la langue.

GLOSSOTOMIE, s. f. *glossotomia*,
de γλῶσσα, la langue, et de τέμνω, je
coupe ; dissection anatomique de la
langue.

GLOTTE, s. f. *glottis*, en grec
γλωττίς, languette, de γλῶσσα, langue ; petite ouverture oblongue,
située à la partie inférieure de
l'arrière-bouche, qui donne passage à l'air, et qui, par les changemens de forme et de tension dont
elle est susceptible, devient l'organe de la voix ; son nom vient de
ce qu'elle est recouverte d'une languette qu'on nomme l'épiglotte.

GLOUME, s. f. *gluma*, partie formée par les écailles ou paillettes
qui environnent ou renferment les
organes sexuels de chaque fleur
des graminées.

GLUCINE, s. f. *glucina*, du grec
λυκύς, doux ; terre découverte dans
aigue-marine et dans l'émeraude,

ayant la propriété de faire des sels
sucrés avec les acides ; happant à la
langue ; insipide ; apyre ; infusible
au feu ; indissoluble dans l'eau avec
laquelle elle forme une pâte légèrement ductile, etc.

GLUTEN, s. m. *gluten*, *inis*,
matière collante, élastique, d'une
couleur grise, d'une odeur analogue à celle du sperme ; existant
principalement dans la farine du
froment, d'où on l'extrait en petite quantité par l'eau ; nécessaire
par sa fermentation et sa présence
à la fabrication du bon pain ; ayant
de l'analogie avec les matières animales à cause de l'azote qu'elle
contient et qui la fait différer des
matières végétales ; devenant nutritive lorsqu'elle est atténuée par
la fermentation et unie à la matière
amilacée.

GLUTINATIFS, s. m. pl. et adj.
glutinantia, du verbe latin *gluti-
nare*, coller ; se dit des remèdes
qui réunissent les parties divisées.
Ils sont composés de parties visqueuses, tenaces, etc. ; on les emploie dans les sutures sèches pour
réunir les plaies simples ; tels sont
les emplâtres de poix de Bourgogne, d'André de la Croix.

GLUTINEUX, EUSE, s. m. et adj.
glutinosus, de *gluten*, glu, colle;
collant, visqueux, qui a les propriétés du GLUTEN. *Voy.* ce mot.

GNAPHALIUM, s. m. mot latin
dérivé de γνάφαλον, bourre, duvet,
dont la racine est γνάφω, je carde ;
plante qu'on nomme aussi *pied de
chat*, dont les feuilles sont couvertes d'une espèce de coton cardé.

GNOMON, s. m. γνώμων, mot grec
qui signifie indice, dérivé du verbe
γινώσκω, je connois ; grand style qui
sert aux astronomes à connoître la
hauteur du soleil ; — style de cadran solaire.

GNOMONIQUE, s. f. *gnomonica*,
en grec γνωμονικὴ, de γνώμων, style qui
marque les heures ; l'art de faire
des cadrans solaires.

GOÎTRE ou GOUÈTRE, s. m. mot
formé par corruption du latin *guttur*, la gorge ; tumeur formée entre la peau et la trachée-artère,
sur la partie extérieure du cou.

GOMME, s. f. *gummi*, substance
collante, insipide, soluble dans

l'eau, très-abondante dans la nature végétale ; l'un des matériaux immédiats des plantes, se décomposant par le feu et formant de l'acide pyro-muqueux ; d'un très-grand usage soit en médecine, soit dans l'économie domestique et manufacturière. *Voy.* MUQUEUX.

GOMME-RÉSINE, s. f. *gummi-resina*, substance tenant de la nature de la gomme et de la résine ; un des matériaux immédiats des végétaux, contenu dans les vaisseaux propres d'un grand nombre d'entr'eux, quelquefois dans toutes leurs parties, mais spécialement dans les racines, les tiges et les feuilles ; ne s'écoulant jamais de l'intérieur des plantes, comme les résines ; d'une saveur chaude variée ; d'une odeur fétide et alliacée ; inflammable ; se desséchant et se boursoufflant sur les charbons ; fournissant de l'azote par la distillation ; formant avec l'eau une espèce d'émulsion ; dissoluble par les acides foibles et spécialement par l'acide acéteux ; en partie soluble dans l'alcohol ; d'un usage presque nul pour les arts, excepté pour la peinture ; applicable sur-tout à la médecine, soit comme purgatif, soit comme antispasmodique. Tels sont l'assa-fœtida, le galbanum, l'ammoniacum, l'opoponox et le sagapenum.

GOMMES OU TUMEURS GOMMEUSES, s. f. pl. *gummata ;* tumeurs vénériennes qui ont la consistance de la gomme, et qui sont, à l'égard du périoste où elles ont leur siège, ce que les exostoses sont à l'égard des os qui en sont affectés : Astruc.

GOMPHOSE, s. f. *gomphosis*, *clavatio, cardinamentum, coagmentatio*, en grec γόμφωσις, de γόμφος, clou ; espèce d'articulation immobile par laquelle un os est emboîté dans une cavité comme un clou ou une cheville dans un trou : telle est l'articulation des dents avec les alvéoles.

GONAGRE, s. f. *gonagra*, de γόνυ, le genou, et d'ἄγρα, prise, capture ; goutte qui attaque les genoux.

GONFLEMENT, s. m. *inflatio*, enflure.

GONGRONE, s. f. *gengrona*, en grec γογγρών, de γόγγρος, congre ; tu-

meur ronde qui se forme sur le tronc des arbres : tumeur ronde et dure qui vient à la gorge ; goître, bronchocèle.

GONIOMÈTRE, s. m. *goniometrum*, instrument propre à mesurer les angles. *Voyez* GONIOMÉTRIE.

GONIOMÉTRIE s. f. *goniometria*, du grec γωνία, angle, et de μέτρον, mesure ; se dit en mathématiques de l'art de mesurer les angles.

GONOÏDE, adj. *gonoïdes*, de γονή, semence, et d'εἶδος, forme, ressemblance ; nom qu'Hippocrate donne, dans plusieurs endroits de ses ouvrages, aux excrémens du bas-ventre et aux matières contenues dans l'urine, lorsqu'on y remarque quelque chose qui ressemble à la matière séminale.

GONORRHÉE, s. f. *gonorrhœa*, en grec γονόρροια, de γονή, ou γόνος, semence, et de ρέω, je coule ; flux ou écoulement involontaire de semence ; nom d'une maladie vénérienne qui attaque les hommes et les femmes. *V.* BLENNORRHAGIE.

GONYALGIE, s. f. *gonyalgia*, de γόνυ, le genou, et d'ἄλγος, douleur ; douleur au genou.

GORGE, s. f. *guttur, jugulum*, partie antérieure du cou : gosier ; cou et sein d'une femme ; — en botanique, orifice de la partie tubulée d'un calice, d'une corolle.

GORGERET, s. m. *canalis*, instrument de chirurgie dont on se sert au lieu de conducteurs dans l'opération de la lithotomie pour l'introduction des tenettes dans la vessie.

GOSIER, s. m. *gula*, partie intérieure de la gorge par où passent les alimens ; — canal qui sert à la respiration et par où sort la voix.

GOÎTRE ou GOITRE, s. masc. *Voyez* BRONCHOCÈLE.

GOÛT, s. m. *gustus*, celui des cinq sens par lequel on discerne les saveurs, et dont l'organe principal est la langue.

GOUTTE, s. f. *arthritis*, en grec ἀρθρίτις, d'ἄρθρον, articulation, jointure, *morbus articularis ;* mal des articulations ; *gutta*, fluxion ; terme usité chez les médecins qui ont vécu en Europe avant le renouvellement des lettres. ils donnoient ce nom à la *podagre*, qui est regardée comme la goutte par excellence ;

à la paralysie des nerfs optiques, qu'on appelle *goutte sereine* ; à l'épilepsie, qui s'appeloit aussi *gutta* ou *guttela*, d'où vient le nom de *guttète* qu'on a donné à une poudre antiepileptique ; enfin, on donnoit le nom de *goutte - rose*, *gutta-rosa* ou *gutta-rosacea*, aux rougeurs du visage. La goutte est une maladie le plus souvent héréditaire, qui attaque les pieds, les genoux, les mains, les hanches, etc. —de là les noms de PODAGRE, de GONAGRE, de CHIRAGRE, de SCIATIQUE, etc. *Voy.* ces mots. Elle produit des douleurs aiguës, lancinantes, accompagnées de rougeur et de tumeur, ou bien des douleurs tensives et obtuses, sans pulsation ni rougeur, ni tumeurs inflammatoires, ce qui l'a fait diviser en *goutte chaude* et en *goutte froide* ou *atonique*. On l'appelle *goutte régulière*, *irrégulière* ou *anomale*, *remontée*, selon qu'elle se borne aux articulations ou qu'elle les abandonne pour se porter à l'estomac, aux poumons, au cerveau. Elle prend le nom de *goutte simple* ou *compliquée* quand elle est seule ou accompagnée de mélancolie, d'hypocondrie, de scorbut, de vérole, etc. ; enfin, elle prend le nom de *goutte nouée*, *arthritis nodosa*, lorsque vers le déclin de l'âge, elle détruit la forme et le jeu des articulations, en les encroûtant d'une matière calcaire, et à laquelle les chimistes modernes donnent le nom d'urate arthritique.

GOUTTE-ROSE, s. f. *gutta-rosa*, *gutta-rosea*, *gutta-rosacea*, *rubedo maculosa* ; rougeur du visage, accompagnée de boutons, de tubercules ou taches, qui le rendent plus ou moins hideux. *Voy.* COUPEROSE.

GOUTTE-SEREINE, s. f. *gutta-serena*, *amaurosis* ; espèce de névrose ophthalmique, qui consiste dans la foiblesse ou perte totale de la vue, sans autre vice apparent dans le globe de l'œil, que l'immobilité de la pupille. *Voyez* AMAUROSE.

GOUTTIÈRE, s. f. *colliciæ* ; raie creuse sur la surface d'un os, par analogie au canal qui laisse écouler les eaux de la pluie.

GRAIN, s. m. *granum*, la soixante-douzième partie d'un gros, ou la vingt-quatrième partie d'un scrupule ; — en botanique, petite baie ; un *grain* de raisin, de grenade ; fruit et semence du froment, du seigle, etc. — en pathologie, pustule que la petite vérole produit sur la peau.

GRAISSE, subst. fém. *adeps*, substance animale, contenue dans les aréoles du tissu cellulaire ; molle, blanche, inodore, fade, huileuse, inflammable ; aisée à fondre ; s'altérant à l'air, rancissant par la fixation de l'oxygène ; presque insoluble dans l'alcohol ; insoluble dans l'eau froide et bouillante ; soluble dans les huiles fixes ; présentant des différences suivant les diverses régions qu'elle occupe, suivant les âges, le sexe, les divers ordres d'animaux et ses diverses altérations ; d'une grande utilité pour l'entretien des fonctions vitales ; d'un grand usage en médecine et dans les arts économiques.

GRAMEN, s. m. mot latin qui désigne le nom générique des plantes dont la feuille ressemble à celle du chiendent.

GRAMINÉES, s. f. pl. *gramina* ; famille très-naturelle de végétaux, qui comprend le *blé*, le *seigle*, l'*avoine*, et autres plantes analogues à celles-ci.

GRAMME, s. m. γράμμα des Grecs ; la vingt-quatrième partie de l'once chez les Grecs, et par conséquent le plus petit poids dont ils fissent usage ; le scrupule des Romains ; — nouvelle mesure de poids qui équivaut, en France, au poids d'un centimètre cube d'eau.

GRANDO, s. m. mot latin qui signifie grêle ; petite tumeur ronde, mobile et transparente comme un grain de grêle, qui se forme à la paupière supérieure ; espèce d'ORGEOLET. *Voyez* ce mot.

GRANULATION, s. f. *granulatio*, opération de chimie par laquelle on réduit les métaux en petits grains, soit en les versant dans de l'eau froide, soit en les faisant couler goutte à goutte, soit en les faisant passer dans un couloir de fer ou au travers d'un balai de bouleau ou de genêt tout neuf.

GRAPHIOÏDE, adj. *graphioïdes*,

de γραφὶς, un stylet, et d'εἶδος, forme, ressemblance ; qui ressemble à un stylet ; nom que les anatomistes donnent à l'apophyse styloïde.

GRAPHOMÈTRE, s. m *graphometrum*, du verbe grec γραφω, je décris, et de μέτρον, mesure ; instrument de mathématiques qui sert à mesurer les angles sur le terrain ; il est ainsi appelé parce qu'il est formé d'un demi-cercle gradué dont les divisions indiquent pour ainsi dire par écrit la mesure des angles. *Voy.* GONIOMÈTRE.

GRAPPE, s. f. *racemus* ; assemblage ordinairement oblong de fleurs ou de fruits disposés en divers petits groupes ou fascicules, qui sont formés par une ramification courte et composée de leur axe ou support commun ; épi pendant et laxiflore.

GRAS-DE-JAMBE, s. m. *Voyez* MOLLET.

GRATTELLE, s. f. *impetigo*, petite gale ; gale sèche ou gale canine. *Voyez* GALE.

GRAVATIF, IVE, adj. *gravativus* ; espèce de douleur accompagnée d'une sensation de pesanteur.

GRAVE, s. m. et adj. *gravis*, pesant. On dit en physique les corps graves, ou, substantivement, les graves.

GRAVEDO, s. m. mot latin qui signifie pesanteur, de *gravis*, grave ou pesant ; coryza ou catarrhe de la membrane pituitaire, ainsi appelé parce qu'il est accompagné d'un sentiment de pesanteur dans le front, et de quelque roideur dans le mouvement des yeux.

GRAVELÉE, s. f. se dit de la cendre qu'on fait de lie de vin brûlé ; cendres gravelées.

GRAVELLE, s. f. *calculus* ; sable ou gravier engendré dans les reins et qui sort avec les urines : — tumeur de la paupière supérieure. *Voyez* LITHIASIS.

GRAVITATION, s. f. *gravitatio*, action de graviter ou de peser vers un point ; action par laquelle, suivant *Newton*, tous les corps tendent les uns vers les autres, en raison de leurs masses. *Voy.* ATTRACTION.

GRAVITÉ, s. f. *gravitas*, pesanteur des corps ; force par laquelle les corps tendent vers le centre de la terre.

GRAVITER, v. n. *gravitare*, peser, s'appesantir, presser par son poids. *Voyez* ATTRACTION, GRAVITATION, GRAVITÉ.

GREFFER, v. a. *inserere*, enter, engager une jeune branche d'arbre dans le bois d'un autre arbre.

GRÊLE, adj. *gracilis*, long et menu, délié, mince.

GRENOUILLETTE, s. f. *ranula*, *batrachus*, en grec βάτραχος ; tumeur qui vient sous la langue, ainsi appelée parce que ceux qui en sont affectés ne peuvent parler qu'en coassant comme les grenouilles. *Voyez* RANULE.

GRIPPE, s. f. *catarrhus epidemicus* ; espèce de catarrhe qui règne dans les temps humides et froids, et attaque un grand nombre d'individus à la fois ; il est accompagné de coryza, de toux, de larmoiement, quelquefois d'ophthalmie, de douleur d'oreilles, de mal de tête, d'angine, d'ardeur dans la poitrine, de courbature générale, et de fièvre plus ou moins aiguë, qui revient le soir, et se continue plus ou moins avant dans la nuit.

GROS, (poids) s. m. *drachma*, la huitième partie d'une once, ou soixante-douze grains. *V.* DRAGME.

GROSSESSE, s. f. *graviditas*, *prægnatio*, état d'une femme enceinte ou qui a conçu.

GRUMEAU, s. m. *grumus*, petite portion de lait ou de sang caillé.

GRUMELEUX, EUSE, adj. *grumosus*, qui est plein de grumeaux, qui a de petites inégalités.

GRYPOSE, s. f. *gryposis*, de γρυψ, griffon ; courbure, incurvation des ongles.

GUÉRIR, v. act. *sanare*, *mederi* ; délivrer d'une maladie, rendre la santé : — v. n. et pron. *convalescere*, *sanescere*, recouvrer la santé.

GUÉRISON, s. f. *sanatio*, *sanitas*, *medela* ; recouvrement de la santé.

GUSTATIF, IVE, adj. *gustativus* ; se dit des parties qui constituent l'organe du goût.

GUSTATION, s. f. *gustatio*, sensation du goût, perception des saveurs.

GUTTURAL, E, adj. *gutturalis*, de

guttur, gosier ; qui a rapport au gosier.

GYMNASE, s. m. *gymnasium*, γυμνάσιον des Grecs, dérivé de γυμνός, nu ; lieu destiné, chez les anciens, aux exercices du corps, tels que la *lutte*, le *disque*, etc. Son nom vient de ce qu'on étoit nu ou presque nu pour se livrer plus librement à ces exercices.

GYMNASTIQUE, s. f. *gymnastica*, *gymnastice*, du verbe γυμνάζω, exercer, dérivé de γυμνός, nu ; partie de l'hygiène qui concerne le mouvement et tous les exercices du corps qui ont pour but la conservation et le rétablissement de la santé.

GYMNOMURÈNE, s. m. de γυμνός, nu, et de μύραινα, murène ; se dit d'un genre de poissons osseux, sans opercule, sans membrane branchiale, et sans nageoires ventrales.

GYMNOPÉDIE, s. f. *gymnopædia*, de γυμνός, nu, et de παῖς, jeune homme ; danse religieuse où les jeunes Lacédémoniens dansoient nus.

GYMNOSPERMIE, adj. *gymnospermia*, de γυμνός, nu, et de σπέρμα, semence ; premier ordre de la quatorzième classe (la didynamie) dans le système de Linné, ainsi appelé parce qu'il renferme les plantes *gymnospermes* ou à *graines nues*.

GYMNOTE, s. m. du grec γυμνός, nu ; genre de poisson ainsi nommé parce qu'il n'a pas de nageoires sur le dos.

GYNANDRIE, s. f. *gynandria*, de γυνή, femme, et d'ἀνήρ, gén. ἀνδρός, mari ; la vingtième classe du système sexuel de *Linnæus*, ainsi appelée à cause de la connexion des organes des deux sexes.

GYNANTHROPE, s. m. *gynanthropos*, de γυνή, femme, et d'ἄνθρωπος, homme ; hermaphrodite, qui tient plus de la femme que de l'homme.

GYNÉCÉE, s. m. *gynæceum*, *gynæconitis*, γυναικεῖον des Grecs, dérivé de γυνή, femme ; appartement des femmes chez les anciens.

GYNÉCOMASTE, s. m. *gynæcomastos*, de γυνή, femme, et de μασθός, mamelle ; homme dont les mamelles sont aussi grosses que celles d'une femme.

GYPAÈTES, s. m. pl. γυπαίετος, de γύψ, vautour, et d'ἀετός, aigle ;

comme si l'on disoit *aigle-vautour* ; genre de très-gros oiseaux rapaces, dans l'ordre des plumicolles.

GYPSE, s. m. *gypsum*, γύψος des Grecs, dérivé de γῆ, la terre, et d'ἕψω, cuire ; comme qui diroit *terre cuite* ; pierre à plâtre, ou matière pierreuse que l'action du feu change en plâtre. Les chimistes modernes le nomment sulfate de chaux, parce qu'il est dû à la combinaison de l'acide sulfurique avec la chaux.

GYPSEUX, EUSE, adj. *gypsosus*, qui est de la nature du gypse.

H

HABITUDE, s. f. *habitus*, *habitudo*, Κατάστασις des Grecs, du verbe Καθίστημι, je constitue, dérivé d'ἵστημι, je suis ; coutume, disposition acquise par des actes réitérés ; — complexion, tempérament, constitution du corps en général ; couleur ou état extérieur du corps.

HAGARD, E, adj. d'ἄγριος, sauvage, *immansuetus* ; ne se dit au propre que du visage, des yeux et de la mine qui ont quelque chose de furieux, de rude, de menaçant, de sauvage.

HALE, s. m. *ephelis*, impression de l'air ou du soleil qui brunit ou rougit le teint, et flétrit les herbes. *Voyez* EPHÉLIDE. On n'est pas d'accord sur l'étymologie du mot hâle ; les uns le font venir d'ἅλιος, pour ἥλιος, soleil ; d'autres d'ἀλέος, chaud, ardent ; quelques autres d'ἄζω, je sèche, je brûle.

HALEINE, s. f. *halitus*, *anhelitus*, *animus*, *spiritus*, air attiré et repoussé par les poumons.

HALIOTIDE, s. f. *haliotis*, d'ἅλιος, marin, et d'οὖς, génit. ὠτός, oreille ; oreille de mer ; sorte de coquille ainsi appelée à cause de sa forme.

HALLUCINATION, s. f. *hallucinatio*, *allucinatio*, erreur, méprise, bévue, du verbe latin *allucinare*, se tromper, s'abuser : terme dont Boërhaave s'est servi pour désigner certaines affections de la vue, dans lesquelles les objets ne sont point représentés tels qu'ils doivent l'être.

HALO, s. m. cercle lumineux qu'en voit quelquefois autour des astres; et par analogie, cercle rouge et aréole qui est autour du mamelon : *Anat.*

HALOTECHNIE, s. f. *halotechnia*, d'ἅλς, sel, et de τέχνη, art; partie de la chimie qui a pour objet les sels.

HALURGIE, s. f. *halurgia*, d'ἅλς, sel, et d'ἔργον, travail, ouvrage; l'art de faire les sels, la fabrication des sels.

HAMEÇONNÉ, ÉE, adj. *hamatus*, d'*hamus*, hameçon; aigu et courbé au sommet à la manière d'un hameçon.

HAMPE, s. f. *scapus*, tige herbacée sans feuilles, qui part immédiatement de la racine et qui est destinée à porter les parties de la fructification, comme dans le pissenlit.

HANCHE, s. f. *coxa, coxendis*, ἀγκὴ ou ἰσχιον des Grecs; partie du corps humain où s'emboîte le haut de la cuisse.

HARMONIE, s. f. *harmonia*, ἁρμονία des Grecs, dérivé du verbe ἄρω, j'ajuste, j'accorde; en général accord ou ordre qui règne entre les diverses parties d'un tout, et d'où il résulte un effet agréable; —en anatomie, articulation formée par des dentelures presque imperceptibles.

HASTÉ, ÉE, adj. *hastatus*, d'*hasta*, pique, javelot; se dit en botanique des feuilles comme triangulées, et élargies subitement à la base en deux lobes divergens ou transversaux.

HEBDOMADAIRE, adj. *hebdomadarius*, d'ἑβδομὰς, semaine; espace de sept jours; dérivé d'ἑπτὰ, sept.

HECTARE, s. m. d'ἑκατὸν, cent, et du mot ἄρω, je laboure; mesure d'arpentage; superficie contenant cent ares, un peu moins de deux grands arpens de cent perches carrées (la perche étant de vingt-deux pieds.) *Voyez* ARE.

HECTIQUE, adj. *hecticus. Voyez* ÉTIQUE.

HECTISIE ou HÉTISIE, s. f. *hectisis*, du grec ἑκτικὴ, dérivé du verbe ἔχω, je possède; maladie qui consume toute l'habitude du corps, caractérisée par la maigreur, la foiblesse, et la fièvre étique sans toux. *Voyez* ÉTIQUE.

HECTOGRAMME, s. m. *hectogramma*, d'ἑκατὸν, par contraction ἑκτὸν, cent, et de γράμμα, scrupule, d'où le gramme tire son nom; nouvelle mesure de pesanteur, cent grammes, à peu près trois onces deux gros douze grains.

HECTOLITRE, s. m. *hectolitrum*, d'ἑκατὸν, cent, par contraction ἑκτὸν, et de λίτρα, ancienne mesure grecque, d'où le litre tire son nom; nouvelle mesure de capacité contenant cent litres, environ cent cinq pintes ou trois minots. *Voyez* LITRE.

HECTOMÈTRE, s. m. *hectometrum*, d'ἑκατὸν, par contraction ἑκτὸν, cent, et de μέτρον, mesure; nouvelle mesure linéaire, cent mètres, environ cinquante toises sept pieds dix pouces deux lignes.

HÉDRA, s. f. ἕδρα, vertige; incision simple des os. *V.* FRACTURE.

HÉLIANTHE, s. m. *helianthus*, d'ἥλιος, soleil, et d'ἄνθος, fleur; plante appelée vulgairement *soleil*, à cause de la forme radiée de ses fleurs.

HÉLIANTHÈME, s. m. *helianthemum*, d'ἥλιος, soleil, et d'ἄνθος, fleur; comme si l'on disoit *fleur du soleil*, *herbe d'or*, parce que sa fleur est d'un jaune d'or.

HÉLIAQUE, adj. *heliacus*, dérivé d'ἥλιος, soleil; se dit du lever et du coucher d'un astre, lorsqu'ils ont lieu si près du soleil qu'on ne peut l'appercevoir à travers ses rayons.

HÉLICE, s. f. ligne spirale; nom de la *grande ourse* qui tourne autour du pôle. — On a fait de là *Hélicien*, adj. qui appartient à l'hélice : *Astr.*

HÉLICOÏDE, adject. *helicoïdes*, d'ἕλιξ, tour, hélice, et d'εἶδος, forme, figure; qui a la figure d'une hélice ou ligne tournante; se dit d'une ligne courbe dont l'axe est roulé sur la circonférence d'un cercle, et qu'on nomme *parabole hélicoïde* ou *spirale parabolique*.

HÉLIOCENTRIQUE, adj. *heliocentricus*, dérivé d'ἥλιος, soleil, et de κέντρον, centre; se dit en astronomie du lieu où paroîtroit une planète, si l'œil de l'observateur étoit au centre du soleil.

HÉLIOCOMÈTE, s. f. *heliocometes*, d'ἥλιος, soleil, et de κομήτης, comète; longue queue ou colonne de lumière attachée au soleil lorsqu'il se couche, à peu près comme la queue d'une comète.

HÉLIOMÈTRE, s. m. *heliome-trium*, d'ἥλιος, soleil, et de μέτρον, mesure; instrument qui sert à mesurer le diamètre du soleil.

HÉLIOSCOPE, s. m. *helioscopium*, d'ἥλιος, le soleil, et de σκέπτομαι, je regarde, je considère; lunette pour regarder le soleil, faite de verres colorés ou enfumés, pour empêcher que la lumière n'éblouisse.

HÉLIOTROPE, s. m. *heliotropium*, d'ἥλιος, soleil, et de τρέπω, je tourne; nom de plusieurs plantes qui tournent le disque de leurs fleurs vers le soleil, et le suivent dans son cours.

HÉLIX, s. m. ἕλιξ, ligne spirale, du verbe εἱλεῖν, tourner, envelopper; en anatomie, grand bord ou tour extérieur de l'oreille externe; — en zoologie, volute des coquillages.

HELMINTHAGOGUES, s. m. pl. et adj. *helminthagoga*, du grec ἕλμινς, ἕλμινθος, ver, et d'ἄγω, je chasse, j'évacue; remèdes qui chassent les vers.

HELMINTHIQUES, s. m. pl. et adj. *helminthica*, d'ἕλμινς, gén. ἕλμινθος, ver; remèdes qui tuent les vers.

HELMINTOLOGIE, s. f. *helmintologia*, du grec ἕλμινς, ver, et de λόγος, discours; partie de l'histoire naturelle qui traite des vers.

HÉLODE, adj. *helodes*. *Voyez* ÉLODE.

HÉLOSE, s. f. *helosis*, du verbe grec εἱλέω, je roule, je tourne; maladie des yeux où les paupières sont renversées.

HÉMAGOGUES, s. m. pl. et adj. *hæmagoga*, du grec αἷμα, sang, et du verbe ἄγω, j'évacue, je chasse; remèdes qui font évacuer le sang, qui provoquent les règles et le flux hémorroïdal.

HÉMALOPIE, s. f. *hæmalopia*, d'αἷμα, sang, et d'ὤψ, œil; épanchement de sang dans le globe de l'œil.

HEMANTHE, s. f. *hæmanthus*, d'αἷμα, sang, et d'ἄνθος, fleur; comme qui diroit *fleur de sang*; plante des Pyrénées, ainsi nommée parce qu'étant appliquée sur la peau elle en fait sortir le sang par les pores.

HÉMASTATIQUE, s. f. *hæmastatice*, d'αἷμα, sang, et de στατικη, dérivé d'ἵστημι, je suis fixe; science qui traite de la force des vaisseaux sanguins.

HÉMATÉMÈSE, s. f. *hæmatemesis*, d'αἷμα, sang, et d'ἐμέω, je vomis; vomissement de sang produit par un accident, par des affections violentes de l'ame, par une maladie aiguë ou par la lésion des viscères, comme dans le mélæna ou maladie noire.

HÉMATITE, s. fém. *hæmatites*, d'αἷμα, sang; espèce de pierre de couleur sanguine dont on fait des crayons; oxyde de fer qu'on croit bon contre les hémorragies, à cause de son astringence.

HÉMATOCÈLE, s. f. *hæmatocele*, d'αἷμα, sang, et de κήλη, tumeur; tumeur du scrotum causée par un sang extravasé.

HÉMATOGRAPHIE, s. f. *hæmatographia*, d'αἷμα, sang, et de γραφή, description; description du sang.

HÉMATOLOGIE, s. f. *hæmatologia*, d'αἷμα, sang, et de λόγος, discours; partie de la médecine qui traite du sang.

HÉMATOMPHALE ou HÉMATOMPHALOCÈLE, s. f. *hæmatomphalium*, d'αἷμα, sang, et d'ὀμφαλός, nombril; hernie du nombril qui contient du sang.

HÉMATOSE, s. f. *hæmatosis*, d'αἷμα, gén. αἵματος, sang; sanguification ou changement du chyle en sang; opération qui a lieu pendant l'acte respiratoire, et qui consiste, selon les chimistes, dans la dissolution du phosphate de fer par la soude, l'oxydation du fer excédant, et l'absorption de l'oxygène par l'albumine.

HÉMATURIE, s. f. *hæmaturia*, d'αἷμα, sang, et d'ἐρέω, je pisse; pissement de sang; éruption de sang liquide ou coagulé par les voies urinaires, provenant d'une violence externe ou d'une disposition sénile.

HÉMÉRALOPIE, s. m. et adj. *hemeralopia*, d'ἡμέρα, le jour, et d'ὤψ, œil, ou du verbe ὄπτομαι, je vois; espèce de névrose ophthalmique qui consiste à n'appercevoir les objets qu'en plein jour. Il y a des hellénistes qui font venir le mot *héméralopie* d'ἡμέρα, le jour, du verbe ἁλίσκω, ἁλῶ, ἅλωμι, je prends, j'use, et d'ὤψ, œil; comme si l'on disoit *privation des yeux ou de la vue pendant le jour.* Cette étymologie est entièrement opposée à celle qu'ont suivie les modernes. On appelle *héméralope*, celui qui est affecté d'*héméralopie*.

HÉMÉROBE, s. m. *hemerobius*, d'ἡμέρα, jour, et de βίος, vie ; sorte d'insecte ainsi nommé à cause de la brièveté de sa vie.

HÉMÉROCALLE, s. f. *hemerocallis*, d'ἡμέρα, jour, et de καλὸς, beau ; belle d'un jour ; plante bulbeuse semblable au lis, et dont la fleur est d'un jaune doré ; elle est ainsi nommée parce que sa beauté ne dure qu'un jour.

HÉMICRANIE, s. f. *hemicrania*, du grec ἥμισυς, moitié, et de κρανίον, crâne ; douleur qui n'affecte que la moitié de la tête.

HÉMICYCLE, s. m. *hemicyclus*, ἡμίκυκλὸς, demi-cercle, d'ἥμισυς, demi, et de κύκλος, cercle.

HÉMINE, s. f. *hemina*, ἡμίνα, d'ἥμισυς, demi ; mesure ancienne qu'on évalue à peu près à un demi-setier.

HÉMIONITE, s. f. d'ἡμίονος, mulet, dérivé d'ἥμισυς, demi, et d'ὄνος, âne ; plante dont les fleurs et la graine ne sont point apparentes. On lui a donné ce nom parce qu'on l'a crue stérile, ainsi que les mulets ; mais on trouve sa graine sous ses feuilles.

HÉMIPLÉGIE ou HÉMIPLEXIE, s. f. *hemiplegia*, *hemiplexia*, d'ἥμισυς, moitié, et de πλήσσω, ou πλήττω, je frappe ; paralysie qui n'affecte que la moitié du corps.

HÉMIPTÈRE, s. m. *hemipterus*, d'ἥμισυς, demi, et de πτερὸν, aile ; nom générique des insectes dont les ailes sont recouvertes à moitié par des étuis en partie coriaces, et qui ressemblent à des ailes.

HÉMISPHÈRE, s. m. *hemisphærium*, d'ἥμισυς, moitié, et de σφαῖρα, sphère, globe ; la moitié d'une sphère ou d'un globe.

HÉMISPHÉROÏDE, s. m. *hemispheroïdes*, d'ἥμισυς, demi, de σφαῖρα, sphère, et d'εἶδος, forme, figure ; la moitié d'un sphéroïde ou d'un solide qui approche de la figure d'une sphère.

HÉMITRITÉE, adj. f. *hæmitritæa*, du grec ἡμιτριταῖος, composé d'ἥμι, abrégé d'ἥμισυς, moitié, et de τριταῖος, tiers ; demi-tierce ; nom d'une espèce de fièvre irrégulière dont les accès reviennent alternativement une ou deux fois le jour. L'auteur de la Nosographie philosophique la met dans les rémittentes muqueuses ; d'autres nosologistes la placent dans les fièvres intermittentes.

HÉMOPHOBIE, s. f. *hemophobia*, d'αἷμα, sang, et de φόβος, crainte ; crainte ou horreur du sang ;—de là vient *Hémophobe*, adj. qui s'effraie à la vue du sang.

HÉMOPTYSIE, s. f. *hæmoptysis*, d'αἷμα, sang, et de πτύσις, crachement, dérivé de πτύω, je crache ; crachement de sang rouge, écumeux, avec de la toux et des symptômes de congestion ou d'irritation dans les poumons.

HÉMOPTYSIQUE, ou HÉMOPTYIQUE, ou HÉMOPTIQUE, adj. *hæmopticus*, qui crache le sang.

HÉMORRAGIE ou HÉMORRHAGIE, s. f. *hæmorrhagia* ; en grec αἱμορραγία, d'αἷμα, sang, et de ῥήγνυμι, je romps ; perte de sang causée par la rupture des vaisseaux sanguins. On divise les *hémorragies* en externes et en internes ; les premières appartiennent à la chirurgie, les secondes à la médecine. Celles-ci sont ou actives ou passives, selon qu'elles sont accompagnées de mouvemens fébriles et de congestions locales, ou que le sang coule spontanément et sans effort, comme dans le scorbut.

HÉMORROÏDAL, ALE, adj. *hæmorrhoïdalis*, *hæmorrhoïdeus*, qui a rapport aux hémorroïdes : flux *hémorroïdal*, vaisseaux *hémorrhoïdaux*.

HÉMORROÏDES, s. f. pl. *hæmorrhoïdes*, du grec αἱμορροΐς, flux de sang, dérivé d'αἷμα, sang, et de ῥέω, je coule ; écoulement de sang par le fondement, ou seulement tumeurs des vaisseaux de l'anus causées par une congestion de sang.

HÉMORROSCOPIE, s. f. *hæmorrhoscopia*, d'αἷμα, sang, de ῥέω, je coule, et de σκοπέω, j'examine, je considère ; inspection du sang tiré par la saignée pour connoître l'état du corps.

HÉMORROUS, s. m. αἱμόρρους, dérivé d'αἷμα, sang, et de ῥέω, je coule ; serpent d'Afrique dont la morsure fait sortir le sang par toutes les ouvertures du corps.

HÉMOSTASE ou HÉMOSTASIE , s. f. *hæmostasis*, d'*αἷμα*, sang , et de *στάσις*, station , dérivé d'*ἵστημι*, j'arrête ; stase ou stagnation du sang causée par la pléthore.

HÉMOSTATIQUE , adject. d'*αἷμα*, sang , et d'*ἵστημι*, j'arrête ; se dit des remèdes propres à arrêter les hémorragies ou pertes de sang.

HENDÉCAGONE. *V.* ENDÉCAGONE.

HÉPAR , s. m. du grec *ἧπαρ*, foie ; mot par lequel les anciens chimistes désignoient le *foie de soufre* , c'est-à-dire la combinaison du soufre avec les matières alcalines , combinaison que les modernes appellent *sulfure d'alcali*.

HÉPATALGIE , s. f. *hepatalgia*, d'*ἧπαρ*, foie , et d'*ἄλγος*, douleur ; douleur du foie ou colique hépatique.

HÉPATICO-GASTRIQUE , adj. *hepatico-gastricus*, d'*ἧπαρ*, le foie , et de *γαστήρ*, l'estomac ; qui appartient au foie et à l'estomac.

HÉPATIQUE , adj. *hepaticus*, en grec *ἡπατικός*, d'*ἧπαρ*, le foie ; qui appartient au foie ou qui est propre aux maladies du foie.—*Hépatique*, s. f. nom de deux sortes de plantes auxquelles on attribue beaucoup de vertu contre les maladies du foie ; — on a aussi donné le nom d'*hépatique* au gaz qui provient de la combinaison du gaz hydrogène avec le sulfure d'alcali (autrefois foie de soufre). On le nomme aujourd'hui *gaz hydrogène sulfuré*.

HÉPATITE , s. f. *hepatitis*, d'*ἧπαρ*, gén. *ἥπατος*, foie ; inflammation du foie caractérisée par la tension et la douleur plus ou moins aiguë et plus ou moins profonde de l'hypocondre droit , avec fièvre qui revient par paroxysmes et douleur sympathique de tout le côté, de l'épaule , de l'humérus.

HÉPATOCÈLE , s. f. *hepatocele*, d'*ἧπαρ*, foie , et de *κήλη*, tumeur ; hernie du foie.

HÉPATOCYSTIQUE, adj. *hepato-cysticus*, d'*ἧπαρ*, le foie, et de *κύστις*, la vésicule du fiel ; qui appartient au foie et à la vésicule du fiel.

HÉPATOGRAPHIE , s. f. *hepato-graphia*, d'*ἧπαρ*, le foie, et de *γραφή*, description ; partie de l'anatomie qui a pour objet la description du foie.

HÉPATOLOGIE, s. f. *hepatologia* , d'*ἧπαρ*, le foie, et de *λόγος*, discours ; traité sur les usages du foie.

HÉPATOMPHALE, s. f. *hepatom-phalium*, d'*ἧπαρ*, le foie, et d'*ὀμφαλος*, le nombril ; hernie du foie par l'anneau du nombril.

HÉPATOTOMIE , s. f. *hepatotomia*, d'*ἧπαρ*, le foie, et de *τέμνω*, je coupe, je dissèque ; dissection du foie.

HEPTAGONE. *Voyez* EPTAGONE.

HEPTAGYNIE , s. f. *heptagynia* , d'*ἑπτά*, sept , et de *γυνή*, femme ; nom que Linné donne à la sous-division des classes des plantes , dont la fleur a sept pistils ou sept parties femelles.

HEPTANDRIE , s. f. *heptandria* , d'*ἑπτά*, sept , et d' *ἀνήρ*, gén. *ἀνδρός*, mari ; nom que donne Linné à la septième classe des plantes dont la fleur a sept parties mâles ou sept étamines.

HEPTANGULAIRE , adj. d'*ἑπτά*, sept , et du latin *angulus*, angle ; composé de sept angles. *Voyez* EPTAGONE.

HEPTAPÉTALÉE , adj. f. *heptape-tala*, d'*ἑπτά*, sept , et de *πέταλον*, feuille , lame , bractée ; se dit en botanique d'une corolle à sept pétales.

HEPTAPHYLLE , adj. f. *heptaphyl-lus*, d'*ἑπτά*, sept , et de *φύλλον*, feuille ; qui a sept folioles : Bot.

HERBE , s. f. *herba*, *βοτάνη* des Grecs ; toute plante qui perd sa tige tous les hivers. Les herbes sont annuelles , bisannuelles , tris-annuelles ou vivaces, selon qu'elles périssent entièrement tous les ans, ou qu'elles subsistent par leurs racines pendant deux, trois et plusieurs années.

HERBIER , s. m. *herbarium*, du latin *herba* , herbe ; recueil ou amas de plantes sèches que l'on conserve dans des boîtes ou dans des livres, pour les examiner dans toutes les saisons de l'année. On distingue deux sortes d'herbiers ; savoir , les naturels qui sont composés de plantes desséchées , et les artificiels qui sont composés de dessins , de peintures , ou de gravures coloriées ou non coloriées.

Herbivore , adj. *herbivorus* , d'*herba* , herbe et de *voro* , je dévore , je mange avec avidité ; se dit des animaux qui vivent d'herbes.

Herborisation, s. f. *herbarum inquisitio* , course pour la recherche des plantes spontanées d'un pays.

Herboriste , s. f. *herbarius* , celui qui fait commerce des plantes d'usage en médecine et dans les arts.

Hérissé, ée, adj. *hirtus;* se dit en botanique des parties des plantes couvertes de poils rudes, très-apparens.

Hérissonné , ée , adj. *ericiatus* , *erinaceatus* , couvert d'épines longues, grêles , flexibles , nombreuses ou rapprochées.

Hermaphrodite , s. et adject. *hermaphroditus* , du grec ἑρμῆς , Mercure , et d'ἀφροδίτη , Vénus ; qui participe de Mercure et de Vénus , du mâle et de la femelle ; qui réunit les deux sexes ; se dit des animaux et des plantes mâles et femelles.

Hermétique , adj. *hermeticus* , du grec ἑρμῆς , Hermès ou Mercure ; se dit de la philosophie qui s'occupoit de la transmutation des métaux , et dont Hermès Trismégiste (trois fois grand) , ou Mercure égyptien , passoit pour être le fondateur; on le regardoit aussi comme l'inventeur de tous les arts.

Hermétiquement , adv. *hermeticè* , terme de chimie et de physique ; sceller hermétiquement, c'est boucher un vaisseau à la manière d'Hermès , c'est-à-dire si exactement que rien ne puisse en sortir, pas même les substances les plus volatiles ; ce qui s'opère en faisant fondre la matière propre du vaisseau au feu d'une lampe allumée par un chalumeau.

Herniaire , adject. *herniarius* , qui appartient à la hernie ; se dit aussi du chirurgien qui s'attache à la cure des hernies.

Hernie , s. f. *hernia* , *ramex* , *ruptura, crepatura* , κήλη des Grecs ; tumeur externe ou interne produite par le déplacement d'une partie molle , et sur-tout des viscères contenus dans la capacité du bas-ventre.

Hernieux , euse, adj. *herniosus*, *ramicosus*, qui est incommodé d'une hernie ou d'une descente.

Herpe , s. f. *herpes* , du grec ἕρπω , je m'étends , je rampe ; Dartre. *Voyez* ce mot.

Hétérogène , adj. *heterogeneus* , du grec ἕτερος , autre, et de γένος , genre ; qui est de différente nature, de différent genre.

Hétérogénéité , s. f. *heterogeneitas* ; qualité de ce qui est hétérogène.

Hétérophylle , adj. *heterophyllus* , d'ἕτερος , autre , et de φύλλον , feuille ; se dit en botanique des plantes qui portent des feuilles notablement dissemblables les unes des autres par leur figure. Cela s'observe souvent dans les plantes aquatiles.

Hétéroptères ou Hespéries, s. m. pl. du grec ἕτερος, autre, différent, et de πτέρον , aile ; espèce d'insectes lépidoptères dont les ailes sont renversées , par opposition à ceux qui ont les ailes droites.

Hétérosciens , s. m. pl. *heteroscii* , du grec ἕτερος , autre , et de σκιά , ombre ; habitans des zones tempérées qui ont à midi leur ombre de differens côtés, les uns vers le nord , les autres vers le midi.

Hétérotome, adj. *heterotomus* , d'ἕτερος , autre , différent , et de τέμνω , je coupe , je divise ; se dit en botanique d'un calice ou d'une corolle dont les divisions alternes sont notablement dissemblables.

Hexadactyle, s. f. d'ἕξ, six , et de δάκτυλος , doigt ; nom d'une espèce d'insectes lépidoptères , du genre des ptérophores, ainsi appelés parce que chacune de leurs ailes se divise en six parties.

Hexaèdre. *Voy.* Exaèdre.

Hexagone. *Voy.* Exagone.

Hexagynie , s. f. *hexagynia* , d'ἕξ, six , et de γυνή , femme , sept femmes; sixième ordre des classes du système sexuel de Linné , qui comprend toutes les plantes dont les fleurs ont six pistils ou organes femelles.

Hexandrie , s. f. *hexandria* , d'ἕξ, six , et d'ἀνήρ, génit. ἀνδρός , mari; nom de la sixième classe du système sexuel, dans laquelle Linné a compris toutes les plantes dont les fleurs hermaphrodites ont six étamines ; — de là *Hexandrique*, adj. *hexandricus*, qui a six étamines.

HEXAPÉTALÉ, ÉE, adj. *hexapetalus*, d'ἕξ, six, et de πέταλον, pétale ; qui a six pétales : Bot.

HEXAPHYLLE. adj. *hexaphyllus*, d'ἕξ, six, et de φύλλον, feuille ; qui a six feuilles ou folioles : Bot.

HEXAPODE, s. m. d'ἕξ, six, et de πῶς, génit. ποδὸς, pied ; se dit des reptiles qui ont six pieds.

HEXAPTÈRE, adj. *hexapterus*, d'ἕξ, six, et de πτέρον, aile ; qui a six ailes : Bot.

HIATUS, s. m. mot latin dérivé du verbe *hiare*, bâiller, s'ouvrir ; nom que les anatomistes ont employé pour exprimer certaines ouvertures : l'*hiatus* de Fallope.

HIBRIDE. *Voy.* HYBRIDE.

HIDROGÈNE. *Voy.* HYDROGÈNE.

HIDROTIQUE, adj. *hidroticus*, du grec ἱδρὼς, sueur ; se dit des remèdes qui procurent la sueur ; nom d'une fièvre qui est accompagnée de sueur.

HIÈNE ou HYÈNE, s. f. en grec ὕαινα, d'ὕς, cochon, quadrupède féroce qui ressemble au loup. Il vit principalement en Afrique ; il n'a que quatre ongles aux pattes ; il porte une crinière hérissée comme les soies d'un cochon ; son museau est noir, retroussé, et ses poils gris avec des taches et des bandes brunes ; il se nourrit sur-tout de cadavres, même de ceux des hommes, qu'il va déterrer dans les cimetières.

HIÉRACITE, s. f. *hieracites*, du grec ἱέραξ, épervier ; pierre précieuse ainsi appelée parce qu'elle ressemble à l'œil d'un épervier.

HIÉRACIUM, s. m. du grec ἱέραξ, épervier ; nom d'une plante qu'on nomme aussi *herbe à l'épervier*, parce que cet oiseau s'en sert, dit-on, pour s'éclaircir la vue.

HIÉROGLYPHE, s. m. *hieroglyphus*, du grec ἱερὸς, sacré, et de γλύφω, je grave ; gravure sacrée ; symbole ou figure qui couvre un sens mystérieux, et que les anciens Egyptiens employoient pour exprimer ce qui regardoit la religion, les sciences et les arts ; — de là *Hiéroglyphique*, adj. *hieroglyphicus*, qui appartient à l'hiéroglyphe.

HILE, s. m. *hilum* ; se dit en botanique de l'ombilic de la graine. C'est le point superficiel, où la cicatrice par laquelle une graine étoit attachée dans la cavité du péricarpe.

HIMANTOPE, s. m. *himantopus*, d'αἷμα, sang, et de πῶς, pied ; oiseau aquatique dont les pieds sont d'une couleur de sang.

HIPPÉLAPHE, s. m. *hippelaphus*, ἱππέλαφος des Grecs, composé d'ἵππος, cheval, et d'ἔλαφος, cerf. Les anciens donnoient ce nom à une espèce de cerf qui a quelque ressemblance avec le cheval ; on l'appelle *cerf des Ardennes*.

HIPPIATRIQUE, s. f. *mulo-medecina*, *hippiatria*, ἱππιατρία des Grecs, dérivé d'ἵππος, cheval, et d'ἰατρικὴ, médecine, du verbe ἰάομαι, je guéris ; médecine des chevaux, ou l'art de connoître et de guérir leurs maladies : — de là *Hippiatre*, s. m. *mulo-medicus*, *medicus equorius*, médecin des chevaux.

HIPPOBOSQUE, s. f. d'ἵππος, cheval, et du verbe βόσκω, je mange ; sorte de mouche qui s'attache l'été aux chevaux.

HIPPOCAMPE, s. m. *hippocampa*, ἱπποκάμπη des Grecs, d'ἵππος, cheval, et du verbe κάμπτω, je courbe ; espèce de petit poisson de mer, dont la tête et le cou ont quelque ressemblance avec ceux du cheval. C'est ce poisson qui a fait naître l'idée des chevaux marins, conducteurs de Neptune et d'Amphitrite.

HIPPOCRATE, s. m. nom d'homme, *Hippocrates*, Ἱπποκρατης, dérivé d'ἵππος, cheval, et de κρατέω, je commande ; nom du plus grand des médecins, du père ou du vrai fondateur de la médecine d'observation, originaire de l'île de Cos, qui vivoit, dit-on, 460 ans avant l'ère chrétienne ; — de là *Hippocratique*, *hippocraticus*, qui concerne la doctrine d'Hippocrate.

HIPPOLITHE, s. f. d'ἵππος, cheval, et de λίθος, pierre ; pierre jaune qui se forme dans le corps de quelques chevaux.

HIPPOMANE, s. m. *hippomanes*, du grec ἵππος, cheval, et de μανία, fureur ; c'est-à-dire, fureur de cheval. Aristote donnoit ce nom à la liqueur qui découle des parties naturelles d'une jument en chaleur ; d'autres, à une excroissance de chair adhérente à la tête du poulain nouvellement né, et que la mère dévoroit sur-le-champ, sans quoi elle devenoit furieuse ; enfin il y en a qui ont entendu par ce mot l'arrière-faix de la jument. Les anciens regardoient cette substance comme la matière principale d'un philtre fort puissant.

HIPPOPOTAME, s. m. *hippopotamus*, ἱπποπόταμος des Grecs, dérivé d'ἵππος, cheval, et de πόταμος, fleuve ; cheval de fleuve ; animal amphibie, commun en Afrique, dont le nom vient de son séjour dans les fleuves, et de sa course rapide ou de son cri, qu'on a comparé à celui du cheval.

HIPPOTOMIE, s. f. *hippotomia*, d'ἵππος, cheval, et de τέμνω, je coupe, je dissèque ; anatomie du cheval.

HIPPUS, s. m. mot latin dérivé d'ἵππος, cheval. Hippocrate employoit ce mot pour exprimer une affection des yeux, contractée dès la naissance, dans laquelle ces organes sont perpétuellement clignotans, tremblans, et tels, pour ainsi dire, qu'on les remarque dans ceux qui sont à cheval.

HIRSUTE, adj. *hirsutus, hirtuosus*; se dit en botanique des parties des plantes garnies de poils longs et roides non alvéolés.

HISPIDE, adj. *hispidus*, velu, couvert de poils ; en botanique, garni de poils longs, roides et alvéolés.

HISPIDITÉ, s. f. *hispiditas*, état d'une partie couverte de poils ; en médecine, la même chose que DISTICHIASIS ou PHALANGOSIS. *Voyez* ces mots.

HISTOIRE NATURELLE, s. f. *historia naturalis*, partie de la philosophie naturelle qui apprend à connoître les qualités et les propriétés des corps ou des objets qui frappent les sens, et à les diviser en plusieurs familles, d'après leur analogie respective. Cette science comprend la MINÉRALOGIE, la ZOOLOGIE et la BOTANIQUE. *Voyez* ces mots.

HOLOMÈTRE, s. m. *holometrum*, d'ὅλος, tout, et de μέτρον, mesure ; instrument de mathématiques qui sert à prendre toutes sortes de mesures.

HOLOSTÉON, s. m. mot grec dérivé d'ὅλος, tout, et d'ὀστέον, os ; comme qui diroit *tout os* ; nom d'un poisson du Nil dont la peau est si dure qu'elle approche de l'écaille, et se conserve sans se corrompre ; — nom d'une plante caryophyllée.

HOLOTHURIE, s. f. *holothuria*, ὁλωθούριον des Grecs, dérivé d'ὅλος, tout, et de θύρα, porte, ou de θύριον, petite porte ; espèce de zoophytes ou d'animaux marins semblables à des masses informes, et dont quelques uns ont la peau parsemée de petits trous.

HOMIOSE, ou mieux HOMOIOSE, s. f. *homiosis*, ressemblance ; en grec ὁμοίωσις, dérivé du verbe ὁμοιῶ, j'assimile ; coction, élaboration du suc nourricier qui le met en état de s'assimiler aux parties qu'il doit nourrir.

HOMME, s. m. *homo*, le plus parfait des êtres organisés, le premier des mammifères, distingué des autres par la raison, par les organes des sensations et de la voix, par sa conformation ; seul, il se tient et marche debout, dans une position verticale ; seul, il peut opposer les pouces de ses mains, et non des pieds ; enfin nul autre que lui n'a des dents incisives verticales à la mâchoire inférieure, et le menton saillant.

HOMOCENTRIQUE, adj. ὁμόκεντρος des Grecs, composé d'ὁμός, pareil, semblable, et de κέντρον, centre ; se dit en astronomie des cercles qui ont un centre commun.

HOMOCULE, s. m. *homuntio, homunculus, homulus*, diminutif d'*homo*, homme ; petit homme.

HOMOGÈNE, adj. *homogenes*, en grec ὁμογενής, dérivé d'ὁμός, semblable, et de γένος, genre, nature, espèce ; similaire, qui est de même genre, de même nature, de même espèce ; — de là *Homogénéité*, qualité de ce qui est homogène.

HOMOLOGUE, adj. *homologus*, du grec ὁμός, semblable, et de λόγος, rapport, raison, proportion ; se dit en géométrie des côtés qui, dans des figures semblables, sont opposés à des angles égaux, et qu'on appelle côtés correspondans.

HOMOMALLE, adj. *homomallus*, d'ὁμὸς, semblable, et de μαλλὸς, toison, laine, long poil; se dit en botanique de tout ce dont les parties composantes sont dirigées du même côté; épi *homomalle*, dont toutes les fleurs sont tournées d'un seul côté.

HOMONYMIE, s. f. *homonymia*, du grec ὁμὸς, semblable, et ὄνομα, nom; ressemblance de nom; il se dit des choses qui ont un même nom, quoiqu'elles soient de nature différente, et principalement des mots qui ont le même son, et qui diffèrent par le sens et par l'orthographe.

HOMOPHAGE, adj. *homophagus*, en grec ὠμοφάγος, d'ὠμὸς, cru, et de φάγω, je mange; nom de ceux qui mangent de la chair crue; — de la *Homophagie*, *homophagia*, ὠμοφαγία, l'usage des viandes crues.

HOMOTONE, adj. *homotonus*, ὁμότονος, égal, uniforme, d'ὁμὸς, semblable, et de τόνος, ton.

HONTEUX, EUSE, adj. *pudendus*, qui cause de la honte ou de la pudeur; se dit des parties génitales de l'un et de l'autre sexe. Les Grecs appeloient ces parties αἰδοῖα, du verbe αἰδέομαι, ou αἰδέω, je respecte; comme si l'on disoit *parties* ou *organes respectables*, dont on doit craindre d'abuser; — de la vient le mot *pudenda* des Latins, que les Français ont assez mal traduit par celui de *parties honteuses*.

HOQUET, s. m. *singultus*, λυγμὸς, λὺγξ des Grecs; mouvement convulsif du diaphragme qui détermine l'air contenu dans les poumons à sortir avec rapidité par la glotte.

HORIZON, s. m. *horizon*, ὁρίζων des Grecs, dérivé du verbe ὁρίζω, je borne, je termine; grand cercle qui coupe la sphère en deux parties égales, l'une supérieure et l'autre inférieure; cercle qui détermine la portion de la surface de la terre que nos yeux peuvent découvrir; — de la *Horizontal*, adj. parallèle à l'horizon.

HOROPTÈRE, s. m. *horopter*, du grec ὅρος, borne, limite, et d'ὀπτήρ, spéculateur, contemplateur, dérivé d'ὄπτομαι, je vois; ligne droite parallèle à celle qui joint les centres des deux yeux, et tirée par le point où les deux axes optiques concourent. Cette ligne est ainsi appelée parce que quelques expériences ont fait croire qu'elle étoit la limite de la vision distincte.

HOROSCOPE, s. m. *horoscopus*, du grec ὥρα, heure, et de σκοπέω, je considère, comme si l'on disoit *je considère l'heure d'une naissance*; art de prédire par l'observation du ciel, et au moment de la naissance de quelqu'un, ce qui doit lui arriver dans le cours de sa vie.

HORRIPILATION, s. f. *horripilatio*, au verbe *horripilo*, j'ai le poil hérissé; frissonnement général qui précède la fièvre et pendant lequel les poils se dressent sur toute la surface du corps.

HOUILLE OU CHARBON DE TERRE, s. f. *carbo fossilis*, substance combustible, simple, bitumineuse, en partie animale, très-abondante dans le sein de la terre; noire, plus ou moins foncée et opaque, pesant 1,3292 à l'état compacte; plus dure que le bitume, moins que le jayet; n'acquérant aucune électricité par le frottement, à moins que le corps ne soit isolé; brûlant plus ou moins lentement, en répandant une odeur qui a quelque chose de fade; laissant un résidu considérable; donnant à la distillation de l'huile, de l'ammoniaque et beaucoup de terre; d'une grande utilité malgré ses inconveniens, auxquels on remédie par la construction des cheminées.

HOUPPE, s. f. *apex*, nom que les botanistes donnent à un assemblage de poils qui ne paroissent avoir tous qu'un même point d'insertion, et qui s'écartent ensuite, par analogie avec des houppes à poudrer.

HUILE, s. f. *oleum*, en grec ἔλαιον, dérivé d'ἐλαία, olive, fruit d'où l'on extrait principalement cette substance. On divise les huiles en végétales et en animales: 1°. les végétaux contiennent une huile fixe et une huile volatile. L'huile fixe, un des matériaux immédiats des végétaux, contenue seulement dans les semences et dans les plantes dicotylédones, où elle se trouve mêlée au mucilage et à la fécule, avec lesquels elle forme ce qu'on nomme émulsion; liquide, visqueuse; pesant de 0,9153 à 0,9403; de couleur variée, fade et inodore; inflammable; n'entrant en ébullition qu'à une température supérieure à celle de l'eau bouillante; non miscible à l'eau; se réduisant en eau et en acide carbonique par le calorique. Les huiles fixes se subdivisent en huiles grasses et en huiles siccatives. L'*huile grasse* se fige par le froid, ne s'épaissit que lentement à l'air, et s'y convertit en suif ou en cire; s'unit avec les corps combustibles; rancit au contact de l'air; s'altère difficilement par les acides; forme avec les alcalis et les oxydes métalliques, des espèces de savons qu'on nomme emplâtres: telles sont l'huile d'olive et l'huile d'amande douce. L'*huile siccative* ne se fige pas, mais crystallise par le froid; se sèche à l'air et y conserve sa transparence; s'enflamme par le contact de l'acide nitreux; rancit difficilement; ne fait pas aisément des savons: telles sont l'huile de lin, l'huile de noix. L'une et l'autre espèce sont d'un très-grand usage en médecine et dans les arts. L'huile volatile ou essence, est aussi un des matériaux immédiats des végétaux; contenue dans toutes leurs parties, excepté dans l'intérieur des graines, principalement dans la plupart des plantes aromatiques; liquide ou concrète; plus légère ou plus pesante que l'eau; d'une couleur diverse, d'une odeur pénétrante variée, d'une saveur âcre, piquante, chaude; se congelant quelquefois au froid; inflammable; se volatilisant à une température inférieure à celle de l'eau bouillante; soluble dans mille parties d'eau environ, dans l'alcohol et dans les huiles fixes en toute proportion; quelquefois sophistiquée avec de l'huile de térébenthine et avec de l'alcohol; contenant beaucoup d'hydrogène; s'unissant avec le phosphore et le soufre; s'altérant par les acides; s'enflammant par l'acide nitrique; s'épaississant par les acides étendus d'eau et par l'acide muriatique oxygéné; formant avec les alcalis des *savonules;* d'un très-grand usage en médecine et dans

les arts. 2°. *L'huile animale* est un produit du feu, de nature ammoniacale, d'une odeur fétide et d'un goût empyreumatique à une forte chaleur; elle est blanche, volatile; rectifiée, elle prend le nom d'huile animale de Dippel: on la retire de toutes les substances animales.

HUÎTRE, s. f. *ostreum*, ὄστρεον, animal de la classe des mollusques, renfermé dans des coquilles, dont l'une des valves est plate et l'autre convexe; sans pieds; hermaphrodite.

HUMECTANS, s. m. pl. et adj. *humectantia*, du latin *humectare*, humecter, rendre humide, mouiller; se dit des alimens et des boissons qui rafraîchissent et ramollissent.

HUMECTATION, s. f. *humectatio*, du verbe latin *humectare*, rendre humide; l'action de mouiller, d'humecter.

HUMÉRUS, s. m. mot latin par lequel les anatomistes désignent l'os du bras, depuis l'épaule jusqu'au coude; — de là *Huméral*, adj. qui a rapport à l'os du bras, à l'humérus.

HUMEUR, s. f. *humor*, toute substance fluide d'un corps organisé, comme la lymphe, le sang, le chyle, le mucus, etc.

HUMIDE, adj. *humidus*, tout ce qui est de la nature de l'eau, ou imprégné de quelque vapeur aqueuse.

HUMIDE RADICAL, s. m. *humidum radicale*, *humidum primigenium*, l'humeur lymphatique qui abreuve toutes les fibres des êtres organisés, et les entretient dans cet état de souplesse qui facilite toutes les fonctions de la vie.

HUMIFUSE, adj. *humifusus*, d'*humus*, la terre, et de *fundere*, répandre; se dit en botanique d'une tige étalée en tout sens, sur la terre, sans radication.

HUMORAL, ALE, adj. *humoralis*, qui vient des humeurs, qui a rapport aux humeurs.

HUMORISTE, s. m. se dit des médecins galénistes qui attribuent toutes les maladies aux humeurs dépravées, ou à des sucs vicieux qui s'amassent dans le corps.

HYACINTHE, s. f. *hyacinthus*, en

grec ὑάκινθος, plante bulbeuse dont la fleur est fort célèbre dans la Fable par la métamorphose d'un prince aimé d'Apollon et de Zéphire; — pierre précieuse dont la couleur est d'un jaune rougeâtre.

HYALOÏDE, adj. *hyalodes*, du grec ὕαλος, verre, et d'εἶδος, forme, ressemblance; vitré, qui ressemble au verre; nom qu'on donne à l'humeur vitrée de l'œil; —pierre précieuse, transparente comme du crystal, et connue des anciens.

HYBRIDE, adj. *hybrida*, ὕβρις, génit. ὕβριδος des Grecs, dont la racine est ὕβρις, injure, affront; se dit d'un animal dont le père et la mère sont de différentes espèces, et dont la naissance paroît un outrage fait à la nature, ou une espèce d'adultère commis par la nature elle-même; — en botanique, nom des plantes qui tirent leur origine de deux espèces différentes.

HYDATIDE, s. f. *hydatis, aquula, aquositas*, du grec ὕδωρ, gén. ὕδατος, eau; nom qu'on donne en histoire naturelle à un genre de vers dont le corps ressemble à une petite vessie remplie d'eau: ils s'engendrent dans plusieurs parties du corps des animaux, et y produisent les maladies les plus singulières. On en trouve dans le cerveau des moutons qui périssent du *tournis*, dans le ventre des lièvres et des lapins qui ont vécu d'herbes trop humides et qui meurent enflés; dans l'abdomen et même au milieu des muscles des hommes hydropiques; dans le foie des cochons, etc. — en chirurgie, tumeur graisseuse qui se trouve aux paupières.

HYDATISME, s. m. *hydatismus*, du grec ὕδωρ, gén. ὕδατος, eau; bruit causé par la fluctuation des humeurs contenues dans quelque abcès extérieur ou dans une vomique.

HYDATOÏDE, s. f. *hydatodes, hydatoïdes*, aqueux, du grec ὕδωρ, gén. ὕδατος, eau, et d'εἶδος, forme, ressemblance; humeur aqueuse de l'œil, renfermée entre la cornée et l'uvée.

HYDRAGOGUE, s. m. et adj. *hydragogus, aquiducus*, du grec ὕδωρ et d'ἄγω, je chasse; se dit des remèdes qui évacuent les eaux et les sérosités du corps.

HYDRARGYRE, s. m. *hydrargyrum*, ὑδράργυρος des Grecs, dérivé d'ὕδωρ, eau, et d'ἄργυρος, argent; comme qui diroit *eau d'argent* ou *argent liquide comme de l'eau*; nom donné au vif-argent ou mercure.

HYDRARGYROSE, s. f. *hydrargyrosis*, du grec ὑδράργυρος, mercure, vif-argent; friction mercurielle.

HYDRATE, s. m. du grec ὕδωρ, gén. ὕδατος, eau. Les chimistes donnent le nom d'hydrate de cuivre, ou de cendre bleue ou d'oxyde bleu de cuivre, à une substance précipitée de tous les sels cuivreux par une lessive de potasse caustique, et regardée par M. *Proust* comme une combinaison d'oxyde de cuivre et d'eau dépouillée de calorique.

HYDRAULICO-PNEUMATIQUE, adj. *hydraulico-pneumaticus*, d'ὕδωρ, eau, d'αὐλός, tuyau, et de πνεῦμα, air; se dit de certaines machines qui élèvent l'eau par le moyen du ressort de l'air.

HYDRAULIQUE, s. f. *hydraulica*, du grec ὕδωρ, génit. ὕδατος, eau, et d'αὐλός, tuyau; partie de la mécanique qui traite du mouvement des fluides; science qui enseigne à conduire et à élever les eaux; — adj. *Hydraulicus*, qui a rapport, qui sert à cet objet: machine hydraulique.

HYDRÉLÉON, s. m. d'ὕδωρ, eau, et d'ἔλαιον, huile; mélange d'huile et d'eau.

HYDRENTÉROCÈLE, s. f. *hydrenterocele*, d'ὕδωρ, eau, d'ἔντερον, intestin, et de κήλη, tumeur; hydropisie du scrotum compliquée avec une descente d'intestins.

HYDRES ou POLYPES A BRAS, s. m. pl. ὕδροι des Grecs, dérivé d'ὕδωρ, eau; genre de zoophytes, animaux microscopiques, infusoires, ainsi appelés parce qu'on les trouve dans les eaux dormantes, attachés sur des corps solides. Leur corps est transparent; on les apperçoit quelquefois à l'œil nu; ils ont près de la bouche des appendices en forme de fil, qu'ils peuvent faire rentrer en dedans. On les coupe en plusieurs parties, dont chacune devient un animal vivant. On les retourne de manière que leur estomac devient leur peau extérieure, et ils n'en continuent pas moins de vivre.

HYDROCARDIE, s. f. *hydrocardia*, du grec ὕδωρ, gén. ὕδατος, eau, et de καρδία, le cœur; hydropisie du péricarde ou de la membrane qui enveloppe le cœur.

HYDROCÈLE, s. f. *hydrocele*, du grec ὕδωρ, eau, et de κήλη, tumeur; tumeur du scrotum causée par un épanchement d'eau : hydropisie du scrotum.

HYDROCÉPHALE, s. f. *hydrocephalus, hydrocephalum, hydrocephale*, du grec ὕδωρ, eau, et de κεφαλή, tête; hydropisie de la tête; maladie qui s'observe le plus particulièrement chez les enfans, et dont les principaux signes sont l'écartement des sutures, l'évasement des fontanelles, le volume énorme de la tête, et sur-tout la disproportion entre la face et la partie postérieure du crâne.

HYDROCORÉES, s. m. pl. d'ὕδωρ, eau, et de κόρις, punaise, dérivé du verbe κείρω, je ravage, je tonds, je divise; nom que les naturalistes donnent aux punaises aquatiques, parce que ces insectes sucent le sang des poissons et des autres habitans de l'eau.

HYDROCOTYLE, s. f. *hydrocotylus*, d'ὕδωρ, eau, et de κοτύλη, écuelle; c'est-à-dire écuelle d'eau; plante ainsi nommée parce qu'elle croît dans les marais, et que ses feuilles sont rondes et creuses à peu près comme une écuelle ou une coupe.

HYDRODYNAMIQUE, s. f. *hydrodynamica*, du grec ὕδωρ, eau, et de δύναμις, force, puissance; science des forces qui meuvent l'eau; théorie du mouvement et de l'équilibre des eaux : l'hydrostatique et l'hydraulique.

HYDRO-ENTÉROCÈLE ou HYDRENTÉROCÈLE, s. f. *hydro-enterocele, hydrenterocele*, du grec ὕδωρ, eau, d'ἔντερον, intestin, et de κήλη, tumeur, hernie; hydropisie du scrotum compliquée avec une chute d'intestin.

HYDRO-ÉPIPLOMPHALE, s. fém. *hydro-epiplomphalus*, d'ὕδωρ, eau, d'ἐπίπλοον, épiploon, et d'ὀμφαλός, ombilic; hernie ombilicale avec amas de sérosités et déplacement de l'épiploon.

HYDRO-ENTÉROMPHALE, s. fém. *hydro-enteromphalus*, d'ὕδωρ, eau, d'ἔντερον, intestin, et d'ὀμφαλός, ombilic; hernie de l'ombilic avec amas de sérosités.

HYDROGALE, s. m. *hydrogala*, du grec ὕδωρ, eau, et de γάλα, lait; boisson composée d'eau et de lait.

HYDROGÈNE, s. m. du grec ὕδωρ, eau, et du verbe γεννάω, j'engendre, comme qui diroit *principe générateur de l'eau;* substance simple, éminemment combustible; très-dissoluble dans le calorique; se combinant avec l'azote, le charbon, le phosphore, le soufre; décomposant les oxydes; un des principes constituans des végétaux et des animaux, dont le caractère spécifique est de former de l'eau avec l'oxygène qui le brûle.

HYDROGRAPHIE, s. f. *hydrographia*, d'ὕδωρ, eau, et de γράφω, je décris; c'est-à-dire description des eaux; science qui enseigne à connoître les différentes parties de la mer, à construire des cartes marines et à naviguer.

HYDROLOGIE, s. f. *hydrologia*, d'ὕδωρ, eau, et de λόγος, discours; traité des eaux en général, de leur nature et de leurs propriétés.

HYDROMEL, s. m. *hydromel, hydromeli, aqua mulsa, melicratum*, du grec ὕδωρ, eau, et de μέλι, miel; boisson composée d'eau et de miel: eau miellée.

HYDROMÈTRE, s. m. *hydrometrum*, du grec ὕδωρ, eau, et de μέτρον, mesure; instrument qui sert à mesurer la pesanteur, la vitesse et les autres propriétés de l'eau; — de là le mot *Hydrométrie*, s. fém. science qui enseigne à se servir de cet instrument.

HYDROMÈTRE, s. f. d'ὕδωρ, eau, et de μήτρα, matrice; nom qu'on donne à l'hydropisie de matrice, caractérisée par une tumeur de l'hypogastre qui croît par degrés, imite la figure de l'utérus, cède à la pression ou laisse appercevoir de la fluctuation, sans ischurie ni grossesse.

HYDROMPHALE, s. f. *hydromphalum*, du grec ὕδωρ, eau, et d'ὀμφαλός, nombril; hydropisie du nombril.

HYDRO-PÉRICARDE, s. f. *hydro-*

pericardium, d'ὕδωρ, eau, et de πε-
ριχάρδιον, le péricarde ou membrane
qui enveloppe le cœur; hydropisie
du péricarde.

HYDROPHANE, s. f. d'ὕδωρ, eau,
et de φαίνω, je brille, nom de certaines pierres qui, mises dans l'eau,
deviennent transparentes.

HYDROPHIDES, s. m. pl. *hydrophides*, du grec ὕδωρ, eau, et d'ὄφις,
serpent; serpens d'eau; espèce
d'orvets dont la queue est aplatie
et obtuse, et dont la manière de
vivre se rapproche vraisemblablement de celle des orvets en général.

HYDROPHILE, s. m. d'ὕδωρ, eau,
et de φίλος, ami; sorte d'insecte
ainsi nommé parce qu'il aime à vivre dans l'eau.

HYDROPHOBIE, s. f. *hydrophobia*, du grec ὕδωρ, eau, et de φόβος,
crainte; aversion ou horreur de
l'eau; genre de maladie qu'on appelle autrement *la rage*, dont un
des symptômes principaux est l'horreur des liquides; — de là *Hydrophobe*, s. m. et adj. qui a horreur
des liquides, qui est affecté d'*hydrophobie*.

HYDROPHTHALMIE, s. f. *hydrophthalmia*, du grec ὕδωρ, eau, et d'ὀφθαλμος, œil; hydropisie de l'œil;
maladie dans laquelle cet organe
est si distendu par de l'eau ou de
la sérosité, qu'il sort de l'orbite.

HYDROPHYSOCÈLE, s. f. *hydrophysocele*, du grec ὕδωρ, eau, de
φύσα, vent, et de κήλη, tumeur,
hernie; tumeur du scrotum provenant d'eau et d'air. *Voy.* HYDRO-
PNEUMATOCÈLE.

HYDROPISIE, s. f. *hydrops*, du
grec ὕδωρ, eau, et d'ὤψ, visage;
épanchement d'eau dans quelque
partie du corps, comme dans la cavité du crâne, dans le thorax, le
péricarde, l'abdomen, etc.; maladie ainsi appelée parce qu'elle est
communément accompagnée de l'infiltration du visage.

HYDROPNEUMATIQUE, adj. terme
de chimie, dérivé d'ὕδωρ, eau, et
de πνεῦμα, air; se dit d'un appareil
chimique qui sert, au moyen de
l'eau et du mercure, à se rendre
maître des substances aériformes.

HYDROPNEUMATOCÈLE, s. fém.
hydropneumatocele, du grec ὕδωρ,
eau, de πνεῦμα, air, vent, et de

κήλη, tumeur; tumeur causée par
de l'eau et de l'air.

HYDROPNEUMOSARQUE, s. fém.
hydropneumosarca, du grec ὕδωρ,
eau, de πνεῦμα, air, vent, et de
σαρξ, chair; tumeur qui contient de
l'eau, de l'air et des matières charnues.

HYDROPOÏDE, adj. *hydropoïdes*,
du grec ὕδωρ, eau, et du verbe ποιέω,
je fais; se dit des excrétions aqueuses, telles qu'elles sont dans l'hydropisie.

HYDROPOTE, s. m. *hydropota*,
en grec ὑδροπότης, d'ὕδωρ, eau, et de
πότης, buveur, dérivé de πίνω, je
bois; buveur d'eau; qui ne boit
que de l'eau.

HYDROPYRIQUE, adj *hydropy-
ricus*, d'ὕδωρ, eau, et de πῦρ, feu,
mot à mot, *eau inflammable;* se
dit en histoire naturelle d'un volcan dont les eaux ont la propriété
de s'enflammer.

HYDRORACHITIS, s. fém. du grec
ὕδωρ, eau, et de ῥάχις, l'épine ou le
rachis; tumeur molle, transparente
au rachis, sur-tout à sa portion
lombaire, avec fluctuation, carie
ou usure plus ou moins étendue de
la portion annulaire des vertèbres, et
paralysie des membres abdominaux.

HYDRORRHODIN, s. m. d'ὕδωρ,
eau, et de ῥόδον, rose, vomitif composé d'eau et d'huile de rose.

HYDROSACCHARUM, s. m. d'ὕδωρ,
eau, et de σάκχαρ, ou σακχάριον,
sucre; eau sucrée.

HYDROSARCOCÈLE, s. f. *hydrosarcocele*, du grec ὕδωρ, eau, de
σαρξ, chair, et de κήλη, tumeur; hernie formée d'eau et de chair.

HYDROSARQUE, s. f. *hydrosarca*, du grec ὕδωρ, eau, et de σαρξ,
chair; tumeur aqueuse et charnue.

HYDROSTATIQUE, s. f. *hydrostatice*, du grec ὕδωρ, eau, et de στατική,
science des poids, dérivé du verbe
ἵστημι, j'arrête; partie de la mécanique qui traite de la pesanteur
des liquides, sur-tout de l'eau;
science de l'équilibre des liquides;
— adj. qui a rapport à l'*hydrostatique*.

HYDROTHORAX, s. f. mot dérivé
d'ὕδωρ, eau, et de θώραξ, la poitrine;
hydropisie de poitrine, maladie
très-grave dont les signes sont la
dyspnée, l'oppression, l'ortho-

pnée , le son obscur de la poitrine, la fluctuation plus ou moins manifeste , le dérangement du pouls, l'œdématie des pieds, etc.

HYDROTIQUE , adj. *hydroticus*, du grec ὕδωρ , eau ; qui évacue les eaux du corps. *Voyez* HYDRAGOGUE. —*Hydrotique* est aussi le nom d'une fièvre accompagnée de sueur.

HYDRURE , s. m. toute combinaison de l'hydrogène avec les terres , les alcalis , les métaux. La nouvelle chimie dérive co mot d'ὕδωρ , eau, dont l'hydrogène est le principe générateur.

HYGIÈNE , s. f. *hygiena* , ὑγιεινὴ , dérivé d'ὑγίεια , santé , qui a pour racine ὑγιὴς , sain ; partie de la médecine dont l'objet est de conserver la santé et de prévenir les maladies. Elle règle le choix et l'usage des choses qui , par leur influence , modifient , changent ou altèrent l'économie animale; telles que l'air, les alimens, le travail et le repos , le sommeil et la veille, les excrétions ou évacuations , et les passions de l'ame.

HYGROBLÉPHARIQUE , adj. *hygroblepharicus*, du grec ὑγρὸς , humide , aqueux , et de βλέφαρον , paupière ; se dit des conduits excrétoires de la glande lacrymale , situés à l'extrémité de chaque paupière , et dont l'usage est de conduire l'humeur filtrée par cette glande vers le globe de l'œil qui en est continuellement humecté.

HYGROCIRSOCÈLE , s. f. *hygrocirsocele*, du grec ὑγρὸς , humide , de κιρσὸς , varice, et de κήλη , tumeur, hernie ; espèce de hernie dans laquelle les veines spermatiques sont variqueuses et le scrotum plein d'eau.

HYGROLOGIE , s. f. *hygrologia* , d'ὕδωρ , eau , et de λόγος , discours ; dissertation sur les fluides du corps humain.

HYGROMÈTRE , s. m. *hygrometrum* , du grec ὑγρὸς , humide , et de μέτρον , mesure ; instrument de physique servant à mesurer le degré d'humidité de l'air. On emploie pour faire des hygromètres la plupart des bois, sur-tout ceux de trène, de sapin, de peuplier, etc. les boyaux de chat, etc. les cheveux.

HYGROPHOBIE , s. f. *hygrophobia* , d'ὑγρὸς , humide ou liquide , et de φόβος , crainte ; aversion des liquides. *Voyez* HYDROPHOBIE, qui est plus usité.

HYGROPHTHALMIQUE , adj. *hygrophthalmicus*, d'ὑγρὸς , humide, et d'ὀφθαλμὸς , œil ; qui sert à humecter l'œil. *V.* HYGROBLÉPHARIQUE.

HYGROSCOPE , s. m. *hygroscopium* , d'ὑγρὸς , humide , et de σκοπέω , j'observe ; instrument propre à indiquer le degré d'humidité de l'air. *Voyez* HYGROMÈTRE.

HYLARCHIQUE , adj. *hylarchicus*, du grec ὕλη , matière , et d'ἄρχω , prince , chef ; se dit de l'esprit universel répandu dans l'univers , qui , selon le docteur Henri More, gouverne la matière première.

HYMEN , s. m. mot grec ὑμὴν , qui signifie *mariage*, *chant nuptial* ; d'où l'on a fait Hyménée , ὑμέναιος , le dieu des noces ou les noces mêmes ; — hymen signifie aussi membrane ou pellicule en général; — nom du cercle membraneux qui borde l'orifice externe du vagin dans les vierges , sur-tout pendant la jeunesse et avant les règles. Cette membrane se rompt , pour l'ordinaire, par la consommation du mariage , et s'efface par l'accouchement ; il n'en reste plus alors que des lambeaux irréguliers, auxquels on donne le nom de caroncules myrtiformes , à cause de leur ressemblance avec une feuille de myrte. Outre cela, des règles abondantes , des accidens particuliers , une imprudence ou quelque blessure peuvent aussi déranger ou altérer la membrane *hymen* ; enfin , on la trouve souvent effacée chez les filles d'un mois ou qui viennent de naître ; d'où il résulte que l'hymen n'est qu'une foible preuve de la virginité , et que les soupçons d'incontinence dans les filles où cette membrane n'est pas, sont bien frivoles et bien injustes.

HYMÉNODE , adj. *hymenodes* , du grec ὑμὴν , membrane ; membraneux , plein de pellicules ou de membranes.

HYMÉNOGRAPHIE , s. f. *hymenographia*, d'ὑμὴν , membrane , et de γράφω , je décris ; partie de l'anatonue qui a pour objet la description des membranes.

HYMÉNOLOGIE, s. f. *hymenologia*, d'ὑμήν, membrane, et de λόγος, discours ; traité des membranes.

HYMÉNOPTÈRES, s. m. pl. *hymenopteri*, du grec ὑμήν, membrane, et de πτερὸν, aile ; ailes membraneuses ; nom que les naturalistes donnent à un ordre d'insectes qui ont presque tous quatre ailes membraneuses, étroites, sur lesquelles les nervures sont principalement en long ; qui ont tous des mandibules, mais dont les mâchoires sont le plus souvent allongées en forme de langue. Ils ont cinq articles aux tarses, et leur corselet ne paroit presque point du coté du dos.

HYMÉNOTOMIE, s. f. *hymenotomia*, du grec ὑμήν, membrane, et de τέμνω, je coupe, je dissèque ; dissection des membranes.

HYO-ÉPIGLOTTIQUE, adj. *hyo-epiglotticus* ; qui a rapport à l'os HYOÏDE et à l'ÉPIGLOTTE. *Voy.* ces deux mots pour l'étymologie.

HYOGLOSSE, s. m. et adj. *hyoglossus*, *hyoglossus*, du grec ὑοειδὴς, l'os hyoïde, et de γλῶσσα, langue ; nom de deux petits muscles de la langue qui s'attachent à l'os hyoïde.

HYOÏDE, adj. *hyoïdes*, *hypsiloïdes*, en grec ὑοειδὴς, dérivé de la voyelle grecque Υ upsilon, et d'εἶδος, figure, ressemblance ; se dit d'un petit os fourchu ou d'un petit arceau osseux situé à la base de la langue, attaché au crâne par des ligamens, et composé de l'assemblage de cinq petites pièces susceptibles d'une certaine mobilité.

HYOPHARYNGIEN, s. m. et adj. *hyopharyngeus*, nom de deux muscles qui vont de l'os hyoïde au pharynx. *Voyez*, pour l'étymologie, les mots HYOÏDE et PHARYNX, dont celui-ci est composé.

HYOSCUAME ou JUSQUIAME, s. f. *hyoscyamus*, en grec ὑοσκύαμος, dérivé d'ὗς, gén. ὑός, cochon, et de κύαμος, fève ; fève à cochon ; plante narcotique, de l'ordre des solanées.

HYOTHYROÏDIEN, s. m. et adj. *hyothyroïdeus* ; nom de deux muscles qui appartiennent à l'os HYOÏDE

et au cartilage THYROÏDE. *Voyez*, pour l'étymologie, ces deux mots.

HYPERBOLE, s. f. *hyperbola*, ὑπερβολὴ, des Grecs, dérivé d'ὑπέρ, au dela, et de βάλλω, je jette ; nom que les géomètres donnent à une courbe formée de la section d'un cône par un plan qui, étant prolongé, rencontre le cône opposé. Elle a été ainsi appelée parce que le carré de l'ordonnée surpasse le rectangle ou le produit du paramètre par l'abscisse.

HYPERBOLIQUE, adj. *hyperbolicus*, du verbe grec ὑπερβάλλω, j'excède ; se dit dans Galien d'une posture dans laquelle on est couché, avec les bras, les jambes, l'épine dorsale et les vertèbres du cou étendus ou retirés au delà de leur mesure ordinaire. *Com. I. in prognost.* nº. 13.

HYPERBOLOÏDE, s. f. d'ὑπερβολὴ, hyperbole, et d'εἶδος, forme ; qui a la forme de l'hyperbole ; nom générique de toutes les courbes dont la nature est exprimée par une équation qui renferme celle de l'hyperbole ordinaire.

HYPERBORÉE ou HYPERBORÉEN, adj. *hyperboreus*, d'ὑπέρ, au delà, et de Βορέας, Borée, vent du nord ; se dit en histoire naturelle d'une race d'hommes qui se trouve tout à fait au nord des deux Continens, près du cercle polaire ; qui paroît provenir du mélange des Mongols et des Caucasiens ; à laquelle appartiennent les peuples du Labrador, des bords de la baie d'Hudson, ou les Eskimaux d'Amérique ; les Thibétains, les Ostiaques et les Kamtschadales en Asie ; les Lapons et les Samoïedes en Europe ; dont les caractères distinctifs sont le visage plat, court et arrondi ; le nez écrasé ; les cheveux noirs, courts et plats ; la peau brune.

HYPERCATHARSE, s. f. *hypercatharsis*, de la préposition ὑπέρ, au delà, et de κάθαρσις, purgation, de καθαίρω, je purge ; purgation immodérée et excessive. *Voyez* SUPERPURGATION

HYPERCRISE ou HYPERCRISIE, s. f. *hypercrisis*, de la préposition ὑπέρ, au delà, et de κρίσις, crise ; crise violente et excessive dans une maladie.

HYPÉRÉSIE , s. f. *hyperesia*, ministère ; mot employé dans Moschion , pour signifier la fonction organique des différentes parties du corps.

HYPÉROSTOSE, s. f. *hyperostosis*, d'ὑπέρ, au delà, et d'ὀστέον, os ; excroissance osseuse ; tumeur d'un os : nodus.

HYPERSARCOSE, s. f. *hypersarcosis* , de la préposition ὑπέρ , au delà , et de σὰρξ , gén. σαρκὸς , chair ; excroissance de chair dans quelque partie du corps ; chair saillante ou superflue.

HYPERTONIE, s. f. d'ὑπέρ, au delà , et de τόνος, ton ou tension, dérivé du verbe τείνω, je tends ; excès de ton ou tension violente et excessive dans les solides du corps humain.

HYPNOBATE , s. m. *hypnobates* , du grec ὕπνος , sommeil , et du verbe βαίνω , je marche ; qui marche en dormant ; somnambule.

HYPNOLOGIE , s. f. *hypnologia* , du grec ὕπνος, sommeil , et de λόγος , discours ; traité du sommeil ; partie de la médecine qui règle le sommeil et la veille , et qui apprécie leurs effets pour la conservation de la santé.

HYPNOTIQUE , s. m. et adj. *hypnoticus* , *somnifer* , *somnificus* , ὑπνωτικὸς , qui endort, qui provoque le sommeil ; du verbe grec ὑπνόω , j'endors, j'assoupis, dérivé d'ὕπνος , sommeil.

HYPOCATHARSE , s. f. *hypocatharsis* , d'ὑπὸ , en dessous, et de κάθαρσις , purgation , dérivé de καθαίρω , je purge , purgation trop foible , l'opposé d'*hypercatharse*.

HYPOCAUSTE , s. m. *hypocaustum* , ὑποκαῦστον des Grecs , d'ὑπὸ , dessous , et de καίω , je brûle ; fourneau placé dans un lieu souterrain, et qui servoit à échauffer les bains chez les Grecs et les Romains.

HYPOCHYMA , s. m. ὑπόχυμα des Grecs, *suffusio* des Latins : d'ὑπὸ , sous, et de χίω ou χύω , je répands , je liquéfie ; suffusion , humeur épaissie dans le tissu de la cornée ; cataracte.

HYPOCISTE , s. m. *hypocistus* , d'ὑπὸ , sous, et de κίστος , ciste ; plante parasite qui s'attache aux racines du ciste.

HYPOCONDRE , s. m. *hypocondrium*, d'ὑπὸ, sous, et de χόνδρος, cartilage ; nom des parties supérieures et latérales du bas-ventre sous les fausses côtes , qui sont presque toutes cartilagineuses.

HYPOCONDRIE , s. f. *hypocondria* , de la préposition grecque ὑπὸ , sous, et de χόνδρος , cartilage ; maladie causée par un vice des hypocondres ; genre de vésanie accompagnée de spasme dans différentes parties du corps , de flatuosités incommodes, d'affections d'esprit ou de maux imaginaires, quelquefois compliquée et entretenue par une altération des viscères abdominaux.

HYPOCRANE, s. m. *hypocranium*, de la préposition ὑπὸ , sous , et de κρανίον , crâne ; espèce d'abcès ainsi nommé parce qu'il est situé sous le crâne.

HYPOCRATÉRIFORME, adj. *hypocrateriformis*, d'ὑπὸ , sous, de κρατὴρ , coupe, et du latin *forma* , forme , ressemblance ; en forme de soucoupe ; se dit en botanique des fleurs dont la corolle est tubulée et subitement dilatée en un limbe régulier, horizontal, orbiculé et plus ou moins concave.

HYPOGASTRE , s. m. *hypogastrium* , d'ὑπὸ , sous , et de γαστὴρ , ventre : partie inférieure du bas-ventre , qu'on divise en trois parties, une moyenne , appelée le pubis , et deux latérales qu'on nomme les aines ; — de là *Hypogastrique*, adj. qui a rapport à l'hypogastre , *hypogastricus*.

HYPOGASTROCÈLE , s. f. *hypogastrocele*, d'ὑπὸ , sous, de γαστὴρ , ventre , et de κήλη , tumeur ; tumeur du bas-ventre.

HYPOGLOSSES, s. m. pl. *hypoglossus*, d'ὑπὸ, sous, et de γλῶσσα, langue : qui est sous la langue ; on nomme ainsi les nerfs de la neuvième paire cérébrale qui se rendent à la langue.

HYPOGYNE , HYPOGYNIQUE , adj. *hypogynus* , d'ὑπὸ , sous , et de γυνὴ , femme ; se dit en botanique de la corolle et des étamines des fleurs qui sont attachées sous le pistil ou l'organe femelle.

HYPOMOCHLION , s. m. ὑπομόχλιον, d'ὑπὸ , sous , et de μοχλός, levier; point d'appui d'un levier.

HYPOPHASIE , s. f. *hypophasia*, *hypophasis*, du verbe ὑποφαίνομαι , je parois en dessous , je me montre un peu , d'ὑπὸ , sous , et de φαίνω, je montre ; sorte de clignotement dans lequel les paupières se joignent de si près , qu'on n'apperçoit qu'une très-petite portion de l'œil ; c'est un symptôme très-commun et très-fâcheux dans les maladies.

HYPOPHORE , s. f. *hypophora* , d'ὑπὸ , sous , et de φέρω , je porte , je conduis ; ulcère ouvert , profond , fistuleux.

HYPOPHTHALMIE , s. f. *hypophthalmia*, d'ὑπὸ , sous , et d'ὀφταλμός, œil ; douleur dans l'œil , sous la cornée ; gonflement de la paupière intérieure de l'œil.

HYPOPYON , s. m. *hypopyum* , d'ὑπὸ , sous , et de πύον , pus ou matière ; abcès de l'œil situé derrière la cornée transparente , provenant d'une extravasation de sang après une inflammation, de la petite vérole , de l'opération de la cataracte , ou d'une violence externe. Il est accompagné de douleurs aiguës de la tête et des yeux , de l'affoiblissement de la vue , quelquefois de la cécité et même de la mort.

HYPOSPADIAS , s. m. du verbe grec ὑποσπάω , je soustrais, je sépare en dessous , d'ὑπὸ , sous , et de σπάω , je divise, je tire , j'écarte ; maladie dans laquelle le canal de l'urètre s'ouvre à la base du gland, quelquefois à la partie de la verge qui fait angle avec les bourses, ou dans quelque point intermédiaire.

HYPOSPATHISME , s. m. *hypospathismus* , d'ὑπὸ , dessous , et de σπάθη, spatule ; opération de chirurgie qui tire son nom de l'instrument avec lequel on la faisoit. On la pratiquoit autrefois sur le front , où l'on faisoit trois incisions en long jusqu'au péricrâne, de deux travers de doigt de long , ensuite on passoit une spatule entre le péricrâne et les chairs , pour couper tous les vaisseaux intermédiaires.

HYPOSTASE , s. f. *hypostasis* , d'ὑπὸ , sous , et de ςάω, je suis , je reste ; sédiment des urines ; la partie la plus épaisse et la plus gros-

sière qui se précipite au fond des liqueurs.

HYPOTHÉNAR , s. m. *hypothenar*, d'ὑπὸ , sous , et de θέναρ, paume de la main ou plante du pied ; un des muscles qui servent à approcher le pouce de l'index ; espace de la main qui est entre l'index et le petit doigt.

HYPOTHÉNUSE , s. f. *hypotenusis*, d'ὑπὸ , sous , et de τείνω , je tends ; le côté opposé à l'angle droit dans un triangle rectangle ! comme si l'on disoit *la ligne sous-tendante de l'angle droit.* La principale propriété de l'hypothénuse est d'avoir son carré égal à la somme des carrés des deux autres côtés.

HYPSILOGLOSSE , adj. et s. m. *hypsiloglossus*, nom d'un muscle qui appartient à l'os hyoïde ou hypsiloïde , et à la langue nommée γλῶσσα en grec. *Voyez* HYPSILOÏDE pour la première partie de ce mot.

HYPSILOÏDE , adj. *hypsiloïdes* , du grec ὑψιλὸν , l'une des voyelles grecques Υ , et d'εἶδος, forme, ressemblance ; nom de l'os hyoïde , parce qu'il a la forme de la lettre *upsilon* des Grecs.

HYSSOPE ou HYSOPE , s. f. *hyssopus*, en grec ὕσσωπος , plante médicinale d'un goût amer , et qui répand une odeur aromatique très-agréable.

HYSTÉRALGIE, s. f. *hysteralgia* , du grec ὑστέρα , la matrice , et d'ἄλγος, douleur ; douleur de la matrice.

HYSTÉRIE , s. f. *hysteria, passio* ou *affectio hysterica, suffocatio* ou *strangulatio uterina ;* du grec ὑστέρα , la matrice ; genre de maladie nerveuse qu'on croit avoir son siége dans la matrice. Elle attaque ordinairement les femmes douées d'une grande sensibilité , les veuves et celles qui vivent dans une continence forcée ou qui abusent des plaisirs de Vénus. Elle est souvent déterminée par de fréquentes et violentes affections de l'ame , par des lectures ou des propos lascifs , par la diminution ou la suppression des règles , des lochies , des fleurs blanches ; son principal caractère consiste dans le sentiment d'une boule qui semble partir de la matrice et rouler dans le bas-ventre, pour monter jusqu'à la poitrine et à la gorge , où elle produit une es-

pèce de suffocation et de strangulation ; outre cela , les malades
éprouvent une infinité d'autres
symptômes, tels que les convulsions, la syncope , la difficulté de
respirer , et de nombreuses anomalies, de la sensibilité , de la
motilité et de la caloricité.

HYSTÉRIQUE , adj. *hystericus*,
qui a rapport à la matrice ; se dit
des femmes affectées d'hystérie et
des remèdes propres à combattre
les maladies de la matrice.

HYSTÉRITE , s. f. *hysteritis* , du
grec ὑτέρα, la matrice ; inflammation
de la matrice. *Voyez* MÉTRITE.

HYSTÉROCÈLE , s. f. *hysterocele* ,
du grec ὑτέρα, la matrice, et de κήλη,
tumeur , hernie ; hernie causée
par le déplacement de la matrice.

HYSTÉROTOMIE , s. f. *hysterotomia* , d'ὑτέρα, matrice, et de τέμνω ,
je coupe, je dissèque ; dissection
de la matrice.

HYSTÉROTOMOTOCIE , s. f. *hysterotomotocia* , d'ὑτέρα , matrice , de
τομή , incision , et de τόκος, accouchement ; accouchement procuré
par l'incision de la matrice ; opération césarienne.

HIVERNAL, ALE , adj. *hyemalis*,
du latin *hyems* , hiver ; se dit en
botanique des plantes qui naissent
ou produisent en hiver.

I

IATRALEPTE , s. m. *iatraleptes*,
d'ἰατρός, médecin, dérivé d'ἰάομαι,
je guéris, et du verbe ἀλείφω , j'oins;
nom qu'on donnoit autrefois à des
médecins qui prétendoient guérir
les maladies par les frictions, les
fomentations et l'application des
onguens.

IATRALEPTIQUE , s. f. *iatraleptice* , en grec ἰατραλειπτική, d'ἰατρική,
la médecine, et d'ἀλείφω, j'oins; je
frotte; partie de la médecine qui
guérit par les frictions, les fomentations et autres remèdes extérieurs. Pline rapporte que *Prodicus* , natif de Selymbria, et dis-
ciple d'Esculape, fut le premier
qui la mit en usage.

IATRIQUE , adj. *iatricus* , d'ἰατρός,
médecin, ou d'ἰατρική, médecine ,
dérivé d'ἰατρεύω , je guéris; nom
qu'on donne à la médecine ou à ce
qui lui appartient.

IATROCHIMIE , s. f. *iatrochimia* ,
d'ἰατρεύω, je guéris, et de χυμία,
chimie; médecine chimique ; l'art
de guérir avec des remèdes tirés
de la chimie ;— de là *Iatrochimiste*,
s m. *iatrochymicus* , médecin-chi-
miste.

IATROPHYSIQUE , adj. *iatrophysicus*, du verbe ἰατρεύω, je guéris , et
de φυσική, physique , dérivé de φύσις,
la nature ; nom qu'on donne à la
physique considérée par rapport à
la médecine.

ICHNEUMON , s. m. ἰχνεύμων des
Grecs , dérivé d'ἴχνος, trace , ou du
verbe ἰχνεύω , je suis à la trace ; qui
poursuit , qui suit à la piste ; animal d'Egypte, gros comme un rat ,
ainsi appelé parce qu'il fait la
guerre aux serpens et aux croco-
diles ; — par analogie, on donne
aussi le nom d'*ichneumons* à des
insectes hyménoptères qui sont
toujours en mouvement , et qui ont
l'air d'être toujours en quête : ils
ont des antennes longues, en forme
de soie , toujours agitées , le ventre très allongé , terminé dans les
femelles par une tarière droite,
avec laquelle elles percent la peau
des chenilles en plusieurs endroits ,
et y déposent leurs œufs.

ICHOR , s. m. mot grec ἰχώρ, sanie ou sang aqueux ; — de là *Ichoreux*, adj. *ichorosus* , *ichoroïdes* ;
nom qu'on donne à une espèce de
sanie ou de sérosité âcre qui découle
des ulcères , particulièrement de
ceux qui affectent les tissus blancs,
comme les ligamens, les tendons ,
etc.

ICHOROÏDE , adj. *ichoroïdes* ,
d'ἰχώρ , et d'εἶδος, forme , ressemblance ; se dit d'une sorte de sueur
semblable à la sanie qui découle des
ulcères.

ICHTYOCOLLE , s. f. *ichtyocolla*,
du grec ἰχθύς, poisson, et de κόλλα
ou κόλλη, colle ou glu, dérivé de
κολλάω, je colle; colle de poisson;
substance gélatineuse , élastique ,
d'un grand usage en médecine et
dans les arts, qu'on prépare en faisant sécher la vessie natatoire des
esturgeons.

ICHTYOLITHE , s. f. *ichtyolithes*,
d'ἰχθύς, poisson , et de λίθος, pierr ;

poisson pétrifié ou pierre qui porte des empreintes de poissons.

ICHTYOLOGIE, subst. f. *ichthyologia*, d'ἰχθὺς, poisson, et de λόγος, discours; partie de l'histoire naturelle qui traite des poissons; — de là *Ichtyologique*, adj. qui concerne les poissons; — *Ichtyologiste*, s. m. auteur qui a écrit sur les poissons.

ICHTYOPÈTRE, subst. f. d'ἰχθὺς, poisson, et de πέτρος, pierre. *Voy.* ICHTYOLITHE.

ICHTYOPHAGE, subst. m. et adj. *ichthyophagus*, d'ἰχθὺς, poisson, et de φάγω, je mange; mangeur de poissons; nom des peuples qui ne vivent que de poissons.

ICHTYTE ou ICHTYITE, s. f. d'ἰχθὺς, poisson. *Voyez* ICHTYOLITHE.

ICONOGRAPHIE, s. f. d'εἰκὼν, image, et de γράφω, je décris; description des images, des tableaux, en parlant des monumens antiques.

ICONOLOGIE, s. f. *iconologia*, d'εἰκὼν, image, et de λόγος, discours; explication des monumens antiques.

ICOSAÈDRE, s. m. du grec εἴκοσι, vingt, et d'ἕδρα, siége, base; solide qui a vingt bases ou vingt faces.

ICOSANDRIE, s. f. *icosandria*, d'εἴκοσι, vingt, et d'ἀνὴρ, gén. ἀνδρὸς, mari; douzième classe du système sexuel de Linné, comprenant toutes les plantes qui ont une vingtaine d'étamines insérées sur le calice.

ICTÈRE ou ICTÉRICIE, s. m. *icterus*, *ictericia*, du grec ἴκτερος, dérivé d'ἰκτὶς, espèce de belette aux yeux couleur d'or; maladie caractérisée par la couleur jaune de la peau et des yeux, par la blancheur des excrémens, par l'urine d'un rouge obscur et teignant en jaune les substances qu'on y plonge.

IDÉE, s. f. *idea*, en grec ἰδέα, du verbe εἴδω, je vois; perception de l'ame; image ou représentation d'un objet dans l'esprit.

IDÉOLOGIE, s. f. *ideologia*, d'ἰδέα, idée, et de λόγος, discours, traité; partie de la métaphysique qui traite des idées ou des perceptions de l'ame.

IDIOCRASE, s. f. *idiocrasis*, du grec ἴδιος, propre, et de κρᾶσις, tempérament, de κεράννυμι, je mêle; dis-

position ou tempérament propre d'un corps.

IDIO-ÉLECTRIQUE, adj. *idio-electricus*, d'ἴδιος, propre, et d'ἤλεκτρον, électricité; nom des corps susceptibles d'être électrisés par frottement, comme le verre, les résines, la soie, et toutes les substances qui ne contiennent ni eau, ni métaux.

IDIOPATHIQUE, adj. *idiopathicus*, d'ἴδιος, propre, et de πάθος, passion, affection; se dit des maladies propres ou particulières aux parties qu'elles attaquent. La péripneumonie, par exemple, est une maladie idiopathique du poumon.

IDIOSYNCRASE ou IDIOSYNCRASIE, s. f. *idiosyncrasis*, *idiosyncrasia*, du grec ἴδιος, propre, de σὺν, avec, et de κρᾶσις, mélange, tempérament; comme si l'on disoit *disposition qui résulte du mélange de plusieurs choses.* C'est le tempérament propre de chaque individu qui résulte du mélange des solides et des fluides dont il est composé, et qui produit des inclinations ou des répugnances, des qualités ou même des maladies différentes de celles de tout autre individu.

IDIOTISME, s. m. *idiotismus*, du grec ἰδιώτης, particulier, ignorant, idiot, qui n'est propre à aucun emploi; dérivé d'ἴδιος, propre; se dit en grammaire d'une façon de parler, adaptée au génie propre d'une langue; — en médecine, d'une espèce de manie marquée par une plus ou moins grande oblitération de l'intellect et des affections de l'ame.

IDOCRASE, s. f. *idocrasis*, d'εἶδος, forme, espèce, et de κρᾶσις, mélange; dérivé de κεράννυμι, je mêle; forme mélangée; nom d'une sorte de pierre combinée, qu'on avoit appelée hyacinthine ou hyacinthe des volcans, parce qu'on la croyoit produite par les feux des volcans. Elle s'éloigne beaucoup de la véritable hyacinthe.

IGNÉ, ÉE, adj. *igneus*, du latin *ignis*, le feu; qui est de feu ou de la nature du feu.

IGNITION, s. f. *ignitio*, l'action de brûler, du latin *ignis*, le feu; se dit en chimie de l'état d'un métal rougi au feu.

IGNIVORE, s. m. et adj. *ignivo-*

rus, *pyrophagus*, du latin *ignis*, feu, et du verbe *voro*, je dévore, ou du grec πῦρ, le feu, et de φαγω, je dévore ; mangeur de feu ; qui a le secret d'avaler le feu.

ILÉO-COLIQUE, adj. qui a rapport à l'ILÉON et au COLON. *Voy.* ces deux mots.

ILÉON, s. m. *ileum*, du verbe grec εἰλέω, tourner, entortiller ; la plus longue portion de l'intestin grêle, qui est mobile, flottante, revêtue de la tunique péritonéale, et attachée d'une manière lâche par le mésentère. Elle est ainsi appelée parce qu'elle fait un grand nombre de circonvolutions.

ILES, s. m. pl. *ilia*, les flancs ; les deux régions inférieures et latérales du bas-ventre.

ILÉUS, s. m. mot latin qui désigne une douleur de l'abdomen, particulièrement autour du nombril, accompagnée d'un sentiment de tortillement, de vomissement et de constipation. *Voy.* ILIAQUE.

ILIAQUE, adj. *iliacus*, qui a rapport à l'iléon ; se dit en médecine d'une maladie très-grave, qu'on nomme ordinairement *passion iliaque* en français, *ileus* en latin, et en grec ἰλεός, parce que son siége est dans l'ILÉON. *Voy.* ce mot. Elle a reçu encore d'autres noms, tels que ceux de colique de *miserere*, mot latin qui signifie *ayez pitié*, à cause des douleurs atroces qu'on souffre, et qui excitent la compassion ; de *volvulus*, du verbe *volvere*, rouler, entortiller, parce qu'à l'ouverture des cadavres on trouve l'intestin noué, roulé, entortillé ; de *chordapse* ou *chordapsus*, mot dérivé du grec χορδή, corde, et du verbe ἅπτομαι, je touche, parce que l'intestin paroît tendu comme une corde. Les principaux symptômes de la passion iliaque, sont des douleurs aiguës, atroces dans le bas-ventre, comme si une corde serroit l'intestin, avec constipation opiniâtre, gonflement de l'abdomen, lipothymie, vomissemens fréquens et si considérables, qu'on rend souvent les matières fécales par la bouche. On attribue ce désordre à un mouvement antipéristaltique et convulsif de l'intestin et de l'estomac, à l'endurcissement des matières qui

en obstruent le canal, à l'intùssusception, à l'étranglement ou à la compression qui ont lieu dans les hernies.

ILION, s. m. *ilium*, du verbe grec εἰλέω, je roule, j'entortille ; nom de la plus grande des pièces osseuses qui forment les os innominés ou coxaux chez le fœtus et l'enfant ; — il se prend encore pour la région supérieure et postérieure de ces mêmes os chez l'adulte.

ILLÉGITIME, adject. *illegitimus*, d'*in*, qui marque une négation ou une opposition, et de *legitimus*, légitime, dérivé de *lex*, gén. *legis*, loi ; qui est contre les règles ; qui n'a pas les conditions requises par la loi ; — se dit en médecine de certaines fièvres irrégulières que l'on appelle aussi *bâtardes*.

ILLUTATION, s. f. *illutatio*, d'*in*, sur, et de *lutum*, boue ; vieux mot qui exprime l'action d'enduire quelque partie du corps de boue. On se sert pour cela du limon qu'on trouve au fond des sources minérales, et qui possède les mêmes vertus médicamenteuses que les eaux qui en découlent.

IMAGE, s. m. *imago*, figure, portrait, représentation ; se dit en optique de l'apparence d'un objet par réflexion ou par réfraction. Dans les miroirs plans, l'image paroît aussi grande que l'objet, et placée derrière le miroir à la même distance que l'objet en devant. Dans les miroirs convexes, l'image est plus éloignée du centre de convexité que du point de réflexion, et paroît plus petite que l'objet. Dans les miroirs concaves, l'image varie selon la position de l'objet : elle est plus proche ou plus éloignée du miroir que l'objet : se trouve placée entre le miroir et le centre de concavité, ou entre ce centre et l'objet ; quelquefois elle se confond avec l'objet ; d'où il suit qu'elle doit paroître plus grande ou plus petite que l'objet, droite ou renversée, et quelquefois être invisible ou nulle.

IMAGINATION, s. f. *imaginatio*, faculté d'imaginer ou de se représenter quelque chose dans l'esprit ; faculté par laquelle l'intellect humain, à l'aide de perceptions ou d'idées déjà acquises, crée ou invente de nouvelles idées, enfante des systèmes, bâtit des théories, etc.

IMBERBE, adj. *imberbis*, opposé de barbu; dépourvu de barbe.

IMBIBITION, s. f. *imbibitio*, du verbe latin *imbibere*, boire, imbiber; action, faculté d'imbiber ou de mouiller, de pénétrer de quelque liqueur; en termes de chimie, cohobation par laquelle une liqueur, en montant et en descendant sur une substance, s'y fixe de sorte qu'elle ne peut plus monter; cohobation simple, en quelque espèce d'imprégnation que ce soit.

IMBRIQUÉ, ÉE, adj. *imbricatus*; se dit des parties des plantes, des écailles des poissons et des ailes des oiseaux disposées entr'elles ou appliquées en recouvrement les unes sur les autres, à peu près comme les tuiles d'un toit.

IMMERSION, s. f. *immersio*, du verbe latin *immergere*, plonger; action de plonger dans l'eau; en chimie, espèce de calcination qui se fait en plongeant un corps dans quelque fluide, pour le corroder; espèce de lotion qui consiste à faire tremper une substance dans quelque fluide, pour la corriger ou l'améliorer.

IMPAIR, adj. *impar*, qui n'est pas pair; se dit en arithmétique des nombres qu'on ne peut diviser en deux nombres entiers égaux; — en botanique, de la foliole terminale d'une feuille pinnée.

IMPALPABLE, adj. *tactum fugiens*, si fin, si délié, qu'il ne fait aucune impression au toucher.

IMPARFAIT, AITE, adj. *imperfectus*; se dit en botanique d'un *fruit* qui est de mauvaise venue, d'une *graine* qui n'a pas été fécondée, d'une *fleur* à qui il manque quelque chose d'essentiel à la fructification.

IMPASTATION, s. f. *impastatio*, réduction d'une poudre ou de quelque autre substance en forme de pâte, au moyen de quelque fluide convenable.

IMPÉNÉTRABILITÉ, s. f. *impenetrabilitas*, propriété qu'ont les corps de ne pouvoir céder leur place; de sorte qu'un corps, pour occuper un lieu, doit en chasser celui qui l'occupe déjà.

IMPERFORATION, s. f. *imperforatio*, vice de conformation qui consiste en ce que des parties qui devroient naturellement être ouvertes, se trouvent fermées; l'*imperforation* de l'anus, de l'urètre, du vagin.

IMPÉRITIE, s. f. *imperitia*, inexpérience, manque d'habileté dans une profession; ignorance.

IMPERMÉABILITÉ, s. f. *impermeabilitas*, d'*in* négatif des Latins, de *per*, à travers, et de *meatus*, méat, trou, ouverture; qualité des corps au travers desquels un fluide ne peut passer.

IMPLANTER, v. a. *inserere*, insérer dans ou sur quelque chose. On dit en anatomie que les tendons des muscles s'implantent ou s'insèrent sur les os.

IMPRÉGNATION, s. f. *imprægnatio*, du latin *prægnans*, femme grosse; se dit en pharmacie de l'action par laquelle une liqueur se charge de particules étrangères; par exemple, des vertus d'un médicament qu'on y fait macérer, infuser ou bouillir.

IMPUISSANCE, s. f. *impotentia*, défaut de pouvoir; incapacité d'avoir des enfans; défaut naturel ou accidentel dans les organes de l'un ou de l'autre sexe, qui les rend incapables d'exercer l'acte vénérien, et inhabiles à la génération. *Voy.* **ANAPHRODISIE**.

IMPULSION, s. f. *impulsio*; se dit en physique du mouvement communiqué par le choc, ou du choc lui-même qui communique le mouvement.

INALBUMINÉ, ÉE, adj. *inalbuminatus, exalbuminatus*, qui est dénué d'albumin.

INANGULÉ, ÉE, adj. *inangulatus, teres*, qui est sans angles; opposé à angulé ou anguleux.

INANIMÉ, ÉE, adj. *inanimatus*, qui n'est pas animé, qui est privé de vie.

INANITION, s. f. *inanitio*, *inanitas*, du verbe latin *inanire*, vider; foiblesse, épuisement par défaut de nourriture.

INAPPÉTENCE, s. f. *inappetentia*, défaut ou manque d'appétit. *Voyez* **ANOREXIE**.

INCALICÉ, ÉE, adj. *incalicatus*, de *calix*, calice ; se dit en botanique des fleurs qui n'ont point de calice.

INCANE, adj. *incanus*, blanchâtre par pubescence : Botan.

INCARNATIF, IVE, *incarnativus*, du latin *caro*, gén. *carnis*, chair ; se dit en chirurgie des médicamens, des bandages et des sutures qui favorisent la régénération des chairs. *Voyez* SARCOTIQUE.

INCÉRATION, s. f. *inceratio*, du latin *cera*, cire ; incorporation de la cire avec une autre matière : réduction de quelque substance sèche à la consistance de la cire molle, par le melange de quelque fluide.

INCIDENCE, s. f. *incidentia*, du verbe latin *incidere*, tomber sur ou dessus ; se dit en physique de la chute d'une ligne ou d'un corps sur un plan.

INCINÉRATION, s. f. *incineratio*, *cinefactio*, du latin *cinis*, gén. *cineris*, cendre ; action de réduire une substance quelconque en cendres ; opération de chimie par laquelle on brûle les végétaux jusqu'à ce qu'ils soient réduits en cendres, pour en tirer des substances alcalines.

INCISÉ, ÉE, adject. *incisus*, du verbe *incido*, je coupe ; se dit en botanique des parties des plantes coupées par des incisions aiguës, plus longues que larges, et trop allongées ou trop grandes pour recevoir le nom de *dents* ou de *crans*.

INCISIF, IVE, adj. *incidens*, du verbe *incidere*, couper, trancher ; se dit en ostéologie des quatre dents antérieures de chaque mâchoire, parce qu'elles coupent les alimens ; — en myologie, de deux muscles de la face, et de deux trous qui sont proches de ces dents ; — en médecine, des remèdes propres à atténuer et à diviser les humeurs. Les médecins humoristes admettent deux espèces d'*incisifs* ; les uns qui agissent immédiatement sur les fluides, les autres qui, en augmentant le ton ou la force des solides, accélèrent le mouvement des fluides, et forcent les humeurs tenaces et épaisses de se diviser en globules plus petits, ce qui constitue leur fluidité.

INCITABILITÉ, s. f. *incitabilitas*, propriété dont jouissent les corps animés d'exercer les diverses fonctions qui constituent la santé.

INCLÉMENCE s. f. *inclementia*, d'*in* privatif des Latins, et de *clementia*, douceur ; rigueur de l'air, de la saison.

INCLINAISON, s. f. *inclinatio* ; se dit en géométrie de l'angle que fait une ligne avec une autre ligne, ou un plan avec un autre plan.

INCLINATION, s. f. *inflexio*, *inclinatio*, action de pencher ou de renverser doucement un vaisseau, pour séparer la liqueur claire qu'il contient du marc qui reste au fond.

INCLUS, SE, adj. *inclusus*, ne saillant point en dehors de la partie contenante ou ambiante : Botan.

INCOERCIBLE, adj. *incoercibilis*, qui n'est pas coercible ; se dit en physique des vapeurs ou des gaz qui ne peuvent être rassemblés ou retenus dans un certain espace ; — de là dérive *Incoercibilité*, s. f. qualité de ce qui est incoercible.

INCOMBANT, ANTE, adj. *incumbens* ; se dit en botanique des anthères attachées au filet par le milieu du dos ou par un point plus élevé, et dressées de manière que leur partie inférieure est rapprochée du filet ; des divisions du calice, de la corolle, qui se recouvrent latéralement.

INCOMBUSTIBLE, adj. *flammis innoxius*, qui ne peut être consumé par le feu ; qui ne peut se combiner avec l'oxygène, principe de toute combustion ; — de là *Incombustibilité*, s. f. qualité de ce qui est incombustible.

INCOMMENSURABLE, adj. d'*in* privatif des Latins, de *cum*, avec, ensemble, et de *mensura*, mesure ; se dit en mathématiques de deux grandeurs qui n'ont pas de commune mesure ; par exemple, il est géométriquement démontré que la diagonale d'un carré est incommensurable avec le côté ; — de là est venu *Incommensurabilité*, s. f. qualité de ce qui est incommensurable.

INCONTINENCE, s. f. *incontinentia*, s. f. inhabileté des organes à retenir les matières qu'ils ne dévroient lâcher que volontairement ; *l'incontinence* d'urine se dit pour l'écoulement involontaire de cette liqueur.

INCORPORATION, s. f. *incorporatio*, action d'incorporer, de mêler ensemble des matieres, pour en faire un corps qui ait quelque consistance, comme des emplâtres, des trochisques, des pilules, des bols.

INCOURBE, adj. *incurvus*, courbé en dedans, de maniere que la convexité de la courbure est en dehors.

INCRASSANT, ANTE, s. m. et adj. *incrassans, spissans ;* nom que les médecins humoristes donnent aux alimens et aux médicamens qui épaississent le sang et les humeurs.

INCRUSTATION, s. f. *incrustatio*, de *crusta*, croûte ; action d'incruster, de former une croûte sur un corps ; — enduit pierreux dont se recouvre un corps qui a séjourné dans l'eau.

INCUBATION, s. f. *incubatio*, du verbe latin *incubare*, être couché ; action des volatiles qui couvent les œufs. Pendant l'*incubation* ces animaux jeûnent et éprouvent une sorte de fièvre d'amour maternel qui élève leur température quelquefois jusqu'à quarante - quatre degrés.

INCUBE, CAUCHEMAR, ASTHME NOCTURNE, EPHIALTE, s. f. *incubus*, *incubo*, *asthma nocturnus*, du verbe *incumbere*, se coucher dessus, en grec πηγαλίων, du verbe πνίγω, j'étouffe ; ἐπιβολὴ, du verbe ἐπιβάλλω, je presse dessus, j'opprime ; ou ἐφιάλτης, du verbe ἐφάλλομαι, je saute dessus ; indisposition ou maladie dont les causes sont la crapule, les mauvaises digestions, l'habitude de se coucher sur le dos, les études prolongées et opiniâtres, les vives affections de l'ame. Ceux qui en sont attaqués s'imaginent, dans leurs rêves, tantôt que quelqu'un monte ou saute sur eux, et pèse sur leur poitrine pour les étouffer et les empêcher de crier ; tantôt qu'un fantôme ou un démon vient les embrasser pour les solliciter à la luxure ; ils se remuent avec peine ; ils se sentent comme engourdis et oppressés ; ils suffoquent. Les uns se lèvent et

s'efforcent de poursuivre le fantôme qui leur échappe ; d'autres se plaignent et semblent pousser de profonds gémissemens. Quelques uns s'élancent tout à coup hors du lit comme saisis d'épouvante, crient d'une voix entrecoupée et appellent au secours. Quand ils se réveillent, tout leur corps est inondé de sueur ; ils toussent foiblement ; leur cou est dans un état de rigidité. L'*incube* souvent réitéré est le présage ou l'avant-coureur de quelque maladie grave, de l'apoplexie, de la mort subite.

INCURABLE, adj. *insanabilis*, qui ne peut être guéri.

INCURVATION, s. f. *incurvatio*, *arcuatio*, l'action de courber, de plier, d'arquer ; courbure non naturelle des os.

INDÉHISCENT, adj. *indehiscens*, ne s'ouvrant point, qui n'a pas la faculté de s'ouvrir spontanément ; — de là Indéhiscence, s. f. *indehiscentia*, privation de la faculté de s'ouvrir ; qualité essentielle de la baie : Botan.

INDÉLÉBILE, adj. *indelebilis*, du verbe *delere*, effacer, détruire ; ineffaçable, qu'on ne peut effacer.

INDENTÉ, ÉE, adj. *indentatus*, qui est sans dents : Botan.

INDEX, s. m. mot latin qui signifie indicateur ; nom du second doigt de la main parce qu'il sert à montrer ou indiquer les objets. Les Grecs le nommoient λιχάνος, lécheur, parce qu'on le met dans les sauces et qu'on le lèche après pour les goûter.

INDICATION, s. f. *indicatio*, du verbe latin *indicare*, indiquer, montrer, dérivé du grec ἐνδείκω, ou ἐνδείκνυμι, qui a la même signification ; l'action d'indiquer ; — en médecine pratique, tout moyen à employer en général pour conserver la santé ou pour guérir les maladies. Ainsi, dans les embarras des premières voies, l'évacuation est l'*indication* qui se présente pour rétablir la santé ; *indication prophylactique* ou *préservative*, celle qui a pour objet de conserver la santé ou de prévenir les maladies ; *indication curative*, celle qui a pour but de guérir les maladies ou de rétablir la santé ; *indication vitale*, celle qui tend à la conservation immédiate de la vie ; *indication palliative* ou *urgente ,* celle qui a pour objet de pallier ou d'adoucir les symptômes d'une maladie lorsqu'ils sont trop violens , ou de modérer la maladie elle-même quand elle est incurable.

INDIGÈNE, adj. *indigenus ;* se dit de tout ce qui est né dans un pays par rapport à tout ce qui est importé des pays étrangers et qu'on appelle *exotique :* plante *indigène ,* remède *indigène.*

INDIGESTE , adj. *indigestus , crudus ,* difficile à digérer ; se dit des alimens qui restent long-temps dans l'estomac sans recevoir cette élaboration qui les dispose à se convertir en chyle.

INDIGESTION , s. f. *indigestio ,* mauvaise coction des alimens dans l'estomac. *Voyez* APEPSIE , CRUDITÉ , DYSPEPSIE.

INDIGO, s. m. du grec ἰνδικὸς , indien ; la plus belle et la plus solide couleur bleue, fournie par les fécules des divers *indigos ,* plantes légumineuses qui croissent sous la zone torride. Cette matière colorante est dissoluble et altérable par les acides et par les alcalis , contient de l'azote et une grande proportion de carbone , passe au vert en perdant de son oxygène , et reprend sa couleur bleue par le contact de l'air qui lui rend le principe qu'elle avoit perdu.

INDIQUANT, s. m. et adj. *indicans ,* qui indique ; tout ce qui fait connoître une maladie. Ainsi, dans un embarras gastrique , la douleur de l'épigastre , l'amertume de la bouche et la céphalalgie sus-orbitaire sont l'*indiquant.*

INDIQUÉ, s. m. et adj. *indicatus ,* moyen qu'on doit spécialement employer pour conserver la santé ou guérir les maladies. Ainsi, dans un embarras des premières voies , l'émétique et les laxatifs sont l'*indiqué.*

INDIVIDU , s. m. *individuum ,* d'*in* négatif des Latins , et du verbe *divido ,* je divise ; être particulier de chaque espèce, qui ne peut être divisé en d'autres êtres semblables ou égaux.

INDOLENCE , s. f. *indolentia ,* insensibilité ; état d'une partie qui n'a nul sentiment de la douleur. *Voyez* APATHIE.

INERME , adj. *inermis ,* sans armes , sans piquans ; sans épines : Botan.

INÉQUILATÈRE , adj. *inæquilaterus ,* d'*in* négatif, d'*æquus ,* égal, et de *latus ,* côté ; qui a les côtes inégaux.

INÉQUIVALVE , ÉE , adj. *inæquivalvis ,* d'*inæqualis ,* inégal , et de *valvæ ,* battans , valves ; se dit en botanique des fruits dont les valves sont inégales.

INERTE , adj. *iners ;* se dit en physique de la matière en général et des corps qui n'ont pas le pouvoir de résister aux lois ou aux forces de la nature , telles que l'attraction, l'impression du calorique, etc.

INERTIE , s. f. *inertia ,* inaction ; on dit que la matrice ou un muscle est dans l'*inertie ,* quand ils ont perdu leur ressort ou leur contractilité. En physique on entend par force d'*inertie* l'indifférence des corps pour le mouvement ou pour le repos. *Voyez* FORCE.

INFANTICIDE , s. m. *infanticida* ou *infanticidium ,* dérivé d'*infans ,* enfant , et de *cædo ,* je tue , je meurtris ; meurtrier ou meurtre d'un enfant.

INFÉCOND , ONDE , adj. *infecundus ,* non fécond , stérile ; il se dit des animaux qui n'engendrent point , et des terres qui ne produisent rien.

INFECTION , s. f. *putor, intoxicatio ,* grande puanteur , corruption , contagion.

INFÈRE , adj. *inferus ;* se dit en botanique de l'ovaire qui fait entièrement corps avec le tube du calice : l'ovaire est demi-infère, *semi-inferum ,* quand il ne fait corps avec le tube du calice que par sa moitié inférieure.

INFEUILLÉ , ÉE , adj. *infoliatus , aphyllus.* Voyez APHYLLE.

INFIBULATION , s. f. *infibulatio ,* opération par laquelle on réunit , au moyen d'un anneau , les parties dont la liberté est nécessaire à la génération. *Voyez* BOUCLEMENT.

INFILTRATION , s. f. *infiltratio ,* action d'un liquide qui s'infiltre ou qui passe dans les pores d'un solide comme par un filtre. Il se dit en médecine de la sérosité qui s'insinue et pénètre insensiblement dans le tissu cellulaire des parties solides, comme dans l'anasarque ou la leucophlegmatie.

INFINITÉSIMAL, ALE, adj. d'*infinitus*, infini; se dit en mathématiques du calcul des infiniment petits.

INFIRME, adj. *infirmus*, malade; qui est valétudinaire, qui a quelque infirmité.

INFLAMMABILITÉ, s. f. *inflammabilitas*; en physique et en chimie, qualité de ce qui est inflammable ou s'enflamme aisément. On donne le nom de corps *inflammables* ou *combustibles*, aux substances qui se combinent facilement avec l'oxygène, et produisent un dégagement de lumière.

INFLAMMATION, s. f. *inflammatio*, du verbe *inflammare*, enflammer, mettre en feu; nom d'une classe de maladies ainsi appelées parce qu'elles sont accompagnées de phénomènes analogues à ceux du feu qui agit sur le corps vivant, tels que la chaleur, la rougeur, la douleur, le gonflement et la tension, avec une fièvre plus ou moins aiguë; affection locale causée par toute sorte d'irritans ou de stimulans, soit physiques, soit chimiques, dont l'application sur le corps de l'animal vivant augmente les propriétés vitales de la partie irritée et détermine une réaction plus ou moins forte sur toute l'économie en général; pouvant avoir son siège dans le système cutané, dans le tissu cellulaire, dans les membranes séreuses, dans les muscles et leurs aponévroses, ou enfin dans les membranes muqueuses; se terminant par résolution ou par suppuration, par formation de croûtes glutineuses à la surface des organes, par gangrène, squirrhe, induration ou cancer, selon l'intensité des symptômes et le siège de l'irritation.

INFLAMMATOIRE, adj. *inflammatorius*, qui cause des inflammations, qui tient de l'inflammation. Des auteurs disent que le sang est inflammatoire lorsqu'il présente dans les palettes une surface

dure, coriace, jaunâtre et semblable à la couenne de lard.

INFLATION, s. f. *inflatio*, enflure, tumeur, gonflement; terme peu usité.

INFLÉCHI, IE, adj. *inflexus*, fléchi en dedans; opposé à réfléchi.

INFLORESCENCE, s. f. *inflorescentia*, manière dont les fleurs partent de la tige d'une plante; disposition des fleurs.

INFLUENCE, s. f. *cœli defluvium*, *influxus*, vertu qui, suivant les astrologues, découle des astres sur les corps sublunaires; — en médecine, action d'une cause qui aide ou concourt à produire quelque maladie.

INFUNDIBULIFORME ou INFUNDIBULE, adj. *infundibulatus*, *infundibuliformis*, ou latin *infundibulum*, entonnoir; qui est en forme d'entonnoir.

INFUSION, s. f. *infusio*, du verbe latin *infundo*, je verse dedans, j'entonne, j'introduis; opération de pharmacie qui consiste à verser et à laisser refroidir une liqueur bouillante sur une substance dont on veut extraire les vertus médicamenteuses; *infusion*, ou mieux *infusé*, *infusum*, se prend aussi pour la liqueur chargée de la vertu des médicamens qu'on y a fait infuser; — infusion est encore une opération de chirurgie par laquelle on injecte une liqueur dans une veine ouverte, pour faire quelque expérience anatomique, ou pour guérir les maladies, en faisant entrer dans le sang quelque médicament liquide. *Voyez* TRANSFUSION.

INGRÉDIENT, s. m. *ingrediens*, du verbe latin *ingredior*, j'entre; médicament simple ou composé qui entre dans la composition d'un autre.

INGUINAL, ALE, adj. *inguinalis*, du latin *inguen*, aine; qui concerne l'aine, qui est dans l'aine; hernie inguinale.

INHÉRENT, ENTE, adj. *inhærens*, qui, par sa nature, est joint à un sujet.

INHUMATION, s. f. *inhumatio*, du latin *humus*, la terre; sorte de digestion chimique; opération de chimie qui consiste à placer le vaisseau où sont contenus les in-grédiens qu'on veut faire digérer , dans de la terre ou dans du crottin de cheval.

INJECTION , s. f. *injectio* , du verbe *injicere* , jeter dedans; ac-tion d'injecter ou d'introduire avec une seringue un liquide dans une cavité du corps ; par exemple dans l'anus , le vagin , l'urètre , les fistules , les artères , les veines ; — Injection , *injectum* , se prend aussi pour la liqueur qu'on injecte.

INNÉ , ÉE , adj. *innatus* , du verbe *innasci* , naître avec ; naturel, qu'on tient de la nature.

INNOMINÉ , ÉE , adj. *innomina-tus* , qui n'a pas de nom ; se dit en ostéologie de deux grands os larges, pareils, d'une forme très-complexe , qui , avec le sacrum et le coccyx , forment le bassin ou l'extrémité pelvienne du tronc ; dans le fœtus, ces os sont compo-sés de trois portions unies au moyen de cartilages ; savoir d'une portion supérieure et postérieure qu'on appelle l'*os iléon* ; d'une in-férieure , qu'on nomme l'*os is-chion* ; et d'une moyenne, qui est la plus petite et qu'on nomme l'*os pubis. Voyez* COXAL.

INOCULATION , s. f. *inoculatio* , du verbe latin *inoculare* , greffer , enter en écusson ; opération par laquelle on communique artificiel-lement la petite vérole, la vac-cine ou tout autre virus.

INONDÉ , ÉE , adj. *inundatus* ; se dit des plantes qui naissent dans l'eau et qui ne flottent jamais à sa surface.

INOPINÉ , ÉE , adj. *inopinus* , su-bit, imprévu , à quoi on ne s'at-tend pas ; se dit des accidens qui surviennent dans les maladies, sans être annoncés , et qui semblent indiquer quelque altération grave ; par exemple , un accablement ou un soulagement subit, sont des événemens inopinés qui ne doivent inspirer ni trop de confiance , ni trop de crainte : Hipp.

INOSCULATION , s. f. *inosculatio* , *anastomosis* , du verbe *osculor* , je baise ; abouchement des artères l'une sur l'autre.

INQUART , s. m. *Voyez* QUAR-TATION.

INQUIÉTUDE , s. f. *inquietudo* , agitation ; défaut de repos à cause de quelque indisposition. *Voyez* ANXIÉTÉ. — Au pl. petites dou-leurs, sur-tout aux jambes, qui donnent de l'agitation , de l'im-patience.

INSECTE , s. m. *insectum* , du verbe latin *inseco* , je coupe , je divise ; petit animal dont le corps est comme coupé par anneaux ; ἔντομον des Grecs, qui représente la même idée, et d'où l'on a fait *en-tomologie* , la science ou la con-noissance des insectes.

INSECTOLOGIE , s. f. *insectologia* ; mot hybride dérivé du latin *insec-tum* , et du grec λόγος, discours ; traité des insectes. *Voyez* ENTO-MOLOGIE , qui est tout grec.

INSENSIBLE , adj. *insensibilis* , qui n'éprouve point l'impression que les objets doivent faire sur les sens ou sur l'ame ; — imperceptible , qu'on peut à peine appercevoir , qui ne tombe point sous les sens.

INSERTION , s. f. *insertio* , l'ac-tion d'insérer ; l'attache et l'union étroite des muscles , des tendons, des vaisseaux avec d'autres parties ; — en botanique , l'endroit ou la corolle et les étamines sont fixées. On distingue trois sortes d'inser-tions : l'*hypogynique* , la *perigy-nique* et l'*épigynique*.

INSEXÉE , adj. f. *insexifer* ; se dit d'une fleur sans sexe.

INSIPIDE , adj. *insipidus* , qui n'a point de saveur, de goût.

INSOLATION , s. f. *insolatio* , du verbe latin *insolare* , exposer au soleil ; en grec ἐξήλωσις, d'ἥλιος, so-leil ; exposition au soleil ; opera-tion de chimie ou de pharmacie qui consiste à exposer au soleil des matières contenues dans un vaisseau.

INSOLUBLE , adj. *insolubilis* , qui ne peut se dissoudre ; — de là *In-solubilité* , s. f. qualité de ce qui est insoluble. On dit aussi indissoluble et indissolubilité , qui ont la même signification.

INSOMNIE , s. f. *insomnia* , *in-somnitas* , *insomneitas* , *pervigi-lium* ; défaut de sommeil, veille immodérée. *Voyez* AGRYPNIE.

INSPIRATION , s. f. *inspiratio* , partie de la respiration ; action par laquelle l'air entre dans les poumons *Voyez* Respiration.

Instantané, ée, adj. *momentaneus*, qui ne dure qu'un instant, qu'un moment.

Instinct, s. m. *instinctus*, premier mouvement qui précède la réflexion dans l'homme ; — sentiment et mouvement irréfléchi qui dirige les animaux.

Instipulé, ée, adj. *instipulatus*, qui est sans stipules : Botan.

Insufflation, s. f. *insufflatio*, action de souffler dans quelque cavité du corps.

Intact, e, adject. *intactus*, du verbe *tango*, je touche ; à quoi l'on n'a point touché ; pur, entier.

Intactile, adj. *intactilis*, qui ne peut tomber sous le sens du tact.

Intégral, ale, adj. et s. f. *integralis* ; se dit en mathématiques du calcul par lequel on trouve une quantité finie, dont on connoît la partie infiniment petite : — l'intégrale d'une différentielle est la quantité finie dont cette différentielle est la partie infiniment petite ; — de là *Intégrer*, v. a. trouver l'intégrale d'une différentielle.

Intégrant, ante, adj. *integrans*, du mot *integer*, entier ; se dit des parties qui contribuent à l'intégrité d'un tout, ou qui entrent dans sa composition. Ces parties sont homogènes ou de même nature que le tout, à la différence des principes qui entrent dans la composition des mixtes, et qui sont de différente nature.

Intellect, s. m. *intellectus*, du verbe latin *intelligere*, comprendre, concevoir, connoître ; faculté de l'ame, Entendement. *V.* ce mot.

Intempérance, s. f. *intemperantia* ; usage immodéré des alimens et des boissons ; vice opposé à la tempérance.

Intempérie, s. f. *intemperies*, d'*in* négatif des Latins, et de *temperare*, tempérer, en grec δυσκρασία, de δυς, mauvais, et de κρᾶσις, temperament, constitution ; mauvaise constitution ; dérèglement, désordre dans les humeurs du corps ; dérangement de la constitution de l'air et des saisons.

Intense, adj. *intensus* ; se dit en physique de tout ce qui est grand, fort, vif, ou qui possède quelque qualité à un haut degré ; — en médecine, on dit qu'une maladie est intense, quand les symptômes se manifestent avec beaucoup de force.

Intension, subst. f. *intensio* ; se prend en physique pour force, véhémence, ardeur.

Intensité, s. f. *intensitas* ; ce mot exprime, en physique, le degré de force, d'activité ou d'énergie d'une qualité quelconque, comme de la chaleur, du froid, de la lumière. On l'emploie en médecine pour marquer le degré de force d'une maladie ou de quelque symptôme.

Inter-articulaire, adj. *inter-articularis* ; se dit des parties situées entre les articulations ; cartilages inter-articulaires.

Intercadant, ante, adj. *intercidens, intercadens, intercisus*, du verbe latin *intercidere*, entrecouper ; se dit d'une espèce de pouls irrégulier, dans lequel il se fait une pulsation au milieu de deux battemens ordinaires. *Voy.* Intercurrent.

Intercalaire, adj. *intercalaris*, du verbe *intercalare*, insérer, intercaler ; se dit en astronomie du jour ajouté dans les années bissextiles, et de la treizième lune qui se trouve dans une année, de trois en trois ans ; — en médecine, nom des jours qui tombent entre les jours critiques, et entre deux accès, dans les fièvres intermittentes.

Interclaviculaire, adj. *interclavicularis* ; se dit en anatomie des parties qui s'étendent d'une clavicule à l'autre.

Intercostal, ale, adj. *intercostalis* ; se dit en anatomie des parties situées entre les côtes.

Intercurrent, ente, adj. *intercurrens*, du verbe latin *intercurrere*, courir entre deux ; se dit d'une pulsation de l'artère qui se fait sentir entre deux autres ; des fièvres qui règnent dans des saisons ou dans des lieux qui en sont ordinairement exempts.

Inter-épineux, euse, adj. *inter-*

spinosus, situé entre les apophyses épineuses des vertèbres.

INTERLOBULAIRE, adj. d'*inter*, entre, et de *lobus*, lobe; qui est entre les lobes du poumon.

INTERMÈDE, s. m. du latin *intermedius*, intermédiaire; nom que les chimistes donnent a toute substance qui sert a unir ou a séparer certains principes ou ingrédiens naturellement immiscibles ou inseparables; par exemple, les mucilages sont les intermèdes qui servent a l'union de l'huile avec l'eau.

INTERMISSION, s. f. *intermissio*, interruption, discontinuation; intervalle entre deux accès ou deux paroxysmes de fièvre, pendant lequel le malade se trouve presque dans un état naturel jusqu'au retour de l'accès. *Voyez* APYREXIE, INTERMITTENCE.

INTERMITTENCE, s. f. *intermissio*, interruption du pouls, de la fièvre. *Voyez* INTERMISSION, INTERMITTENT, APYREXIE.

INTERMITTENT, ENTE, adj. *intermittens*, du verbe latin *intermittere*, interrompre, cesser, discontinuer; se dit des fièvres qui reviennent par accès périodiques ou irréguliers, et qui cessent entièrement dans les intervalles; du pouls qui, dans un ordre réglé de pulsations, cesse de battre par intervalles, de sorte qu'entre deux, trois, quatre pulsations, ou davantage, il en manque une ou deux. Ce pouls est ordinairement mauvais dans les maladies; mais l'expérience prouve qu'il n'est pas toujours un signe mortel, sur-tout à l'égard des vieillards qui y sont fort sujets, même en santé.

INTERMUSCULAIRE, adj. d'*inter*, entre, et de *musculus*, muscle; se dit de tout ce qui est situé entre les muscles.

INTERNE, adj. *internus*, qui est au dedans, qui est disposé du côté du plan imaginaire qui divise le corps en deux parties égales et symétriques.

INTER-OSSEUX, EUSE, s. m. et adj. se dit des muscles qui remplissent les espaces que laissent entre eux les os.

INTERROMPU, UE, adj. et part.

interruptus, entrecoupé par des espaces vides.

INTERSECTION, s. f. *intersectio*, point où deux lignes se coupent.

INTERSTELLAIRE, adj. *interstellaris*, de *stella*, étoile; se dit en astronomie de l'espace qui est entre les étoiles.

INTERSTICE, s. m. *interstitium*; se dit en physique des petits intervalles qui séparent les molécules des corps.

INTERTRANSVERSAIRE, adj. *intertransversarius*; se dit en anatomie d'un ligament qui monte le long de la colonne verticale, et s'attache à toutes les apophyses transverses.

INTERVALVAIRE, adj. *intervalvis*; se dit de la cloison interposée entre les valves d'un fruit.

INTERVERTÉBRAL, ALE, adj. *intervertebralis*, situé entre les vertèbres; se dit des cartilages situés entre les vertèbres.

INTESTIN ou BOYAU, s. m. *intestinum* des Latins, ἔντερον des Grecs, d'ἐντός, dedans; c'est le nom du canal alimentaire qui s'étend de l'estomac à l'anus. On le divise en deux parties, l'*intestin* grêle, et le gros *intestin*. L'intestin grêle est un long canal cylindrique, musculo-membraneux, parsemé de vaisseaux, commençant au pylore, et se terminant dans le cœcum, où il s'ouvre: il forme dans son trajet des flexuosités ou des circonvolutions onduleuses qui occupent les régions ombilicale et iliaque. D'après sa disposition, on le divise en deux portions, l'une supérieure, adhérente et continue au pylore, qu'on nomme *duodénum*; l'autre inférieure, soutenue d'une manière lâche par le mésentère qu'on désigne sous les noms de *jéjunum* et d'*iléum*. Le gros intestin est un canal cylindroïde, musculo-membraneux, celluleux ou bosselé, situé sur les côtés et au pourtour de l'intestin grêle, dont il est la continuation; plus gros et moins long que celui-ci, adhérent aux parties adjacentes, se terminant extérieurement à la région sous-pelvienne, destiné à recevoir le résidu des matières chymeuses, à en permettre l'accumulation, a en déterminer la progression et l'évacuation. On le divise en trois portions qui portent les noms de Cœcum , de Colon et de Rectum. Voyez ces mots.

Intestin, ine , adj. *intestinus* , qui est au dedans, interne.

Intestinal, ale, adj. *intestinalis*, qui appartient aux intestins.

Intigé , ée, adj. *acaulis* , sans tige évidente. *Voyez* Acaule.

Intorsion, s. f. *intorsio*, volubilité, contorsion, flexion quelconque d'une partie qui prend une autre direction que celle qui sembleroit être naturelle.

Intromission , s. f. *Intromissio ;* se dit en physique de l'action par laquelle un corps est introduit dans un autre.

Intumiscence, s. f. *intumescentia* , tumeur ; tumeur qui s'étend sur tout le corps, ou seulement sur une partie considérable, et contient de l'air , de la lymphe ou de la graisse.

Intus-susception , s. f. *intùs-susceptio , intro-susceptio*, introduction d'un suc , d'une matière quelconque dans un corps organisé, comme de la sève , du suc de la terre dans les canaux des plantes : — entrée contre nature d'une portion d'intestin dans une autre , comme il arrive quelquefois dans la passion iliaque.

Inverse ,adj. *inversus ;* pris dans un ordre renversé ; en mathématiques une quantité est en raison inverse d'une autre, quand la première augmente dans le même rapport que l'autre diminue , ou diminue dans la même proportion que l'autre augmente.

Invertébré , ée , adj. *invertebratus , d'in* négatif des Latins, et de *vertebra ,* vertèbre , du verbe *vertere ,* tourner ; se dit en histoire naturelle des animaux qui n'ont point d'échine ou de colonne formée de vertèbres.

Involucelle, s. m. *involucellum ,* involucre partiel ou secondaire : celui de chacune des ombellules particulières qui composent une ombelle générale : Bot.

Involucre, s. m. *involucrum ,* assemblage de folioles ou feuilles florales à la base commune de plu-

sieurs pédoncules ou fleurs sessiles; enveloppe commune , continue, ou comme caliciforme , de plusieurs fleurs : Bot.

Involucré,ée, adj. *involucratus,* pourvu d'un involucre : Bot.

Involuté , ée , adj. *involutus ;* se dit d'une gemmation où les rudimens des feuilles sont roulés en dedans : Bot.

Invulnérable, adj. *invulnerabilis*, qui ne peut être blessé.

Ipécacuanha , s. m. *psycothria emetica* (mutis) *calicocca ipecacuanha* (Gomez et Brotar); racine courte , déliée , cylindrique , tortueuse, annelée ; dont l'écorce est épaisse, annelée au dehors, friable ; de texture résineuse ; grise ou brunâtre au dehors, blanche au dedans; contenant un bois fibreux, cylindrique, moins épais que l'écorce ; foiblement odorante , un peu nauséeuse ; amère, âcre, piquante ; donnant à l'analyse de la résine, de l'extractif, du tannin, et une matière volatile , peu déterminée ; émétique , tonique , purgative , altérante.

Iridium, s. masc. *d'iris,* l'arc-en-ciel ; nom d'un nouveau métal que M. *Descotils* a observé en recherchant la cause des couleurs différentes qu'affectent certains sels de platine. *Voyez* Ptène.

Iris, s. m. du grec ἴρις , ἴδος, qui signifie l'arc-en-ciel, dérivé, dit-on, du verbe ἰρέω , parler , annoncer, parce que ce météore annonce la pluie ; nom d'une plante liliacée ; — membrane circulaire , nuancée de différentes couleurs qu'on voit au travers de la cornée transparente ; — couleurs changeantes qui paroissent quelquefois dans les glaces des télescopes , des microscopes.

Irradiation , s. f. *irradiatio,* émission des rayons d'un corps lumineux , et par analogie toute détermination ou tout mouvement qui se fait du centre à la circonférence , dans un corps organisé.

Irréductible, adject. *d'in* privatif des Latins, et du verbe *reducere,* réduire ; se dit en chimie des oxydes métalliques qu'on ne peut réduire à l'état de métal ;—en algèbre, d'une quantité qu'on ne peut réduire à une forme plus simple ;—ue là *Ir-*

réductibilité, qualité de ce qui est irréductible.

IRRITABILITÉ, s. f. *irritabilitas*, propriété inhérente aux fibres musculaires, dont l'exercice naturel produit la contraction libre, prompte et facile des organes musculeux, dont la privation constitue la paralysie, et dont l'excès produit le spasme, la convulsion. *Voy.* MYOTILITÉ.

ISAGONE, adj. *isagonus*, d'ίσος, égal, et de γωνία, angle; qui a les angles égaux.

ISCHIADIQUE, adj. *ischiadicus*, du grec ίσχίον, hanche; qui appartient au haut de la cuisse, à la hanche; veine *ischiadique*, névralgie *ischiadique*.

ISCHIATIQUE, adj. *ischiaticus*; qui appartient à l'ischion. *Voy.* ce mot.

ISCHIO-CAVERNEUX, s. m. et adj. *ischio-cavernosus*, qui a rapport à l'os ischion et aux corps caverneux de la verge; nom des muscles érecteurs de la verge.

ISCHIO-COCCYGIEN, s. m. et adj. *ischio-coccygeus*; qui a rapport à l'ischion et au coccyx; nom d'un muscle mince et petit qui se termine au coccyx et à l'ischion.

ISCHION, s. m. *ischium*, du grec ίσχίον, pièce inférieure de l'os innominé ou coxal dans le fœtus; région inférieure de ce même os dans l'adulte, à laquelle on remarque une épine et une tubérosité ischiatique. Les anciens, selon Hésychius, donnoient le nom d'*ischion* au ligament qui retient la tête du fémur dans la cavité cotyloïde. Hippocrate paroît aussi entendre par ce mot, dans son traité *de articulis*, l'articulation entière de la cuisse, ou peut-être la tête du fémur. On fait dériver le mot grec ίσχίον, d'ίσχις, rein; ne pourroit-il pas venir plus naturellement du verbe ίσχω, j'arrête, je retiens, puisque cet os sert de point fixe à une des plus grandes articulations?

ISCHIO-PECTINÉ, adj. *ischio-pectineus*; qui a rapport à l'os ischion et au muscle pectiné.

ISCHURÉTIQUE, s. m. et adject. *ischureticus*; se dit des remèdes propres à guérir ou à modérer l'ISCHURIE. *Voyez* ce mot.

ISCHURIE, s. m. *ischuria*, du verbe grec ίσχω, j'arrête, je retiens, et d'ούρον, urine; rétention ou suppression totale d'urine, causée par tout ce qui peut boucher les urètères ou l'urètre, comme les glaires, les caillots ou grumeaux de sang, le sable, la pierre, l'inflammation.

ISOCÈLE ou ISOSCÈLE, adj. *isosceles*, du grec ίσος, égal, et de σκέλος, jambe; se dit en géométrie d'un triangle qui a deux côtés ou deux jambes égales.

ISOCHRONE, adj. *isochronus*, du grec ίσος, égal, et de χρόνος, temps; se dit en physique des mouvemens qui se font en même temps, en temps égaux; telles sont les vibrations d'un pendule.

ISOMÉRIE, s. f. *isomeria*, d'ίσος, égal, et de μερίς, partie; l'action de diviser un tout en parties égales; se dit dans les anciens auteurs d'algèbre, pour désigner la réduction de plusieurs fractions au même dénominateur.

ISOPÉRIMÈTRE, adj. du grec ίσος, égal, et de περίμετρον, contour, circuit; dérivé de περί, autour, et de μέτρον, mesure; se dit en géométrie des figures dont les contours sont égaux.

ISTHME, s. m. *isthmus*, ίσθμός des Grecs, langue de terre qui joint une presqu'île au continent, ou qui sépare deux mers; — on le dit en anatomie de l'entrée du gosier, du détroit qui sépare la bouche de l'arrière-bouche ou cavité gutturale.

ITYPHALE, s. f. en grec ίθύφαλλος, d'ίθύς, droit, et de φαλλός, qui est la même chose que *lingam* des Indiens; espèce d'amulette en forme de cœur, que les anciens portoient au cou comme un préservatif contre les maladies, et même contre les mauvais desseins.

IVOIRE, s. m. *ebur*, dent d'éléphant; substance analogue aux os: utile dans les arts.

J

JABOT, s. m. *ingluvies*, poche que les oiseaux ont derrière le cou, formée par la dilatation de l'œsophage, où séjournent quelque temps leurs alimens, pour s'y imbiber d'une liqueur analogue à la salive, qui découle des parois du canal.

JACULATOIRE, adj. *jaculatorius*, du verbe latin *jaculor*, je jette, je darde, je lance; se dit en hydraulique des fontaines qui forment des jets d'eau, soit par la compression qu'exerce naturellement le poids des eaux, soit par la force des pompes ou d'autres machines.

JADE ou **JADIEN**, s. m. *petrosilex*, ou espèce de pierre composée, d'un vert pâle olivâtre, différente du silex par sa fusibilité au chalumeau, d'une cassure écailleuse et terne, excepté à quelques endroits, où elle est scintillante; rayant le verre; étincelante par le choc du briquet; très-difficile à travailler et à polir, pesant 2,9502... 3,889.

JALAP, s. m. *convolvulus jalappa* L. racine d'une espèce de liseron, qui croît en Asie et en Amérique; courte, grosse, arrondie, ovalaire ou en tranches, pesante, rugueuse, noirâtre au dehors; grise, veinée en dedans; d'une cassure ondulée, lisse, offrant beaucoup de points brillans; un peu nauséeuse, âcre, piquante; contenant de l'extractif, de la résine; quelquefois falsifiée avec la racine de bryone blanche; un des meilleurs purgatifs en substance; drastique violent avec la partie résineuse.

JAMBE, s. f. *crus*, *tibia* des Latins; κνήμη, σκέλος des Grecs; troisième partie des membres inférieurs ou abdominaux, comprise entre le genou et le pied, formée de trois os, dont deux longs, le *tibia* et le *péroné*: le troisième court, épais, qu'on appelle *rotule;* —membre charnu que l'animal renfermé dans une coquille fait sortir au dehors, et dont il pose sur le sol l'extrémité, qu'on nomme *pied.*

JAMBIER, adj. *tibialis*, qui appartient à la jambe. On donne le nom générique de *jambe* à trois muscles qui participent au mouvement du tarse sur la jambe.

JARRET, s. m. *poples* des La-

tins; *garetum* ou *garretum* dans la basse latinité; *garetto* en italien; l'endroit du corps humain qui est derrière le genou; endroit où se plie la jambe de derrière des quadrupèdes. Le mot latin *poples* dérive de *post plico*, je plie en arrière, parce que la jambe se fléchit en arrière sur la cuisse.

JASPE, s. m. *iaspis*, du grec ἴασπις, pierre précieuse très-dure, dont la couleur varie prodigieusement et persiste plus ou moins par l'action du feu; d'une cassure terne et compacte, jointe à l'opacité; étincelant souvent à l'approche du doigt, quand elle est en communication avec un conducteur électrisé; composé de quartz agate empâté d'argile ferrugineuse.

JASPÉ, adj. *iaspideus*, qui est tacheté comme le jaspe.

JAUNISSE, s. f. *icterus*, maladie ainsi appelée parce qu'on l'attribue à un épanchement de bile qui jaunit la peau. *Voyez* ICTÈRE.

JAYET ou **JAIS**, s. m. *gagates*, du grec γαγάτης, dérivé de γάγης, fleuve de Lycie; substance combustible simple, fossile, produite par le bois enfoui; noire et opaque, assez dure pour être tournée et polie; d'une cassure ondulée et médiocrement luisante; pesant 1,259; surnageant l'eau dans quelques uns de ses morceaux; jouissant d'une électricité foible et difficile à exciter par le frottement, quand le morceau n'est pas isolé; brûlant sans couler ni se boursoufler, en répandant une odeur ordinairement âcre, quelquefois aromatique et assez agréable; donnant un acide par la distillation; employée dans les arts.

JÉCORAIRE, adj. *jecorarius*, de *jecur*, le foie; qui appartient au foie. *Voyez* HÉPATIQUE.

JECTIGATION, s. f. *jectigatio*, tressaillement du pouls, qui indique que le cerveau est menacé ou attaqué de convulsions.

JÉJUNUM, s. m. seconde partie de l'intestin grêle, mobile, flottante, flexueuse, revêtue de la tunique péritonéale, attachée d'une manière lâche par le mésentère, comprise entre le duodénum et l'iléon. Elle est ainsi appelée parce qu'on la trouve presque toujours vide dans l'ouverture des cadavres.

JOINTURE, s. f. *junctura*, joint, assemblage, liaison. *Voyez* ARTICULATION.

JOUE, s. f. *gena*, en grec γένυς, de γένειον, la barbe; partie du visage de l'homme où croît la barbe, depuis les tempes et le dessous des yeux jusqu'au menton.

JOURS DE MÉDECINE, s. m. *dies medicinales;* jours qui, dans les fièvres, ne sont ni critiques, ni indicatoires, et dans lesquels il est à propos d'ordonner des remèdes.

JUGEMENT, s. m. *judicium;* faculté de l'entendement humain, fonction de l'ame qui compare deux idées ou perceptions, et en saisit la convenance ou la disconvenance.

JUGULAIRE, adj. et s. *jugularis*, de *jugulum*, la gorge; qui est relatif à la gorge; les veines jugulaires; — en ichtyologie on donne le nom de *jugulaires* aux poissons qui ont les nageoires sous le cou, au dessous des branchies, en avant des pectorales.

JULEP, s. m. *julapium*, *julepus, zulapium, juleb* des Persans, qui signifie potion douce; ζελάπιον ou ἰολάζιον, mots que les Grecs modernes ont tirés de l'arabe; remède liquide, composé de quelques liqueurs distillées, édulcorées avec du sirop ou du sucre; on en fait de mucilagineux ou d'émulsionnés et d'aigrelets, suivant les indications.

JUMART, s. m. *onotaurus*, d'ὄνος, âne, et de *taurus*, taureau, animal engendré d'un taureau et d'une ânesse ou d'une jument; d'un cheval ou d'un âne et d'une vache.

JUMEAU, ELLE, adj. *geminus*, *gemellus;* se dit de deux ou de plusieurs enfans nés d'un même accouchement; de deux fruits joints ensemble; de deux muscles qui concourent au mouvement de la cuisse; de deux alambics, dont l'un sert de récipient à l'autre.

JUPITER, s. m. l'une des planètes principales qui tournent autour du soleil, entre Mars et Saturne; — nom que les alchimistes donnoient à l'étain et à ses préparations chimiques, sous prétexte que l'étain est sur la terre, par rapport aux autres métaux, ce que Jupiter est dans le ciel à l'égard des autres planètes.

JUSQUIAME, s. f. *hyosciamus*, en grec ὑοσκύαμος, dérivé d'ὕς, cochon, et de κύαμος, fève; comme qui diroit *fève de cochon;* plante solanée qui renferme un poison dangereux, dont le fruit a la figure d'une fève, et fait, dit-on, mourir les cochons et les sangliers qui en ont mangé, s'ils ne boivent aussitôt et abondamment.

JUXTAPOSITION, s. f. *juxtapositio*, position d'une chose proche d'une autre; se dit en physique et en histoire naturelle, des corps qui s'accroissent par l'application de nouvelles molécules à celles qui forment déjà un noyau primitif: par exemple, les minéraux croissent par juxtaposition, par la matière qui s'y ajoute extérieurement.

K

KÉRATOGLOSSE. *Voyez* CÉRATOGLOSSE.

KÉRATOPHYLLE ou KÉRATOPHYLLON, du grec κέρας, corne, et de φυτόν, plante, ou φύλλον, feuille; espèce de corail pétrifié, ainsi appelé parce qu'il est transparent comme de la corne, et quelquefois nuancé de fort belles couleurs.

KERMÈS, s. m. petite excroissance rouge qu'on trouve sur le chêne vert, formée par la piqûre d'un insecte, et qui sert à teindre en écarlate; — kermès minéral ou *poudre des Chartreux;* oxyde d'antimoine hydro-sulfuré rouge, médicament fort actif.

KIASTRE ou plutôt CHIASTRE, s. m. *kiaster*, du grec χιασμός, croisement, ou du verbe χιάζω, je croise; espèce de bandage dont le nom dérive de sa forme qui représente la lettre grecque χ, ou ce qu'on appelle en français croix de Saint-André.

KILOGRAMME, s. m. du grec χίλια, mille, et de γράμμα, ancien poids des Grecs, dont le gramme tire son nom; nouvelle mesure de pesanteur égale à mille grammes; environ deux livres six gros.

KILOLITRE, s. m. du grec χίλιοι, mille, et de λίτρα, ancienne mesure grecque d'où le *litre* a tiré son nom ; mesure de capacité égale à mille litres, à peu près un tonneau en terme de marine. *Voyez* LITRE.

KILOMÈTRE, s. m. du grec χίλιοι, par contraction χίλοι, mille, et de μέτρον, mesure ou *mètre* ; mesure itinéraire de mille mètres, ou d'environ cinq cent treize toises cinq pouces huit lignes, ce qui vaut un petit quart de lieue. *Voy.* MÈTRE.

KYNANCIE, s. f. *cynanche*, κυνάγχη des Grecs, de κύων, gén. κυνός, chien, et d'ἄγχω, je suffoque, j'étrangle ; esquinancie inflammatoire qui force à tirer la langue comme les chiens.

KYSTE, s. m. *kystus*, du grec κύστις, vessie ; membrane en forme de poche ou de vessie qui renferme des matières ou des humeurs contre nature : telle est l'enveloppe de l'athérôme, du stéatôme, du mélicéris.

KYSTIOTOMIE OU KYSTÉOTOMIE. *Voyez* CYSTOTOMIE.

KYSTITOME, s. m. *kystitomus*, de κύστις, vessie, capsule, kyste, et de τέμνω, je coupe ; instrument inventé par Lafaye pour ouvrir la capsule du crystallin dans l'opération de la cataracte.

L

LABIAL, ALE, adj. *labialis*, de *labia*, les lèvres ; qui appartient aux lèvres.

LABIÉ, ÉE, adj. *labiatus*, de *labia*, les lèvres ; se dit des fleurs dont le limbe est comme partagé en deux lèvres.

LABORATOIRE, s. m. *laboratorium*, du verbe *laborare*, travailler ; lieu où travaillent les chimistes, les pharmaciens, les physiciens, etc.

LABYRINTHE, s. m. *labyrinthum*, du grec λαβύρινθος, lieu plein de détours, dont il est difficile de trouver l'issue ; nom que les anatomistes donnent à l'une des cavités de l'oreille, et à quelques autres parties du corps, à cause des contours qu'elles forment.

LACINIÉ, ÉE, adj. *laciniatus*, de *lacinia*, frange, parcelle ; se dit des feuilles étroites, allongées en lanières, et découpées irrégulièrement.

LACIS, s. m. *reticulum*, réseau de fil ou de soie ; se dit en anatomie d'un entrelacement de vaisseaux sanguins.

LACQ ou LAQ, s. m. *laqueus*, corde à nœud coulant ; bande dont se servent les chirurgiens pour faire l'extension dans les fractures et les luxations ; cordon que les accoucheurs appliquent sur les membres du fœtus, pour faciliter son extraction dans les cas difficiles.

LACRYMAL, ALE, adj. *lacrymalis*, de *lacryma*, larme ; qui a rapport aux larmes ; fistule lacrymale, ulcère formé à l'angle interne de l'œil dans le sac lacrymal.

LACTATE, s. m. *lactas*, de *lac*, le lait ; nom générique des sels formés par l'acide lactique uni avec les bases salifiables.

LACTÉ, ÉE, adj. *lacteus*, de *lac*, gén. *lactis*, lait ; en grec γαλάκτικος, de γάλα, lait ; qui a rapport ou qui ressemble au lait ; se dit en anatomie des vaisseaux blancs, transparens, destinés à recevoir le chyle ; — en astronomie, de la trace blanche formée dans le ciel par un nombre infini d'étoiles.

LACTIFÈRE, adj. *lactifer*, de *lac*, gén. *lactis*, lait, et de *fero*, je porte ; se dit en anatomie des vaisseaux ou conduits qui portent le lait ; — en botanique, des plantes qui abondent en sucs laiteux, telles que le tithymale, la laitue.

LACTIPHAGE, adj. *lactiphagus*, de *lac*, *lactis*, lait, et de φαγω, je mange ; mangeur de lait ; qui se nourrit de lait. *Voyez* GALACTOPHAGE.

LACUNE, s. f. *lacuna*, fosse ; se dit en anatomie des petites ouvertures situées dans l'intérieur de l'urètre, et de chaque côté de l'orifice externe du vagin.

LACUSTRAL, adj. *lacustris*, de *lacus*, lac ; se dit des plantes qui croissent autour ou dans les eaux mêmes des lacs ou des grands étangs.

LADANUM, s. m. de l'arabe *ladanon*, ou plutôt *ladan*, en grec λῆδανον; matière gommo-résineuse qui découle des feuilles du lédum, arbrisseau à qui les Grecs donnoient le nom de λῆδον.

LADRE, adj. et s. m. du grec λαίδρος, impudent, difforme, honteux; malade affecté de lèpre, *leprosus, elephantiacus.* — *Ladrerie,* s. f. *lepra, elephantiasis,* lèpre; hôpital pour les lépreux.

LAGOMYS, s. m. de λαγωός, lièvre, et de μῦς, gén. μυὸς, rat; c'est-à-dire lièvre-rat; nom générique des lièvres qui ont les pattes à peu près d'égale longueur.

LAGOPHTHALMIE, s. f. *lagophthalmia,* de λαγωός, lièvre, et d'ὀφθαλμὸς, œil; comme qui diroit *œil de lièvre;* maladie des paupières, qui sont tellement retirées, que l'œil reste ouvert en dormant, comme cela paroît avoir lieu chez les lièvres.

LAGOPUS ou LAGOPE, s. m. de λαγωός, lièvre, et de πῶς, pied; plante nommée aussi pied-de-lièvre; espèce de trèfle dont les sommités représentent le pied d'un lièvre; — de là vient aussi *Lagopède,* nom d'un oiseau du genre de la gélinotte, du coq de bruyère.

LAINE, s. f. *lana,* sorte de poil des moutons; substance graisseuse et huileuse, dissoluble dans les alcalis, impénétrable à l'eau, paroissant être une substance très-hydrogénée.

LAIT, s. m. *lac,* γάλα des Grecs; matière animale blanche, liquide, douce et sucrée qui se forme dans les mamelles de la femme et des femelles des animaux mammifères, pour servir de nourriture à leurs petits; substance très-composée, dont les matériaux sont foiblement unis les uns aux autres; se présentant comme une matière grasse et huileuse dans un liquide muqueux et salin; composée de *sérum* ou de petit-lait, de fromage ou de matière caséeuse, et de beurre ou de matière butireuse; liquide infiniment précieux et utile sous le quadruple rapport de ses usages naturels, économiques, médicinaux, et dans les arts. Pour apprécier les différentes espèces de *laits,* on les compare à celui de vache, dans l'ordre suivant. Le *lait* de femme est généralement moins

épais, moins opaque et plus sucré; celui d'ânesse a beaucoup de rapport avec celui de femme; celui de chèvre est le plus épais de tous, et fournit beaucoup de crème et de beurre; celui de brebis présente de la viscosité dans sa partie caséeuse, et fournit des fromages d'une consistance grasse; celui de jument est le plus fluide de tous, contient peu de crème, mais beaucoup de principe sucré, et passe facilement à la fermentation vineuse.

LAITEUX, EUSE, adj. *lacteus,* qui a du rapport au lait.

LAMBDOÏDE, adj. *lambdoïdes,* de λαμβδα des Grecs, et d'εἶδος, figure, ressemblance; se dit de la suture occipito-pariétale du crâne, parce qu'elle ressemble à la lettre *lambda* Λ des Grecs.

LAME, s. f. *lamina,* partie mince d'un os; — partie supérieure et élargie d'un pétale onguiculé: Bot.

LAMELLÉ, ÉE, adj. *lamellatus,* de *lamella,* petite lame; aminci en petite lame.

LAMELLEUX, EUSE, adj. *lamellosus,* garni ou composé de lames ou feuillets.

LAMPYRE, s. m. *lampyris,* en grec λαμπυρίς, de λαμπὰς, lampe, flambeau, et d'οὐρὰ, queue; nom générique des vers luisans.

LANCÉOLÉ, ÉE, adj. *lanceolatus,* de *lancea;* se dit des feuilles dont l'extrémité se rétrécit comme un fer de lance.

LANCETTE, s. f. *lanceola, phlebotomum,* diminutif de lance, λόγχη des Grecs; instrument de chirurgie pour ouvrir les veines, les artères, les abcès, etc.

LANGUE, s. f. *lingua,* γλῶσσα ou γλῶττα des Grecs; l'organe du goût; partie d'une figure pyramidale, aplatie sur ses deux faces, arrondie sur ses bords et à sa pointe, contenue dans la bouche, implantée par sa base sur le corps de l'os hyoïde, composée d'un tissu musculeux, très-complexe, parsemée de vaisseaux et de nerfs, constituant la gustation par sa sensibilité, et concourant par sa mobilité à la mastication, à la déglutition et à la parole.

LANGUEUR, s. f. *languor,* débilité, abattement; état d'une personne qui languit; ennui, peines d'esprit qui procèdent d'un violent désir de l'amour.

LANIFÈRE, adj. *laniger*, porte-laine, de *lana*, laine, et du verbe *gero*, je porte; se dit de tout ce qui porte de la laine, en zoologie et en botanique.

LANUGINEUX, adj. *lanuginosus*, de *lanugo*, duvet; se dit des parties des plantes couvertes de duvet, comme le coing : Bot.

LAQUE, s. f. *lacca*; vraie résine d'une couleur rougeâtre et tirant sur le pourpre, produite par la piqûre d'un insecte du genre des coccus; très-employée à cause de sa partie colorante, faisant la base de la cire à cacheter.

LARME, subst. f. *lacryma* ou *lachryma* des Latins, δάκρυμα des Grecs: goutte d'eau qui sort de l'œil, et dont la cause est un irritant quelconque appliqué sur cet organe. On donne le nom de *larmes* à une humeur excrémentitielle sécrétée par les glandes lacrymales pour lubrifier le globe de l'œil et faciliter son mouvement dans l'orbite. Elles s'épaississent, crystallisent, et deviennent indissolubles par l'air, et par l'acide muriatique oxygéné, dont elles absorbent l'oxygène; leurs matériaux constitutifs sont une grande quantité d'eau d'un mucilage gélatineux et beaucoup de sels : leurs concrétions calculeuses ont pour base du phosphate calcaire.

LARMOIEMENT, s. m. *lacrymatio* ou *lachrymatio*, écoulement involontaire des larmes; l'action de verser des larmes.

LARVE, s. f. *larva*; insecte dans l'état où il est né, et qui doit subir des métamorphoses, c'est-à-dire passer à l'état de chrysalide, d'aurélie ou de nymphe, et ensuite à celui de papillon.

LARYNGÉ, ÉE, adj. *laryngeus*, de de λάρυγξ, larynx; qui appartient au larynx.

LARYNGIEN, ENNE, adj. *Voyez* LARYNGÉ.

LARYNGOGRAPHIE, s. f. *laryngographia*, de λάρυγξ, le larynx, et de γραφή, description; description du larynx.

LARYNGOLOGIE, s. f. *laryngologia*, de λάρυγξ, le larynx, et de λόγος, discours; partie de l'anatomie qui traite des usages du larynx.

LARYNGOTOMIE, s. f. *laryngotomia*, de λάρυγξ, le larynx, et de τέμνω, je coupe, je dissèque; section du larynx; opération par laquelle on fait une incision au larynx pour introduire l'air dans les poumons, lorsque les voies naturelles sont obstruées, comme dans le cas d'une angine très-intense qui est sur le point de suffoquer.

LARYNX, s. m. du grec λάρυγξ; *caput asperæ arteriæ*, partie supérieure ou gutturale de la trachée-artère, attachée à l'os hyoïde, composée de cinq cartilages principaux, savoir : antérieurement du tyroïde, qui est le plus grand, du cricoïde, qui est inférieur et sert de base commune aux autres, des deux arythénoïdes, qui sont postérieurs et les plus petits, et de l'épiglotte, qui est au dessus de tous : ces cartilages, par leur connexion respective, leurs ligamens et leurs muscles, sont mobiles et forment la glotte, le principal organe de la voix. Les oiseaux ont deux larynx, l'un supérieur et l'autre inférieur; le larynx supérieur est situé à la base de la langue où se termine la trachée-artère : c'est une fente dont l'orifice se ferme à la volonté de l'animal, par le moyen de pointes cartilagineuses qui s'entrecroisent; le larynx inférieur est situé à la bifurcation de la trachée-artère : c'est là que se forme le son fondamental; il est ensuite modifié selon la longueur, la largeur, le contour et l'élasticité de la trachée-artère elle-même, et de son orifice supérieur. La voix des oiseaux est donc produite par un mécanisme analogue à celui d'une flûte ou d'une clarinette.

LATIROSTRE, s. m. de *latus*, large, et de *rostrum*, bec : nom qu'on donne aux oiseaux échassiers qui ont le bec large : — Hist. nat.

LATITUDE, s. f. *latitudo*, distance d'un lieu à l'équateur, mesurée sur le méridien terrestre: Géog. — arc du méridien céleste compris entre le centre d'un astre et l'écliptique.

LAVEMENT, s. m. *Voyez* CLYSTÈRE.

LAXATIF, IVE, s. m. et adj. *laxativus, laxans*, du verbe *laxo*, je relàche; se dit des remèdes qui ont la propriété de lâcher le ventre; tels que la manne, la casse, etc. *Voyez* ECCOPROTIQUE.

LAXITÉ, s. f. *laxitas*, relâchement, défaut de force et de tension dans la fibre.

LAZULITHE, s. f. *lapis lazuli*, espèce de substance terreuse, bleue et opaque; d'une cassure mate, à grain très-serré; rayant le verre; formant le bleu d'outremer; donnant du gaz hydrogène sulfuré par les acides.

LÉGUME, s. m. *legumen, legumentum*, du verbe *lego*, je ramasse, je cueille; gousse; — toute herbe potagère et toute plante bonne à manger.

LÉGUMINEUX, EUSE, adj. *leguminosus;* se dit des plantes qui ont une gousse pour fruit.

LEMME, s. m. *lemma*, du grec λῆμμα, formé du verbe εἴλημμαι, prétérit passif de λαμβάνω, je prends, j'admets; ce qu'on prend, ce qu'on admet; proposition démontrée qui prépare à la démonstration d'une autre : Mathém. et Logiq.

LÉNITIF, IVE, s. m. et adj. *lenis, leniens, lenitivus*, du verbe *lenire*, adoucir; adoucissant; se dit des médicamens qui calment les douleurs en relâchant et en humectant; d'un électuaire mou qui purge doucement, en adoucissant.

LENTICULAIRE ou LENTICULÉ, ÉE, adj. *lenticularis*, qui a la forme d'une lentille; ganglion *lenticulaire*, os *lenticulaire*.

LENTILLE, s. f. *lentigo, lenticula*, sorte de légume; — en dioptrique, verre convexe des deux côtés; — poids de cuivre attaché à l'extrémité du pendule; — au pl. rousseurs de la peau.

LÉONTIASIS, s. f. de *leo*, lion; nom qu'on donne à la peste des Arabes, parce que le visage des malades ressemble au mufle d'un lion.

LÉONTOPÉTALON, s. m. en grec λεοντοπέταλον, de λέων, lion, et de πέταλον, feuille; mot à mot, feuille de lion; plante de l'ordre des vinetiers.

LÉOPARD, s. m. *leopardus*, en grec λεοπάρδαλις, de λέων, lion, et de πάρδαλις, panthère; bête féroce qui a la peau marquetée.

LÉPADOGASTÈRE, s. m. du grec λέπας, rocher, promontoire, qui dérive du verbe λέπω, je dépouille, et de γαστήρ, ventre; nom générique de certains poissons cartilagineux, de la famille des plécoptères, qui adhèrent aux rochers par le moyen de leurs nageoires ventrales. *Voyez* CYCLOPTÈRE.

LEPAS, s. mas. du grec λέπας, rocher, dérivé de λέπω, je dépouille, parce que les rochers sont dépouillés ou à nu; nom qu'on donne à un genre de mollusques de l'ordre des gastéropodes, qui vivent sous une coquille conique, bivalve, sans spirale, semblable à une sorte de petit vase, que l'animal fait tellement adhérer aux rochers, qu'il est impossible de l'en détacher sans les plus grands efforts.

LÉPIDOÏDE, adj. *lepidoïdes*, de λεπίς, écaille, et d'εἶδος, forme, ressemblance; qui ressemble à une écaille; il se dit de la suture écailleuse du crâne : Anat.

LÉPIDOPTÈRES, s. m. *lepidopterus*, de λεπίς, écaille, et de πτερόν, aile; nom d'un ordre d'insectes qui ont quatre ailes semblables, couvertes de petites écailles ordinairement colorées, et dont la bouche formée de deux lames, suce la nourriture à l'aide d'une langue.

LÉPIDOSARCOME, s. m. *lepidosarcoma*, de λεπίς, écaille, et de σάρκωμα, dérivé de σάρξ, chair; tumeur sarcomateuse formée dans la bouche et couverte d'écailles irrégulières : Marc. Aurel. Séver.

LÈPRE ou LADRERIE, s. f. *lepra*, en grec λέπρα ou λεπρά, de λεπίς, écaille; maladie cutanée causée par la malpropreté et la mauvaise nourriture; se manifestant par des tubercules durs et insensibles dans une portion plus ou moins grande de la peau, par la diminution progressive de l'action des sens, par la raucité de la voix. On en distingue deux espèces simples; 1°. la lèpre ordinaire (*éléphantiasis*) causée par une disposition héréditaire, par la contagion ; caractérisée par la difformité de la face, la chute des poils, des cheveux, par des tubercules à la peau, durs, inégaux, plus ou moins volumineux, ulcérés, par des lassitudes spontanées, la foiblesse de la voix, l'enrouement, la fétidité de l'haleine, la dyspnée ; 2°. la lèpre du Nord, endémique sur les côtes de la Norwége, de la Suède et de tous les pays septentrionaux, où elle attaque principalement ceux qui se nourrissent de poisson, qui exercent la profession de pêcheur ; caractérisée par le gonflement, le volume énorme et informe des pieds et des jambes, la chute des doigts et des membres, l'abolition des sens.

Lépreux, euse, adj. *leprosus, elephantiacus*, qui a la lèpre.

Léproserie, s. f. hôpital pour les lépreux. *Voy.* Maladrerie.

Lessive, s. f. *lixivia, lixivium*, eau rendue détersive par de la cendre ou de la soude, par les sels des végétaux en général ; lotion : Chim.

Léthargie, s. f. *lethargus, lethargia, veternus*, de λήθη, oubli, et d'ἀργὸς ou ἀεργὸς, oisif, dérivé d'ἀ privatif, et d'ἔργον, ouvrage ; mot à mot *oubli paresseux* ; suspension continue de l'action des sens et de la locomotion ; état d'assoupissement d'où l'on ne peut tirer les malades que momentanément, et dont l'attaque est suivie de l'oubli des impressions reçues, quelquefois même des connoissances acquises antérieurement. On en cite qui oublient de boire quand ils ont le verre à la main, de fermer la bouche après avoir bâillé, de retirer la langue après l'avoir montrée à leur médecin.

Léthargique, adj. *lethargicus, veternosus*, qui est dans la léthargie ; qui produit la léthargie.

Leucé, s. fém. *vitiligo alba*, en grec λευκή, fém. de λευκὸς, blanc ; tache blanche qui vient à la peau, et pénètre jusqu'à la chair. Lèpre blanche de Galien ; *albara alba* d'Avicenne.

Leucite, s. fém. du grec λευκὸς, blanc ; sorte de pierre combinée, confondue autrefois, mais à tort,

avec les grenats, sous le nom de *grenat blanc*, contenant de la potasse d'après les chimistes modernes.

Leucolithe, s. f. de λευκὸς, blanc, et de λίθος, pierre ; pierre blanche ; sorte de pierre combinée, infusible au chalumeau, rangée autrefois parmi les schorls.

Leucoflegmatie, s. f. *leucophlegmatia*, de λευκὸς, blanc, et de φλέγμα, flegme, pituite ; maladie du système lymphatique ; hydropisie cellulaire causée par une constitution lymphatique, par le séjour prolongé dans une atmosphère humide et dans un lieu obscur, la mauvaise nourriture, les excrétions abondantes ou supprimées, la vie sédentaire, les chagrins profonds, l'atonie générale, la lésion de quelque organe splanchnique ; dont les symptômes caractérisques sont une tuméfaction du corps froide, d'un blanc laiteux, non douloureuse au toucher, qui commence ordinairement par les membres abdominaux, et conserve l'impression du doigt sans aucun signe de flegmasie locale. *Voy.* Anasarque.

Leucome, s. m. *leucoma, albugo*, de λευκὸς, blanc ; tache blanche et superficielle sur la cornée transparente, qui succède aux plaies ou aux ulcères de cette membrane avec perte de substance, et consiste dans une cicatrice de son tissu.

Leucorrhée, s. f. *leucorrhea*, de λευκὸς, blanc, et de ῥέω, je coule ; écoulement blanc, fleurs blanches, catarrhe aigu ou chronique de l'utérus ou du vagin, causé par le virus vénérien, l'abus du coït, la masturbation, les injections irritantes, le déplacement de la matrice, la débilité générale, etc. ; caractérisé par un prurit léger à la vulve, dans le vagin et dans l'utérus, la dysurie, la rougeur et la douleur du méat urinaire ; par un sentiment de pesanteur au dessus du pubis, vers l'iléon et les lombes, au périnée, à la partie supérieure des cuisses, sans écoulement ou avec issue d'un liquide d'abord ténu, limpide et visqueux, puis blanc, opaque, jaunâtre ; souvent avec lésion des fonctions digestives ; se terminant par résolution ou passant soit à l'état de flegmasie chronique, avec débilité générale et excrétion abondante de mucus, sans douleur; soit à l'état d'ulcération, de squirrhe, de cancer.

LEVAIN, s. m. *fermentum*, toute substance qui excite une fermentation interne dans le corps avec lequel on la mêle; — morceau de pâte aigrie qu'on mêle à la pâte du pain pour la faire fermenter; — mauvaise disposition des humeurs

LEVIER, s. m. *vectis*, *porrectum*, barre de fer, de bois, etc. propre à remuer un fardeau, à vaincre une résistance; la première des machines simples, où l'on considère trois choses: la puissance, le poids ou la résistance, et le point d'appui. La puissance est tout ce qui peut mouvoir ou soutenir un poids appliqué au *levier*; le poids est tout ce qui résiste à la puissance, et le point d'appui ou le centre des mouvemens est le point fixe autour duquel le *levier* se meut ou tend à se mouvoir. L'espèce du *levier* varie selon la situation du point d'appui; on appelle *levier* du premier genre, celui où le point d'appui est entre la puissance et le poids; *levier* du second genre, celui où le poids est entre la puissance et le point d'appui; *levier* du troisième genre, celui où la puissance est entre le poids et le point d'appui. En général il y a équilibre dans un *levier* quelconque toutes les fois que la puissance et le poids sont en raison inverse ou réciproque de leurs distances au point d'appui.

LÉVIGATION, s. f. *levigatio*, du verbe *levigare*, léviger, polir, rendre uni, du grec λεῖος, uni; action de léviger ou de réduire un corps en poudre impalpable, en le broyant sur le porphyre comme on broie les couleurs: Chim. et Pharm.

LÉVIROSTRE, s. m. de *levis*, uni, équarri, et de *rostrum*, bec; nom qu'on donne aux oiseaux grimpans qui ont le bec dentelé ou dont la base est aussi grosse que la tête: Hist. nat.

LÈVRES, s. f. pl. *labia*, *labra*, χεῖλος des Grecs; parties vermeilles situées autour de la bouche dont elles forment le bord et le contour,

devant les gencives qu'elles recouvrent en dehors. On dit aussi les *lèvres* d'une plaie, d'un ulcère, etc. On donne le nom de grandes et de petites *lèvres* à des prolongemens du tissu cellulaire qui forment les bords de la vulve chez la femme.

LEXICON, s. m. mot grec dérivé de λέξις, parole, diction, formé de λέγω, je dis: dictionnaire ou recueil de mots.

LIBANOTIS, s. m. du grec λιβανωτός, encens; plante dont la racine a l'odeur de l'encens.

LIBER. *Voyez* LIVRET.

LIBIDINEUX, EUSE, adj. *libidinosus*, dissolu, lascif, qui concerne les plaisirs de l'amour.

LICHEN, s. masc. en grec λειχήν, plante acotylédone, parasite et rampante, qui croît sur les pierres et sur l'écorce des vieux arbres.

LIE, s. fém. *fex*, *crassamen*, la partie la plus grossière d'une liqueur, celle qui va au fond.

LIENTÉRIE, s. f. *lienteria*, *levitas intestinorum*, du grec λεῖος, poli, glissant; espèce de dévoiement dans lequel on rend les alimens presque tels qu'on les a pris; effet le plus ordinaire du relâchement du pylore et des intestins. Les anciens croyoient que, dans cette maladie, la tunique interne ou muqueuse des intestins étoit si glissante qu'elle laissoit échapper les alimens avant qu'ils fussent digérés.

LIGAMENT, s. m. *ligamentum*, *vinculum*, *copula*, en grec σύνδεσμος, de σύν, ensemble, et de δέω, je lie; substance blanchâtre, fibreuse, serrée, compacte, souple, difficile à rompre et à déchirer, peu extensible, qui entoure ou avoisine les articulations, et concourt à maintenir les os en situation.

LIGAMENTEUX, EUSE, adj. *ligamentosus*, qui approche de la nature du ligament; — se dit des plantes dont la racine est entortillée en forme de cordages.

LIGATURE, s. f. *ligatura*, *ligatio*, *deligatio*, *vinctura*, *fascia*, petit ruban de fil ciré dont on lie une artère ou une veine considérable pour prévenir ou arrêter une hémorragie, comme dans l'opération de l'anévrisme, dans les amputations, dans les grandes plaies, etc.; cordon de fil ou de soie avec lequel on serre le pédicule d'une loupe, d'un polype, d'une verrue, d'une excroissance charnue dont la base est étroite pour en produire la mortification ; — bande de drap dont on se sert pour la saignée ; — espèce d'impuissance qu'on attribue ridiculement à l'art magique. On l'appelle vulgairement *noueure d'aiguillette.*

LIGNE, s. f. *linea*, étendue en longueur, considérée sans largeur et sans épaisseur ; — *ligne* blanche, réunion des fibres tendineuses ou aponévrotiques des muscles du bas-ventre ; — *ligne* équinoxiale ou simplement la *ligne*, l'équateur.

LIGNEUX, EUSE, adj. *lignosus ;* se dit des plantes qui ont la consistance et le tissu du bois, dont la tige, les branches, les racines sont composées de couches concentriques et solides comme celles des arbres, des arbustes.—*Ligneux*, s. m. appelé par les anciens chimistes *caput mortuum*, un des matériaux immédiats des végétaux ; le squelette végétal, la matière propre du bois qui reste après l'épuisement complet de tout ce que les substances végétales sèches contiennent de dissoluble dans l'eau et l'alcohol ; insipide, infusible, combustible, facile à charbonner sans perdre sa forme ; insoluble dans l'eau froide et chaude ; fournissant à la distillation de l'acide pyroligneux, un peu d'ammoniaque et de l'huile épaisse ; donnant du gaz azote ; se changeant par l'acide nitrique en acides malique, oxalique, acéteux, etc. ; contenant plus de carbone qu'aucune autre matière végétale.

LIGNITE, s. m. de *lignum*, bois ; nom générique des sels formés par l'union de l'acide ligneux avec les bases salifiables. *Voyez* PYROLIGNITE.

LIGNIVORE, s. m. de *lignum*, bois, et de *voro*, je dévore, je mange ; nom qu'on donne aux insectes coléoptères dont les larves vivent dans les bois.

LIGNUODE, adj. *lignuodes*, de λιγνὺς, suie, de couleur de suie ; épithète que donne Hippocrate à la langue dans quelques maladies aiguës où elle est brunâtre, noire ; aux crachats dans les maladies du

poumon lorsqu'ils sont noirs. *Voy.* FULIGINEUX.

LILIACÉES, adj. f. pl. *lilia*, de *lilium*, lis ; se dit des plantes dont la fleur ressemble au lis.

LILIUM, s. m. cordial, Acad. ; dans Paracelse, teinture des métaux, liqueur cordiale, sudorifique, dont les ingrédiens sont les régules d'antimoine martial, cuivreux et jovial, fondus dans un creuset avec du nitre et du tartre, puis digérés au bain de sable avec de l'alcohol. Ce n'est que de l'alcohol de potasse.

LIMAÇON, s. m. *cochlea*, coquillage univalve, operculé, à quatre cornes ; — cornet spiral à double conduit, qui forme une des cavités du labyrinthe de l'oreille.

LIMANCHIE, s. f. *limanchia*, de λιμὸς, famine, et d'ἄγχω, je tue ou j'étrangle ; jeûne excessif.

LIMBE, s. m. *limbus*, partie laminée d'un calice ou d'une corolle qui se prolonge ou s'étale au delà des plus profondes incisions du tube d'une fleur : Bot. — bord d'un instrument, du soleil : Mathém. et Astron.

LIMOCTONIE, s. f. *limoctonia*, de λιμὸς, faim, et de κτείνω, je tue ; jeûne excessif, capable de tuer un malade.

LIMON, s. masc. *limus*, du grec λιμὴν, marais ; boue, terre détrempée, et par analogie sédiment ou lie de quelques corps liquides.

LIMONEUX, EUSE, adj. *limosus*, bourbeux, plein de boue, de vase.

LIMPIDE, adj. *limpidus*, clair, net ; se dit de l'urine lorsqu'elle n'est point chargée et qu'elle ne dépose aucun sédiment.

LIN, s. m. *linum*, du grec λίνον ; sorte de plante dont on fait un très-grand usage. De Jussieu l'a rangée à côté des caryophyllées.

LINGUAL, ALE, adj. *lingualis*, de *lingua*, la langue ; qui a rapport à la langue : nerf *lingual*, artère *linguale.*

LINIMENT, s. m. *linimentum, litus, fricium, fricatorium, inunctio,* du verbe *linire*, oindre doucement ; topique onctueux de consistance moyenne, dont on frotte différentes parties du corps ; on les compose avec les huiles, les graisses, les baumes et tout ce qui entre dans les onguens et les emplâtres.

LION , s. m. *leo* des Latins , λέων ou λὶς des Grecs , *laisch* des Hébreux ; animal féroce , mammifère carnassier du genre des chats , d'une couleur fauve , avec la queue terminée par une touffe de poils noirs.

LIPAROCÈLE , s. f. *liparocele* , du grec λιπαρὸς , gras, et de κήλη , tumeur ; comme si l'on disoit *tumeur graisseuse* ; espèce de hernie du scrotum causée par une masse d'une substance semblable à de la graisse.

LIPOME , s. m. *lipoma* , de λίπος , graisse ; tumeur graisseuse ; tumeur enkystée , ou espèce de loupe formée par une graisse épaissie dans le tissu cellulaire.

LIPOPSYCHIE , s. f. *lipopsychia* , de λείπω , je manque , je laisse , et de ψυχὴ , ame , vie. *Voy.* LIPOTHYMIE , SYNCOPE.

LIPOTHYMIE , s. f. *lipothymia* , *animi deliquium* , *animi defectus* , de λείπω , je manque , et de θυμὸς , esprit , ame , courage ; découragement ; défaillance ; pamoison ; diminution considérable des forces vitales , accompagnée d'un pouls petit , foible et languissant , d'une respiration presque insensible , de pâleur et froideur aux extrémités ; premier degré de la syncope.

LIPPITUDE , s. fém. *lippitudo* , écoulement abondant de l'humeur chassieuse que sécrètent les glandes de Méibomius.

LIPYRIE , s. f. *lipyria* , de λείπω , je manque, et de πῦρ, gén. πυρὸς , feu, ou de πυρία , étuve , bain chaud ; fièvre dans laquelle on sent une chaleur interne considérable, et un grand froid aux parties externes et aux extrémités. On doit la rapporter à l'or lre des fièvres ataxiques.

LIQUATION , s. f. *liquatio* , opération métallurgique qui s'opère sur des composés et sur-tout des alliages métalliques , dont une ou plusieurs matières composantes se fondant seules , peuvent être séparées des autres.

LIQUÉFACTION , s. f. *liquatio* , *liquefactio* , du verbe *liquefacio* , je fais fondre, je liquéfie: changement d'un solide en liquide ; solution ou fusion des substances grasses et épaisses par l'action du calorique ; fonte des métaux.

LIQUEUR , s. f. *liquor* , substance liquide ; particulièrement boisson dont la base est l'eau-de-vie ou l'esprit de vin.

LIQUIDE , s. m. et adj. *liquidus* , fluide coulant ; se dit en physique des corps qui ne sont pas susceptibles de céder ou de changer de volume par l'effort des puissances comprimantes, et qui se mettent de niveau. *Voyez* FLUIDE.

LITHAGOGUE , s. m. et adj. *lithagogus* , de λίθος , pierre , et d'ἄγω , je chasse ; se dit des remèdes qui chassent la pierre, les graviers de la vessie.

LITHARGE , s. f. *lithargyrium* , en grec λιθάργυρος , dérivé de λίθος , pierre , et d'ἄργυρος , argent ; comme si l'on disoit *pierre d'argent* , oxyde de plomb demi-vitreux ; — *Lithargé* , adj. altéré avec de la litharge.

LITHIASIE , s. f. *lithiasis* , de λίθος , pierre ; formation de la pierre ou du calcul dans le corps humain ; maladie des paupières causée par de petites tumeurs dures et comme pétrifiées, qui se forment sur leurs bords.

LITHIATE , s. m. *lithias* , de λίθος pierre ; nom générique des sels formés par la combinaison de l'acide lithique avec différentes bases. *V.* URATE.

LITHIQUE , adj. *lithicus* , de λίθος , pierre ; nom qu'on a d'abord donné à l'acide tiré du calcul de la vessie. *Voyez* URIQUE.

LITHOGRAPHIE , s. f. *lithographia* , de λίθος , pierre , et de γραφ , description ; partie de l'histoire naturelle qui a pour objet la description des pierres.

LITHOLABE , s. m. *litholabus* , de λίθος , pierre, et de λαβὴ , préhension , dérivé de λαμβάνω, prendre , saisir ; pincette propre à saisir la pierre dans l'opération de la taille.

LITHOLOGIE , s. f. *lithologia* , de λίθος , pierre , et de λόγος , discours ; partie de l'histoire naturelle qui a pour objet la formation , les propriétés et les différentes espèces de pierres.

LITHONTRIPTIQUE , s. m. et adj. *lithontripticus* , de λίθος , pierre, et de τρίβω, je broie, ou de τρύπτω, je brise ; nom qu'on donne aux remèdes qu'on croit propres à briser la pierre dans les reins et dans la vessie.

LITHOPHAGE s. m. *lithophagus*, de λίθος, pierre, et de φάγω, je mange ; mot à mot, *mangeur de pierres* ; nom d'un petit ver noirâtre qu'on trouve dans l'ardoise, et qui, dit-on, y vit en la rongeant.

LITHOPHYTE, s. m. *lithophytum*, de λίθος, pierre, et de φυτόν, plante ; *pierre-plante* : nom que les naturalistes donnent à l'habitation solide et pierreuse de certains animaux zoophytes.

LITHOTOME, s. m. *lithotomus*, de λίθος, pierre, et de τομή, section, dérive de τέμνω, je coupe, j'incise ; nom que les chirurgiens donnent improprement au bistouri ou couteau avec lequel ils coupent la vessie pour extraire la pierre : le nom de *cystotome* conviendroit mieux à cet instrument.

LITHOTOMIE, s. f. *lithotomia*, de λίθος, pierre, et de τέμνω, je coupe ; taille ou opération par laquelle on tire la pierre de la vessie. Il vaudroit mieux lui donner le nom de *cystotomie* ; mais l'usage a prévalu : — *lithotomiste*, chirurgien qui s'adonne particulièrement à l'opération de la taille.

LITRE, s. m. du grec λίτρα, ancienne mesure grecque pour les liquides ; nouvelle mesure de capacité, contenant un décimètre cube, environ une pinte et $\frac{1}{20}$, ou 1 litron et $\frac{1}{4}$.

LIVRE, s. f. *libra*, de *librare*, peser ; poids de seize onces.

LIVRET OU LIBER, s. m. *liber*, couches les plus intérieures de l'écorce d'un arbre, ainsi nommées parce qu'elles ressemblent en quelque sorte aux feuillets d'un livre.

LIXIVIATION, s. f. *lixiviatio*, de *lixivium*, lessive ; opération chimique qui consiste à faire macérer des cendres dans l'eau et à filtrer ensuite, comme dans la lessive domestique.

LIXIVIEL, ELLE, ou LIXIVIEUX, EUSE, adj. *lixiviosus*, de *lixivium*, lessive. On donnoit autrefois le nom de sels *lixiviels*, aux alcalis

fixes qu'on tire des végétaux par la lixiviation.

LOBE, s. m. *lobus*, du grec λοβός, dérivé de λαμβάνω, je prends ; le bout de l'oreille ; toute portion détachée du viscère dont elle est une partie intégrante ; — en botanique, chacune des deux parties qui composent la semence et les fruits de certaines plantes.

LOBÉ, ÉE, adj. *lobatus* ; se dit en botanique de ce qui est divisé en plusieurs lobes par des sinus profonds ou des incisions obtuses.

LOBULE, s. m. *lobulus*, diminutif de *lobus*, petit lobe.

LOCHIES, s. f. pl. *lochia*, purgamenta, de λόχος, femme en couche ; évacuation sanguinolente qui suit l'accouchement, dont la couleur et la quantité diminuent insensiblement, dont la durée est illimitée et varie dans les différens sujets.

LOCOMOTION, s. f. *locomotio*, fonction par laquelle l'animal déplace son corps et le transporte d'un lieu à un autre ; dépendante de la disposition mécanique du squelette et de la construction musculaire ; comprenant le marcher, la course, le saut, le vol, le nager et tous les mouvemens du tronc et des membres ; enfin, intimement liée à la circulation et au cerveau, centre du système nerveux.

LOGARITHME, s. m. *logarithmus*, composé de λόγος, raison, proportion, et d'ἀριθμός, nombre ; c'est-à-dire, *raison de nombres* ; nombres en progression arithmétique répondant terme pour terme à d'autres nombres en progression géométrique, dont l'invention est due à *J. Neper*, baron écossais ; — *Logarithmique*, adj. et s. f. nom qu'on donne à une courbe géométrique utile dans la construction des tables de logarithmes.

LOGIQUE, s. f. *logica*, en grec λογική, de λόγος, discours, raisonnement ; l'art de penser et de raisonner avec justesse ; la science des opérations de l'âme, ou l'analyse des facultés de l'entendement humain, dont les principales sont l'idée ou la perception, le jugement et le raisonnement.

LOGOGRAPHIE, s. f. *logographia*, de λόγος, discours, et de γράφω, j'écris ; l'art d'écrire aussi vite qu'on parle.

LOGOMACHIE, s. f. *logomachia*, en grec λογομαχία, de λόγος, discours, et de μάχομαι, je combats, je dispute ; dispute de mots.

LOMBAIRE, adj. *lumbaris*, de *lumbi*, les lombes ; qui appartient aux lombes.

LOMBES, s. m. pl. *lumbi*, dérivé de *libido*, selon Isidore ; parties latérales de la région ombilicale ; —tout point situé en dessous, entre le milieu du dos et la queue du poisson.—La région lombaire porte le nom de *rable* dans les animaux : c'est la région postérieure du tronc depuis le dos jusqu'aux hanches.

LOMBRIC, s. m. *lumbricus*, ver long et rond, composé d'anneaux très-marqués.

LOMBRICAL, ALE, adj. *lumbricalis*, *vermicularis*, qui ressemble à un lombric, *lumbricus* ; se dit de quatre petits muscles grêles placés dans la face palmaire de la main et se terminant aux premières phalanges des doigts, ce qui leur a fait le nom de *palmi-phalangiens*.

LONCHITE, s. f. du grec λόγχη, lance ou pique ; espèce de comète qui ressemble à une lance : Astron.

LONGIMÉTRIE, s. f. *longimetria*, de *longus*, long, et de μετρόν, mesure ; art de mesurer les longueurs accessibles ou inaccessibles.

LONGIROSTRE, s. f. de *longus*, long, et de *rostrum*, bec ; nom des oiseaux échassiers qui ont le bec long, par exemple, la bécasse : — Hist. nat.

LONGITUDE, s. f. *longitudo*, distance d'un lieu au premier méridien, calculée sur l'équateur ou sur un cercle parallèle à l'équateur, selon l'ordre des signes, c'est-à-dire d'occident en orient ; arc de l'écliptique compris entre le premier cercle de latitude et celui qui passe par le centre d'un astre, calculé selon l'ordre des signes : Géog. Astron.

LOK ou LOOK, s. m. *linctus*, du verbe *lingere*, lécher ; médicament liquide d'une consistance moyenne entre les sirops et les électuaires, qu'on faisoit sucer au bout d'un morceau de réglisse effilé en forme de pinceau ; qu'on donne aujourd'hui par cueillerées ; composé de drogues adoucissantes, de sirops, d'huiles, de conserves, de poudres et autres substances d'un goût agréable.

LORDOSE, s. f. *lordosis*, du grec λόρδωσις, de λόρδος, plié, courbé ; maladie dans laquelle l'épine du dos se courbe en avant.

LOTION, s. f. *lotio*, lavage, action de laver ; tout ce qui est propre à laver et à nettoyer le corps, comme les bains domestiques ou de rivière ; infusion, décoction ou autre liqueur quelconque employée pour rafraîchir, adoucir, déterger certaines parties du corps ; — opération pharmaceutique par laquelle on lave quelque substance dans l'eau ou dans quelque liqueur convenable, pour la nettoyer ou l'édulcorer, pour lui ôter quelque mauvaise qualité ou lui en communiquer une meilleure.

LOTISSAGE, s. m. opération qui consiste à faire un tas d'un métal pulvérisé, et à prendre dans différens endroits de ce tas de quoi en faire l'essai, pour procéder avec plus d'exactitude.

LOUCHE. *Voyez* STRABISME.

LOUP, s. m. *lupus*, en grec λυκός, animal sauvage et carnassier ; en chirurgie ulcère malin, virulent, chancreux, qui ronge les chairs des jambes comme un loup affamé, d'où il a tiré son nom.

LOUPE, s. f. *lupia*, tumeur enkystée, ordinairement ronde, plus ou moins dure, et plus ou moins volumineuse ; indolente ; sans inflammation et sans changement de couleur à la peau ; dont les différentes espèces sont le bronchocèle, le lipôme, le stéatôme, l'athérôme et le mélicéris ; — excroissance ligneuse ou charnue des plantes : Botan. — verre convexe qui grossit les objets : Optiq.

LOZANGE, s. f. *lozanga*, mot hybride qui paroît formé, avec quelque altération, du grec λοξός, oblique, et du latin *angulus*, angle ; comme si l'on disoit *angle oblique* ; espèce de parallélogramme, ou figure à quatre côtés égaux et obliques l'un sur l'autre, qui a deux angles aigus et deux obtus.

LUBRICITÉ, s. f. *lubricitas*, du verbe *lubrico*, je rends glissant, j'oins ; qualité de ce qui est glissant, et qui coule avec facilité ; lasciveté portée à l'excès.

LUBRIFIER, v. a. *lubricare*, oindre, rendre glissant ; le mucus des intestins sert à les *lubrifier* et à les défendre contre ce qui pourroit les irriter.

LUCIDE, adj. *lucidus*, lumineux, clair, net, transparent, diaphane.

LUETTE, s. f. *uvula*, *uva*, *columella*, *columna*, *tintinnabulum*, *gargareon*, *gurgulio*, en grec σταφυλὴ, grain de raisin ; petit morceau de chair, long et arrondi, pendant à l'extrémité et au milieu du voile du palais, à l'entrée du gosier, ayant quelque ressemblance à un grain de raisin allongé.

LUMBAGO, s. m. mot latin dérivé de *lumbi*, les lombes : rhumatisme aigu ou chronique des lombes, accompagné d'une douleur plus ou moins aiguë qui empêche de se mouvoir et de se courber en devant.

LUMIÈRE, s. f. *lux*, *lumen* des Latins, λύχη, φῶς des Grecs ; corps simple, le premier qui frappe l'œil de l'homme ; fluide très-rare répandu dans tout l'univers ; émanant du soleil ou des étoiles fixes, ou mu par la rotation de ces corps ; d'une vitesse 900,000 fois plus rapide que celle du son ; traversant les corps transparens qui le réfractent en le rapprochant de la perpendiculaire, selon la raison de leur densité et de leur combustibilité ; arrêté par les corps opaques, d'où il est réfléchi, en faisant un angle égal à celui d'incidence ; cause de la visibilité et de la coloration de tous les corps ; réfléchi entièrement par les surfaces blanches et absorbé par les noires ; obéissant à des attractions ; offrant, après avoir traversé les corps denses et transparens, sept nuances principales, savoir : le rouge, l'orangé, le jaune, le vert, le bleu, l'indigo et le violet ; s'unissant dans les opérations chimiques, produisant par son dégagement la flamme et la phosphorescence ; contribuant à la végétation des plantes par son contact,

ainsi qu'à la vie des animaux dont elle entretient la motilité ; opérant la décombustion des corps brûlés en général.

LUNAIRE, adj. *lunaris*, qui a rapport à la lune ; se dit de certaines parties figurées en cercle ou demi-cercle, comme la lune ; le plexus *semi-lunaire*, etc.

LUNATIQUE, s. m. et adj. *lunaticus* ; se dit de ceux dont on suppose que l'esprit change suivant les phases de la lune ; des chevaux sujets à une certaine fluxion sur les yeux.

LUNE, s. f. *luna*, planète la plus proche de la terre, autour de laquelle elle fait sa révolution dans l'espace de 27 j. 7 h. 43' 4" $\frac{1}{2}$, et qu'elle éclaire durant la nuit ; nom que les anciens chimistes donnoient à l'argent.

LUT, s. m. *lutum*, enduit tenace et ductile qui devient solide en se desséchant, et dont les chimistes ou les pharmaciens se servent pour fermer les jointures des vaisseaux et pour empêcher l'issue des substances volatiles et aériformes.

LUTATION, s. f. *lutatio*, du verbe *lutare*, enduire de mortier, de limon, luter ; l'action de luter les vaisseaux dont on se sert pour les opérations de chimie ou de pharmacie ; l'action de barbouiller les parties du corps avec du limon, pour en dessécher l'humidité superficielle ; méthode fort en usage en Egypte, comme Galien nous l'apprend.

LUXATION, s. f. *luxatio*, du verbe *luxare*, déboîter, disloquer ; solution de contiguïté dans les os ; déplacement d'un os mobile de l'endroit ou de la cavité qu'il doit naturellement occuper.

LYCANTHROPIE, s. f. *lycanthropia*, de λύκος, loup, et d'ἄνθρωπος, homme ; espèce de mélancolie où les malades s'imaginent être changés en loup, hurlent comme ces animaux, errent durant la nuit, et fuient de jour la compagnie des hommes.

LYCÉE, s. m. *lyceum*, en grec λύκειον, lieu près d'Athènes, orné de portiques et de jardins, où Aristote enseignoit la philosophie ; — tout lieu où s'assemblent les gens de lettres ; mot qui remplace celui de collége dans la nouvelle organisation de l'instruction publique.

LYCHNIS, s. m. du grec λύχνις, lampe ; plante caryophyllée, ainsi nommée parce que les anciens faisoient avec ses feuilles des mèches pour leurs lampes, ou à cause de la couleur resplendissante de sa fleur.

LYCOPODE, s. m. *lycopodus*, de λύκος, loup, et de πούς, pied ; mot à mot *pied-de-loup;* mousse terrestre ainsi appelée parce qu'elle a la figure du pied d'un loup.

LYMEXILON, s. m. de λύμη, ruine, perte, dérivé de λύω, je détruis, et de ξύλον, bois ; mot à mot *ruine-bois* : nom de certains insectes coléoptères, dont les larves vivent trois ou quatre ans dans les troncs des chênes et des sapins qu'elles rongent et réduisent en poussière.

LYMPHE, s. f. *lympha*, de νυμφή, eau, en changeant ν en λ : liquide blanc, albumino-gélatineux, formé du mélange du chyle et d'un produit du sang absorbé dans toutes ses cavités, circulant dans un ordre propre de vaisseaux qu'on nomme lymphatiques.

LYNGODE, adj. *lyngodes*, de λύγξ, génit. λυγγὸς, le hoquet : nom qu'on donne à une fièvre singultueuse ou accompagnée de hoquet.

LYNX, s. m. en grec λύγξ, de λύκη, lumière ; animal mammifère, carnassier, qui a les yeux fort brillans. Il est d'un fauve clair, avec des taches brunes et des pinceaux de poils à l'extrémité des oreilles : on le trouve en Afrique.

LYRE, s. f. *lyra*, constellation boréale : Astron. — surface inférieure du plancher de la voûte à trois piliers du cerveau : Anat.

LYRÉE, adj. f. *folium lyratum*, feuille dont la partie supérieure du disque est entière, tandis que l'inférieure se divise en lobes qui vont en décroissant.

LYSIMACHIE, s. f. *lysimachia*, en grec λυσιμάχιον, plante ainsi appelée de Lysimaque qui l'avoit découverte ; ou selon d'autres, parce qu'elle avoit la vertu d'empêcher les bœufs et autres animaux de se battre, quand on la posoit sous le joug auquel ils étoient attelés. Suivant les derniers étymologistes, ce mot est dérivé de λύσις, rupture, dissolution, et de μάχη, combat.

M

MACÉRATION, s. f. *maceratio*, opération chimique qui consiste à dissoudre partiellement une substance dans un intermède liquide dont la température est analogue à celle de l'atmosphère.

MACHINAL, ALE, adj. *mechanicus, machinalis;* se dit des mouvemens naturels où la volonté n'a point de part.

MACHINE, s. f. *machina*, μηχανὴ des Grecs ; tout instrument pour tirer, lever, lancer quelque chose, et en général pour augmenter ou pour mieux appliquer les forces. On divise les machines en simples et en composées. Les machines simples sont celles qui servent à former les autres : telles sont le levier, la poulie, le plan incliné ; mais, à proprement parler, il n'y a de machines simples que le levier. Les machines composées sont celles qui résultent des machines simples, combinées ou jointes ensemble : *machine hydraulique*, celle qui sert à élever l'eau d'une profondeur quelconque : la pompe ; *machine pneumatique*, celle qui sert à faire le vide dans les vases, en soutirant l'air.

MACHOIRE, s. f. *maxilla, mandibula*, σιαγὼν des Grecs ; se dit de deux parties distinctes de la bouche qui sont garnies de dents, et servent à inciser, à déchirer et à broyer les alimens : l'une supérieure, immobile et unie au crâne par harmonie ou par des articulations serrées, porte le nom de *syncranienne;* l'autre inférieure, mobile et unie au crâne par une articulation lâche et ligamenteuse, se nomme *diacranienne*. La première est formée de treize os, savoir : deux sus-maxillaires, deux zygomatiques, deux sous-ethmoïdaux, deux nasaux, deux palatins, deux lacrymaux, et d'un impair qu'on nomme le *vomer;* la seconde n'est composée que d'un seul os, nommé *maxillaire*.

MACROCÉPHALE, s. m. et adj. *macrocephalus* de μακρός, long, et de κεφαλὴ, tête ; qui a une longue tête ; nom que donne Hippocrate à certains peuples d'Asie dont la disposition endémique étoit d'avoir une longue tête.

MACROCOSME, s. m. *macrocosmus*, de μακρὸς, long, et de κόσμος, monde ; mot a mot *le grand monde* ; nom que quelques philosophes sectateurs de Paracelse et de Van-Helmont ont donné à l'univers, par opposition à *microcosme*, ou petit monde, qui désignoit l'homme. *V.* MICROCOSME.

MACROLÉPIDOTE, adj. *macrolepidotus*, de μακρὸς, long, grand, et de λεπὶς, écaille ; se dit des poissons qui ont de grandes écailles.

MACROPHYSOCÉPHALE, s. m. et f. et adj. *macrophysocephalus*, de μακρὸς, long, de φύσα, vent, souffle, et de κεφαλὴ, tête ; celui a qui des flatuosités ont rendu la tête plus longue que de mesure.

MADAROSE, s. f. *madarosis*, du grec μαδαρὸς, qui est sans poil ; chute des cils des paupières : Chir.

MADÉFACTION, s. f. *madefactio*, de *madidus*, humide, et de *facere*, faire ; l'action de rendre humide ou d'humecter : Pharm.

MADRÉPORES, s. m. pl. mot composé de *madré*, qui signifie *varié*, *différent*, et de *pore*, trou, ouverture ; nom d'un genre de zoophytes, de la famille des lithophytes, qu'on trouve principalement dans les mers des pays chauds, où ils forment des rochers, et gênent beaucoup la navigation. Ce sont des productions calcaires à polypier, qui ressemblent à une végétation. On leur donne différens noms, suivant le nombre et la forme des trous qu'on observe à leur surface.

MAGDALÉON, s. m. *magdaleo*, *magdalis*, du grec μαγδάλια, cylindre ; masse d'emplâtre ou de toute autre composition, mise en rouleau où en cylindre : Pharm.

MAGIE, s. f. *magia*, en grec μαγεία, de μάγος, mage, magicien, enchanteur ; art qui apprend à faire des choses surprenantes et merveilleuses contre l'ordre de la nature. Dans l'origine, le nom de *magie* signifioit *l'étude de la sagesse*, et se prenoit en bonne part ; mais dans la suite, les mages s'étant adonnés à l'astrologie, à la divination, aux enchantemens et aux maléfices, le mot de *magie* devint odieux, et n'exprima plus qu'un art méprisable, absurde et défendu. Le peuple nomme *magie noire*, celle qui semble opérer par le moyen des démons, et *magie blanche*, celle qui, par des moyens inconnus au vulgaire, produit des effets en apparence surnaturels.

MAGISTÈRE, s. m. *magisterium*, terme par lequel les anciens chimistes désignoient toute préparation secrète d'un médicament : ils distinguoient le magistère de poids, le magistère de volatilité, etc. : ils donnoient aussi le nom de *magistère* à tout précipité de quelque dissolution saline : Chim.

MAGISTRAL, ALE, adj. *magistralis*, *extemporaneus* ; se dit des ordonnances de médecine temporisées, ou des médicamens les plus usités.

MAGMA, s. m. μάγμα, du verbe μάσσω, je pile, j'exprime ; le marc ou la lie d'un onguent ; matière épaisse qui reste après l'expression des parties les plus fluides d'un corps.

MAGNÉSIE, s. f. *magnesia*, de *magnes*, aimant ; terre subalcaline, dont le nom vient d'une ancienne comparaison avec l'aimant ; qu'on obtient pure en la séparant des sels magnésiens, et sur-tout du sulfate de magnésie, par les alcalis fixes ; en morceaux ou pains blancs, opaques, pesant 2,330, friables comme de l'amidon, d'une saveur fade et désagréable ; verdissant légèrement les couleurs bleues végétales ; inaltérable à l'air ; indissoluble dans l'eau ; très-soluble dans les acides, avec lesquels elle forme des sels amers ; encore indécomposée ; utile en médecine, comme absorbante et antidote des acides caustiques ; légèrement purgative, un peu plus quand elle trouve des aigres dans les premières voies.

MAGNÉTIQUE, adj. *magneticus*, du grec μάγνης, aimant ; qui a rapport à l'aimant, qui a la force d'attirer.

MAGNÉTISME, s. m. du grec μάγνης, aimant ; propriétés ou vertus de l'aimant, prises collectivement. On a donné, il y a quelques années, le nom de *magnétisme animal* à un prétendu fluide dont on a cherché à établir l'existence, sur-tout en agissant sur les sens et sur l'imagination des personnes foibles et nerveuses.

MAIN, s. f. *manus*, χεὶρ des Grecs; partie du corps humain qui termine le bras ou le membre thoracique, et qui sert à l'appréhension et au tact. Elle est composée de vingt-sept os, dont l'assemblage présente une forme allongée, légèrement voûtée, et dont les différentes parties sont susceptibles d'une grande variété de mouvemens.

MAL, s. m. *malum*, *dolor*, *morbus*, douleur locale, maladie, infirmité; en général tout ce qui est opposé au bien ou à la santé du corps.

Mal des ardens. Voyez ERYSIPÈLE.

Mal d'aventure, *ad imum unguem abscessus.* Voy. PANARIS.

Mal caduc, mal S.-Jean, haut-mal. *Voy.* EPILEPSIE.

Mal de cœur, *cordolium*, *nausea*, soulèvement d'estomac accompagné de dégoût ou d'anorexie.

Mal d'enfant, *parturientis dolor*; travail d'une femme en couche.

Mal de mère, passion hystérique.

Mal-mort, *malum mortuum*; espèce de lèpre ainsi appelée parce que la peau paroît comme morte dans les endroits malades. Elle est presque insensible, et ne cause aucune douleur, si l'on en excepte un prurit très-supportable.

Mal de Naples, *morbus Neapolitanus*, *lues venerea*; nom que les Français donnent à la vérole, parce que des soldats l'apportèrent, dit-on, autrefois du siége de Naples. Les Italiens, au contraire, qualifient cette maladie de *mal français*, *morbus gallicus*.

Mal de Siam, maladie contagieuse, ainsi appelée parce qu'elle fut apportée de *Siam* dans les îles de l'Amérique par un navire français nommé l'*Oriflamme*. Elle débute par un grand mal de tête et de reins, qui est suivi d'une fièvre violente; vomissement de sang, ou exsudation de ce liquide par toutes les parties du corps, quelquefois même par les pores; issue de vers

par haut et par bas; bubons sous les aisselles et aux aines, pleins de vers ou de sang caillé, noir et fétide; mort en sept ou huit jours, ou espoir de guérison; quelquefois légère céphalalgie, et néanmoins mort inopinée; bientôt après, noirceur et pourriture des cadavres.

Mal-S.-Antoine. Voyez ERYSIPÈLE.

Mal-S.-Jean. Voy. EPILEPSIE.

Mal-S.-Main; la gale ou la lèpre.

MALACHIES, s. m. pl. du grec μαλακὶς, mou; nom de quelques espèces d'insectes coléoptères, de la famille des téléphores, qui ont la faculté de faire sortir des appendices charnus et mous des bords du corselet et de la poitrine.

MALACHITE, s. f. *malachytes*, de μαλάχη, mauve; pierre précieuse verte et opaque, dont la couleur approche de celle de la mauve. C'est un vrai oxyde de cuivre formé de stalactites, et susceptible d'un beau poli.

MALACIE, s. f. *malacia*, du grec μαλαχία, mollesse, du verbe μαλάσσω, j'amollis; maladie ordinaire aux femmes enceintes, qui consiste dans l'appétit dépravé pour certains alimens usités qu'on mange avec excès. Il semble qu'il y ait une certaine mollesse d'estomac qui fait désirer des alimens souvent de haut goût, comme du poivre, du sel, des harengs salés, pour le fortifier.

MALACODERME, adj. de μαλακὶς, mou, et de δέρμα, peau; se dit des animaux qui ont la peau molle, pour les distinguer des ostracodermes.

MALACOÏDE, s. f. *malacoïdes*, de μαλάχη, mauve, et d'εἶδος, forme, ressemblance; plante malvacée, dont la forme, les fleurs et les propriétés ressemblent à celles de la mauve.

MALACTIQUE, adj. *malacticus*, de μαλάσσω, je ramollis; se dit des remèdes qui ramollissent. *Voyez* EMOLLIENT.

MALADIE, s. f. *morbus*, en grec νόσος, νόσημα, πάθος, πάθημα; l'opposé de la santé; altération notable et permanente d'une ou de plusieurs fonctions de l'économie animale.

MALADIF, IVE, adj. *morbosus*, in-

firmus, valetudinarius; sujet à être malade, infirme, valétudinaire.

MALADRERIE, s. f. *nosocomium, valetudinarium leprosorum;* hôpital de lépreux.

MALAGMA, s. m. *malagma*, en grec μάλαγμα, de μαλάσσω, j'amollis; médicament topique qui a la vertu de ramollir; cataplasme émollient.

MALANDRE, s. f. *malandria;* espèce de crevasse ulcéreuse aux jarrets des chevaux; espèce de lèpre ou d'éléphantiasis, qui a fait appeler les lépreux *malandriosi*, par Marcellus Empiricus.

MALATE, s. m. de *malum*, pomme; nom générique des sels neutres formés par l'union de l'acide malique avec les bases.

MALAXER, v. a. *mollire, subigere, malacissare*, du verbe μαλάσσω, je ramollis; pétrir des drogues pour les rendre plus molles et plus ductiles.

MALIGNITÉ, s. f. *malignitas*, qualité nuisible d'une chose. Le sens de ce mot est assez vague en médecine; il a été employé dans les derniers siècles pour désigner le mauvais caractère des maladies en général. Ainsi l'on appeloit *fièvres malignes* celles qui étoient accompagnées d'accablement, de foiblesse, de lassitudes, de tremblement des lèvres et des mains, de soubresauts dans les tendons, de délire, de crises imparfaites, etc.; les fièvres pestilentielles, souvent la rougeole et la petite vérole portoient le même nom, quand il survenoit des changemens extraordinaires ou des accidens plus fâcheux que ne sembloit le comporter la nature de la maladie. Enfin Sydenham a pensé qu'on attribuoit souvent à la *malignité* des symptômes qui ne dépendent que d'un mauvais traitement. Aussi l'auteur de la nosographie philosophique a-t-il proscrit le terme de *malignité* comme vague et indéterminé, et a jugé plus convenable de lui substituer celui d'*ataxie*, pour désigner l'ordre des fièvres dont l'irrégularité des symptômes et le désordre dans les fonctions forment le caractère distinctif et essentiel.

MALLÉABILITÉ, s. f. *malleabili-tas*, de *malleus*, marteau; propriété par laquelle un corps cède sans se rompre à l'action du marteau qui étend ses parties; elle se dit spécialement des métaux; — *Malléable*, adj. *malleabilis*, qui jouit de la malléabilité.

MALLÉOLE, s. f. *malleolus*, diminutif de *malleus*, marteau, maillet; partie de l'os de la jambe qui forme la cheville du pied. La *malléole* interne est une apophyse du tibia, et la *malléole* externe une apophyse du péroné.

MALT, s. m. orge, grain germé pour faire de la bière.

MALVACÉES, s. f. pl. *malvaceæ;* se dit des plantes de l'ordre des mauves.

MAMANPIAN, s. m. ulcère sordide par où commence le pian, qui creuse insensiblement les chairs et corrode les os voisins; on le nomme vulgairement la *mère des pians.* Voyez PIAN.

MAMELLE, s. f. *mamma* des Latins, μαστὸς des Grecs; on donne ce nom à des organes glanduleux situés sur le ventre ou sur la poitrine des animaux mammifères, et destinés à sécréter une humeur particulière connue sous le nom de *lait*. Les mamelles ne se développent qu'à l'âge où les animaux peuvent engendrer; elles existent dans les deux sexes; mais elles acquièrent beaucoup plus de volume chez les femelles, sur-tout pendant la gestation et lorsqu'elles nourrissent leurs petits. On les observe chez toutes les espèces.

MAMELON, s. m. *mammilla, papilla;* petite éminence placée au milieu de la mamelle, ou le bout de la mamelle; nom des petites pyramides nerveuses répandues sur toute la surface du corps.

MAMELONNÉ, ÉE, adj. *mammillatus;* se dit des parties des plantes couvertes de petites éminences qu'on pourroit comparer à des mamelons.

MAMILLAIRE, adj. de *mammilla*, petite mamelle; qui a la figure d'un mamelon.

MAMMAIRE, adj. de *mamma*, mamelle; se dit de tout ce qui concerne les mamelles.

MAMMIFÈRE, s. m. et adj.

mammifer, de *mamma*, mamelle, et de *fero*, je porte ; mot à mot, porte-mamelles ; nom de la première classe du règne animal où sont compris tous les animaux qui portent des mamelles ; ils ont tous des vertèbres, le sang rouge et chaud ; ils respirent par des poumons ; ils font des petits vivans qu'ils nourrissent du lait qui se forme dans leurs mamelles.

MAMMIFORME, adj. *mammiformis*, *mastoïdes*, qui a la forme d'une mamelle. *Voy.* **MASTOÏDE.**

MANCHE, s. f. *manica* ; on appelle, en pharmacie, *manche d'Hippocrate*, *manica Hippocratis*, un sac en forme de cône renversé, ordinairement de grosse étoffe, de flanelle, etc. à travers lequel on fait passer différentes liqueurs, les sirops, etc.

MANDIBULE, s. f. *mandibula*, du verbe *mandere*, mâcher ; nom que certains anatomistes ont donné à la mâchoire inférieure.

MANDUCATION, s. f. *manducatio*, de *manduco*, je mange ; l'action de manger.

MANGANÈSE, s. m. métal oxydable, mais non réductible immédiatement ; d'un blanc métallique : pesant 6,85 ; un peu malléable ; très-changeant à l'air ; d'une cassure raboteuse, inégale ; très-dur ; très-fragile ; ne se fondant qu'à cent soixante degrés du pyromètre de *Wedgwood* ; si oxydable que sa simple exposition à l'air froid suffit pour le colorer en rouge, en brun, en noir, pour le rendre friable et pulvérulent, et qu'il faut, pour le conserver, le tenir sous de l'huile ou de l'alcohol ; rarement employé même en chimie, parce qu'il est très-difficile à obtenir ; d'un grand usage, à l'état d'oxyde, dans les laboratoires, où il fournit du gaz oxygène quand on le chauffe dans un vaisseau fermé ; très-important pour la verrerie, les émaux, les porcelaines, les faïences, etc.

MANIACAL, ALE, adj. *maniodes* ; nom que Galien donne à une espèce de délire violent.

MANIAQUE, adj. et s. *maniacus*, *maniosus*, qui est attaqué de manie.

MANIE, s. fém. *mania*, en grec μανία, folie, fureur, du verbe μαί-

νομαι, je suis en fureur : genre de vésanie dont les causes sont l'insolation trop prolongée, l'abus des narcotiques, l'excès d'étude, les veilles prolongées, les affections vives, l'amour excessif, la colère, les écarts du régime, la suppression de quelques évacuations, etc. ; ses caractères génériques sont le délire sur plusieurs objets, des émotions gaies ou tristes, extravagantes ou furieuses ; ou bien la perversion de la volonté, le funeste penchant ou une impulsion aveugle à des actes de violence ou de fureur sanguinaire, sans lésion notable des sens et de l'entendement, sans idée dominante et sans illusion de l'imagination.

MANIOC, s. m. plante d'Amérique, dont la racine fournit une farine qui sert à faire la cassave ou pain de Madagascar.

MANIPULATION, s. f. de *manus*, main ; manière d'opérer dans les arts.

MANIPULE, s. m. *manipulus* ; se dit en médecine de ce qu'on peut saisir et empoigner d'une main.

MANNE, s. f. *manna*, sucre légèrement purgatif fourni par une espèce de frêne qui croît naturellement en Sicile et dans la Calabre.

MANNEQUIN, s. masc. figure d'homme ou de femme sur laquelle les chirurgiens s'exercent à l'application des bandages ou à la manœuvre des accouchemens.

MANOEUVRE, s. f. *operatio obstetricia*, l'ensemble des opérations que les chirurgiens exécutent sur le mannequin pour s'exercer à la pratique des accouchemens.

MANOMÈTRE, s. m. *manometrum*, de μανὸς, rare, non condensé, qui dérive de μανόω, je raréfie, et de μέτρον, mesure ; instrument de physique qui mesure les variations de la densité et de la rareté de l'air. C'est un tube terminé par une ampoule et rempli d'eau jusqu'environ la moitié ; on le divise en parties égales, et on le plonge dans un vase qui contient aussi de l'eau ; alors celle du tube monte ou descend, selon que l'air est froid ou chaud, condensé ou raréfié.

MANOSCOPE, s. m. *manoscopium*, de μανὸς, rare, non condensé, et du

verbe οχιστομαι, je contemple, j'examine ; instrument de physique qui
marque les variations de la densité
de l'air. C'est une balance dont l'un
des bras supporte un globe de cuivre, vide d'air, et l'autre un poids
qui est en équilibre avec le globe.
Au milieu de la balance est un arc
de cercle sur lequel se meut un index. Le globe entraîne le poids ou
est entraîné par lui, selon que l'air
s'échauffe ou se refroidit ; et les degrés que parcourt le style sur l'arc
indiquent la raréfaction ou la condensation de l'air.

MARASME, s. m. *marasmus*, du
verbe μαραλω, je dessèche, je flétris ; dessechement général, maigreur extrême de tout le corps ;
le dernier degré de l'atrophie; suite
ordinaire des maladies chroniques,
de la phthisie, du rachitis, de la
fièvre hectique, etc.

MARBRE, s. m. *marmor*, du grec
μαρμαρον, pierre calcaire, dure,
diversement colorée, susceptible
d'un beau poli ; carbonate de chaux.

MARC, s. m. *magma* ; ce qui
reste de plus grossier des fruits,
des herbes, ou de toute autre
substance qu'on a pressée ou fait
bouillir pour en tirer le suc.

MARCOTTE, s. f. *mergus*, *malleolus*, *propago*, branche de vigne,
de figuier, etc. ou rejeton d'œillet
qu'on couche en terre, après avoir
fait une petite plaie ou une ligature sur l'une des articulations de
la tige, pour lui faire prendre racine.

MARCASSITE, s. f. sulfure de fer
natif ou pyrite martiale.

MARGINAL, ALE, adj. *marginalis*, de *margo*, bord ; se dit en botanique et en zoologie de ce qui
est placé au bord.

MARGINÉ, ÉE, adj. *marginatus*,
de *margo*, bord ; qui a une bor-
dure : Bot. Icht.

MARISQUE, s. m. *marisca*, espèce de grosse figue sans goût ; tumeur ou excroissance charnue,
molle, fongueuse, indolente, res-
semblant à une figue, qui vient au
fondement, au périnée et à la partie supérieure et interne des cuisses
chez les femmes. C'est souvent un
symptôme de la vérole.

MARMELADE, s. f. *marmelada*,

confiture de fruits presque réduits
en bouillie ; telle est la gelée de
coings ou d'abricots.

MARNE, s. f. *marga*, argile cal-
carifère, peu ou point ductile,
quand elle est humectée ; soluble
en partie dans l'acide nitrique ;
dont le résidu est plus ou moins
considérable, suivant que l'argile
ou le calcaire prédomine dans le
mélange ; dont la dureté varie
comme celle de l'argile ordinaire,
qu'on trouve peu sous forme pul-
vérulente ; dont les couleurs les
plus ordinaires sont le jaunâtre,
le blanchâtre et le gris bleuâtre.

MARS, s. m. *mars*, *ferrum*, une
des sept planètes ; nom que les anciens chimistes donnoient au fer
et à ses différentes préparations.
— *Martial*, adj. qui tient de la nature du fer.

MASSE, s. f. *massa*, amas de
de parties qui font corps ensemble,
et composent un tout ; il se dit de
tout le sang du corps considéré
dans son ensemble.

MASSETER, mot grec dérivé du
verbe μάσσω, je pile ; muscle très-
fort et très-épais, situé à la partie postérieure de la joue, s'im-
plantant à l'apophyse zygomatique
et à la mâchoire inférieure qu'il
rapproche de la supérieure, quand
on mange.

MASSÉTÉRIQUE, adj. *massetericus* ; qui a rapport au muscle mas-
séter.

MASSICOT, s. m. oxyde de plomb
jaune.

MASTIC, s. masc. *mastiche*, en
grec μαστιχη, espèce de résine en
larme qui découle du lentisque
dans l'île de Scio.

MASTICATION, s. f. *masticatio*,
du verbe μαστιχάω, je mâche; l'action
de mâcher, de broyer les alimens,
pour les imprégner de salive, et
pour les préparer à la digestion
qu'ils doivent subir dans l'estomac.

MASTICATOIRE, s. m. *masticatorium*, du verbe μαστιχάω, je mâche ;
remède qu'on mâche, pour exciter l'excrétion de la salive.

MASTOÏDE, adj. *mastoïdes*, de
μαστὸς, mamelle, et d'εἶδος, forme,
ressemblance; nom que l'on donne
à une apophyse du temporal, à
cause de sa ressemblance à un

mamelon;—delà *Mastoïdien, enne,*
adj. *mastoïdeus* , qui a rapport à
l'apophyse *mastoïde.*

MASTUPRATION , s. f. *mastupra-
tio* ou *manustupratio*, de *manus*,
la main , et du verbe *stupro* , je
déshonore , je corromps; onanisme, vice infâme qui conduit à
des maladiees terribles et ordinairement incurables.

MATHÉMATIQUES , s. f. pl. *mathematica*, de μάϑημα , science ,
qui dérive du verbe μανϑάνω , j'apprends; c'est-à-dire *la science par
excellence* , qui a pour objet la
grandeur, et en général tout ce
qui est susceptible d'augmentation
ou de diminution ; la seule connoissance susceptible d'une démonstration rigoureuse, accordée
à nos lumières naturelles, celle
qui tient le premier rang entre les
sciences.

MAT, E , adj. *impolitus, fuscus;*
qui n'a point d'éclat, en parlant
des métaux qu'on met en œuvre
sans les polir; couleur *mate*, qui
a perdu son éclat.

MATIÈRE , s. f. *materia*, substance étendue, divisible, impénétrable, susceptible de toute sorte
de formes et de mouvemens; l'ensemble de tous les corps. — La
quantité de matière que contient
un corps en particulier, est en raison directe de sa densité et de son
volume , c'est-à-dire qu'un corps
deux fois plus dense et deux fois
plus volumineux qu'un autre a quatre fois plus de matière que le
dernier; ce qui s'exprime en disant que la matière d'un corps est
égale au produit de sa densité par
son volume.

MATIÈRE MÉDICALE, s. f. *materia medica* , science qui explique
l'action des médicamens sur le
corps, qui en détermine les propriétés , les doses, etc.

MATRAS , s. m. *matracium* ,
vaisseau de terre à long cou dont
les chimistes se servent dans les
digestions et autres préparations.

MATRICE , s. f. *matrix*, *uterus* ,
du grec ὑτέρα, μήτρα; viscère creux ,
conoïde ou plutôt cucurbitiforme ,
aplati d'avant en arrière, situé dans
l'hypogastre , entre la vessie et
l'intestin rectum; divisé ordinai-

rement en fond, en corps et en
col; revêtu sur ses deux faces par
le péritoine ; tapissé intérieurement par une membrane muqueuse;
recevant beaucoup de vaisseaux et
de nerfs; communiquant avec le
vagin par son orifice inférieur et
avec la cavité abdominale par ses
deux orifices supérieurs et latéraux; l'organe qui reçoit le produit de la conception, et où s'ac-
complit le mystère impénétrable de
la génération chez les femelles des
animaux ; susceptible de grands
changemens, sur-tout pendant la
gestation.

MATRONE , s. f. *matrona* , *obstetrix* , sage - femme, accoucheuse;
femme qui pratique les accouchemens.

MATURATIF, IVE , s. et adj. *maturans* , du verbe *maturare*, faire
mûrir; nom qu'on donne aux médicamens qui favorisent la suppuration d'un abcès.

MATURATION, s. f. *maturatio* ,
du verbe *maturare*, mûrir, faire
mûrir; coction ou progrès successif d'un abcès vers la maturité.

MAXILLAIRE , adj. *maxillaris* ,
de *maxilla* , mâchoire, qui a rapport à la mâchoire.

MÉAT , s. m. *meatus* , conduit
qui livre passage à un liquide ; on
dit en anatomie le *méat* auditif ,
meatus auditorius, pour le trou auditif ; le *méat* urinaire, *meatus uri-
narius*, pour l'urètre; le *méat* cystique , *meatus cysticus*, pour le
conduit qui porte la bile de la vésicule du fiel dans le duodénum.

MÉCANIQUE, s. f. *mechanice*, de
μηχανὴ , machine; la science des
lois du mouvement, des machines;
elle se divise en deux parties, la
DYNAMIQUE et la STATIQUE. *Voyez*
ces deux mots. On donne aussi le
nom de *mécanique* à la structure
naturelle ou artificielle d'un corps;
— *Mécanique*, adj. *mechanicus;* se
dit de tout ce qui a rapport aux
machines , des arts qui ont sur-
tout besoin du travail de la main.

MÉCANISME, s. masc. *structura* ,
de μηχανὴ , structure d'un corps, suivant les lois de la mécanique.

MÉCONITE, s. f. *meconitis* , de
μήκων, pavot ; pierre formée de pe-

tits corps marins qui imitent les graines du pavot

MÉCONIUM, s. m. en grec μηκώνιον, dérivé de μήκων, pavot; suc de pavot desséché; et par analogie de couleur et de consistance, excrémens accumulés dans les intestins de l'enfant qui vient au monde.

MÉDECIN, s. masc. *medicus*, du verbe latin *medicari*, remédier, guérir, de μέδω, je soigne, ou de μῆδος, soin, en grec ιατρός, d'ιάομαι, je guéris; celui qui exerce la médecine. L'antiquité a donné différens noms aux médecins selon leurs fonctions; elle appelloit *cliniques*, ceux qui visitoient les malades au lit; *dogmatiques*, ceux qui posoient des principes et en tiroient des conséquences relatives à la pratique; *empiriques*, ceux qui ne consultoient que l'expérience; *méthodiques*, ceux qui réduisoient leurs principes en méthode; *botanistes*, ceux qui étudioient les propriétés des plantes; *anatomistes*, ceux qui disséquoient les corps; *chirurgiens*, ceux qui faisoient les opérations; *vulnéraires*, ceux qui pansoient les plaies; *oculistes*, ceux qui traitoient les maladies des yeux; *iatraleptes*, ceux qui employoient les onctions et les frictions extérieures.

MÉDECINE, s. f. *medicina*, du verbe latin *medicari*, remédier, en grec ιατρική, d'ιάομαι, je porte remède; l'art de conserver la santé et de guérir les maladies, qu'on divise en cinq parties, savoir: la PHYSIOLOGIE, l'HYGIÈNE, la PATHOLOGIE, la THÉRAPEUTIQUE et la MATIÈRE MÉDICALE. *Voyez* ces mots. — On donne aussi le nom de médecine à toute potion purgative.

MÉDIAN, ANE, adj. *medianus*, qui est au milieu; le nerf *médian;* la veine *médiane*, qui paroît dans le pli du coude et passe au dessous du tendon du biceps.

MÉDIASTIN, s. m. *mediastinum*, ou *medianum*, cloison membraneuse formée par l'adossement des deux plèvres, divisant la poitrine en deux parties, l'une droite, l'autre gauche, recevant, dans ses intervalles, le thymus qui répond à sa partie supérieure et antérieure, le péricarde, le cœur et les gros vaisseaux qui se trouvent à sa par-

tie moyenne et inférieure, et l'œsophage qui occupe toute sa longueur en arrière.

MÉDICAL, ALE, adj. *medicinalis*, qui appartient à la médecine.

MÉDICAMENT, s. m. *medicamentum*, *medicamen*, *pharmacum*, tout instrument ou toute substance qui modifie tellement l'état de l'organisme en général ou celui d'un organe en particulier qu'elle détermine un changement avantageux dans la succession des phénomènes des maladies. Les médicamens se tirent des trois règnes de la nature; on les divise en internes et en externes suivant qu'on les fait prendre à l'intérieur ou qu'on les applique extérieurement. Les médicamens en général ne sont que les corps médicamenteux disposés convenablement.

MÉDICAMENTAIRE, adj. *medicamentarius*, qui concerne les médicamens, leur préparation, etc.: code *médicamentaire*.

MÉDICAMENTEUX, EUSE, adj. *medicamentosus*, qui a la vertu des médicamens, qui est susceptible de former des médicamens.

MÉDICATION, s. f. *medicatio*, du verbe *mederi*, remédier; changement immédiat introduit dans l'organisme, ou modification des propriétés vitales, organiques, ou animales dans l'intention d'exercer une influence avantageuse sur les organes sains et malades.

MÉDICINAL, ALE, adj. qui a la vertu de rétablir la santé.

MÉDIMNE, s. m. *medimnus*, en grec μέδιμνος, ancienne mesure grecque pour les solides qui contenoit six boisseaux romains ou quarante pintes de Paris.

MÉDULLAIRE, adj. *medullaris*, de *medulla*, moelle, qui appartient à la moelle, qui en a la nature.

MÉDUSES, s. f. pl. *medusæ*, du grec μέδουσα, nom de femme, dérivé de μέδω, je soigne. On donne le nom de *méduses* à des corps gélatineux qui forment quelquefois de très-grosses masses colorées en jaune, en rouge ou en bleu, et qui flottent dans l'eau de la mer. Il y en a qui ont un très-grand nombre de bouches par lesquelles elles pompent leurs alimens.

MÉLANAGOGUE, s. m. et adj. *melanagogus*, de μίλας, noir, et d'ἄγω, je chasse ; nom des médicamens qu'on a cru propres à chasser la bile noire que les anciens appeloient *mélancolie*.

MÉLANCOLIE, s. f. *melancholia*, en grec μελαγχολία, composé de μίλας, noir, et de χολὴ, bile ; maladie dont les anciens attribuoient la cause à la prétendue atrabile ou bile noire ; genre de vésanie caractérisé par un délire exclusif sur un seul objet, par une passion dominante portée à l'excès, par une propension à la défiance sur les motifs les plus frivoles. On en distingue autant de variétés que d'objets de délire ; il y a des mélancoliques qui se croient dieux, rois, princes, prophètes ; d'autres s'imaginent être lièvres, loups, chiens, et tâchent d'en imiter les habitudes. On en a vu qui, se croyant morts. ne vouloient ni boire ni manger ; certains pensent être de verre, de cire, et évitent avec grand soin tout ce qui pourroit leur être nuisible selon leur idée. Cette singulière maladie attaque le plus souvent ceux dont l'habitude du corps est naturellement maigre et la face plombée, les personnes irascibles, celles qui ont les passions fortes, qui mènent une vie sédentaire. Elle est déterminée par l'abus des narcotiques, des alcoholiques, des plaisirs vénériens, par l'excès d'étude, par un chagrin profond ou un amour violent, par la jalousie, par la suppression d'une évacuation habituelle, par la lésion des viscères abdominaux.

MÉLANCOLIQUE, s. et adj. *melancholicus*, qui a rapport à la mélancolie ; enclin à la tristesse.

MÉLANDRE, s. m. *melandrys*, de μίλας, noir, et d'ἀνὴρ, gén. ἀνδρὸς, homme ; poisson de mer ainsi appelé parce que tout son corps est noir, et qu'il est l'ennemi mortel des pêcheurs.

MÉLAS, s. m. du grec μίλας, noir ; tache noire et superficielle de la peau.

MÉLIANTHE, s. m. *melianthus*, de μίλι, miel et d'ἄνϑος, fleur, mot à mot *fleur miellée*, plante rutacée, originaire d'Afrique, et ainsi nommée parce que sa fleur contient un suc mielleux d'un goût très-agréable.

MÉLICÉRIS, s. m. mot grec dérivé de μελίκηρον, rayon de miel, de μίλι, miel, et de κηρός, cire ; espèce de loupe ou de tumeur enkystée formée par une matière qui ressemble à du miel.

MÉLILOT, s. m. *melilotus*, de μίλι, miel, et de λωτος, lotus, comme qui diroit *lotus miellé* ; plante légumineuse dont la fleur répand une odeur douce.

MÉLISSE, s. f. *melissa*, de μίλισσα, abeille ; plante labiée ainsi nommée parce que les abeilles en sont fort avides.

MELLITE, s. m. ou PIERRE DE MIEL, de μίλι, miel : espèce de bitume nouvellement découvert en Allemagne, dissoluble dans les alcalis, contenant de l'alumine et de la chaux.

MÉLOCACTE, s. m. *melocactus*, de μίλον, pomme, et de κάκτος, chardon épineux ; plante de l'ordre des cactes, ainsi nommée parce que son fruit ressemble à une pomme herissée d'épines.

MÉLODIE, s. f. *melodia*, en grec μελωδία, de μίλος, harmonie, et d'ᾠδὴ, chant, dérivé d'ἀείδω, je chante ; toute sorte d'harmonie musicale.

MÉLOENA, s. m. de μίλας, αινα, αν, noir ; *morbus niger*, vulgairement maladie noire, ainsi appelée parce que les malades rendent, par le vomissement, plusieurs livres de sang noir ; précédée ou accompagnée de cardialgie, d'anxiété extrême, de pàleur, de foiblesse ou de syncope, quelquefois de constipation et de refroidissement des extrémités, dont le retour est ordinairement périodique et dépend de quelque lésion des viscères abdominaux, d'évacuations supprimées, de vives affections de l'ame.

MEMBRANE, s. f. *membrana* des Latins, ὑμὴν ou μῆνιγξ des Grecs ; nom que les anatomistes donnent à des organes rarement isolés, mais disséminés, pour ainsi dire, dans tous les autres, et concourant à la structure du plus grand nombre ; que des différences relatives à leur conformation, à leur structure, à leurs propriétés vitales, et à leurs fonctions, ont fait diviser en membranes simples qui n'ont que des rapports indirects avec les parties voisines, et en membranes composées qui résultent de l'assemblage de quelques unes des précédentes, et en réunissent les caractères souvent très-distincts. — Bichat, un des plus célèbres physiologistes modernes, en mémoire duquel je me plais à passer les bornes que je m'étois prescrites dans ce Dictionnaire, pour y insérer l'analyse de son *Traité des Membranes*, qu'il a refondu dans son anatomie générale, ouvrage précieux, où l'on reconnoît le grand homme; Bichat a distribué les membranes simples en trois ordres : 1º. les *membranes muqueuses*, ainsi appelées à cause du fluide muqueux qui en humecte habituellement la surface libre; déployées sur la face intérieure de tous les organes creux qui communiquent à l'extérieur par les diverses ouvertures dont la peau est percée; par-tout en contact avec des substances hétérogènes à l'animal; divisées en deux surfaces générales, l'une *gastro-pulmonaire*, l'autre *génito-urinaire;* ne communiquant entre elles que par la peau qui leur sert d'intermédiaire; dont la face externe adhère aux organes voisins, et l'interne présente des rides ou plis inhérens à leur structure, et des plis accidentels; analogues à la peau par leur organisation, qui comprend l'épiderme, le corps papillaire et le chorion; parsemées d'une grande quantité de glandes muqueuses qui sont un des grands émonctoires de l'économie animale, et par où s'échappent les restes de la nutrition; arrosées d'un très-grand nombre de vaisseaux superficiels; douées d'une sensibilité qui paroît être en raison inverse de celle de la peau; dont divers phénomènes attestent les sympathies de sensibilité, d'irritabilité et de tonicité; dont l'analogie avec la peau et la perspiration pulmonaire semble attester l'exhalation, mais dont l'inhalation ou l'absorption est évidemment prouvée. — 2º. Les

membranes séreuses, sous-divisées en deux genres, dont le premier comprend les membranes des grandes cavités en général, comme le péritoine, la plèvre, l'arachnoïde, etc. et le second renferme les capsules muqueuses, ou synoviales, ou des gaînes tendineuses, et les membranes synoviales; formées d'un seul feuillet, et disposées en forme de sac sans ouverture, replié pour le passage des vaisseaux et des nerfs; composées de deux parties distinctes, quoique continues, dont l'une embrasse la surface de la cavité qu'elles tapissent, et l'autre les organes de cette cavité; où l'on distingue deux faces, l'une interne, lisse, polie, glissante et humectée de sérosité; l'autre externe, presque par-tout adhérente aux organes voisins par un tissu lâche et facile à se distendre en tout sens; dont la vitalité est isolée de celle des organes qu'elles enveloppent; d'une couleur blanchâtre, reluisante, moins éclatante que celle des aponévroses; d'une épaisseur variable; d'une transparence remarquable là où elles sont libres par leurs deux faces; d'une structure cellulaire et sympathique, à laquelle les vaisseaux sanguins sont étrangers; jouissant, dans l'état naturel, d'une sensibilité organique qui, dans l'état artificiel, se transforme en sensibilité animale ou de relation; douées de tonicité et d'une extensibilité beaucoup moindre qu'elle ne paroît d'abord; dont divers exemples attestent les sympathies de sensibilité et de tonicité; réservoirs intermédiaires aux systèmes exhalant et absorbant; favorisant les mouvemens de leurs organes respectifs, dont elles isolent la vie propre, et à la forme desquels elles sont étrangères. — 3º. Les *membranes fibreuses*, continues entre elles, et aboutissant toutes au périoste, leur centre commun; sous-divisées en deux sections, dont l'une comprend les aponévroses d'enveloppe, les aponévroses d'insertion, les capsules fibreuses des articulations, et les gaînes fibreuses des coulisses des tendons; la seconde renferme le périoste, la dure-mère, la sclérotique, l'albuginée, etc. ; jamais libres ni humectées d'un fluide particulier ; toujours adhérentes et continues par leurs deux faces aux parties voisines ; d'une couleur grise foncée sur le plus grand nombre, blanche resplendissante sur les aponévroses; jaunâtres, élastiques, demi-transparentes, quand elles sont desséchées ; d'une épaisseur moyenne entre celle des membranes séreuses et celle des membranes muqueuses; disposées tantôt en forme de sacs, tantôt en forme de gaînes cylindriques, tantôt en manière de toile, etc. ; ayant toutes pour base commune une fibre d'une nature particulière, dure, élastique, peu contractile, insensible, insoluble par la macération; dont le système vasculaire est très-prononcé, et dans lesquelles plusieurs phénomènes de leur sensibilité rendent probable l'existence des nerfs; jouissant de la sensibilité organique qui s'exalte dans l'état morbifique, d'une tonicité manifeste, et d'une extensibilité lente, graduée, insensible; présentant des exemples de sympathies de sensibilité, d'irritabilité et de tonicité ; servant à augmenter la solidité des membres qu'elles enveloppent, à retenir les muscles dans leurs places respectives, à favoriser le mouvement des membres, et le glissement des muscles et de la peau, à déterminer la forme extérieure des membres, et à accélérer la circulation veineuse; influant d'une manière essentielle sur la vie de leurs organes respectifs, qu'elles garantissent de l'impression et du frottement des parties voisines. — Les membranes composées se sous-divisent en *membranes fibro-séreuses*, dont le développement est souvent tardif : telles sont l'albuginée, la portion libre du péricarde, etc. ; en *membranes séro-muqueuses*, très-rares dans l'économie animale : telle est la vésicule du fiel à sa partie inférieure ; et en *membranes fibro-muqueuses*, telles que les uretères, la portion membraneuse de l'urètre, etc. — Outre les membranes simples et composées, l'auteur déjà cité distingue encore des membranes inconnues dans leur organi-

sation, ou connues, mais isolées, qui ne peuvent être classées méthodiquement : telles sont la tunique moyenne des artères, la membrane interne du système vasculaire, celle qui tapisse le canal médullaire, l'iris, la choroïde, la rétine, la pie-mère, etc. ; et des membranes accidentellement développées dans l'état morbifique, telles que la pellicule des cicatrices, la poche des kystes, etc. qui sont analogues aux membranes séreuses ou lymphatiques.

MEMBRES, s. m. pl. *membra, artus*, parties d'une forme cylindroïde allongée, implantées sur le tronc, parallèles à sa longueur, disposées symétriquement par paires, divisées en plusieurs articulations, mobiles en différentes directions, et destinées à l'exercice des grands mouvemens. Ils sont au nombre de quatre, composés en tout de cent vingt-quatre os, dont les principaux sont cylindroïdes, prismoïdes, triangulaires, réunis par des ligamens flexibles, et qui, par leur assemblage, forment une série de leviers contigus: on les divise, relativement à leur position sur le tronc, en *abdominaux* et en *thoraciques*, inférieurs ou supérieurs dans l'homme.

MÉMOIRE, s. f. *memoria*, faculté par laquelle l'ame conserve le souvenir des idées qu'elle a reçues.

MÉNAGOGUE, s. m. et adj. *menagogus*, de μὶν, mois, et d'ἄγω, je chasse. *Voyez* EMMÉNAGOGUE.

MÉNIANTHE, s. m. *menyanthes*, du grec μήναντος, composé de μήν, gén. μηνὸς, mois, et d'ἄνθος, fleur; fleur des marais; trèfle d'eau.

MÉNINGES, s. f. pl. *meninges*, de μήνιγξ, membrane en général ; nom que les anatomistes donnent aux membranes qui enveloppent le cerveau : la dure-mère, la pie-mère et l'arachnoïde, autrement la méninge, la méningine et la méningette.

MÉNINGO-GASTRIQUE, adj. *meningo-gastricus*, de μήνιγξ, membrane, et de γαστὴρ, estomac; fièvre ainsi nommée parce qu'elle a son siége dans les membranes de l'estomac, du duodénum et de leurs dépendances ; dont les causes predisposantes et occasionnelles sont un tempérament bilieux, les saisons chaudes et sèches, l'insalubrité de l'air, les écarts du régime, les mauvais alimens, les excès d'étude, les chagrins concentrés, la colère, la vie sédentaire ou l'exercice immodéré ; qu'on reconnoît à un pouls fort et fréquent, à la chaleur de la peau âcre, brûlante, mordicante, à l'enduit muqueux ou jaunâtre de la langue, à l'amertume de la bouche, à une douleur épigastrique augmentant par la pression, à la céphalalgie sus-orbitaire, au brisement des membres ; qui débute par le frisson et prend le type continu, rémittent ou intermittent ; qui est épidémique, endémique, sporadique ; qui dure une, deux, trois, quatre, cinq ou six semaines, et se termine par le vomissement, la diarrhée, la sueur, ou l'urine plus ou moins sédimenteuse.

MÉNINGOPHYLAX, s. m. *meningophylax*, de μῆνιγξ, gén. μήνιγγος, membrane, méninge, et de φύλαξ, gardien ; mot à mot gardien des méninges ; instrument de chirurgie qui sert à garantir les membranes du cerveau, lorsqu'on a percé les os du crâne par l'opération du trépan.

MÉNISQUE, s. m. *meniscus*, en grec μηνίσκος, petit croissant, de μήνη, la lune ; nom qu'on donne en optique à un verre de lunette convexe d'un côté et concave de l'autre, comme un croissant.

MÉNORRHAGIE, s. f. *menorrhagia*, de μὴν, mois, et de ῥήγνυμι, rompre ; écoulement immodéré des règles chez les femmes, comme si les vaisseaux utérins s'étoient rompus. Cette lésion de la menstruation est causée par un exercice violent, tel que le cahot d'une voiture, par une affection morale forte durant l'écoulement des règles, par une irritation locale, effet des pessaires, des injections irritantes, de la masturbation, du coït immodéré. Les signes caractéristiques sont un écoulement de sang très-abondant par le vagin, ou, si l'hémorragie est occulte, le gonflement et la pesanteur de la matrice, une douleur gravative et

compressive aux lombes, et tous les symptômes d'une hémorragie excessive, comme foiblesse, pâleur, etc.

MENSTRUATION, s. f. *menstruatio*, écoulement des menstrues.

MENSTRUE, s. m. *menstruum*, mot barbare adopté par les chimistes pour signifier un dissolvant lent, à l'aide d'une douce chaleur, qui duroit un mois, quarante jours ; — de là les noms de *mensis philosophicus*, mois philosophique, de dissolvant *menstruel*, de *menstrue*. On a divisé les menstrues en solides et en fluides. Ces derniers sont les plus usités. Ce sont des liqueurs propres à dissoudre les corps solides. L'eau est le dissolvant des sels, des gommes, etc. l'alcohol, celui des résines, du camphre, des huiles volatiles ; le vinaigre, celui du plomb ; l'acide nitrique, celui du fer, du cuivre, de l'argent ; l'acide nitro-muriatique, celui de l'or.

MENSTRUEL, ELLE, adj. *menstruus*, qui arrive tous les mois ; qui a rapport aux menstrues des femmes.

MENSTRUES, s. f. pl. ou MOIS, RÈGLES, ORDINAIRES, PURGATIONS, FLEURS, *menstrua*, *menses*, *purgationes*, en grec καταμήνια, de κατά, de, et de μὴν, mois ; c'est-à-dire de chaque mois ; écoulement de sang par la matrice, qui a lieu tous les mois chez les femmes qui ne sont ni grosses, ni nourrices, depuis l'âge de puberté ou de douze à quatorze ans, jusqu'à celui de quarante-cinq ou cinquante. Il purge les femmes de la surabondance ou superfluité du sang, et est un signe ordinaire de leur fécondité ou de leur aptitude à concevoir et à devenir mères.

MENTHE, s. f. *mentha*, en grec μίνθα, plante labiée d'une odeur forte et agréable.

MENTON, s. m. *mentum*, γένειον des Grecs, éminence située au milieu du bord inférieur de la face ; — de là *Mentonnier, ère*, adj. *mentalis*, qui a rapport au menton.

MÉPHITIQUE, adj. *mephiticus*, dérivé du verbe syriaque qui signifie *souffler* ou *respirer* ; qui a une qualité malfaisante ; — de là vient *Méphitisme*, s. m. *mephitismus*, exhalaison pernicieuse.

MERCURE, s. m. *mercurius*, la planète la plus proche du soleil ; — *argentum vivum*, *hydrargyrum*, du grec ὑδράργυρος, formé d'ὕδωρ, eau, et d'ἄργυρος, argent ; métal oxydable et réductible immédiatement ; d'un blanc très-éclatant, d'une saveur et d'une odeur particulière ; liquide à une température au dessous du trente - deuxième degré de froid du thermomètre de Réaumur, ou du quarantième (thermomètre centigrade) ; pesant 13,581 ; moins que le platine et l'or, plus que le plomb, l'argent, le cuivre, le fer et l'étain ; fusible jusqu'à une température d'environ quarante degrés au dessous de zéro au thermomètre centigrade , ou de trente-deux degrés au dessous de zéro du thermomètre de Réaumur ; volatil par le chalumeau ; se condensant et crystallisant par la congelation ; très-bon conducteur du calorique, de l'électricité et du galvanisme ; ennemi des vers et des insectes ; extrêmement utile dans les arts, en physique, en chimie et en médecine.

MERCURIEL, ELLE , adj. *mercurialis ;* se dit des remèdes préparés avec du mercure, ou qui en contiennent.

MÈRE, s. f. *mater*, *uterus ;* femme qui a mis au monde un enfant ; se dit aussi des femelles des animaux ; — matrice ; — *eau-mère*, eau saline et épaisse qui ne donne plus de crystaux : Chim.

MÉRIDIEN, s. m. *meridianus*, grand cercle de la sphère qui passe par les poles du monde et par le zénith du lieu, qui par conséquent coupe la sphère en deux hémisphères, l'un oriental et l'autre occidental.

MÉRIDIENNE, s. f. *meridiana*, ligne droite tirée du nord au sud dans le plan du méridien , pour indiquer midi ou la moitié du jour.

MÉROCÈLE, s. f. *merocele*, de μηρός, la cuisse, et de κήλη, tumeur ; hernie causée par la descente de l'intestin dans l'intérieur de la cuisse ; hernie crurale.

MÉSARAÏQUE, adj. *mesentericus*, de μεσάραιον, le mésentère ; qui a rapport ou qui appartient au mésentère.

MESCLÉRIE. *V*. ELÉPHANTIASIS.

MÉSENTÈRE, s. m. *mesenterium* du grec μεσεντέριον, de μέσος, qui est au milieu, et d'ἔντερον, intestin ; lien membraneux d'une forme irrégulière, où l'on distingue deux bords, l'un supérieur et fixe , l'autre inférieur et mobile, auquel les intestins sont attachés. Il est formé de deux productions membraneuses du péritoine, qui, après avoir tapissé les parties postérieures et latérales de l'abdomen, se réfléchissent d'arrière en avant, et font par leur adossement une duplicature membraneuse dont les lames sont unies par une couche de tissu cellulaire , et s'écartent ensuite pour former une espèce de tuyau cylindrique dans lequel les intestins sont reçus.

MÉSENTÉRIQUE, adj. *mesentericus*, qui appartient au mésentère.

MÉSENTÉRITIS, s. f. de *mesenterium*, mésentère ; inflammation du mésentère, caractérisée par des douleurs abdominales lancinantes , plus ou moins profondes par le hoquet, le vomissement, la constipation ou la diarrhée, par la rétraction, la pâleur et l'affaissement du visage ,par un pouls petit et concentré ; inflammation aiguë ou chronique qui se termine par résolution, par hydropisie ou par gangrène.

MÉSOCHONDRIAQUE, adj. *mesochondriacus*, de μέσος, moyen, et de χονδρός, cartilage ; nom que Boërhaave donne à deux plans de fibres musculeuses situées entre les segmens cartilagineux de la trachée-artère.

MÉSOCOLON, s. m. *mesocolum*, de μέσος, qui est au milieu, et de κῶλον, l'intestin colon ; partie du mésentère qui est attachée à l'intestin colon.

MÉSOLABE, s. m. *mesolabium*, de μέσος, moyen, et de λαμβάνω, je prends ; nom d'un ancien instrument de mathématiques qui servoit à trouver mécaniquement deux moyennes proportionnelles.

MÉSORECTUM, s. m. mot hybride

dérivé du grec μίσος, qui est au milieu, et de *rectum*, l'intestin rectum ; production du péritoine qui enveloppe l'intestin rectum dans sa partie supérieure.

MÉSOTHÉNAR, s. m. de μέσος, moyen, et θέναρ, le thénar, la paume de la main ; muscle qui approche le pouce de la paume de la main, nommé *métacarpo-phalangien* du pouce, à cause de ses attaches. *Voyez* ANTITHÉNAR.

MÉTACARPE, s. m. *metacarpus*, de μετὰ, après, et de καρπὸς, le carpe ou le poignet ; partie de la main située entre le carpe et les doigts, composée de quatre os cylindroïdes, formant le dos de la main par sa partie externe, et la paume par sa partie interne.

MÉTACARPIEN, ENNE, adj. *metacarpius*, qui appartient au métacarpe ; nom d'un muscle très-charnu placé obliquement entre le ligament annulaire interne du carpe et toute la face interne du quatrième os du métacarpe. On l'appelle *carpo-métacarpien* du pouce.

MÉTACHORÈSE, s. f. *metachoresis*, de μεταχωρέω, je passe d'un endroit à un autre ; transport d'une maladie d'un endroit dans un autre.

MÉTAL, s. m. *metallum*, substance minérale, brillante, dense, dure, elastique, ductile, tenace, dilatable, fusible, volatile, crystallisable, oxydable, acidifiable, d'une odeur et d'une saveur variées, d'une couleur blanche grise, bleuâtre, jaune, rouge, fournissant les meilleurs conducteurs du calorique, de l'électricité et du galvanisme. On divise aujourd'hui les métaux en cinq genres, dont le premier comprend les métaux cassans et acidifiables, savoir l'arsenic, le tungstène, le molybdène et le chrôme ; le second, les métaux cassans et oxydables, tels que le titane, l'urane, le cobalt, le nikel, le manganèse, le bismuth, l'antimoine et le tellure ; le troisième, les métaux demi-ductiles, le mercure et le zinc ; le quatrième, les métaux bien ductiles et facilement oxydables, l'étain, le plomb, le fer et le cuivre : le cinquième, les métaux très-ductiles

et difficilement oxydables, l'argent, l'or et le platine. Il y a des étymologistes qui font dériver le mot grec μέταλλον, du verbe μεταλλάω, qui signifie scruter, rechercher, interroger, parce qu'on est obligé de fouiller dans la terre pour trouver les métaux ; d'autres le tirent de μετὰ ἄλλα, qui signifie après les autres, parce qu'on ne s'est servi des métaux dans le commerce qu'après les autres choses, qu'on donnoit en nature pour les échanger.

MÉTALLOGRAPHIE, s. f. *metallographia*, de μέταλλον, métal, et de γράφω, je décris ; description des métaux, science ou connoissance des métaux.

MÉTALLURGIE, s. f. *metallurgia*, de μέταλλον, métal, et d'ἔργον, travail ; partie de la chimie qui s'occupe des métaux, et qui enseigne l'art de les rendre propres aux différens usages de la vie.

MÉTAMORPHOSE, s. f. *metamorphosis*, en grec μεταμόρφωσις, transformation, de μετα, preposition qui marque changement, et de μορφὴ, figure ; se dit en histoire naturelle des divers changemens que subissent certains insectes pour passer de l'état de *larve* à celui de *papillon*.

MÉTAPHYSIQUE, s. f. *metaphysica*, de μετὰ, après, et de φυσικὴ, la physique ; science des êtres spirituels, des choses abstraites et purement intellectuelles, ainsi appelée parce qu'Aristote la place immédiatement après la physique ; l'art d'abstraire ses idées.

MÉTAPTOSE, s. f. *metaptosis*, du verbe grec μεταπίπτω, je retombe, je dégénère, je passe, dérivé de πίπτω, je tombe ; changement d'une maladie en une autre, soit en pis, soit en mieux.

MÉTASTASE, s. f. *metastasis*, du verbe μεθίστημι, changer de place, transporter ; changement d'une maladie en une autre plus dangereuse, que certains médecins attribuent au transport de la matière morbifique dans un lieu différent de celui qu'elle a occupé primitivement ; — de là *Métastatique*, adj. *metastaticus*, transporté ailleurs ;

crise *métastatique* , celle où l'on croit que la matière morbifique transportée çà et là donne naissance à divers phénomènes.

MÉTASYNCRISE, s. f. *metasyncrisis*, de la préposition μετὰ, qui marque un changement, et de συγκρίνω, j'amasse ou je mêle ensemble. *Thessalus* entendoit par ce mot un changement qu'il prétendoit faire dans tout le corps ou seulement dans quelqu'une de ses parties. *Galien* rend le même mot par celui de *métaporopoïèse*, qui marque un changement dans les pores. Pour entendre la signification de ces mots , il faut remonter au sentiment d'Asclépiade sur la formation des corps ; il attribuoit tout ce qui existe dans l'univers au concours des atomes ; voilà pourquoi il appeloit tous les corps des *syncrimata* ou *syncriseis*. Ce même auteur exprimoit la composition ou génération des corps, par le verbe συγκρίνεται, s'unir, se mêler, et leur dissolution ou décomposition par le verbe opposé διακρίνεσαι, se séparer ; enfin . pour exprimer le retour des corps à leur premier état lorsqu'ils avoient été désunis , il se servoit du verbe μετασυγκρίνεσται, se remêler ou se recomposer. *Cellius Aurelianus* rendoit ce mot par le verbe latin *recorporare*, et le substantif μετασυγκρισις par *recorporatio*. Les méthodiques donnoient le nom de cycle métasyncritique à un cours continu de remèdes pour rétablir les particules du corps dans l'état de santé.

MÉTATARSE, s. m. *metatarsus*, de μετὰ , après, et de τάρσος, le tarse , le coude-pied ; partie du pied située entre le tarse et les orteils , composée de cinq os disposés parallèlement et distingués seulement par leurs noms génériques ; — de la *Métatarsien, enne*, adj. *metatarsius*, qui appartient au métatarse.

MÉTATHÈSE , s. f. *metathesis*, du verbe μετατίθημι, je change de place ; transposition des causes morbifiques dans des lieux où elles ne peuvent pas causer beaucoup de dommage, quand on ne peut point les évacuer. L'opération de la cataracte par abaissement est une espèce de métathèse ; un vésicatoire ou un cautère au bras dans le cas de toux chronique ou même de phthisie commençante , sont aussi des métathèses.

MÉTEMPTOSE, s. f. *metemptosis* , de μετὰ, après , et d'ἐμπίπτω, je tombe , je surviens ; équation solaire qui consiste à augmenter de l'unité chaque nombre au cycle des épactes , dans les années séculaires non bissextiles, pour empêcher que les nouvelles lunes n'arrivent un jour trop tard : Astron.

MÉTÉORE, s. m. *meteorum* , en grec μετέωρος, élevé , de μετὰ, au dessus, et du verbe ἀείρω, j'élève ; corps qui se forme dans l'atmosphère, tel que la pluie , la neige , le tonnerre, la grêle , etc.— de la *Météorologique*, adj. qui concerne les météores.

MÉTÉORISME, s. m. *meteorismus*, de μετέωρος, élevé ; élévation ou tension considérable du bas-ventre , causée par des flatuosités.

MÉTÉOROGRAPHE , s. m. de μετέωρον , météore, et de γράφω, j'écris; instrument de physique qui sert à faire des observations météorologiques sur tous les changemens qu'éprouve l'atmosphère. Son nom vient de ce qu'il donne , pour ainsi dire, par écrit le résultat des observations.

MÉTÉOROLOGIE , s. f. *meteorologia* , de μετέωρον , météore , et de λόγος, discours ; partie de la physique qui traite des météores.

MÉTHODE, s. f. *methodus*, en grec μέθοδος , de μετὰ , par , à travers , dans, et d'ὁδός, chemin, mot à mot *par le chemin* ; espèce d'ordre ou d'arrangement dans lequel les objets d'histoire naturelle déjà connus, sont rangés d'après leur analogie, en classes, en ordres, en sections, en familles, en genres , en espèces , en variétés ; — manière de faire , de dire ou d'enseigner une chose avec un certain ordre.

MÉTOPOSCOPIE, s. f. *metoposcopia* , de μέτωπον , visage , et de σκέπτομαι, je regarde ; l'art de connoître le tempérament et le caractère d'une personne par l'inspection des traits de son front ou de son visage.

MÈTRE, s. m. *metrum*, de μέτρον, mesure; unité principale des nouvelles mesures de longueur, qui équivaut à trois pieds onze lignes et demie environ; à la dix millionième partie du méridien.

MÉTRENCHYTE, s. f. *metrenchytes*, de μήτρα, la matrice, d'εν, dans, et de χέω, je verse; espèce de seringue avec laquelle on fait des injections dans la matrice.

MÉTRIOPATHIE, s. f. *metriopathia*, de μέτριος, modéré, et de πάθος, passion, affection; état d'une personne qui modère ses passions et ses douleurs.

MÉTRITE, s. f. *metritis*, de μήτρα, la matrice; inflammation de la matrice, causée par quelque manœuvre imprudente durant un accouchement laborieux, l'usage des moyens violens pour déterminer l'avortement, la contusion de la région supubienne, sur-tout durant la gestation, la suppression subite des lochies et des menstrues; caractérisée par une douleur continue, vive et déchirante, une chaleur brûlante et une tuméfaction bornée à l'hypogastre ou s'étendant aux lombes, au sacrum, au vagin, par le gonflement, la dureté et la sensibilité de l'orifice utérin, du vagin et des nymphes, par la suppression et l'altération des lochies, des règles, et du mucus utérin et vaginal, par des lésions variées des fonctions des organes contigus, comme la constipation, le ténesme, la strangurie, par la douleur des cuisses et du tronc, par des affections sympathiques, telles que la mastodynie, le vomissement, la fièvre très-intense, la syncope, le délire; maladie aiguë ou chronique qui se termine par résolution ou par suppuration, quelquefois par gangrène, d'autres fois par squirrhe, cancer et la mort la plus affreuse.

MÉTRORRHAGIE, s. f. *metrorrhagia*, de μήτρα, la matrice, et de ρήγνυμι, je romps; écoulement excessif de la matrice. *Voy.* MÉNORRHAGIE.

MEURTRISSURE, s. f. *sugillatio*, tache livide, souvent noire, occasionnée par le passage du sang dans les vaisseaux blancs; la meurtris-

sure diffère donc de l'ecchymose, en ce que dans la dernière il y a épanchement dans quelque cavité ou dans le tissu cellulaire, à cause de la rupture des vaisseaux. On trouve néanmoins ces deux mots synonymes dans les auteurs, parce que la meurtrissure et l'ecchymose sont inséparables après de violentes contusions.

MIASMES, s. m. pl. *miasmata*, du grec μίασμα, souillure, contagion, dérivé du verbe μιαίνω, souiller, corrompre; particules morbifiques ou exhalaisons qui se détachent des corps affectés de quelque maladie contagieuse, et communiquent la contagion à des corps sains.

MICA, s. m. substance terreuse, divisible jusqu'à une extrême ténuité en lames flexibles et élastiques; pesant 2,6546..... 2,9342; très-facile à rayer, peu fragile et se laissant plutôt déchirer que briser; se réduisant en une poussière blanche et onctueuse, dont la surface simplement lisse sans onctuosité sensible, imite souvent l'éclat métallique; à prismes droits dont les bases sont des rhombes, dans sa forme primitive et dans sa molécule intégrante; fusible au chalumeau en émail, dont la couleur varie du blanc au gris, et quelquefois passe au vert; donnant à l'analyse de la silice, de l'alumine, de la chaux, de la magnésie et de l'oxyde de fer.

MICROCOSME, s. m. *microcosmus*, de μικρός, petit, et de κόσμος, monde; c'est-à-dire *petit monde*: nom que quelques philosophes ont donné à l'homme, parce qu'il est l'abrégé de tout ce qu'il y a d'admirable dans le monde, qu'ils appeloient, par opposition, macrocosme.

MICROCOUSTIQUE, adj. *microcousticus*, de μικρός, petit, et du verbe ἀκούω, j'entends; qui fait entendre les petits sons. *Voy.* MICROPHONE.

MICROGRAPHIE, s. f. *micrographia*, de μικρός, petit, et de γράφω, je décris; description des petits objets qu'on ne peut voir qu'à l'aide du microscope.

MICROLÉPIDORE, adj. *microlepidorus*, de μικρός, petit, et de λεπίς, écaille ; qui a de petites écailles : Zool.

MICROMÈTRE , s. m. *micrometrium*, de μικρός, petit, et de μέτρον, mesure , c'est-à-dire *mesure des petites choses ;* instrument qui sert à mesurer les diamètres des astres, ou de très-petites distances.

MICROPHONE, adj. et s. m. *microphonus*, de μικρός, petit, et de φωνή, son ; se dit des instrumens qui contribuent à augmenter l'intensité du son, comme les porte-voix, les trompettes.

MICROSCOME, s. m. du grec μικρός, petit, et de κομέιν, nourrir, mot à mot , *qui nourrit de petites choses ;* animal de mer renfermé dans une enveloppe pierreuse qui est recouverte de petites plantes, de petits coquillages et d'autres petits animaux.

MICROSCOPE, s. m. *microscopium*, de μικρός, petit, et de σκέπτομαι , ou de σκοπέω, j'examine , je considère ; instrument de dioptrique qui , au moyen d'une ou plusieurs lentilles combinées ensemble, multiplie tellement la grandeur des objets , qu'il fait distinguer à l'œil les plus imperceptibles ; — de la *Microscopique*, adj. qui appartient au microscope ; — animal zoophyte qu'on ne voit qu'à l'aide du microscope.

MIEL , s. m. *mel*, en grec μέλι ; suc doux que l'abeille tire des fruits.

MIGRAINE , s. f. *migrania*, *hemicrania* , d'ἡμι , abrégé d'ἡμισυς , moitié , et de κρανίον, le crâne, la tête ; douleur plus ou moins aiguë qui affecte la moitié de la tête.

MILIAIRE , adj. *miliaris*, de *milium* , millet, qui ressemble à du millet ; nom d'une éruption de pustules ou de vésicules qui ressemblent à des grains de millet. On le dit aussi des petites glandes qui sont situées sous la peau et qui servent à filtrer la sueur.

MILIEU , s. m. *medium ;* se dit en physique de tout fluide qui environne les corps. L'air est le *milieu* où les météores s'engendrent et où la lumière se brise ; l'eau est le *milieu* où les poissons vivent ; la lumière s'approche de la perpendiculaire en passant d'un *milieu* plus rare dans un *milieu* plus dense.

MILLEPORES , s. m. pl. de *mille* , mille , et de *porus* , pore ; espèce de madrépores qui présentent des milliers de trous à leur surface.

MILLET, s. m. *febris miliaris* , maladie caractérisée par de petits boutons rouges , séparés les uns des autres , très - nombreux sur toute la peau, excepté sur le visage, surmontés dès le second ou troisième jour de petites pustules blanches qui durent peu de temps ; espèce d'exanthème qui accompagne ou suit la fièvre putride.

MILLIGRAMME , s. m. du latin *mille*, mille, ou plutôt du mot français *millième* abrégé , et du grec γράμμα, gramme ; la millième partie du gramme.

MILLIMÈTRE , s. m. *millimetrum* , du mot français *millième* , et de μέτρον , mètre ; la millième partie du mètre. *Voyez* MÈTRE.

MILPHOSE ou MILTOSE , s. fém. *milphosis* , de μίλτος, minium ; nom qu'Aétius donne à la dépilation des paupières, parce que dans cet état leurs extrémités paroissent aussi rouges que si elles étoient peintes avec du minium. *Voy.* MADAROSE.

MINE , s. f. *facies*, *vultus*, air du visage ; — *fodina*, lieu où se forment les minéraux , sur-tout les métaux ; — en grec μνᾶ, sorte de poids grec qui revenoit à peu près à la livre des Romains ; pièce de monnoie valant 100 drachmes ou 90 francs.

MINÉRAL , ALE , adj. *mineralis* , qui appartient aux minéraux.

MINÉRALOGIE, s. f. *mineralogia*, de *minera*, mine , et de λόγος, discours , traité ; partie de l'histoire naturelle qui traite des minéraux , qui explique leur origine , leurs progrès, leur figure, leurs propriétés, leurs usages.

MINÉRAUX, s. m. pl. *mineralia* , corps inorganiques et inertes qui doivent leur origine à une sorte d'attraction , qui croissent par aggrégation , qui n'ont point de fin déterminée , qui ont des formes variables et une composition très-simple.

MINIUM , s. m. oxyde de plomb rouge.

MINORATIF , IVE , s. m. et adj. du verbe *minorare*, amoindrir ; remède qui purge doucement. *Voyez* LAXATIF, ECCOTRATIQUE.

MISANTHROPIE, s. f. *misanthropia*, de μισος, haine, et d'ανθρωπος, homme; dégoût, haine, aversion qu'on a pour les hommes, même pour ses amis; c'est un symptôme de la mélancolie, de la nymphomanie commençante.

MISÉRÉRÉ, s. m. colique violente, atroce où l'on rend les excrémens par la bouche. *Voyez* ILIAQUE.

MISOGAME, s. m. de μισος, haine, et de γαμος, mariage; qui a de l'aversion pour le mariage.

MITHRIDATE, s. m. *antidotum mithridaticum*, confection aromatique par laquelle on prétend résister aux poisons. Son nom vient de Μιθριδατης, Mithridate, roi de Pont et de Bythinie qui l'avoit inventée.

MITRAL, ALE, adj. *mitralis*, qui a la forme d'une mitre, qui ressemble à une mitre; se dit de deux languettes de la valvule située à l'entrée de l'oreillette gauche du cœur dans le ventricule correspondant, parce qu'elles ont quelque ressemblance avec la mitre d'un évêque.

MITTE, s. f. *effluvium latrinarum*; sorte d'émanation qui s'exhale des fosses d'aisances, se porte sur les yeux, les enflamme, et prive quelquefois de la vue; très-indépendante du *plomb*; se trouvant dans presque toutes les fosses; rendue inévitable et insupportable par la chaleur; devenant plus nuisible par l'établissement des fourneaux dans les fosses, et par la projection de la chaux; n'ayant aucune odeur vive; ni pénétrante; gaz ammoniaque, suivant des expériences récentes, qui porteroient aussi à croire que la réunion de la *mitte* et du *plomb* a lieu par la présence de l'hydro-sulfure d'ammoniaque.

MIXTE, s. m. *mixtum*, du verbe *miscere*, mêler; corps composé d'élémens hétérogènes ou de différente nature.

MIXTION ou MIXTURE, s. fém. *mixtura*, mélange; opération de pharmacie par laquelle on mêle des substances de différente nature pour faire des médicamens; — genre de potion magistrale faite pour être prise par gouttes.

MOBILE, adj. *mobilis*, qui peut

être mu; — s. m. corps qui est mu; la force mouvante : Mécan.

MOELLE, s. f. *medulla*, substance douce et grasse d'une certaine consistance contenue dans la cavité des grands os; — substance vasculeuse qui occupe le centre du corps ligneux dans les végétaux; — nom que certains anatomistes donnent improprement à la partie blanche du cerveau et à son prolongement rachidien ou vertébral.

MOFETTE ou MOUFETTE, s. f. *mopheta*, *mephitis*, exhalaison très-dangereuse qui s'élève des mines.

MOIS, s. m. pl. *menses*, purgation qui arrive tous les mois aux femmes.

MOITEUR, s. f. *mador*, légère humidité qui se répand sur le corps dans le cas de syncope, de défaillance, etc.

MOLAIRE ou MEULIÈRE, adject. *molaris*, qui moud, qui broie, du latin *mola*, meule; se dit des grosses dents situées à la partie postérieure de la mâchoire qui servent à broyer les alimens.

MOLE, s. fém. *mola*, qui dérive sans doute du latin *moles*, masse; c'est une masse de chair informe, plus ou moins dure, qui s'engendre dans la matrice à la place du fœtus. Elle ne diffère pas du faux germe selon la Motte.

MOLÉCULE, s. fém. *molecula*, *massula*, petite partie d'un corps.

MOLLET, s. m. *sura*, le gras de la jambe.

MOLLUSQUES, s. m. pl. du latin *mollis*, mou; nom de la cinquième classe du règne animal; elle comprend tous les animaux sans vertèbres et sans articulations, mais avec des organes propres à la circulation, et des nerfs qui proviennent d'un renflement principal appelé *cerveau*.

MOLYBDATE, s. m. *molybdas*, de μολυβδος, plomb; nom générique des sels neutres formés par l'union de l'acide molybdique avec les bases.

MOLYBDÈNE, s. m. *molybdos*, en grec μολυβδαινα, de μολυβδος, plomb; métal cassant, qu'on obtient en poudre noire ou en masse agglutinée, noirâtre, friable, peu brillante, montrant à la loupe de petits grains ronds ; très-infusible ; oxydable par l'acide sulfurique et les alcalis ; acidifiable par l'acide nitrique ; dissoluble par les alcalis ; presque inconnu et presque point employé.

MOLYBDIQUE, adj. *molybdicus ;* se dit de l'acide dont le molybdène est la base.

MOLYBDITE, s. f. *molybditis*, de μόλυβδος, plomb ; pierre minérale qui contient des particules de plomb.

MONADE, s. f. du grec μονὰς, gén. μονάδος, unité ; nom que Leibnitz donne à des êtres simples ou à des parties non étendues dont il suppose que les corps sont composés.

MONADELPHIE, s. f. *monadelphia*, du grec μόνος, seul, et d'ἀδελφός, frère ; nom que Linné donne à la seizième classe de son système sexuel, parce qu'elle renferme les plantes qui ont plusieurs étamines réunies en un seul corps par leurs filets.

MONANDRIE, s. f. *monandria*, de μόνος, seul, et d'ἀνὴρ, gén. ἀνδρὸς, mari ; nom de la première classe du système sexuel de Linné ; elle renferme les plantes qui n'ont qu'une étamine.

MONDER, v. a. *mundare*, purifier, nettoyer, rendre pur et net.

MONDIFICATIF, IVE, s. m. et adj. *mundificativus*, du verbe latin *mundificare*, nettoyer ; nom générique des remèdes externes qui nettoient les plaies et les ulcères. *Voyez* DÉTERSIF.

MONDIFIER, v. a. *mundificare, detergere, purgare*, nettoyer, déterger une plaie, en ôter tout ce qui empêche la régénération des chairs.

MONOCLE, s. m. de μόνος, seul, et d'*oculus*, œil ; petite lunette ou loupe qui ne sert que pour un œil ; se dit en histoire naturelle des animaux crustacés dont les yeux sont très-rapprochés et presque réunis en un seul.

MONOCOTYLÉDONES, s. f. pl. de μόνος, seul, et de κοτυληδὼν, cavité, écuelle ; feuille séminale des plantes ; nom des plantes qui n'ont qu'une feuille séminale : *Jussieu.* *Voyez* COTYLÉDON.

MONOCULE, s. m. *monoculus*, de

μόνος, seul, et du latin *oculus*, œil ; nom d'un bandage pour la fistule lacrymale et les maladies des joues.

MONOECIE, s. f. *monœcia*, de μόνος, seul, et d'οἰκία, maison ; c'est-à-dire *une maison ;* nom que Linné donne à la vingt-unième classe du système sexuel ; elle renferme les plantes qui ont des fleurs mâles et femelles séparément sur le même individu.

MONOGAMIE, s. f. *monogamia*, de μόνος, seul, unique, et de γάμος, noce, *une noce ;* cinquième section de la dix-neuvième classe du système sexuel de Linné, renfermant les plantes dont les fleurs, sans être composées de fleurons ni de demi-fleurons, ont leurs étamines réunies par leurs anthères.

MONOGASTRIQUE, adj. *monogastricus*, de μόνος, seul, et de γαστὴρ, ventre ; qui n'a qu'un ventre.

MONOGYNIE, s. f. *monogynia*, de μόνος, seul, et de γυνὴ, femme ; c'est-à-dire *une femme ;* nom que Linné donne à l'ordre des plantes qui n'ont qu'un pistil.

MONOÏQUE, adj. *monoïcus*, de μόνος, un, et d'οἶκος, maison, habitation ; se dit des fleurs dont les mâles sont placées avec les femelles sur un seul et même pied, mais séparées les unes des autres.

MONÔME, s. m. de μόνος, seul, et de νομὴ, part, division ; se dit en algèbre d'une quantité qui n'a qu'un seul terme.

MONOPÉTALE, adj. *monopetalus*, de μόνος, seul, et de πέταλον, feuille ou pétale ; nom des fleurs qui n'ont qu'une feuille ou un pétale.

MONOPHTHALME, s. m. de μόνος, seul, unique, et d'ὀφθαλμός, œil ; poisson des Indes ainsi nommé parce qu'il n'a qu'un œil au milieu de la tête.

MONOPHYLLE, adj. *monophyllus*, de μόνος, seul, et de φύλλον, feuille ; se dit du calice des fleurs qui est d'une seule pièce, ou d'une petite feuille.

MONOSPERMATIQUE, adj. *monospermaticus*, de μόνος, seul, unique, et de σπέρμα, semence, graine : se dit des fruits qui ne renferment qu'une semence.

MONSTRE, s. m. ou MONSTRUOSITÉ, s. f. *monstrum :* vice de conformation, ou changement contre nature qu'éprouvent les plantes et les animaux dans toutes leurs parties, ou dans quelques unes seulement.

Mont-de-Vénus, s. m. *mons Veneris*, petite éminence couverte de poils, située au bas de l'hypogastre, au dessus de la vulve, et au devant du pubis.

Morbifique, adj. *morbificus*, *morbosus*, de *morbus*, mala ou, et de *facio*, je fais; qui cause die engendre la maladie.

Mordacité, s. f. *mordacitas*, du verbe *mordere*, mordre; qualité piquante, corrosive.

Mordant, s. m. se dit des acides qui fixent les matières colorantes dans la teinture.

Mordéhi, s. m. nom d'une maladie à laquelle sont sujets les habitans des Indes Orientales; consistant dans un dérangement d'estomac, causé par la chaleur continuelle du climat, par les sueurs qu'elle excite, et par le froid qui lui succède. Lorsque les habitans mangent ou boivent avec excès, sur-tout le soir, la digestion devient plus ou moins difficile et laborieuse, ce qui produit chez eux des diarrhées fréquentes et fort difficiles à guérir.

Mordexin, s. m. nom d'une maladie à laquelle sont fort sujets les habitans de *Goa*, qui arrive tout à coup, et est suivie de nausées, de vomissemens continuels, et souvent même de la mort.

Morsure, s. f. *morsus*, plaie, meurtrissure faite en mordant.

Mort, s. f. *mors* des Latins, θάνατος des Grecs; cessation de la vie, ou de cet état dans lequel le végétal et l'animal jouissent de la sensibilité et de la motilité; séparation de l'ame d'avec le corps qui n'est plus qu'une masse inerte, froide et insensible, un cadavre.

Mortier, s. m. *mortarium*, *pila*, vaisseau propre à piler, à réduire en poudre les drogues solides.

Mortification, s. f. *mortificatio*; se dit en chirurgie de l'état des chairs près de se gangréner, c'est-à-dire qui ne conservent plus de vitalité.

Morve, s. f. *mucus nasalis*, humeur visqueuse qui sort des narines, analogue aux larmes, plus chargée de mucilage, coagulable,

s'épaississant, se colorant et s'oxygénant par le contact de l'air, contenant du carbonate de soude, tandis que les larmes contiennent de la soude pure. — C'est aussi une maladie des chevaux, ânes, mulets.

Morxi, s. m. nom d'une maladie pestilentielle très-commune dans le Malabar et dans plusieurs autres contrées des Indes Orientales.

Moteur, trice, adj. *motor*, *motrix*, qui meut, qui remue, qui imprime le mouvement; muscles *moteurs*, puissance *motrice*.

Motilité, s. f. *motilitas*, de *motus*, mouvement; faculté du mouvement; tendance continuelle à la contraction; cause qui détermine le ton des solides en général, et la progression des fluides.

Moucheture, s. f. *Voy.* **Scarification**.

Moufle, s. f. *trochlea composita*, poulie composée; *polyspastus*, de πολύ, beaucoup, fortement, et du verbe σπάω, je tire; système de plusieurs poulies assemblées dans la même chape, ou sur des axes particuliers, ou sur le même axe; machine composée, avec laquelle on surmonte un grand poids avec peu de force.

Mouvement, s. m. *motus*, transport d'un corps d'un lieu dans un autre; force avec laquelle un corps se meut. Ces définitions expriment plutôt l'effet du mouvement que le mouvement lui-même. Il est plus facile de le concevoir que de le définir. Un philosophe de l'antiquité, à qui l'on demandoit ce qu'étoit le mouvement, se leva et fit quelques pas sans rien dire: ce fut là toute sa réponse.

Moxa, s. m. mot chinois ou japonois; espèce d'absinthe très-velue que les Chinois emploient pour établir des ventouses ou le cautère actuel.

Mucilage, s. m. *mucilago*, mucago, viscago; substance visqueuse, fade, gluante, qu'on tire des racines et des semences de certaines plantes. *Voy.* **Muqueux**.

Mucilagineux, euse, adj. *mucilaginosus*, qui contient ou qui est de la nature du mucilage.

Mucosité, s. f. *mucositas*, humeur visqueuse , épaisse , de la nature de la morve.

MUCRONÉ, ÉE , adj. *mucronatus*, de *mucro*, pointe ; terminé brusquement par une pointe aiguë.

MUCUS, s. m. mot latin qui signifie morve, mucosité ; produit de l'excrétion des membranes muqueuses : *mucus* nasal, *mucus* buccal, *mucus* intestinal , etc.

MUGUET , s. m. *aphthæ puerorum* , petites pustules commençant par de petits points rouges, et devenant ensuite blanchâtres ou grisâtres, grenues, plus ou moins incommodes et douloureuses ; formant de petits ulcères ; recouvertes d'une croûte dont la chute cause une salivation considérable, mêlée d'un peu de sang, et laisse une grande sensibilité dans les parties ; affectant seulement le palais et les amygdales, ou se continuant dans tout l'intérieur de la bouche, jusqu'à l'œsophage et l'estomac ; accompagnées de chaleur brûlante à la bouche, de cris plaintifs, de hoquets, de vomissemens, de tranchées , de diarrhée ,souvent de fièvre aiguë qui tue les malades.

MULES , s. f.pl. *mulæ* , pustules occasionnées par le froid ; sorte d'engelure aux talons.

MULTICAPSULAIRE , adj. *multicapsularis*, qui a plusieurs capsules partielles : Botan.

MULTICAULE ou TIGEUX , adj. *multicaulis*, dont la racine produit beaucoup de tiges : Botan.

MULTIFIDE, adj. *multifidus*, divisé à peu près jusqu'à moitié ou moins par plusieurs incisions aiguës, dont le nombre est indéterminé : Bot.

MULTIFLORE, adj. *multiflorus*, chargé de plusieurs ou de nombreuses fleurs : Bot.

MULTIFORME, adj. *multiformis*, qui a plusieurs formes ou figures.

MULTILOBÉ, ÉE, *multilobatus*, divisé par plusieurs incisions obtuses : Bot.

MULTILOCULAIRE, adj. *multilocularis*, qui a plusieurs loges : Bot.

MULTIPARTI, IE, adj. *multipartitus*, divisé très-profondément en un nombre indéfini de lanières oblongues : Bot.

MULTIPLE ,adj. *multiplus ;* se dit

d'un nombre qui en contient plusieurs fois un autre exactement.

MULTIPLICATION , s. f. *multiplicatio* , opération par laquelle on prend une grandeur , dans un rapport indiqué par un autre.

MULTISILIQUEUX , adj. *multisiliquosus*, qui a plusieurs siliques après chaque fleur.

MULTIVALVE , adj. *multivalvus ;* se dit des coquilles ou des fruits qui s'ouvrent en plusieurs valves.

MUQUEUX , EUSE , s. m. et adj. *mucosus*, qui contient du mucilage ; — le *muqueux, corpus mucosum*, corps solide ou mou; blanchâtre , fade , inodore ; soluble dans l'eau qu'il rend visqueuse et consistante ; insoluble dans l'alcohol et dans les huiles : formant avec l'acide nitrique , à l'aide de la chaleur, un acide nommé acide *muqueux*, pulvérulent , peu soluble dans l'eau ; contenu assez abondamment dans la graine de lin , dans les racines , les feuilles et les fleurs des malvacées.

MURÈXE, s. f. *murœna* , en grec μύραινα , poisson de mer nommé aussi *lamproie ;* μύρος est le nom du mâle de cette espèce.

MURIATE , s. m. *murias* , nom générique des sels neutres formés par la combinaison de l'acide muriatique avec les bases.

MURIATIQUE , adj. *muriaticus*, nom d'un acide minéral , liquide , pesant 1,200 lorsqu'il est concentré ; incolore ou citronné ; d'une odeur forte et piquante ; d'une saveur aigre très-marquée ; volatil même à une température peu élevée ; ne précipitant point avec les sels calcaires liquides , mais avec ceux de plomb et d'argent; encore indécomposé et inconnu quant à son radical ; soluble en toute proportion dans l'eau et dans l'alcohol ; peu miscible à l'eau et à l'axonge.

MURIATIQUE OXYGÉNÉ, adj. *muriaticus oxygenatus*, nom de l'acide muriatique avec excès d'oxygène; crystallisable en lames ; pesant à peu près comme l'eau distillée ; jaune verdâtre; acerbe; d'une odeur forte suffocante, détruisant les couleurs végétales et les odeurs ; perdant son excès d'oxygène par le contact de la lumière et de tous les combustibles.

Musc, s. m. *moschus*, en grec μόσχος, animal mammifère, sans cornes, ayant les dents canines supérieures solitaires, saillantes ; portant dans un follicule, placé près de l'ombilic, une substance sèche, graveleuse, onctueuse au toucher, de couleur tannée ou brune, d'une saveur un peu âcre, d'une odeur forte, pénétrante, agréable pour quelques personnes, insupportable pour beaucoup d'autres, nervine, cordiale, aphrodisiaque.

Muscle, s. m. *musculus* des Latins, μυών des Grecs, dérivé de μῦς, rat ; organe charnu, fibreux, irritable, contractile, dont les extrémités ordinairement tendineuses ou aponévrotiques s'implantent aux os qu'elles meuvent en divers sens.

Musculaire, adj. *muscularis*, qui concerne les muscles.

Musculeux, **euse**, adj. *musculosus*, de la nature des muscles ; qui est pourvu de beaucoup de muscles.

Mutilation, s. f. *mutilatio*, retranchement d'une partie du corps, d'un membre.

Mutique, adj. *muticus*, qui est sans arêtes, ou sans pointes, ou sans épines : Bot.

Myagrum, s. m. en grec μύαγρος, de μῦς, gén. μυός, rat, et d'ἄγρα, chasse ; plante crucifère ainsi nommée parce qu'on lui attribue la propriété de chasser les rats.

Mydriase, s. f. *mydriasis*, en grec μυδρίασις, d'ἀμυδρός, foible, obscur ; maladie des yeux dans laquelle la pupille est excessivement dilatée et la vue très-foible.

Myléène (apophyse), adj. f. *apophysis mylæna*, de μύλη, meule, d'où l'on a fait molaire pour les dents ; nom d'une des *apophyses* de la mâchoire diacranienne, ainsi appelée parce qu'elle correspond aux dents molaires.

Myloglosse, adj. *myloglossus*, de μύλοι, les dents molaires, et de γλῶσσα, la langue ; nom de deux muscles de la langue, ainsi appelés parce qu'ils naissent des racines des dents molaires.

Mylohyoïdien, adj. *mylohyoï-*

deus, de μύλοι, les dents molaires, et d'υοειδής, l'os hyoïde ; nom de deux muscles qui naissent des racines des dents molaires et se rendent à l'os hyoïde.

Mylopharyngien, adj. *mylopharyngeus*, de μύλοι, les dents molaires, et de φάρυγξ, le pharynx ; nom de deux muscles du pharynx qui naissent des racines des dents molaires ou de l'apophyse myléène.

Myocéphale, s. m. *myocephalum*, de μῦα, mouche, et de κεφαλή, tête ; espèce de staphylôme ainsi appelé parce qu'il ressemble à la tête d'une mouche.

Myographie, s. f. *myographia*, de μυών, muscle, et de γραφή, description ; description des muscles.

Myologie, s. f. *myologia*, de μυών, muscle, et de λόγος, discours ; traité des muscles.

Myopie, s. f. *myopia*, de μύω, je ferme, et d'ὤψ, œil ; état de ceux qui ont la vue courte, qui ne voient les objets que de près, et en clignant les yeux ; vice dont la cause tient à la trop grande convexité du crystallin ; — de là *Myope*, adj. et subst. celui qui a la vue courte.

Myosotis, s. m. de μῦς, souris, et d'οὖς, gén. ὠτός, oreille ; plante borraginée, ainsi nommée à cause de la forme de ses feuilles.

Myotilité, s. f. *myotilitas*, du grec μυών, muscle, organe du mouvement ; mode de motilité uniquement propre aux fibres musculaires et aux organes qui en sont composés, tels que les muscles, le cœur, l'estomac, l'intestin, la vessie, etc. *Voyez* **Irritabilité**.

Myotomie, s. f. *myotomia*, de μυών, muscle, et de τέμνω, je coupe, je dissèque ; dissection des muscles.

Myriagramme, s. m. de μύρια, dix mille, et de γράμμα, ancien poids grec d'où le gramme tire son nom ; dans les nouvelles mesures, poids de dix mille grammes, un peu moins de vingt livres et demie.

Myrialitre, s. m. *myrialitrum*, du grec μύρια, dix mille, et de λίτρα, ancienne mesure d'où le *litre* tire son nom ; nouvelle mesure de capacité, dix mille litres.

Myriamètre, s. m. *myriametrum*, de μύρια, dix mille, et de μέτρον, mesure ou mètre ; longueur de dix mille mètres ; deux lieues moyennes , un peu plus qu'un poste. *Voyez* MÈTRE.

MYRIARE, s. masc. de μύρια , dix mille , et du mot *are*, mesure de superficie ; étendue de dix mille ares dans les nouvelles mesures, équivalant à un carré d'un kilomètre de côté ou à 195 arpens environ.

MYRMÉCIE, s. f. *myrmecia*, de μύρμηξ , fourmi; espèce de verrue ainsi appelée parce que, quand on la coupe, on ressent une douleur semblable à celle que cause la morsure d'une fourmi.

MYRMÉCITE , s. f. *myrmecites*, de μύρμηξ , fourmi; pierre figurée ainsi nommée parce qu'elle porte l'empreinte d'une fourmi.

MYRMÉCOLÉON, s. m. de μύρμηξ , fourmi , et de λέων , lion ; fourmilion , insecte qui fait la guerre aux fourmis.

MYRMÉCOPHAGE , s. et adj. *myrmecophagus*, de μύρμηξ , fourmi, et du verbe φάγω, je mange ; *mangeur de fourmis ;* nom des animaux qui vivent de fourmis.

MYROBOLAN, s. m. *myrobolanus*, de μύρον , onguent , et de βάλανος , gland ; mot à mot *gland médicamenteux , onguent de gland ;* fruit du myrobolanier de la forme d'un gland , employé en médecine.

MYRRHE, s. f. *myrrha* , en grec μύρρα, dérivé du verbe μύρω , je coule, ou de *mor* en Hébreu ; sorte de gomme résine odorante qui découle d'un arbre de l'Arabie.

MYRTE , s. m. *myrtus* , de μύρτος , myrte ; arbrisseau odorant et toujours vert.

MYRTIFORME, adj. *myrtiformis* , qui ressemble à une feuille de myrte ; les caroncules myrtiformes qui résultent des débris du vagin.

MYRTILITHE , s. f. *myrtilithes* , de μύρτος , myrté , et de λίθος , pierre; pierre figurée qui porte des empreintes de feuilles de myrte.

MYTILITHE , s. f. *mytilithes* , de μυτίλος , moule , et de λίθος , pierre , *pierre moule;* nom des moules pétrifiées ou fossiles.

MYURE , adj. *myurus* , de μῦς , gén. μυός, rat , et d'οὐρά , queue ; se dit d'un pouls inégal , dont les pulsations s'affoiblissent peu à peu , par comparaison avec la queue

d'un rat qui va toujours en diminuant jusqu'à son extrémité.

N

NAIN , E , s. et adj. *nanus, pumilio* , en grec νάνος ou νάννος ; se dit d'un homme ou d'une femme qui ont une taille beaucoup au dessous de la taille ordinaire ; — nom des arbres qu'on élève en buisson ou qui restent naturellement bas, à cause de l'aridité du sol.

NAPACÉE ou NAPIFORME, adj. f. *napacea* ou *napiformis* ; se dit d'une racine qui ressemble à un navet : Botan.

NAPHTE, s. m. *naphta*, en grec νάφθα , dérive du mot chaldéen et syriaque *naphta*, qui signifie une espèce de bitume transparent , léger et très-inflammable.

NARCISSE, s. m. *narcissus* , en grec νάρκισσος, de νάρκη , assoupissement ; espèce de plante ainsi nommée parce que l'odeur de la fleur a la propriété d'assoupir.

NARCOTIQUE , s. m. et adj. *narcoticus*, du grec ναρκωτικὸς , dérivé de νάρκη , assoupissement . engourdissement ; se dit des substances qui ont la propriété d'assoupir et d'engourdir.

NARCOTISME, s. masc. *narcosis* , qui vient de ναρκωτικὸς , narcotique , de νάρκη , engourdissement , empoisonnement par les narcotiques ; tels que l'opium , la jusquiame , la pomme épineuse , etc.

NARINE, s. f. *naris*, l'une des ouvertures du nez. Festus fait venir ce mot de *gnarus*, qui sait, qui connoît , parce que c'est par les narines que nous connoissons les odeurs des corps ; d'autres tirent le mot *naris* de *nare* ou *natare* , nager , couler , parce que l'air qu'on respire et les mucosités des fosses nasales coulent par cette ouverture.

NASAL , ALE , adj. *nasalis* , qui appartient au nez.

NATES , s. f. pl. mot latin qui signifie *les fesses*, et par lequel les anatomistes ont désigné deux des protubérances ou tubercules quadrijumeaux , sur lesquels porte en arrière la glande pinéale du cerveau.

Natron , s. m. *natrum* , carbonate de soude , substance souvent fossile , qu'on tire en très-grande quantité de l'Egypte , qu'on retrouve dans un très-grand nombre de plantes marines , d'où on l'extrait par incinération , très-soluble dans l'eau quand elle est pure , d'une saveur désagréable urineuse , verdissant le sirop de violette et devenant blanche à l'air ; très-employée dans les arts , tels que la verrerie, la teinture, la savonnerie ; réactif important pour les minéralogistes et les chimistes ; médicament souvent préféré au carbonate de soude.

Nature , s. f. *natura* , de *nascor* , je nais ; l'universalité des êtres créés ; — l'ordre ou l'ensemble des lois que le créateur a établies pour gouverner l'univers ; — l'essence ou la propriété de chaque être ; — la complexion ou le tempérament de chaque individu ; — le principe de vie qui l'anime et le conserve.

Naturel , elle , adj. *naturalis* , qui appartient à la nature , qui est conforme à son cours ordinaire ; se dit de tout ce qui n'est ni artificiel , ni fardé ; nom des parties génitales de l'un et l'autre sexe.

Naucores , s. f. pl. du grec ναῦς , nacelle ; espèce de punaises aquatiques ainsi appelées parce qu'elles ont la forme d'un petit bateau.

Nausée , s. f. *nausea* , en grec ναυσια , de ναῦς , vaisseau ; envie de vomir qui provient de dégoût , ainsi appelée parce qu'on y est sujet sur mer. C'est un symptôme ordinaire d'embarras gastrique ou d'anomalie nerveuse des premières voies.

Nautile , s. m. *nautilus* , en grec ναυτίλος , de ναῦς , vaisseau , barque , nacelle ; coquillage de mer univalve ainsi appelé parce que sa coquille ressemble à une nacelle , et qu'il paroît se conduire sur mer comme un pilote conduit un navire. *Voyez* Argonaute.

Naviculaire , adj. *navicularis* , de *navicula* , petite barque , nacelle ; se dit d'un des os du tarse qui ressemble à une nacelle. *Voy.* Scaphoïde ; nom d'une espèce de

fosse située derrière la commissure postérieure de la vulve.

Nécrologe , s. m. de νεκρὸς , un mort , et de λόγος , livre , discours ; mot à mot *le livre des morts* ; registre qui contient les noms des morts , le jour de leur décès , etc.

Nécromancie , s. f. *necromantia* , en grec νεκρομαντεία , de νεκρὸς , mort , et de μαντεία , divination ; art prétendu d'évoquer les ames des morts pour en savoir quelque chose.

Nécrophobie , s. f. *necrophobia* , de νεκρὸς , mort , et de φόβος , crainte ; crainte de la mort ; symptôme de l'hypocondrie.

Nécrophore , s. m. et adj. *necrophorus* , de νεκρὸς , un mort , un cadavre , et de φέρω , je porte , c'est-à-dire *porte-mort* ; nom d'un genre d'insectes , de l'ordre des coléoptères , qui ont l'habitude d'enterrer les cadavres de taupes , de souris , de grenouilles , pour y déposer leurs œufs et les mettre en sûreté.

Nécrose , s. f. *necrosis* , du grec νέκρωσις , de νεκρόω , je mortifie ; mortification des os , dont les causes sont l'impression de l'air , ou des liqueurs alcoholiques , la dénudation , la contusion , la fracture , et les différens vices ou virus , tels que le syphilitique , le cancéreux , le dartreux , le scorbutique , soit qu'ils attaquent seulement le périoste , soit qu'ils pénètrent dans le tissu osseux. Les signes de cette dégénération sont une douleur plus ou moins aiguë et plus ou moins profonde , selon que la cause est externe ou interne , le gonflement du périoste , le ramollissement de l'os , la difformité de tout le membre , bientôt après des ulcères fistuleux , d'où sort une sanie purulente , ichoreuse , noire , fétide , avec des fragmens osseux , et par où l'on découvre , à l'aide d'un stylet , un corps dur , sec et souvent mobile , qu'on appelle *sequestre* , lequel est entraîné à la longue par la suppuration , si l'art n'en fait l'extraction en agrandissant les ouvertures fistuleuses.

Nectaire , s. m. *nectarium* , partie accessoire ou comme ajoutée , adnée à un des quatre principaux organes floraux. Ce mot est appliqué à tant de choses essentiellement différentes, qu'il est impossible de le définir avec précision; aussi Bulliard et Richard le rejettent et proposent de le remplacer par un nom propre à la chose qu'on observe.

NECTOPODES, s. m. pl. du verbe grec νέω, je nage, et de πῶς, génit. ποδός, pied; sous-classe d'animaux mammifères qui ont les pattes courtes, aplaties, changées en nageoires, et qui par conséquent vivent habituellement dans les eaux ou à leur surface.

NÉPENTHE, s. m. *nepenthes*, de νή, négation, et de πένθος, deuil, affliction; remède fort vanté par les anciens contre la tristesse et la mélancolie, capable de rendre insensible aux plus grands chagrins. Le poëte Homère dit qu'Hélène apporta cette boisson d'Égypte, où elle l'avoit reçue de Polydamna, femme de Thénys; et Diodore de Sicile assure que de son temps les femmes de Thèbes, en Egypte, faisoient usage de ce remède, et que les habitans de cette ville en avoient seuls la recette. D'Ansse de Villoison croit que c'est l'opium des Orientaux, et indique à ce sujet le traité de Pierre la Seine, *de Homeri Nepenthe*, pag. 1364 et suiv. tom. XI, du Trésor des Antiquités Grecques de Gronovius, Venise 1737. In-fol.

NÉPHÉLION, s. m. *nephelium*, de νεφέλη, nuage, brouillard; petite tache blanche sur les yeux; — nom d'une plante corymbifère.

NÉPHRALGIE, s. f. *nephralgia*, de νεφρός, rein, et d'ἄλγος, douleur; douleur des reins.

NÉPHRITIQUE ou NÉPHRÉTIQUE, adj. *nephriticus*; se dit des douleurs des reins, et des remèdes propres aux maladies de ces organes; — s. m. celui qui est affligé de douleur ou de colique néphritique.

NÉPHRITIS, s. f. νεφρίτις, de νεφρός, rein; inflammation des reins. Ses causes sont la contusion des lombes, le cahot des voitures, l'équitation forcée, les calculs des reins, l'abus des cantharides et autres irritans des voies urinaires, la suppression de différentes maladies locales, telles que les dartres, la gale, etc. Cette maladie a pour caractères un sentiment de douleur aiguë et profonde, de chaleur âcre et brûlante, de pesanteur aux lombes, la suppression ou diminution de l'urine, la fièvre, la dysurie, l'ischurie, la constipation plus ou moins opiniâtre, la rétraction des testicules, l'engourdissement de la cuisse du même côté, des douleurs sympathiques à l'aine, au pubis, dans l'abdomen, etc. La néphritis est aiguë ou chronique, simple ou compliquée; elle se termine par résolution, par suppuration, par induration ou par gangrène. On la traite en général par les antiphlogistiques, tels que la saignée et les boissons mucilagineuses.

NÉPHROGRAPHIE, s. f. *nephrographia*, de νεφρός, rein, et de γραφή, description; description des reins.

NÉPHROLOGIE, s. f. *nephrologia*, de νεφρός, rein, et de λόγος, discours; traité des reins, de leurs fonctions, etc.

NÉPHROTOMIE, s. f. *nephrotomia*, de νεφρός, rein, et de τέμνω, je coupe, je dissèque; dissection des reins; opération que quelques auteurs recommandent de pratiquer aux lombes, pour extraire la pierre des reins, mais que la saine chirurgie condamne et réprouve comme téméraire, incertaine, dangereuse et même impossible.

NÉRÉIDES, s. f. pl. *nereides*, de νηρός, humide; espèce de vers marins qui n'ont été encore observés que dans la mer; ils ont des organes extérieurs destinés à la respiration; ils sont libres et changent de place.

NERF, s. m. *nervus*, du grec νεῦρον, force, vigueur; cordon blanchâtre, d'une forme cylindrique, d'une grosseur peu considérable, composé d'un grand nombre de filamens, enveloppé de tissu cellulaire, divisé, comme les vaisseaux, en branches et en rameaux qui pour l'ordinaire se subdivisent encore et dégénèrent en filamens et en fibrilles d'une petitesse extrême. Les nerfs sont regardés comme les organes du sentiment, du mouvement et de la nutrition. On les divise, d'après leur origine, en nerfs encéphaliques, rachidiens et composés; le premier ordre comprend les nerfs qui sortent par les trous de la base du crâne ; ils sont au nombre de douze paires, dont les huit premières se distribuent uniquement à la tête, et les quatre autres à des parties qui en sont éloignées ; le second ordre comprend les nerfs qui sortent par les trous du rachis ou de l'épine ; ils sont au nombre de trente paires, qu'on divise en *trachéliennes, dorsales, lombaires* et *sacrées*. Le troisième ordre renferme les nerfs composés d'un plus ou moins grand nombre de cordons nerveux des deux ordres précédens, qui par leur réunion, leur mélange, leur croisement ou leur entrelacement forment souvent un ganglion ou un plexus, d'où part une nouvelle série de nerfs secondaires qui se distribuent et se ramifient à quelque partie.

NÉRITES, s. f. pl. *neritæ*, du grec νηρίτης, dérivé de νηρὸς, humide, ou de ῥάω, je coule ; coquillages de mer ou de rivière.

NERVEUX, EUSE, adj. *nervosus, neurodes*, qui appartient aux nerfs, qui est rempli de nerfs ; — on appelle *genre nerveux*, les nerfs du corps humain pris collectivement.

NERVIN, INE, adj. *nervinus, neuroticus ;* se dit des remèdes propres à fortifier les nerfs.

NERVURES, s. f. pl. *nervi*, parties filamenteuses qui s'élèvent depuis la base jusqu'au sommet des feuilles ou des pétales des plantes.

NEUTRE, adj. *neuter ;* se dit en chimie des sels qui résultent de l'union des acides avec différentes bases, et qui n'ont les propriétés ni des acides ni des alcalis ; —en botanique, des fleurs dépourvues de sexe, c'est-à-dire qui n'ont ni étamine ni pistil.

NÉVROPTÈRE, s. m. *nevropterus*, de νεῦρον, nerf, et de πτερὸν, aile ; nom générique des insectes dont les ailes sont transparentes et ont des nervures croisées en treillis ou en réseau.

NÉVROGRAPHIE, s. f. *neurographia*, de νεῦρον, nerf, et de γραφὴ, description ; partie de l'anatomie qui a pour objet la description des nerfs.

NÉVROLOGIE, s. f. *neurologia*, de νεῦρον, nerf, et de λόγος, discours ; traite des nerfs.

NÉVROSE, s. f. *neurosis*, de νεῦρον, nerf ; affection nerveuse ; maladie des nerfs en général, caractérisée par la lésion générale ou partielle, continue ou intermittente, idiopathique ou sympathique, des sensations, de l'entendement, de la volonté, de la voix, de la locomotion, de la génération, de la circulation, de la respiration, de la digestion, sans fièvre, mais subordonnée à l'altération des propriétés vitales, de l'encéphale, des nerfs encéphaliques et des ganglions.

NÉVROTIQUE ou NÉVRITIQUE, adj. *Voyez* NERVIN.

NÉVROTOMIE, s. f. *neurotomia*, de νεῦρον, nerf, et de τέμνω, je dissèque ; partie de l'anatomie qui a pour objet la dissection des nerfs ; — de la *Névrotome*, s. m. scalpel à deux tranchans, long et étroit, en forme de stylet, propre à la dissection des nerfs ; nom de celui qui dissèque les nerfs.

NEWTONIANISME, s. m. *neutonianismus ;* système de physique de Newton, fondé sur l'attraction réciproque des corps.

NEZ, s. m. *nasus*, en grec ῥὶν ou ῥίς, l'organe de l'odorat ; partie éminente du visage, qui est entre le front et la bouche.

NICCOLAUM, s. m. nom d'un nouveau métal que M. Reichter a ainsi nommé, parce qu'il accompagne ordinairement le nickel, et a beaucoup de ressemblance avec lui ; il est attirable à l'aimant ; on le trouve avec le nickel dans les mines de cobalt de Taalfeld, et dans l'eau-mère de sulfate de cuivre de Rothenturger.

NICKEL, s. m. métal grenu, d'une couleur blanche, avec une nuance de gris ; pesant 9, agissant par attraction sur l'aiguille aimantée, et susceptible d'acquérir des poles ; non encore parfaitement purifié ; encore inconnu quant à sa forme, sa saveur, son odeur et sa dureté ; réductible en oxyde vert, par la chaleur, avec le contact de l'air ; très-propre à servir pour la porcelaine, les verres et les émaux.

NIDOREUX, EUSE, adj. *nidorosus*, du latin *nidor*, odeur d'une substance qui brûle ; qui a l'odeur, le goût de pourri, de brûlé, d'œufs couvés.

NITRATE, s. m. *nitras*, nom générique des sels formés par la combinaison de l'acide nitrique avec différentes bases; ils donnent du gaz oxygène mêlé de gaz azote par le feu qui les réduit a leurs bases, répandent une vapeur blanche par l'acide sulfurique concentré, enflamment les corps combustibles à une température rouge, tiennent le second rang parmi les sels neutres, en raison de l'attraction de l'acide nitrique pour les bases. *V.* NITRE, pour l'étymologie.

NITRE, s. m. *nitrum*, en grec νίτρον, dérivé de νίζω, ou νίπτω, je lave; espèce de sel ainsi appelé parce qu'il sert à laver, à nettoyer; nitrate de potasse des chimistes modernes ; composé de 0,32 d'acide nitrique, de 0,56 de potasse, 0,12 d'eau ; crystallisant en prismes hexaèdres, en octaèdres ou en tables; incolore, diaphane, d'une saveur fraîche, amère, piquante; très-fusible ; enflammant les combustibles à une haute température ; précipitant des crystaux avec l'acide oxalique ; soluble dans sept parties d'eau froide et dans la moitié de son poids d'eau bouillante; très-employé en chimie et dans les arts ; prescrit en médecine comme diurétique, évacuant, rafraîchissant.

NITREUX, EUSE, adj. *nitrosus*, se dit, 1°. du gaz nitreux ou oxyde d'azote, qui ne contient qu'environ deux parties d'oxygène sur une d'azote ; 2°. de l'acide nitreux qui peut contenir jusqu'à trois parties d'oxygène sur une d'azote. Le véritable acide nitreux est une combinaison de 100 parties d'acide nitrique et de 90 d'acide nitreux; c'est une vapeur rouge, peu coercible, très-peu dissoluble, qui, mêlée à l'acide nitrique, absorbe peu à peu l'oxygène dissous dans l'eau.

NITRIQUE, adj. *nitricus*, qui appartient au nitre; se dit d'un acide composé de 0,20 d'azote, et de 0,80 d'oxygène, liquide, pesant 1,50 ou 36—0 lorsqu'il est concentré; incolore, d'une odeur forte, nauséeuse ; d'une saveur âcre, causti-

que ; détruisant les couleurs bleues; jaunissant les substances animales et végétales ; dégageant une vapeur rouge par son contact avec des corps combustibles, sur-tout à l'aide de la chaleur et de la lumière ; soluble en toute proportion dans l'eau et l'alcohol ; éthérifiant ce dernier aussitôt; condensant les huiles et l'axonge.

NITRITE, s. m. *nitris*, nom générique des sels formés par la combinaison de l'acide nitreux avec différentes bases; on les obtient en décomposant a moitié les nitrates par le feu; ils exhalent une vapeur orangée d'acide nitreux par les acides sulfurique, nitrique et muriatique.

NITRO-MURIATIQUE, adj. *nitro-muriaticus*, de νίτρον, nitre, et du latin *muria*, sel marin, d'où l'on a fait *muriatique*, pour désigner l'acide qui en provient; mélange d'acide nitrique et d'acide muriatique, qu'on nomme vulgairement *eau régale*, parce qu'il a la propriété de dissoudre l'or, le roi des métaux.

NIVEAU, s. m. *libella*, *libra*, état d'un plan qui n'a aucune pente; superficie qui n'a ni élévation, ni enfoncement ; — instrument qui sert à faire connoître si un plan est horizontal.

NOBLES (parties), adject. plur. *partes essentiales;* se dit en médecine des parties sans lesquelles l'homme ne peut vivre, le cœur, l'estomac, le cerveau, les poumons, etc.

NOCTAMBULE, adj. *noctambulus*, de *nox*, gén. *noctis*, la nuit, et du verbe *ambulo*, je me promène, qui se promène la nuit. *Voy.* SOMNAMBULISME.

NOCTILUQUE, s. m. et adj. *noctilucus*, de *nox*, gén. *noctis*, la nuit, et de *lux*, gén. *lucis*, lumière; qui éclaire, qui donne de la lumière pendant la nuit. *Voy.* PHOSPHORE.

NOCTUELLES, s. m. pl. de *nox*, gén. *noctis*, la nuit; genre d'insectes lépidoptères ainsi nommés parce qu'ils volent principalement la nuit.

NOCTURLABE, s. m. *nocturlabium*, du latin *nocturnus*, nocturne, dérivé de *nox*, gén. *noctis*, nuit,

en grec νύξ, gén. νυκτος, et de λαμβάνω, je prends; instrument astronomique par le moyen duquel on
peut prendre à toute heure de nuit
la hauteur de l'étoile polaire.

NODUS, s. m. tumeur dure, indolente, semblable à un nœud, qui
vient sur les os, les tendons, les
ligamens; symptôme assez ordinaire de la vérole et de la goutte.
Voyez TOPHUS.

NŒUD, s. m. *nodus*, nom que
les botanistes donnent à chaque
point de la tige qui donne ou a
donné naissance à chaque feuille,
ou bien à chaque paire ou verticille de feuilles; — en astronomie
on entend par nœuds les deux
points où l'écliptique est coupée
par l'orbite d'une planète.

NOIX, s. f. *nux*, gén. *nucis*;
enveloppe ligneuse, testacée ou
osseuse d'une ou de plusieurs graines revêtues outre cela de leur
tégument propre; produit de la
liquescence ou ossification de la
paroi interne d'un péricarpe, dont
elle est par conséquent une partie
intégrante.

NOLI-ME-TANGERE, s. m. trois
mots latins qui signifient *ne me
touche pas*; nom de quelques plantes piquantes, et de quelques ulcères cancéreux qu'on irrite quand
on les touche, au lieu de les guérir.

NOMADE, adj. *nomas*, en grec
νόμας, qui recherche les pâturages;
de νομή, pâturage, dérivé de νέμω,
je fais paître; nom de certains
peuples errans qui changent continuellement de demeure pour découvrir de nouveaux pâturages;
tels étoient autrefois les Scythes,
et tels sont aujourd'hui les Tar-
tares et les Turcomans.

NOMBRIL, s. m. *umbilicus*, en
grec ὀμφαλός; espèce de trou borgne
qui reste au milieu du ventre de
l'animal, après la section du cordon ombilical.

NOMENCLATURE, s. f. *nomenclatio*, du grec ὄνομα, nom, et de
κλέω ou καλέω, j'appelle; l'ensemble
des termes techniques d'une science, d'un art; — l'art d'assigner à chaque objet le nom qui lui est propre.

NOSOGRAPHIE, s. f. *nosographia*,
de νόσος, maladie, et de γράφω, je
décris; description des maladies,

c'est-à-dire énumération des causes
qui les ont produites et des symptômes qui les caractérisent.

NOSOLOGIE, s. f. *nosologia*, de
νόσος, maladie, et de λόγος, discours;
mot à mot *discours sur les maladies*; partie de la pathologie qui
a pour objet la classification des
maladies ou leur division en classes, ordres, genres et espèces,
d'après l'analogie ou ressemblance
de leurs causes, de leurs symptômes et de leur traitement.

NOSTALGIE, s. f. *nostalgia*, du
grec νόστος, retour, et d'ἄλγος, ennui,
tristesse; c'est-à-dire *ennui causé
par le désir du retour*; maladie du
pays, ou désir violent de retourner
dans sa patrie.

NOSTOMANIE, s. f. *nostomania*,
de νόστος, retour, et de μανία, fureur,
passion. *Voyez* NOSTALGIE.

NOTONECTES, s. f. plur. du grec
νῶτος, le dos, et de νέω, je nage; espèce de punaises aquatiques ainsi
appelées parce qu'elles nagent habituellement sur le dos.

NOTOPTÈRE, adj. *notopterus*, de
νῶτος, le dos, et de πτερόν, aile;
nom des poissons qui ont une ou
plusieurs nageoires dorsales.

NOUÉ, ÉE, adj. *Voyez* RACHI-
TIS OU RACHITIQUE.

NOUET, s. m. *nodulus*, diminutif de *nodus*, nœud; linge noué où
l'on a mis quelque drogue pour la
faire infuser ou bouillir.

NOUEURE, s. f. *Voy.* RACHITIS.

NOUEUX, EUSE, adj. *geniculatus*,
de *genu*, genou; se dit du bois
dont les nœuds sont fortement pro-
noncés, et des plantes dont la tige
est distinguée d'espace en espace
par des nœuds.

NOURRICIER, ÈRE, adj. *nutritius*, du verbe *nutrio*, je nourris;
ce qui nourrit: le suc *nourricier*,
la lymphe *nourricière*.

NOURRITURE, s. fém. *nutritus*,
esca, *cibus*, *alimentum*, tout ce
qui répare les pertes du corps.

NOYAU, s. m. *nucleus*, partie
dure et solide renfermée dans certains fruits dont elle contient la
semence.

NUAGE, s. m. *nubes*, *nubecula*,
substance légère, visqueuse, blanchâtre, qui nage au milieu de l'u-
rine. *Voyez* ENŒORÈME.

Nubécule, s. f. *nubecula*, diminutif de *nubes*, maladie de l'œil. *Voyez* **Néphélion**. — tache dans le ciel : Astron. — nuage suspendu dans l'urine : Méd.

Nuque, s. f. *nucha*, partie postérieure et enfoncée du cou.

Nutation, s. f. *nutatio ;* se dit en botanique de la direction des plantes du côté du soleil, et en astronomie du balancement ou déviation de l'axe de la terre causé par l'attraction de la lune, d'où résulte un mouvement apparent de 9″ observé dans les étoiles fixes, dont la période est de dix-huit ans.

Nutrition, s. f. *nutritio*, *nutricatio*, *alitura*, fonction naturelle et commune à tous les êtres organisés, qui consiste dans l'assimilation des sucs, la répa ation des pertes, le développement et l'accroissement des diverses parties. C'est une suite de la circulation, une progression particulière des liqueurs dans les tissus aréolaires, un mode de sécrétion qui, dans les animaux, comprend l'ossification, la dentition, la régénération des parties perdues, la formation du cal, des cicatrices, la réparation des forces et le rétablissement de la santé après les maladies.

Nyctalopie, s. f. *nyctalopia*, espèce de névrose ou maladie nerveuse de la vue dans laquelle la vision est distincte à une foible lumière ou pendant la nuit, mais nulle pendant le jour ou dans un lieu éclairé. On en attribue la cause à l'habitation dans des lieux obscurs, à la dentition, à la présence des vers dans le canal intestinal, à la suppression des excrétions habituelles. Les étymologistes ne sont point d'accord sur l'origine du mot *nyctalopie ;* certains le font venir du grec νύξ, gén. νυκτός, nuit, et d'ὤψ, œil, dérivé d'ὄπτομαι, je vois; mot à mot *vue nocturne ;* selon d'autres il dérive de νύξ, nuit, et d'ἀλώπηξ, renard, parce que cet animal, dit-on, voit mieux la nuit que le jour. Enfin il y en a qui lui donnent une signification toute opposée en le faisant venir de νύξ, nuit, d'ἀλέω ou ἀλύσκω, je prends, je trompe, et d'ὤψ, œil, comme si l'on

disoit *privation des yeux pendant la nuit ;* mais cette interprétation est contraire à l'usage reçu et au sentiment d'Hippocrate, 11 *Prorret.* XLI, où il dit que les *nyctalopes* voient pendant la nuit et non pendant le jour. Aétius dit positivement la même chose.

Nyctériens, s. m. pl. de νύξ, gén. νυκτός, nuit ; nom d'une famille d'oiseaux rapaces qui volent principalement la nuit.

Nymphe, s. f. *nympha*, en grec νύμφη, jeune épouse, nouvelle mariée ; nom que les naturalistes donnent au premier degré de la métamorphose des insectes, parce qu'alors ils quittent l'état de *chenille*, qui est obscur et inutile à la reproduction, pour passer à l'état de *papillon* qui est plus brillant, et dans lequel ils doivent se multiplier. La *nymphe* est une petite masse ovoïde, plus grosse à l'une de ses extrémités, d'abord molle et diaphane, ensuite dure et opaque ; alors on remarque à sa surface des lignes qui semblent indiquer les parties d'un animal dont la forme est tout à fait différente. — Les anatomistes appellent aussi *nymphes* deux productions membraneuses des parties génitales de la femme qui, du clitoris, descendent sur les parties latérales de l'orifice de l'urètre, et dont l'usage est de diriger le cours de l'urine, à peu près comme les *nymphes* de la Fable présidoient aux eaux des fontaines et des fleuves.

Nymphomanie. *Voyez* **Fureur utérine**.

Nymphotomie, s. f. *nymphotomia*, de νύμφη, nymphe, et de τέμνω, je coupe ; opération de chirurgie par laquelle on retranche une partie des nymphes lorsqu'elles sont trop longues ou trop grosses et qu'elles gênent la progression ou le coït. Quelques uns étendent cette opération à l'amputation du clitoris, que les anciens appeloient aussi *nymphe*, νύμφη.

Obclavé, **ée**, adj. *obclavatus*, de *clava*, massue ; en massue renversée : Bot.

OBCONIQUE, adj. *obconicus*, de la préposition *ob*, par devant, et de *conus*, cône ; en cône renversé : Botan.

OBCORDÉ, ÉE, adj. *obcordatus*, de la préposition *ob*, par devant, et de *cor*, cœur ; en cœur renversé : Bot.

OBÉSITÉ, s. f. *obesitas*, d'*obesus*, gros et gras ; excès d'embonpoint.

OBLIQUE, adj. *obliquus* ; se dit de tout ce qui est de biais, incliné, ou qui dévie de la ligne verticale. Les géomètres donnent le nom de ligne *oblique* à celle qui penche plus d'un côté que de l'autre.

OBLONG, ONGUE, adj. *oblongus*, beaucoup plus long que large.

OBOLE, s. f. *obolus*, du grec ὀβολὸς, petite monnoie de cuivre qui valoit, dit-on, la moitié d'un denier tournois ; sorte de poids qui, selon James, étoit d'environ neuf grains, et selon d'autres de douze grains.

OBOVAL, ALE, ou OBOVÉ, ÉE, adj. *obovalis* ou *obovatus* ; en ovale ou en œuf renversé, dont le gros bout est en haut : Bot.

OBSTRUCTION, s. f. *obstructio*, du verbe latin *obstruere*, boucher, fermer ; obstacle que les fluides rencontrent dans les vaisseaux du corps animal, et que Boërhaave et ses sectateurs attribuent à l'étroite capacité des vaisseaux, à la grandeur de la masse qui doit y passer, ou au concours des deux.

OBTONDANS, ANTES, adj. pl. *obtundentia*, du verbe latin *obtundere*, émousser ; se dit des remèdes auxquels les médecins humoristes attribuent la vertu de corriger l'acrimonie des humeurs.

OBTURATEUR, TRICE, adj. *obturator, tria* ; se dit des muscles et autres parties qui bouchent le trou ovalaire ou sous-pubien de l'os innominé ou coxal ; *obturateur* du palais, contentif pour maintenir les médicamens qui s'appliquent dans les maladies du palais, ou pour remplacer les os du palais.

OBTURATION, s. fém. *obturatio*. Voyez OBSTRUCTION.

OBTUS, USE, adject. *obtusus*, émoussé ; angle *obtus*, plus grand qu'un droit.

OBTUSANGLE, adj. *obtusangulus*, qui a un angle obtus.

OBTUSANGULÉ, ÉE, adj. *obtusangulatus*, dont les angles sont obtus ou émoussés : Botan.

OBVOLUTÉ, ÉE, adj. *obvolutivus* ; se dit des rudimens des feuilles pliées en gouttière par leur face interne.

OCCASION, s. f. *occasio*, conjoncture de temps ou de lieux dont il importe au médecin de savoir profiter ; cause de maladie.

OCCIPITAL, ALE, s. et adj. *occipitalis*, qui appartient à l'occiput ; os situé à la partie postérieure et inférieure du crâne ; — se dit en ichtyologie des nageoires des poissons qui, sans être longitudinales, commencent sur la nuque, ou des ouïes placées assez haut pour paroître à la nuque.

OCCIPUT, s. m. *occiput*, *occipitium* ; nom que les anatomistes latins ont donné à la partie postérieure de la tête.

OCCULTE, adj. *occultus*, caché ; se dit des cancers non ulcérés.

OCHRE ou OCRE, s. m. *ochra*, d'ὠχρὸς, pâle ; mélange de terre et de fer à divers degrés d'oxydation, ainsi appelé à cause de sa couleur sombre et obscure.

OCTAÈDRE, s. m. *octaedrum*, d'ὀκτὼ, huit, et d'ἕδρα, siége, base ; solide à huit faces, ou corps régulier terminé par huit faces égales qui sont des triangles équilatéraux.

OCTANDRIE, s. f. *octandria*, d'ὀκτὼ, huit, et d'ἀνὴρ, gén. ἀνδρὸς, mari ; classe huitième du système sexuel, ainsi appelée par Linné parce qu'elle renferme les plantes dont les fleurs ont huit étamines.

OCTOGONE, s. et adj. *octogonus*, d'ὀκτὼ, huit, et de γωνία, angle ; figure qui a huit angles et huit côtés.

OCTOGYNIE, s. f. *octogynia*, d'ὀκτὼ, huit, et de γυνὴ, femme ; nom que Linné donne à un ordre de plantes dont les fleurs ont huit parties femelles, c'est-à-dire huit pistils, huit styles ou huit stigmates sessiles.

OCTOPÉTALÉ, ÉE, adj. *octope-*

talus, qui a huit pétales. *Voyez* PÉTALE.

OCTOPHYLLE, adj. *octophyllus*, d'ὀκτώ, huit, et de φύλλον, foliole ; qui a huit pièces ou folioles.

OCULISTE, s. m. *ocularius*, d'*oculus*, œil ; médecin ou chirurgien qui ne s'applique qu'à la guérison des maladies des yeux.

ODONTAGRE ou ODONTALGIE, s. f. *odontagra*, *odontalgia*, d'ὀδοὺς, gén. ὀδόντος, dent, et d'ἄγρα, capture, ou d'ἄλγος, douleur ; douleur des dents.

ODONTALGIE, s. f. *odontalgia*, d'ὀδοὺς, gén. ὀδόντος, dent, et d'ἄλγος, douleur ; mal de dents.

ODONTALGIQUE, adj. *odontalgicus*, *odonticus*, d'ὀδοὺς, dent, et d'ἄλγος, douleur ; se dit des remèdes propres à calmer la douleur des dents.

ODONTOÏDE, adj. *odontoïdes*, d'ἄδοὺς, dent, et d'εἶδος, forme, ressemblance ; nom qu'on donne à l'apophyse de la seconde vertèbre du cou, parce qu'elle ressemble à une dent.

ODONTOLOGIE, s. f. *odontologia*, d'ὀδοὺς, gén. ὀδόντος, dent, et de λόγος, discours ; traité sur les dents.

ODONTOPÈTRES, s. m. pl. *odontopetræ*, d'ὀδοὺς, gén. ὀδόντος, dent, et de πέτρος, pierre ; nom que des naturalistes donnent aux dents de poissons pétrifiés. *Voy.* GLOSSOPÈTRES.

ODONTOPHIE, s. f. *odontophia*, du grec ὀδοὺς, gén. ὀδόντος, dent, et de φύω, je nais, je crois ; mot à mot naissance ou pousse des dents. *Voy.* DENTITION.

ODONTOTECHNIE, s. f. *odontotechnia*, d'ὀδοὺς, gén. ὀδόντος, dent, et de τέχνη, art ; l'art du dentiste, dont l'objet est la conservation des dents.

ODORAT, s. m. *odoratus*, du latin *odor*, odeur ; organe qui perçoit et discerne les odeurs ; il a son siège dans la membrane muqueuse qui tapisse l'intérieur du nez.

ŒCONOMIE. *V.* ÉCONOMIE.

ŒDÉMATIE, s. f. *œdematia*, d'οἰδέω je suis enflé ; état du corps ou de quelqu'une de ses parties affectées d'ŒDÈME. *V.* ce mot.

ŒDÈME, s. m. *œdema*, οἴδημα des Grecs, du verbe οἰδέω, je suis enflé ; toute tumeur en général suivant Hippocrate ; selon les modernes, tumeur molle, froide, blanchâtre, cédant à l'impression du doigt, affectant beaucoup plus fréquemment les pieds que toute autre partie, causée par la foiblesse générale et le poids des liquides, qui gagnent toujours les parties les plus déclives.

ŒDÉMATEUX, EUSE, adj. *œdematodes*, qui est attaqué d'œdème, ou qui est de la nature de l'œdème.

ŒDÉMOSARQUE, s. f. *œdemosarca* ; selon Marcus Aurélius Sévérinus, espèce de tumeur qui tient le milieu entre l'ŒDÈME et le SARCOME. *Voy.* ces deux mots.

ŒIL, s. m. *oculus*, en grec ὄψ, ὀφθαλμὸς dérivés du verbe ὄπτομαι, je vois ; organe de la vue, situé au bas du front, et à côté de la racine du nez, représentant un globe entouré de muscles, logé dans l'orbite, et recouvert extérieurement par les paupières ; légèrement aplati d'avant en arrière et dans sa moitié antérieure ; tenant postérieurement au nerf optique, comme à une espèce de pédicule allongé qui s'insère à sa partie inférieure et un peu interne ; surmonté en avant par un segment d'une plus petite sphère, qu'on appelle *cornée transparente* ; composé de trois tuniques, savoir : la sclérotique, la choroïde et la rétine, et d'un pareil nombre d'humeurs, le corps vitré, le crystallin et l'humeur aqueuse.

ŒILLÈRES, adj. pl. *oculares* ; se dit des dents canines (conoïdes) de la mâchoire supérieure, placées sous les yeux.

ŒNANTHE, s. f. *œnanthes*, d'οἶνος, vin, et d'ἄνθος, fleur, c'est-à-dire *fleur de vin*, plante ombellifère ainsi appelée parce que ses fleurs ont l'odeur de celles de la vigne, ou parce qu'elle fleurit en même temps que la vigne.

ŒNÉLÉUM, s. m. du grec οἶνος, vin, et d'ἔλαιον, huile ; mélange d'huile et de vin.

ŒSOPHAGE, s. m. *œsophagus*, des verbes grecs οἴω, je porte, futur οἴσω, et φάγω, je mange, c'est-à-dire *porte-manger* ; canal cylindrique et néanmoins un peu aplati d'avant en arrière, musculo-membraneux, environné d'un tissu cellulaire lâche et extensible, quoique assez dense; descendant de l'extrémité inférieure du pharynx le long du cou et de la partie postérieure de la poitrine, jusqu'à l'estomac, auquel il porte les alimens; situé au cou entre la partie moyenne et la partie gauche du corps des vertèbres cervicales (trachéliennes), derrière la partie gauche de la trachée-artère; logé ensuite dans l'écartement postérieur du médiastin; s'inclinant de gauche à droite depuis la quatrième ou cinquième vertèbre du dos, jusqu'à la neuvième, pour faire place à l'aorte, d'où il se porte de droite à gauche et d'arrière en avant, jusqu'à l'ouverture du diaphragme, qui le transmet dans le bas-ventre.

ŒSOPHAGIEN, ENNE, adj. *œsophageus*, qui appartient à l'œsophage.

ŒSOPHAGOTOMIE, s. f. *œsophagotomia*, οἰσοφάγος, l'œsophage, et de τομή, incision, dérivé de τέμνω, je coupe; incision faite à l'œsophage pour en tirer quelque corps étranger.

ŒSTRE, s. m. *œstrum* ou *œstrus*, en grec οἶστρος, taon, aiguillon, du verbe οἰστράω, je pique avec un aiguillon, j'irrite, je rends fou; nom que les naturalistes donnent à un genre d'insectes diptères, à de grosses espèces de mouches dont les larves vivent dans l'intérieur du corps des animaux, et produisent des accidens souvent fâcheux, tels que de vives douleurs, une inflammation et des ulcères; — en médecine, on donne le nom d'œstre vénérien au désir immodéré du coït, tel qu'il existe dans le satyriasis ou dans la nymphomanie.

ŒSTROMANIE, s. f. *œstromania*, du grec οἶστρος, aiguillon, passion de l'amour, dérivé du verbe οἰστράω, je pique, et de μανία, fureur; fureur utérine; satyriase.

ŒTITES, s. f. *œtites*, du grec ἀετός, aigle; pierre d'aigle, fer limoneux.

ŒUF, s. m. *ovum*, en grec ᾠόν, dérivé d'οἶον, seul, parce que chaque femelle n'en pond ordinairement qu'un par jour; substance le plus généralement ovale, plus grosse à l'une de ses extrémités qu'à l'autre, qui se forme dans la femelle de certains animaux, destinée à recevoir le germe, et à nourrir l'être qui en provient.

OFFICINAL, ALE, adj. *officinalis*, du latin *officina*, boutique; se dit des médicamens qu'on doit trouver composés chez les apothicaires, par opposition aux médicamens magistraux ou extemporanés qu'on prépare sur-le-champ.

OIGNON, s. m. *cepa*, du grec κῆπος, jardin; plante potagère à racine ronde et bulbeuse; — *Tuber verrucosum*, dureté douloureuse qui vient aux pieds; — *Bulbus*, du grec βολβός, racine d'une forme à peu près sphérique. *Voy.* BULBE.

OISANITE, s. f. sorte de pierre combinée, infusible au chalumeau, nommée ainsi du bourg d'Oisan, dans le ci-devant Dauphiné.

OLÉAGINEUX, EUSE, adj. *oleaginosus*, *oleaginus*, *oleaceus*, du mot *oleum*, huile, huileux; semblable à de l'huile.

OLÉCRANE, s. m. *olecranum*, d'ὠλένη, coude, et de κρανίον, tête, comme qui diroit *tête du coude*; apophyse qui termine l'os du coude, et qui fait saillie quand on fléchit l'avant-bras.

OLÉO-SACCHARUM. *Voy.* ELÉO-SACCHARUM.

OLÉRACÉ, ÉE, adject. *oleraceus*, d'*olus*, gén. *oleris*, plante potagère; qui sert à la nourriture, comme les plantes potagères.

OLFACTIF, IVE, adj. *olfactivus*, d'*olfactus*, l'odorat; qui appartient à l'odorat; les nerfs *olfactifs*, ceux qui servent au sens de l'odorat; la première paire de nerfs encéphaliques qui sortent de la moelle allongée et vont se distribuer à la membrane pituitaire.

OLIBAN, s. m. *masculum thus*, substance gommo-résineuse, d'un jaune blanchâtre; espèce d'encens bien différent de celui qu'on brûle.

OLIGOPHYLLE, adj. *oligophyllus*, en grec ὀλιγόφυλλος, qui a peu de feuilles ou de folioles, d'ὀλίγος, peu, et de φύλλον, feuille.

OLIGOSPERME, adj. *oligospermus*, en grec ὀλιγόσπερμος, qui a peu de semence, qui renferme peu de senes, d'ὀλίγος, peu, et de σπέρμα, semence, graine.

OLIGOTROPHIE, s. f. *oligotrophia*, d'ὀλίγος, peu, petit, et de τρέφω, je nourris; petite nutrition, diminution de nourriture.

OLIVAIRE, adj. *olivarius*, d'*oliva*, olive; qui ressemble à une olive; se dit de deux protubérances de la moelle allongée ou prolongement rachidien qui ressemblent à ce fruit.

OMAGRE, s. f. *omagra*, d'ὦμος, épaule, et d'ἄγρα, prise, capture; goutte qui attaque l'épaule.

OMASUM ou **OMASUS**, s. m. nom qu'on donne au troisième ventricule des animaux ruminans.

OMBELLE, s. f. *umbella*, parasol; disposition de rameaux égaux qui partent du centre commun d'une tige, et se terminent par des amas de fleurs, dont chacun forme une *ombellule* ou *ombelle partielle*.

OMBELLIFÈRE, adj. *umbellifer*, du mot *umbella*, ombelle, et du verbe *fero*, je porte; se dit des plantes qui portent des fleurs en ombelles ou en parasol.

OMBILIC, s. m. *umbilicus*, diminutif du latin *umbo*, bouton ou bosse qui est au milieu d'un bouclier; enfoncement ou dépression remarquable au sommet d'un corps solide; aréole terminant un fruit infère. *Voyez* NOMBRIL.

OMBILICAL, ALE, adj. *umbilicalis*, qui a rapport à l'ombilic; se dit en anatomie d'une région de l'abdomen qui commence chez l'adulte au dessus du nombril, à la hauteur d'une ligne transversale qu'on tireroit depuis l'extrémité des deux dernières côtes asternales d'un côté, jusqu'à l'extrémité des deux côtes asternales du côté opposé, et qui se termine au dessous du nombril, à la hauteur d'une ligne qu'on tireroit parallèlement à la première ligne, depuis la crête de l'os des îles d'un côté, jusqu'à la crête de l'os des îles du côté opposé; cette région se divise encore en trois parties, une moyenne qui s'appelle proprement *région ombilicale*, et deux latérales, qu'on nomme communément les *flancs* ou les *îles*, du latin *ilia*.

OMBROMÈTRE, subst. m. du grec ἴμβρος, pluie, et de μέτρον, mesure; machine qui sert à mesurer la quantité de pluie qui tombe chaque année.

OMOCLAVICULAIRE ou **CORACOCLAVICULAIRE**, adj. *omoclavicularis* ou *coracoclavicularis*, d'ὦμος, épaule, ou de κόραξ, gén. κόρακος, corbeau, d'où l'on a fait *coracoïde*, et de *clavicula*, petite clef; nom du ligament qui unit l'apophyse coracoïde de l'omoplate à la clavicule.

OMOCOTYLE, s. f. d'ὦμος, épaule, et de κοτύλη, cavité; cavité de l'omoplate qui reçoit la tête de l'humérus.

OMOPLATES, subst. f. plur. *omoplatæ*, *scapulæ*, d'ὦμος, épaule, et de πλατύς, large; os larges, minces et triangulaires, situés à la face dorsale du thorax, formant la partie postérieure des épaules; présentant deux faces, trois bords et deux apophyses, dont l'une épaisse et courbée se nomme *coracoïde*, et l'autre plus longue, plus saillante et aplatie, porte le nom d'*acromion*.

OMPHALOCÈLE, s. f. *omphalocele*, d'ὀμφαλός, l'ombilic, et de κήλη, hernie; hernie ombilicale. *Voyez* EXOMPHALE.

OMPHALOMANCIE, s. f. *omphalomantia*, d'ὀμφαλός, l'ombilic, et de μαντεία, prophétie, divination; espèce de divination pratiquée par quelques sages-femmes crédules, qui prédisent le nombre d'enfans qu'une femme doit avoir, par le nombre de nœuds du cordon ombilical de l'enfant qui vient de naître.

OMPHALOPTRE, adject. du grec ὀμφαλός, bosse, milieu élevé d'un bouclier ou de quelque chose que ce soit, et d'ὄπτομαι, je vois; se dit d'un verre convexe des deux côtés comme une lentille.

ONCE, s. f. *uncia*, poids pesant huit gros; la seizième partie d'une livre.

ONCOTOMIE, s. f. *oncotomia*, d'ὄγκος, tumeur, et de τομή, incision, dérivé de τέμνω, je coupe; ouverture d'une tumeur ou d'un abcès avec un instrument tranchant.

ONCTION, substant. fém. *unctio*, *illitio*, l'action d'oindre une partie, de la graisser ou de la frotter avec une liqueur grasse, huileuse; — de là **ONCTUEUX, euse,** adj. *onctuosus, oleosus,* gras et huileux.

ONDÉ, ÉE, adject. *undatus,* façonné en ondes, en gros plis arrondis.

ONDULATION, s. f. *undatio,* du verbe latin *undare,* inonder, couvrir de vagues; se dit en physique d'un mouvement qui se fait par ondes;—en chirurgie, du mouvement qui a lieu dans un abcès quand on le presse; — en pathologie, d'un mouvement contre nature auquel le cœur est sujet.

ONDULÉ, ÉE, ou ONDULEUX, EUSE, adject. *undulatus, undulosus,* qui forme de petits plis arrondis : Bot.

ONÉIRODYNIE, s. f. *oneirodynia,* d'ὄνειρος, songe, et d'ὀδύνη, douleur; c'est-à-dire *songe douloureux;* sensation vive ou désagréable pendant le sommeil, comme il arrive dans le somnanbulisme ou le cauchemar.

ONGLE, s. m. *unguis* des Latins, ὄνυξ des Grecs; substance blanchâtre, transparente, semblable à de la corne, qui couvre le dessus du bout des doigts; — griffe de plusieurs animaux.

ONGLÉE, s. f. *in extremis digitis rigor,* engourdissement douloureux causé par le grand froid au bout des doigts.

ONGLET ou ONGLE, s. m. *unguis;* en botanique, endroit par lequel le pétale tient au calice d'une plante; — en pathologie, pellicule qui croît vers l'angle interne de l'œil, et s'étend insensiblement le long de la conjonctive, se glisse en forme d'aile entre cette membrane et la surpeau, jusqu'à l'iris, couvre quelquefois toute la cornée transparente, et produit la cécité. Les anciens distinguoient trois espèces d'*onglets :* un *membraneux,* un autre *adipeux,* semblable à de la graisse congelée, plus blanc que le premier, friable ; enfin, un troisième variqueux, entrelacé et tissu d'artères et de veines assez grosses, susceptible d'inflammation, d'ulcération, le plus souvent douloureux. C'est le *sebes* des Arabes, le πτερύγιον des Grecs, le *paniculus* des Latins. *Voy.* PTÉRIGION.

ONGUENT, s. m. *unguentum,* du verbe latin *ungere,* oindre ; médicament externe officinal, d'une consistance moyenne entre la pommade et l'emplâtre, ayant pour excipient des corps graisseux auxquels on ajoute des végétaux, des animaux, des minéraux, selon l'indication à remplir.

ONOCROTALE, s. m. *onocrotalus,* d'ὄνος, âne, et de κρότος, bruit ; nom que les Grecs donnoient au pélican, parce que le cri de cet oiseau ressemble au braire d'un âne.

ONONIS, s. m. du grec ὄνος, âne ; plante épineuse de l'ordre des légumineuses, dont les ânes sont très-friands; arrête-bœuf.

OOLITHE, s. f. *oolithes,* d'ὠόν, œuf, et de λίθος, pierre ; pierre composée de petits globules semblables à des œufs de poissons ou à des graines.

OPALE, s. f. *opalus,* pierre précieuse, sorte de silex, d'une couleur laiteuse et répandant de beaux reflets d'iris.

OPAQUE, adj. *opacus,* du verbe latin *opacare,* obscurcir ; qui n'est pas transparent ; se dit des corps qui ne transmettent pas la lumière, ou ne sont pas diaphanes.

OPÉRATION, s. f. *operatio,* du latin *opus,* ouvrage, travail; action méthodique de la main du chirurgien sur quelque partie du corps, pour réunir ce qui est divisé, séparer ce qui est uni contre nature, extraire ce qui est étranger ou superflu et remplacer ce qui manque ; — de là, la SYNTHÈSE, la DIÉRÈSE, l'EXÉRÈSE et la PROTHÈSE. *Voyez* ces mots.

OPERCULE, s. m. *operculum,* du verbe *operire,* couvrir ; couvercle d'une coquille plus petit que son ouverture ; — corps écailleux ou osseux placé de chaque côté de la tête des poissons, derrière l'angle de la mâchoire et des yeux; — petit couvercle qui ferme les urnes de quelques espèces de mousses.

OPHIASE, s. f. *ophiasis,* en grec ὀφίασις, d'ὄφις, serpent ; maladie qui fait tomber le poil et les cheveux en quelques endroits du corps; de sorte qu'il paroît moucheté comme celui d'un serpent.

OPHIDIENS, s. m. pl. du grec

ὄφις serpent ; ordre de reptiles dont le corps est allongé, sans pattes ; animaux froids au toucher, qui habitent les lieux obscurs, humides et chauds ; dont la peau nue, souvent livide, huileuse et puante, les yeux fixes et menaçans, le sifflement long et sourd, les mouvemens obliques et rapides, et enfin le poison terrible dont plusieurs espèces sont armées, inspirent de l'horreur et de la répugnance.

OPHIOGLOSSE, s. m. *ophioglossum*, d'ὄφις. serpent, et de γλῶσσα, langue, c'est - à - dire *langue de serpent ;* genre de plante de l'ordre des fougères, ainsi nommée parce qu'elle porte un fruit qui a la forme d'une langue de serpent.

OPHIOLOGIE, s. m. *ophiologia*, d'ὄφις, serpent, et de λόγος, discours ; description des serpens.

OPHTHALMIE, s. f. *ophthalmia*, d'ὀφθαλμός, œil ; inflammation de l'œil ou catarrhe causé par l'impression de l'air froid, les corps étrangers, la contusion de l'œil, le virus syphilitique ; caractérisé par le prurit, le picottement, la douleur déchirante, la pesanteur, la chaleur, la rougeur et quelquefois le gonflement de la conjonctive ; par le larmoiement plus ou moins incommode, par la vision douloureuse, impossible ; maladie aiguë ou chronique, qui se termine par résolution ou passe à l'état de phlegmasie lente.

OPHTHALMIQUE, adject. *ophthalmicus*, d'ὀφθαλμος, œil ; tout ce qui concerne les yeux ; se dit des remèdes bons pour les yeux.

OPHTHALMOGRAPHIE, *ophthalmographia*. d'ὀφθαλμός, œil, et de γραφή, description ; partie de l'anatomie qui a pour objet la description de l'œil.

OPHTHALMOLOGIE, s. f. *ophthalmologia*, d'ὀφθαλμός, œil, et de λόγος, discours ; partie de l'anatomie qui traite des yeux.

OPHTHALMOSCOPIE, s. f. *ophthalmoscopia*, d'ὀφθαλμός, œil, et de σκοπέω, j'examine, je considère ; l'art de connoître le tempérament d'une personne par l'inspection de ses yeux.

OPHTHALMOSTASE, s. m. d'ὀφθαλμός, œil, et στάω, je suis arrêté,

fixé ; nom d'un instrument à l'aide duquel certains oculistes fixent le globle de l'œil pour faire sur cet organe les opérations nécessaires : c'est ce qu'on appelle aussi *speculum oculi.*

OPHTHALMOTOMIE, s. f. *ophthalmotomia*, d'ὀφθαλμός, œil, et de τομή, incision, dérivé de τέμνω, je coupe ; partie de l'anatomie qui a pour objet la dissection de l'œil.

OPHTHALMOXYSTRE, s. m. *ophthalmoxystrum*, d'ὀφθαλμός, œil, et de ξύστρα, étrille, dérivé de ξύω, je racle, mot à mot *instrument propre à racler l'œil;* petite brosse faite de barbes d'épis de seigle pour scarifier les paupières.

OPIAT, s. m. *opiatum*, d'ὄπιον, l'opium, le suc de pavot ; sorte d'électuaire ainsi appelé par les anciens, parce qu'il étoit préparé avec l'opium. Les modernes donnent le nom d'*opiat* à plusieurs médicamens officinaux dans lesquels il n'entre point d'opium; mais ce nom est plus consacré aux électuaires magistraux.

OPILATION, s. f. *oppilatio*, du verbe *oppilare*, obstruer, remplir; obstruction.

OPISTHOTONOS, s. m. *opisthotonus*, d'ὀπισθεν, en arrière, et de τόνος, tension, du verbe τείνω, je tends, espèce de tétanos ou contraction musculaire dans laquelle le corps est renversé en arrière et forme une espèce d'arc dont la convexité est en devant.

OPISTO-GASTRIQUE, adj. *opistogastricus*, d'ὀπίσθιος, postérieur, situé derrière, et de γαστήρ, ventricule, estomac; nom d'une branche de l'aorte descendante, ainsi appelée parce qu'elle naît derrière l'estomac auquel elle fournit une artère qu'on nomme *cornaire stomachique.*

OPIUM, s. m. en grec ὄπιον, d'ὀπός, suc, liqueur ; suc tiré des têtes de pavots, qu'on trouve dans le commerce en gâteaux ordinairement aplatis et arrondis, compactes, plians, et s'amollissant un peu sous les doigts, d'un rouge brun, tirant sur le noir, d'une odeur fétide qui porte à la tête et cause l'assoupissement et des nausées, d'une saveur âcre, amère, chaude ; dont il existe trois espèces : la première en larmes, qu'on retire des têtes de pavots, en les incisant en croix, et que les grands seigneurs asiatiques gardent pour leur usage ; la seconde, ou l'*opium thébaïque*, qu'on prépare en évaporant le suc des têtes de pavots jusqu'à consistance solide ou de rob ; enfin la troisième ou le *méconium*, qu'on extrait de ces mêmes têtes, peut-être même du marc, après en avoir retiré le suc ; fournissant à l'analyse un esprit recteur, une huile essentielle, une huile épaisse très-vireuse, une substance gommeuse et une substance résineuse, et, selon *Josse*, aussi une substance fort analogue au corps glutineux du froment ; remède narcotique égayant, anodin, hypnotique, antispasmodique, etc. indiqué dans tous les cas où il est nécessaire de rappeler le sommeil, de calmer la douleur et de modérer les convulsions ou le spasme ; qu'on prescrit intérieurement à la dose d'un demi-grain ou d'un grain, en nature ou en extrait aqueux, d'heure en heure, jusqu'à ce qu'on ait obtenu l'effet desiré ; extérieurement à celle d'un gros, deux gros, de demi-once, infusé dans une livre d'eau très-chaude, dans laquelle on trempe des compresses épaisses, qu'on applique sur la partie, et qu'on maintient chaudes.

OPOBALSAMUM, s. m. ὀπιβάλσαμον, d'ὀπὸς, suc, et de βάλσαμον, baume ; mot à mot *suc de baume* ; sorte de baume ou de résine liquide, d'un goût aromatique, qui distille d'un arbre du Levant. C'est le baume de Judée ou d'Egypte.

OPOPANAX, s. m. du grec ὀπὸς, suc, et du latin *panax*, dérivé de παν, tout, et d'ἀκέομαι, je remédie ; suc résino-gommeux qu'on tire d'une plante ombellifère du Levant, nommée *grande berce* ou *panacée*. On le trouve en larmes de différentes grosseurs, un peu grasses, quelque friables, roussâtres extérieurement, blanchâtres à l'intérieur, d'une odeur forte, désagréable, d'une saveur amère et nauséeuse.

OPPOSÉ, ÉE, adj. *oppositus* ; se dit de deux parties de plantes qui

naissent de deux points situés vis-à-vis l'un de l'autre sur le même plan transversal de la tige.

OPPRESSION, s. f. *oppressio, suffocatio*, action d'opprimer ; état de celui qui est oppressé ou opprimé ; symptôme ordinaire des maladies graves de la poitrine.

OPSIGONE, adj. *opsigonus*, d'ὀψὲ, adverbe qui marque la postériorité des temps, et de γίνομαι, je suis engendré ; se dit des dents molaires parcequ'elles sortent les dernières, et qu'elles ne viennent que dans l'adolescence ; les anciens les nommoient aussi *cranteres, sophronesteres* ou *dentes sapientiæ*.

OPSOMANE, s. m. et f. *opsomanes*, d'ὄψον, aliment, et de μαίνομαι, je suis fou ; qui aime éperdûment ou à la folie quelque aliment.

OPTIQUE, s. f. *optice, optica*, du verbe ὄπτομαι, je vois ; science de la vision : elle traite de la lumière et des lois ou du mécanisme de la vision. — adj. *Opticus*, ὀπτικός, visuel ; qui concerne la vue ou la vision.

OR, s. m. *aurum* des Latins, χρυσὸς des Grecs ; métal d'un jaune pur ; pesant 19,2572 ; d'un éclat inférieur à celui du platine, du fer ou plutôt de l'acier et de l'argent, mais supérieur à celui du cuivre, de l'étain et du plomb ; moins dense que le platine, mais plus que les autres métaux ; inférieur par sa dureté au fer, au platine, au cuivre et à l'argent, supérieur à l'étain et au plomb ; plus ductile et plus tenace que les autres métaux ; moins fusible que le mercure, l'étain, le plomb et l'argent, mais plus que le cuivre, le fer et le platine ; bon conducteur du calorique, de l'électricité et du galvanisme ; soluble par l'acide nitro-muriatique ou eau régale ; signe représentant de toutes les autres productions de la nature ; objet de luxe et de parure ; inutile en médecine.

ORBICULAIRE, adj. *orbicularis*, du latin *orbis*, rond ; qui est rond, qui va en rond.

ORBICULÉ, ÉE, adj. *orbiculatus*, du latin *orbis*, rond ; plat et rond.

ORBITAIRE, adj. *orbitarius*, qui est relatif à l'orbite ; trous *orbitaires*, sinus *orbitaires*.

ORBITE, s. f. *orbita*, du mot *orbis*, rond, orbe; fosse ou cavité qui renferme l'œil en forme de cône creux ou d'entonnoir dont l'ouverture seroit en devant, située à la partie supérieure de la face, composée de sept os, savoir, du coronal supérieurement, de l'os palatin et de l'os maxillaire inférieurement, du sphénoïde et de l'os malaire à sa partie externe, enfin, de l'ethmoïde et de l'os unguis à sa partie interne; — chemin que décrit une planète par son mouvement propre : Astron.

ORCHESTIQUE, s. fém. du verbe grec ὀρχεῖσθαι, danser; un des principaux genres de la gymnastique ancienne, lequel comprenoit la danse, la *cubistique* et la *sphéristique. Voyez* les mots CUBISTIQUE et SPHÉRISTIQUE.

ORCHIS, s. m. en grec ὄρχις, qui signifie testicule; nom que les botanistes donnent à une famille de plantes dont les racines qui sont doubles ont quelque rapport avec des testicules.

ORCHOTOMIE, s. f. *orchotomia*, ρχις, testicule, et de τέμνω, je coupe; castration, amputation des testicules.

ORDINAIRES, s. m. pl. *menstrua*, *catamenia*, purgations menstruelles des femmes. *Voyez* FLEURS, RÈGLES, MENSTRUES.

ORDRE, s. m. *ordo*, gén. *ordinis;* nom que les naturalistes donnent à certaines collections ou assemblages d'êtres dont les caractères sont si ressemblans qu'on pourroit les comparer à autant de parentés ou de familles séparées.

OREILLE, s. f. *auris* des Latins, οὖς, gén. ὠτός des Grecs; organe de l'ouïe situé de chaque côté à la partie inférieure et latérale de la tête, divisé par la membrane du tambour en deux parties, savoir, l'oreille externe ou l'auricule, et l'oreille interne, dont la première comprend le pavillon de l'oreille et le conduit auditif, et la seconde est formée de plusieurs cavités qui sont la caisse du tambour, le vestibule, le limaçon et le labyrinthe formé par les trois canaux demi-circulaires.

OREILLÉ, ÉE, adj. *auriculatus*, du latin *auris*, oreille; se dit des feuilles remarquables par deux appendices basilaires comme séparés du reste par une contraction : Bot.

OREILLETTE, s. f. *auricula*, diminutif d'*auris*, oreille; petite oreille; appendice musculaire creux qui correspond à chaque ventricule du cœur et reçoit le sang des veines.

OREILLONS ou ORILLONS, s. m. pl. du latin *auris*, oreille; tumeurs des parotides ainsi appelées parce que ces glandes sont situées auprès des oreilles. *Voyez* PAROTIDE.

ORGANE, s. m. *organum*, en grec ἔργανον, instrument, dont la racine est ἔργον, travail, ouvrage; partie de l'animal ou du végétal destinée à exécuter quelque fonction. Ainsi les muscles sont les *organes* du mouvement dans l'animal; le pistil et l'étamine sont les *organes* de la fructification dans la plante.

ORGANIQUE, adj. *organicus;* se dit des corps qui agissent par le moyen des organes. Parmi les corps naturels il n'y a que les animaux et les végétaux qui soient organiques ou organisés.

ORGANISME, s. m. d'*organum*, ou d'ἔργανον, organe; l'ensemble de toutes les lois qui régissent l'économie animale; l'accord unanime qui existe entre tous les organes et toutes leurs fonctions, qui les fait concourir au même but, la vie.

ORGASME, s. m. *orgasmus*, du verbe grec ὀργάω, je désire avec ardeur et impatience; agitation, mouvement impétueux des humeurs superflues du corps humain qui cherchent à s'évacuer. Hippocrate donnoit aussi nom d'*orgasme* au gonflement et à l'irritation de la semence qui sollicite les animaux à s'en débarrasser par la copulation.

ORGEOLET, ORGELET ou ORGUEILLEUX, s. m. petit bouton borné à l'extrémité ou s'étendant vers le milieu de la paupière, selon qu'il a plus ou moins de volume, accompagné pour l'ordinaire d'inflammation vers le commencement, suppurant ou s'endurcissant, et dégénérant en longedure ou molle. Les auteurs grecs ont donné différens noms à cette tumeur : ils l'appeloient κριθή, orge, quand elle ressembloit à un grain d'orge, d'où l'on a formé *orgeolet*; χάλαξα, grêle, en latin *grando*, quand elle a la forme d'un grain de grêle. *Voyez* LITHIASIE.

ORIFICE, s. m. *orificium*, formé d'*os*, gén. *oris*, bouche, entrée, embouchure, et de *facio*, je fais; toute ouverture qui sert d'entrée ou d'issue à quelque partie intérieure du corps; les *orifices* de l'estomac, l'*orifice* de la matrice, etc.

ORIGAN, s. m. *origanum*, en grec ὀρίγανον ou ὀρίγανον, d'ὄρος, montagne, et de γάνος, joie; plante labiée ainsi appelée parce qu'elle se plaît sur les montagnes.

ORNITHIES, s. f. pl. *ornithiæ*, du grec ὄρνις, gén. ὄρνιθος, oiseaux; nom que les Grecs donnoient à certains vents septentrionaux qui avoient coutume de régner pendant trente jours, au commencement du printemps, lorsque les oiseaux de passage reviennent dans nos climats.

ORNITHOGALA, s. m. *ornithogalum*, d'ὄρνις, gén. ὄρνιθος, oiseau, et de γάλα, lait; mot à mot *lait d'oiseau*; plante bulbeuse de l'ordre des asphodèles, ainsi nommée parce qu'elle pousse des fleurs vertes au dehors et au dedans d'une couleur blanche comme du lait.

ORNITHOLITHES, s. f. pl. *ornitholithes*, d'ὄρνις, gén. ὄρνιθος, oiseau, et de λίθος, pierre; mot à mot *oiseaux pierre*; pétrifications ou plutôt incrustations d'oiseaux ou de quelques unes de leurs parties.

ORNITHOLOGIE, s. f. *ornithologia*, d'ὄρνις, gén. ὄρνιθος, oiseau, et de λόγος, discours; partie de l'histoire naturelle qui traite des oiseaux.

ORNITHOTROPHIE, s. f. *ornithotrophia*, d'ὄρνις, gén. ὄρνιθος, oiseau, et de τρέφω, je nourris, j'élève; art de faire éclore et d'élever des oiseaux domestiques; art connu depuis long-temps en Egypte.

OROBANCHE, s. f. en grec ὀροβάγχη, d'ὄροβος, orobe, plante, et d'ἄγχω, je serre, je suffoque; plante de l'ordre des pédiculaires, ainsi appelée parce qu'elle enlace l'orobe et les autres légumes parmi lesquels elle croît.

OROBE, s. f. *orobus*, en grec ὄροβος, plante légumineuse qui croît dans les champs et dans les bois.

ORPIMENT, s. m. *auripigmentum*, d'*aurum*, or, et de *pigmentum*, fard; mot à mot *fard d'or* ou *or fardé*; oxyde d'arsenic sulfuré jaune, ou sulfure jaune d'arsenic.

ORSEILLE, s. f. pâte mêlée d'un rouge violet, parsemée de taches et comme marbrée, provenant des *lichens* appelés *parelle* et *roccelle*, qui croissent en France; employée pour teindre la soie en violet.

ORTEIL, s. m. *ortillus* en basse latinité, dérivé d'*articulus*, articulation; nom que l'on donne aux doigts des pieds.

ORTHOCÉRATITE, s. f. *orthocératites*, d'ὀρθός, droit, et de κέρας, corne; nom que les naturalistes donnent à une coquille fossile ou pétrifiée, parce qu'elle est droite, sans spirale et à peu près semblable à une corne.

ORTHOGONAL, E, adj. *orthogonalis*, d'ὀρθός, droit, et de γωνία, angle, qui est perpendiculaire ou qui forme des angles droits.

ORTHOPÉDIE, s. m. *orthopædia*, d'ὀρθός, droit, et de παίς, gén. παιδός, enfant; art de corriger ou de prévenir les difformités du corps chez les enfans.

ORTHOPNÉE, s. f. *orthopnæa*, d'ὀρθός, droit, et de πνέω, je respire; oppression ou gêne de la poitrine qui ne permet de respirer qu'assis ou en levant les épaules.

ORTHOPTÈRES, s m. pl. du grec ὀρθός, droit, et de πτερόν, aile; mot à mot *ailes droites*; nom que les entomologistes donnent à un ordre d'insectes qui ont toujours quatre ailes, dont les deux supérieures sont courtes et servent comme d'étuis, et dont les inférieures sont plissées sur leur longueur et rarement pliées en travers : telles sont les sauterelles.

ORTHORYNQUES, s. m. pl. du grec ὀρθός, droit, et de ῥύγχος, bec; comme qui diroit *becs droits*; nom que les naturalistes donnent à un genre d'oiseaux passereaux qui ressemblent beaucoup aux colibris, avec lesquels on les avoit autrefois réunis, mais dont ils diffèrent par leur bec qui est droit. Ce sont les *oiseaux-mouches*, les plus petits que l'on connoisse, qui n'ont été observés qu'en Amérique, qui pompent, en voltigeant, le nectar ou le suc des fleurs, qui font leur nid avec du coton, et ne pondent que deux œufs.

ORTIÉE (fièvre), adj. *urticaria febris*, d'*urtica*, ortie ; maladie qui débute par une fièvre continue avec rémission, dans laquelle il survient, le second jour, des taches rouges qui disparoissent presque entièrement le jour, reviennent le soir avec la fièvre, et s'en vont, au bout de peu de temps, en écailles très-petites.

ORYCTOGRAPHIE, s. f. *oryctographia*, d'ὀρυκτος, enfoui ou fossile, et de γράφω, je décris ; description des fossiles.

ORYCTOLOGIE, s. f. *oryctologia*, d'ὀρυκτος, enfoui, fossile, dérivé d'ὀρύσσω, je creuse, je fouis, et de λόγος, discours ; partie de l'histoire naturelle qui traite des fossiles.

OS, s. m. *os*, gén. *ossis* des Latins, ὀστέον des Grecs ; partie solide, dure, opaque, composée de phosphate calcaire et de gélatine, dont les proportions varient suivant les âges ; constituant la base et le soutien de tout le corps de l'animal, à qui elle donne la rectitude et la forme essentielle ; ramollissable par tous les acides qui s'emparent de la chaux et isolent le réseau gélatineux ; perdant au contraire la gélatine dans l'eau bouillante, qui ne peut dissoudre le phosphate calcaire.

OSCHÉOCÈLE, s. f. *oscheocele*, d'ὄσχεον, le scrotum ou les bourses, et de κήλη, hernie, tumeur ; hernie dans laquelle l'intestin et l'épiploon descendent seuls ou ensemble dans le scrotum.

OSCILLATION, s. f. *oscillatio*, mouvement d'un pendule ou d'un autre corps qui va et vient en sens contraire ; espèce de balancement ou de vibration par laquelle les fibres du corps de l'animal accélèrent la progression des fluides, et concourent à la sécrétion et à la nutrition.

OSMIUM, s. m. nom d'un nouveau métal que M. Smithson Tennant prétend exister dans le ptène ou nouveau métal des chimistes français. Suivant ce chimiste, le ptène est composé de deux métaux distincts de tous les métaux actuellement connus ; il donne au premier, qui abonde dans le mélange, le nom d'*iridium*, et au dernier celui d'*osmium*. (Bibliothèque Britannique, tom. XXVIII, pag. 34 et suivantes).

OSSELET, s. m. *ossiculum*, diminutif d'*os* ; petit os ; les osselets de l'ouïe.

OSSEUX, EUSE, adj. *osseus*, qui est de nature d'os ; se dit en histoire naturelle d'une sous-classe de poissons dont les vertèbres, non flexibles, sont vraiment osseuses.

OSSIFICATION, s. f. *ossificatio*, formation des os, conversion des parties membraneuses ou cartilagineuses en os ; opération qui se fait naturellement, comme chez les enfans, ou contre nature, comme chez les vieillards, lorsque des parties qui devroient être naturellement molles, deviennent osseuses.

OSTÉOCOLLE, s. f. *osteocolla*, d'ὀστέον, os, et de κόλλα, colle, comme qui diroit *colle d'os* ; substance fossile qui a la forme d'un os, à laquelle on attribue la propriété de réunir les os fracturés, qu'on a cru d'abord être des ossemens pétrifiés ou calcinés, mais qu'on regarde comme des racines d'arbres pétrifiés.

OSTÉOCOPE, adject. *osteocopus*, d'ὀστέον, os, et de κόπος, fatigue, lassitude, dérivé de κόπτω, je brise, je romps ; comme si l'on disoit *fracture des os* ; douleur aiguë qui affecte aussi vivement que si tous les os étoient brisés ; symptômes de la vérole et du scorbut invétérés.

OSTÉODERMES, s. m. pl. d'ὀστέον, os, et de δέρμα peau ; nom que les ichthyologistes donnent à un ordre de poissons cartilagineux privés de nageoires ventrales, et dont la peau est en général parsemée de grains osseux.

OSTÉOGÉNIE ou OSTÉOGÉNÉSIE, s. f. *osteogenia* ou *osteogenesis*, d'ὀστέον, os, et de γένεσις, génération ; partie de l'anatomie qui traite de la génération des os.

OSTÉOGRAPHIE, s. f. *osteographia*, d'ὀστέον, os, et de γράφω, je décris ; description des os.

OSTÉOLOGIE, s. f. *osteologia*,

d'ὀστέον, os, et de λόγος, traité, dis-cours ; partie de l'anatomie qui traite des os, de leur nature, de leur figure, de leur volume, de leur situation, de leur connexion, de leurs usages.

OSTÉOLITHES, s. f. pl. *osteolithes*, d'ὀστέον, os, et de λίθος, pierre; os pétrifiés.

OSTÉOTOMIE, s. f. *osteotomia*, d'ὀστέον, os, et de τέμνω, je coupe; partie de l'anatomie qui a pour objet la dissection des os.

OSTRACÉ, ÉE, adj. *ostraceus*, du grec ὀστρακον, écaille; se dit des poissons qui ont deux écailles dures, comme les huîtres, les moules, etc. pour les distinguer des testacés qui n'en ont qu'une.

OSTRACIONS, s. m. pl. du grec ὀστράκιον, petite coquille; nom que les ichtyologistes donnent à un genre de poissons cartilagineux dont le corps est renfermé dans une peau osseuse, comme dans une coquille.

OSTRACITE, s. f. *ostracites*, d'ὀστρακον, écaille; coquille d'huître pétrifiée.

OSTRACODERME, adj. *ostracodermus*, d'ὀστρακον, écaille, et de δέρμα, peau; se dit des animaux dont la peau est couverte d'écailles, pour les distinguer des malacodermes qui ont la peau molle.

OTACOUSTIQUE, adj. *otacousticus*, d'οὖς, gén. ὠτός, oreille, et d'ακούω, j'entends; nom des instrumens qui aident ou perfectionnent le sens de l'ouïe. *V.* ACOUSTIQUE.

OTALGIE, s. f. *otalgia*, d'οὖς, gén. ὠτός, oreille, et d'ἄλγος, douleur; inflammation de l'oreille, ou catarrhe de l'oreille causé par l'impression de l'air froid, par quelque corps étranger, l'épaississement et l'endurcissement du cérumen, la contusion, etc.; caractérisé par une douleur gravative dans l'intérieur de l'oreille, le bourdonnement, la rougeur apparente ou non dans le conduit auditif, l'extrême sensibilité ou la foiblesse de l'ouïe; maladie aiguë ou chronique qui se termine par résolution, ou passe à l'état de phlegmasie lente.

OTENCHYTE, s. f. *otenchytes*, du grec οὖς, gén. ὠτός, oreille, de la

préposit. ἐν, dans, et de χέω, je verse; seringue pour faire des injections dans l'oreille; matière de ces injections.

OTOGRAPHIE, s. f. *otographia*, d'οὖς, gén. ὠτός, oreille, et de γραφὴ, description; partie de l'anatomie qui a pour objet la description de l'oreille.

OTOLOGIE, s. f. *otologia*, d'οὖς, gén. ὠτός, oreille, et de λόγος, discours; partie de l'anatomie qui traite des usages de l'oreille.

OTOTOMIE, s. f. *ototomia*, d'οὖς, gén. ὠτός, oreille, et de τέμνω, je coupe, je dissèque; dissection de l'oreille.

OUÏE, s. f. *auditus*, organe des sens par lequel on perçoit les sons; ouïes, au pl. *branchiæ*, du grec βράγχια, organes de la respiration chez les poissons, placés entre la tête et le tronc. *Voy.* BRANCHIES.

OURAQUE, s. m. *uracus*, *urinaculum*, en grec οὐραχὸν, composé d'οὖρον, urine, et du verbe ἔχω, je contiens, ou ἄγω, je conduis; petit cordon ligamenteux du fœtus, qui du fond de la vessie se rend au nombril, et sert, selon quelques anatomistes, à porter l'urine jusque dans la membrane allantoïde.

OURLET, s. f. *margo*, gén. *marginis*, repli formé par les organes de la fructification sur quelques fougères.

OURONOLOGIE, s. f. *uronologia*, d'οὖρον, urine, et de λόγος, discours; partie de la médecine qui traite de l'urine.

OURSINÉ, ÉE, adj. *echinatus*, hérissé d'aiguillons très-rapprochés et grêles: Bot.

OURSINS, s. m. plur. du latin *ursus*, ours; nom que les naturalistes donnent à des animaux zoophytes, de la famille des échinodermes, revêtus d'une croûte calcaire solide, hérissée d'épines ou de lames articulées, et percée de trous disposés par ligne, qui partent comme d'un centre, et qui laissent sortir des appendices ou tentacules appelés improprement des pieds.

OVAIRE, s. m. *ovarium*, du latin *ovum*, œuf: partie inférieure et ordinairement la plus grosse du pistil: Bot. — organe des animaux

evipares, où se forment les œufs ;
— nom qu'on donne par analogie
à ce que les anciens appeloient les
testicules de la femme, et des femelles vivipares, c'est-à-dire à deux
corps blanchâtres, ovales, et un
peu aplatis, du volume d'un petit
œuf de pigeon, situés sur les côtés
de la matrice, à l'extrémité des
trompes de Fallope, dans l'épaisseur de l'aileron postérieur des ligamens larges ; composés d'un tissu
spongieux très-serré, et de plusieurs petites vésicules remplies
d'une liqueur claire lymphatique.

OVALE, adject. *ovalis*, d'*ovum*,
œuf ; qui est rond et oblong comme
l'œuf.

OVÉ, ÉE, adj. *ovatus* ; qui a plus
ou moins exactement la forme d'un
œuf : Bot.

OVIPARE, s. et adj. *oviparus*, du
latin *ovum*, œuf, et du verbe *pario*, je produis, j'engendre ; se dit
en histoire naturelle des animaux
qui se reproduisent par des œufs.

OVULE, s. m. *ovulum*, diminutif
d'*ovum*, œuf ; rudiment de la graine
dans l'ovaire.

OXALATE, s. m. *oxalas*, du grec
ὀξαλίς, oseille, dont la racine est
ὀξύς, aigre, acide ; nom générique
des sels formés par la combinaison
de l'acide oxalique avec certaines
bases.

OXALEUX, adj. *oxalosus*, du grec
ὀξαλίς, oseille, dérivé d'ὀξύς, acide ;
se dit d'un acide factice, qui précède
la formation de l'oxalique, non crystallisable, non solide, épais, piquant, encore peu connu.

OXALIQUE, adject. *oxalicus*, du
grec ὀξαλίς, oseille, dérivé d'ὀξύς,
aigre ; acide ; nom d'un acide végétal en partie saturé de potasse,
qu'on retire du suc d'oseille, et
qu'on a découvert natif dans les
poils des pois chiches ; crystallisant
en prismes quadrilatères ou en petites aiguilles ; aigre, très-piquant,
agréable quand il est étendu d'eau ;
un peu volatil ; un peu déliquescent ; difficile à décomposer par le
feu ; non décomposable spontanément dans l'eau ; formant avec l'eau
de chaux un précipité blanc que les
acides minéraux ne peuvent dissoudre ; précipitant des crystaux
avec la potasse et les sels de po-

tasse ; soluble dans deux parties
d'eau froide et dans partie égale
d'eau bouillante.

OXYDATION, s. f. *oxydatio*, opération chimique qui consiste à combiner des matières avec l'oxygène,
pour les convertir en oxydes.

OXYCRAT, subst. m. *oxycratum*,
ὀξύκρατον, d'ὀξύς, aigre, et de κραω,
je mêle ; mélange de vinaigre et
d'eau ; boisson acidule, rafraîchis-
sante.

OXYDE, s. m. *oxys*, d'ὀξύς, aigre,
acide ; nom générique de tous les
corps brûlés unis à une trop foible
portion d'oxygène pour les porter
à l'état d'acide ; — de là *Oxyder*,
v. act. faire des oxydes ; — *Oxydation*, s. f. l'action d'oxyder.

OXYDULE, s. masc. *oxydulus*,
d'ὀξύς, aigre, acide ; diminutif d'oxyde ; nom des corps qui sont unis à
une trop foible portion d'oxygène
pour être des oxydes.

OXYGÈNE, subst. m. *oxygenum*,
d'ὀξύς, acide, et de γίνομαι, j'engendre ; c'est-à-dire principe générateur des acides ; nom que les chimistes modernes ont donné à un
corps simple, toujours uni à quelque autre matière, le plus souvent
fondu dans le calorique sous la forme de gaz ; caractérisé sur-tout par
la qualité acide qu'il donne aux
corps avec lesquels il s'unit ; formant la partie pure et respirable de
l'air, la condition indispensable de
la combustion, la base principale
de la doctrine pneumatique ; un
des plus violens excitans de la force
vitale, du mouvement musculaire
et de la germination ; — *Oxygéner*,
v. act. unir un corps à l'oxygène ;
— *Oxygénation*, subst. f. l'action
d'oxygéner.

OXYGONE, adj. *oxygonis*, d'ὀξύς,
aigu, et de γωνία, angle ; se dit d'un
triangle dont les trois angles sont
aigus, qu'on appelle autrement *triangle acutangle*.

OXYMEL, s. m. *oxymeli*, d'ὀξύς,
aigre, d'où l'on a fait ὄξος, vinaigre,
et de μέλι, miel ; mélange de miel
et de vinaigre.

OXYREGMIE, s. f. *oxyregmia*,
d'ὀξύς, aigre, acide, et du verbe
ἐρεύγω, je rote ; état de l'estomac qui
cause des aigreurs et des rapport
acides.

OXYRRHODIN , s. m. *oxyrrhodi-num*, d'ὀξὺς, aigre, et de ῥόδον, rose ; comme si l'on disoit *mélange de vinaigre et de roses;*—liniment composé d'huile rosat et de vinaigre rosat.

OXYSACCHARUM , s. m. du grec ὀξὺς, aigre, acide , et de σάκχαρον, sucre ; mélange de sucre et de vinaigre.

OZÈNE , s. m. *ozœna*, en grec ὄζαινα , du verbe ὄζω , je sens mauvais ; ulcère putride au nez , qui exhale une odeur infecte.

P

PACHYDERMES, s. m. pl. du grec παχύδερμος, qui a la peau dure , épaisse , de παχὺς, épais, dur, et de δέρμα , peau, cuir ; nom d'un ordre d'animaux mammifères, ainsi appelés parce qu'ils ont le cuir épais ; tels sont les éléphans, les hippopotames, les cochons, les tapirs, les rhinocéros ; leur caractère distinctif est d'avoir plus de deux doigts , dont chacun est protégé à son extrémité par un sabot de corne.

PAILLETTE, s. f. *palea*, petite feuille mince , écailleuse , sèche , rigidule , dressée, qui presse et enveloppe la base d'une fleur : Bot.

PALAIS, s. m. *palatum*, partie supérieure de la cavité de la bouche ; sorte de voûte parabolique formée par les deux os maxillaires et les deux os palatins, revêtue d'un tissu membraneux . compacte, folliculeux ; bornée en devant et sur les côtés par l'arcade dentaire et les dents de la mâchoire supérieure, et en arrière par le voile du palais ; légèrement enfoncée dans le milieu par une ligne blanchâtre qui la traverse d'avant en arrière. Selon Du Laurens, les Latins ont formé le mot *palatum* de *pali*, pieux, parce que le palais est environné d'une rangée de dents, en forme de petits pieux ; — en botanique , le palais de la corolle, *palatum corollæ*, est la partie supérieure du fond de la corolle dans les fleurs monopétales irrégulières.

PALATIN , INE , adj. *palatinus ;* qui a rapport au palais ; nerfs *palatins*, glandes *palatines*.

PALATO - PHARYNGIEN , adject. *palato-pharyngeus ;* nom de deux muscles qui s'attachent au PALAIS et au PHARYNX. *Voyez* ces deux mots.

PALATO-STAPHYLIN, adj. *palato-staphylinus ;* nom de deux muscles qui s'attachent au PALAIS et à la LUETTE. *Voyez* ces deux mots.

PALÉACÉ , ÉE, adj. *paleaceus,* garni de paillettes : Bot.

PALES-COULEURS , s. fém. plur. *pallidus virginum color. Voyez* CHLOROSE.

PALESTRE , subst. f. *palæstra* , en grec παλαίστρα , de πάλη , lutte ; lieu où l'on formoit la jeunesse aux exercices du corps chez les Grecs.

PALESTRIQUE , s. f. *palæstrice,* du grec παλαίστρα , lutte ou combat ; l'un des principaux genres de la gymnastique ancienne, lequel comprenoit neuf exercices ; savoir , le *pugilat*, la *lutte* , le *pancrace* , etc. l'autre genre s'appeloit ORCHESTIQUE. *Voyez* ce mot.

PALINDROMIE . s. f. *palindromia,* en grec παλινδρομία , du verbe παλινδρομεῖν , retourner, composé de πάλιν, derechef, et de δρέμω , je cours ; retour d'un paroxysme , ou d'un accès de fièvre ; répercussion d'une humeur.

PALINGÉNÉSIE , s. f. *palingenesia*, de πάλιν, derechef, et de γένεσις , naissance, dérivé de γίνομαι, je nais ; renaissance , régénération , résurrection ; l'art de faire renaître de ses propres cendres une plante, un animal ou tout autre corps, ou du moins de lui rendre sa première forme.

PALLADIUM, s. m. nom d'un métal particulier que le docteur Wollaston prétend exister dans le platine en grains.

PALLIATION , s. f. *palliatio*, du verbe *palliare*, couvrir, masquer, formé de *pallium*, manteau ; action de pallier, c'est-à-dire de ne guérir un mal qu'en apparence. On est souvent réduit à n'appaiser que les symptômes d'une maladie, sans pouvoir en détruire la cause ; c'est ce qu'on appelle *cure palliative*. Par exemple, les vieux ulcères, les hémorroïdes anciennes , les dartres et les gales invétérées , certaines évacuations devenues périodiques et habituelles causeroient de grands désordres, et même la mort, si l'on s'obstinoit à les guérir ; il faut donc se contenter de les pallier, pour les empêcher de faire des progrès.

PALMAIRE, adj. *palmaris*, de *palma*, la paume de la main ; se dit de l'aponévrose qui occupe toute la paume de la main ; des fibres musculaires placées sur le bord de la paume de la main.

PALMÉ, ÉE, adj. *palmatus*, semblable à une main ouverte : Bot. — se dit des pieds des oiseaux dont les doigts sont réunis par une membrane.

PALMIPÈDES, s. m. pl. du latin *palmipes*, pied palmé, de *palma*, main étendue, et de *pes*, pied ; nom générique des oiseaux nageurs, ainsi appelés parce qu'ils ont des pattes courtes et à doigts réunis par de larges membranes.

PALPITATION, du grec παλλω, je secoue, j'agite, j'ébranle ; mouvement déréglé du cœur ; symptôme ordinaire des maladies organiques de ce viscère et du péricarde, quelquefois des affections du poumon, comme dans les anomalies nerveuses de la respiration , etc.

PAMPINIFORME , adj. *pampiniformis*, du latin *pampinus*, pampre, branche de jeune vigne avec ses feuilles , et de *forma* , forme ; se dit en anatomie de tout lacis de vaisseaux et de tout plexus de nerfs qui par leur entrelacement imitent les pampres de la jeune vigne : tels sont les vaisseaux spermatiques, le canal thoracique.

PANACÉE, s. f. *panacea*, en grec παναχεια , de πᾶν, tout , et d'ἀκέομαι , je guéris ; remède universel , remède à tous maux : Chim.—*panacée mercurielle*, muriate doux de mercure ; — nom que les anciens donnoient à certaines plantes.

PANACHÉ, ÉE, adj. *variegatus*, de diverses couleurs mélangées.

PANACHURE , s. f. tache blanche que présentent certains végétaux dans un état de maladie ; cet état se perpétue par boutures, comme dans quelques variétés de sureau , de buis, de rue , de roseau, etc. qui prennent des couleurs variées, comme celles des panaches dont

on ombrage les casques des guerriers.

PANARIS, s. m. *panaritium*, *panaritius*, *paronychia*, *pandalitium*, en grec παρωνυχία , de παρὰ, proche, et d'ὄνυξ, gén. ὄνυχος, ongle ; tumeur inflammatoire qui vient au bout des doigts ou à la racine des ongles ; elle est dure et peu douloureuse au commencement ; ensuite elle devient rouge , cause une douleur pulsative très-aiguë, et se termine par la suppuration. Les praticiens distinguent quatre espèces de panaris : 1°. celui qui a son siége sous l'épiderme, vulgairement appelé *onglée*, *mal d'aventure*, ou *tourniolle*, parce qu'il forme au coin de l'ongle une petite tumeur qui en fait le tour ; 2°. celui qui a son siége dans le tissu cellulaire sous-cutané ; 3°. celui qui existe dans la gaîne des tendons fléchisseurs des doigts ; 4° celui qui est situé entre le périoste et l'os , et souvent dans le tissu osseux. Les deux dernières espèces sont plus fâcheuses que les deux autres , et peuvent causer de grands accidens si on ne les prévient à temps par le débridement des parties enflammées.

PANCHRESTE, s. et adj. *panchrestus*, du grec πᾶν, tout, et de χρηστὸς , bon , utile ; nom de certains médicamens qu'on croyoit propres à toute sorte de maladies. Galien et Paul d'Egine font mention de collyres panchrestes.

PANCHYMAGOGUE, adj. *panchymagogus*, de πᾶν, tout, de χυμὸς, suc, et d'ἄγω, je pousse, j'évacue ; se dit des remèdes à qui les humoristes attribuent la vertu de purger toutes les humeurs.

PANCRACE, s. m. *pancratium*, de πᾶν, tout, et de κράτος, force ; l'un des principaux exercices de l'ancienne palestrique, ainsi appelé parce que, pour y réussir, il falloit déployer toute la force du corps.

PANCRÉAS, s. m. du grec πᾶν, tout, et de κρέας, chair ; comme qui diroit *tout de chair ;* organe lobuleux, blanc jaunâtre , consistant, allongé , aplati , aminci à l'une de ses extrémités, élargi à l'autre ; situé profondément dans l'epigastre, sous l'estomac, dans l'épaisseur du méso côlon, transversalement entre le duodénum et la rate, destiné à la sécrétion d'un fluide séreux, diaphane, légèrement muqueux, qui est versé dans le duodénum par un canal excréteur particulier;—de là *Pancréatique*, adj. *pancreaticus*, qui a rapport au pancréas.

PANDÉMIE, s. f. *pandemia*, de πᾶν, tout, et de δῆμος, peuple; invasion générale de quelque maladie qui dépend d'une cause commune et accidentelle;—de là *Pandémique*, adj. *pandemicus;* nom qu'on donne aux maladies qui se répandent sur tout un peuple. On les divise en EPIDÉMIQUES et en ENDÉMIQUES. *Voyez* ces deux mots.

PANDICULATION, s. f. *pandiculatio*, du verbe latin *pandiculari*, s'étendre, s'allonger; extension du corps par lassitude ou par envie de dormir.

PANDURÉ, ÉE, ou PANDURIFORME, adj. *panduratus*, *panduriformis;* se dit des feuilles qui ont la forme d'une guitare espagnole, ou qui sont oblongues, avec deux sinus latéraux, opposés l'un à l'autre.

PANICULE, s. m. *panicula*, assemblage de fleurs qui forment plusieurs corps séparés et allongés comme une grappe: Bot.

PANICULÉ, ÉE, adj. *paniculatus*, divisé en panicules : Bot.

PANIQUE, (terreur) adj. f. *panicus* des Latins, πανικος des Grecs; se dit d'une frayeur subite et sans fondement que les anciens croyoient inspirée par le dieu Pan dans sa colère.

PANNICULE, s. m. *panniculus*, diminutif de *pannus*, drap, étoffe; nom que les anciens anatomistes donnoient par comparaison à deux membranes ou tissus cutanés, le *pannicule* adipeux ou graisseux, qui est la même chose que le tissu cellulaire, et le *pannicule* charnu, tégument musculeux qui, dans les quadrupèdes, se trouve au dessous de la peau. On lit encore dans quelques livres de médecine, le *pannicule* virginal pour la membrane hymen qu'on rencontre dans quelques jeunes vierges.

PANNUS, s. m. mot latin qui signifie morceau de drap; — tache de l'œil qui ressemble à un lambeau de drap; — tache irrégulière de la peau.

PANOPHOBIE, s. f. *panophobia*, de πᾶν, tout, ou de παν, le dieu Pan, et de φόβος, peur, frayeur; frayeur nocturne, espèce de maladie de l'esprit qui fait qu'on a peur de tout.

PANSEMENT, s. m. *cura*, *curatio*, action de panser une plaie, ou d'y appliquer les remèdes convenables.

PANTAGOGUE, s. m. et adj. *pantagogus*, de πᾶν, tout, et d'ἄγω, je chasse, j'évacue; nom que les humoristes donnent aux remèdes qui chassent ou purgent toutes sortes d'humeurs.

PANTHÈRE, s. f. *panthera*, en grec πανθήρ, gén. πανθῆρος, de πᾶν, tout à fait, et de θήρ, féroce; littéralement, tout à fait ou entièrement féroce; nom d'un animal mammifère carnassier, qui est fauve, avec des taches noires arrondies.

PAPIER ou PAPYER, s. m. *papyrus*, de πάπυρος, papyrus, petit arbrisseau d'Égypte de la famille des massettes ou cypéroïdes, dont l'écorce intérieure servoit autrefois à faire le papier.

PAPILIONACÉE, adj. f. *papilionacea*, nom des corolles irrégulières à cinq pétales, dont l'un, supérieur et ordinairement le plus grand, porte le nom d'*étendard*, deux latéraux sont nommés les *ailes*, et deux inférieurs, plus ou moins pressés par les ailes, se réunissent par leur bord inférieur, et forment une petite nacelle qu'on nomme *carène*.

PAPILLAIRE, adj. *papillaris*, du latin *papilla*, papille; qui a des papilles, des mamelons.

PAPILLE, s. f. *papilla*, le bout de la mamelle; — petite éminence semblable aux petits mamelons répandus sur la surface du corps, et particulièrement sur la langue.

PAPULES, s. f. pl. *papulæ*, petites pustules : Méd.

PAPYRACÉ, ÉE, adj. *papyraceus*, mince et sec comme du papier: Bot. — se dit de certaines coquilles dont la robe est mince comme du papier : Hist. Nat.

PAPYRUS, s. m. plante d'Egypte

dont les anciens se servoient pour écrire. *Voy.* Papier.

Parabolain, s. m. *parabolanus*, de παράβολος, hardi, téméraire, dérivé de παραβάλλω, se jeter, se précipiter; nom qu'on donna autrefois aux plus hardis et aux plus intrépides gladiateurs, et dans la suite aux clercs de la primitive église, qui se dévouoient au service des malades, et sur-tout des pestiférés, à cause de la fonction périlleuse qu'ils exerçoient.

Parabole, s. f. *parabola*, en grec παραβολὴ, du verbe παραβάλλω, égaler; une des sections coniques, c'est-à-dire ligne courbe formée par la section d'un cône parallèlement à un de ses côtés. Elle a été ainsi appelée parce que, dans cette courbe, le carré de l'ordonnée est égal au rectangle du paramètre par l'abscisse, au lieu qu'il est moindre dans l'ellipse, et plus grand dans l'hyperbole.

Paraboloïde, s. m. *paraboloïdes*, de παραβολὴ, parabole, et d'εἶδος, espèce, forme; solide produit par la révolution d'une parabole autour de son axe.

Paracenthèse, s. f. *paracenthesis*, du grec παρὰ, à côté, et de κεντέω, je pique; opération chirurgicale par laquelle on fait une ouverture au bas-ventre des hydropiques, pour en évacuer les eaux. Quelques auteurs, fondés sur l'étymologie de ce mot, l'emploient pour désigner toute opération par laquelle on fait une ouverture dans une partie quelconque du corps; mais l'opinion la plus commune est d'en restreindre la signification à la seule ouverture qu'exige l'hydropisie du ventre.

Paracentrique, adj. *paracentricus*, de παρὰ, proche, au delà, et de κεντρον, centre; qui s'éloigne ou s'approche d'un centre donné.

Paracynancie, s. f. *paracynanche*, de παρὰ, qui indique une comparaison, de κύων, chien, et d'ἄγχω, je suffoque; espèce d'esquinancie dans laquelle la respiration est si gênée, que l'on tire la langue comme les chiens. *Voy.* Esquinancie.

Parallactique, adj. *parallacticus*, qui a rapport à la Parallaxe. *Voyez* ce mot pour l'étymologie.

Parallaxe, s. f. *parallaxis*, en grec παράλλαξις, différence, variation, du verbe παραλλάττω, je transpose, qui a pour racine ἀλλάττω, je change; en astronomie, l'arc du firmament compris entre le lieu vrai et le lieu apparent d'un astre, c'est-à-dire entre les deux points du ciel où il seroit rapporté, s'il étoit vu en même temps du centre et de la surface de la terre; — en chirurgie, écart mutuel de deux parties d'un os rompu, dont l'une glisse à côté de l'autre.

Parallèle, adj. *parallelus*, en grec παράλληλος, également distant; se dit en géométrie d'une ligne ou d'une surface également éloignée d'une autre dans toute son étendue.

Parallélipipède, s. m. *parallélipipedum*, de παράλληλος, parallèle, d'ἐπὶ, sur, et de πεδίον, plaine, ou surface plane; solide terminé par six parallélogrammes dont les côtés opposés sont égaux et parallèles.

Parallélisme, s. m. *parallelismus*, situation de deux lignes, de deux surfaces Parallèles. *Voy.* ce mot.

Parallélogramme, s. m. *parallelogramma*, de παράλληλος, parallèle, et de γραμμὴ, ligne; figure quadrangulaire dont les côtés sont égaux et parallèles deux à deux.

Paralysie, s. f. *paralysis*, en grec παράλυσις, du verbe παραλύω, je résous, je relâche, qui a pour racine λύω, je délie, je dissous; maladie qui consiste dans l'abolition ou diminution de la contractilité musculaire et de la sensibilité, ou de l'une des deux seulement, sans inflammation ni lésion de tissu soit des muscles, soit de l'organe encéphalique. Elle porte le nom d'*hémiplégie* ou de *paraplégie*, selon qu'elle occupe tout un côté du corps ou toutes les parties situées au dessous du cou. On peut en attribuer les causes à la section incomplète, à la distension ou à la compression des nerfs par des tumeurs, par des corps étrangers, à l'abus des liqueurs alcoolisées et des narcotiques, aux vapeurs du plomb et du mercure, à la vieillesse, à la suppression de quelque évacuation ou sécrétion habituelle, etc.

Paralytique, adj. *paralyticus*,

παραλυτικος, qui est atteint de paralys e.

PARAMÈTRE, s. m. *parametrum*, de παρα, à côté, et de μέτρον, mesure; ligne constante et invariable qui entre dans l'équation d'une courbe, et qui sert pour la comparaison de leurs ordonnées et de leurs abscisses.

PARANYMPHE, s. m. *paranymphus*, de παρα, proche, et de νύμφη, jeune épouse, nouvelle mariée, mot à mot *qui est près de l'épouse;* nom que les anciens donnoient à celui qui faisoit les honneurs de la noce, et qui conduisoit l'épouse dans la maison de son mari; terme que les écoles de médecine avoient adopté par métaphore, pour exprimer le discours solennel qu'on prononçoit à la fin de chaque licence, et où l'orateur faisoit l'éloge des licenciés.

PARAPHIMOSIS, s. m. *paraphimosis*, de παρα, au delà, en arrière, et du verbe φιμόω, je serre avec un cordon; maladie dans laquelle le prepuce est tellement renversé derrière la couronne du gland, qu'il ne peut plus être rabattu; symptôme ordinaire des maladies vénériennes.

PARAPHRÉNÉSIE, s. m. *paraphrenitis*, de παρα, proche, et de φρενες, le diaphragme, qui dérive de φρην, esprit; espèce de frénésie causée par l'inflammation du diaphragme, dont les symptômes, selon Boërhaave, sont une fièvre très-aiguë et continue, une douleur intolérable à la partie inférieure du thorax, laquelle augmente pendant l'inspiration: la toux, l'éternuement, la réplétion de l'estomac, la nausée, le vomissement, la compression de l'abdomen, et l'évacuation des excrémens ou de l'urine; de là l'orthopnée, la respiration foible, précipitée, gênée, qui ne se fait que par le thorax, sans le concours de l'abdomen, le délire continuel, furieux, le ris sardonien, les convulsions, la révulsion des hypocondres en dedans et en haut: maladie encore indéterminée.

PARAPHROSINE, s. f. du grec παραφροσύνη, composé de παρα, auprès, et de φρην, esprit; délire passager

produit par les poisons, tels que les liqueurs spiritueuses bues avec excès ou même respirées, les fruits du stramonium, les racines de jusquiame, les baies et les feuilles du sumac, l'opium, la ciguë, etc.

PARAPLÉGIE ou PARAPLEXIE, s. f. *paraplegia, paraplexia*, de παρα, qui marque ici quelque chose de nuisible, et de πλήσσω, je frappe; paralysie de toutes les parties situées au dessous du cou; paralysie d'un membre particulier, précédée d'une attaque d'apoplexie et d'épilepsie, selon Hippocrate.

PARAPLEXIE. *Voy.* PARALYSIE, PARAPLÉGIE.

PARASÉLÈNE, s. f. *paraselene*, de παρα, auprès, et de σελήνη, lune; cercle lumineux qui environne quelquefois la lune, et dans lequel on voit une ou plusieurs images de cette planète. C'est pour la lune ce qu'est le parélie pour le soleil.

PARASITE, s. et adj. *parasitus*, en grec παράσιτος, de παρα, auprès, et de σίτος, blé, mot à mot *celui qui est près du blé;* nom que les Grecs donnoient à ceux qui avoient l'intendance des blés sacrés, et qui avoient part aux viandes des sacrifices. Ce mot n'avoit donc rien d'odieux dans le principe; mais dans la suite, on vit à Athènes des essaims de convives qui s'introduisirent dans les maisons des grands, et en devinrent les commensaux; on les appela *parasites*, et ce mot se prit alors en mauvaise part; — *Parasite* se dit aussi des plantes qui croissent sur d'autres, dont elles tirent leur nourriture: tels sont le lierre, le gui, etc.

PARASQUINANCIE, s. f. *parasquinanche. Voy.* PARASYNANCIE.

PARASTATE, s. f. *parastata*, de παρα, auprès, et d'ιστημι, je suis placé; petit corps rond couché sur le dos de chaque testicule. *Voyez* EPIDIDYME.

PARASYNANCIE, s. f. *parasynanche*, de παρα, proche, de σύν, avec, ensemble, et du verbe ἄγχω, je serre, j'étrangle, je suffoque; espèce d'esquinancie dans laquelle les muscles externes de la gorge sont enflammés. *Voy.* ESQUINANCIE.

PARATHÉNAR, s. m. de παρα, proche, et de θέναρ, la plante du pied;

muscle assez long qui forme le bord extérieur de la plante du pied, et qui sert à écarter le petit orteil des autres.

PARÉGORIQUE, adj. *paregoricus*, du verbe παρηγορέω, je calme, j'adoucis; nom des remèdes qui calment les douleurs. *Voyez* ANODIN.

PARÉLIE ou PARHÉLIE, s. m. *parhelium*, de παρα, proche, et d'ἥλιος, le soleil; image du soleil dans une nuée, ou apparence d'un ou de plusieurs faux soleils autour du véritable.

PARENCHYME, s. m. *parenchyma*, en grec παρέγχυμα, effusion, épanchement, de παρα, en passant, de la prépos. ἐν, dans, et du verbe χύω, je verse; nom que les anatomistes donnent à la substance propre de chaque viscère, parce qu'ils ont cru, dans le principe, qu'elle étoit formée d'un sang épanché ou coagulé; —en botanique, on nomme *parenchyme* la pulpe ou substance moelleuse de la plante, au travers de laquelle on suppose que le suc est distribué : le tissu tendre et spongieux des feuilles et des tiges.

PARÉSIE, s. f. *paresis*, du verbe παρίημι, je relâche; paralysie légère, selon Ettmuller, dans laquelle il y a privation du mouvement, et non du sentiment. *Voy.* PARALYSIE.

PARESSEUX, s. m. nom qu'on donne à un genre de mammifères tardigrades qui ont beaucoup de peine à marcher sur la terre. On prétend qu'ils ne peuvent faire qu'un cinquantième de pas en arrière.

PARFUM, s. m. *suffimentum*, *suffimen*, odeur agréable.

PARIÉTAL, ALE, s. et adj. *parietalis*, du latin *paries*, mur, muraille; nom de deux os de la tête, de figure quadrangulaire, convexes d'un côté, concaves de l'autre, articulés avec le coronal par leur bord antérieur, avec l'occipital par le postérieur, avec les temporaux et le sphénoïde par l'inférieur, et entre eux par le supérieur; ils forment la paroi supérieure latérale et un peu postérieure du crâne; — qui est situé sur la paroi intérieure d'un fruit ordinairement uniloculaire : Bot.

PAROI, s. m. *paries*, mur, muraille, et par comparaison toute clôture ou membrane qui ferme les parties creuses du corps; les *parois* de l'estomac, de la vessie, de la matrice, etc.

PAROTIDE, s. f. *parotis*, de παρά, proche, et d'οὖς, gén. ὠτός, oreille; glande située derrière les oreilles, près l'angle de la mâchoire inférieure; tumeur contre nature, dure, flegmoneuse et souvent œdémateuse de ces glandes, divisée en bénigne, vulgairement appelée *oreillons*, à laquelle les enfans sont sujets, et en maligne, qui survient dans les fièvres adynamiques et ataxiques.

PAROXYSME, s. m. *paroxysmus*, en grec παροξυσμός, irritation, du verbe παροξύνω, j'irrite, j'aigris, composé de παρα, au delà, beaucoup, outre mesure, et d'ὀξύς, aigu; redoublement d'une fièvre continue, accès d'une fièvre intermittente, retour ou augmentation de toute maladie soit périodique, soit irrégulière.

PARTI, E, adj. *partitus*, profondément divisé par des incisions aiguës : Bot.

PARTIBLE, adj. *partibilis*, susceptible de division spontanée : Bot.

PARULIE, s. f. *parulis*, de παρά, proche, et d'οὖλον, gencive, tumeur inflammatoire des gencives qui vient quelquefois à suppuration.

PASSEREAUX, s. m. pl. *passeres*; nom d'une famille d'oiseaux qui ont quatre doigts, trois devant et un derrière, les tarses foibles, courts, les doigts externes seulement réunis par une très-courte membrane, et un bec presque droit; qui vivent par paires; dont les femelles sont plus petites et moins brillantes; dont les petits naissent aveugles.

PASSION, s. fém. *passio*, en grec πάθος, souffrance; au moral, vive affection de l'ame pour un objet; — en médecine, souffrance, douleur; — de là les noms de PASSION ILIAQUE, de PASSION HYSTÉRIQUE, etc. *Voyez* ces mots.

PASTILLE, s. f. *pastillus*, composition pharmaceutique sèche et ronde où l'on fait entrer des pulpes mucilagineuses, du sucre cuit à la plume, des huiles essentielles, etc.

PATHÉTIQUE, adj. *patheticus*, en grec παθητικὸς, qui émeut les passions, de πάθος, passion, dérivé de πάσχω, je souffre; nom qu'on donne à la quatrième paire de nerfs parce qu'ils font mouvoir les yeux d'une manière qui exprime les passions ou affections de l'ame. Ils se distribuent sur le côté nasal de l'orbite, au muscle grand oblique de l'œil, ce qui leur a fait donner le nom de nerfs *oculo-musculaires internes*.

PATHOGNOMONIQUE, adj. *pathognomonicus*, de πάθος, passion, maladie, et de γνωμονικός, qui dénote, qui indique, dérivé de γινώσκω, je connois; nom qu'on donne aux signes qui indiquent le vrai caractère d'une maladie. Par exemple, une fièvre aiguë, une douleur pongitive sous le côté, la toux et la difficulté de respirer sont les signes *pathognomoniques*, essentiels ou univoques de la pleurésie.

PATHOLOGIE, s. f. *pathologia*, de πάθος, affection, maladie, et de λόγος, discours; partie de la médecine qui traite des maladies, de leurs causes, de leurs symptômes, de leurs signes et de leur classification. On la divise en ÉTIOLOGIE, SYMPTOMATOLOGIE, SÉMÉIOTIQUE et NOSOLOGIE. *Voyez* ces mots.

PATHOLOGIQUE, adj. *pathologicus*, qui appartient à la PATHOLOGIE. *Voyez* ce mot.

PAUCIFLORE, adj. *pauciflorus*, qui porte peu de fleurs.

PAUCIRADIÉE, adj. f. de *paucus*, peu, et de *radius*, rayon; fleur qui a peu de rayons; — ombelle qui a peu de pédoncules.

PAUME DE LA MAIN, s. f. *vola*, en grec θέναρ, le creux ou le dedans de la main.

PAUPIÈRE, s. fém. *palpebra*, en grec βλέφαρον; nom qu'on donne à deux parties mobiles qui couvrent les yeux, les abstergent et les mettent à l'abri soit d'une lumière trop vive, soit des agens extérieurs; elles sont essentiellement formées par des ligamens qui soutiennent les cartilages tarses et bordées d'une rangée de poils connus sous le nom de *cils*: elles sont couvertes

en dehors par les tégumens communs, et en dedans par la conjonctive, qui est arrosée par l'humeur des larmes.

PEAU, s. f. *pellis*, *cutis*, *corium*, en grec δέρμα, δέρις, de δέρω, j'écorche; enveloppe universelle du corps; matière organique gélatino-fibreuse, extensible, soluble dans l'eau bouillante, absorbant le tannin et s'y combinant, recouverte du tissu réticulaire et de l'épiderme, et placée sur une couche de tissu cellulaire.

PEAUCIER, s. m. et adj. *cuticularis*, de *cutis*, peau, qui a rapport à la peau; nom d'un muscle très-large, fortement attaché à la peau, lequel, de la partie supérieure et latérale du thorax, va se fixer à l'os maxillaire, et se prolonge sur la face.

PECCANT, **ANTE**, adj. *peccans*; nom que les humoristes donnent aux humeurs quand elles pèchent en qualité ou en quantité.

PÉCHYAGRE, s. f. *pechyagra*, de πῆχυς, coude, et d'ἄγρα, prise, capture; espèce de goutte qui occupe le coude.

PECTINÉ, s. m. et adj. *pectineus*, du latin *pecten*, *pubis*; nom d'un muscle qui va du pubis à la cuisse.

PECTORAL, **ALE**, adj. *pectoralis*, de *pectus*, la poitrine, qui concerne la poitrine; se dit des remèdes propres aux maladies de la poitrine et des poumons; nom de plusieurs muscles qui s'attachent à la poitrine.

PÉDARTHROCACÉ, s. m. *pœdarthrocace*, de παῖς, gén. παιδὸς, enfant, d'ἄρθρον, jointure, articulation, et de κακὸν, mal, dommage; maladie à laquelle les enfans sont particulièrement sujets; elle consiste dans le gonflement des jointures et dans la carie des os; on croit que c'est une espèce de rachitis dégénéré. *Voyez* SPINA-VENTOSA.

PÉDICELLE, s. m. *pedicellus*, petit pédoncule propre de chaque fleur: Bot.

PÉDICULAIRE, adj. *pedicularis*, du latin *pediculus*, pou; qui concerne les poux; maladie où il s'engendre une grande quantité de poux. *Voyez* PHTHIRIASIS.

PÉDICULE, s. m. *pediculus*, diminutif de *pes*, gén. *pedis*, pied ; petit pied ; espèce de queue propre à certaines parties des plantes autres que les fleurs et les fruits.

PÉDICULÉ, ÉE, adj. *pediculatus*, qui est porté par un pédicule.

PÉDIEUX, s. m. de *pes*, gén. *pedis*, le pied ; petit muscle placé sur le dos du pied.

PÉDILUVE, s. m. *pediluvium*, *lavipedium*, bain de pieds.

PÉDIMANES, s. m. plur. de *pes*, pied, et de *manus*, main ; nom générique des animaux mammifères carnassiers qui ont le pouce séparé aux pieds de derrière et s'en servent comme d'une main pour saisir les objets et sur-tout pour grimper sur les arbres.

PÉDONCULAIRE, adj. *peduncularis*, tenant ou appartenant au pédoncule.

PÉDONCULE, s. m. *pedunculus*, diminutif de *pes*, gén. *pedis*, pied ; support commun de plusieurs fleurs ou d'une fleur solitaire : ce qu'on nomme vulgairement la queue d'une fleur ou d'un fruit.

PÉDONCULÉ, ÉE, adj. *pedunculatus*, porté par un pédoncule ; l'opposé de sessile : Botan.

PÉDOTROPHIE, s. f. *pædotrophia*, de παῖς, gén. παιδὸς, enfant, et de τροφη, nourriture ; l'art de soigner et de nourrir les enfans.

PÉLADE, s. f. *pelada*, *pilarella*, *alopecia* ; espèce d'alopécie ou chute de cheveux occasionnée par une maladie.

PÉLÉCOÏDE, adj. *pelecoïdes*, de πέλεκυς, hache, et d'εῖδος, forme ; se dit en géométrie d'une figure qui a la forme d'une hache.

PÉLICAN, s. m. *pelicanus*, oiseau aquatique, plus gros que le cygne, de la famille des pinnipèdes et de l'ordre des palmipèdes, ayant le bec long, aplati, garni en dessous d'une membrane extensible en forme de sac, dans lequel l'animal peut mettre en réserve plus de treize kilogrammes d'eau, ou un volume égal de poisson qu'il pêche en plongeant. Son nom vient du grec πέλεκαν, dérivé de πέλεκυς, hache, parce que son bec ressemble à une hache en ce qu'il est plat, et presque de la même largeur dans toute son étendue. Les chimistes appellent aussi *pélican* un vaisseau ou alambic bouché, garni de deux anses creusées qui rentrent dans son ventre, comme on représente le *pélican* se perçant la poitrine avec son bec. Enfin, on a donné le nom de *pélican* à un instrument de chirurgie recourbé en manière de crochet ou de bec du *pélican*, dont on se sert pour arracher les dents.

PELLICULE, s. f. *pellicula*, diminutif de *pellis*, peau ; peau très-mince du corps de l'animal, du dedans de la coque de l'œuf ou de quelque fruit.

PEMPHIGODE, adj. *pemphigodes*, de πέμφιξ, souffle, pustule, et d'εῖδος, apparence ; nom que Galien donne à une fièvre distinguée par des flatuosités et des enflures dans lesquelles on sent une espèce d'écoulement aérien qui sort à travers la peau du malade en forme d'exhalaison, et se fait sentir au toucher. Comment. sur le sixième livre des épid. sect. 1, aph. 17, où Hippocrate emploie ce terme. Le mot *pemphigode*, dit Galien, signifie quelquefois une fièvre accompagnée d'éruptions pustuleuses et par conséquent d'une espèce pestilentielle ; quelquefois une fièvre qui paroît se faire sentir au toucher comme des étincelles de feu qui pénétreroient à travers la peau ; et quelquefois une fièvre accompagnée de délire. Les fièvres *pemphigodes*, dans l'*exegesis* de Galien, sont des fièvres occasionnées par une redondance d'humeurs ou de flatuosités. L'auteur des définitions de médecine dit que la fièvre *pemphigode* est une fièvre qui, par la violence de sa chaleur, excite des pustules dans la bouche. Quelques uns veulent que la fièvre *pemphigode* soit une fièvre synoque, non point de l'espèce putride, mais qui provient d'une redondance de sang chaud qui distend et enfle les veines par son ardeur et sa fermentation ; ce qui lui a fait donner le nom de *fièvre inflative*, qui enfle. Enfin Selle regarde la fièvre *pemphigode* comme une espèce de fièvre continente inflammatoire qui se manifeste par des vésicules de la grandeur d'une aveline, remplies de sérosité jaune, lesquelles, après leur rupture et l'effusion de la sérosité, laissent des taches d'un rouge obscur et entourées de croûtes noirâtres sur l'épiderme.

PEMPHIGUS, s. m. fièvre dans laquelle il s'élève de petites vessies sur différentes parties du corps. *Voyez* PEMPHIGODE.

PENDULE, s. masc. *pendulum*, poids suspendu de manière à pouvoir faire des vibrations ou oscillations alternatives, c'est-à-dire, en allant et venant d'un point fixe par la force de sa pesanteur. On distingue deux sortes de *pendules*, le *simple* et le *composé*. Le *pendule simple* seroit celui dont le fil de suspension n'auroit aucune pesanteur, et dont le corps lourd ne pèseroit que par un seul point, par exemple au centre ; le *pendule composé* est celui qui pèse par plusieurs points. Tels sont tous les *pendules* dont la verge de suspension est ordinairement de métal.

PÉNICILLÉ, adj. m. (stigmate) *stigma penicillatum*, de *penicillum*, pinceau; se dit d'un stigmate formé par des glandes déliées, réunies le long d'un axe commun, comme les crins d'un pinceau: Bot.

PÉNIDE, s. f. *penidium* ou *pænidium*, *alphenicum*, sucre-tors, alphénic; sucre clarifié, cuit au caramel avec une décoction d'orge, malaxé avec les mains ointes d'huile d'amande douce, et tiré en bâtons entortillés en forme de cordes, vulgairement sucre d'orge dont on se sert pour le rhume et pour la toux. Son nom vient, dit-on, du latin *pæna*, peine, parce qu'il donne beaucoup de peine à faire.

PÉNIL, s. masc. *pecten*, *pubes*, l'os pubis; partie située au dessus des parties génitales où croit le poil, qui est la marque de la puberté tant chez mâles que chez femelles.

PÉNIS, s. m. mot latin qu'on a retenu en français pour désigner la partie sexuelle externe du mâle, ou le membre viril.

PENNIFORME, adj. *penniformis*, de *penna*, plume; se dit d'un muscle formé par la réunion de deux autres en un tendon, et dont les fibres ou trousseaux charnus sont rangés en barbe de plume.

PENTADACTYLE, adj. *pentadactylus*, de πέντε, cinq, et d'άχτυλος, doigt; se dit des animaux qui ont cinq doigts à chaque pied.

PENTAEDRE, s. m. de πέντε, cinq, et d'ίδρα, siége, base; sonde terminé par cinq faces.

PENTAGONE, s. m. *pentagonus*, de πέντε, cinq, et de γωνία, angle; figure qui a cinq angles et cinq côtés.

PENTAGYNIE, s. f. *pentagynia*, de πέντε, cinq, et de γυνή, femme; littéralement *cinq femelles*; nom que Linné donne à l'ordre des plantes dont les fleurs ont cinq pistils ou cinq parties femelles.

PENTANDRIE, s. f. *pentandria*, de πέντε, cinq, et d'άνήρ, gén. άνδρός, mari; nom que Linné donne à la cinquième classe des plantes, dont la fleur a cinq étamines ou cinq parties mâles.

PENTAPÉTALÉ, ÉE, adj. *pentapetalus*, de πέντε, cinq, et de πέταλον, feuille ou pétale; se dit des fleurs dont la corolle a cinq pièces ou pétales.

PENTAPHYLLE, adj. *pentaphyllus*, de πέντε, cinq, et de φύλλον, feuille; qui a cinq feuilles ou folioles: Bot.

PENTAPTÈRE, adj. *pentapterus*, de πέντε, cinq, et de πτερόν, aile; qui a cinq ailes: Bot.

PENTASPERME, adj. *pentaspermus*, de πέντε, cinq, et de σπέρμα, semence, graine; qui a cinq graines: Bot.

PENTATHLE, s. m. *pentathlus*, de πέντε, cinq, et d'άθλος, combat; nom des athlètes qui s'exerçoient à cinq sortes de jeux ou de combats; savoir, la lutte, la course, le saut, le disque et le javelot.

PÉPASME, s. m. *pepasmus*, en grec πεπασμός, de πεπαίνω, je cuis, je dispose à la maturité; nom par lequel les humoristes désignent cet état de la maladie où la matière morbifique a perdu sa crudité. *Voyez* COCTION.

PÉPASTIQUE ou PEPTIQUE, adj. *pepasticus* ou *pepticus*, maturatif; nom que les humoristes donnent aux remèdes capables de cuire les humeurs, de les digérer, de les mûrir et de les disposer à une bonne suppuration.

PÉPIN, s. m. *granum*, semence

couverte d'une tunique propre, épaisse et coriacée, qui se trouve au centre de certains fruits.

PERCEPTION, s. f. *perceptio*, du verbe *percipere*, comprendre, concevoir ; idée, sentiment que produit l'impression d'un objet sur les sens.

PERCLUS, USE, adj. *membris captus*, qui est pris des membres, qui ne peut se remuer ; paralytique.

PERCUSSION, s. f. *percussio*, du verbe *percutere*, frapper, battre, donner des coups ; coup par lequel un corps en frappe un autre.

PERFECTION, s. f. *perfectio*, en grec ἀκμή, pointe, sommet ; l'état du corps d'un animal qui a atteint toute sa vigueur ; le degré d'une maladie qui est arrivée à son plus haut degré de violence.

PERFOLIÉE, adj. f. *perfoliatum*, dont le disque entoure la tige par sa base entière ; — plante qui a de semblables feuilles : Bot. — antenne dont les articles paroissent autant de feuillets : Zool.

PERFORANT, ANTE, s. m. et adj. *perforans*, qui perce ; nom que les anatomistes donnent à un des muscles fléchisseurs des doigts ou des orteils, parce que ses tendons passent à travers ceux d'un autre qu'on appelle sublime ou perforé, cubito-phalangettien *commun*, et tibio-sous-phalangettien *commun*.

PERFORATION, s. f. *perforatio*, l'action de percer, de trouer.

PERFORÉ, ÉE, adj. *perforatus*, qui est percé ; nom que les anatomistes donnent à des muscles fléchisseurs des doigts, appelé communément le sublime, et au court fléchisseur des orteils. Epitroklo-phalanginien *commun*, et calcanéo-sous-phalanginien *commun*.

PÉRIANTHE, s. m. *perianthium*, de περὶ, autour, et d'ἄνθος, fleur ; nom que Linné donne au calice particulier des fleurs.

PÉRIBLEPSIE, s. f. *periblepsis*, de περὶ, autour, et de βλέπω, je regarde ; regard effaré et instabilité des yeux qu'on remarque dans ceux qui sont dans le délire.

PÉRIBOLE, s. f. *peribole*, du verbe περιϐάλλω, j'entoure, j'environne ; habillement, parure, ajustement d'une personne. Hippocr.

de decenti habitu ; transport des humeurs ou de la matière morbifique sur la surface du corps.

PÉRICARDE, s. m. *pericardium*, de περὶ, autour, et de καρδία, le cœur ; capsule fibro-membraneuse, perspirable, contenant dans sa cavité le cœur et une portion des gros vaisseaux ; intimement attachée au diaphragme, et située entre les deux lames du médiastin.

PÉRICARDIAIRES, adj. m. pl. se dit de certains vers qui s'engendrent dans le PÉRICARDE. *Voyez* ce mot.

PÉRICARDITE, s. f. *pericarditis*, inflammation du péricarde, dont les caractères, suivant quelques pathologistes, sont la pyrexie, une douleur dans la région du cœur, l'anxiété, la dyspnée, la toux, l'inégalité du pouls, la palpitation, la syncope ; maladie encore indéterminée. *Voyez* PÉRICARDE.

PÉRICARPE, s. m. *pericarpium*, de περὶ, autour, et de καρπός, fruit, poignet ; remède qu'on applique au poignet pour guérir la fièvre ou d'autres maladies ; — en botanique, tout ce qui environne la graine d'une plante, et n'en est pas partie intégrante.

PÉRICHONDRE ou PÉRICONDRE, *perichondrium*, de περὶ, autour, et de χόνδρος, cartilage ; membrane qui recouvre les cartilages.

PÉRICRANE, s. m. *pericranium*, de περὶ, autour, et de κρανίον, le crane ; membrane qui environne le crane.

PÉRIÉCIENS. *Voy.* PÉRIOECIENS.

PÉRIÉRÈSE, s. f. *pericresis*, de περὶ, autour, et du verbe ἐρέσσω, je rame ; espèce d'incision que les anciens faisoient autour des grands abcès.

PÉRIGÉE, s. m. *perigœum*, de περὶ, autour, et de γῆ, la terre ; point de l'orbite d'une planète où elle est à sa plus petite distance de la terre : Astron.

PÉRIGYNE, adj. *perigynus*, de περὶ, autour, et de γυνή, femme ; nom de la corolle et des étamines des fleurs attachées autour de l'ovaire ou de l'organe femelle : Bot.

PÉRIGYNIQUE, adj. *perigynus*, de περὶ, autour, et de γυνή, femme ; nom que les botanistes donnent à l'insertion de la corolle ou des étamines qui sont attachées autour de l'ovaire libre, au fond de la fleur.

PÉRIHÉLIE, s. m. *perihelium*, de περί, autour, et d'ήλιος, soleil; point de l'orbite d'une planète où elle est à sa plus petite distance du soleil; l'opposé d'aphélie.

PÉRIKÈCE, s. m. *perichoetium*, involucre velouté qui enveloppe la base du pédoncule de certaines fleurs.

PÉRIMÈTRE, s. m. *perimetrum*, de περί, autour, et de μέτρον, mesure; contour, circonférence d'une figure.

PÉRINÉE, s. m. *perinæum*, en grec περίναιος, de περί, autour, et de ναίω, j'habite; espace qui est entre l'anus et les parties génitales.

PÉRIODE, s. f. *periodus*, en grec περίοδος, circuit, de περί, autour, et d'όδός, chemin; c'est-à-dire chemin que l'on fait en tournant; en astronomie, révolution entière d'un astre autour de son orbite; en médecine, le temps compris entre deux paroxysmes d'une maladie, entre deux accès d'une fièvre.

PÉRIODIQUE, adj. *periodicus*, qui revient en certains temps; se dit des maladies qui recommencent toujours dans le même espace de temps.

PÉRIOECIENS ou PÉRIÉCIENS, s. m. pl. *periœcii*, de περί, autour, et d'οίκέω, j'habite; nom de ceux qui habitent sous le même degré de latitude, c'est-à-dire autour du pole à la même distance de l'équateur.

PÉRIOSTE, s. m. *periosteum*, de περί, autour, et d'όστέον, os; membrane fibreuse, déliée et sensible qui recouvre les os.

PÉRIOSTOSE, s. f. *periostosis*, de περί, autour, et d'όστέον, os; engorgement et tuméfaction du périoste, caractérisés par une dureté considérable, mais moindre que celle de l'exostose, et par sa formation rapide; maladie très-commune, qu'on confond souvent avec l'exostose.

PÉRIPHÉRIE, s. f. *peripheria*, de περί, autour, et de φέρω, je porte; circonférence ou ligne qui termine un cercle, une ellipse, une parabole, ou toute autre figure curviligne.

PÉRIPNEUMONIE, s. fém. *peripneumonia*, de περί, autour, et de πνεύμων, le poumon; inflammation du poumon, causée par tout exercice forcé de cet organe, par un refroidissement subit; caractérisée par une douleur profonde ou pongitive, correspondante à l'un des côtés de la poitrine, par la difficulté de respirer, la toux, l'expectoration des matières muqueuses pures ou sanguinolentes, la fièvre; maladie aiguë ou chronique, latente, simple ou compliquée, se terminant par résolution, carnification, suppuration, ou gangrène.

PÉRISCIENS, s. m. pl. *periscii*, de περί, autour, et de σκιά, ombre; nom des habitans des zones polaires ou glaciales, ainsi appelés parce que leur ombre tourne autour d'eux pendant les six mois que le soleil est sur leur horizon.

PÉRISCYPHISME, s. m. *periscyphismus*, de περί, autour; et de σχίζω, je fends, je coupe; incision circulaire que les anciens continuoient depuis une tempe jusqu'à l'autre, et qui pénétroit jusqu'a l'os.

PÉRISPERME, s. m. *perisperma*, de περί, autour, et de σπέρμα, semence; tégument propre de la semence, ce qui enveloppe la plantule ou le germe dans les semences : Bot.

PÉRISTALTIQUE, adj. *peristalticus*, qui a la vertu de se contracter; de περιστέλλω, je retire, je contracte, dérivé de περί, contre, et de στέλλω, je resserre; il se dit du mouvement par lequel les intestins se contractent et se retirent, comme les vers qui rampent, pour favoriser l'absorption du chyle et l'excrétion des matières fécales.

PÉRISTAPHYLIN, adj. m. *peristaphylinus*, de περί, autour, auprès, et de σταφυλή, la luette.

PÉRISTAPHYLO - PHARYNGIEN, adj. m. *peristaphylo-pharyngeus*; nom de deux muscles situés entre la luette et le pharynx. *Voy.* pour l'étymologie PÉRISTAPHYLIN et PHARYNX.

PÉRISTOLE, s. f. *peristole*, contractio; habillement décent et modeste : Hippocr. *de decenti habitu ;* mouvement péristaltique des intestins. *Voy.* Péristaltique pour l'étymologie.

Périsystole, s. f. *perisystole,* de περὶ, au delà, et de συστολὴ, contraction, dérivé de συστέλλω, je contracte ; intervalle qui est entre la systole et la diastole, entre la contraction et la dilatation du cœur et des artères.

Péritoine, s. m. *peritonæum,* de περὶ, autour, et de τείνω, je tends ; membrane séreuse, fine, diaphane, perspirable, extensible, qui tapisse la cavité de l'abdomen, et forme diverses plicatures et prolongemens entre les lames desquels s'interpose le tissu cellulaire, et qui logent et soutiennent les viscères digestifs et les vaisseaux qui s'y distribuent. *Voyez* Membrane.

Péritonite ou Péritonitis, s. f. du grec περιτόναιον, péritoine ; phlegmasie ou inflammation du péritoine, causée par l'impression subite du froid, les accidens de l'accouchement, la suppression des lochies, des règles, etc. dont les signes caractéristiques sont des douleurs abdominales aiguës, lancinantes, qui augmentent par la moindre pression extérieure, par les fortes inspirations, par le mouvement du corps ; il y a gonflement de l'abdomen, hoquet, vomissemens, diarrhée ou constipation, fièvre avec petitesse et concentration du pouls, affaissement et pâleur de la face, sueur froide, suppression de différentes sécrétions. La marche de cette maladie est aiguë ou chronique ; dans le premier cas elle se termine par résolution, par une exhalaison de sérosité ou de pus, par la gangrène, ou bien elle passe à l'état de phlegmasie chronique.

Péritrochon, s. m. *peritrochium,* de περὶ, autour, et de τροχέω, je cours, je roule ; tour ou treuil, machine propre à enlever de gros fardeaux.

Perkinisme, s. m. nouvelle méthode curative, introduite par *Perkin,* médecin à Plainfeld, dans l'Amérique Septentrionale, de qui elle a tiré son nom. Elle consiste à toucher ou à frotter successivement les parties souffrantes et celles qui en sont plus ou moins éloignées avec les extrémités pointues de deux aiguilles, l'une de fer et l'autre de laiton, de quatre lignes de longueur, et arrondies en haut où elles ont trois lignes de diamètre ; opération qui réussit plus ou moins promptement, et convient dans les érysipèles, où les frictions doivent être légères, dans les douleurs de tête, qu'on appaise en portant les aiguilles sur le front, l'occiput, les tempes, etc. dans les brûlures, les commotions du tonnerre, les douleurs de dents, les migraines, etc.

Perle, s. f. *margarita,* en grec μαργαρίτης, substance dure, blanche, brillante ; ordinairement ronde ou globuleuse, de nature calcaire, formée dans plusieurs espèces de coquillages bivalves affectés de quelque maladie ; extravasation contre nature du suc lapidifique contenu dans les organes de l'animal, et filtré par les glandes.

Perméabilité, s. f. *permeabilitas,* de *per,* à travers, et de *meo,* je passe ; qualité de ce qui est susceptible d'être traversé ; propriété qu'ont toutes les matières, excepté le calorique, de se laisser traverser par d'autres : Phys.

Péroné, s. m. *fibula, radius cruris,* en grec περόνη, agrafe ; nom que les Grecs ont donné au petit os long, placé à la partie externe de la jambe, parce qu'il semble réunir les muscles du tibia, avec lequel il est articulé.

Péronier, ère, adj. *peroneus,* qui a rapport au péroné ; muscles *péroniers,* artères *péronières.*

Perpendiculaire, adj. et subst. *perpendicularis,* qui tombe à plomb ou qui rencontre une ligne, un plan, sans pencher plus d'un côté que de l'autre.

Perpendicule, s. m. *perpendiculum,* ligne verticale et perpendiculaire qui mesure la hauteur d'un objet, par exemple, d'une tour, d'un clocher, d'une montagne.

Perpétuation, s. f. *perpetuatio,* réduction d'une substance volatile à un état fixe.

Persistant, ante, adj. *persis-*

tens ; se dit des feuilles qui ne tombent pas l'automne ; des stipules qui restent après la chute des feuilles ; du calice qui subsiste lorsque la fleur est flétrie : Bot.

PERSONNÉES, s. f. pl. *personnati,* supl. *flores ;* nom que Tournefort donnoit à une famille de plantes dont les fleurs ressemblent à un mufle d'animal ; telles sont la digitale, le muflier, la scrophulaire.

PERSPECTIVE, s. f. *prospectus,* du verbe *perspicere,* voir ; art de dessiner ou de représenter les objets selon la différence que leur éloignement et leur position y apportent pour la figure et pour la couleur.

PERSPIRATION, s. f. *perspiratio ;* transpiration insensible qui se fait continuellement par les pores de la peau.

PERTURBATION, s. f. *perturbatio,* de *per,* à travers, et de *turbo,* je trouble ; émotion, trouble ; dérangement que les planètes se causent réciproquement par leur attraction en tout sens : Astron.

PERTUSE. adj. f. *pertusum,* supl. *folium,* feuille parsemée de petits points transparens, qui la font paroître comme percée de petits trous : Bot.

PERVERSION, s. f. *perversio,* de *pervertere,* gâter, altérer ; corruption des liquides dans le corps de l'animal : Méd.

PESANTEUR, s. f. de *pensare,* examiner attentivement ; qualité de ce qui est pesant ; force ou propriété en vertu de laquelle tous les corps connus tombent et s'approchent du centre de la terre, lorsqu'ils sont abandonnés à eux-mêmes ou qu'ils ne sont plus soutenus. — *Pesanteur spécifique, gravitas specifica,* poids d'un corps sous un volume déterminé, comme sous un pouce cube, un pied cube. — *Pesanteur spécifique absolue,* poids d'un volume déterminé, d'une matière quelconque pesée dans une balance ordinaire. — *Pesanteur spécifique relative,* rapport entre les densités de deux corps, dont l'un sert de terme de comparaison. C'est l'eau que les physiciens ont choisie à cet effet ; ils supposent que le poids d'un volume d'eau quelconque est de 1,000 ou de 10,000,

et quand ils veulent exprimer que la pesanteur spécifique d'une substance est double ou triple de l'eau, ils disent qu'elle pèse 2,000 ou 3,000 ; — indisposition qui fait ressentir comme un poids en quelque partie du corps.

PÈSE-LIQUEUR, s. m. instrument propre à déterminer la pesanteur spécifique des liquides, construit de manière à les diviser facilement, à se maintenir dans une position verticale et à indiquer en même temps la température du milieu où il est plongé.

PESSAIRE, s. m. *pessarium,* en grec πεσσος, petite pierre ; remède solide composé de linge, de liége, d'ivoire, d'or ou d'argent, en forme de pyramide, de tuyau, d'ovale ou de bilboquet, qu'on introduit dans le vagin des femmes pour la guérison ou le soulagement des maladies auxquelles la matrice est sujette, telles que la chute ou le relâchement.

PESTE, s. m. *pestis,* en grec λοιμός ; maladie épidémique et très-contagieuse, causée par des émanations subtiles qui s'échappent du corps des pestiférés, se propagent à de petites distances dans l'atmosphère, adhèrent à la laine, à la toile, aux poils, à la soie, aux fruits couverts de duvet, mais non aux corps lisses, et se détruisent promptement par l'immersion de l'objet infecté dans l'eau ou le vinaigre, par l'action des fumigations, par une exposition prolongée à l'air libre. Les symptômes caractéristiques de cette terrible maladie sont une fièvre plus ou moins aiguë, avec ou sans délire, des bubons, des charbons, des pétéchies et des anomalies nerveuses, comme dans les fièvres ataxiques. Elle se termine quelquefois promptement par la guérison, le plus souvent par la mort qui survient le troisième, le quatrième ou le cinquième jour ; il y a des cas où le délire diminue vers le cinquième jour, et où la maladie se termine vers le septième. *Voyez* ADÉNO-NERVEUX.

PÉTALE, s. m. *petalum,* en grec πέταλον, feuille, dérivé de πετάω, j'ouvre, j'étends, j'éclos ; nom qu'on donne à chacune des pièces qui composent les corolles polypétales : Bot.

PÉTALOÏDE , adj. *petalodes*, de πέταλον, pétale, et d'ἔιδος, forme ; qui a la forme d'un pétale ; nom qu'on donne au sédiment de l'urine pour signifier qu'il est écailleux ou semblable à des feuilles de fleurs.

PÉTASITE , s. m. du grec πέτασος, chapeau ; plante corymbifère, ainsi appelée parce que ses feuilles larges et grandes pendent comme un chapeau renversé; c'est le tussilage.

PÉTÉCHIAL, ALE , adj. *petechialis*; nom qu'on donne à une espèce de fièvre qui est accompagnée de pétéchies.

PÉTÉCHIES , s. f. pl. *petechiæ*, *peticulæ*, taches rouges ou pourprées, semblables à des morsures de puces qui s'élèvent souvent sur la peau, dans les fièvres adynamiques ou putrides, ataxiques ou malignes, adéno-nerveuses ou pestilentielles , et qui sont toujours d'un mauvais présage.

PÉTIOLE, s. m. *petiolus*, partie de la plante qui sert de support aux feuilles seulement ; queue des feuilles.

PÉTIOLÉE , (feuille) adj. f. *folium petiolatum*; feuille portée par un pétiole.

PETITE-VÉROLE. *Voyez* VÉROLE.

PETIT-LAIT , s. m. *serum lactis*; partie la plus abondante du lait, qu'on obtient en faisant cailler le lait entier, au moyen de la présure , de la chardonnette, des acides, etc. ; liquide entièrement limpide, jaune, verdâtre, d'une légère odeur fade et douce quand il est chaud , inodore quand il est froid, d'une saveur douceâtre, légèrement su rée et onctueuse ; pesant un peu moins que le lait entier ; composé de beaucoup d'eau, d'une proportion variable de matière mucoso - sucrée, de gélatine , et de quelques sels ; susceptible de fermentation, d'acescence et de crystallisation ; précipitable par le tannin et les alcalis; utile comme aliment et médicament.

PÉTREUX, EUSE , adj. *petrosus*, de πέτρος, qui tient de la pierre; nom que les anatomistes donnent à l'os des tempes et à son apophyse , à cause de sa dureté.

PÉTRIFICATION, s. f. *petrificatio*, conversion d'une substance organisée en matière pierreuse : operation par laquelle, selon l'opinion généralement admise, la matière pierreuse se substitue à la substance végétale, à mesure que celle-ci se décompose , et en copie exactement les traits.

PÉTROLE OU PÉTRÉOLE , s. m. *petrolæum*, en grec πετρέλαιον, de πέτρος, pierre , et d'ἔλαιον , huile ; comme si l'on disoit *huile de pierr* ; sorte de bitume liquide et inflammable , qui découle des fentes des rochers.

PÉTROPHARYNGIEN, s. m. et adj. *petropharyngeus*, de πέτρος, pierre, et de φάρυγξ, le pharynx ; nom de deux muscles du pharynx, qui s'attachent à l'apophyse pierreuse de l'os des tempes.

PÉTRO - SALPINGO - STAPHYLIN, s. et adj. *petro-salpingo staphylinus*, de πέτρος, pierre , de σάλπιγξ, trompe, et de σταφυλη, luette ; nom de deux muscles de la luette qui s'attachent à l'apophyse pierreuse du temporal et à la trompe d'Eustache.

PÉTRO-SILEX , s. m. de *petra* , pierre, et de *silex*, caillou ; substance participant de la nature de la pierre et du caillou : pierre silicée , simple et uniforme , d'un grain moins fin, d'une pâte moins pure, moins homogène, moins transparente que celle du *silex* , mais moins opaque que celle du jaspe.

PÉTUNZÉ , s. m. mot chinois; feld-spath laminaire qui entre dans la composition de la porcelaine.

PHACOÏDE , adj. *phacoïdes* , de φακὴ, ou φακὸς, lentille , et d'ἔιδος, forme ; nom que quelques anatomistes donnent au crystallin de l'œil , à cause de sa forme lenticulaire.

PHAGÉDÉNIQUE, adj. *phagedænicus*, du grec φαγέδαινα , grande faim, faim canine , dérivé de φαγω , je mange; nom des ulcères malins qui rongent et corrodent les parties voisines , et des remèdes qui consument les chairs baveuses et superflues.

PHALANGE , s. f. *phalanx* , du grec φάλαγξ , ancien corps d'infanterie macédonienne qui avoit plus de hauteur que de front ;—nom que les anatomistes donnent par comparaison aux os des doigts, parce qu'ils sont rangés les uns à côté des autres, comme des soldats en bataille.

PHALANGETTE, s. f. sous-diminutif de phalange ; nom des troisièmes phalanges des doigts. *Voy.* **PHALANGE**.

PHALANGINE, s. f. diminutif de phalange ; nom des secondes phalanges des doigts. *Voy.* **PHALANGE**.

PHALANGISTES, s. m. plur. de *phalanx*, phalange ; nom des espèces d'animaux mammifères carnassiers, du sous-ordre des pédimanes, qui ont la queue terminée par un flocon de poils, et les pieds de derrière grêles et allongés.

PHALANGOSE, s. f. *phalangosis*, de φάλαγξ, phalange, corps de troupes hérissé de piques ;— nom d'une maladie des paupières dans laquelle les cils sont hérissés contre l'œil et l'irritent. *Voyez* **TRICHIASIS**.

PHALÈNE, s. m. du grec φάλαινα, moucheron qui vient voltiger autour de la chandelle, dérivé, dit-on, de φάω, je luis, je brille ; nom du papillon de nuit, ainsi appelé parce qu'il est attiré par la lumière.

PHANTASMAGORIE, s. f. de φάντασμα, fantôme, et d'ἀγορά, assemblée ; sorte de nouveau spectacle physique, qui consiste à faire apparoître dans un lieu obscur des images de corps humains qui produisent de l'illusion.

PHARMACEUTIQUE, subst. fém. *pharmaceutica*, *pharmaceutice*, de φάρμακον, médicament ; partie de la médecine qui enseigne à composer et employer les remèdes ; — adj. qui appartient à la pharmacie.

PHARMACIE, s. f. *pharmacia*, de φάρμακον, remède, médicament ; l'art de préparer et de composer les remèdes ; — nom du lieu où on les conserve ; — *pharmacie galénique*, ainsi appelée de *Galien* qui la cultiva ; l'art de faire des opérations sur les médicamens, sans les analyser ; — *pharmacie chimique*, celle qui enseigne à résoudre un mixte dans ses principes, à découvrir ses parties internes ou constitutives, à séparer les mauvaises,

et à rassembler les bonnes pour en exalter les vertus.

PHARMACIEN. *Voyez* **PHARMACOPE**.

PHARMACOLOGIE, s. f. *pharmacologia*, de φάρμακον, remède, médicament, et de λόγος, discours ; partie de la médecine qui traite des remèdes.

PHARMACOPE, s. m. *pharmacopœus*, de φάρμακον, remède, et de ποιέω, je fais ; nom de ceux qui s'appliquent à la préparation des médicamens, tels que les pharmaciens et les apothicaires.

PHARMACOPÉE, s. f. *pharmacopœia*, de φάρμακον, remède, médicament, et de ποιέω, je fais ou je prépare ; traité qui enseigne la manière de préparer et de composer les remèdes.

PHARMACOPOLE, s. m. *pharmacopola*, de φάρμακον, remède, médicament, et de πωλέω, je vends, vendeur de drogues ou de remèdes ; autrefois empoisonneur, charlatan, bateleur.

PHARMACOPOSIE, s. f. *pharmacoposia*, de φάρμακον, remède, et de πόσις, potion ; tout remède liquide, et en particulier cathartique liquide.

PHARYNGÉ, ÉE. adj. *pharyngeus*, qui a rapport au **PHARYNX**. *Voyez* ce mot.

PHARYNGOGRAPHIE, s. f. *pharyngographia*, de φάρυγξ, le pharynx, et de γράφω, je décris ; description du gosier.

PHARYNGOLOGIE, s. f. *pharyngologia*, de φάρυγξ, le gosier, et de λόγος, discours ; partie de l'anatomie qui traite des usages du pharynx.

PHARYNGO-PALATIN, adj. *pharyngo-palatinus*, de φάρυγξ, le gosier, et de *palatum*, le palais ; nom de deux muscles qui ont rapport au pharynx et au palais.

PHARYNGO-STAPHYLIN, adj. *pharyngo-staphylinus*, de φάρυγξ, le pharynx, et de σταφυλή, luette ; nom de deux muscles qui ont rapport au pharynx et à la luette.

PHARYNGOTOME, s. m. *pharyngotomus*, de φάρυγξ, le pharynx, et de τέμνω, je coupe ; nom qu'on donne à une lancette cachée dans une canule ou gaîne d'argent légèrement courbée, longue et plate, dont on se sert pour ouvrir les abcès dans le fond de la gorge, et pour scarifier les amygdales, quand elles sont si gonflées qu'elles menacent de suffoquer et d'empêcher la déglutition.

PHARYNGOTOMIE, s. f. *pharyngotomia*, section du pharynx; opération qu'on fait a la gorge, pour en extraire les corps étrangers, pour scarifier les glandes amygdales, pour ouvrir les abcès qui s'y forment. *Voyez* **PHARYNGOTOME**, pour l'étymologie.

PHARYNX, s. m. du grec φάρυγξ, organe musculo-membraneux qui circonscrit la cavité gutturale et forme l'orifice supérieur de l'œsophage; composé d'un grand nombre de faisceaux qui partent de droite et de gauche de différens points de la région gutturale, de l'os hyoïde, de la base de la langue, des cartilages cricoïde, thyroïde, etc. se dirigent obliquement sur les côtés, s'épanouissent dans leur trajet, se contournent en arrière, se croisent sur la ligne médiane, et forment des prolongemens qui, en haut, se portent à l'avance sous-occipitale, et se perdent en bas dans le tissu de l'œsophage.

PHASE, s. f. *phasis*, en grec φάσις, apparence, du verbe φαίνω, je parois, je me montre; se dit en astronomie des diverses apparences de la lune et des autres planètes, c'est-à-dire des diverses manières dont elles paroissent éclairées par le soleil.

PHÉNICOPTÈRE, s. m. de φοῖνιξ, rouge, et de πτερόν, aile; oiseau aquatique, du genre des échassiers latirostres, ainsi appelé parce que ses ailes sont ordinairement de couleur rouge.

PHÉNIGME, s. m. *phœnigmus*, de φοῖνιξ, rouge; remède qui excite la rougeur et fait élever des vessies sur les parties ou il est appliqué. *Voyez* **RUBÉFIANT**.

PHÉNIX, s. m. de φοῖνιξ, rouge, couleur de pourpre; oiseau fabuleux d'Arabie, célèbre parmi les anciens, lequel, disoit-on, étoit unique dans son espèce, et renaissoit de sa cendre; il étoit ainsi appelé à cause de la couleur de son plumage.

PHÉNOMÈNE, s. m. *phœnomenum*, de φαίνομαι, je parois; apparence extraordinaire qu'on observe dans l'air, comme une comète; effet qu'on observe dans la nature; tout événement qui surprend par sa nouveauté; — symptôme de maladie.

PHILANTHROPE, s. m. *philantropius*, de φίλος, ami, et d'ἄνθρωπος, homme; ami des hommes; — de là *Philanthropie*, s. f. vertu ou caractère du philanthrope.

PHILOBIOSIE, s. f. *philobiosis*, de φίλος, ami, et de βίος, vie; amour de la vie.

PHILOMATHIQUE, adj. de φίλος, ami, et de μάθησις, connoissance, dérivé de μανθάνω, j'apprends; mot nouveau qui signifie *amateur des sciences*, ou *désireux d'apprendre*.

PHILOSOPHIE, s. f. *philosophia*, de φίλος, ami, et de σοφός, sagesse; amour de la sagesse; connoissance distincte des choses par leurs causes et par leurs effets; étude de la nature et de la morale; — *cours de philosophie*, logique, morale, physique et métaphysique.

PHILOTECHNIE, s. f. dérivé de φίλος, ami, et de τέχνη, art; mot nouveau qui signifie l'amour des arts.

PHILTRE, s. m. *philtrum*, en grec φίλτρον, de φιλέω, j'aime; breuvage ou remède qu'on suppose propre à inspirer de l'amour; — renfoncement de la lèvre supérieure située immédiatement sous la cloison du nez.

PHIMOSIS, s. m. *capistratio*, du verbe *capistrare*, museler, lier; en grec φίμωσις, de φιμός, ficelle, cordon à lier; état du prépuce qui est si resserré qu'il ne peut se renverser et découvrir le gland. C'est un vice naturel ou une maladie causée par le virus vénérien, comme à la suite de chancres, de la blennorrhagie ou gonorrhée, etc.

PHLASME, s. f. *phlasis*, du verbe grec φλάω, je brise, je contonds; contusion ou enfoncement d'un os plat : Chir.

PHLÉBOGRAPHIE, s. f. *phlebographia*, de φλέψ, gén. φλεβός, veine, et de γράφω, je décris; description des veines.

PHLÉBOLOGIE, s. f. *phebologia*,

de φλὶψ, gén. φλεβὶς, veine, et de λόγος, discours, traité; partie de l'anatomie qui traite de l'usage des veines.

PHLÉBOTOMIE, s. f. *phlebotomia*, de φλὶψ, gén. φλεβὶς, veine, et de τομὴ incision, dérivé de τέμνω, je coupe: ouverture qu'on fait à la veine pour en tirer du sang; l'art de la saignée; — la dissection des veines.

PHLÉBOTOMISTE ou PHLÉBOTOME, s. m. *phlebotomus*; nom de celui qui ouvre la veine ou qui saigne. *Voyez* PHLÉBOTOMIE.

PHLEGMAGOGUE, s. m. et adj. *Voyez* FLEGMAGOGUE.

PHLEGMASIE, s. f. *phlegmasia*, de φλεγμασια, inflammation, dérivé de φλέγω, je brûle, j'enflamme. *Voy.* INFLAMMATION.

PHLEGMATIE, s. f. *phlegmatia*, de φλέγμα, pituite; infiltration. *V.* OEDÉMATIE, ANASARQUE, LEUCOPHLEGMATIE.

PHLEGMATIQUE, s. et adj. *phlegmaticus*, de φλέγμα, flegme; nom que l'on donne à ceux qui abondent en pituite ou en flegme. *Voy.* FLEGME.

PHLEGMATORRHAGIE, s. f. *phlegmatorrhagia*, de φλέγμα, flegme ou pituite, et de ῥέω, je coule; écoulement considérable et continuel par le nez, d'une humeur limpide et lymphatique, comme chez les vieillards qui ont été exposés à un froid vif: — morfondure des chevaux: Hippiatr.

PHLEGME, s. m. *Voyez* FLEGME.

PHLEGMON. *Voyez* FLEGMON.

PHLOGISTIQUE, s. m. et adject. *phlogisticus*, de φλογιστὸς, brûlé, enflammé, de φλεγίζω, j'enflamme, dont la racine est φλέγω, je brûle; feu fixé ou combiné avec les corps, suivant la théorie de Sthal, qui a été renversée par celle du *calorique* et de l'*oxygène*. L'ancien chimiste prétendoit qu'un corps brûlé et réduit en chaux avoit perdu son *phlogistique* et que, ramené à l'état métallique il recouvroit ce principe inflammable. Les modernes au contraire expliquent l'oxydation des métaux par leur combinaison avec l'oxygène, et leur réduction ou désoxydation, par la séparation de ce même

principe: raisonnement qui est bien plus vraisemblable que celui des Staliens; car suivant leur hypothèse, un métal oxydé ou calciné seroit plus léger que dans l'état métallique, puisqu'il auroit perdu son phlogistique; mais cette conséquence est tout à fait opposée à la vérité; un métal oxydé est plus pesant qu'avant son oxydation, ce qui cadre parfaitement avec la théorie de l'oxygène adoptée par les modernes.

PHLOGOSE, s. m. *phlogosis*, en grec φλόγωσις, lu verbe φλέγω, je brûle, j'enflamme; inflammation interne ou externe accompagnée d'ardeur, et de chaleur non naturelle, sans tumeur.

PHLYCTÈNES, s. f. pl. *phlyctœnœ*, en grec φλυκταιναι, de φλύζω, je bous; nom qu'on donne aux pustules ou vessies qui s'élèvent sur la peau, parce qu'elles ressemblent à celles que cause la brûlure du feu ou de l'eau bouillante.

PHOENICOPTÈRE. *Voyez* PHÉNICOPTÈRE.

PHOENIGME. *Voyez* PHÉNIGME.

PHOENIX. *Voyez* PHÉNIX.

PHOLADE, s. f. de φωλεὶς, caverne, retraite; nom d'un coquillage multivalve, ainsi appelé parce qu'il se cache dans les pierres, et qu'il vit et meurt dans le premier trou qu'il a choisi après sa naissance.

PHONASCIE, s. f. de φωνὴ, voix, et d'ἀσκέω, exercer; l'art de former la voix pour le chant ou pour la déclamation; partie de l'ancienne gymnastique.

PHONIQUE, s. f. de φωνὴ, voix, son; la science des sons. *Voyez* ACOUSTIQUE.

PHONOCAMPTIQUE, adj. de φωνὴ, voix, son, et de κάμπτω, je réfléchis; qui réfléchit les sons.

PHOQUES, s. m. pl. *phocœ*, du grec φώκη veau marin; nom que les naturalistes donnent à un genre d'animaux amphibies, dont le corps est couvert de poils, et se termine en arrière comme la queue des poissons; ils ont les pattes très-courtes, le bassin et les hanches peu saillans, le museau arrondi comme celui des chats, et garni de moustaches ou de poils roides. Les peuples qui habitent la Finlande, le

Kamtchatka et le Groenland, tirent de ces animaux leur nourriture et leur vêtement; on en fait des bonnets en Europe et dans le nord de la France.

PHORONOMIE, s. f. de φορὰ, transport; action de porter, de mouvoir, et de νόμος, lois; science des lois du mouvement des solides et des fluides, comprenant la statique, l'hydraulique, l'hydrostatique et l'aréométrie.

PHOSPHATES, s. m. pl. *phosphates*; sels formés par l'union de l'acide phosphorique avec les différentes bases; fusibles en verres opaques, phosphoriques; ne donnant pas de phosphore quand on les fait chauffer avec du charbon; solubles dans l'acide nitrique sans effervescence, et précipitables de cette dissolution par l'eau de chaux.

PHOSPHITES, s. m. pl. *phosphites*; sels formés par l'union de l'acide phosphoreux avec les bases salifiables; donnant à l'air une flamme phosphorique quand on les chauffe, et un peu de phosphore dans des vaisseaux fermés.

PHOSPHORE, s. m. *phosphorus*, de φῶς, lumière, et de φορὸς, qui porte, dérivé de φέρω, je porte, c'est-à-dire *porte lumière*; corps qui s'enflamme spontanément par le contact de l'air, dont il absorbe presque tout l'oxygène, et dégage une flamme bleue qu'on n'apperçoit que dans l'obscurité; simple ou indécomposé, solide, blanc demi-transparent; d'une odeur forte, alliacée; d'une saveur un peu âcre, désagréable; d'une cassure vitreuse; crystallisant en lames, en aiguilles, en octaèdres allongés; fusible, volatil et bouillant selon le degré de chaleur; insoluble dans l'eau, un peu soluble dans l'alcohol, dans les huiles fixes et volatiles, ainsi que dans cent fois son poids d'éther sulfurique à 40 +o; agissant fortement et souvent à la manière des poisons sur les animaux vivans; remède sténique, irritant; existant dans beaucoup de composés des trois règnes, d'où il est facile à extraire par l'art.

PHOSPHORESCENCE, adj. f. propriété qu'ont certains corps de dégager de la lumière dans l'obscurité, sans chaleur ni combustion sensible; tels sont le sucre, le crystal de roche frotté dans l'obscurité, le bois pourri, etc.

PHOSPHOREUX, adj. m. nom de l'acide produit par la combustion lente du phosphore; d'une odeur fétide, d'une saveur désagréable; répandant par une chaleur un peu forte, une fumée blanche, épaisse, et une flamme vive.

PHOSPHORIQUE, adj. *phosphoricus*, nom de l'acide produit par la combustion complète et rapide du phosphore, contenant 0.39 de phosphore et 0.61 d'oxygène; vitreux, brillant, incolore, fixe; d'une saveur âcre, très-caustique; attirant l'humidité de l'air, soluble dans l'eau en toute proportion; employé comme fondant externe.

PHOSPHURES, s. m. pl. nom générique des combinaisons du phosphore avec différentes bases.

PHOTOPHORE, s. m. de φῶς, gén. φωτὸς, lumière, et de φορὸς, qui porte, dérivé de φέρω, je porte; se dit en optique d'un morceau de fer-blanc en forme de cône tronqué, poli à l'intérieur, qui, placé devant une mèche allumée, répand à quelques pieds une lumière vive et égale.

PHRÉNÉSIE. *Voyez* FRÉNÉSIE.

PHRÉNÉTIQUE. *Voyez* FRÉNÉTIQUE.

PHRÉNIQUE, adj. *phrenicus*, de φρένες, diaphragme; qui a rapport au diaphragme.

PHRÉNITIS, s. f. de φρένες, le diaphragme; inflammation du diaphragme. *Voyez* PARAPHRÉNÉSIE.

PHTHIRIASIS, s. f. φθειρίασις, de φθεὶρ, pou, en latin *pediculus*; maladie pédiculaire ainsi appelée parce qu'il s'engendre sous la peau une grande quantité de poux. Elle attaque particulièrement les enfans et les vieillards; la malpropreté contribue beaucoup à la produire.

PHTHIROPHAGE, adj. *phthirophagus*, de φθεὶρ, pou, et de φάγω, je mange; mot à mot *mangeur de poux*; nom qu'on donne aux Hottentots parmi les hommes, et aux singes parmi les animaux.

PHTHISIE, s. f. en grec φθίσις, de φθίω, je sèche, je flétris, je corromps ; toute sorte de maigreur et de dépérissement du corps, quelle qu'en soit la cause. La *phthisie* pulmonaire causée par un ulcère ou des tubercules dans les poumons, est accompagnée d'une fièvre lente qui redouble le soir et après le repas, de sueurs nocturnes, principalement à la poitrine, de difficulté de respirer, d'une toux qui augmente le soir et le matin, et qui est suivie de crachats d'abord sanguinolens, ensuite purulens. La *phthisie* dorsale, *tabes dorsalis*, causée par une ancienne gonorrhée ou par l'usage immodéré de Vénus, a pour caractères distinctifs un sentiment de formication que les malades éprouvent le long de l'épine du dos : l'évacuation involontaire de la semence, soit dans des songes lascifs, soit pendant l'émission de l'urine et des excrémens ; la foiblesse, l'haleine courte et la dyspnée après avoir couru ou marché dans des lieux escarpés ; la pesanteur de la tête, le tintement des oreilles ; dans la suite, différentes fièvres violentes, et enfin la fièvre *typyrie* qui termine la scène. Hipp. lib. II *de morbis*. La *phthisie* oculaire est un rétrécissement de la prunelle qui fait voir les objets plus gros qu'ils ne sont.

PHTHISIOLOGIE, s. f. *phthisiologia*, de φθίσις, la phthisie, et de λόγος, traité, discours ; traité ou discours sur la phthisie.

PHYGÉTHLON, s. masc. en grec φύγεθλον, de φύω, j'engendre, je produis ; en latin *panula*, *penicula*, diminutifs de *panus*, anciennement *panis*, pain : tumeur inflammatoire, érysipélateuse, dure, tendue, large, peu élevée, garnie de petites pustules qui la font ressembler à du pain, accompagnée d'une douleur et d'une chaleur brûlantes ; qui a son siége dans les glandes, particulièrement dans les sous-cutanées ; qui ne vient presque jamais à suppuration.

PHYLACTÈRE, s. m. *phylacterium*, en grec φυλακτήριον, du verbe φυλάσσω, je garde, je conserve ; nom que les anciens donnoient à toutes sortes d'amulettes qu'ils portoient sur eux pour se préserver de quelque mal.

PHYLLITHE, s. f. *phyllithis*, de φύλλον, feuille ; feuille pétrifiée, ou pierre qui porte des empreintes de feuilles.

PHYLLOSTOMES, s. m. pl. de φύλλον, feuille, et de στόμα, bouche ; nom d'un genre de chauve-souris dont le nez est entouré de membranes ou de feuilles formées par les replis de la peau.

PHYMA, s. m. en grec φῦμα, de φύομαι, je nais de moi-même ; tumeur inflammatoire qui s'élève sur la peau sans cause externe, et qui s'engendre, augmente, s'enflamme et suppure en peu de temps : Chi.

PHYSCONIE, s. f. *physconia*, de φύσκη, vessie ; dérivé de φυσάω, j'enfle ; tumeur ou enflure dure et volumineuse, bornée à une partie de l'abdomen ; qui croît par degrés, qui n'est point sonore, ni accompagnée de fluctuation.

PHYSICO-MATHÉMATIQUE, adj. se dit des sciences qui réunissent les observations et les expériences de la physique au cacul mathématique : telles sont la mécanique, la statique, l'hydrostatique, l'optique, la catoptrique, la dioptrique, l'aérométrie, la musique, et sur-tout l'astronomie physique.

PHYSIOGNOMONIE, s. f. de φύσις, nature ou caractère, et de γνώμων, indice, dérivé de γινώσκω, je connois ; terme nouveau, inventé par *Lavater*, pour désigner la science qui apprend à connoître le caractère des hommes par l'inspection des traits du visage et de toutes les parties du corps.

PHYSIOGRAPHIE, s. f. *physiographia*, de φύσις, la nature, et de γράφω, je décris ; description des productions de la nature.

PHYSIOLOGIE, s. f. *physiologia*, de φύσις, nature, et de λόγος, discours ; partie de la médecine qui traite des différentes parties du corps humain et de leurs fonctions dans l'état de santé.

PHYSIONOMIE, s. f. *physionomia*, de φύσις, nature, et de γνώμων, indice ; dérivé de γινώσκω, je connois ;

indication du naturel; l'ensemble des traits du visage.

PHYSIQUE, s. f. *physica,* en grec φυσικὴ, de φύσις, nature; science de la nature ou des choses naturelles, qui s'occupe des effets naturels et de leurs causes. Elle se divise en *physique expérimentale,* qui est la science des effets naturels développés par l'expérience, et en *physique théorique* ou *systématique,* qui est l'art de former des systèmes fondés sur l'expérience, pour rendre raison des effets naturels; — adj. *physicus,* naturel; qui concerne la nature.

PHYSOCÈLE, s. f. *physocele,* de φυσάω, je gonfle en soufflant, et de κήλη, tumeur; tumeur venteuse du scrotum. *Voyez* PNEUMATOCÈLE.

PHYSOMÈTRE, s. m. *physometra,* de φυσάω, je souffle, et de μήτρα, la matrice, l'utérus; tumeur légère, élastique, située dans la région hypogastrique; proprement tympanite de la matrice.

PHYTALITHRE, s. m. *phytalithum,* de φυτὸν, plante, et de λίθος, pierre; nom des pierres qui portent l'empreinte de quelque substance végétale : Hist. Nat.

PHYTOLITHE, subst. f. de φυτὸν, plante, et de λίθος, pierre; mot à mot *pierre-plante;* nom des pierres qui portent l'empreinte ou la figure de quelque plante.

PHYTOLOGIE, s. f. *phytologia,* de φυτὸν, plante, et de λόγος, discours; traité ou discours sur les plantes.

PHYTOMORPHITE, s. f. de φυτὸν, plante, et de μορφὴ, forme; pierre figurée, représentant des arbres ou des plantes.

PHYTOTOMES, s. m. pl. de φυτὸν, plante, et de τομὴ, incision, dérivé de τέμνω, je coupe; nom d'un genre de passereaux, ainsi appelés parce qu'ils se nourrissent de végétaux, qu'ils divisent, dit-on, avec le bec comme avec une scie. Ils font beaucoup de mal aux arbres dont ils détruisent les bourgeons. On en trouve une espèce au Chili, et l'autre en Abyssinie.

PHYTOTYPOLITHE, s. f. de φυτὸν, plante, de τύπος, marque, empreinte, et de λίθος, pierre; nom des plantes dont on trouve l'empreinte sur des pierres ou sur d'autres substances du règne minéral.

PIAN, s. m. mot qui signifie fraise dans la langue des nègres: de là le nom d'une maladie qu'on observe en Amérique, et dont les symptômes sont principalement des excroissances fongueuses qui, par leur couleur, leur figure, leur consistance, et souvent leur volume, ressemblent à des fraises, un ulcère sordide, par où commence la maladie, et qui s'appelle vulgairement *mamanpian* ou *mère des pians,* et l'excoriation de la plante des pieds ou de la paume des mains, qui porte le nom de *crabe.*

PIAZZI, nom d'une nouvelle planète découverte le 1er. janvier 1801, par *Piazzi,* astronome de Palerme; Herschell évalue son diamètre apparent à 54 lieues, et sa grosseur à celle d'une étoile de la 7ème. ou 8ème. grandeur.

PICA, s. m. désir ou appétit d'alimens absurdes, tels que la terre, la craie, la chaux, le plâtre, les charbons, les cendres, le sel, le vinaigre, le vieux linge, le cuir pourri, les araignées, etc. Les filles chlorotiques sont très-sujettes à cette perversion de l'appétit que les Grecs nommoient κίσσα ou κίττα, pie, et les Latins *pica,* qui signifie la même chose, parce que les couleurs opposées, le blanc et le noir, qu'on remarque à cet oiseau, répondent à la variété des alimens qu'on désire.

PICOTE, s. f. *picota,* terme dont on se sert dans quelques provinces pour désigner la petite-vérole. Il dérive du verbe français *piquer,* parce que le visage en est souvent marqué.

PICOTEMENT, s. m. *punctio,* impression incommode et un peu douloureuse sur la peau, comme si l'on y faisoit des piqûres.

PICROCHOLE, s. m. *picrocholus,* du grec πικρὸς, amer, et de χόλη, bile; qui abonde en bile amère; qui est extrêmement bilieux.

PIED, s. m. *pes,* du grec πούς, l'extrémité inférieure du membre abdominal qui appuie sur le sol quand on marche, composée de vingt-six os qui, par leur assemblage, forment une sorte de voûte oblongue dont les différentes parties unies par des ligamens courts et serrés, ont des mouvemens peu étendus. On y distingue deux *faces*, l'une concave, l'autre convexe; deux *bords*, l'un *tibial*, l'autre *péronier*; deux extrémités, une *tarsienne*, l'autre *digitée*; trois régions, le *tarse*, le *métatarse* et les *orteils*.

PIE-MÈRE, s. f. *pia-mater*, membrane très-fine et très-déliée, et néanmoins d'un tissu assez serré, qui enveloppe immédiatement le cerveau, le cervelet et la moelle allongée ou prolongement rachidien dans toute l'étendue du rachis, ou canal de l'épine, et fournit une gaine particulière à tous les filets qui composent chaque nerf.

PIERRE A CAUTÈRE, s. f. *lapis causticus*, alcali fixe privé de toute humidité, et rendu plus corrosif par le mélange de la chaux, qui neutralise l'acide carbonique avec lequel il étoit uni; attirant fortement l'humidité de l'air; employé en chirurgie comme caustique, pour ouvrir les cautères : opération qui est connue sous le nom d'*ustio arabica*, parce que les Arabes sont les premiers qui en aient fait usage.

PIERRE INFERNALE, s. f. *lapis infernalis* (nitrate d'argent fondu), sel métallique, en cylindres, de couleur noire, d'une saveur âcre, présentant des aiguilles rayonnées dans sa cassure, brûlant les corps combustibles au contact de l'air, contenant du nitrate d'argent et de l'oxyde noir; partiellement soluble dans l'eau et dans l'alcohol; employé en chirurgie comme cathérétique.

PIERRE PHILOSOPHALE, s. fém. *lapis philosophicus*; prétendue découverte de la transmutation des métaux ou de la conversion des terres en substances métalliques; — l'art chimérique de faire de l'or. *Voyez* ALCHIMIE.

PIERRES, s. f. pl. *petræ* ou *lapides* des Latins, *λίθος* des Grecs; corps dont les propriétés ou caractères physiques sont la pesanteur spécifique, la dureté, la transparence ou l'opacité, la réfraction, l'élec-

tricité, le magnétisme, la couleur, la saveur et l'odeur; les propriétés ou caractères géométriques, la forme extérieure ou crystallisation apparente, la forme intérieure ou forme du noyau, la forme des molécules intégrantes ou primitives, et la cassure; les propriétés chimiques, l'altérabilité de leur combinaison naturelle par les réactifs. On divise les pierres, 1°. en *pierres calcaires*, réductibles en poussière par l'action du feu, et susceptibles de reprendre une liaison et une dureté nouvelles, quand elles sont mêlées ensuite avec de l'eau ou quelqu'autre liqueur; 2°. en *pierres vitrifiables* qui se fondent au feu et s'y changent en verre; 3°. en *pierres réfractaires*, ainsi appelées parce qu'elles résistent au feu, dont elles soutiennent l'action, même très-violente, sans se changer ni en chaux ni en verre; 4°. en *pierres composées* ou *roches*, qui ne sont qu'un assemblage des différentes pierres.

PIERRES FACTICES, s. f. plur. *lapides artificiales*, *factitii*; pierres formées d'oxyde de plomb et de crystal de roche, ou de toute autre pierre vitrifiable par l'intermède des préparations de plomb.

PIERRES PRÉCIEUSES, s. f. plur. *lapides pretiosi*; pierres dures, transparentes, crystallines, susceptibles d'être taillées ou de prendre un beau poli, sur-tout de bien réfranger la lumière; tels sont le diamant, l'émeraude, etc.

PIERREUX, EUSE, adj. *petrosus*, *calculosus*; c'est la même chose que PÉTREUX. *Voyez* ce mot; — se dit aussi de celui qui est attaqué du calcul ou de la pierre.

PILON, s. m. *pilum*, *pistillus*, *pistillum*; ce qui sert à piler, à réduire en poudre, ou à exprimer le suc des herbes et autres corps.

PILULE, s. f. *pilula*, petite balle, *catopotium*, du verbe grec *καταπίνω*, j'avale; médicament en forme de petite boule, qu'on avale tout entier, d'une consistance moyenne entre les électuaires mous et les tablettes; composé de différentes poudres incorporées dans du sirop, du miel, du mucilage, de l'extrait ou quelqu'autre corps liquide et visqueux ; inventé pour faire prendre plus facilement aux malades des remèdes très-efficaces, mais très-dégoûtans et très-désagréables.

PINCÉE, s. f. *pugillus* ; ce qu'on peut prendre avec le bout de deux ou trois doigts.

PINCES ou PINCETTES, s. f. pl. *volsella*, instrument de chirurgie dont on se sert pour panser les plaies, les ulcères, les fistules.

PINÉAL, ALE, adj. *pinealis* ; qui ressemble à la pomme de pin ; la glande *pinéale*, corps situé dans le cerveau, de la grosseur d'un pois, arrondi en arrière, un peu pointu en avant, grisâtre, mou et friable ; renfermant souvent des espèces de graviers dans son épaisseur ; recouvert et enveloppé supérieurement par la substance membraneuse qui unit les plexus choroïdes, et portant en arrière sur les tubercules quadrijumeaux ; soutenu antérieurement par la commissure postérieure ; siége de l'ame, suivant Descartes.

PINNATIFIDE, adj. *pinnatifidus* ; se dit des feuilles divisées en segmens semblables à des ailes : Bot.

PINNÉE, adj. f. *folium pinnatum*, feuille composée de plusieurs folioles rangées de chaque côté d'un pétiole commun.

PIQUETTE, s. f. *lora*, boisson d'eau, de marc de raisin et de prunelles. On la fait vulgairement en laissant fermenter de l'eau avec le marc de raisin qui a passé sous le pressoir.

PIRIFORME ou PYRIFORME, adj. *piriformis*, de *pirum*, poire, et de *forma*, forme ; qui a la forme ou la figure d'une poire.

PISIFORME, adj. *pisiformis*, de *pisum*, pois, et de *forma*, forme ; qui a la forme d'un pois ; — l'os *pisiforme*, le même que l'os lenticulaire ou lentiforme, ou orbiculaire du carpe : Anat.

PISOLITHE, s. f. du grec πίσον, pois, et de λίθος, pierre ; pierre composée de petits globules de la grosseur d'un pois.

PISSASPHALTE, s. masc. de πίσσα, poix, et d'ἀσφαλτος, asphalte ; bitume naturel et solide qui tient le milieu entre la poix et l'asphalte.

PISTATION, subst. fém. *pistatio* ; action de couvrir les matériaux enfermés dans un vaisseau avec de la pâte, pour qu'ils cuisent mieux.

PISTIL, s. m. *pistillum*, organe femelle de la fructification d'une plante qui occupe le plus souvent le centre d'une fleur, et acquiert, au moment du parfait développement de celle-ci, la faculté de grossir, de changer de forme, et de se convertir en fruit.

PISTOLET DE VOLTA, s. m. vase ordinairement de métal, garni d'une tige recourbée, aussi de métal, qui enfile un tuyau de verre mastiqué dans le couvercle du vase pour l'isoler, et au goulot duquel on adapte un petit canon capable de recevoir une balle. On introduit dans ce vase deux parties d'air atmosphérique et une partie de gaz hydrogène, qu'on enflamme par une étincelle électrique ; la détonnation se fait avec violence, et la balle est chassée avec assez de force pour percer une planche de chêne épaisse de 27 millimètres, à la distance de vingt-cinq pas.

PISTON, s. m. *embolus*, cylindre de bois ou de métal qui joue dans le corps d'une pompe, aspire ou élève l'eau, et souvent la comprime et la refoule.

PITHÈQUE, s. m. du grec πίθηξ, gén. πίθηκος, singe ; nom d'une sorte de singes sans queue, fort commune en Afrique.

PITUITAIRE, adj. *pituitarius* ; qui a rapport à la pituite ; membrane pituitaire.

PITUITE, s. f. *pituita*, nom que les anciens médecins humoristes donnoient à une des quatre humeurs dont ils prétendoient que le sang étoit composé. Ils croyoient qu'elle étoit fournie par les alimens humides. *Voyez* PHLEGME.

PITUITEUX, EUSE, adj. *pituitosus*, *phlegmaticus* ; qui abonde en pituite.

PITYRIASE, s. f. *pityriasis*, du grec πίτυρον, son ; partie la plus grossière du blé moulu ; — maladie où la tête, le menton et les paupières sont couverts d'écailles furfuracées semblables à du son.

PIVOT, s. m. *cardo*, morceau de métal arrondi par le bout, sur lequel tourne un corps solide.

PIVOTANTE, adj. f. se dit d'une racine qui a un tronc enfoncé perpendiculairement dans la terre : *Radix perpendicularis*.

PLACENTA, s. m. mot latin qui signifie gâteau, et qui exprime en français une masse charnue, spongieuse, vasculeuse, destinée à servir d'intermédiaire entre la mère et l'enfant, le plus souvent arrondie, aplatie sur ses deux faces, dont l'une lobuleuse et anfractueuse est attachée à la matrice chez les femmes grosses, et l'autre membraneuse est baignée par l'eau des amnios ; — en botanique, *placenta*, *receptaculum seminis*, partie interne du péricarpe à laquelle la graine est attachée.

PLAIE, s. f. *vulnus*, *plaga*, en grec τραῦμα, solution de continuité, récente et ordinairement sanglante, faite aux parties molles par un instrument piquant, tranchant ou contondant, qui la heurte, la presse ou lui résiste, par une arme à feu, par la morsure d'un animal ; — de là suit la division des plaies en piqûres, incisions, plaies contuses, plaies d'arquebusades et plaies venimeuses, auxquelles on peut ajouter la brûlure, ou plaie produite par le feu et les corps brûlans.

PLAN, s. m. et adj. *plana superficies* ; superficie sans éminences et sans enfoncemens, à laquelle par conséquent on peut appliquer une ligne droite en tout sens, de manière qu'elle coïncide toujours avec cette surface ; — *plan horizontal*, plan de niveau ou parallèle à l'horizon : Géom. — *plan incliné*, plan qui fait un angle oblique avec le plan horizontal ; — *plan de gravité*, plan que l'on suppose passer par le centre de gravité d'un corps dans la direction de sa tendance : Mécan. — En anatomie on se sert souvent de *plans*, pour faire concevoir des lignes imaginaires qu'on suppose passer à travers le corps, et auxquelles on rapporte différentes directions, telles que l'adduction, l'abduction, etc.

PLANÈTE, s. f. *planeta*, de πλανήτης, errant, dérivé de πλανᾶ, erreur, égarement ; corps céleste qui fait sa révolution autour du soleil, et qui change continuellement de position par rapport aux autres étoiles.

PLANÉTOLABE, s. m. *planetolabus*, de πλανήτης, planète, et de λαμβάνω, je prends ; instrument d'astronomie pour mesurer les planètes.

PLANIMÉTRIE, s. f. *planimetria*, du latin *planus*, plan, et du grec μέτρον, mesure ; partie de la géométrie qui enseigne l'art de mesurer les surfaces planes.

PLANIROSTRES, s. masc. plur. de *planus*, plan, et de *rostrum*, bec ; nom d'une famille de passereaux dont le bec est très-plat et très-large.

PLANISPHÈRE, s. m. du latin *planus*, plan, et du grec σφαῖρα, sphère, globe ; représentation des deux moitiés, soit de la sphère céleste, soit du globe terrestre, sur une surface plane.

PLANTAIRE, adj. *plantaris* ; qui a rapport à la plante du pied ; nerfs *plantaires* ; artères *plantaires*, etc.

PLANTE, s. f. *planta*, corps organisé, privé du mouvement spontané, qui reçoit sur-tout la nourriture de la terre, et qui produit ordinairement des feuilles et des fleurs. — *Plantes alimentaires*, celles qui nourrissent habituellement l'homme. — *Plantes céréales*, le froment, le seigle, l'orge, l'avoine et quelques autres de la famille des graminées : leur nom vient de *Cérès*, qui, selon les poëtes, en fit présent au genre humain. — Plante du pied, *planta pedis*, le dessous du pied de l'homme.

PLANTIGRADES, s. m. plur. de *planta*, plante du pied, et du verbe *gradior*, je marche ; nom d'une famille d'animaux carnassiers, ainsi appelés parce qu'ils appuient, en marchant, la plante entière du pied sur la terre : voilà pourquoi cette partie est toujours nue, et privée de poils.

PLASTIQUE, adj. *plasticus*, de πλάσσω, je forme ; nom que certains philosophes donnent à la puissance génératrice dans les végétaux comme dans les animaux.

PLATEAU ÉLECTRIQUE, s. masc. plan circulaire de verre, qu'on rend actuellement électrique en le faisant tourner entre des coussinets. Le flint-glass ou crystal d'Angleterre, les glaces de Cherbourg et de St-Gobin fournissent les meilleurs plateaux électriques.

PLATINE, s. m. *platina*, métal d'un blanc livide avant d'être dépuré, d'un blanc argentin après la dépuration ; insipide, inodore ; le plus pesant, le moins combustible et le moins fusible de tous les métaux ; le plus dur après le fer, le plus ductible après l'or ; inférieur par sa ténacité à l'or, au fer et au cuivre ; soluble par l'acide nitro-muriatique ; fusible seulement au foyer d'un miroir ardent, ou par le feu d'air vital ; très bon conducteur de l'électricité et du galvanisme ; qu'on trouve au Pérou en petits grains, dans un sable mêlé de paillettes d'or ; qu'on travaille en le fondant avec l'arsenic ; dont on fait des vases, des bijoux, des miroirs d'optique, et des instrumens de mathématiques et d'horlogerie très-parfaits, parce qu'ils ne se rouillent pas, et qu'ils s'allongent très-peu par la chaleur. Ce métal, selon les chimistes modernes, est un mélange de quatre substances métalliques distinctes, savoir ; le *ptène* ou *iridium*. l'*osmium*, le *rhodium* et le *palladium*.

PLATRE ou GYPSE, s. m. *gypsum*, sulfate de chaux ; sel neutre insipide, souvent fossile, très-varié dans sa forme, primitivement rhomboïdal ; dissous dans les eaux dures, décrépitant au feu, devenant friable ; dissoluble dans cinq cents parties d'eau ; formant le plâtre fin par la calcination ; contenant 0,46 d'acide, 0,32 de chaux, et 0,22 d'eau.

PLATURES, s. m. plur. de πλατὺς, large, plat ou aplati, et d'οὐρὰ, queue ; nom d'une section de serpens ainsi appelés parce qu'ils ont la queue aplatie.

PLÉCOPTÈRES, s. masc. plur. de πλέκω, je joins, je soude. j'annexe, et de πτερὸν, aile ; nom d'un genre de poissons operculés, à membrane branchiale, ainsi appelés parce qu'ils ont les nageoires ventrales ordinairement soudées et situées sous les thoraciques.

PLÉIADES, s. f. pl. de πλέω, je navigue ; nom d'une constellation composée de sept étoiles, ainsi appelée parce que les anciens la regardoient comme fort redoutable aux marins, par les pluies et les tempêtes qu'elle excitoit, selon eux.

PLÉNIROSTRES, s. m. pl. de *plenus*, plein, et de *rostrum*, bec ; nom d'une famille de passereaux qui ont le bec droit, allongé, comprimé.

PLÉNITUDE, s. f. *plenitudo*. Voy. PLÉTHORE.

PLÉROSE, s. f. en grec πλήρωσις, réplétion, du verbe πληρόω, je remplis, dérivé de πλέος, plein ; réplétion ou rétablissement d'un corps épuisé par la maladie.

PLÉTHORE, s. f. *plethora*, en grec πληθώρα, réplétion, de πλήθω, je remplis ; surabondance de sang et d'humeurs ; quantité de sang louable, plus grande qu'il ne faut pour supporter les changemens inévitables dans la vie, sans être malade. Les anciens distinguoient deux sortes de *pléthores*, l'une où les vaisseaux sont tellement remplis de sang qu'ils sont menacés de rupture ; on l'appeloit *pléthore des vaisseaux*, *plethora ad vasa* ; l'autre, où les vaisseaux contiennent plus de sang qu'ils n'en peuvent faire circuler ; on la nommoit *pléthore des forces*, *plethora ad vires*.

PLÉTHORIQUE, adj. *plethoricus*, replet ; qui a beaucoup de sang. *Voyez* PLÉTHORE.

PLEURÉSIE, s. f. *pleuritis*, en grec πλευρίτις, de πλευρὰ, plèvre ; inflammation de la plèvre causée par un refroidissement subit ; dont les signes caractéristiques sont une douleur pongitive, lancinante, correspondante à un des côtés de la poitrine, augmentant par la toux et l'inspiration ; la difficulté de respirer plus ou moins grande, la toux avec ou sans expectoration, et la fièvre ; maladie le plus souvent aiguë qui se termine par résolution, par des adhérences, quelquefois par l'exhalation d'un liquide séreux et purulent, d'autres fois par le passage à l'état de phlegmasie chronique.

PLEUROPÉRIPNEUMONIE. V. PLEUROPNEUMONIE.

PLEUROPNEUMONIE, s. f. *pleuropneumonia*, de πλευρὰ, plèvre, et de πνεύμων, le poumon ; espèce de pleurésie compliquée de péripneumonie, c'est-à-dire dans laquelle la plèvre et les poumons sont enflammés.

PLEUROSTHOTONOS, s. m. *pleurostothonos*, de πλευρά, plèvre, côté, et de τέτανος, tétanos, tension ; tétanos latéral ou hémiplégique dans lequel une moitié du corps prise latéralement est affectée de tétanos, et douloureuse, tandis que l'autre est paralysée et privée de sentiment.

PLÈVRES, s. f. pl. *pleuræ*, du grec πλευρά, côté ; membranes minces, diaphanes, perspirables, qui revêtent les poumons, et forment par leur adossement, le médiastin ou cloison médiane qui partage en deux la longueur du thorax.

PLEXUS, s. m. mot latin dérivé du verbe *plecto*, j'entrelace, et retenu en français pour exprimer un réseau de plusieurs filets de nerfs, ou même de vaisseaux quelconques.

PLICATILE, adject. *plicatilis*; qui peut se plisser ; par exemple, la corolle du liseron est *plicatile* par le sommeil.

PLIQUE POLONAISE, s. f. *plica polonica*, *trichoma*, de θρίξ. gén. τριχός ; cheveu ; maladie endémique en Pologne, où elle attaque sur-tout les juifs. Ses symptômes sont l'entrelacement ou l'entortillement, et l'agglutination des cheveux, leur saignement quand on les coupe ou qu'ils se rompent. des maux de tête horribles, l'affoiblissement de la vue et le danger de la mort.

PLOMB, s. m. *plumbum*, métal gris, ou d'un blanc sombre et livide ; moins pesant que le platine, l'or et le mercure ; inférieur par sa ductilité, sa dureté, son éclat et sa ténacité, à tous les autres métaux oxydables, excepté le nikel et le zinc ; d'une odeur et d'une saveur désagréables, sur-tout quand on l'a frotté ; oxydable dans l'eau et dans l'air ; fusible à un léger degré de chaleur ; soluble par tous les acides et précipitant en noir par le sulfure ammoniacal ; utile dans une foule d'arts : très-employé pour les besoins économiques quoique très-dangereux par les maladies qu'il cause sous toutes les formes, telles que la paralysie, le tremblement, l'engourdissement, la colique de

plomb, etc. ; ne servant en médecine, qu'appliqué extérieurement, et encore avec beaucoup de prudence ; — *Plomb*, *nausea latrinaria*, substance gazeuse qui s'exhale des fosses d'aisances, quand on a opéré la vidange ; qui suffoque quelquefois subitement ou cause des douleurs atroces aux articulations ; dont l'influence délétère se communique par contagion ; qui se dissipe d'elle-même, si les matières ne sont point remuées ; qui ne s'enflamme point et n'éteint point les bougies : sorte d'émanation qui, selon quelques expériences très récentes, n'est autre chose que du gaz hydrogène sulfuré.

PLOMBAGINE, f. pl. *plumbago*, improprement mine de plomb, proprement carbure de fer ; substance crystallisable, lamelleuse, grasse et onctueuse ; d'un brillant fixe ; infusible, rétractaire, peu combustible, naturelle ou artificielle, servant à faire des crayons.

PLUMACEAU ou PLUMASSEAU, s. m. *plumaceolus*, *linteamen*, tissu de charpie replié par les extrémités, et aplati entre le dos d'une main et la paume de l'autre, dont l'usage est de couvrir les plaies, d'arrêter les hémorragies légères, etc. Les anciens, qui n'avoient point l'usage de la charpie. se servoient pour les mêmes besoins de plumes cousues entre deux linges ; ce qui explique l'étymologie du mot.

PLUMEUX, EUSE, adj. *plumosus*, barbu comme une plume : Bot.

PLUMICOLLES, s. m. pl. de *pluma*, plume, et de *collum*, colle; nom générique des oiseaux rapaces qui ont la tête et le cou couverts de plumes : tels sont les faucons.

PLUMULE, s. f. partie squammeuse que fournit la base interne du cotylédon, dans le temps de la germination, et qui se développe en sens inverse de la radicule : Bot.

PLURILOCULAIRE, adj. *pluriloeularis*, de *loculi*, logettes ; qui a plusieurs loges : Bot.

PNEUMATIQUE, s. f. et adj. *pneumatica* et *pneumaticus*, de πνεῦμα, air, souffle, vent ; science de l'air en général, de la gravitation et de la compression des fluides élastiques ; — se dit de la chimie moderne, parce qu'elle a découvert ou distingué un grand nombre de gaz ; — nom d'une machine avec laquelle on pompe l'air dans un récipient et qui sert à faire des expériences sur les propriétés de ce fluide.

PNEUMATOCÈLE, s. m. *pneumatocele*, de πνεῦμα, air, vent, souffle, et de κήλη, tumeur ; tumeur du scrotum, causée par un amas d'air.

PNEUMATOCHIMIQUE. *Voy.* HYDROPNEUMATIQUE.

PNEUMATODE, adj. *pneumatodes*, de πνεῦμα, air, vent ; se dit, selon Hippocrate, d'une personne dont la respiration est courte et fréquente, et selon Galien, de celle dont le ventre est distendu par des flatuosités.

PNEUMATOMPHALE, s. f. *pneumatomphalus*, de πνεῦμα, air, vent, et d'ὀμφαλος, le nombril ; tumeur du nombril causée par un amas d'air.

PNEUMATOSE, s. f. *pneumatosis*, de πνεῦμα, air, vent, souffle ; enflure de l'estomac causée par des vents ou flatuosités ; selon quelques uns, élaboration des esprits dans le cerveau et dans les nerfs.

PNEUMOGRAPHIE, s. f. *pneumographia*, de πνεύμων, le poumon, et de γραφὴ, description ; partie de l'anatomie qui a pour objet la description du poumon.

PNEUMOLOGIE, s. f. *pneumologia*, de πνεύμων, le poumon, et de λόγος, discours ; traité des usages du poumon.

PNEUMONIE, s. f. *pneumonia*, de πνεύμων, le poumon ; fluxion de poitrine, maladie de poumon. *Voy.* PÉRIPNEUMONIE.

PNEUMONIQUE, adj. *pneumonicus*, de πνεύμων, le poumon ; se dit des remèdes propres aux maladies du poumon.

PNEUMOTOMIE, s. f. *pneumotomia*, de πνεύμων, le poumon, et de τέμνω, je coupe, je dissèque ; partie de l'anatomie qui a pour objet la dissection du poumon.

PODAGRE, s. f. *podagra*, de πούς, gén. ποδός, pied, et d'ἄγρα, proie, capture ; goutte qui attaque les pieds ; — s. m. et adj. *podagricus*, celui ou celle qui a la goutte aux pieds.

POIGNÉE, s. f. *manipulus*, autant que la main peut en contenir.

POIGNET, s. m. *carpus*, l'endroit où la main joint le bras. *Voyez* CARPE.

POIL, s. m. *pilus*, en grec θρίξ, gén. τριχός ; filets très-déliés qui croissent sur la surface du corps et sur l'écorce de divers végétaux ; *morbus pilaris*, maladie des mamelles, qui provient d'un lait grumelé. *Voyez* TRICHIASIS.

POILETTE, s. f. *excipula*, vase qui sert à recevoir le sang dans la saignée.

POINT, s. m. *punctum*, ce qui n'a point de parties ; *punctum est*, dit Euclide, *cujus pars nulla* ; l'extrémité d'une ligne, l'endroit où elle en coupe une autre : c'est là le *point* qu'on appelle *mathématique*, pour le distinguer du *point physique* qui se marque sur le papier avec une plume, ou avec un bâton sur la terre, etc. — *Point d'appui*, partie d'une machine, d'un levier, par exemple, autour de duquel toutes les autres parties se meuvent, et qu'on peut considérer comme une troisième puissance qui fait équilibre à la force motrice et à la résistance, ou qui concourt avec l'une des deux pour supporter l'effort de l'autre.

POIREAU, s. m. *porrus*, excroissance plus ou moins dure et épaisse selon la nature de l'épiderme qui la recouvre, rayonnée de la base à la circonférence, présentant des papilles plus dures et plus élevées que celles qui s'observent dans l'état de santé ; naissant sur toute la verge, mais particulièrement sur le prépuce et le gland chez l'homme, et dans toute la vulve, le plus communément sur les grandes lèvres, le clitoris et les nymphes, chez la femme, en général sur les parties qui ont été long-temps en contact avec le virus vénérien, quelquefois sur le bout des mamelles des nourrices infectées par leurs nourrissons, et sur les bords de l'anus. *V.* VERRUE, CONDYLOME.

POISON, s. m. *toxicum*, *venenum*, *virus* ; tout ce qui, avalé, respiré ou appliqué au corps, peut altérer la santé, ou donner la mort.

POISSONS, s. m. pl. *pisces* des Latins, ἰχθύς des Grecs ; animaux vertébrés à sang froid, à circulation simple, vivant dans l'eau, respirant par des branchies, se mouvant à l'aide de nageoires ou d'organes membraneux, soutenus par des arètes osseuses ou cartilagineuses.

POITRINAIRE, s. et adj. qui a la poitrine attaquée ou mauvaise.

POITRINE, s. f. *pectus*, en grec θώραξ; grande cavité du tronc, conoïde, aplatie de devant en arrière, formée par le sternum, les vertèbres du dos, les côtés, des cartilages, des ligamens, des muscles; renfermant le cœur et les poumons; séparée de l'abdomen par le diaphragme, tapissée intérieurement par les plèvres, et concourant à la respiration en s'allongeant et se rétrécissant par la connexion des os, l'élasticité des cartilages, et l'action des muscles.

POIX, s. f. *pix*, en grec πισσα, de πῖος, gras; suc mou ou concret, odorant, d'une saveur chaude, piquante, d'une couleur jaunâtre sensible, inflammable, perdant son odeur et sa saveur à une chaleur continue, donnant à l'analyse une huile volatile, odorante et sapide, et une résine inodore et insipide; insoluble dans l'eau, soluble dans l'alcohol, et dans les huiles fixes volatiles: on l'extrait du pin et du sapin.

POLAIRE, adj. *polaris*; qui est voisin du pole, qui appartient au pole: cercles *polaires*, deux petits cercles de la sphère, parallèles à l'équateur, et éloignés de 20 degrés 28 minutes de chaque pole; cercles où commencent les zones froides ou glaciales; — *étoile polaire*, la dernière étoile de la queue de la petite-ourse, très-voisine du pole arctique, autour duquel elle décrit un cercle presque insensible, paroissant toujours vers le même point du ciel: Astron.

POLARITÉ, s. f. propriété dont jouit l'aimant ou une aiguille aimantée de se diriger vers les poles du monde.

POLE, s. m. *polus*, du grec πόλος, du verbe πολέω, je tourne; chacune des deux extrémités de l'axe immobile sur lequel tourne un corps sphérique, particulièrement le globe terrestre. — *Poles du monde*,

deux points éloignés de l'équateur de 90 degrés chacun, dont l'un visible pour nous, porte le nom de *pole arctique* ou *septentrional*, et l'autre qui lui est opposé, s'appelle *antarctique* ou *méridional*. — *Poles de l'écliptique*, deux points de la sphère éloignés de 23 degrés 28 minutes des poles du monde, et de 90 degrés de tous les points de l'écliptique: Astron. — *Poles de l'aimant*, côtés de l'aimant qui attirent le fer avec plus de force, et qui se dirigent vers les poles du monde, quand l'aimant est libre.

POLÉMOSCOPE, s. m. *polemoscopium*, de πόλεμος, guerre, et de σκοπέω, je regarde, j'examine; espèce de télescope recourbé avec lequel on peut voir les objets, quoiqu'ils ne soient pas situés sur une même ligne droite; il est destiné au service de la guerre, parce qu'il sert à découvrir ce qui se passe dans une ville assiégée ou dans un camp sans être vu de l'ennemi: instrument à double réflexion et à double réfraction.

POLLEN, s. m. *pollen*, gén. *inis*; réunion de corpuscules, ordinairement jaunâtres, et souvent blanchâtres, contenus dans la partie de l'étamine appelée anthère; se montrant le plus souvent sous l'apparence d'une poussière dont les molécules sont, dans la plupart des plantes, sphéroïdes ou cylindriques, quelquefois réniformes, comme didymes, lobées, anguleuses, etc. le plus souvent lisses, quelquefois ridées, réticulées, striées, sillonnées, chagrinées, comme oursinées, ordinairement plus ou moins diaphanes, néanmoins fréquemment opaques, souvent inflammables.

POLLUTION, s. f. *pollutio*, profanation, du verbe *polluo*, je profane; écoulement involontaire de semence; manustupration.

POLYACOUSTIQUE, adj. de πολύς, plusieurs, et d'ἀκούω, j'entends; nom des instrumens propres à multiplier les sons.

POLYADELPHIE, s. f. *polyadelphia*, de πολύς, plusieurs, et d'ἀδελφος, frère; nom que Linné donne à la dix-huitième classe des plantes, dont les étamines sont réunies par leurs filets en plusieurs corps.

POLYANDRIE, s. f. *polyandria*, de πολὺς, plusieurs, et d'ανὴρ, gén. ἀνδρὸς, mari ; mot à mot *pluralité de maris* ; nom que Linné donne à la treizième classe des plantes dont la fleur a depuis vingt jusqu'à cent étamines.

POLYANTHÉE, adj. f. de πολὺς, plusieurs, et d'ἄνθος, fleur ; qui a plusieurs fleurs : Bot.

POLYCHRESTE, adj. *polychrestus*, de πολὺς, plusieurs, et de χρηστὸς, bon, utile ; nom qu'on donne à plusieurs remèdes, parce qu'ils sont utiles à plusieurs maladies ; sel *polychreste* de Glaser.

POLYDIPSIE, s. f. *polydipsia*, de πολὺς, plusieurs, et de δίψα, soif ; soif excessive.

POLYÈDRE, s. m. *polyedrus*, de πολὺς, plusieurs, et d'ἕδρα, siége, base ; solide terminé par plusieurs facettes ou plans rectilignes ; verre à plusieurs facettes, plan d'un côté et convexe de l'autre, servant à multiplier l'image d'un objet, ou à rassembler les images de plusieurs objets dispersés : Optiq.

POLYGAMIE, s. m. *polygamia*, de πολὺς, plusieurs, et de γάμος, mariage, c'est-à-dire *multiplicité des mariages* ; vingt-troisième classe du système de Linné, renfermant les plantes qui portent sur le même individu des fleurs hermaphrodites et des fleurs unisexuelles mâles et femelles ; ou sur deux individus de la même espèce des fleurs hermaphrodites et des fleurs mâles sur l'un, et des fleurs hermaphrodites avec des fleurs femelles sur l'autre ; ou bien encore des fleurs mâles sur un individu, des fleurs femelles sur un autre, et des fleurs hermaphrodites sur un troisième individu de la même espèce : Bot.

POLYGONE, s. m. *polygonus*, de πολὺς, plusieurs, et de γωνία, angle ; figure qui a plusieurs angles et plusieurs côtés, au moins plus de quatre.

POLYGYNIE, s. f. *polygynia*, de πολὺς, plusieurs, et de γυνὴ, femme ; ordre de plantes qui ont dans chaque fleur plusieurs organes femelles ou stigmates sessiles, dont on ne détermine pas le nombre.

POLYMATHIE, s. f. *polymathia*, de πολὺς, plusieurs, et de μανθάνω,

j'apprends ; science étendue et variée, ou savoir universel ; érudition profonde.

POLYNOME, s. m. *polynomus*, de πολὺς, plusieurs, et de νομὸς, part, division ; quantité algébrique composée de plusieurs termes distingués par les signes + et —.

POLYODONS, s. m. plur. du grec πολυόδους, qui a beaucoup de dents, de πολὺς beaucoup, et d'ἰδόυς, dent ; nom d'un genre de poissons operculés sans membrane branchiale, ainsi appelés parce qu'ils ont beaucoup de dents.

POLYOPTRE, ad. de πολὺς, plusieurs, et d'ὅπτομαι, je vois ; se dit d'un instrument d'optique qui multiplie les objets et les rend plus petits.

POLYPASTON, de πολὺς, plusieurs, et de σπάω, je tire ; machine composée de plusieurs poulies, au moins de plus de quatre ; celle qui n'en a que trois s'appelle *tripaston*, et celle de quatre *tétrapaston* : Méc.

POLYPE, s. m. *polypus*, de πολὺς, plusieurs, et de πῶς, pied ; qui a plusieurs pieds ; en histoire naturelle, zoophyte aggloméré qui a le plus grand rapport avec les plantes, composé d'une substance très-susceptible de dilatation et de contraction, et muni de plusieurs ténacules, suçoirs ou bras, qui se contractent ou s'allongent encore plus que le reste du corps, et dont l'animal se sert pour saisir sa proie ; — en chirurgie, excroissance muqueuse, charnue, fongueuse, mollasse, dilatable et contractile, qui se forme dans les narines, la matrice et autres cavités ; — sang coagulé dans les ventricules du cœur et dans les gros vaisseaux.

POLYPÉTALE, adj. *polypetalus*, de πολὺς, plusieurs, et de πέταλον, pétale ; se dit des fleurs dont la corolle a plusieurs pétales, ou plusieurs pièces distinctes jusqu'à leur insertion : Bot.

POLYPHYLLE, adj. *polyphyllus*, de πολὺς, plusieurs, et de φύλλα, feuille, foliole ; nom des parties des plantes composées de plusieurs folioles : Bot.

POLYPIER, s. m. demeure commune des zoophytes agglomérés, qui prend le nom de *lithophyte*, ou de *cératophyte*, selon qu'elle est solide ou cartilagineuse. *Voyez* POLYPE.

POLYSARCIE, s. f. *polysarcia*, de πολύς, beaucoup, et de σάρξ, chair; gonflement graisseux du corps, ou corpulence excessive; excès de chair ou d'embonpoint.

POLYSCOPE, adj. *polyscopium*. de πολύς, plusieurs, et de σκοπέω, je vois, je regarde; nom des verres qui multiplient les objets, ou qui font voir un objet comme s'il y en avoit plusieurs. *Voyez* POLYÈDRE.

POLYSPERMATIQUE ou POLYSPERME, adj. *polyspermus*, de πολύς, plusieurs, et de σπέρμα, semence, graine; qui porte plusieurs graines, en parlant des plantes ou des fruits: Bot.

POLYTECHNIQUE, adj. de πολύς, plusieurs, et de τέχνη, art; qui concerne ou embrasse plusieurs arts; nom d'une école nouvellement établie en France, où l'on forme les élèves destinés aux différentes parties du génie.

POLYTRIC, s. m. *polytrichum*, de πολύς, beaucoup, et de θρίξ, cheveu; genre de plante de l'ordre des mousses, ainsi appelée parce qu'elle pousse plusieurs tiges menues, qui ressemblent à une épaisse chevelure.

POLYTROPHIE, s. f. *polytrophia*, de πολύς, beaucoup, et de τρέφω, je nourris; abondance ou excès de nourriture.

POMMADE, s. f. de *pomum*, pomme; onguent fait avec des graisses et des pommes, qu'on compose aujourd'hui de différens ingrédiens : Mat. méd.

POMMETTE, s. f. nom que les anatomistes donnent à deux os de la face, de forme triangulaire, un peu avancés en dehors et arrondis dans leur partie moyenne, recouverts, pendant la santé, d'une couleur vermeille semblable à celle du fruit dont ils portent le nom.

POMPE, s. f. du grec πομπή, dérivé de πέμπω, faire porter, conduire; machine qui sert à élever l'eau, et dont la pression de l'air est un des principaux agens; machine composée d'un cylindre creux bien alaisé à l'intérieur, et d'un

égal diamètre dans toute son étendue, qu'on appelle *corps de pompe*, et dans lequel on fait glisser et jouer un piston à l'aide d'un levier du premier ou du second genre, ou de toute autre machine. —*Pompe foulante*, celle qui élève l'eau uniquement en la foulant, soit que la colonne d'eau repose sur le piston que l'on tire, soit qu'elle résiste au piston que l'on pousse. — *Pompe aspirante*, celle qui élève l'eau seulement en l'aspirant, c'est-à-dire en faisant le vide dans lequel la pression de l'air fait monter l'eau à 32 pieds (13 mètres un tiers). — *Pompe à feu*, machine à vapeur qui sert à élever une grande quantité d'eau à une grande hauteur, et qui est mise en jeu par l'action du feu : Hydraul.

POMPHOLYX, s. m. en grec πομφόλυξ, petite vessie qui s'élève sur l'eau; nom d'une matière blanche, légère et friable, qui s'attache au couvercle du creuset où l'on a fait fondre du cuivre avec de la pierre calaminaire; — oxyde de zinc sublimé.

PONCTION, s. f. *punctio*, du verbe *pungo*, je pique; opération de chirurgie par laquelle on ouvre avec un trois-quart la cavité de l'abdomen chez les hydropiques, pour en évacuer les eaux. *Voyez* PARACENTÈSE.

POPLITÉ, ÉE, adj. *popliteus*, de *poples*, le jarret; qui a rapport au jarret.

POPULAIRE, adj. *popularis*; qui concerne le peuple. *Voyez* ENDÉMIQUE, ÉPIDÉMIQUE.

POPULATION, s. f. de *populus*, l'action de peupler; nombre des hommes, considérés relativement au terrain qu'ils occupent : Stat.

PORCELAINE, s. f. petites pustules écailleuses. *Voyez* ESSÈRE.

PORE, s. m. *porus*, en grec πόρος, du verbe πείρω, je passe; ouverture, conduit, passage; nom des petits intervalles qui se trouvent entre les particules de la matière dont les corps sont composés; — petites ouvertures de la peau, par où sort la transpiration insensible. — *Pores exhalans*, ceux qui répondent aux extrémités artérielles très-fines, et par lesquels sort l'humeur de la transpiration. — *Pores absorbans*, ceux qui laissent entrer les liqueurs appliquées au corps : Physiol.

POROCÈLE, s. f. *porocele*, de πῶρος, calus ou cal, et de κήλη, hernie ; espèce de hernie calleuse.

POROSITÉ, s. f. *porositas*, qualité de ce qui est poreux ou a des pores. *Voyez* ce mot.

POROTIQUE, s. et adj. *poroticus*, de πῶρος, cal, durillon ; se dit des remèdes qui procurent la formation du cal.

PORPHYRE, s. m. *porphyrites*, de πορφύρα, pourpre, parce que le plus beau porphyre est rouge ; sorte de pierre composée très-dure, et susceptible du plus beau poli, servant à faire des vases, des colonnes, des statues, des mortiers et des tables pour broyer les couleurs et certaines substances médicamenteuses.

PORPHYRISER, v. a. *pulverare*, *conterere*, pulvériser ou broyer une substance pour la réduire en poudre très-fine : Chim.

PORPHYROÏDE, adj. *porphyroïdes*, de πορφύρα, pourpre, et d'εἶδος, forme ; nom des pierres qui ont l'apparence du porphyre : Minéral.

PORRACÉ, ÉE, adj. *porraceus*, de *porrum*, poireau ; se dit de la bile et de diverses matières excrémentitielles, qui ont une couleur verte semblable à celle du poireau.

PORREAU, s. m. *porrus*, de πῶρος, durillon, callosité ; excroissance de chair qui vient sur la peau. *Voyez* POIREAU.

PORTE-VOIX, s. m. *buccina vocem transmittens*, instrument en forme de trompette, composé d'une substance élastique, telle que du fer-blanc ou du laiton, servant à augmenter beaucoup l'intensité de la voix, et à la porter à une très-grande distance : Acoustiq.

PORYDROSTÈRE, s. m. de πιέζω, se fournis, d'ὕδωρ, eau, et de στερεός, solide ; nom d'un instrument qui sert à marquer la pesanteur spécifique d'un solide, ou son poids, com-

paré à celui d'un égal volume d'eau distillée : Métrol.

POTABLE, adj. *potabilis*, qui peut se boire. — *Or potable*, c'est-à-dire rendu liquide, et qu'on pourrait boire.

POTASSE, s. f. *potassa*, alcali fixe ; amorphe, ou crystallisé en prismes quadrangulaires comprimés ; blanc, inodore ; d'une saveur âcre et caustique ; fusible, volatil à une haute température ; déliquescent à l'air ; verdissant et détruisant la couleur bleue des violettes ; absorbant l'acide carbonique de l'atmosphère ; soluble dans l'eau, les huiles fixes, l'orange et l'alcohol ; encore inconnu dans sa composition ; extrait jusqu'ici des cendres de bois lessivées et calcinées ; réduisant en un corps gélatineux toutes les matières animales molles ; précipitant des crystaux avec les acides tartareux et malique ; employé en médecine et dans les arts.

POTÉE, s. f. de *poto*, je bois ; ce qui est contenu dans un pot ; matière dont on fait les pots. — *Potée d'étain*, oxyde gris d'étain, qui se forme à la surface de ce métal, lorsqu'on le fond avec le contact de l'air libre, et dont on se sert pour polir le verre et autres corps durs : Chim. — composition de terre préparée avec de la fiente de cheval, de l'argile et de la bourre, dont les fondeurs se servent pour conserver l'impression des traits et des ornemens du moule : Fonder.

POTENTIEL, ELLE, adj. *potentialis*, du mot latin *potentia*, puissance ; se dit des remèdes qui, sans agir actuellement, produisent leur effet par une vertu caustique : tels sont la pierre à cautère, la pierre infernale, la pyrèthre, le poivre, la moutarde, etc.

POTION, s. f. *potio*, du verbe latin *poto*, je bois ; remède liquide qui se prend en buvant. Les potions sont altérantes ou purgatives; elles sont composées de différentes substances suivant les indications ; les premières se prennent par cuillerées, les secondes en une seule fois. On les fait de deux onces jusqu'à quatre. Il y en a de vulnéraires, d'anodines, de carminatives, de diaphorétiques, etc.

POUCE, s. m. *pollex*, du verbe *pollere*, avoir beaucoup de force; le plus gros des doigts de la main et du pied; celui qui a le plus de force.

POUDRE, s. f. *pulvis*, gén. *pulveris*, poussière ou terre desséchée et réduite en petites molécules. — *Poudre impalpable*, celle qu'on ne sent presque pas sous les doigts. — *Poudre d'algaroth*, ou *mercure de vie*, oxyde d'antimoine par l'acide muriatique. — *Poudre du comte de Palme*, carbonate de magnésie. — *Poudre de fusion*, composition faite de trois parties de salpêtre, de deux parties de fleurs de soufre et de deux parties de sciure de quelque bois tendre, broyées et servant à accélérer la fusion des métaux : Chim. — nom de diverses substances médicamenteuses qui, desséchées et broyées, ressemblent à de la poudre : Pharm.

POULAIN, s. m. *bubo venereus*, tumeur des glandes inguinales, dure, douloureuse, rénitente, produite médiatement ou immédiatement par un commerce impur, et venant difficilement à suppuration. Le nom de cette maladie est une espèce de raillerie contre ceux qui en sont attaqués : ils marchent les jambes écartées comme les poulains qui viennent de naître, ou comme s'ils étoient à cheval. Voyez BUBON.

POULIE, s. f. *trochlea*, machine qui consiste en une petite roue creusée dans sa circonférence et mobile autour d'un axe appelé *goujon* ou *boulon*.

POULS, s. m. *pulsus*, du verbe *pulso*, je bats, je frappe; battement des artères produit par l'impulsion que le sang reçoit du ventricule aortique du cœur, et qui tend à dilater le système artériel; consistant dans la diastole ou dilatation des artères, et opposé à leur *systole* ou contraction; qu'on tâte commodément au poignet, où passe l'artère radiale qui est plus sensible que les autres. Les anciens ont établi plusieurs espèces de pouls, qu'on peut réduire aux suivantes : 1°. le *pouls fort*, dont les battemens sont fermes et vigoureux : l'opposé du pouls foible; 2°. le *pouls grand*, dont les battemens produisent une grande dilatation de l'artère : l'opposé du petit; 3°. le *pouls dur*, quand l'artère paroit roide et résiste comme une corde tendue sous le doigt : l'opposé du *mollet*; 4°. le *pouls fréquent*, dont les battemens se réitèrent souvent : l'opposé du *rare*; 5°. le *pouls prompt*, dont le battement s'exécute en peu de temps : l'opposé du *lent* ou *tardif*; 6°. le *pouls égal*, dont les battemens sont égaux : l'opposé de l'inégal. Ce dernier prend aussi différens noms selon l'ordre qu'on observe dans ses battemens. On l'appelle, 1° *myure*, ou en queue de rat, quand les battemens diminuent insensiblement; 2°. *intermittent*, quand ces battemens manquent par intervalles; 3°. *intercurrent*, *intercadent*, *entrecoupé*, *dicrote*, *récurrent*, lorsque entre deux pulsations réglées il en survient une qu'on n'attendoit pas; 4°. *caprisant*, quand il sautille, par comparaison avec les chèvres; 5°. *serratile*, quand il est dur et inégalement distendu suivant la longueur de l'artère, en forme de dents de scie; 6°. *ondoyant*, quand ses battemens forts et foibles se succèdent alternativement, comme les ondes ou les vagues de la mer; 7°. *vermiculaire*, quand les battemens ressemblent au mouvement ondoyant des vers; 8°. *formicant*, quand les battemens sont foibles, petits et fréquens, et ne font pas plus d'impression que le mouvement d'une fourmi; 9°. *convulsif*, quand l'artère est tendue, serrée et inégale dans ses battemens. Au reste, l'âge, le sexe, le tempérament, le climat, le mouvement et les passions influent beaucoup sur le pouls.

POUMON, s. m. *pulmo*, en grec πνεύμων, de πνέω, je souffle, je respire; l'organe essentiel de la respiration, d'une structure spongieuse, membraneuse, vésiculaire, expansible, d'un volume considérable; occupant les deux côtés du thorax, dont il prend la forme; essentiellement composé du prolongement des bronches des artères et des veines pulmonaires, dont les divisions accolées et soutenues par un tissu cellulaire très-fin, formant une suite de lobules réunis, recouverts par la plèvre, parsemés de nerfs, d'un grand nombre de vaisseaux et ganglions lymphatiques; organe dans lequel l'air, le sang et la lymphe éprouvent des changemens essentiels à l'entretien de la vie.

POURPRE, s. m. *purpura*, maladie exanthématique, ainsi appelée parce qu'elle se manifeste par de petites taches rouges de la grosseur d'un grain de millet, qui rident, dessèchent et durcissent la peau, et répandent une odeur particulière très-mauvaise.

POUSSE, s. f. du verbe *pulso*, je bats, je frappe; maladie des chevaux, dont les signes sont un battement de flancs et un haletement continuel, une paresse excessive, et une suffocation fatigante quand l'animal monte ou hâte le pas. Hippiat.

POUSSIÈRE, s. f. *pulvis*, *pulvisculus*, terre sèche réduite en poudre très-menue. — *Poussière séminale*, amas de petites vésicules sphériques ou ovales, qui renferment l'esprit séminal, et se flétrissent après l'avoir répandu. Voyez POLLEN.

POUZZOLANE, s. f. substance minérale qu'on trouve dans le territoire de *Pouzzole*, aux environs du Vésuve; terre et pierre argileuse, cuite, calcinée dans l'intérieur du volcan, et rejetée en fragmens irréguliers; base d'un excellent mortier qui se durcit dans l'eau.

PRATIQUE, s. f. *praxis*, en grec πραχτιχὴ, de πράττω, j'agis; exercice habituel de la médecine, de la chirurgie, etc.

PRASE, s. f. *prasum*, de πράσον, poireau; pierre précieuse d'un vert obscur comme le poireau: Minéral.

PRÉCESSION, s. f. *præcessio*, action de précéder: *précession des équinoxes*, mouvement insensible des équinoxes qui se transportent continuellement d'orient en occident, par un effet de l'attraction combinée du soleil et de la lune sur le sphéroïde aplati de la terre, qui change la position de l'équateur et celle des points équinoxiaux: d'où résulte l'augmentation successive des longitudes des étoiles qui croissent d'un degré en 72 ans, e l'excès de 20 min. 22 sec. du temps que la terre met à décrire son orbite sur le temps qui s'écoule d'un équinoxe à l'équinoxe correspondant ou de même nom de l'année suivante: Astron.

PRÉCIPITANT, ANTE, s. et adj. *præcipitans*, substance employée pour opérer la précipitation d'un corps dissous dans un liquide: Chim.

PRÉCIPITATION, s. f. *præcipitatio*, action d'un corps qui se sépare du milieu d'un liquide où il étoit dissous, et s'en dépose sous la forme de poussière ou de très-petits polyèdres: Chim.

PRÉCIPITÉ, s. m. *præcipitatum*, dépôt qui se manifeste par l'effet de la précipitation. — *Précipité pur*, corps séparé du milieu d'un liquide, dans l'état où il étoit avant sa solution. — *Précipité impur*, celui qui a des propriétés différentes de celles qu'il avoit avant sa solution. — *Précipité blanc*, poudre blanche qui résultoit autrefois de la décomposition du nitrate de mercure par le sel marin. — *Précipité de Cassius*, poudre violette ou pourpre très-foncée qui nage dans une dissolution d'or où l'on plonge une lame d'étain, servant à la peinture de la porcelaine ou de la faïence. — *Précipité jaune*, sulfate jaune de mercure avec excès d'oxyde. — *Précipité per se*, oxyde de mercure rouge, qui se fait en mettant du mercure dans un matras, dont l'extrémité du col est très-rétrécie, et qu'on place sur un fourneau dans un bain de sable, où on le laisse pendant plusieurs semaines à une chaleur de 80 degrés. — *Précipité rose*, celui qu'on obtient en versant une dissolution de nitrate de mercure dans l'urine; phosphorescent quand on le frotte dans l'obscurité. — *Précipité rouge*, masse rouge et brillante, composée de petites aiguilles, qu'on obtient en faisant évaporer dans des fioles une dissolution de mercure par l'acide nitrique: Chim.

PRÉCOCE, adj. *præcox*, *præmaturus*; mûr de bonne heure, avant la saison.

PRÉCORDIAL, ALE, adj. *præcor-*

dialis, du latin *præcardia*, le diaphragme ; qui a rapport au diaphragme. La région *précordiale* signifie la même chose que les hypocondres , ou les parties situées
au dessus du nombril et recouvertes
des côtes asternales.

PRÉCURSEUR , s. m. *præcursor*,
de *præ*, avant, et de *curro* , je
cours ; nom des signes qui annoncent une maladie prochaine : Méd.

PRÉDORSAL , ALE, adj. de *præ*,
devant, et de *dorsum*, le dos ; qui
est situé au devant du dos.

PRÉFLEURAISON, s. f. *præfloratio*,
diverses manières d'être d'une fleur
avant son épanouissement.

PREHNITE, s. f. pierre combinée , un peu nacrée, verdâtre,
ainsi appelée parce qu'elle a été
rapportée du Cap par le colonel
Prehn ; pesant de 2,609 à 2,696,
rayant légèrement le verre , électrique par la chaleur, dont la forme
primitive est le prisme droit à bases
rectangles ; encore indéterminée
quant aux dimensions de la molécule intégrante ; fusible au chalumeau ; en écume blanche, remplie
de bulles , qui finit par se convertir
en émail d'un jaune noirâtre ; donnant à l'analyse de la silice , de l'a-
lumine , de la chaux, du fer , de
l'eau , et de la magnésie.

PRÉLOMBAIRE , adj. de *præ*, devant, et de *lumbi*, les lombes ; qui
est situé au devant des lombes.

PRÉMISSES, s. f. pl. *præmissæ*, de
de *præ*, avant, et de *mitto*, j'envoie ;
nom des deux premières propositions d'un syllogisme : Logiq.

PRÉNOTION, s. f. *prænotio*, du verbe *prænoscere*, connoître d'avance ;
connoissance obscure qu'on a d'une
chose avant de l'avoir examinée.

PRÉPARATION, s. f. *præparatio*, opération de chimie pharmaceutique par laquelle on dispose
toutes les substances à être employées : tels sont le lavage, l'exsiccation, la pulvérisation, la distillation , la filtration , la sublimation ,
la solution , l'évaporation , etc.

PRÉPUCE , s. m. *præputium* ,
en grec πόσθη, prolongement des tégumens de la verge qui couvrent le
gland en manière de chaperon ; le
mot *præputium* , selon le dictionnaire de Trévoux, vient du lat. *puto*,

je coupe , parce que les juifs le coupent à leurs enfans par un principe
de religion. *Voyez* CIRCONCISION.

PRÉSAGE , s. m. *præsagium* ,
Voyez PROGNOSTIC.

PRESBYOPIE , s. f. *presbyopia* ,
de πρέσβυς , vieillard , et d'ὤψ , œil ;
disposition particulière des yeux
chez les vieillards qui ne peuvent
voir que les objets éloignés, à cause
de l'aplatissement de leur crystallin ; défaut de la vue provenant de
ce que les rayons envoyés par des
objets trop proches atteignent la rétine avant de se réunir, d'où résulte la confusion de l'image ; on
y remédie par des verres convexes
qui rendent les rayons plus convergens et les rassemblent précisé-
ment sur la rétine.

PRESBYTE, s. m. *presbytus* ; qui
ne voit que les objets éloignés,
comme les vieillards. *Voyez* PRES-
BYOPIE.

PRÉSERVATIF, IVE, adj. *præservativus* ; se dit des remèdes qui
ont la vertu de garantir d'une maladie qui menace.

PRESPINAL , ALE, adj. de *præ*,
devant, et de *spina*, épine ; qui
est situé devant l'épine du dos.

PRESSION, s. f. *pressio*, de *presso*,
je presse ; action d'un corps qui
fait effort pour en mouvoir un autre ;
action commune et relative au
corps pressant et au corps pressé ;
d'où résulte l'égalité entre la réaction et la pression. — *Pression de
l'air*, égale au poids d'une colonne
d'eau de même base et d'environ
32 pieds (10 mètres $\frac{1}{3}$) , ou d'une
colonne de mercure d'environ 28
pouces (757 millimètres $\frac{7}{10}$.)

PRÉSURE , s. f. *coagulum* ; ce
qui sert à faire cailler le lait, comme la fleur d'artichaut , et le suc
acide du ventricule des veaux, des
agneaux , etc.

PRÉTIBIAL , ALE, adj. de *præ*,
devant, et de *tibia*, le grand os
de la jambe ; qui est situé à la
face antérieure du tibia.

PRIAPISME, s. m. *priapismus*,
tentigo, en grec πριαπισμὸς, de πρίαπος,
priape, membre viril ; érection continuelle et douloureuse de la verge,
sans aucun désir qui la provoque.

PRINCIPE, s. m. *principium* ; en
physique, la cause naturelle du

mouvement ; — en chimie, être indécomposé qui entre dans la formation des mixtes. *Voyez* ÉLÉMENT ; — toute vérité qu'on ne peut révoquer en doute : Logiq.

PRISMATIQUE , adj. *prismaticus ;* se dit de tout ce qui a rapport au prisme, ou en a la figure. — *Verre prismatique* , solide de verre pour séparer les rayons de lumière, lorsqu'on veut faire des expériences sur les couleurs. — *Couleurs prismatiques* , celles qu'on apperçoit à travers un prisme. — *Crystal prismatique* , celui qui a la forme d'un prisme, dont les plans sont inclinés entr'eux de 120 degrés.

PRISME , s. m. du grec σρίσμα , de σρίζω , je scie , je coupe ; solide terminé à ses deux extrémités par deux polygones égaux et parallèles, et sur les côtés par des faces parallélogrammatiques , comme s'il avoit été scié ou coupé de toutes parts ; solide dont on conçoit la génération par le mouvement d'une figure rectiligne qui glisseroit toujours parallèlement à elle-même le long d'une ligne droite : Géom. — solide transparent de verre , de glace, etc. qui a la forme d'un prisme triangulaire, et dont on se sert pour démontrer que la lumière est composée de sept rayons colorés, le rouge, l'orangé , le jaune , le bleu , le vert, l'indigo et le violet : Dioptrique.

PROBLÈME , s. m. en grec πρόβλημα , du verbe προβάλλω , je propose, dont la racine est βαλλω , je jette ; question proposée dont on demande la solution.

PROBOSCIDE , s. f. *proboscis* , en grec σροβοσκὶς, trompe d'un éléphant, du verbe βόσκω , je fais paître , je donne la pâture.

PROCATARCTIQUE , adj. *procatarcticus* , en grec προκαταρκτικός , de σρὸ , devant, de κατὰ , au dessus, et d'ἄρχομαι , je commence ; nom qu'on donne aux causes des maladies qui agissent les premières , et qui mettent les autres en mouvement.

PROCÉDÉ , s. m. *processus* , du verbe *procedere* , marcher en avant ; méthode qu'il faut suivre pour faire quelque opération.

PROCÈS, s. m. *processus*, du verbe latin *procedere* , s'avancer , aller au delà ; se dit en anatomie de ce qui saille ou avance ; les *procès ciliaires* , etc.

PROCOMBANT , ANTE , adj. *procumbens* , de *procumbo* , je me couche ; nom d'une tige qui tombe sur terre comme par débilité , et ne la touche qu'en partie : Bot.

PROCTALGIE , s. f. *proctalgia* , de πρωκτὸς , le fondement , et d'ἄλγος , douleur ; douleur du fondement ou de l'anus.

PRODROME , adj. *prodromus* , de σρὸ , devant, et de δρόμος , course ; se dit des signes avant-coureurs des maladies.

PRODUCTION , s. f. *productio* , du verbe *producere* , allonger ; prolongement ; le mésentère est une production du péritoine, et le médiastin une production de la plèvre.

PRODUIT , s. m. de *produco* , je produis ; résultat d'une opération chimique ; — résultat de deux nombres multipliés l'un par l'autre : Arithmét.

PROÉGUMÈNE, adj. *proegumenus*, précédent, de προηγούμαι , devancer, précéder ; se dit de la cause éloignée des maladies, comme de la pléthore, du tempérament, etc.

PROÉMINENT, ENTE , adj. de *pro*, devant, au dessus , et du verbe *emineo* , je sors , je m'élève ; qui est plus apparent que ce qui l'environne : le front et le nez sont *proéminens* dans le visage de l'homme.

PROEMPTOSE , s. f. *proemptosis* , de σρὸ , devant, et d'ἐμπίπτω , je tombe, je surviens , c'est-à-dire *anticipation* ou action d'échoir, d'arriver auparavant; équation lunaire qui sert à empêcher que les nouvelles lunes ne soient annoncées un jour trop tôt : elle consiste à diminuer de l'unité chaque nombre du cycle des épactes tous les trois cents ans, sept fois de suite, et ensuite au bout de quatre cents ans seulement; c'est l'opposé de *métemptose* ou équation solaire, qui annonce les nouvelles lunes un jour plus tard, lorsqu'on supprime une bissextile : Astron.

PROGNOSTIC, QUE, ou PRONOSTIC, s. m. et adj. *prognosis*, de πρὸ, d'avance, auparavant, et de γινώσκω , je connois ; jugement que l'on porte d'avance sur l'événement d'une maladie, d'après les signes concomitans ou commémoratifs : on donne encore le nom de pronostics ou prognostiques aux signes qui indiquent l'événement heureux ou funeste d'une maladie.

PROGRESSION, s. f. *progressio*, mouvement en avant; suite de termes en proportion continue, c'est-a-dire dont chacun est moyen entre le précédent et le suivant : une *progression* est arithmétique ou géométrique, selon que les termes ont entr'eux même différence ou même quotient : Mathémat.

PROJECTILE, s. m. *projectile*, de *pro*, en avant, et de *jacio*, je jette, je lance; tout corps pesant poussé par une cause externe suivant une direction quelconque, et continuant sa course seul et abandonné à lui-même : tel est un boulet de canon.

PROJECTION, s. f. *projectio*, du verbe *projicere*, jeter; action de jeter par cueillerées, dans un creuset posé sur des charbons ardens, une matière en poudre qu'on veut calciner; — *poudre de projection*, avec laquelle les alchimistes prétendent changer les métaux en or; — mouvement de projection, c'est-à-dire d'un projectile, d'une bombe, par exemple, ou de tout autre corps lancé en l'air et abandonné à l'action de la pesanteur.

PROLÉGOMÈNES, s. m. pl. *prolegomena*, de πρὸ, auparavant, et de λέγω, je dis; mot à mot *ce qui est dit avant d'autres choses* : préambule ou discours préliminaire qu'on met à la tête d'un livre ou qu'on prononce en commençant un cours, pour leur servir d'introduction, ou pour faciliter l'intelligence des matières qui y sont traitées.

PROLEPTIQUE, adj. *prolepticus*, du verbe προλαμβάνω, je préviens, j'anticipe, je prends d'avance; se dit d'une fièvre dont les paroxysmes reviennent plus promptement qu'ils ne feroient s'ils étoient réguliers, c'est-a-dire dont chaque accès anticipe sur le précédent.

PROLIFÈRE, adj. f. *flos prolifer*, fleur du disque de laquelle naissent d'autres fleurs.

PROLIFIQUE, adj. *prolificus*, de *proles*, race, génération, et de *fa-*

cio, je fais; qui a la vertu d'engendrer; se dit des hommes, des animaux, de leur sperme ou semence, et des remèdes qui, en fortifiant les parties génitales, augmentent la sécrétion du sperme.

PROMINENCE, s. f. *prominentia*, saillie ou état de ce qui s'élève au dessus des parties environnantes, comme une tumeur, une apophyse, etc.

PRONATEUR, s. m. pris adj. *pronator*, de *pronus*, penché en devant; nom de deux muscles de l'avant-bras, dont l'action est de tourner la paume de la main en bas.

PRONATION, s. f. *pronatio*, mouvement par lequel on tourne la paume de la main vers la terre.

PRONOSTIC. *Voyez* **PROGNOSTIC**.

PROPAGATION, s. f. *propagatio*, génération, multiplication par voie de génération. En physique on dit aussi la propagation de la lumière et du son, pour leur progrès ou leur prolongation.

PROPAGINE, s. f. *propago*, nom donné à la semence des mousses, privée de son enveloppe.

PROPHYLACTIQUE ou **PROPHYLAXIE**, s. f. et adj. de προφυλακτικὸς, qui préserve, du verbe προφυλάσσω, je garantis, dérivé de πρὸ, devant, et de φυλάσσω, je garde, je défends; partie de la médecine qui a pour objet de conserver la santé, de prévenir les maladies; nom des remèdes propres à cet effet.

PROPOLIS, s. f. de πρὸ, devant, et de πόλις, ville; littéralement *ce qui est avant la ville;* cire rouge dont les abeilles bouchent les fentes de leurs ruches, ou qu'elles emploient à l'extérieur de leurs ruches.

PROPORTION, s. f. *proportio*, convenance et rapport entre les parties d'un tout; —égalité de deux ou plusieurs raisons ou rapports. Une *proportion* est arithmétique ou géométrique, selon que les raisons ont la même différence ou le même quotient. Dans la première, la somme des extrêmes égale celle des moyens, et dans la seconde, le produit des extrêmes est égal à celui des moyens : Mathémat.

PROPORTIONNEL, **ELLE**, adj. de *proportio*, proportion; se dit des quantités qui ont entr'elles le même rapport.

PROPOSITION, s. f. *propositio*, de *pro*, en avant, et de *ponere*, mettre ; discours qui annonce ou nie quelque chose : Logiq. — vérité à démontrer ; question à résoudre ; théorème ou problême : Mathémat.

PROPRIÉTÉS, s. f. pl. *proprietates*, qualités tellement propres et inhérentes à l'essence des corps, qu'ils ne pourroient exister sans elles. — *Propriétés physiques des corps*, telles que l'étendue, la divisibilité, etc. — *Propriétés chimiques*, telles que l'affinité, l'oxydabilité, etc.

PROSTAPHÉRÈSE, s. f. de προσθε, devant, et d'ἀφαιρέω, je retranche ; différence entre le mouvement vrai et le mouvement moyen d'une planète, ou entre son lieu vrai et son lieu moyen : Astron. — anomalie de la lune, de la latitude de la lune ; inégalités des divers mouvemens des équinoxes : Ancienne Astron.

PROSTASE, s. f. *prostasis*, de πρὸ, qui marque l'antériorité, et d'ἵστημι, établir, se tenir ; supériorité d'une humeur sur une autre.

PROSTATE, s. f. *prostata*, de προστάτης, qui préside, qui est placé devant, dérivé de προΐστημι, je prépose ; corps glanduleux situé vers le col de la vessie, entourant la première portion de l'urètre, de la forme d'un cœur, du volume d'une grosse châtaigne ; composé intérieurement d'une substance assez ferme, au milieu de laquelle on voit un grand nombre de follicules glanduleux dont les canaux excréteurs, au nombre de dix à douze, s'ouvrent dans la partie de l'urètre qui le traverse, et y versent une humeur blanchâtre et visqueuse destinée à lubrifier l'intérieur de ce canal, et à servir de véhicule à la liqueur spermatique dans l'orgasme vénérien.

PROTHÈSE, s. f. *prothesis*, en grec πρόθεσις, addition, application, de πρὸ, à, et de τίθημι, poser, placer ; opération de chirurgie, par laquelle on ajoute au corps humain quelque partie artificielle à la place de celle qui manque, comme une jambe de bois, un œil artificiel.

PROTOCOLE, s. m. *forensium formularum codex*, formulaire pour dresser les actes publics, les rapports en justice.

PROTOPATHIQUE, adj. de πρῶτος, premier, et de πάθος, maladie ; maladie première, ou qui n'est précédée ni produite par une autre.

PROTUBÉRANCE, s. f. *protuberantia*, élévation, éminence, du verbe *protuberare*, pousser des boutons, bourgeonner ;—la *protubérance* occipitale, la *protubérance* annulaire du cerveau : Anat. — allongement d'une partie testacée : Conchyliol.

PRUNELLE, s. f. *pupilla*, en grec κόρη, ouverture qui paroît noire dans le milieu du cercle formé par l'iris, et que traversent les rayons pour se peindre sur la retine ; — espèce d'esquinancie compliquée de fièvre ardente.

PRURIT, s. m. *pruritus*, *prurigo*, démangeaison qu'on sent à la peau, comme dans la gale, les dartres, etc.

PRUSSIATE, s. m. *prussias*, *atis*, nom générique des sels formés par la combinaison de l'acide prussique, ou matière colorante du bleu de Prusse, avec différentes bases : Chim.

PRUSSIQUE, adject. de Prusse ; nom d'un acide particulier qu'on obtient par la distillation du sang, et dont la combinaison avec le fer donne le bleu de Prusse : Chim.

PSELLISME, s. m. *psellismus*, de ψελλὸς, bègue ; espèce de bégaiement qui fait hésiter en parlant, et arrête un moment la langue avec laquelle on articule et on prononce les mots.

PSEUDAMANTES, s. f. pl. de ψευδὴς, faux, et de d'ἀδάμας, diamant ; faux diamant ; nom des pierres factices, qui ont l'apparence de pierres précieuses naturelles : Chim.

PSEUDOREXIE, s. f. *pseudorexia*, de ψευδὴς, faux, et d'ὄρεξις, faim, appétit ; faux appétit. Médec.

PSILOTHRE, s. m. *psilothrum*, du grec ψίλωθρον, dépilatoire ; nom d'un remède propre à faire tomber le poil : Méd.

PSOAS . s. m. du grec ψόα, lombe ; nom que les Grecs ont donné à deux muscles longs , épais , situés dans le bas-ventre sur la région des lombes , depuis le corps des vertèbres lombaires jusqu'au petit trokanter.

PSOQUES , s. f. pl. du verbe grec ψωχω, je réduis en morceaux , je détruis ; insectes névroptères, voisins du genre des termites , ainsi appelés parce qu'ils détruisent les vieux meubles , les paniers d'osier; on les appelle aussi vulgairement les poux du bois.

PSORA, s. m. de ψώρα, âpreté de la peau, dérivé de ψαίρω, je frotte; maladie de la peau qui approche beaucoup de la lepre, mais moins contagieuse; espèce de pustules que l'on nomme vulgairement la gale: Méd.

PSORIQUE , s. m. et adj. psoricus, de ψώρα , gale ; qui est de la nature de la gale ; nom des remèdes propres pour la gale.

PSOROPHTHALMIE, s. f. psorophthalmia , de ψώρα , gale , et d'ὀφθαλμός, œil; espece d'ophthalmie accompagnée de gale et de démangeaison aux paupières.

PSYCHAGOGUE, s. m. psycagogus, nom de ceux qui ,chez les Grecs , évoquoient les ames ou les ombres des morts pour les consulter. Voy. PSYCHAGOGIQUE pour l'étymologie.

PSYCHAGOGIQUE , adj. psychagogicus, de ψυχὴ , ame , vie , et d'ἄγω, j'amène , j'apporte; se dit des remèdes qui rappellent à la vie dans certains cas , comme dans l'apoplexie , la léthargie.

PSYCROMÈTRE , s. m. psycrometrum , de ψυχρός , froid , et de μέτρον, mesure ; instrument propre a mesurer les degrés du froid de l'air. Voyez THERMOMÈTRE.

PSYCTIQUE ou PSYCHTIQUE , s. m. et adj. psycticus, de ψύχω , je rafraîchis ; nom des remèdes qui ont la vertu de rafraîchir.

PTARMIQUE , s. et adj. ptarmicus, de πταρμός , éternuement ; médicament qui fait éternuer ; nom d'une plante corymbifère qui produit le même effet.

PTÈNE , s. m. de πτηνός , volatil; nom d'un nouveau métal ainsi appelé à cause de sa grande volatilité ,

découvert dans le platine par MM. *Descotils, Fourcroy* et *Vauquelin ;* blanc , un peu livide à peu près comme le platine ; fragile et facile à réduire en poudre; se volatilisant en une fumée blanche , et disparoissant entièrement par une forte chaleur au chalumeau ; le plus indissoluble de tous les métaux ; résistant a tous les acides simples ; susceptible de quatre degrés d'oxydation , par l'intermède des alcalis; dont les dissolutions dans les acides sont bleues au premier degré d'oxydation , vertes dans le second , rouges dans le troisième , et incolores dans le quatrième ; dont le quatrième enfin est soluble dans l'eau , et passe avec elle pendant la distillation, en répandant une odeur très-sensible d'acide muriatique oxygéné , ou de raifort.

PTÉROPHORES , s. m. pl. de πτερόν , aile, et de φέρω , je porte ; genre d'insectes lépidoptères , très-voisins des phalènes , ainsi appelés parce que leurs ailes ressemblent à des plumes.

PTÉRYGION , s. m. *pterygium* , en grec πτερύγιον , petite aile , dérivé de πτερόν , aile ; nom d'une excroissance membraneuse qui s'étend du coin de l'œil jusque sur la cornée. C'est aussi , selon Celse , une excroissance charnue qui vient aux ongles des pieds et des mains.

PTÉRYGOÏDE , adj. *pterygoïdes ,* de πτέρυξ , gén. πτέρυγος , aile , et d'εἶδος , forme ; nom de deux apophyses de l'os sphénoïde , ainsi appelées parce qu'elles ressemblent à des ailes de chauve-souris.

PTÉRYGOÏDIEN , ENNE , adj. *pterygoïdeus ;* qui a rapport à l'apophyse ptérygoïde. *Voy.* ce mot.

PTÉRYGOPALATIN , adj. de πτερύγιον , petite aile , et de *palatum ,* palais ; qui a rapport a l'aphophyse ptérygoïde , et à l'os palatin : Anat.

PTÉRYGOPHARYNGIEN , s. et adj. *pterygopharyngeus ;* se dit de deux muscles qui appartiennent à l'apophyse ptérygoïde et au pharynx. *Voyez* PTÉRYGOÏDIEN et PHARYNX.

PTÉRYGOSALPINGOÏDIEN , adj. de πτερύγιον, petite aile,et de σάλπιγξ, trompe ; qui a rapport a l'apophyse ptérygoïde et à la trompe d'Eustachi.

PTÉRYGOSTAPHYLIN , s. et adj.

pterygostaphylinus, de πτέρυξ, aile, et de σταφυλὴ, la luette ; nom de deux muscles qui appartiennent à l'apophyse ptérygoïde, et à la luette

PTILOSE, s. f. *ptilosis*, en grec πτίλωσις, chute des cils, de πτιλὸς, qui a perdu les poils des paupières ; maladie du bord des paupières, accompagnée de duretés et de callosités.

PTISANE, s. f. *Voy.* TISANE.

PTYALAGOGUE, s. m. et adj. *ptyalagogus*, de πτύαλω, salive ou crachat, et d'ἄγω, je chasse ; nom des remèdes qui excitent la salivation.

PTYALISME, s. m. *ptyalismus*, de πτύαλον, salive, crachat, dérivé de πτύω, je crache ; salivation abondante et presque continuelle.

PTYSMAGOGUE, s. m. et adject. *ptysmagogus*, de πτύσμα, crachat, et d'ἄγω, je chasse ; se dit des remèdes qui excitent la salivation.

PUBERTÉ, s. f. *pubertas*, état des garçons ou des filles qui ont passé l'âge de l'enfance, et qui sont nubiles ; l'âge de quatorze ans pour les mâles, et de douze ans pour les filles, selon le droit romain et le droit français.

PUBESCENCE, s. f. *pubescentia*, de *pubesco*, je commence à avoir du poil ; existence de poils quelconques sur les parties d'un végétal : Bot.

PUBIS, s. m. pièce osseuse qui forme la partie antérieure de l'os innominé ou coxal, avant l'âge adulte ; région antérieure des os coxaux dans l'homme fait ; partie moyenne de la région hypogastrique. Ce mot vient du latin *pubes*, pubère, parce que le pubis est l'endroit où le poil commence à pousser dans l'âge de puberté.

PUGILAT, s. m. *pugilatus*, de *pugnus*, poing ; combat où deux athlètes se battoient à coups de poings : Gymnast.

PUISSANCE, s. f. *potentia*, du verbe *posse*, pouvoir ; force animée ou inanimée qui, étant appliquée à une machine, produit actuellement ou tend à produire du mouvement ; par exemple, celui des deux poids suspendus aux deux extrémités d'un levier qui rompt l'équilibre, se nomme la puissance, et l'autre la resistance ; — nom de toute ma-

chine simple, comme le levier, la vis, le plan incliné, le tour, le coin et la poulie : Mécan. — produit d'un nombre ou de toute autre quantité multipliée par elle-même un certain nombre de fois : ainsi le nombre 5 multiplié par lui-même, c'est-à-dire 25, est le carré ou seconde puissance de 5 ; le produit de 5 multiplié deux fois par lui-même, c'est-à-dire 125, est le cube ou troisième puissance de ce nombre, et ainsi de suite jusqu'à l'infini : Arithmét. et Algèb.

PULLULER, v. a. *pullulare*, de *pullus*, poulet ; faire des poulets ; multiplier en abondance et en peu de temps ; — se dit spécialement de la reproduction des animaux, des plantes, etc. Hist. Nat.

PULMONIE, s. f. du latin *pulmo*, poumon ; maladie du poumon ; la même chose que péripneumonie, selon quelques uns, le plus communément phthisie causée par le vice du poumon.

PULMONIQUE, s. et adj. *pulmonicus*, *pulmonarius*, de *pulmo*, poumon ; qui est atteint de pulmonie.

PULPE, s. f. *pulpa*, *pulpamen*, substance charnue des fruits, des légumes.

PULPEUX, EUSE, adj. *pulposus*, plein de pulpe, très-charnu.

PULSATIF, IVE, adj. *pulsativus*, *pulsatorius*, du verbe latin *pulsare*, battre, frapper ; battement douloureux qui survient ordinairement aux inflammations, et qui répond aux pulsations des artères.

PULSATION, s. f. *pulsatio*, *pulsus*, du verbe latin *pulsare*, battre ; battement des artères ; mouvement douloureux qui survient dans les endroits enflammés.

PULSILOGE, s. m. *pulsilogium*, du latin *pulsus*, pouls, et de λόγος, discours ; instrument propre à mesurer la vitesse du pouls ; on l'appelle aussi pulsimètre, de *pulsus*, pouls, et de μέτρον, mesure. Sanctorius passe pour l'inventeur de cette machine.

PULSIMANTIE, s. f. du latin *pulsus*, le pouls, et du grec μαντεία, divination ; partie de la médecine qui tire ses signes des indications du pouls.

PULVÉRISATION, s. f. *pulveri-satio*, opération de pharmacie par laquelle on réduit une substance en poudre, et qui a lieu par CONTU-SION, par TRITURATION, par POR-PHYRISATION, par FROTTEMENT, par LAVAGE, par EROSION, et par PRÉCIPITATION. *Voy.* ces mots.

PUNAIS, AISE, s. et adj. *fœtidœ naris homo;* qui rend une odeur infecte par le nez, comme ceux qui ont un ulcère fétide dans le nez.

PUNAISIE, s. f. *narium fœtor*, maladie de punais.

PUPILLE, s. f. *pupilla*. *Voyez* PRUNELLE.

PURGATIF, IVE, s. et adj. *pur-gans, purgativus*, du verbe *pur-gare*, purifier, nettoyer; nom gé-nérique des remèdes qui évacuent les humeurs par les différentes voies ou émonctoires, plus particulière-ment par les selles. *Voy.* CATHAR-TIQUE.

PURGATION, s. f. *purgatio*, du verbe *purgare*, nettoyer, purifier; évacuation naturelle ou artificielle par quelque émonctoire que ce soit; évacuation des menstrues et des lochies; action des purgatifs; le purgatif lui-même.

PURIFICATION, s. f. *purificatio*, opération de chimie pour ôter ce qu'il y a d'impur, de grossier ou d'hétérogène dans les corps, comme les métaux, les sels, etc.; elle se fait par sublimation, par rectification, par crystallisation, par dissolution, par filtration, par coupellation.

PURULENT, ENTE, adj. *purulen-tus*, en grec πυώδες, de πύον, pus, qui est de la nature du pus, qui est mêlé de pus: tels sont les crachats des phthisiques, les urines de ceux qui ont des ulcères aux reins ou à la vessie.

PUS, s. m. en grec πύον ou πύος, sang putréfié, de πύθω, je corromps; liqueur onctueuse blanche, épaisse, homogène, qui s'engendre dans les abcès ou qui sort des plaies et des ulcères.

PUSTULE, s. f. *pustula*, petite tumeur inflammatoire qui se ter-mine par la suppuration: tels sont les boutons de la petite-vérole. — *Pustule maligne*, espèce d'érup-tion cutanée ou d'exanthême, cau-

sée par une contagion médiate ou immédiate, par inoculation, par respiration ou par ingestion dans l'estomac; provenant quelquefois sans cause connue; caractérisée par un tubercule dur, surmonté et précédé d'une vésicule livide et noirâtre, et environné d'une aréole rouge, ou d'une enflure élastique et incolore, ou enfin d'une infiltra-tion partielle.

PUTRÉFACTION, s. f. *putrefac-tio*, σῆψις des Grecs; altération spon-tanée des matières animales, qui se décomposent par le concours de l'humidité et d'une douce tempé-rature, et fournissent des produits dont la nature et la proportion va-rient, tels que de l'eau, du gaz azote, du gaz ammoniac, du gaz acide carbonique, du gaz hydro-gène carboné, sulfuré et phos-phoré, de l'acide nitrique, et une matière grasse analogue au blanc de baleine, qu'on appelle adipo-cire.

PUTRIDE, adj. *putridus*, pourri, dissous, corrompu; nom que les humoristes donnent à un ordre de fièvres qu'ils attribuent à la cor-ruption des humeurs, parce que l'haleine et les excrétions du ma-lade exhalent une odeur fétide. *Voyez* ADYNAMIQUE.

PYCNOTIQUE, s. et adj. *pycno-ticus*, du verbe πυκνόω, j'épaissis, je condense, qui a pour racine πυκνός, épais, dru, serré; nom que les humoristes donnent aux remè-des qui ont la vertu d'épaissir ou de condenser les humeurs. *Voy.* INCRASSANT.

PYGMÉE, s. m. *pygmœus*, en grec πυγμαῖος, de πυγμή, le poing ou la mesure du coude au poing; homme fort petit, qui n'a qu'une coudée de hauteur.

PYLORE, *pylorus*, de πύλη, porte, et d'οὖρος, gardien; orifice inférieur ou intestinal de l'estomac, ainsi appelé parce qu'il est comme le portier de l'estomac.

PYRAMIDAL, ALE, adj. *pyrami-dalis;* qui a la figure d'une pyra-mide; muscles pyramidaux, corps pyramidaux, etc.

PYRAMIDE, s. f. *pyramis*, en grec πυραμίς, de πῦρ, feu; solide dont la base est un polygone, et dont les faces latérales sont des triangles qui se réunissent au même point. C'est donc un solide qui diminue depuis la base jusqu'au sommet, comme la flamme qui se termine en pointe.

PYRÉNOÏDE, adj. *pyrenoïdes*, de πυρήν, noyau, baie, et d'εἶδος, forme; nom qu'on donne à l'apophyse odontoïde de la seconde vertèbre du cou, parce qu'elle ressemble à un noyau.

PYRÈTHRE, s. f. *pyrethrum*, de πῦρ, feu, et d'αἴθω, je brûle, *qui brûle comme le feu*, plante corymbifère, dont la racine est d'un goût très-âcre et très-brûlant, par où elle produit une abondante excrétion de salive.

PYRÉTIQUE, s. et adj. *pyreticus*, de πυρετός, la fièvre; nom des remèdes contre la fièvre. *Voyez* FÉBRIFUGE.

PYRÉTOLOGIE, s. f. *pyretologia*, de πυρετὸς, fièvre, et de λόγος, discours; traité ou discours sur les fièvres.

PYREXIE, s. f. *pyrexia*, de πυρετὸς, fièvre, dérivé de πυρίσσω, j'ai la fièvre; nom générique de toutes les fièvres.

PYRIFORME, adj. *pyriformis*, de *pyrum*, poire, et de *forma*, forme; qui a la figure ou la forme d'une poire.

PYRITE, s. f. *pyrites*, de πῦρ, feu; sulfure métallique, ou combinaison du soufre avec un métal quelconque, ainsi appelée parce qu'elle est susceptible de combustion.

PYRITOLOGIE, s. f. *pyritologia*, de πυρίτης, pyrite, et de λόγος, discours; traité des pyrites.

PYROLIGNEUX, adj. du grec πῦρ, feu, et du latin *lignum*, bois; nom de l'acide qu'on retire du bois par la distillation.

PYROLIGNITE, s. m. *pyrolignis*; combinaison de l'acide pyroligneux avec différentes bases. *Voyez* PYROMUQUEUX.

PYROLOGIE, s. f. *pyrologia*, de πῦρ, gén. πυρὸς, feu, et de λόγος, discours; traité du feu.

PYROMÈTRE, s. m. *pyrometrum*; de πῦρ, le feu, et de μέτρον, mesure; nom d'un instrument qui sert à mesurer l'action et les divers degrés de feu ou de calorique sur le corps. Celui de *Wegdewood* indique la progression du calorique jusqu'à la fusion des métaux les plus réfractaires, et sert à classer les substances en raison de leur fusibilité : Chim.

PYROMUQUEUX, adj. du grec πῦρ, feu, et du latin *mucus*, mucosité; nom d'un acide qu'on retire des gommes, du sucre, des fécules, par la distillation; — de là *Pyromucite*, s. m. combinaison de l'acide pyromuqueux, avec les différentes bases. Les acides pyromuqueux, pyroligneux et pyrotartareux ne sont que l'acide acéteux, tenant en dissolution une huile empyreumatique.

PYRONOMIE, s. f. *pyronomia*, de πῦρ, gén. πυρὸς, feu, et de νόμος, loi, règle; l'art de régler le feu dans les opérations de chimie.

PYROPHORE, s. masc. *pyrophorus*, de πῦρ, le feu, et de φέρω, je porte; produit de la décomposition de l'alun par le carbone, contenant un sulfure hydrogéné de potasse et d'alumine, mêlé de carbone très-divisé; s'enflammant spontanément plus à l'air humide qu'à l'air sec; convertissant une partie du gaz oxygène en acide carbonique; reformant avec l'autre partie et le soufre, du sulfure, de l'acide sulfurique, et donnant pour résidu du sulfate d'alumine et de potasse, qui n'est plus que de l'alun saturé de sa terre, ou du sulfate saturé d'alumine, parce qu'il a perdu l'excès d'acide qui le constituoit alun.

PYROSIS, s. f. de πῦρ, feu, vulgairement fer chaud; douleur brûlante de l'épigastre, avec éructation d'une grande quantité d'humeur aqueuse, communément insipide, quelquefois âcre; espèce d'incommodité produite par les alimens de difficile digestion, tels que les fritures, les graisses rances, par la conception, l'inflammation des viscères abdominaux, l'ulcère du pylore, etc.

PYROTARTAREUX, adj. du grec πῦρ, feu, et du latin *tartarum*, tartre ; sel qu'on retire des tonneaux où le vin a séjourné ; se dit de *l'acide tartareux* altéré par le feu pendant la distillation ; — de là *Pyrotartrite,* s. m. sel formé par l'union de l'acide *pyrotartareux* avec différentes bases.

PYROTECHNIE, s. f. *pyrotechnia,* de πῦς, gén. πυρὶς, feu, et de τέχνη, art; la science du feu ou l'art de s'en servir; l'art de faire des feux d'artifice.

PYROTIQUE, s. et adj. *pyroticus,* de πυρόω, je brûle, dérivé de πῦς, feu; brûlant, caustique.

PYROXÈNE, s. m. de πῦς, feu, et de ξένος, étranger, mot à mot *étranger au feu;* pierre combinée, ainsi appelée parce qu'elle n'est point un produit de volcan, quoiqu'elle se trouve fréquemment parmi les matières volcanisées ; pesant 3,226 ; rayant à peine le verre; d'une couleur verte plus ou moins foncée quand elle est réduite en parcelles par la trituration, quelle que soit la couleur des crystaux entiers; présentant une cassure transversale, raboteuse, inégale ; à prisme oblique rhomboïdal dans sa forme primitive, et à prisme oblique triangulaire dans sa molécule intégrante; fusible au chalumeau quand elle est en petits fragmens ; donnant à l'analyse de la silice, de la chaux, de l'alumine, de la magnésie, de l'oxyde de fer et de l'oxyde de manganèse.

PYULQUE, s. m. *pyulcum,* de πύον, pus, et d'ἕλκω, je tire, j'extrais; instrument de chirurgie dont on se sert pour tirer les matières purulentes des différentes cavités du corps.

PYURIE, s. f. *pyuria,* de πύον, pus, et d'οὐρέω, je pisse, j'urine ; pissement de pus.

PYXACANTHA, s. m. de πύξος, buis, et d'ἄκανθα, épine ; arbrisseau épineux de l'ordre des solanées, ainsi appelé parce que ses feuilles ressemblent à celles du buis.

PYXIDULE, s. f. *pyxidula,* petite capsule des mousses, anthère, dans le système de Linné, du mot latin *pyxis,* boîte, qui dérive de πύξος, buis, parce que l'on fait beaucoup de boîtes de buis.

Q

QUADRANGULAIRE ou **QUADRANGULÉ**, **ÉE**, adj. *quadrangulatus,* de *quadrinus,* de quatre, et d'*angulus,* angle ; qui a quatre angles.

QUADRANGULÉ, adj. de *quadrinus,* quatre, et d'*angulus,* angle; se dit des parties des plantes qui ont quatre angles : Bot.

QUADRATRICE, s. f. *curva quadratrix,* courbe ainsi appelée parce qu'elle sert à trouver la quadrature du cercle, non point géométriquement, mais d'une manière mécanique. Dinostrate en fut l'inventeur.

QUADRATURE, s. f. *quadratura, quadratio;* en géométrie, réduction d'une figure curviligne à une autre, qu'on puisse carrer ou évaluer en mesures connues ; — en astronomie, aspect de deux planètes distantes de 90 degrés, ou de la quatrième partie de l'écliptique : Astron.

QUADRIDENTÉ, **ÉE**, adj. *quadridentatus;* qui a quatre dents : Bot.

QUADRIFIDE, adj. *quadrifidus;* qui a quatre incisions aiguës, moindres ou à peu près égales à la demi-longueur : Bot.

QUADRIFLORE, adj. *quadriflorus;* qui porte quatre fleurs, ou qui a ses fleurs disposées quatre à quatre : Bot.

QUADRIJUGÉE, adj. f. *folium quadrijugum;* feuille composée de quatre paires de folioles opposées : Bot.

QUADRIJUMEAUX, adj. m. pl. de *quadrigeminus;* se dit de quatre muscles de la cuisse qui paroissent dépendre les uns des autres, et de quatre éminences de la moelle allongée, ou prolongement rachidien : Anat.

QUADRILATÈRE, s. m. *quadrilaterus,* figure qui a quatre côtés : Géom.

QUADRILOBÉE, **ÉE**, adj. *quadrilobatus;* qui est divisé en quatre lobes par des incisions obtuses : Bot.

QUADRILOCULAIRE, adj. *quadri-*

locularis ; se dit des baies qui ont quatre cellules ou logettes.

QUADRINÔME, s. m. *quadrinomus*, du latin *quadrinus*, de quatre, et du grec νομὴ, part, division, du verbe νεμω, je partage, je distribue ; quantité algébrique composée de quatre termes.

QUADRIPARTI, IE, adj. *quadripartius ;* qui a quatre incisions profondes et aiguës : Bot.

QUADRIPHYLLE, adj. *quadriphyllus*, du latin *quadrinus*, de quatre, et du grec φύλλον, feuille ; qui a quatre feuilles : Bot.

QUADRIVALVE, adj. *quadrivalvis;* qui s'ouvre en quatre valves : Bot.

QUADRUMANES, s. m. pl. et adj. du latin *quadrimanus ;* qui a quatre mains ; nom générique des animaux mammifères qui ont leurs pouces séparés aux pieds de derrière comme à ceux de devant, et qui ont une telle ressemblance avec l'homme par la structure des membres et la charpente générale du corps, qu'ils semblent l'imiter dans tous ses mouvemens : tels sont les singes et les makis.

QUADRUPÈDE, s. m. et adj. *quadrupes*, animal à quatre pieds, vivipare ou ovipare.

QUALITÉS, s. f. pl. *qualitates*, différentes modifications des corps ou différentes manières dont ils agissent sur les sens, quand ils se font reconnoître, comme la couleur, la saveur, l'odeur, la pesanteur, le volume, etc. — *Qualités sensibles*, celles qui affectent immédiatement les sens, telles que la solidité, la fluidité, la dureté, etc. — *Qualités occultes*, nom que les anciens donnoient aux qualités dont ils ne pouvoient rendre raison : Physiq.

QUANTITÉ, s. f. *quantitas*, tout ce qu'on peut nombrer ou mesurer. — *Quantité positive, quantité négative*, expressions qui désignent des quantités opposées : soit supposé, par exemple, un homme qui a un bien de 1000 francs, il contracte une dette de 400 francs ; son bien réel n'est plus que de 600 fr. ou de 1000 francs moins 400 francs. La dette peut donc être considérée comme une quantité *négative* ou opposée au bien *positif* ou réel qui

existoit auparavant. Si cet homme vient à bout de payer sa dette sans toucher à son bien, il aura en réalité 1000 francs, ou bien 1000 moins 400 francs, plus 400 francs. D'où il suit que les quantités positives, dans les calculs, sont précédées du signe + (*plus*), et les négatives du signe — (*moins*) ; par conséquent leur addition se change en soustraction, et réciproquement leur soustraction en addition : Arith. Algèb.

QUARANTAINE, s. f. de l'italien *quarantana*, qui dérive de *quaranta*, quarante ; temps pendant lequel on tient à l'épreuve et à la clôture les personnes, les marchandises et les vaisseaux qui viennent du Levant ou des pays où règne la peste, pour prévenir la communication de cette maladie contagieuse; temps, à la rigueur, de quarante jours, mais plus ou moins abrégé, d'après le rapport des médecins et du bureau de santé : Méd. Nav.

QUARRÉ, ÉE. *Voyez* CARRÉ.

QUARTATION, s. f. du verbe *quarto*, je divise en quatre; l'action de partager en quatre ; opération chimique qui signifie *réduction au quart*, et qui se pratique sur une masse d'or et d'argent alliés ensemble, quand on veut faire le départ de l'or ; alors, pour favoriser l'action de l'acide nitrique, si cette masse ne contient pas trois quarts d'argent, on en ajoute jusqu'à cette quantité ; addition qui réduit par conséquent l'or au quart de la masse.

QUARTE, adj. f. *febris quartana*, nom d'une fièvre dont les accès reviennent tous les quatre jours inclusivement : elle est intermittente ou rémittente, suivant que les accès sont suivis ou non d'apyrexie ; elle est double, quand elle vient deux jours consécutifs, et ne laisse que le troisième de libre ; triple, quand elle a lieu tous les jours, de manière que l'accès du premier répond à celui du quatrième, et ainsi de suite. Quelques médecins donnent aussi le nom de fièvre double ou triple *quarte* à celle qui a deux ou trois accès chaque quatrième jour; d'autres l'appellent alors quarte doublée ou triplée.

QUARTZ, s. m. substance terreuse, divisible en rhomboïde régèrement obtus ; infusible ; pesant de 2,5813 à 2,816 ; rayant le verre ; étincelant sous le briquet ; à double réfraction ; dont les morceaux blanchâtres produisent une phosphorescence sensible par leur frottement mutuel.

QUATERNÉ, ÉE, adj. disposé par quatre sur un même point ou plan d'insertion.

QUERCITRON, s. m. de *quercus*, chêne, et du français *citron* ; écorce d'un chêne jaune de la Nouvelle-Angleterre, dont on se sert dans la teinture pour l'impression des toiles : Chim.

QUINDÉCAGONE, s. m. *quindecagonus*, du latin *quinque*, cinq, et des mots grecs δέκα, dix, et γωνία, angle ; figure qui a quinze angles et autant de côtés. *Voyez* l'ENTÉDÉCAGONE.

QUINÉ, ÉE, adj. *quinus* ou *quinatus* ; qui est disposé par cinq sur un même point ou un même plan d'insertion : Bot.

QUINQUANGULÉ, ÉE, adj. de *quinque*, cinq, et d'*angulus*, angle ; se dit des parties des plantes qui ont cinq angles : Bot.

QUINQUINA, s. m. *cinchona officinalis*, *cortex peruvianus* ; écorce de couleur orangée, jaune paille, rouge, plus ou moins foncée, plus ou moins brunâtre ; d'une odeur plus ou moins forte et plus ou moins agréable ; d'une saveur amère et plus ou moins acerbe ; d'une cassure fibreuse ; donnant à l'analyse de l'extractif simple, de l'extractif oxygéné, du tannin, de l'huile volatile, du sel calcaire, etc. ; employée avec beaucoup de succès dans le traitement des fièvres, surtout intermittentes ; fournie par des arbres de la famille des rubiacées, qui croissent naturellement dans l'Amérique méridionale, au Pérou et au Chili ; dont on distingue plusieurs espèces, principalement le quinquina orangé, *cinchona lancifolia*, le quinquina jaune ; *cinchona cordifolia*, et le quinquina rouge, *cinchona oblongifolia* (*mutis*).

QUINTE, adj. *febris quintana*, fièvre dont les accès ne reviennent que tous les cinq jours inclusivement : on l'observe rarement.

QUINTE, s. f. *tussis accessus*,

toux violente qui prend par un redoublement ; — *morosus animi impetus*, caprice.

QUINTESSENCE, s. f. *quinta essentia*, ce que la chimie retire de plus volatil et de plus exquis des substances : autrefois les chimistes donnoient ce nom à l'esprit-de-vin, chargé des principes de quelques drogues.

QUOTIDIENNE (fièvre), adj. *febris quotidiana*, fièvre dont les accès reviennent tous les jours ; elle est intermittente ou rémittente, selon qu'elle est suivie ou non d'apyrexie : on lui donne le nom de simple, double ou triple quotidienne, quand il y a un, deux, ou trois accès dans les vingt-quatre heures.

QUOTIENT, s. m. *quotiens*, résultat d'une division ; quantité qui, multipliée par le diviseur, reproduit le dividende : Mathém.

R

RABDOÏDE, adj. *rhabdoïdes*, de ῥάβδος, verge, et d'εἶδος, forme ; nom qu'on donne à la suture sagittale du crâne, parce qu'elle ressemble à une verge.

RABOTEUX, EUSE, adj. *scaber* ; qui présente à la surface de petites éminences visibles à l'œil, et rudes au toucher : Bot.

RACHIALGIE, s. f. *rachialgia*, de ῥάχις, l'épine du dos, et d'ἄλγος, douleur ; espèce de colique, ainsi appelée parce qu'on ressent une très-grande douleur à l'épine du dos ; — colique des peintres ou colique du Poitou, selon Astruc, qui pense que le principe de la douleur est dans les nerfs de la moelle épinière.

RACHIDIEN, ENNE, adj. *rachideus* ; qui appartient au rachis. *Voyez* ce mot.

RACHIS, s. m. du grec ῥάχις, épine du dos ; sorte de tige ou de longue colonne courbée en trois sens alternatifs ; légèrement flexible ; hérissée d'épines sur une de ses faces ; unie et arrondie sur l'autre ; excavée dans toute son étendue ; percée à chaque côté de vingt-quatre trous ; située entre la tête et le bassin ; composée de vingt-quatre vertèbres ; soutenant les côtes ; servant de moyen d'union d'axe et de point d'appui aux trois parties du tronc ; présentant deux faces , l'une postérieure ou spinale, l'autre antérieure ou prespinale, et trois régions , le cou , le dos , les lombes.

Rachisagre , ou **Rhachisagre** , s. f. *rhachisagra*, de ῥάχις, l'épine du dos , et d'ἄγρα, prise , capture ; goutte qui attaque l'épine du dos ; autrement rhumatisme goutteux de l'épine.

Rachitique , adj. *rachitide detentus ;* qui est attaqué de rachitis, noué.

Rachitis, ou **Rhachitis**, s. m. du grec ῥάχις l'épine du dos ; maladie chronique qui attaque ordinairement les enfans en bas-âge , et dont on ne connoît pas trop les causes ; dont les signes caractéristiques sont d'abord la flaccidité de la peau et l'amaigrissement du corps ; puis , la grosseur de la tête, l'écartement des sutures et des fontanelles , la proéminence du front, l'amincissement du col , le retard ou la lenteur de la dentition , la noirceur et la chute des dents déjà sorties, l'aplatissement des côtes , la saillie du sternum , le gonflement des épiphyses des différentes jointures , la flexibilité , le ramollissement et la courbure des os longs , sur-tout de l'épine, la difficulté et l'impossibilité de marcher , la plénitude et la tuméfaction de l'abdomen, quelquefois la diminution des facultés de l'ame , la stupidité et l'imbécillité , communément l'excès de sensibilité.

Rachitisme , s. m. maladie du blé, qui rend sa tige basse et nouée. *Voyez* **Rachitis** pour l'étymologie.

Rachosis, s. m. du grec ῥαχόω, je fends, dérivé de ῥήσσω , je romps ; relâchement de la peau du scrotum et des bourses.

Racine , s. f. *radix*, du grec ῥάδιξ, rameau ; partie la plus inférieure d'un végétal , plongée dans un corps d'où elle tire sa nourriture , et croissant en sens contraire de la tige : Bot. — quantité considérée comme la base et l'élément d'une puissance plus élevée , ou bien quantité qui , multipliée

par elle-même un certain nombre de fois , donne la puissance dont elle est la racine : ainsi 2 est la racine carrée de 4 , parce que 2 multiplié par 2 , égale 4 ; de même 3 est la racine cubique de 27, parce que 3 multiplié deux fois par lui-même, égale 27 : Arithmét. et Algèb.

Radiaire, adj. de *radius*, rayon; nom des animaux invertébrés , dont le corps est libre , sans tête, sans yeux, sans pattes articulées , et disposées en étoile : tels sont l'oursin de mer, l'astérie ou étoile de mer : Hist. Nat.

Radial , **ale**, adj. *radialis* , de *radius* , rayon ; qui a rapport au rayon ou au radius ; artère *radiale* , nerf *radial* : Anat. — nom des courbes dont toutes les ordonnées se terminent au même point, comme autant de rayons au centre : telles sont la *spirale* , dont les ordonnées partent toutes du cercle qui les renferme , et la *quadrature* de Dinostrate : Géom.

Radiant , **e** , adj. du verbe *radio* , je rayonne ; qui envoie des rayons de lumière à l'œil : Physiq.

Radiation , s. f. de *radius*, rayon ; émission des rayons qui partent d'un corps lumineux comme centre : Physiq.

Radical , **ale** , adj. *radicalis* , de *radix* , gén. *radicis* , racine ; le principe , la base et comme la racine d'une chose ; — *signe radical* , qu'on met devant les quantités dont on veut extraire la racine ; il est composé d'un trait perpendiculaire, et d'un trait oblique qui se joint au premier par son extrémité inférieure , en cette forme V ; *quantité radicale* , qui est précédée de ce signe : Math. Alg. — qui naît ou dépend d'une racine : Bot.

Radicant , **ante**, adj. *radicans;* qui jette des racines distinctes de la racine principale , ou fait fonction de racine : Bot.

Radication , s. f. de *radicor* , je pousse des racines ; action par laquelle les plantes poussent leurs racines : Bot.

Radicule. s. f. *radicula* , le principe d'une racine que la germination peut développer ; petite racine ; partie fibreuse d'une racine ; l'une des deux extrémités de l'embryon : Bot.

RADIÉ, ÉE, adj. *radiatus* ; qui a des rayons ; se dit des parties qui divergent d'un centre commun, et des fleurs dont le disque est composé de fleurons, et la circonférence de demi-fleurons.

RADIEUX, EUSE, adj. de *radius*, rayon ; rayonnant ; se dit du point d'un objet visible d'où partent des rayons de lumière : Optiq.

RADIOMÈTRE, s. m. *radiometrum*, du latin *radius*, rayon, et du grec μέτρον, mesure, mot à mot *mesure de rayons* ; instrument astronomique qui sert à prendre des hauteurs sur mer. On l'appelle aussi rayon astronomique.

RADIUS, s. m. le plus petit des deux os de l'avant-bras, ainsi appelé parce qu'on l'a comparé à un rayon de roue (radius.)

RAFFINAGE, s. m. *purgatio*, action de raffiner ou de rendre le salpêtre, le sucre, etc. plus purs, en les dépouillant de toute matière hétérogène.

RAFLE, s. f. *axis*, grappe de raisin qui n'a plus de grains ; — support long et mince le long duquel sont attachées des fleurs qui forment un épi.

RAFRAICHISSANT, ANTE, subst. masc. et adj. *refrigerans* ; se dit des remèdes qui diminuent la chaleur du corps, et calment l'agitation des humeurs : Méd.

RAGE, s. fém. *rabies*, maladie spontanée ou contagieuse, produite par de violentes affections de l'ame, ou par la morsure d'un animal enragé, dont les principaux symptômes sont la rougeur du visage, l'étincellement des yeux, le délire plus ou moins furieux, l'écume de la bouche, l'envie de mordre, l'horreur des liquides et l'aversion pour tout objet brillant. *Voyez* HYDROPHOBIE.

RAISON, s. f. *ratio, intellectus*, faculté ou puissance de l'ame, par laquelle l'homme perçoit la distinction entre le bien et le mal, soit dans l'ordre physique, soit dans l'ordre moral ; — *être de raison*, ce qui n'a point de réalité et n'existe que dans l'esprit : Log.

— rapport qui résulte de la comparaison de deux grandeurs homogènes dont l'une porte le nom d'*antécédent*, et l'autre celui de *conséquent*. — *Raison arithmétique*, différence qui existe entre deux quantités ; ainsi 2 est la raison arithmétique entre 5 et 7. — *Raison géométrique*, quotient de deux quantités divisées l'une par l'autre ; ainsi 4 est la raison géométrique de 12 à 3 : Arithmét.

RALE ou RALEMENT, s. masc. *stertor* des Latins, ῥέγκος des Grecs ; bruit qu'on entend dans la gorge des moribonds, causé par le mouvement de l'air à travers les mucosités qui engorgent la trachée-artère et les bronches, et qui s'opposent à son libre passage.

RAMAIRE, adj. *rameus* ; qui est attaché ou appartient aux rameaux.

RAMEAU, s. m. *ramus* ; au propre, division d'une tige principale : Bot. — au figuré, division des vaisseaux et des nerfs : Anat.

RAMEUX, EUSE, adj. *ramosus* ; qui jette beaucoup de branches.

RAMIFICATION, s. f. *ramificatio*, production de rameaux ; division des vaisseaux ou des nerfs qui sortent d'une tige commune.

RAMILLE, s. m. *ramulus, ramunculus*, division du rameau : Bot.

RAMPANT, E, adj. *repens, reptans* ; qui se traîne sur la terre ; — *tige rampante*, appuyée sur terre où elle prend racine ; — *bandage rampant*, celui dont les circonvolutions entourent la partie en forme de spirale, et en laissant entr'elles des espaces découverts : Chir.

RAMPE, s. f. de *repto*, ou *repo*, je rampe ; nom de chacune des moitiés de la cavité du conduit osseux qui enveloppe le noyau du limaçon, et qui fait autour de lui deux tours et demi de spirale : Anat.

RANCE, adj. *ranceus* ; qui commence à se gâter, en parlant des graisses et des huiles.

RANCIDITÉ, s. f. *ranciditas*, qualité de ce qui est rance ; espèce de corruption que contractent les substances graisseuses et huileuses par la chaleur, et sur-tout par la contact de l'air dont elles absorbent l'oxygène.

RANINE, adj. f. de *rana*, grenouille ; artère *ranine*, rameau de la carotide externe, qui se distribue à la langue ; — veine *ranine*, rameau de la jugulaire externe qui reprend ou rapporte le sang de la langue : Anat.

RANULE, s. f. βάτραχος des Grecs, *ranula* des Latins, diminutif de *rana*, grenouille ; tumeur molle, œdémateuse, ronde ou oblongue, souvent de la grosseur d'un œuf de pigeon, située sous la langue près du filet, contenant une liqueur glaireuse, albumineuse, qui s'endurcit et même se pétrifie ; ôtant la liberté de la parole et rendant le son de la voix semblable au coassement des grenouilles, d'où dérive son nom. *Voy.* GRENOUILLETTE.

RAPACÉ, ÉE, adj. *rapaceus* ; qui est de la forme et à peu près de la nature de la rave.

RAPACES, s. m. pl. de *rapax*, ravisseur, dérivé du verbe *rapere*, enlever ; nom d'une famille d'oiseaux ainsi appelés parce qu'ils vivent de proie ou d'animaux qu'ils ravissent ; tels sont le vautour, le faucon, l'aigle, etc. Ornithol. — *substances rapaces*, celles qui non seulement se dissipent elles-mêmes par l'action du feu, mais encore contribuent à enlever les autres : Métallurg.

RAPHANIA, s. f. maladie ainsi appelée par Linné, parce qu'il l'attribuoit au *raphanistrum*, qui croît abondamment parmi l'orge en Suède, où elle est épidémique durant l'automne, et où elle attaque les paysans et les pauvres, jamais les riches ni les enfans à la mamelle ; ses signes caractéristiques sont une contraction spasmodique des articulations, accompagnée d'une agitation convulsive, et d'une douleur très-violente, périodique.

RAPHÉ, s. m. en grec ραφή, du verbe ράπτω, je couds ; se dit de certaines lignes du corps qui ressemblent à une couture ; — le *raphé du scrotum* ; le *raphé* du corps calleux du cerveau : Anat.

RAPPORT, s. m. *relatio*, *renunciatio*, acte authentique fait en justice par des médecins ou chirurgiens experts, pour constater l'état d'une personne, la nature d'une maladie, soit interne, soit externe, une grossesse, une mort spontanée ou violente ; — le rapport est ou *dénonciatif* ou *juridique* ; le premier se fait à la réquisition des parties intéressées qui choisissent tels médecins ou chirurgiens qu'il leur plaît ; le second se fait par ordre de la justice qui désigne elle-même les officiers experts ou rapporteurs. Tout rapport doit contenir quatre parties distinctes, la formule ou protocole, la narration ou récit, la description des accidens ou circonstances, la conclusion ou jugement. — *Rapport*, s. m. *eructatio*, *eructus*, s'entend des vapeurs qui s'élèvent de l'estomac et remontent jusqu'à la bouche pendant la digestion : par exemple, après avoir mangé de l'ail, de l'oignon et d'autres substances plus ou moins flatueuses ou venteuses. — *Rapport*, s. m. *affinitas*, espèce de conformité qu'on apperçoit entre les plantes d'une même famille : Bot. — tendance ou disposition à s'unir qu'on observe dans les corps chimiques, par exemple entre les acides et les alcalis : Chim. — résultat de la comparaison de deux grandeurs ou quantités. *Voyez* RAISON.

RARE, adj. *rarus* ; se dit en physique du corps dont les parties sont peu serrées, ou qui contiennent moins de matières sous un volume donné, qu'un autre corps auquel on les compare ; — nom qu'on donne au pouls dont les battemens se font de loin en loin.

RARÉFACTION, s. f. *rarefactio*, du verbe *rarefacere*, étendre, dilater ; action de faire acquérir plus de volume aux corps, sans y ajouter de nouvelle matière ; — état de ce qui est raréfié ; — le calorique est la principale cause de la *raréfaction* des corps, à l'exception des fluides élastiques qui se raréfient sans s'échauffer, toutes les fois qu'ils ne sont point retenus ou comprimés : Physiq.

RARÉFIANT, ANTE, adj. *rarefaciens* ; se dit des remèdes qui donnent plus de volume ou d'extension au sang et aux autres humeurs circulatoires.

RARIFEUILLÉ, ÉE, adj. *rarifoliatus*; qui a peu de feuilles éparses ou dispersés çà et là.

RARIFLORE, adj. *rariflorus*; qui a peu de fleurs dispersées çà et là.

RATAFIA, s. m. terme indien qui exprime une foule de liqueurs alcoholisées, sucrées et chargées des principes odorans ou sapides de plusieurs végétaux. On les prépare ou par le mélange de sucs avec l'alcohol, ou par l'infusion ou par la macération des subsances dont on veut extraire les principes solubles, ou par la distillation de l'alcohol sur des matières odorantes : Pharm.

RATE, s. fém. *lien* des Latins, σπλὴν des Grecs; viscère abdominal mou, spongieux, facile à déchirer, noirâtre, ovale, allongé, convexe sur une de ses faces, légèrement concave sur l'autre, situé dans l'hypocondre gauche, sous le diaphragme, au dessus du colon; annexé à l'estomac par une portion de l'épiploon, parsemé des ramifications d'une grosse artère qui vient du tronc opistogastrique (cœliaque), et d'un grand nombre de vaisseaux lymphatiques; organe d'un usage et d'une structure encore inconnus.

RATELEUX, EUSE, adj. *lienosus, splencticus*; vieux mot qui désigne ceux qui sont sujets aux maladies de la rate.

RATIONNEL, adj. *rationalis*, qui dérive de *ratio*, raison; *horizon rationnel* ou *vrai*, celui dont le plan passe par le centre de la terre, ainsi appelé parce qu'il n'existe que dans l'entendement ou l'esprit, par opposition à *l'horizon apparent*, qui est sensible à la vue : Astron. — *nombre rationnel*, celui dont l'unité est une partie aliquote, ou celui qui est commensurable avec son unité, par opposition à *nombre irrationnel*, qui est incommensurable avec son unité : Arithmét.

RAUCITÉ, s. f. *raucitas, raucedo*, enrouement, rudesse ou âpreté de la voix.

RAUQUE, adj. *raucus*, enroué; son rude et âpre de la voix.

RAYON, s. m. *radius*, demi-dia-

mètre du cercle, ou ligne tirée du centre à un point quelconque de la circonférence : Géom. — le plus petit des deux os de l'avant-bras, situé à côté et le long du cubitus : Anat.—partie externe d'une corolle composée : Bot. — assemblage de petits osselets mousses et articulés qui soutiennent les nageoires des poissons malacoptérygiens : Icht. — *Rayon visuel*, qui part d'un objet, et par le moyen duquel on voit cet objet : Opt. — ligne droite suivant laquelle l'œil se dirige, en visant sur un objet quelconque, au travers des pinnules d'une alidade : Géom.

RÉACTIF, s. m. du verbe *reago*, réagir, agir réciproquement; nom que les chimistes donnent aux moyens ou instrumens dont ils se servent pour analyser les corps; tels sont les acides, les alcalis, l'alcohol, le feu, l'eau, etc.

RÉACTION, s. f. *reactio*, action ou résistance qu'un corps oppose à un autre qui agit sur lui : c'est un axiome en physique, que *l'action égale toujours la réaction*; ainsi un cheval attelé à une voiture n'emploie pas toute sa force pour l'entraîner, mais seulement celle qui est nécessaire pour surmonter la résistance qu'elle lui oppose; — espèce de mouvement qui tend à prévenir ou à détruire les effets de toute puissance nuisible appliquée à l'économie animale, et que certains médecins ont attribué à ce qu'ils appeloient *force médicatrice de la nature, principe végétal, ame, organisme*, etc.

RÉALGAR ou RÉALGAL, s. m. oxyde d'arsenic sulfuré rouge; quelquefois orangé, translucide, électrique par frottement, volatil au feu, et répandant une odeur d'ail et de soufre; servant quelquefois à la teinture : Minéral.

RÉATTRACTION, s. f. de la particule itérative *re*, et d'*attractio*, attraction; action d'un corps actuellement électrique, par laquelle il attire de nouveau un corps qu'il avoit déjà attiré, mais qu'il avoit ensuite repoussé : Physiq.

RÉCEPTACLE, s. m. *receptaculum*, fond du calice auquel adhèrent les parties de la fructification; — partie interne du péricarpe , à laquelle la graine est attachée ; — partie d'une fleur composée, où les fleurons et demi-fleurons sont fixés immédiatement et d'une manière serrée : Bot. — bassin , réservoir, conserve où plusieurs tuyaux de conduit se rendent , pour se distribuer ensuite en d'autres conduits. — *Réceptacle* ou *réservoir* de péquet , celui où aboutissent les vaisseaux qui absorbent ou pompent le chyle à la surface de l'intestin : Anat.

RECHUTE , s. f. de *re* itératif, et de *cadere*, tomber; retour d'une maladie dont on n'étoit pas bien guéri.

RÉCIPÉ , s. m. mot latin qui signifie *prenez ;* ordonnance ou formule contenant le remède que doit prendre un malade , et ainsi appelée parce qu'elle commence par ce mot latin, que les médecins abrègent en le marquant par un R tranché ainsi, ℞ : Méd.

RÉCIPIENT , s. m. *recipiens , receptaculum* , vase qui sert à recevoir les produits d'une distillation : tels sont les flacons ou les ballons adaptés au col ou au bec des cornues , etc. Chim. — vaisseau qu'on place sur la platine d'une machine pneumatique, et où l'on enferme les corps qu'on veut mettre dans le vide. On donne à ces vases la forme de voûte dans leur partie supérieure , et celle de cylindre dans le reste de leur longueur, pour les mettre à l'abri d'être écrasés par la pression de l'air extérieur, lorsqu'on fait le vide : Physiq.

RÉCLINÉ , ÉE , adj. *reclinatus,* rabattu ; se dit des feuilles dont le sommet est plus bas que la base : Bot.

RECOMPOSÉ , ÉE , adj. se dit en botanique des feuilles qui sont composées deux fois, ou qui ont un pétiole commun , des pétioles immédiats et des pétioles propres.

RECOMPOSER , v. act. de la particule itérative *re* , et de *compono*, je compose ; réunir les parties d'un corps qui avoient été séparées par quelque opération chimique.

RÉCRÉMENT , s. m. *recremen-*

tum , humeur qui , après avoir été séparée du sang, y est reportée pour différens usages ; telles sont la salive , la bile , etc.

RÉCRÉMENTEUX , EUSE , ou RÉCRÉMENTITIEL , ELLE , adj. *recrementitius ;* se dit des humeurs qui , après avoir été séparées du sang, y sont reportées pour différens usages. *Voyez* RÉCRÉMENT.

RECTANGLE, s. m. et adj. *rectangulus* , nom du triangle qui a un angle droit ; — parallélogramme qui a ses quatre angles droits , et ses côtés opposés égaux : Géom.

RECTIFICATION , s. f. de *rectus,* droit, et de *facio*, je fais ; espèce de distillation par laquelle on purifie les liquides, soit qu'on en sépare de plus volatils qui les altèrent, soit qu'on les volatilise eux-mèmes pour les isoler des matières fixes qui les rendoient impurs : Chim. — *Rectification d'une courbe*, l'art de trouver une ligne droite dont la longueur soit égale à cette courbe ; branche de la géométrie dans laquelle le calcul intégral ou la méthode inverse des fluxions est d'un grand usage : Géom.

RECTILIGNE , adj. *rectilineus ,* figure terminée par des lignes droites *(rectis lineis.)*

RECTIUSCULE , adj. *rectiusculus* , presque droit : Bot.

RECTUM , s. m. mot latin qui signifie droit ; troisième portion ou prolongement du gros intestin dans le bassin, où il descend directement devant la face interne et latérale gauche du sacrum , et se termine à l'extrémité du coccyx par une ouverture circulaire, resserrée et soutenue par des muscles, à laquelle on donne le nom d'anus ou de fondement : Anat.

RÉCURRENT , adj. *recurrens ;* qui remonte, qui rebrousse chemin ; *artères récurrentes*, branches de la cubitale et de la radiale qui se rendent de bas en haut, autour des condyles de l'humérus ; — *nerfs récurrens*, rameaux considérables fournis par le nerf pneumogastrique ou de la huitième paire , quand il est parvenu dans la poitrine , dont l'un , à droite, embrasse l'artère souclavière, en manière d'anse ou d'écharpe, et l'autre, à gauche, fait de même à la crosse de l'aorte : Anat.

REDONDANCE, s. f. *redundantia*, plénitude, superfluité, trop grande abondance des humeurs : Méd.

REDOUBLEMENT, s. m. *exacerbatio*, accroissement ou augmentation périodique ou irrégulière d'une fièvre continue.

REDRESSÉ, ÉE, adj. de *re* itératif, et de *directus*, droit ; nom des parties des plantes qui, déviant d'abord par leur partie inférieure de leur point d'origine, se relèvent ensuite par leur courbure : Bot.

RÉDUCTION, s. f. *reductio*, *repositio*, *restitutio*, opération de chirurgie par laquelle on remet à leur place les os luxés ou fracturés, et par laquelle on fait rentrer les parties molles dans leurs cavités ; par exemple, l'intestin, l'épiploon, etc. dans les différentes espèces de hernies ; — opération chimique par laquelle on fait reparoître les oxydes des métaux sous leur forme métallique, en leur enlevant l'oxygène : ce n'est à proprement parler qu'une désoxydation : Chim. — évaluation des poids, mesures, monnoies anciennes, en poids, mesures, monnoies nouvelles : Arithm. — opération par laquelle on simplifie les expressions analytiques, en effaçant les termes qui se détruisent, en supprimant des facteurs communs, et en ajoutant les coefficiens des termes semblables, et précédés de même signe : Algèb. — différence entre la longitude d'une planète dans son orbite, et sa longitude réduite à l'écliptique : Astron.

RÉFLÉCHI IE, adj. de *retro*, en arrière, et de *flecto*, je fléchis ; *mouvement réfléchi*, celui d'un corps élastique qui, rencontrant un obstacle insurmontable, rebrousse chemin, et rejaillit après le choc ; tel est le mouvement d'une balle de paume, d'une boule d'ivoire, etc. Mécan. — *rayon réfléchi*, rayon de lumière qui rejaillit suivant une direction différente de celle qu'il avoit auparavant, par la rencontre d'une surface impéné-

trable : Optique. — nom des parties des plantes rabattues en dehors, non par une arcuation simple et continue, mais par une courbure et flexion subite, en faisant angle avec le support : Bot.

RÉFLEXIBILITÉ, s. f. de *retro*, en arrière, de *flecto*, je replie, et d'*habilitas*, facilité, capacité ; propriété qu'ont les corps élastiques de rejaillir, lorsqu'ils rencontrent un obstacle insurmontable qui les empêche de passer outre : Physiq.

RÉFLEXIBLE, adj. *reflecti potens*, propre à être réfléchi.

RÉFLEXION, s. f. *reflexio*, *repercussio*, tressaillement d'un corps qui tombe sur un autre qu'il ne peut ni traverser ni mouvoir ; — réverbération de la lumière par tous les corps polis qu'elle ne peut pénétrer : Catoptriq.

RÉFRACTAIRE, adj. du latin *refragor*, je résiste ; nom des substances minérales qui ne peuvent se fondre, ou qui ne se fondent que très-difficilement ; *mine réfractaire*, *creuset réfractaire*.

RÉFRACTION, s. f. de *retro*, en arrière, et de *frango*, je romps ; détour ou changement de direction qui arrive à un corps, lorsqu'il passe dans un milieu plus dense ou plus rare que celui d'où il est sorti ; mouvement par lequel il s'approche de la parallèle, en passant d'un milieu plus rare dans un milieu plus dense, comme de l'air dans l'eau, et par lequel il s'approche au contraire de la perpendiculaire, en passant d'un milieu plus dense dans un milieu plus rare : Mécaniq. — *Réfraction de la lumière*, changement de direction qui arrive à un rayon de lumière quand il traverse des milieux de différente densité ; mouvement dont les lois sont opposées à celles de la réfraction des corps ordinaires ; car la lumière s'approche de la perpendiculaire en passant d'un milieu plus rare dans un milieu plus dense. — *Réfraction astronomique*, changement de direction qui arrive aux rayons des astres quand ils passent obliquement dans l'atmosphère de la terre ; — phénomène qui fait que les corps lumineux paroissent plus élevés de 33 minutes au dessus de l'horizon, qu'ils ne sont réellement; d'où il suit que nous ne voyons jamais le vrai lever ni le vrai coucher du soleil; que les astres paroissent plus rapprochés les uns des autres, que le disque du soleil et de la lune prend en apparence une forme ovale, etc. Astron.

Réfrangibilité, s. f. du verbe *refringere*, propriété qu'ont les corps de changer de direction, en traversant obliquement des milieux différens, ou qui opposent des résistances différentes : Phys.

Réfrancible, adj. *refringi potens;* qui est susceptible de réfraction : Phys.

Réfrigérant, ante, s. et adj. de *refrigero*, je rafraîchis; qui a la propriété de rafraîchir; — vaisseau de cuivre qui entoure le chapiteau d'un alambic, et qu'on remplit d'eau froide pour presser la condensation des vapeurs qui s'élèvent des matières mises à distiller; — pièce qui commence à n'être plus guère d'usage, parce qu'on a remarqué que la distillation ne va bien que lorsque le chapiteau de l'alambic est presque aussi chaud que la cucurbite ou l'alambic : Chim.

Réfrigératif, ive, adject. de *refrigero*, je rafraîchis; nom des alimens et des médicamens qui ont la propriété de rafraîchir les parties intérieures du corps : Anat. Méd.

Réfrigération, s. f. *refrigeratio*, refroidissement : Chim.

Réfringent, ente, adj. *refringens;* qui cause une réfraction; se dit de toutes les substances qui occasionnent la réfraction des corps. Toutes les substances transparentes peuvent réfracter la lumière : Phys.

Régale, adj. f. *regalis*, de *rex*, gén. *regis*, roi; royale, de roi; — *eau régale*, liquide ainsi appelé parce qu'il a la propriété de dissoudre l'or, le roi des métaux; acide nitro-muriatique des chimistes modernes.

Régénération, s. f. *regeneratio*, *reproductio*, reproduction. *Voyez* Salingénésie.

Régime, s. m. *regimen*, du verbe *regere*, gouverner; manière de vivre, qui consiste dans l'usage sage et modéré et dans le choix des cho-

ses propres au rétablissement ou la conservation de la santé : Hygièn.

Région, s. f. *regio*, pays, contrée; nom des quatre parties cardinales du monde, qu'on appelle aussi plages : Astr. — nom des trois couches de l'atmosphère, qu'on divise en basse *région*, celle où nous respirons; en moyenne *région*, celle où résident les nuages et où se forment les météores; et en *région* supérieure, celle qui est au dessus des plus hautes montagnes et où règne une sérénité perpétuelle : Physiq. — espace déterminé de la surface du corps et des os, auquel correspondent différentes parties. — *Région* épigastrique, *région* ombilicale, *région* hypogastrique, etc. Anat.

Registres, s. m. plur. *registeres*, ouvertures de fourneau, qu'on bouche ou qu'on débouche à volonté, pour modérer ou augmenter le feu.

Règles. *Voyez* Menstrues.

Règne, s. m. *regnum*, de *rego*, je gouverne; ancienne division des naturalistes qui distribuoient toutes les substances en trois *règnes*, savoir : le *règne minéral*, le *règne végétal*, et le *règne animal;* classification défectueuse à laquelle les savans substituent la division des corps en substances organiques et inorganiques, qui est beaucoup plus exacte que l'ancienne; car aucun naturaliste ne peut tracer une ligne de démarcation entre les trois *règnes* ci-dessus. A quel *règne*, par exemple, appartiennent les madrépores, les polypes marins, etc. l'eau, l'air, la lumière, le calorique ou le feu?

Régulateur, s. m. de *regula*, règle; qui modère ou conduit; — pièce particulière, propre à modérer le mouvement d'une machine : Mécan. — *Régulateur du feu*, machine qui sert à procurer un degré de chaleur déterminé aux substances auxquelles on l'applique : Chim.

Régule, s. m. *regulus*, diminutif de *rex*, gén. *regis*, roi; petit roi; état d'un métal sans mélange; dénomination que les alchimistes avoient adoptée pour désigner la partie ou le culot métallique qui restoit au fond du creuset, après la séparation des scories. Ils le nommoient *régule*, c'est-à-dire petit roi, ou enfant premier né du sang royal métallique, qui n'étoit pas encore or, roi ou vrai métal, mais qui pouvoit le devenir avec le temps et la nourriture convenables.

RÉGULINE, adj. f. *regulina*, supl. *pars*; se dit de la partie purement métallique d'un métal.

REINAIRE, adj. *renarius*; se dit des parties planes des végétaux, telles qu'une feuille, dont la circonscription ressemble à celle d'un rein.

REINS, s. m. plur. *renes* des Latins, νεφροι des Grecs; viscères abdominaux, le plus souvent au nombre de deux; organes sécrétoires de l'urine, d'un tissu compacte et serré, d'une couleur brune rougeâtre, d'une figure sphéroïdale allongée, légèrement convexe sur deux faces opposées, et un peu échancrée sur le bord interne; situés profondément dans les hypocondres, sur les côtés des vertèbres lombaires, et, en grande partie, sur la face concave des côtes asternales ou fausses côtes, au dessous du diaphragme, derrière le péritoine, et au milieu d'un tissu cellulaire graisseux, très-abondant; essentiellement composés de 14 à 18 lobules pyramidaux, polyèdres, distincts dans l'enfant, intimément accolés dans l'adulte, dont le pourtour est formé par des plicatures, l'agglomération des ramuscules artériels et veineux, dont le centre présente un assemblage de petits tubes diaphanes, qui se dirigent vers le sommet des lobules et y forment, par leur réunion, une papille ou mamelon saillant, allongé, arrondi, percé de plusieurs trous par lesquels l'urine s'échappe.

REJETONS, s. m. plur. *stolones*; nouvelles pousses que produit le tronc ou la tige d'une plante; ils diffèrent des drageons qui sont produits par la racine : Botan.

RELAXATION, s. f. *relaxatio*, relâchement ou état d'une partie qui n'a pas sa tension ordinaire, comme après une violente extension, ou dans le cas d'une grande foiblesse : Méd.

RELEVEUR, s. m. pris adj. *levator*; se dit de certains muscles dont

l'action est de relever les parties auxquelles ils sont attachés : le *releveur* de l'anus, du voile du palais.

REMÈDE, s. m. *remedium*, du verbe *remedior*, je remédie; tout ce qui peut opérer un changement salutaire dans l'économie en général, ou dans un organe particulier; — *grand remède*, le mercure qu'on administre pour la guérison des maux vénériens : Mat. méd.

RÉMISSION, s. f. *remissio*, *moderatio*, *relaxatio*, modification ou relâchement d'une fièvre continue; diminution qui arrive entre les redoublemens et les paroxysmes : Méd.

RÉNAL, ALE, adj. *renalis*; qui concerne les reins : Anat.

RENCONTRE, s. f. aventure fortuite par laquelle on rencontre quelque chose; — *vaisseaux de rencontre*, deux cucurbites jointes de manière que le col de l'une entre dans le col de l'autre : Chim.

RÉNIFORME, adject. *reniformis*; qui a la forme d'un rein.

RÉNOVATION, s. f. *renovatio*, renouvellement, réparation, etc. restitution d'un corps universel, de l'état imparfait où il est, dans un état parfait : Chim.

RÉPERCUSSIF, IVE, adj. *repercutiens*, *repellens*; se dit des remèdes qui ont la propriété de répercuter, ou de faire rentrer les humeurs en dedans; vertu qu'on attribue surtout aux substances froides dont l'usage exige beaucoup de circonspection : Mét. méd.

RÉPERCUSSION, s. f. *repercussio*, du verbe *repercutere*, repousser, renvoyer; action par laquelle les humeurs en mouvement pour sortir, sont repoussées au dedans; — réflexion de la lumière, du son : Phys.

RÉPLÉTION, *repletio*, *satietas*, pléthore; plénitude, trop grande abondance d'humeurs.

REPOS, s. m. *quies*, privation du mouvement; état d'un corps qui occupe toujours le même lieu par rapport aux parties de l'espace qui l'environnent : Phys.

REPRODUCTION, s. f. *regerminatio*; nom de tous les moyens que la nature et l'art emploient pour perpétuer les espèces : tels sont les graines , les caïeux , les boutures , les drageons, la greffe : Bot.

REPTILES, s. m. et adj. plur. *reptilia*, rampans, du verbe *reptare*, ramper ; animaux vertébrés, à sang rouge et froid , qui respirent l'air par des poumons, qui n'ont ni poils , ni plumes , ni mamelles ; dont il y a des espèces qui marchent et qui rampent, d'autres qui nagent , et quelques unes qui volent. Ils comprennent les quadrupèdes ovipares, et les serpens : Hist. Nat.

RÉPULSION, s. f. *repulsio*, puissance ou action par laquelle les corps se repoussent mutuellement. —*Répulsion* de l'aimant, propriété qu'a l'aimant de repousser un autre aimant, lorsqu'on les présente l'un à l'autre par les poles de même nom. —*Répulsion électrique*, propriété qu'a un corps actuellement électrisé, de repousser les corps légers qu'on lui présente à une certaine distance : Phys.

RESEAU , s. m. *reticulum*, diminutif de *rete*, rets, filet ; entrelacement de vaisseaux sanguins , de fibres, de nerfs, qui forment comme une espèce de filet ou de rets : Anat.

RÉSERVOIR , s. m. du verbe *reservare*, conserver , réserver ; nom de toute capacité où s'amasse quelque fluide ; réservoir du chyle , réservoir de la bile, etc. Anat.

RÉSIDU , s. m. *residuum*, *reliquum* reste d'un corps qui a subi une opération chimique.

RÉSINE , s. f. *resina* , un des matériaux immédiats des végétaux; substance plus ou moins concrète, peu odorante et peu sapide ; plus pesante que l'eau ; d'une cassure lisse et vitreuse ; fusible, inflammable , idio-électrique , inaltérable et indissoluble dans l'eau, les acides et les alcalis, soluble dans l'alcohol ; utile en médecine et dans les arts.

RÉSISTANCE, s. f. *resistentia*, de *resisto*, je résiste ; force ou puissance qui agit contre une autre dont elle détruit ou diminue l'effet.

RÉSOLUTIF , IVE , s. m. et adj. *resolvens*, *discutiens* ; se dit des remèdes auxquels les humoristes attribuent la vertu de diviser, et d'atténuer les humeurs qui pèchent par trop d'épaississement.

RÉSOLUTION , s. f. *resolutio*, du verbe latin *resolvere*, résoudre ; relâchement des nerfs et des muscles ; paralysie : action par laquelle une tumeur inflammatoire disparoît peu à peu sans suppuration : Méd. — cessation totale de consistance : Phys. — réduction d'un corps en ses principes, ou élémens ; analyse : Chimie.

RESPIRATION , s. f. *respiratio* , fonction uniquement propre aux animaux, commençant au moment de la naissance , et consistant en deux mouvemens alternatifs et opposés, l'*inspiration* et l'*expiration* , dont l'un permet l'entrée de l'air dans les poumons, et l'autre en détermine la sortie, après qu'il y a éprouvé des changemens essentiels à la vie ; fonction extrêmement liée à la circulation, et e foyer principal de la caloricité ; tendant a mettre le chyle en contact avec l'air ou avec l'eau, et contribuant par conséquent à la nutrition, s'exécutant dans les animaux qui ont un cœur, au moyen des lames membraneuses, qu'on appelle *branchies* , ou au moyen de cavités aériennes , dont la masse se nomme *poumons*. Les animaux qui n'ont point de circulation, sont privés d'organes respiratoires , ou bien l'air s'introduit dans leur corps par des conduits qu'on appelle *trachées*.

RESSERRÉ , ÉE , adj. *astrictus* : se dit du ventre, dans l'état de constipation.

RESSORT , s. m. du latin *resurgere*, se relever ; *elaterium* , élasticité ; effort des corps élastiques pour se rétablir dans leur état naturel, lorsqu'ils ont été comprimés ou tendus par une puissance quelconque : Phys.

RESSUAGE , s. m. du latin *sudare*, suer ; opération de métallurgie qu'on fait subir, dans la liquation, à la masse qui résulte du cuivre et de l'argent alliés avec le plomb.

RETARDATION , s. f. de *retardo*, je retarde ; ralentissement ou diminution du mouvement des corps, causée par une force RETARDATRICE. *Voyez* ce mot.

RETARDATRICE, adj. f. nom de la force qui retarde le mouvement des corps. C'est ainsi qu'un corps lancé de bas en haut est continuellement retardé par sa pesanteur, qui agit sur lui dans une direction contraire, ou de haut en bas: Phys.

RÉTENTION, s. f. *retentio*, de *retineo*, je retiens ; action de retenir. On le dit particulièrement de l'urine qui ne peut sortir de la vessie, des excrémens qu'on ne peut évacuer, etc.

RÉTICULAIRE ou RÉTIFORME, adj. *reticularis* ou *retiformis*; qui ressemble à un réseau, qui a la forme d'un réseau; membrane *réticulaire*, tissu *réticulaire*. *Voyez* RÉSEAU.

RÉTICULÉ, ÉE, adj. *reticulatus*; marqué de nervures qui forment le réseau : Bot.

RÉTIFORME, adj. *retiformis*; qui a la forme d'un réseau ; il a la même signification que réticulaire : Bot. et Anat.

RÉTINE, s. f. *retina*, diminutif de *rete*, réseau ; membrane blanchâtre, mollasse, tendre, composée d'un réseau de vaisseaux sanguins et de fibres médullaires qui s'entrelacent ; formée par la partie pulpeuse et médullaire du nerf optique ; le principal organe de la vision ; destinée à transmettre au *sensorium commun* les impressions qu'elle reçoit des corps lumineux.

RÉTORTE, s. f. *retorta*, du verbe latin *retorquere*, tordre ; vaisseau de verre ou de terre, à ventre large et à bec recourbé, qui se joint au récipient : Chim.

RÉTRACTION, s. f. *retractio*, raccourcissement d'une partie : Méd.

RÉTRAITE ou RETRAIT, s. m. ou f. *retractio*; action de se retirer; diminution de volume d'un corps humide desséché au feu : Chim.

RÉTROCESSION, s. f. *retrocessio*, action de rétrograder. — *Retrocession du coccyx*, par laquelle cet os se porte en arrière dans l'accouchement : Méd.

RÉTROGRADATION, s. f. *retrogressio*, de *retro*, en arrière, et de *gradior*, je marche ; action de se mouvoir en arrière ou de reculer ; — nom que les astronomes

donnent à un mouvement apparent des planètes, par lequel elles semblent quelquefois reculer dans l'écliptique , et se mouvoir contre l'ordre ou la succession des signes; —mouvement de la ligne des nœuds de l'orbite lunaire, par lequel cette ligne change sans cesse en allant contre l'ordre des signes, ou d'orient en occident : mouvement dont le cours s'achève en dix-neuf ans. Il est commun à toutes les orbites planétaires, mais moins sensible que pour la lune : Astron.

RÉTUS, USE, adj. *retusus*, de *retundo*, j'émousse ; nom des parties des plantes très-obtuses, avec dépression plus ou moins sensible : Bot.

RÉVERBÉRATION, s. f. *reverberatio*, du verbe *reverberare*, réfléchir ; action d'un corps qui en repousse un autre après en avoir été frappé ; réverbération de la lumière : Physiq.

RÉVERBÈRE, s. m. *reverberium*, *reverberatorium*, miroir de métal qu'on ajoute à une lampe pour en augmenter la lumière ; — *feu de réverbère*, où la flamme est obligée de rouler sur des matières exposées à son action, comme dans un four ou sous un dôme.

RÉVIVIFICATION, s. f. *revivificatio*. *Voyez* RÉDUCTION.

RÉVOLUTÉ, ÉE, adj. *revolutus*, roulé et replié en dehors.

RÉVOLUTION, s. f. de la particule itérative *re*, et du verbe *volvo*, je roule, je tourne ; espace de temps qu'une planète emploie à faire le tour du ciel : Astron. — *Révolution d'humeurs*, mouvement extraordinaire dans les humeurs : Méd.

RÉVULSIF, IVE, s. m. et adj. *revulsivus*, *revellens*; qui détourne les humeurs trop abondantes vers des parties opposées. Autrefois la saignée du pied étoit regardée comme *revulsive*, à l'égard de la tête : ainsi dans la manie, la frénésie, l'apoplexie, etc. on saignoit du pied pour détourner le sang des parties supérieures, et le déterminer à couler plus promptement et plus abondamment vers l'aorte. De même la saignée du bras passoit pour révulsive à l'égard du bas-ventre : on croyoit, par exemple, que dans les inflammations des viscères abdominaux, l'ouverture des veines du bras rappeloit le sang vers la souclavière et l'axillaire ; système qui vieillit de jour en jour, et qui n'a guère plus de partisans.

RÉVULSION, s. f. *revulsio*, du verbe latin *revellere*, rappeler ; détour des humeurs ; mouvement qu'on leur imprime pour les détourner ou les rappeler des parties sur lesquelles elles se jettent.

RHAGADES, s. m. pl. du grec ῥαγὰς, gén. ῥαγάδος, rupture, dérivé de ῥήγνύω, je romps ; fentes ou crevasses qui se font aux lèvres, aux mains et ailleurs, accompagnées souvent d'une rugosité ou d'une contraction de la peau qui les rend douloureuses et incommodes : Méd.

RHAGOÏDE, adj. *rhagoïdes*, de ῥάξ, gén. ῥαγὸς, grain de raisin, et d'εἶδος, forme ; il se dit d'une tunique de l'œil, qu'on appelle autrement uvée, du latin *uva*, qui signifie aussi raisin, parce qu'elle ressemble à un grain de raisin dont on a ôté la petite queue.

RHAMNOÏDE, s. m. *rhamnoïdes*, de ῥάμνος, épine blanche, et d'εἶδος, forme, ressemblance ; genre d'arbrisseau de l'ordre des chalets, qui ressemble à l'aubépine.

RHINENCHYTE, s. f. *rhinenchytes*, de ῥὶν, le nez, et du verbe ἐγχύω, j'injecte, dérivé de χύω, je verse ; espèce de seringue avec laquelle on fait des injections dans le nez.

RHINOCÉROS, s. m. du grec ῥὶν, gén. ῥινὸς, nez, et de κέρας, corne ; proprement *nez cornu* ; animal mammifère de l'ordre des pachydermes, sauvage et encore indompté, très-gros, moins élevé, mais presque aussi pesant que l'éléphant, dont le nez est armé d'une corne très-solide et très-forte, avec laquelle il déracine de très-gros arbres. Cette corne a beaucoup d'analogie à la matière des fanons de baleine ; elle n'est point creuse à l'intérieur ; on en fait des cannes, des montures de sabre.

RHINOPTE, s. m. et f. *rhinoptes*, de ῥὶν, gén. ῥινὸς, nez, et du verbe ὄπτομαι, je vois ; qui voit par le nez ; état singulier de difformité, causé par une maladie du grand angle de l'œil, laquelle a ouvert un passage dans les narines. Rungius en rapporte un exemple, *de Visûs Sympt.*

RHINOPTIE, s. f. état de celui qui voit par les narines.

RHISAGRE, s. m. en grec ῥιζάγρα, de ῥίζα, racine, et d'ἄγρα, prise, capture ; instrument pour arracher les racines des dents.

RHIZOPHAGE, adj. *rhizophagus*, de ῥίζα, racine, et de φάγω, je mange ; qui vit de racines.

RHIZOSTOMES, s. m. pl. du grec ῥίζα, racine, et de στόμα, bouche ; espèce de méduses ainsi appelées parce qu'elles ont un très-grand nombre de bouches, par lesquelles elles pompent leurs alimens, comme par des racines : Hist. Nat.

RHODITE, s. f. de ῥόδον, rose ; pierre qui, par sa couleur et sa forme, ressemble à une rose.

RHODIUM, s. m. nom d'un nouveau métal que le docteur Wollaston prétend exister dans le platine. (Biblioth. Britanniq. tom. XXVIII, pag. 230 et suiv.)

RHOGMÉ, s. f. en grec ῥωγμὴ, fente, félure, dérivé du verbe ῥήσσω, je brise, je romps ; fracture du crâne qui consiste dans une fente longue, étroite et superficielle.

RHOMBE, s. m. *rhombus*, en grec ῥόμβος ; figure de quatre côtés égaux et parallèles, qui a deux angles aigus et deux obtus. *Voy.* LOSANGE.

RHOMBITE, s. f. de ῥόμβος, turbot ; pierre qui porte l'empreinte d'un turbot.

RHOMBOÏDE ou **RHOMBOÏDAL**, s. m. *rhomboïdes*, du grec ῥόμβος, rhombe, et d'εἶδος, forme, ressemblance ; figure à quatre côtés, dont les opposés sont égaux et parallèles, et à quatre angles, dont deux aigus et deux obtus : Géom. — muscle de l'omoplate, ainsi appelé à cause de sa figure : Anat.

RHUBARBE, s. f. *rhabarbarum*, de ῥᾶ, espèce de racine, et de βάρβαρος, barbare ou étranger ;

genre de plantes de l'ordre des polygonées, originaire de la Tartarie et de la Chine, dont la racine est un médicament amer, tonique, et astringent, d'un grand usage.

RHUMATISME, s. m. *rheumatismus*, du grec ῥεῦμα, cours, fluxion; phlegmasie des muscles et des grandes articulations, ainsi appelée parce qu'elle passe et coule pour ainsi dire d'une partie à l'autre. Elle est causée par l'impression subite d'un air froid, et accompagnée de douleurs aiguës, de rougeur, de chaleur, et de tension dans la partie affectée, avec une fièvre plus ou moins vive. Elle se termine par résolution, rarement par suppuration, souvent par des sueurs ou des urines critiques; quelquefois par la paralysie, ou la débilité des membres; enfin par le passage à un état d'inflammation chronique.

RHUME, s. m. *rheuma*, du verbe grec ῥέω, je coule; espèce de fluxion ainsi appelée parce qu'on l'attribuoit autrefois à une humeur âcre qui couloit, disoit-on, sur la gorge ou sur la trachée-artère. Ce n'est qu'une irritation ou une légère phlegmasie de la membrane muqueuse qui tapisse ces parties, causée par l'impression subite d'un air froid, et accompagnée de toux, d'expectoration muqueuse, et quelquefois d'un léger mouvement fébrile. Elle se termine par résolution au bout de quelques jours, ou par une sueur critique; quelquefois elle passe à l'état chronique et cause même la phthisie, si l'on ne prend des précautions. *Voy.* CATARRHE.

RHYAS, s. m. en grec ῥυὰς, gén. ῥυάδος, dérivé du verbe ῥύω, ou ῥέω, je coule; écoulement continuel de larmes, causé par la diminution ou la consomption de la caroncule lacrymale.

RHYPTIQUE, s. m. et adj. *rhypticus*, du verbe grec ῥύπτω, je nettoie, dérivé de ῥύπος, ordure; nom que les humoristes donnent aux médicamens qui entrainent et détergent les humeurs visqueuses et corrompues, adhérentes à quelque partie du corps.

RHYTHME, s. m. *rhythmus*, de ῥυθμὸς, nombre, cadence, proportion, mesure; la proportion qui règne entre les parties d'un même tout; — se dit en médecine des battemens du pouls, pour exprimer la proportion convenable entre une pulsation et les suivantes.

RIDE, s. f. *ruga*, du grec ῥυτίς, derivé de ῥύω, je tire; sillon ou pli de la peau du visage, du front, du vagin, etc.

RIDÉ, ÉE, adj. *rugosus*; se dit de toute surface sur laquelle on apperçoit de petites éminences et de petits enfoncemens : Bot.

RIGIDITÉ, s. f. *strictura*; nom que les solidistes donnent à la trop grande tension ou contraction des fibres.

RIS ou RIRE, s. m. *risus*, mouvement involontaire dans les muscles des lèvres et de la face, accompagné d'une respiration sonore et interrompue; signe de la joie et de la satisfaction. — *Ris sardonien, risus sardonius*, sorte de spasme convulsif dans les lèvres et les joues, ainsi appelé parce qu'il arrive après avoir mangé une espèce de renoncule qui croît en Sardaigne, où elle porte le nom de *sardon*. C'est un symptôme fréquent dans l'hystérie, et très-dangereux dans l'inflammation du diaphragme, dans les maladies ataxiques.

RIVERAIN, adj. *riparius*; qui habite le long des rivières : Bot.

RIVULAIRE, adj. *rivularis*; qui habite le long des ruisseaux.

RIZ, s. m. *oryza*, du grec ὄρυζα, plante de la famille des graminées dont les semences, farineuses, douceâtres, fades, sont nutritives, un peu constipantes, mais à la longue relâchantes, et foiblement médicamenteuses.

ROB, s. m. mot arabe qui signifie proprement le suc épaissi d'un végétal; on y mêle quelquefois du miel ou du sucre, pour en corriger l'amertume. Le suc de raisins prend différens noms, selon sa consistance : cuit à la consomption du tiers, il se nomme *defrutum*, vin cuit, *vinum coctum*; si la diminution va jusqu'aux deux tiers, et jusqu'a la consistance du miel, il se nomme *sapa*; enfin on l'appelle raisiné, quand il est presque en consistance d'électuaire mou.

Roboratif, ive, adj. *roborans*, de *robur*, force, vigueur ; qui fortifie.

Ronflement, s. m. *rhonchus*, en grec ῥέγχος, du verbe ῥέγχω, je ronfle ; bruit qu'on fait de la gorge et des narines, en respirant pendant le sommeil.

Rongeurs, s. m. pl. ordre d'animaux mammifères, ainsi appelés parce qu'ils mangent en rongeant, ou en coupant leurs alimens avec les dents à fréquentes reprises. Ils ont en avant deux dents incisives tranchantes à chaque mâchoire, puis un intervalle sans lanières, et des dents molaires plates.

Rorifère, adj. *rorifer*, du latin *ros*, rosée, et du verbe *fero*, je porte ; nom que quelques anatomistes donnent aux vaisseaux lactés et lymphatiques.

Rosacées, s. f. plur. *rosaceæ*, ordre de plantes ainsi appelées parce que leurs fleurs ont les pétales disposés comme ceux de la rose : Bot.

Rosat, s. m. de *rosa*, rose; nom de quelques compositions où il entre des roses ; — *onguent rosat*, *miel rosat*, etc. Pharmac.

Rose, s. f. *rosa*, nom qu'on a donné à l'érysipèle à cause de sa couleur. *Voyez* Erysipèle.

Roselées, adj. f. plur. *rosantia* (*folia*), feuilles striées et disposées en rosette : Bot.

Rot, s. m. *ructus*, vent ou flatuosité qui sort avec un bruit désagréable par la bouche.

Rotacé, adj. de *rotatus*, dérivé de *roto*, je tourne en rond ; se dit de ce qui est étalé en rond sur un même plan et sans tube : Bot.

Rotateur, s. m. pris adj. *rotator*, du verbe *rotare*, tourner en rond comme une roue ; nom des muscles qui font tourner la cuisse : Anat.

Rotation, s. fém. *rotatio*, du verbe latin *rotare*, rouler, tourner en rond comme une roue ; mouvement circulaire d'un corps sur lui-même ; — mouvement en rond de la première vertèbre cervicale sur l'apophyse odontoïde de la seconde ; — mouvement de la cuisse, de la jambe, du bras, de l'œil,

par le moyen de certains muscles qui les font tourner sur leur axe ; — mouvement de la terre et des autres planètes autour de leur axe : Astron.

Rotule, s. f. *rotula*, roulette, diminutif de *rota*, roue ; petit os plat, court, épais, rond, situé à la partie antérieure du genou, qu'on peut regarder comme un appendice du tibia ; — en pharmacie, espèce de trochisque.

Rougeole, s. f. *morbilli*, diminutif de *morbus*, maladie, comme qui diroit *petite maladie* ; genre de phlegmasie cutanée, dont les caractères sont des taches rouges, non élevées au dessus de la peau, semblables à des piqûres de puces, séparées les unes des autres par des intervalles anguleux, lesquelles paroissent d'abord à la face, puis au cou, au thorax, aux membres supérieurs, à l'abdomen et aux membres inférieurs, et dont l'éruption est précédée et accompagnée de fièvre, de coryza, de larmoiement et de toux. Cette maladie est contagieuse, et dure l'espace de sept à huit jours, après lesquels les taches disparoissent dans l'ordre de leur éruption, et sont suivies de la desquammation de l'épiderme.

Rouille, s. f. *rubigo*, oxyde qui se forme à la surface des métaux susceptibles d'être attaqués par l'humidité de l'air, comme le fer et le cuivre : Chim. — nom d'une maladie qui attaque les plantes, ainsi appelée parce que leurs tiges et leurs feuilles se couvrent de taches roussâtres et livides, de couleur de fer rouillé; elle est causée, dit-on, par les brouillards et les vicissitudes dans la température : Bot.

Rouissage, s. m. de *rivus*, ruisseau, ou de *ros*, rosée; *cannabis atque lini in aquâ maceratio* ; l'action de faire rouir le chanvre et le lin, soit en les faisant tremper dans l'eau, soit en les exposant à la rosée, pour les faire macérer et réduire leur tige en une sorte de squelette fibreux, dont on sépare plus facilement le *liber*, ou les filets de la partie ligneuse.

Rousseurs, s. f. plur. *lentigines*;

taches rousses de la peau, sur-tout au visage.

RUBANNÉ, ÉE, adj. *fasciatus;* marqué de bandes longitudinales qui ressemblent à des rubans.

RUBÉFIANT, ANTE, s. m. et adj. *rubefaciens, rubificans,* du verbe *rubefacere,* rougir, rendre rouge; nom des remèdes qui, appliqués sur la peau, l'enflamment et la rendent rouge.

RUBIACÉES, s. f. plur. de *rubia,* la garance, qui fournit une teinture rougeâtre; — nom d'une famille de plantes à calice simple, monophylle, et dont les propriétés sont analogues à celles de la garance : Bot.

RUDE, adj. *rudis,* âpre au toucher; se dit des parties des plantes qui présentent au tact une aspérité insensible à l'œil, et due à de petits poils courts, roides, ordinairement inclinés ou recourbés : Bot.

RUDÉRAL, ALE, adj. *ruderalis,* de *rudera,* décombres; qui croît autour des masures : Bot.

RUGINE, s. f. *radula, runcinula, scalprum,* instrument de chirurgie dont on se sert pour racler ou ratisser les os.

RUGOSITÉ, s. f. de *ruga,* ride; espèce de rides qu'on voit sur une surface raboteuse : Phys.

RUMINANT, ANTE, s. m. et adj. *ruminans,* du verbe latin *ruminare,* ruminer, remâcher; nom des animaux qui remâchent ce qu'ils ont avalé; ils ont un estomac conformé d'une manière particulière, et font remonter les alimens qui y sont descendus pour les mâcher une seconde fois : tels sont les chameaux, les bœufs, etc.

RUNCINÉE, adj. f. *folium runcinatum;* feuille pinnatifide, bordée de dents semblables à celles d'une large scie : Bot.

RUPESTRAL, ALE, adj. *rupestralis;* qui croît sur les rochers.

RUPTILE, adj. de *rumpo,* je romps; se dit des parties des plantes qui s'ouvrent par une rupture spontanée et non par une suture déterminée : telle est la stipule vaginante des polygonées : Bot.

RUPTOIRE, s. m. *ruptorium,* du verbe *rumpere,* rompre; cautère potentiel ainsi appelé parce qu'il corrode, brûle, et fait escarre.

RUPTURE, s. f. *ruptura,* du verbe *rumpere,* rompre; action par laquelle une chose est rompue; état d'une chose brisée; — descente ou hernie.

RUTACÉES, adj. f. plur. de *ruta,* rue; nom d'une famille de plantes qui ont quelque analogie ou ressemblance avec la rue : telles sont la herse, le fraxinelle, etc. Bot.

S

SABURRE, s. f. *saburra,* augmentatif de *sabulum,* sable; gros sable, gravier dont on leste un navire; — en médecine, s. f. pl. ordures, saletés des premières voies.

SAC, s. m. *saccus,* sorte de poche. — *Sac lacrymal,* espèce de petite poche située près du grand angle de l'œil, dans une petite fosse creusée au bord de l'orbite, et destinée à recevoir l'humeur des larmes, répandue sur le globe de l'œil par la glande lacrymale, et à la transmettre dans le nez : Anat.

SACCHOLACTIQUE, adj. *saccholacticus;* se dit de l'acide formé avec le sucre du lait, nommé maintenant acide muqueux : Chim.

SACCHOLATE, s. m. *saccholas,* gén. *saccholatis;* nom générique des sels formés par la combinaison de l'acide saccholactique avec différentes bases : Chim.

SACHET, s. m. *sacculus,* petit sac, diminutif de *saccus,* sac; petit sac de toile où l'on met des odeurs et des médicamens.

SACRÉ, ÉE, adj. *sacer,* saint, qui mérite une vénération particulière; se dit de plusieurs parties du corps humain; — *nerfs sacrés,* qui ont rapport au sacrum; — il signifie quelquefois, dit James, terrible, exécrable, détestable; comme dans les exemples suivans : *Feu sacré,* espèce d'ERYSIPÈLE; *mal sacré,* EPILEPSIE. *Voyez* ces mots. *Auri sacra fames,* l'exécrable soif des richesses : Virgil.

SACROCOCCYGIEN, s. m. et adj. *sacrococcygeus;* nom d'un muscle

qui s'attache au SACRUM et au COC-
CYX. *Voyez* ces mots.

SACRO-ISCHIATIQUE, s. m. et adj.
sacro - ischiaticus ; nom d'un ligament qui s'attache au SACRUM et à
l'ISCHIUM. *Voyez* ces mots.

SACROLOMBAIRE, s. m. et adj.
sacrolumbaris ; nom d'un muscle
pyramidal aplati, situé entre l'épine
du dos et le sacrum.

SACRUM, s. m. nom d'un os impair, à deux faces, dont l'une concave et l'autre convexe, pyrami-
doïde, triangulaire, qui s'articule
par ses côtés avec les os coxaux ou
innominés ; par sa base avec le
rachis ou l'épine, et par sa pointe
avec le coccyx. Il est ainsi appelé
soit parce que les anciens l'offroient
en sacrifice aux dieux, soit parce
qu'il contribue à former les parois
du bassin qui renferme les organes
précieux de la génération.

SAFRAN, s. m. *crocus sativus,
officinalis* L.. en grec κρόκος ; stigmates de la fleur d'une espèce de crocus ; — substance employée comme
assaisonnement aux Indes ; en
France, comme médicament tonique, et comme matière colorante
jaune.

SAFRE, s. m. oxyde de cobalt,
après que la mine a été grillée dans
les fourneaux de réverbère, pour
la dépouiller de l'arsenic qu'elle
contient. Il se convertit au feu en
un verre bleu dont on s'est servi à
contrefaire les saphirs.

SAGE-FEMME, s. f. *obstetrix,
hyperetria,* matrone ; celle qui,
par sa profession, aide les femmes
en travail d'enfant.

SAGITTAIRE, s. m. *sagittarius,*
de *sagitta,* flèche, ou *arcitenens,*
archer ; l'un des douze signes du
zodiaque, où le soleil paroît entrer
le 22 novembre : Astron.

SAGITTALE, adj. f. *sagittalis,* de
sagitta, flèche ; nom de la suture du
crâne qui joint les deux pariétaux,
ainsi nommée parce qu'elle est
droite comme une flèche.

SAGITTÉ, ÉE, adj. *sagittatus,* de
sagitta, flèche ; figuré en fer de
flèche.

SAGOU, s. masc. *sagu granula,*
substance amilacée, en petits grains
arrondis, un peu anguleux ; blanche, rougeâtre ou brunâtre ; opa-

que, fade ; extraite de la moelle
d'une espèce de palmier, *palma
farinaria* de Rumph, à laquelle on
donne la forme sphérique, en la
réduisant en une pâte qu'on fait
passer à travers un crible, et en la
desséchant ; —aliment très-nutritif
employé dans la phthisie, le marasme, etc.

SAIGNÉE, s. f. *phlebotomia,
missio sanguinis, venæ sectio ;* ouverture d'un vaisseau sanguin,
pour en tirer du sang ; — écoulement du sang par l'ouverture du
vaisseau ; — il y a deux sortes de
vaisseaux qu'on peut ouvrir, les artères et les veines. L'ouverture des
artères s'appelle *artériotomie,* et
celle des veines *phlébotomie :* Chir.

SAIN, AINE, adj. *sanus ;* qui
jouit d'un bon tempérament ; qui
n'est pas sujet à être malade ; celui
qui exécute les fonctions propres à
l'homme librement, avec plaisir,
et d'une manière constante ; — se
dit aussi de ce qui est salubre et
contribue à la santé ; — *air sain ;*
l'exercice est sain.

SALEP, s. m. substance amilacée
très-nourrissante qu'on retire, en
Perse et en Turquie, de la racine
bulbeuse de plusieurs espèces d'orchidées.

SALIFIABLE, adj. de *sal,* sel, et
de *facio,* je fais ; nom des substances qui peuvent aisément être
converties en sels : Chim.

SALIN, INE, adj. *salinacius,
salinacidus,* de *sal,* sel ; qui contient du sel.

SALINES, s. f. pl. de *sal,* sel ;
nom des usines établies près des
fontaines salées, et où l'on retire,
par évaporation, le muriate de
soude ou sel marin qui est contenu
dans les eaux de ces fontaines.

SALIVAIRE, adj. *salivalis ;* qui a
rapport à la salive ; *glandes salivaires,* organes sécréteurs de la
salive.

SALIVANT, ANTE, s. m. et adj.
salivans ; nom des remèdes qui font
saliver. *Voyez* PTYALAGOGUE.

SALIVATION, s. f. *salivatio, ptyalismus,* excrétion et évacuation a-
bondante de salive par la bouche.
Voyez PTYALISME.

SALIVE, s. f. *saliva,* σίαλον des
Grecs ; humeur buccale, albumi-

neuse, muqueuse, écumeuse, savonneuse, contenant des phosphates calcaires, d'où résultent les calculs salivaires et le tartre des dents, sécrétée par les glandes salivaires, coulant abondamment pendant la mastication, et se mêlant avec les alimens dont elle prépare et favorise la digestion.

SALMONES, s. m. pl. de *salmo*, gén. *onis*, saumon, genre de poissons osseux, operculés et à membrane branchiale, dont les nageoires ventrales sont placées un peu au devant de l'anus, et dont la dernière nageoire dorsale n'est pas soutenue comme les autres par des rayons osseux : on y comprend le saumon qui a donné son nom au genre.

SALPÊTRE, s. m. *sal nitri*, *nitras potassæ*, nitrate de potasse, ou combinaison de la potasse avec l'acide nitrique ; sel qu'on trouve dans les trois règnes de la nature, qui fait brûler avec détonnation les corps combustibles fortement échauffés, sur lesquels on le place ; qu'on emploie dans la fabrication de la poudre à canon, de l'acide nitrique et de l'eau forte ; — en médecine, comme diurétique et rafraichissant.

SALPINGO-PHARYNGIEN, adject. *salpingo - pharyngeus*, de σαλπιγξ, trompette, et de φάξυγξ, le pharynx ; nom d'un muscle qui va de la trompe d'Eustachi au pharynx.

SALPINGO - STAPHYLIN, adject. *salpingo - staphylinus*, de σαλπιγξ, trompette, et de σταφυλη, la luette ; nom d'un muscle qui, de la trompe d'Eustachi, se rend à la luette.

SALSE, s. f. de *sal*, sel ; petit volcan qui ne vomit que de la vase et du gaz hydrogène, ainsi appelé parce qu'il contient beaucoup de sel marin ; ayant ses paroxysmes comme les grands volcans ; occasionnant même des tremblemens de terre : Hist. Nat.

SALSUGINEUX, **EUSE**, adj. *salsuginosus*, de *salsugo*, saumure ; salé, qui a rapport au sel.

SALTATION, s. f. *saltatio*, de *salto*, je saute : l'action de danser ; genre d'exercice qui, chez les Romains, comprenoit non seulement l'art de la danse, mais encore l'action du geste, soit au théâtre, soit au barreau.

SALTIMBANQUES. *V.* **CHARLATAN**.

SALUBRE, adj. *saluber*, sain ; qui contribue à la santé.

SALUBRITÉ, s. f. *salubritas*, qualité de ce qui est salubre.

SALURE, s. f. *salsitudo*, de *sal*, sel ; qualité communiquée par le sel : Physiq.

SALVATELLE, s. f. *salvatella*, de *salvo*, je sauve ; nom d'une veine située sur le dos de la main, entre le doigt auriculaire et le doigt du milieu, et ainsi appelée parce que des médecins ont cru qu'il étoit très-utile d'ouvrir cette veine dans la mélancolie : Anat.

SAMARE, s. f. *samara*, capsule coriace, membraneuse, uniloculaire ou biloculaire, aplatie sur les côtés, comme celle de l'orme : Bot.

SANDARAQUE, s. f. *sandaraca*, du grec σανδαράχη ; nom que les Grecs donnoient à un métal appelé *arsenic rouge* ; — suc résineux du grand genévrier, avec lequel on fait le vernis.

SANG, *sanguis*, *cruor* des Latins, αιμα des Grecs ; liquide rouge, concrescible par le froid et le repos, coagulable par la chaleur, se séparant par le repos et le lavage en sérum blanc, en sérum rouge et en fibrine ; espèce de chair coulante, chaude, d'une odeur particulière, oxygénée, qui part du cœur, circule dans les artères et les veines, se renouvelle continuellement par la digestion et la respiration, dont l'une fournit le chyle et l'autre l'oxygène, et porte la chaleur, le stimulus, l'aliment et la vie dans toute l'économie animale.

SANGDRAGON, s. m. *sanguis draconis*, substance tannino-résineuse, en masse et en petits pains, inflammable, d'un rouge foncé, presque brune à l'intérieur, d'un rouge de sang intérieurement, presque inodore et insipide, retirée du *dracœna draco* L. peu usitée en médecine, et souvent sophistiquée.

SANGSUE, s. f. *sanguisuga*, *hirudo* ; ver aquatique, allongé, un peu aplati, très - contractile, à surface muqueuse, dont les deux extrémités sont élargies en forme de disque : cet animal se meut en fixant la bouche et l'anus à l'aide d'une forte succion ; il se nourrit du sang des animaux, qu'il pompe, en faisant à la peau une ouverture triangulaire avec trois dents tranchantes. On l'emploie pour dégorger le sang dans certaines maladies ; pour cela, on l'amorce en frottant la partie sur laquelle on l'applique, avec du lait, et on lui fait quitter prise sur-le-champ, en mettant un peu de poivre, de sel, ou de tabac sur son corps. Dans les pays chauds on avale quelquefois une petite espèce de *sangsue* qui se fixe à l'arrière-bouche, où elle produit de très-grands accidens ; quelques gorgées d'eau salée ou d'eau-de-vie suffisent ordinairement pour la détacher.

SANGUIFICATION, s. f. *sanguificatio*, changement du chyle en sang. *Voyez* HÉMATOSE.

SANGUIN, INE, adj. *sanguineus* ; où le sang domine.

SANGUINE, s. f. *hæmatites*, d'αι μα, sang ; fer hématite, de couleur rougeâtre, servant à polir certains corps, et particulièrement les métaux : Minéral.

SANGUINOLENT, ENTE, adj. *sanguinolentus*, teint de sang ; pus *sanguinolent*, crachats *sanguinolens*.

SANIE, s. f. *sanies*, *ichor*, matière séreuse corrompue qui sort des ulcères, particulièrement de ceux des jointures.

SANIEUX, EUSE, *saniosus*, *ichorosus* ; qui tient de la nature de la sanie.

SANTÉ, s. f. *sanitas* des Latins, ὑγίεια des Grecs ; état de celui qui se porte bien ; l'exercice permanent, libre, facile et agréable de toutes les fonctions de l'économie.

SAPA, s. m. mot latin qui signifie en français le moût, le raisiné, le suc de raisins cuits.

SAPHÈNE, s. f. *saphæna*, de σαφής, manifeste, évident ; nom d'une veine qui s'étend depuis les glandules de l'aine, le long de la cuisse, de la jambe et de la malléole interne, jusqu'au dessus du pied : elle est ainsi appelée parce qu'elle est à nu, et qu'elle se manifeste à la vue et au toucher.

SAPHIR, s. m. *sapphirus*, en grec σάπφειρος, qui dérive peut-être de σαφής, clair, brillant ; pierre précieuse d'une belle couleur bleue veloutée, ainsi nommée à cause de son grand éclat.

SAPONACÉ, ÉE, adj. de *sapo*, savon ; qui est de la nature du savon. *Voyez* SAVONNEUX.

SAPONIFICATION, s. f. de *sapo*, savon, et de *facio*, je fais ; formation du savon.

SAPORIFIQUE, adj. *saporificus*, de *sapor*, saveur ; qui produit la saveur.

SARCITE, s. f. *sarcites*, de σάρξ, gén. σαρκός, chair ; pierre figurée qui imite la chair de bœuf, et dont la couleur tire sur le noir.

SARCOCÈLE, s. m. *sarcocele*, de σάρξ, gén. σαρκός, chair, et de κήλη, tumeur ; c'est une tumeur charnue ordinairement indolente, qui se forme sur les testicules, ou sur les vaisseaux spermatiques, ou sur la membrane interne du scrotum.

SARCOCOLLE, s. f. *sarcocolla*, de σάρξ, gén. σαρκός, chair, et de κόλλα, colle ; sorte de gomme-résine qui vient de la Perse, ainsi appelée parce qu'on l'a crue propre à consolider les chairs.

SARCO-EPIPLOCÈLE, s. m. *sarco-epiplocele*, de σάρξ, gén. σαρκός, chair, d'ἐπίπλοον, l'épiploon, et de κήλη, tumeur ; hernie complète, causée par la chute de l'épiploon dans le scrotum, avec excroissance charnue.

SARCO-EPIPLOMPHALE, s. m. *sarco-epiplomphalus*, de σάρξ, chair, d'ἐπίπλοον, l'épiploon, et d'ὀμφαλός, le nombril ; hernie complète produite par l'issue de l'épiploon au nombril, avec excroissance charnue.

SARCO-HYDROCÈLE, s. m. *sarco-hydrocele*, de σάρξ, chair, d'ὕδωρ, eau, et de κήλη, tumeur ; sarcocèle accompagné d'hydrocèle.

SARCOLOGIE, s. f. *sarcologia*, de σάρξ, chair, et de λόγος, discours ; partie de l'anatomie qui traite des chairs ou des parties molles.

SARCOME, s. m. σάρκωμα, de σάρξ, gén. σαρκός, chair ; excroissance charnue, dure, ronde, indolente, à large base, qui se forme en différens endroits du corps, sur-tout dans les narines, au fondement et aux parties génitales des femmes.

SARCOMPHALE, s. m. *sarcompha-*

lus, de σàρξ, chair, et d'ἱμφαλòς, le nombril ; excroissance charnue au nombril.

SARCOPHAGE, subst. et adj. *sarcophagus*, de σàρξ, génit. σαρκòς, chair, et de φάγω, je mange ; mangeur de chair ; — nom que les anciens donnoient aux tombeaux où l'on mettoit les morts qu'on ne vouloit pas brûler ; ils étoient faits, dit-on, d'une certaine pierre caustique qui consumoit promptement les corps ; — se dit des médicamens qui brûlent les chairs : Méd. — on donne aujourd'hui ce nom au cercueil ou à sa représentation dans les grandes cérémonies funèbres.

SARCOSTOMES, s. m. pl. de σàρξ, gén. σαρκòς, chair, et de στόμα, bouche ; c'est-à-dire *bouche charnue ;* nom que les entomologistes donnent aux insectes diptères dont le suçoir est caché avec une trompe charnue, dans un creux particulier du front qui le reçoit, comme chez les mouches.

SARCOTIQUE, s. m. et adj. *sarcoticus*, de σàρξ, gén. σαρκòς, chair ; nom des remèdes qui accélèrent la régénération des chairs. *Voyez* INCARNATIF.

SARDOINE, s. f. *sardonyx*, du grec σαρδόνυξ, formé de σάρδιος, sarde, qui est de Sardaigne, et d'ὄνυξ, ongle ; pierre précieuse ainsi appelée parce que sa couleur approche de celle de l'ongle, et qu'il en vient de très-belles de l'île de Sardaigne.

SARDONIEN OU SARDONIQUE. *V.* RIS.

SARMENTEUX, EUSE, adj. *sarmentosus*, de *sarmentum*, sarment ; se dit de toutes les plantes qui poussent des rameaux souples comme la vigne, et s'attachent, en croissant, aux supports qu'elles rencontrent.

SATELLITE, s. m. *satel'es*, petite planète qui tourne autour d'une plus grande, comme la lune autour de la terre : Astron.

SATIÉTÉ, s. f. *satietas*, réplétion d'alimens qui va jusqu'au dégoût.

SATURATION, s. f. *saturatio*, du verbe *saturare*, rassasier, remplir ; état d'un corps combiné avec un autre, de manière que leur attraction de composition soit pleinement satisfaite ; ou bien union complète de deux matières, sans que l'une domine sur l'autre. Ainsi dans les sels neutres, lors de l'union de l'acide avec la base, il y a *saturation*, en sorte que l'acide ne domine point sur la base, ni la base sur l'acide : Chim.

SATURNE, s. m. *saturnus*, *plumbum:* planète : Astron. — le plomb : Alchim.

SATYRIASIS, s. m. en grec σατυρίασις, de σατυροι, les Satyres, qui, selon la fable, étoient fort lubriques, dérivé de σάθη, le membre viril ; espèce de névrose des fonctions génitales, occasionnée par l'abus du coït ou la continence forcée, le développement précoce des organes génitaux, le crétinisme, la malpropreté des vêtemens ; dont les signes caractéristiques sont un penchant irrésistible à répéter fréquemment l'acte vénérien, et la faculté de l'exercer sans s'épuiser, la tristesse, l'abattement, enfin des propos obscènes, l'agitation, l'inquiétude, une soif ardente, l'écume à la bouche, et la disposition à la démence ou à la manie, si le penchant pour le coït est contrarié.

SAURIENS, s. m. pl. du mot grec σαῦρος, lézard ; ordre de reptiles qui ont le corps écailleux, allongé, des pattes munies d'ongles, une queue souvent fort longue, et des mâchoires garnies de dents enchâssées. On y trouve les lézards, dont le nom grec a fourni la dénomination de l'ordre entier.

SAUVAGE, s. m. et adj. *agrestis ;* se dit des animaux féroces, farouches, qui ne sont pas apprivoisés ; des pays déserts et incultes ; des peuples qui vivent dans les bois, sans habitation fixe ; des végétaux qui viennent sans culture.

SAVEUR, s. f. *sapor*, qualité des corps ; qui est l'objet de l'organe du goût, servant aux chimistes à distinguer beaucoup de substances, mais caractère insuffisant pour prononcer.

SAVON, s. m. *sapo*, combinaison d'une huile ou autre corps gras avec les alcalis, servant à dégraisser et à blanchir le linge.

SAVONULE, s. m. *saponulus*, combinaison des huiles volatiles avec les alcalis.

SAVOUREUX, EUSE, adj. *sapidus* ; se dit des corps qui ont de la saveur, et sur-tout de ceux qui ont un goût exquis, ou qui flattent l'organe du goût.

SAXATILE, adj. *saxatilis*, du latin *saxum*, rocher ; se dit des plantes ou des poissons qui croissent sur les rochers, parmi les pierres, les cailloux.

SAXIFRAGE, s. m. et adj. *saxifragus*, de *saxum*, pierre, et de *frango*, je brise ; nom des médicamens qu'on croit capables de briser la pierre dans les reins et la vessie. *Voyez* LITHONTRIPTIQUE.

SCABIEUX, EUSE, adj. *scabiosus*, de *scabies*, la gale ; se dit des éruptions qui ressemblent à la gale.

SCALÈNE, s. et adject. en grec σκαληνὸς, boiteux, de σκάζω, je boite ; nom d'un triangle dont les trois côtés sont inégaux : Géom. — on le dit par comparaison d'un muscle du cou qui a la forme de ce triangle : Anat.

SCALPEL, s. m. *scapellus*, du verbe *scalpo*, je gratte, j'incise ; instrument pour disséquer : Anat. et Chirurg.

SCAMMONÉE, s. f. *convolvulus scammonia* L. du grec σκαμμωνια ; plante d'où découle par la chaleur un suc résineux gris noirâtre, ou jaune blanchâtre, opaque, nauséeux, d'abord insipide, puis âcre, amer, brillant et grenu dans sa cassure, dont l'analyse fournit de la résine, de l'extractif et de l'albumine : c'est un remède drastique ou fortement purgatif.

SCAPHOÏDE, s. et adj. *scaphoïdes*, de σκάφη, nacelle, et d'εἶδος, forme, ressemblance ; nom d'un des os du pied, ainsi appelé parce qu'il ressemble à une nacelle.

SCAPULAIRE, s. et adj. *scapularis*, de *scapula*, l'épaule ; qui appartient à l'épaule ; se dit d'un bandage de chirurgie composé d'une bande large, fendue dans le milieu pour y passer la tête, et appuyée sur les épaules, dont les deux bouts pendent l'un par devant et l'autre par derrière, et s'attachent sur le bandage de corps pour l'em-

pêcher de descendre ; — nom des nageoires qui sont sur l'épaule des poissons ; — nom des plumes qui sont le long de la jonction de l'aile avec le corps des oiseaux.

SCARIEUX, adj. *scariosus* ; se dit des calices secs, membraneux et sonores au toucher : Bot.

SCARIFICATEUR, s. m. *scarificator*, *scarificatorium* ; boîte à laquelle étoient adaptées des lancettes pour faire plusieurs scarifications à la fois.

SCARIFICATION, s. f. *scarificatio*, incision faite à la peau avec une lancette ou un bistouri, pour donner issue au sang ou à quelque autre humeur. Elle porte le nom de *moucheture*, quand elle est superficielle, et qu'elle ne passe pas le tissu de la peau.

SCARIFIER, v. a. *scarificare*, de σκαριφάειν, inciser, raver, dérivé de σκάριφος, burin ; opération de chirurgie qui consiste à faire de légères incisions à la peau.

SCARLATINE. (fièvre ou phlegmasie) adj. f. *febris. phlegmasia scarlatina* ; genre de phlegmasie cutanée caractérisée par des taches irrégulières, d'un rouge écarlate, peu élevées au dessus de la peau, disparoissant par la pression et reparoissant immédiatement après, accompagnées de prurit et de chaleur locale, lesquelles se manifestent d'abord à la face, puis au cou, au thorax, aux membres supérieurs, à l'abdomen et aux membres inférieurs, et dont l'éruption est précédée et accompagnée de fièvre, de rougeur, de douleur à la gorge et de gêne de la déglutition ; maladie contagieuse qui dure sept, huit ou neuf jours, après lesquels les taches disparoissent dans l'ordre de leur éruption, et sont suivies de la desquammation de l'épiderme.

SCATOPSES, s. m. pl. de σκάτος, excrément, et d'ὄψον, mets, ragoût ; nom que les entomologistes donnent aux insectes diptères, de la famille des aphyostomes, dont les larves vivent dans les excrémens.

SCÉLITE, s. f. *scelites*, du grec σκέλος, jambe ; pierre figurée qui représente la jambe humaine.

SCÉLOTYRBE, s. f. de σκέλος, la jambe ou le pied, et de τύρβη, trouble, agitation, mouvement irrégulier des jambes ou des pieds; espèce de convulsion dans laquelle les malades sont obligés de courir, et font des efforts pour marcher d'un pas réglé.

SCEPTIQUE, s. m. et et adj. *scepticus*, de σκεπτικὸς, contemplateur, dérivé de σκεπτομαι, je médite, je contemple; nom d'une ancienne secte de philosophes qui faisoient profession de douter de tout, ou de tout examiner sans rien décider.

SCHISTE, s. m. *schistus*, de σχίζω, je fends, je divise; nom générique des feuilles qui se divisent en lames très-minces ou en feuilles, comme l'ardoise.

SCHORL, s. m. nom des crystaux noirs qui se trouvent fréquemment dans les granits, et autres roches primitives: Minér.

SCIAGRAPHIE, s. f. *sciagraphia*, de σκιὰ, ombre, et de γράφω, je décris; l'art de trouver l'heure du jour ou de la nuit, par l'ombre du soleil ou de la lune: Astron.

SCIAMACHIE, s. f. *sciamachia*, de σκιὰ, ombre, et de μάχομαι, je combats; espèce d'exercice qui consistoit, chez les anciens, à agiter les bras ou les jambes, comme pour se battre contre son ombre.

SCIATIQUE, s. f. et adj. *sciatica*, *ischias*, d'ἰσχίον, la hanche, le haut de la cuisse; se dit d'une douleur rhumatismale fixée à la hanche; d'une espèce de névralgie qui se répand de l'échancrure iskiatique au sacrum, à la face poplitée de la cuisse, et au bord péronnier de la jambe, jusqu'à la face suplantaire du pied; nerfs *sciatiques*, artères *sciatiques*; qui ont rapport à la hanche.

SCINTILLATION, s. f. *scintillatio*, du verbe *scintillare*, étinceler, pétiller; étincellement des étoiles: Astron.

SCIOPTIQUE, adj. *sciopticus*, de σκιὰ, ombre, et d'ὄπτομαι, je vois, comme si l'on disoit *qui fait voir dans l'ombre*; se dit d'une sphère ou d'un globe de bois, dans lequel il y a un trou circulaire où est placée une lentille; on s'en sert dans les expériences de la chambre obs-

cure. Cet instrument est tel, qu'il peut être tourné dans tous les sens, comme l'œil d'un animal: Physiq.

SCLÉRIASIS, s. f. du grec σκληρίασις, dureté; callosité des cartilages tarses des paupières.

SCLÉROME, s. m. en grec σκλήρωμα, dérivé de σκληρὸς, dur; tumeur dure qui se forme dans l'utérus.

SCLÉROPHTHALMIE, s. f. *sclerophthalmia*, de σκληρὸς, dur, et d'ὀφθαλμὸς, œil, mot à mot *dureté de l'œil*; maladie des yeux dans laquelle les paupières sont dures, sèches, douloureuses, et presque immobiles.

SCLÉROSARCOME, s. m. *sclerosarcoma*, de σκληρὸς, dur, et de σάρκωμα, sarcome; tumeur dure et charnue qui affecte les gencives et qui ressemble quelquefois à une crête de coq, et quelquefois à la chair d'un animal à coquille.

SCLÉROSTOMES, s. m. pl. σκληρόστομοι, de σκληρὸς, dur, et de στομα, bouche, c'est-à-dire *bouche dure*; nom que les entomologistes donnent aux insectes diptères dont la bouche est prolongée en un suçoir corné qui fait toujours saillie, comme dans le cousin.

SCLÉROTIQUE, s. et adj. *scleroticus*, de σκληρόω, j'endurcis; nom de la tunique qui revêt immédiatement le globe de l'œil, ainsi appelée parce qu'elle est d'un tissu ferme, compacte et serré; c'est la même qu'on appelle cornée opaque; — se dit aussi des médicamens qui ont la vertu d'endurcir les chairs.

SCOBIFORME, adject. *scobiformis*, de *scobis*, limaille, râpure, sciure; se dit des graines qui, au premier coup d'œil, ressemblent à de la sciure de bois, comme celles de plusieurs orchidées: Bot.

SCOLOPENDRE, s. fém. en grec σκολόπενδρα, de σκόλοπος, sorte de pieu très-aigu; espèce d'insecte diptère qui a des antennes pointues, allongées, et une seule paire de pattes à chaque anneau du corps, ce qui l'a fait ranger parmi les mille-pieds; — genre de plante de l'ordre des fougères, ainsi appelée à cause de ses feuilles, dont le dessous, tout sillonné de petites lames, imite la figure de cet insecte.

SCORBUT, s. m. *scorbutus*, du

danois *crobuth*, ventre rompu, de l'allemand *scormut*, os, ou bouche rompue ; maladie causée par le froid joint à l'humidité, le non-renouvellement de l'air, la malpropreté, la disette, l'usage d'alimens peu nourrissans, ou tendant à la putréfaction, l'excès du travail, l'inaction prolongée, les affections morales tristes. Ses principaux symptômes sont la rougeur, la mollesse, la tuméfaction, la fongosité, et le saignement des gencives par la moindre pression ; la fétidité de l'haleine, la lassitude générale, la disposition aux hémorragies passives, les syncopes fréquentes, des ulcères fongueux à bords livides, boursoufflés ou durs, d'où coule un liquide noirâtre, fétide et sanguinolent ; l'adynamie, l'hypocondrie, et la mort.

SCORBUTIQUE, adj. *scorbuticus*; qui est affecté de scorbut; qui est de la nature du scorbut.

SCORDIUM, s. m. en grec σκορδιον, dérivé de σκορδον ou σκοροδον, ail; nom d'une plante amère, dont l'odeur approche beaucoup de celle de l'ail : c'est la *germandrée aquatique*.

SCORIE, s. f. *scoria*, du grec σκωρία, crasse; substance vitrifiée qui nage sur la surface des métaux fondus, produite par les pierres qui forment la gangue, le soufre, l'arsenic contenu dans la mine, et divisée en *scorie pure* et en *scorie impure*, selon qu'elle contient ou non des parties métalliques.

SCORPIOJELLE, s. f. de σκορπιος, scorpion, et d'ελαιον, huile; huile de scorpion.

SCORPION, s. m. *scorpio*, en grec σκορπίος, du verbe σκορπίζω, je pique; genre d'insecte aptère, à longue queue, terminée par un aiguillon avec lequel il blesse les petits animaux; il a le ventre garni de lames en forme de peigne, qui ressemblent à des poumons de poissons; —l'un des signes du zodiaque : Astr.

SCOTODYNIE, s. f. *scotodynia*, de σκότος, ténèbres, obscurité, et d'οδύνη, douleur; vertige accompagné d'une vue trouble et douloureuse.

SCOTOMIE, s. f. *scotomia*, en grec σκοτωμα, dérivé de σκοτος, ténèbres, obscurité; vertige avec offuscation de la vue; vertige ténébreux, dans lequel les objets extérieurs paroissent tourner comme en rond.

SCROBICULE, s. m. *scrobiculus*, diminutif de *scrobs*, fosse; la fossette du cœur.

SCROBICULEUX, EUSE, adj. *scrobiculosus*, de *scrobiculus*, fossette, ou petite cavité; parsemé de petites cavités, comme le réceptacle commun de quelques fleurs composées : Bot.

SCROPHULES, s. f. pl. *scrophulæ*, du latin *scropha*, truie; genre de maladie qui affecte les glandes lymphatiques, ainsi appelée parce que les truies y sont aussi sujettes: elle est endémique dans les gorges des montagnes et les lieux marécageux; on l'attribue à l'allaitement par une nourrice enceinte, à l'usage des farineux non fermentés durant l'enfance, a la révolution de l'adolescence ou de la puberté, au virus siphilitique, etc. Elle se manifeste par des tumeurs plus ou moins irrégulières, dures, indolentes, mobiles, sans altération de couleur à la peau, lesquelles affectent les glandes cervicales, maxillaires, occipitales, axillaires, etc. Ces tumeurs s'accroissent peu à peu, se ramollissent et présentent de la fluctuation; la peau qui les recouvre est luisante, bleuâtre, rougeâtre et azurée : il s'y forme des ulcères à bords toujours élevés, tuméfiés, quelquefois douloureux, d'où coule un liquide clair et grumelé, et qui, après une durée plus ou moins longue, se cicatrisent, pour faire place à de nouvelles tumeurs dans d'autres endroits du corps, ou disparoissent totalement, ou se terminent par la carie, la fièvre hectique, la consomption et la mort. *Voyez* ECROUELLES.

SCROPHULEUX, EUSE, adj. *scrophulosus*, *strumosus*; qui est affecté de scrophules ou d'écrouelles; qui a rapport à cette maladie.

SCROTOCÈLE, s. m. *scrotocele*, du latin *scrotum*, le scrotum ou les bourses, et de κήλη, hernie, tumeur; hernie complète qui descend jusqu'au scrotum.

SCROTUM, s. m. *scrotum*, de *scorteum*, sac ou bourse de cuir;

en grec ὄσχεον ; l'enveloppe commune des testicules, vulgairement les bourses.

SCRUPULE, s. m. *scrupulus*, le tiers d'un gros ; poids de vingt-quatre grains.

SCUTIFORME, adj. *scutiformis*, du latin *scutum*, bouclier, et de *forma*, forme ; qui a la forme d'un bouclier ; se dit du cartilage thyroïde du larynx, à cause de sa ressemblance avec un bouclier.

SÉBACÉ, ÉE, adj. *sebaceus*, de *sebum*, suif ; qui est de la nature du suif ; se dit d'une humeur qui est à peu près de la consistance du suif, ainsi que des glandes qui filtrent cette humeur : ces glandes sont répandues dans toute la peau, et remarquables sur-tout aux environs du nez, aux aines et aux aisselles : Anat.

SÉBACIQUE, adj. *sebacicus*, de *sebum*, suif ; se dit d'un acide particulier qu'on retire de la graisse.

SÉBATE, s. m. *sebas*, de *sebum*, suif ; nom générique des sels formés par la combinaison de l'acide sébacique avec différentes bases : Chim.

SÉCANTE, s. f. *secans*, du verbe *seco*, je coupe ; toute ligne qui en coupe une autre droite ou courbe : Géom.

SÉCONDINES, s. f. pl. *secundinæ* ; nom qu'on donne au placenta, et aux membranes qui enveloppent le fœtus dans la matrice, parce que ces parties sortent ordinairement les dernières dans l'accouchement.

SÉCRÉTEUR ou SÉCRÉTOIRE, adj. *secretorius*, du verbe *secernere*, séparer : nom des vaisseaux qui séparent quelque humeur de la masse du sang.

SÉCRÉTION, s. f. *secretio*, du verbe *secernere*, séparer ; fonction commune à tous les êtres organisés, qui s'opère dans divers organes, où les liquides acquièrent des qualités particulières, et forment des composés nouveaux, tels que la bile, l'urine, le lait, et toutes les excrétions.

SECTEUR, s. m. *sector*, du verbe *seco*, je coupe ; partie d'un cercle comprise entre deux rayons et l'arc qu'ils interceptent : Géom.

SECTION, s. f. *sectio*, du verbe

seco, je coupe ; subdivision d'un ordre dans une méthode quelconque ; réunion de plusieurs genres en un seul groupe caractérisé par une ou plusieurs marques de ressemblance : Hist. Nat. — endroit où deux lignes s'entre-coupent ; — ligne qui marque la division d'un solide, faite sur sa surface. — *Sections coniques*, différentes figures ou courbes qui naissent des différentes coupes d'un cône : Géom.

SÉDATIF, IVE, s. et adj. *sedativus*, *sedans*, du verbe latin *sedare*, appaiser, calmer ; nom des médicamens qui ont la vertu de calmer la douleur. *Voyez* ANODIN.

SÉDIMENT, s. m. *sedimentum*, du verbe latin *sedere*, s'asseoir, s'affaisser, tomber au fond ; la partie la plus grossière d'une liqueur, celle qui se précipite au fond du vase : Chim. — matière tantôt blanche, tantôt jaunâtre, rougeâtre ou briquetée, tantôt brune, que les urines des malades déposent au fond du vase ; matière qui, dans les maladies aiguës, jointe aux autres signes propres, fournit aux médecins des moyens de prédire l'événement de la maladie : Méd.

SÉGÉTAL, ALE, adj. *segetalis*, de *seges*, moisson ; qui croît dans les blés ou autres plantes dont on cueille la moisson.

SEIN, s. m. *sinus*, *ubera*, entre-deux des mamelles ; — mamelles des femmes ; — endroit où la femelle conçoit et porte son fruit.

SEL, s. m. *sal*, combinaison d'un acide avec un alcali, une terre, ou un métal : Chim. — dans l'usage ordinaire, il se dit du sel qu'on obtient par l'évaporation des eaux de la mer, ou qu'on trouve dans certaines terres, et qui sert à l'assaisonnement des mets : c'est le muriate de soude.

SÉLÉNIQUE, adj. *seleniacus*, du grec σελήνη, la lune ; qui concerne la lune.

SÉLÉNITE, s. f. sulfate de chaux, sel insipide, dissous dans les eaux dures, composé de 0,46 d'acide sulfurique et de 0,22 de chaux.

SÉLÉNOGRAPHIE, s. f. *selenographia*, de σελήνη, la lune, et de τράφω, je décris; description de la lune : Astronom.

SELLE, s. f. *sella*, espèce de siége propre à mettre un bassin où l'on se décharge le ventre ; — évacuation qu'on fait en une fois, en allant à la garde-robe. — *Selle turcique* ou *du turc*, nom des apophyses de l'os sphénoïde, ainsi appelées parce qu'elles représentent une selle à cheval : Anat.

SÉMÉIOLOGIE, s. f. *semeiologia*, de σημεῖον, signe, et de λόγος, discours; traité des signes des maladies. *Voyez* **SÉMÉIOTIQUE**.

SÉMÉIOTIQUE ou **SÉMIOTIQUE**, s. f. *semeiotice*, de σημεῖω, je signifie, je donne des signes; partie de la médecine qui traite des signes et indications des maladies.

SEMENCE, s. f. *semen* des Latins, σπέρμα, des Grecs; humeur blanchâtre, visqueuse, grasse, écumeuse, d'une odeur particulière, préparée dans les testicules et dans les vésicules séminales, d'où elle est éjaculée dans la matrice pendant le coït, pour la régénération de l'animal. On a fait sur cette humeur beaucoup de romans et d'hypothèses; Lewenoek y avoit vu des animalcules, Buffon des molécules organiques ; d'autres ont attribué la propriété fécondante de la semence à une vapeur qui s'en dégage, sous le nom d'*aura seminalis*. Les chimistes modernes, par une analyse exacte, y ont trouvé une matière animale muqueuse, très-corruptible, du phosphate de soude, du muriate de soude, de la soude caustique, et du phosphate de chaux qui se crystallise pendant l'évaporation de cette liqueur à l'air ; tandis que la soude y passe à l'état de carbonate; — nom des grains, noyaux, pepins, qu'on sème pour la reproduction des végétaux.

SEMI-FLOSCULEUX, **EUSE**, adj. *semi-flosculosus*, à demi-fleurons : Bot.

SEMI-LUNAIRE, adj. *semi-lunaris*; qui est en demi-lune : Anat. *Voyez* **SIGMOÏDE**.

SÉMINAL, **ALE**, adj. *seminalis*; qui a rapport à la semence, à la graine.

SÉMINATION, s. f. *seminatio*, de *semen*, semence; dispersion des graines des plantes, à laquelle le vent, les courans d'eau, les animaux, l'homme même contribuent.

SÉMINIFÈRE, adj. de *semen*, semence, et de *fero*, je porte ; se dit d'un vaisseau faisant partie des testicules et destiné à porter la semence : Anat.

SENS, s. m. *sensus*, du verbe *sentio*, je sens, je comprends; faculté par laquelle l'animal reçoit l'impression des objets externes, qui s'exerce au moyen d'un ordre particulier d'organes, tels que l'œil, l'oreille, le nez, etc. qui devient la source et l'origine de toutes les perceptions ou idées, des passions et des affections de l'ame.

SENSATION, s. f. *sensatio*, fonction propre aux animaux ; impression que l'ame reçoit des objets par les sens qui la transmettent ou la propagent à l'organe encéphalique ou au cerveau, le centre commun des sensations.

SENSIBILITÉ, s. f. *sensibilitas*, faculté de sentir ou de recevoir l'impression des corps étrangers; propriété obscure dans le plus grand nombre des végétaux, peu apparente dans quelques animaux, beaucoup moins développée dans les parties dures compactes et serrées, que dans celles qui sont molles et lâches, residant spécialement dans les organes des sens, et se concentrant dans le cerveau où est le *sensorium* commun; plus grande dans l'enfance et chez la femme ; s'émoussant par l'âge, l'exercice, le froid, etc. ; diminuant dans le sommeil, et se détruisant par certaines affections du cerveau ; source de l'appétit, du besoin, du désir, du plaisir et de la douleur; cause de la supériorité, de la perfectibilité et de la sociabilité dans l'homme, chez lequel elle est plus universellement répandue que dans tout autre animal.

SENSIBLE, adj. *sensibilis*; qui a du sentiment; qui reçoit aisément l'impression des objets; qui est compatissant : Phys. et Mor. —qui fait impression sur les sens; *froid, douleur sensible*.

SENSORIUM, s. m. partie de l'encéphale ou du cerveau qui passe pour être le siége de l'ame, le centre des sensations ; — cause immédiate de la perception, que Willis place dans le corps cannelé du cerveau, et Descartes dans la glande pinéale.

SENTIMENT, s. m. *sensus*, faculté de sentir ; — perception des objets par les sens ; — sensibilité physique ou morale. — *Sentiment intime*, connoissance que nous avons de tout ce que nous éprouvons en nous-mêmes, sans pouvoir en rendre raison aux autres, ni les en convaincre.

SÉPARATION, s. f. de *separo*, je mets à part. — *Séparation des métaux*, opération par laquelle on sépare des métaux qui étoient mêlés ensemble : Chim.

SÉPARATOIRE, s. m. de *separo*, je mets à part ; vaisseau inventé pour séparer les liqueurs : Chim. — nom d'un instrument qui sert à séparer le péricrâne : Chirurg.

SEPTICIDE, adj. *pericarpium septicidium*, de *septum*, cloison, et de *cœdere*, couper, briser ; péricarpe qui s'ouvre par des sutures correspondantes aux cloisons.

SEPTIFÈRE, adj. *septifer*, de *septum*, cloison, et de *fero*, je porte ; se dit des columelles auxquelles les cloisons restent attachées après la déhiscence ou la chute des valves : Bot.

SEPTIQUE, adject. *septicus*, en grec σηπτικὸς, du verbe σήπω, faire pourrir, il se dit des médicamens qui corrodent et font pourrir les chairs, sans causer beaucoup de douleur.

SEPTON, s. masc. du grec σήπω, faire pourrir ; nom donné à l'azote par quelques chimistes étrangers, pour rappeler sa principale propriété, celle de déterminer les premiers phénomènes de la putréfaction : Chim.

SEPTUM, s. masc. mot latin qui signifie cloison, du verbe *sepio*, j'entoure, je sépare. Les anatomistes donnent ce nom à quelques parties du corps qui en séparent d'autres ; ainsi les deux ventricules du cerveau sont séparés par une cloison mitoyenne, qu'on nomme *septum lucidum ;* les deux ventricules du cœur, par une cloison mitoyenne que l'on appelle *sep-*

tum medium ; la cavité de la bouche d'avec l'arrière-bouche, par le voile du palais qu'on nomme *septum staphylin ;* la poitrine d'avec l'abdomen par le diaphragme, qui porte le nom de *septum transversum*, cloison transversale, à cause de sa situation.

SÉQUESTRE, s. m. *sequestrum*, du verbe *sequestro*, je sépare, je mets à l'écart ; portion d'os privée de vie, ainsi appelée parce qu'elle se sépare de l'os encore vivant. *Voyez* NÉCROSE.

SEREIN, s. m. de *serotinus*, du soir, air du soir ; — nom d'une espèce d'humidité qui se manifeste dans l'atmosphère pendant les soirées d'été, une ou deux heures après le coucher du soleil. Elle est l'effet du refroidissement de l'air qui condense les vapeurs et les fait retomber sur la terre en gouttelettes plus ou moins sensibles : Phys.

SÉREUX, EUSE, adject. *serosus*, aqueux ; se dit du sang et des humeurs qui abondent en SÉROSITÉ. *Voyez* ce mot. On donne aussi le nom de *séreuses* à un ordre de membranes qui versent un fluide séreux dans les cavités qu'elles tapissent ; tels sont la dure-mère, les plèvres, le péritoine, les capsules articulaires, etc.

SERINGUE, s. f. *syringa*, du grec σύριγξ, flûte, dérivé du verbe συρίσσω, je siffle ; petite pompe qui sert à attirer et à repousser l'air, ou quelque autre liqueur ; — instrument dont on se sert pour donner des lavemens, et pour faire des injections dans les plaies, les ulcères, l'urètre, la vessie, le vagin, etc.

SÉROSITÉ, s. f. *serositas*, *serum ;* la partie la plus aqueuse des humeurs ; — fluide qui transsude de la surface interne des membranes séreuses, et les empêche de contracter des adhérences avec les viscères qu'elles entourent.

SERPENS, s. m. plur. de *serpo*, je rampe ; nom d'un ordre de reptiles sans pattes ni nageoires, ni vessie, dont le squelette est formé d'un très-grand nombre de vertèbres et de côtes, sans sternum, dont la bouche est grande et garnie de dents ou crochets quelquefois venimeux, destinés à retenir la proie; dont les deux mâchoires peuvent se séparer; dont l'intestin et les organes de la génération aboutissent à une même partie qu'on nomme cloaque.

SERRETÉ, adj. *serratus*, de *serra*, scie; légèrement découpé en dents manifestement inclinées en avant: Bot.

SERRULÉ, adj. *serrulatus*, dont le bord est découpé en dents presque insensibles: Bot.

SERTULE, s. m. *sertulum*, diminutif de *sertum*, bouquet; assemblage de pédicelles uniflores, naissant d'un même point; telles sont les fleurs de la primevère officinale: Bot.

SÉRUM OU SÉROSITÉ DU SANG, s. m. ou f. *serum, serositas sanguinis*; liquide qui se sépare du sang caillé par le repos; jaune, verdâtre, salé et fade, légèrement visqueux, plus ou moins abondant; coagulable par le feu, les acides et l'alcohol; verdissant le sirop de violettes; donnant à la distillation une très-grande quantité d'eau légèrement odorante et putrescible; absorbant l'oxygène de l'air; s'unissant facilement à l'eau et dans toutes les proportions; précipitable par le tannin; espèce de mucilage animal composé d'albumine et de gélatine, dissous dans de l'eau, constamment associé à de la soude pure, unie à l'albumine presque en combinaison savonneuse.

SÉSAMOÏDE, adj. *sesamoïdes*, de σησάμη, sésame, sorte de plante de l'ordre des *bignones*, et d'εἶδος, forme, ressemblance; qui ressemble à la graine de sésame: — nom de deux petits os courts, arrondis, qu'on trouve toujours dans l'adulte à l'articulation métacarpienne du pouce, et à l'articulation métatarsienne du gros orteil, très-souvent dans l'homme robuste à toutes les articulations des phalanges, des phalangines, des phalangettes; ils sont toujours situés à la face plantaire ou palmaire; quelquefois aussi on en trouve deux à la face poplitée du genou.

SESQUIALTÈRE, adj. *sesquialter*, de *sesqui*, une fois et demie, et

d'*alter*, autre; rapport de nombres qui sont entre eux comme trois est à deux.

SESSILE, adj. *sessilis*; se dit de tout ce qui est immédiatement assis ou fixé sur la partie qui lui donne naissance: telles sont les feuilles sans pétiole, les anthères sans filet, etc. Bot.

SÉTA, poil long et rude du cochon, du sanglier, etc. — filament rude des plantes; pédoncule de la pyxidale des mousses: Bot.

SÉTACÉ, ÉE, adj. *setaceus*, de *seta*, soie de cochon; qui ressemble à la soie du cochon: Bot.

SÉTEUX, EUSE, adj. *setosus*; se dit du réceptacle commun de certaines fleurs composées, qui est garni de paillettes sèches, rigidules, sétacées: Bot.

SÉTICORNES, s. m. pl. de *seta*, soie, poil long, et de *cornu*, corne, antenne; nom que les entomologistes donnent à une famille d'insectes lépidoptères dont les antennes sont plus grêles à l'extrémité, ou en forme de soie de cochon.

SETIER OU SEPTIER, s. m. *sextarius*, ancienne mesure romaine: mesure de grains, de liqueur, de terre; elle correspond à un hectolitre cinq décalitres six litres dans le système des nouvelles mesures de capacité.

SÉTON, s. m. *seto, setaceum*, du latin *seta*, soie, poil long, fil ou mèche; petit cordon ou mèche qu'on passe à travers la peau et le tissu cellulaire, avec une aiguille; espèce d'ulcère artificiel, ou de fistule à deux ouvertures qu'on établit dans quelque endroit du corps pour y déterminer une sécrétion d'humeurs, et pour en détourner l'afflux vers d'autres parties plus essentielles à la vie.

SÈVE, s. f. *succus arborum, vernans humor*, humeur nutritive des végétaux; liqueur limpide, incolore, insipide, inodore, dont les fonctions peuvent être comparées à celles du sang dans les animaux.

SÉVICE, s. f. *saevitia*, cruauté, mauvais traitement, comme blessures, contusions: outrage dont un supérieur use envers son inférieur: Méd. lég.

Sexe, s. m. *sexus*, du verbe *seco*, je sépare ; différence physique du mâle et de la femelle dans les végétaux et dans les animaux ; — se dit aussi des hommes et des femmes indistinctement : *sexe masculin*, *sexe féminin* ; mais plus particulièrement des femmes : le *sexe*, le *beau sexe*. — *Sexuel*, adj. qui appartient au sexe, qui le caractérise dans les plantes et les animaux : Bot.

Sextan, s. m. instrument qui contient 60 degrés : Astron.

Sextane, adj. f. *sextana febris*, fièvre qui revient, dit-on, tous les six jours.

Sextil, ile, adj. *sextilis* ; *sextil aspect*, aspect de deux planètes éloignées de 60 degrés : Astron.

Siagonagre, s. f. *siagonagra*, de σιαγών, la mâchoire, et d'ἄγρα, proie, capture ; la goutte aux mâchoires.

Sialagogue ou **Sialogogue**, s. m. et adj. *sialagogus* ou *sialogogus*, de σίαλον, salive, et d'ἄγω, je chasse ; qui excite ou provoque l'évacuation de la salive : tels sont le mercure, la racine de pyrèthe, etc.

Sialisme, s. m. *sialismus*, de σίαλον, évacuation abondante de salive par la bouche. *Voyez* PTYALISME.

Sialologie, s. f. *sialologia*, de σίαλον, salive, et de λόγος, discours, traité ; traité de la salive.

Siccité, s. f. *siccitas*, qualité de ce qui est sec ou privé d'humidité.

Sidéral, ale, adj. *sideralis* ; qui a rapport aux astres ; *année sidérale*, temps de la révolution de la terre, d'un point de son orbite au même point : Astron. — *Observations sidérales*, scrupuleuses et superstitieuses observations, soit lunaires, soit d'une autre nature, fourrées, selon Guy-Patin, par les Arabes dans la médecine.

Sidération, s. f. *sideratio*, apoplexie et paralysie subite, du mot latin *sidus*, *sideris*, astre ; comme si l'on étoit frappé

tout à coup de l'influence de quelque astre ; — état de gangrène parfaite, sphacèle.

Sidérite, s. f. *siderites*, de σίδηρος, fer ; phosphate de fer, ou poudre blanche provenant d'une dissolution de fer dans certains acides : Chim. — *Sideritis* L., plante labiée ainsi appelée parce qu'elle est parsemée de petites taches couleur de fer : Bot. — pierre précieuse ainsi nommée à cause de la même couleur.

Siége, s. m. *sedes*, *anus*, *podex*, l'anus, le fondement ; la partie du corps humain sur laquelle on s'assied.

Sigmoïde ou **Sigmoïdal**, adj. nom de certains cartilages et autres parties du corps qui ressemblent à la lettre sigma Σ des Grecs ; en y joignant εἶδος, forme, figure, on a fait sigmoïde : les valvules *sigmoïdes* ou semi-lunaies.

Signe, s. m. *signum* des Latins, σημεῖον, des Grecs, tout ce qui contribue à la connoissance d'une maladie. — *Signes commémoratifs, diagnostiques et prognostiques* : Med. — assemblage d'étoiles voisines qui forment une constellation. — *Signes* du zodiaque : Astron.

Silex, s. m. mot latin qui signifie caillou ; genre de pierre ayant la demi-transparence et les différentes teintes de la corne, qui comprend les agates, les quartz, les jaspes, et toutes les pierres dont la base est de la silice.

Silice, s. f. de *silex*, gén. *silicis*, caillou ; terre proprement dite, la plus aride, la plus sèche, et la plus abondante dans la nature ; formant la base de toutes les pierres scintillantes, d'où on la retire en les faisant fondre avec les alcalis et en dégageant les terres hétérogènes avec les acides ; se présentant à l'état pur sous la forme d'une poussière blanche, fine, insipide, inodore, rude sous le doigt, infusible, inaltérable, par l'air, l'azote, l'oxygène et les combustibles simples ; indissoluble dans l'eau artificiellement ; fusible avec les acides phosphorique et boracique ; dissoluble dans l'acide fluorique même gazeux ; servant à filtrer l'eau, à nettoyer les surfaces métalliques, à la fabrication des mortiers, des cimens, des verres, des poteries, etc.

Silicule, s. f. *silicula*, diminutif de *siliqua*, silique; petite silique : Bot.

Silique, s. f. *siliqua*, fruit solitaire, simple, sec, allongé, équilatère, uniloculaire ou biloculaire, marqué de deux sutures longitudinales opposées, plus ou moins exprimées, auxquelles ou vers lesquelles les graines sont attachées : Bot.

Sillon, s. m. *sulcus*, longue trace que fait dans la terre le soc de la charrue; et, par comparaison, au pluriel, anfractuosités qu'on observe sur la surface externe du cerveau et du cervelet.

Silphium, s. m. du grec σίλφιον, plante corymbifère dont la racine étoit fort estimée chez les anciens.

Similaire, adj. *similaris*; se dit des parties d'un tout qui sont homogènes ou de même nature.

Similor, s. m. *similis auro*, semblable à l'or; alliage de cuivre et de zinc, dont la couleur imite celle de l'or.

Simple, s. et adj. *simplex*; qui n'est point composé; corps *simple* ou indécomposé, dont on ne connoît pas les élémens ou les principes : Chim. — nom générique des plantes médicinales; — se dit, en botanique, de ce qui ne se ramifie point ou n'est pas formé de diverses pièces distinctes.

Sinapisme, s. m. *sinapismus*, du grec σίναπι, senevé ou moutarde; cataplasme dont la moutarde fait la base, et qu'on applique pour exciter la chaleur et la rougeur à la peau, lorsqu'il s'agit de ranimer la sensibilité.

Sincipital, ale, adj. *sincipitalis*; qui a rapport au sinciput.

Sinciput, s. m. mot latin qui désigne la partie antérieure de la tête au dessus du front. *Voy.* **Bregma**.

Sindon, s. m. en grec σινδών, drap, linge; toile qui se fabriquoit à Sidon, ville de Phénicie; — petit plumaceau de charpie qu'on introduit dans l'ouverture faite avec le trépan.

Sinué, ée, adj. de *sinus*, pli;

qui a un *sinus* ou une échancrure arrondie, ou bien un nombre déterminé de *sinus* : Botan.

Sinueux, euse, adj. *sinuosus*, qui fait plusieurs tours et détours; ulcères *sinueux*, étroits, profonds et tortueux : Chir.

Sinuolé, ée, adj. diminutif de sinueux; qui a les bords légèrement flexueux : Botan.

Sinuosité, s. f. *sinuositas*, détour que fait une chose sinueuse; — enfoncement pratiqué dans les os pour le passage ou glissement des tendons, comme à la partie supérieure de l'humérus : Anat.

Sinus, s. m. perpendiculaire menée de l'extrémité d'un arc sur le rayon qui passe par l'autre extrémité : Géom. — espèce de cavité ou d'enfoncement dont le fond est plus large ou plus évasé que l'entrée. — *Sinus* maxillaires, *sinus* frontaux; — lieu où aboutissent plusieurs vaisseaux. — *Sinus* de la veine porte, *sinus* de la veine coronaire, *sinus* de la matrice : Anat. — enfoncement formé au fond d'une plaie où s'amasse le pus : Chir.

Siphilis, **Syphilis** ou **Siphylis**, s. f. *vérole* ou *mal vénérien*; mot latin dont on ne connoît guère l'étymologie, qu'on pourroit néanmoins faire venir, suivant le *Lexicon Medec. Castell-Brun*, du grec σιφλος, formé par contraction de σιπαλὸς, sale, vilain, honteux, difforme, par allusion à la turpitude de la débauche qui cause cette maladie. *Voyez* **Vérole**.

Siphon, s. m. *sipho*, du grec σίφων, tuyau; c'est un tuyau recourbé de verre ou de métal, dont les branches sont inégales, et qui sert à transvaser les liquides. Pour cela on plonge la plus courte branche dans le vase qu'on veut vider; on pompe l'air de la seconde en suçant jusqu'à ce que la liqueur en sorte; alors l'écoulement continue sans interruption tant qu'il y en a dans le vase, ou plutôt jusqu'à ce que la courte branche ne plonge pas du tout dans la liqueur : Physiq.

Sirène, s. f. *siren*, en grec σειρήν, de σειρά, chaîne; monstre marin qui, selon la Fable, attiroit les navigateurs par son chant mélodieux, pour les faire périr. On le représentoit sous la figure d'une femme, de la ceinture en haut, et sous celle d'un poisson, de la ceinture en bas. Il étoit ainsi appelé parce que ses charmes étoient comme des liens ou des chaînes dont on ne pouvoit plus se débarrasser; — les naturalistes modernes donnent le nom de *sirène* à un très-long reptile, de l'ordre des batraciens, qu'on a trouvé dans la Caroline méridionale. Il conserve ses branchies et a deux pieds seulement en devant.

SIRIASE, s. f. σειρίασις, de σείρω, je dessèche; inflammation des membranes du cerveau; maladie ordinaire aux enfans pendant les chaleurs de la canicule. Elle est accompagnée, dit Castelli, de l'affaissement de la fontanelle, de l'excavation des yeux, d'une fièvre ardente, de la pâleur et de l'aridité du corps, de la perte de l'appétit.

SIRIUS, s. m. du grec σείριος, de σείρω, je dessèche; nom d'une étoile de la constellation du grand chien, *canicula*, canicule, des Latins: Astron.

SIROC, s.m. de l'italien *sirocco*. dérivé de l'arabe *schorouck*, orient, ou du grec σείρω, je sèche; qui vient d'orient; nom qu'on donne, sur la Méditerranée, au vent qu'on nomme *sud-est* sur l'Océan; vent très-brûlant dans les contrées de l'Afrique voisines de la Méditerranée; tuant quelquefois les animaux dans l'espace d'une demi-heure; faisant monter le thermomètre de Réaumur jusqu'a 40 degrés dans les îles de Malte et de Sicile; durant plusieurs jours et même plusieurs semaines à Naples, où il produit l'abattement total de la machine, et souvent des fièvres adynamiques ou putrides: Météorol.

SIROP ou SYROP, s. m. *sirupus*, ou *syrupus*, médicament liquide, doux et agréable, légèrement visqueux et onctueux, qu'on prépare en faisant dissoudre directement, à l'aide d'une douce chaleur, deux parties de sucre blanc pulvérisé dans une partie d'eau, et en coulant ensuite le tout à travers l'étamine. On n'est pas trop d'accord sur l'étymologie du mot *sirop*. Les

uns le font venir du grec συρω, je tire, et d'ὀπος, suc; d'autres de σύριας, Syrie, et d'ὀπος, suc, parce que les Syriens faisoient un grand usage de ces sortes de liqueurs. Mais ces étymologies doivent paroître imaginaires, si l'on fait attention que les sirops n'étoient point en usage du temps d'Hippocrate, et qu'ils étoient inconnus aux Grecs: ce sont les Arabes qui les ont inventés. Il paroît donc plus naturel de faire dériver le mot *sirop* de l'arabe *siruph*, ou de *sirab*, et de *scharab*, qui signifient potion.

SITIOLOGIE, s. f. *sitiologia*, de σίτιον, aliment, et de λόγος, discours; traité des alimens: Méd.

SMARAGDIN, adj. *smaragdinus*, de σμάραγδος, émeraude; *couleur smaragdine*, c'est-à-dire d'émeraude; pierre précieuse de couleur verte.

SMARAGDITE, s. f. de σμάραγδος, émeraude; pierre le plus souvent d'un beau vert d'émeraude: Minéral.

SMARAGDOPRASE, s. f. de σμάραγδος, émeraude, et de πράσον, poireau; sorte d'émeraude d'un vert de poireau.

SMECTIN ou SMECTITE, s. f. *smectis*, de σμήχω, je nettoie; terre grasse et luisante, qui sert à dégraisser les étoffes; — terre à foulon.

SODA, s. m. mot arabe qui signifie céphalalgie, ou douleur de tête; — ardeur d'estomac: Blancard, Cullen. — sentiment d'érosion et de chaleur dans la gorge, comme chez les bilieux et les hypocondriaques.

SOIE, s. f. *bombyx*, en grec βόμβυξ, ver à-soie, dérivé de βόμβος, bourdonnement; fil mou, fin, délicat et léger, produit par l'insecte qu'on nomme *ver-à-soie*; matière animale analogue au tissu des poils.

SOIE, s. f. *sitis*, désir, besoin de boire.

SOLAIRE, adj. *solaris*, nom d'un bandage pour la saignée de l'artère temporale, ainsi appelé parce que ses circonvolutions font des rayons sur la tête; — nom d'un plexus ou entrelacement nerveux, qui répond au tronc céliaque ou opisto-gastrique, et qui est formé par les ganglions semi-lunaires, droit et gauche, du grand nerf sympathique ou trisplanchnique.

SOLÉAIRE, s. et adj. *solearis*, de *solea*, semelle; nom d'un muscle très-charnu, ovale, aplati, plus épais dans sa partie moyenne qu'à ses extrémités, placé sous les jumeaux ou gastrocnémiens, avec lesquels il contribue à former le gras de la jambe. Il tire son nom de sa figure, qui est semblable à celle de la plante du pied ou d'une semelle.

SOLEIL, s. m. *sol*, l'astre qui produit la lumière du jour; — le centre de notre système planétaire; — nom de l'or : Alchim.

SOLEN, s. m. en grec σωλὴν, canal, tuyau; boîte ronde et oblongue, où l'on enferme un membre fracturé, pour le maintenir en place : Chir.

SOLIDE, s. et adj. *solidus;* qui a de la consistance, qui n'est pas fluide; — *corps solide*, dont les parties intégrantes sont tellement unies qu'il faut le concours d'une force étrangère plus ou moins considérable, pour les séparer, ou pour changer leur rapport respectif dans la masse qu'elles forment par leur réunion : Phys. — corps considéré comme ayant les trois dimensions, longueur, largeur et profondeur : Math. — *parties solides*, ou *solides;* parties du corps qui ont une certaine consistance, une figure permanente et une circonscription, comme les os, les cartilages, les muscles, les tendons, les vaisseaux, les nerfs, les membranes, les ligamens, etc. Anat.

SOLIPÈDE, s. m. et adj. *solipes;* se dit des quadrupèdes dont le pied n'est ni fourchu, ni divisé en doigts, mais termine par une corne unique comme dans le cheval : Zool.

SOLITAIRE, adj. *solitarius*, de *solus*, seul; nom de certaines glandes des instestins : Anat. — nom d'un ver plat, fort long, blanchâtre, annelé ou articulé, qui s'engendre dans les intestins. *Voyez* TÉNIA.

SOLSTICE, *solstitium*, de *sol*, soleil, et du verbe *sto*, je m'arrête; temps ou le soleil est; le plus

éloigné de l'équateur, et où il parcourt les deux tropiques; on l'appelle ainsi parce que cet astre paroît alors stationnaire pendant quelques jours.

SOLUBLE, adj. *solubilis;* qui peut être dissous; se dit des substances qui se fondent aisément dans l'eau ou dans d'autres menstrues : Chim. — *silique, gousse soluble*, qui peut se détacher spontanément.

SOLUTION, s. f. *solutio*, opération chimique par laquelle une substance se fond en entier, ou seulement en partie dans un intermède liquide;—de là les noms de *Solution complète* et de *Solution partielle; élective* ou *analytique;* — séparation des parties continues, comme dans une plaie, une fracture, ou des parties contiguës, comme dans les luxations : Chirurg. —terminaison d'une maladie : Med. — relâchement du ventre.

SOMATOLOGIE, s. f. *somatologia*, de σῶμα, gén. σώματος, le corps, et de λόγος, discours; traité des parties solides du corps.

SOMMEIL, s. m. *somnus*, état où tous les organes du mouvement volontaire sont en repos : l'opposé de la veille; — état des plantes dont quelque partie se ferme à certaine heure du jour : Bot.

SOMMET, s. m. *vertex;* la partie la plus élevée de la tête, celle qui est entre le sinciput et l'occiput : Anat. — *apex*, l'extrémité supérieure des étamines ou des filets des fleurs : Bot. — la rencontre de deux lignes qui forment un angle : Géom.

SOMMITÉ, s. f. *summitas*, extrémité supérieure d'une chose; plus particulièrement petit bout de la pointe des herbes, des plantes, des fleurs, etc.

SOMNAMBULE, s. m. et adj. *somnambulus*, de *somnus*, sommeil, et du verbe *ambulo*, je me promène; qui se promène en dormant.

SOMNAMBULISME, s. m. *somnambulismus*, espèce de névrose ordinaire aux jeunes gens d'un tempérament nerveux ou sanguin, d'une imagination vive, d'une susceptibilité morale extrême. Elle est caractérisée par une excitation

forte de l'imagination, par la locomotion et l'exercice plus ou moins
combiné des facultés intellectuelles
durant le sommeil ; mais nul souvenir de ce qui s'est passé après le
reveil.

Somnifère, adj. *somnifer*, *somnificus*, de *somnus*, sommeil, et de
fero, je porte ; nom des remèdes
qui provoquent le sommeil, comme
l'opium.

Somnolence, s. f. *somnolentia*,
suspension de l'action des sens,
de l'entendement et de la locomotion ; état d'où il est facile de tirer momentanément les malades à
l'aide d'une excitation extérieure.

Son, s. m. *sonus*, bruit qui frappe
l'oreille, dont l'air est le véhicule,
et qui est produit par la vibration
des corps sonores ; —écorce des graines céréales, lorsqu'elle a été
brisée et séparée de la farine qu'elle
renfermoit, *summa farina*, *furfur* :
Botan.

Sonde, s. f. *specillum*, instrument dont on se sert en chirurgie
pour sonder la vessie, les plaies,
les fistules, etc.

Sonomètre, s. m. du latin *sonus*,
son, et du grec μέτρον, mesure ;
instrument propre à mesurer et à
comparer les sons. Physiq.

Sonore, adj. *sonorus*, de *sonus*,
son ; nom des corps capables de
rendre des sons : propriété qui est
relative à leur ressort ou élasticité :
Physiq.

Sophisme, s. m. *sophismus*, en
grec σόφισμα, de σοφίζω, je trompe,
j'use de fourberie ; raisonnement
capable d'induire en erreur, et
qui n'a que l'apparence de la vérité.

Sophistication ou Sophisti-
querie, *sophisticatio*, altération
dans les drogues, frelaterie, falsification, du verbe σοφίζω, je trompe ; je controuve malicieusement.

Soporatif, ive, ou Soporifère, ou Soporifique, adj. de *sopor*, sommeil, assoupissement, et
de *fero*, je porte ; qui endort, qui
assoupit. *Voyez* Somnifère, Hypnotique.

Soporeux, euse, adj. *soporo-
sus*, de *sopor*, sommeil, assoupissement ; qui cause un sommeil
dangereux.

Sora, s. m. *Voyez* Essère.

Sordide, adj. *sordidus*, sale,
crasseux, malpropre, du verbe
sordere, être sale ; se dit des ulcères qui rendent une sanie épaisse,
noire, livide, cendrée ou de différentes couleurs.

Sororiant, ante, adj. *sororians*, du latin *sororiare*, s'enfler
à l'envi ; vieux mot qu'on disoit
autrefois des mamelles des filles,
lorsqu'elles étoient arrivées à l'âge
où l'on voit croître la gorge.

Soubresaut, s. masc. *subsultus*, saut subit, inopiné et à contre-
temps ; tressaillement involontaire
des tendons et des muscles ; symptôme ordinaire dans les fièvres
adynamiques ou putrides, et sur-
tout dans les ataxiques ou nerveuses.

Souclavier, ère, adj. *subclavius* ; se dit d'un muscle placé entre
la première côte et la clavicule ; nom
des artères qui passent sous la clavicule, pour se rendre aux membres thoraciques ou supérieurs.

Soude, s. f. *soda*, *alcali mine-
rale*, alcali qu'on extrait des plantes marines par la combustion,
l'incinération et la calcination,
qu'on purifie par la chaux et l'alcohol ; moins fusible, moins déliquescente, et moins adhérente aux
acides que la potasse ; s'effleuris-
sant à l'air sec ; utile dans les arts,
la verrerie, la savonnerie, etc.

Soufre, s. m. *sulfur* ou *sulphur*, substance simple ou indécomposée, combustible, d'une couleur jaune citron dans l'état de pureté ; sans odeur lorsqu'elle n'est
point échauffée ou qu'elle brûle
rapidement, mais d'une odeur suffocante pendant la combustion lente ; très-fragile, s'écrasant avec une
espèce de craquement, et pétillant
à l'oreille, quand on la tient un
instant dans la main fermée ; ac-
querant l'électricité résineuse par
le frottement ; d'une cassure conchoïde, éclatante ; pesant 2,0332 à
l'état natif, et 1,9907 quand elle
est fondue ; à réfraction double et
sensible même à travers deux faces
parallèles ; crystallisant en octaèdre à triangles scalènes dans sa
forme primitive et à tétraèdre irrégulier dans sa molécule intégrante ;
brûlant avec une flamme légère et

bleuâtre, si la combustion est lente, ou blanche et vive, si la combustion est rapide ; médicament très-important dans les maladies de la peau ; l'ennemi des insectes.

SOUPAPE, s. f. *valvula*, sorte de languette qui, dans une pompe, dans un tuyau d'orgue et autres machines hydrauliques et pneumatiques, se lève et se referme pour livrer ou fermer passage à l'eau et à l'air.

SOURCIL, s. m. *supercilium*, amas de poils en forme d'arc, ainsi appelé parce qu'il est au dessus des cils ou de l'œil, au bas du front, entre le haut du nez et les tempes, dans la même direction que les arcades osseuses qui forment le bord supérieur des orbites : Anat.

SOURCILIER, ÈRE, adj. *superciliaris* ; qui a rapport aux sourcils ; — muscle *sourcilier* ; trou *sourcilier*.

SOUS-ARBRISSEAU, s. m. *suffrutex*, plante ou végétal qui tient le milieu entre l'herbe et l'arbrisseau ; leurs tiges sont ligneuses et n'ont point de bourgeons : Bot.

SOUS-AXILLAIRE, adj. *sub-axillaris* ; qui est au dessous de l'aisselle.

SOUS-COSTAUX, s. m. plur. *subcostales*, petits muscles plats situés sur la surface interne des côtes.

SOUS-CUTANÉ, ÉE, adj. *subcutaneus*, nom de ce qui est sous la peau ; — *nerfs sous-cutanés, artères sous-cutanées*.

SOUS-ÉPINEUX, EUSE, s. et adj. *sub-spinalis* ; qui est sous l'épine, muscle attaché à la fosse sous-epineuse de l'omoplate.

SOUS-NORMALE, s. f. *sub-normalis*, partie de l'axe d'une courbe comprise entre les deux points où l'ordonnée et la perpendiculaire menée du point de contact, viennent rencontrer cet axe : Mathém.

SOUS-TANGENTE, s. f. *sub-tangens*, partie de l'axe d'une courbe comprise entre l'ordonnée et la tangente correspondante : Mathém.

SOUS-TENDANTE, s. f. *sub-tendens*, corde d'un arc ainsi appelée parce qu'elle semble tendre les deux extrémités de cet arc : Géom.

SOUSTRACTION, s. f. *deductio*, opération par laquelle on cherche la différence entre deux nombres. Arithm.

SOYEUX, EUSE, adj. *tactu lenis* ; se dit des parties des plantes couvertes de poils mous, serrés, couchés et luisans comme de la soie : Bot.

SPAGIRIE, s. f. *ars spagirica*, de σπάω, je sépare, j'extrais, et d'ἀγύρω, je rassemble ; nom qu'on donnoit autrefois à la chimie, parce qu'elle enseigne l'art d'analyser les corps et de les recomposer.

SPARADRAP, s. m. *sparadrapum*, toile, peau ou papier sur lequel on étend un emplâtre fondu en couche plus ou moins épaisse. On l'appelle aussi toile à Gauthier, vraisemblablement du nom de son inventeur. Elle sert à préserver la peau du contact de l'air, à y maintenir des corps solides, tels que la pierre à cautère ou potasse caustique, la pierre infernale ou nitrate d'argent fondu, et à tenir rapprochés les bords d'une plaie.

SPASME, s. m. *spasmus*, en grec σπασμος, du verbe σπάω, je tire, je contracte ; contraction involontaire des muscles, continue ou suivie de relâchement idiopathique ou sympathique, le plus souvent intermittente, avec ou sans lésion des facultés intellectuelles.

SPASMODIQUE, adj. *spasmodicus* ; qui concerne le spasme ; — affection *spasmodique*. Voy. SPASME.

SPASMOLOGIE, s. f. *spasmalogia*, de σπασμός, spasme, et de λόγος, discours ou traité des spasmes.

SPATH, s. m. pierre feuilletée que l'on trouve souvent unie aux mines, et qui est un sulfate ou un carbonate : Hist. Nat.

SPATHACÉ, ÉE, adj. *spathaceus*, enveloppé d'une SPATHE. *Voy.* ce mot.

SPATHE, s. f. *spatha*, du grec σπάθη, lance ou pique ; espèce de voile ou de gaîne membraneuse qui renferme une ou plusieurs fleurs et qui se fend, se rompt ou se déroule de côté. Son nom vient de ce qu'elle se termine en pointe : Bot.

SPATHILLE, s. f. *spathilla*, petite spathe partielle de chacune des fleurs enveloppées d'une spathe commune : Bot.

SPATULE, s. f. *spatula*, diminutif de *spatha*, en grec σπάθη, glaive, épée large ; instrument de chirurgie et de pharmacie, plat par un bout et rond par l'autre, dont on se sert pour remuer ou pour étendre les électuaires, les onguens, les emplâtres, etc.

SPÉCIFIQUE, s. m. et adj. *specificus*, nom des médicamens propres à détruire les causes matérielles de certaines maladies, soit qu'elles existent hors de nous, soit qu'elles se soient introduites ou même développées dans nos organes ; ainsi les acides, et sur-tout l'acide muriatique oxygéné, sont regardés aujourd'hui comme spécifiques pour détruire les émanations putrides ; la vaccine est le véritable *spécifique* contre la petite-vérole, le mercure contre la maladie venérienne ; — ce qui appartient ou est relatif à l'espèce : Bot.

SPÉCULAIRE, adj. (pierre) *lapis specularis*, pierre composée de feuillets brillans et transparens.

SPECULUM, s. m. mot latin qui signifie miroir, et qu'on a retenu en français pour désigner différens instrumens propres à dilater les cavités où l'on a besoin de regarder ; ainsi les *speculum oris*, *oculi*, *ani*, *uteri*, sont des instrumens pour tenir l'œil ouvert, pour dilater le vagin et la matrice, l'anus, et pour faire ouvrir la bouche. *Voyez* DILATOIRE.

SPERMA-CETI, s. m. mot grec et latin qui signifie semence ou blanc de baleine ; huile concrète, blanche, demi-opaque, qu'on trouve dans le crâne et l'épine dorsale des cachalots, et qui prend de la consistance à l'air ; utile en médecine et dans la toilette ; dont on fait de belles bougies. *Voy.* ADIPOCIRE.

SPERMATIQUE, adj. *spermaticus* ; qui concerne le sperme ou la semence. *Voyez* SPERME.

SPERMATOCÈLE, s. m. *spermatocele*, de σπέρμα, sperme, et de κήλη, tumeur, hernie ; espèce de tumeur causée par l'amas du sperme ; gonflement des vaisseaux spermatiques ou des testicules, provenant de causes vénériennes.

SPERMATOLOGIE, s. f. *spermatologia*, de σπέρμα, sperme, et de

λόγος, traité, discours ; traité sur le sperme.

SPERMATOSE, s. f. *spermatosis*, de σπέρμα, sperme ; production du sperme, laquelle résulte de la sécrétion de cette humeur dans les testicules, et son élaboration dans les vésicules séminales.

SPERME, s. m. *semen*, en grec σπέρμα, du verbe σπείρω, je sème ; la liqueur séminale des animaux. *Voy.* SEMENCE.

SPHACÈLE, s. m. *sphacelus*, en grec σφάκελος, destruction entière des propriétés vitales dans quelque partie du corps ; le dernier terme de la gangrène qui n'est qu'une mortification commencée ; état qui arrive à la suite d'une inflammation très-intense, d'une violente contusion etc. Ses signes sont l'immobilité, l'insensibilité et le froid de la partie, la couleur livide, brune ou noire, la mollesse et la flaccidité des chairs, l'odeur cadavéreuse et la corruption qui pénètre jusqu'aux os.

SPHAGÉBRANCHES, s. m. pl. de σφαγὴ, la gorge et de βράγχια, branchies ; nom que les ichtyologistes donnent à des poissons sans opercule et sans membrane branchiale, dont les ouvertures des branchies sont sous la gorge.

SPHÉNOÏDAL, ALE, adj. *sphenoïdalis* ; qui a rapport au SPHÉNOÏDE. *Voyez* ce mot.

SPHÉNOÏDE, s. m. et adj. *sphenoïdes*, de σφὴν, coin a fendre du bois, et d'εἶδος, forme, ressemblance ; mot à mot *cunéiforme ou qui ressemble à un coin* : Géom. — nom d'un os impair qui concourt à former les cavités nasales, orbitaires et temporales, la région gutturale et la base du crâne où il est enchâssé comme un coin entre les autres os. On le nomme aussi l'os basilaire. Il est remarquable par deux grandes apophyses qu'on appelle ptérygoïdes.

SPHÉNOMAXILLAIRE, ad. *sphenomaxillaris* ; qui a rapport à l'os sphénoïde et à l'os maxillaire.

SPHÉNOPALATIN, adj. *sphenopalatinus* ; qui a rapport à l'os SPHÉNOÏDE et au PALAIS. *Voyez* ces deux mots.

SPHÉNOPHARYNGIEN, adj. *sphenopharingeus*; qui a rapport à l'os SPHÉNOÏDE et au PHARYNX. *Voyez* ces deux mots.

SPHÉNOPTÉRYGOPALATIN, adj. *sphenopterygopalatinus*; qui a rapport à l'os SPHÉNOÏDE, à l'APOPHYSE PTÉRYGOÏDE et au PALAIS. *Voy.* ces mots.

SPHÉNOSALPINGOSTAPHYLIN, adj. *sphenosalpingostaphylinus*; qui a rapport à l'os SPHÉNOÏDE, à la TROMPE D'EUSTACHIE et à la LUETTE. *Voy.* ces mots.

SPHÈRE, s. f. *sphæra*, du grec σφαῖρα, globe, balle; corps solide engendré par la révolution d'un demi-cercle sur son axe, ou dont tous les points de la surface sont à égale distance du centre; — machine ronde et mobile, composée de cercles qui représentent le cours des astres dans le ciel: Astron.

SPHÉRISTIQUE, s. f. *sphæristice*, de σφαῖρα, balle, sphère, globe; partie de la gymnastique ancienne, qui comprenoit tous les exercices où l'on se servoit de balles; — de là *Sphéristère*, s. m. *spheristerium*, σφαιριστήριον, lieu destiné à ces exercices.

SPHÉROÏDE, s. m. *sphæroïdes*, du grec σφαῖρα, balle, boule, sphère ou corps rond; et d'εἶδος, forme, ressemblance; solide oblong ou aplati qui approche de la figure d'une sphère. Géom.

SPHÉROMACHIE, *sphæromachia*, de σφαῖρα balle, et de μάχομαι, je combats; exercice de la paume, du ballon.

SPHINCTER, s. m. en grec σφιγκτήρ, et de σφίγγω, je lie, je serre; nom de certains muscles annuliformes, ainsi appelés parce qu'ils servent à fermer et à resserrer les passages ou conduits naturels.

SPHINX, s. m. en grec σφίγξ, du verbe σφίγγω, je serre, je presse, j'embarrasse; monstre fabuleux qui embarrassoit les passans par des énigmes; — espèce d'insecte lépidoptère, dont les ailes horizontales sont dans le repos, qui ne volent guère que le soir, et bourdonnent très-fort.

SPHYGMIQUE, adj. σφυγμικὸς, de σφυγμὸς, le pouls; qui concerne le pouls; qui a la vertu de l'exciter.

SPICA, mot latin qui signifie épi, et qu'on a conservé en français pour désigner une sorte de bandage ainsi appelé parce que ses circonvolutions ou tours de bande représentent les rangs d'un épi de blé.

SPINAL, ALE, adject. de *spina*, épine; qui appartient ou a rapport aux épines de la colonne vertébrale.

SPINA-VENTOSA, s. m. mots latins qui signifient *épine remplie de vent*, et par lesquels Rhasès, médecin arabe, a désigné l'hydropisie rachidienne ou spinale. Cette maladie, à laquelle les enfans sont le plus sujets, se manifeste par une tumeur molle et transparente à l'épine du dos, accompagnée de la carie des vertèbres, de la paralysie des membres inférieurs, et d'une sorte de fluctuation ou de flatulence, comme si l'épine étoit gonflée et distendue par des vents.

SPINTHÉROMÈTRE, s. m. de σπινθήρ, gén. σπινθῆρος, étincelle, et de μέτρον, mesure; instrument pour mesurer la force des étincelles électriques : Phys.

SPIRALE, s. f. et adj. du grec σπεῖρα, tour, entortillement; se dit d'une ligne courbe qui tourne en rond, en s'éloignant de plus en plus de son centre : Math.

SPIRE, s. f. *spira*, du grec σπεῖρα, tour, entortillement; chaque tour de spirale.

SPIRITUEUX, EUSE, adj. *spirituosus*, volatil: Chim. — nom des liqueurs qui contiennent de l'alcohol.

SPLANCHNOGRAPHIE, subst. fém. *splanchnographia*, de σπλάγχνον, viscère, et de γράφω, je décris; description des viscères.

SPLANCHNOLOGIE, s. f. *splanchnologia*, de σπλάγχνον, viscère, et de λόγος, discours; traité des viscères.

SPLANCHNOTOMIE, s. f. *splanchnotomia*, de σπλάγχνον, viscère, et de τέμνω, je coupe, je dissèque; dissection des viscères.

SPLÉNALGIE, s. f. *splenalgia*, de σπλήν, la rate, et d'ἄλγος, douleur; douleur de la rate.

SPLÉNIQUE ou **SPLÉNÉTIQUE**, adj. *splenicus* ou *spleneticus*, de σπλήν, la rate; qui a rapport à la rate; qui est attaqué d'obstructions à la rate ; qui convient aux maux de la rate ; artère *splénique*, malade *splénique*, remède *splénique*.

SPLÉNITIS ou SPLÉNITE, s. f. du grec σπλὴν, la rate ; inflammation de la rate, caractérisée, selon quelques auteurs, par la pyrexie, une tension dans l'hypocondre gauche, accompagnée de chaleur, de gonflement, et d'une douleur qui augmente par la pression ; maladie encore indéterminée.

SPLÉNIUS, s. m. mot latin dérivé de σπλὴν, la rate, qu'on a conservé en français pour désigner des muscles situés à la partie postérieure de la tête, parce qu'ils ont quelque ressemblance avec la rate.

SPLÉNOCÈLE, s. f. de σπλὴν, la rate, et de κήλη, hernie, tumeur ; hernie de la rate.

SPLÉNOGRAPHIE, s. f. *splenographia*, de σπλὴν, la rate, et de γράφω, je décris ; description de la rate.

SPLÉNOLOGIE, s. f. *splenologia*, de σπλὴν, la rate, et de λόγος, discours ; traité sur la rate.

SPLÉNOTOMIE, s. f. *splenotomia*, de σπλὴν, la rate, et de τέμνω, je coupe, je dissèque ; dissection de la rate.

SPODE, s. f. du grec σποδὸς, cendre ; nom que les anciens chimistes avoient donné à la tutie ou cendre légère qu'on obtient du zinc calciné, et qui n'est qu'un véritable oxyde.

SPOLIATION, s. f. *spoliatio*, dépouillement, du verbe *spoliare*, dépouiller ; diminution de certaines humeurs du corps par rapport aux autres. Ainsi l'on a donné le nom de saignée *spoliative* à celle où l'on se propose de diminuer la partie rouge du sang ; effet que produisent les fréquentes saignées, et les grandes ouvertures, sur-tout des gros vaisseaux, parce que le sérum du sang se répare plus promptement que la partie rouge, et que celle-ci est en plus grande abondance dans les gros vaisseaux que dans les autres.

SPONDYLE, s. m. *spondylus*, de σπόνδυλος, vertèbre de l'épine du dos ; nom d'un coquillage bivalve, ainsi appelé parce qu'à l'endroit de la charnière ses deux écailles

s'emboîtent l'une dans l'autre de la même manière que les os de l'épine ; — nom de toute sorte de vertèbres, et en particulier de la seconde vertèbre du cou.

SPONDYLOLITHE, s. f. *spondylolithes*, de σπόνδυλος, vertèbre, et de λίθος, pierre ; comme si l'on disoit *vertèbre pétrifiée* ; nom que les naturalistes donnent aux vertèbres de poissons qui se trouvent dans le sein de la terre.

SPONGIEUX, EUSE, adj. *spongiosus*, de *spongia*, éponge ; qui est de la nature de l'éponge, lâche et compressible : le tissu *spongieux* de l'urètre, l'os *spongieux* ou l'ethmoïde ; — nom des parties des plantes qui ont un tissu mou et peu serré, à peu près comme l'éponge : Botan.

SPONTANÉ, ÉE, adj. *spontaneus*, involontaire ; se dit des mouvemens qui s'exécutent sans la participation de la volonté, de certains symptômes de maladies qui surviennent sans cause manifeste. Ainsi on appelle lassitudes *spontanées*, celles qui n'ont été précédées d'aucune fatigue ; évacuations *spontanées*, celles qui n'ont été excitées par aucun remède ; — nom des plantes qui naissent sans le secours de l'art : Botan.

SPORADES, adj. pl. *sporades*, du grec σπορα, semence, dérivé de σπείρω, je sème ; nom que les anciens astronomes donnoient aux étoiles parsemées dans le ciel hors des constellations ; — nom des îles éparses dans l'Archipel pour les distinguer des Cyclades, qui sont ramassées autour de Délos : Géog.

SPORADIQUE, adj. *sporadicus*, *dispersus*, du verbe σπείρω, je disperse, je sème, je sème çà et là ; se dit des maladies qui ne sont point particulières à un pays, mais qui règnent indifféremment en tout temps et en tout lieu, et qui attaquent diverses personnes.

SPUTATION, s. f. *sputatio*, du latin *sputum*, crachat ; l'action de crachoter, crachotement.

SQUALE, s. m. de *squalus*, chien de mer ; genre de poissons qui a cinq, six ou sept ouvertures branchiales de chaque côté du corps : Ichtyol.

SQUAMEUX, EUSE, adj. *squamosus*, de *squama*, écaille; qui a du rapport à l'écaille; se dit de la suture des temporaux et des pariétaux, parce qu'elle représente une espèce d'écaille.

SQUARREUX, EUSE, adj. *squarrosus*, rude; se dit des plantes qui sont fournies ou garnies de parties rapprochées et roidement recourbées : Bot.

SQUELETTE, s. m. *sceletum*, de σκελετὸς, aride, desséché, du verbe σκέλλω, je dessèche, c'est-à-dire cadavre desséché, dont il ne reste plus que les os; l'assemblage de tous les os d'un animal mort, ou de ces parties qui, par leur solidité, leur consistance et leur connexion, déterminent la forme essentielle du corps, et lui donnent la stabilité et la rectitude nécessaires pour l'exercice des fonctions de la vie.

SQUINANCIE. *Voyez* ANGINE, ESQUINANCIE.

SQUIRRHE, ou SCIRRHE, ou SKIRRHE, s. m. *squirrhus*, *scirrhus*, *skirrhus*, en grec σκίῤῥος, dérivé de σκίρος, moellon, morceau de marbre; tumeur dure, indolente et circonscrite, sans altération de couleur à la peau, laquelle a ordinairement son siége dans les glandes lymphatiques.

SQUIRRHEUX ou SKIRRHEUX, adj. *squirrhosus* ou *skirrhosus*; qui est de la nature du squirrhe, c'est-à-dire dur et indolent.

STABILITÉ, s. f. *stabilitas*, de *stabilio*, je rends solide, j'affermis; propriété d'un corps qui, un peu écarté du plan horizontal où il étoit en équilibre, peut reprendre le même équilibre sur-le-champ ou après quelques oscillations : Mécan.

STACHYS, s. m. du grec στάχυς, épi de blé; plante labiée ainsi nommée parce que ses fleurs sont disposées en épis.

STACTÉ, s. m. du grec στακτὴ, goutte, qui dérive de στάζω, je distille, je dégoutte; liqueur qui distille de la myrrhe, et dont on fait un onguent.

STADE, s. m. *stadium*, du grec στάδιον, carrière de quatre-vingt-quatorze toises et demie de longueur, où les Grecs s'exerçoient à la course; — cours ou période d'une maladie : Méd.

STAGNATION, s. f. *stagnatio*, du verbe *stagnare*, former une espèce d'étang; état du sang et des humeurs qui ne coulent pas, ou qui circulent lentement, par analogie avec les eaux qui croupissent dans les étangs.

STALACTITE, s. f. du verbe σταλάζω, je distille, je dégoutte; concrétion pierreuse, de différentes formes, produite par l'eau qui charrie et entraîne de la terre calcaire à travers les fentes de certaines grottes ou cavernes.

STALAGMITE, s. f. en grec σταλαγμὸς, distillation; espèce de stalactite ou de concrétion calcaire en mamelons. *Voyez* STALACTITE.

STALTIQUE, s. m. et adj. *stalticus*, du verbe grec στέλλω, je resserre, je réprime; se dit des médicamens répulsifs, ou qui rendent les lèvres des plaies égales.

STAMINAL, ALE, adj. *staminalis*; qui a rapport à l'étamine : Bot.

STAMINEUX, EUSE, adj. *staminosus*, dont les étamines sont très-longues.

STAMINIFÈRE, adj. *staminifer*; qui porte des étamines.

STAPÉDIEN, s. m. et adj. *stapedius*, de *stapes*, étrier; nom que les anatomistes donnoient autrefois au muscle de l'étrier; un des osselets de l'ouïe.

STAPHISAIGRE, s. f. de σταφὶς, raisin, et d'ἄγριος, sauvage; plante ainsi nommée parce que ses feuilles sont découpées comme celles de la vigne sauvage.

STAPHYLIN, adj. *staphylinus*, du grec σταφυλὴ, la luette; qui a rapport à la luette : le voile *staphylin*.

STAPHYLOME, s. m. *staphyloma*, du grec σταφυλὴ, raisin; maladie de l'œil causée par une tumeur en forme de grain de raisin, qui s'élève sur la cornée, soit que cette tumeur soit produite par la sortie de l'uvée à travers quelque ouverture de la cornée, soit qu'elle provienne du gonflement de la cornée elle-même. Les Grecs lui donnoient les noms de μυιοκέφαλον, myocéphale ou tête de mouche, et de μῆλον, pomme ; les Latins les nommoient *clavus*, tête de clou, *uva*, *acinus*, raisin, dénominations qui avoient rapport à la figure de cette tumeur.

STASE, s. f. en grec στάσις, l'action de s'arrêter, du verbe σάω ou ἵσημι, je m'arrête ; séjour du sang ou des humeurs dans quelque partie du corps, à cause de la cessation ou de la lenteur de leur mouvement.

STATION, s. f. *statio*, du verbe *sto*, je suis debout, je m'arrête ; l'action d'être debout chez l'homme ; — état d'une planète stationnaire, ou dont le mouvement paroît lent : Astron. — chaque lieu où l'on place l'instrument pour niveler un terrain.

STATIONNAIRE, adj. *stationarius*, du verbe latin *stare*, s'arrêter, être fixe ou permanent ; se dit des planètes qui ne semblent avancer ni reculer dans le zodiaque : Astron. — nom de certaines fièvres qui dépendent d'un état ou constitution particulière de l'air, et qui durent pendant un certain nombre d'années.

STATIQUE, s. f. *statice*, de στατός, qui s'arrête, dérivé d'ἵσημι, je m'arrête ; je suis en repos ; partie de la mécanique qui a pour objet l'équilibre des solides : elle est ainsi appelée parce que l'effet de l'équilibre est de produire le repos.

STATISTIQUE, s. f. du grec στάω, je suis fixe, d'où les Latins ont fait *status*, état, et les Allemands *statistick* ; et de τέχνη, art, science ; partie de l'économie politique qui a pour objet de fixer ou de faire connoître les richesses et les forces d'un état, d'après le tableau de son territoire, de sa population, de ses productions, de ses manufactures et de son commerce.

STÉATITE, s. f. *steatites*, de στέαρ, gén. στέατος, suif ; sorte de pierre ainsi appelée parce qu'elle est d'une substance molle et onctueuse, à peu près comme le suif.

STÉATOCÈLE, s. f. *steatocele*, du grec στέαρ, gén. στέατος, suif, et de κήλη, tumeur, hernie ; tumeur du scrotum, formée par une matière semblable à du suif.

STÉATOME, s. m. *steatoma*, de στέαρ, gén. στέατος, suif ; tumeur enkistée, indolente, contenant une matière grasse semblable à du suif, sans altération de couleur à la peau ; — de là *Stéatomateux*, adj. *steatodes* ; qui ressemble au stéatome.

STEGNOTIQUE, adj. *stegnoticus* ; du verbe στεγνόω, je resserre ; se dit des remèdes qui ont la vertu de resserrer les fibres et les orifices des vaisseaux. *Voyez* **ASTRINGENT**.

STÉLÉCHITE, s. f. du grec στέλεχος, tronc d'arbre ; pierre de couleur grise, ainsi appelée parce qu'elle ressemble à un petit tronc d'arbre dépouillé de ses branches.

STÉNOCHORIE, s. f. *stenochoria*, de στενῶ, je resserre, et de χώρημα, capacité, réceptacle, dérivé de χώρη, lieu, espace ; rétrécissement des vaisseaux, à l'occasion de quelque tumeur qui se forme dans leur substance et en intercepte le passage.

STÉNOGRAPHIE, s. f. *stenographia*, du grec στενός, étroit, serré, et de γράφω, j'écris ; écriture serrée : l'art d'écrire en abrégé ou de réduire l'écriture dans un plus petit espace.

STERCORAIRE, adj. *stercorarius*, de *stercus*, fiente, excrément ; nom des insectes qui font leur demeure dans la fiente des animaux : Entomol.

STÈRE, s. m. de στερεός, solide ; nom d'une mesure de solidité, dans le système des nouvelles mesures, qui vaut un mètre cube ou vingt-neuf pieds cubes. Le stère n'est usité que pour le bois de chauffage, et répond aux trois huitièmes environ de la corde de cent vingt-huit pieds cubes.

STÉRÉOMÉTRIE, s. f. *stereometria*, de στερεός, solide, et de μέτρον, mesure ; partie de la géométrie qui apprend à mesurer les solides.

STÉRILE, adj. *sterilis* ; qui ne porte point de fruit, quoique de nature à en porter ; — femme *stérile*, qui n'a jamais eu d'enfans, quoique en état d'en avoir, ou dont la fécondité est retardée par quelque obstacle qu'il est possible de lever.

STÉRILITÉ, s. f. *sterilitas*, en

grec ἀγονία, d'ἀ privatif. et de γόνος, race, postérité ; qualité de ce qui est Stérile. *Voyez* ce mot.

Sterno-Claviculaire, adject. *sterno-clavicularis*, de στέρνον, le sternum, et de *clavicula*, la clavicule ; se dit des parties qui s'étendent du sternum à la clavicule.

Sterno-Cléido-Hyoïdien, adj. *sterno-cleido-hyoïdeus*, de στέρνον. le sternum, de κλεὶς, la clavicule, et d'ὑοειδὴς, l'os hyoïde ; qui a du rapport au sternum, à la clavicule et à l'os hyoïde.

Sterno-Costal, adj. *sterno-costalis*, de στέρνον, le sternum, et du latin *costa*, côte ; qui a rapport au sternum et aux côtes.

Sterno-Hyoïdien, *sterno-hyoïdeus;* qui a rpport au Sternum et à l'os Hyoïde. *Voy.* ces deux mots.

Sterno-Mastoïdien, adject. de στέρνον, le sternum, de μασὸς. mamelle, et d'εἶδος, forme ; nom de deux muscles situés obliquement entre l'apophyse mastoïde et le sternum, et qui servent à fléchir la tête : Anat.

Sternoptyx, s. m. de στέρνον, poitrine, et de πτύξ, pli ; espèce de poisson osseux operculé, sans membrane branchiale, et sans nageoires ventrales. très-peu observé qu'on trouve en Amérique : son nom indique le prolongement de la partie inférieure de la poitrine.

Sterno-Thyroïdien, adj. *sterno-thyroïdeus;* qui a du rapport au Sternum et au Cartilage thyroïde *Voy.* ces deux mots.

Sternum, s. m. en grec στέρνον, os impair situé en devant et au milieu du thorax, auquel s'attachent latéralement la clavicule, les vraies côtes et les cartilages des fausses côtes.

Sternutatoire, s. m. et adj. *sternutatorius*, du latin *sternuto*, j'éternue ; qui provoque l'éternuement. *Voy.* Ptarmique.

Stibié, ée adj. *stibinus*, de *stibium*, antimoine ; se dit des remèdes tirés de l'antimoine : tartre *stibié* ou tartrite de potasse *antimonié*.

Stigmate, s. m. *stigma*, du verbe grec στίζω, je pique, je marque par des points ; marque d'une plaie : Chir. — sommet du style dans le pistil des fleurs : Bot. — nom des orifices extérieurs des vaisseaux aériens, dans les insectes : Hist. Nat.

Stigmite, s. f. *stygmites*, de στιγμὴ, point, dérivé de στίζω, je pique ; nom des pierres couvertes de taches ou de petits points.

Stillation, s. f. *stillatio*, de *stillo*, je tombe goutte à goutte ; filtration de l'eau à travers les terres : Phys.

Stimulant, ante, s. m. et adj. *stimulans*, du verbe latin *stimulare*, piquer, aiguillonner ; qui est propre à exciter la sensibilité, la motilité et la caloricité : Méd.

Stimuleux, euse, adj. *stimulosus*, garni de poils roides, dont la piqûre est brûlante : Bot.

Stipité, ée, adj. *stipitatus*, de *stipes*, pieu ; rétréci comme un pieu par sa base : Bot.

Stipulation, s. f. *stipulatio*, tout ce qui concerne les stipules : Bot.

Stipule, s. f. *stipula*, appendice écailleux ou membraneux. qui accompagne la base des pétioles : Bot.

Stipulé. ée, adj. *stipulatus*, pourvu de stipules : Bot.

Stipuleux, euse, adj. *stipulosus;* qui a de grandes et longues stipules : Bot.

Stoéchologie, s. f. du grec στοιχεῖον, élément, et de λόγος. discours ; *traité des élémens*, partie de la physique générale qui recherche et explique la nature et les propriétés des élémens.

Stoïciens. s. m. pl. *stoïcii*, de στοά, galerie, portique ; anciens philosophes formés à l'école de Zénon, ainsi appelés parce qu'ils s'assembloient sous un portique pour discourir ; leur vertu étoit si austère, qu'ils affectoient de ne s'émouvoir de rien, et d'être insensibles à tout.

Stolonifère, adject. de *stolo*, rejeton, et de *fero*, je porte : se dit des plantes dont la tige ou la racine pousse des drageons ou petites tiges latérales propres à la transplantation : Bot.

Stomacace, s. f. de στόμα, bouche, et de κακία, mal, vice, dérivé de κακὸς, mauvais, c'est-à-dire *mauvaise bouche* ; maladie de la bouche qui rend l'haleine et la salive fétides , symptôme de scorbut.

STOMACHAL ou STOMACHIQUE , *stomachicus*, de σόμαχος, estomac ; qui appartient à l'estomac ; artère *stomachique;* — bon pour l'estomac; remède *stomachique* , qui fortifie l'estomac.

STOMATIQUE, adj. *stomaticus*, de σόμα, bouche ; se dit des remèdes pour les maux de bouche.

STOMOXES , s. f. pl. de σόμα , bouche, et d'ὀξὺς, aigu; insectes diptères ou mouches qui piquent très-fort et qui s'attachent sur-tout aux jambes des chevaux et des hommes, dont elles sucent le sang dans le temps de pluie. Leur nom provient de la forme de leur bouche.

STORAX ou STYRAX , s. m. du grec στύραξ, sorte de baume ou de résine, de consistance mielleuse, de couleur grise plus ou moins foncée, opaque, qui paroît être obtenue par la décoction du *liquidambar styraciflua* L.

STRABISME , s. m. *strabismus*, de σραβὸς, louche , dérivé de σρέφω, je tourne ; mauvaise disposition des yeux qui rend louche et fait regarder de travers , soit en haut, soit en bas, soit sur les côtés, tantôt d'un œil , tantôt des deux ; vice de la vue que les uns attribuent à la contraction de quelques muscles de l'œil et au relàchement de leurs antagonistes, les autres à une mauvaise conformation de la cornée transparente, plus tournée d'un côté que de l'autre.

STRANGULATION , s. f. *strangulatio* , étranglement , du verbe *strangulare* , étrangler ; sensation ordinaire dans les affections hystériques où les malades sont comme suffoqués , étouffés , étranglés.

STRANGURIE , s. f. *stranguria* , de στράγξ, goutte , et d'οὖρον , urine ; écoulement d'urine goutte à goutte avec douleur, ardeur et de grands efforts ; ce que les Latins appeloient *urinæ stillicidium*, qui signifie la même chose; indisposition causée ordinairement par la bière nouvelle , le moût et plusieurs autres liqueurs mal fermentées.

STRATIFICATION , s. f. *stratifica-*

tio , pratique métallurgique par laquelle on expose les corps à leur action respective , en les arrangeant dans des vases, lit par lit , ou couche par couche. C'est ainsi qu'on convertit le fer en acier fondu , en mettant alternativement une couche de cément, et une couche de barreaux de fer; — pratique également employée à l'égard des semences qui perdent promptement leurs propriétés germinatives : on les place par couches dans du sable ou avec de la terre jusqu'au printemps où on les retire pour les mettre en terre : Bot.

STRATYOMES , s. m. pl. de σρατος , armée ; genre d'insectes diptères , qu'on appelle aussi *mouches armées* , parce qu'elles ont des épines sur le corselet.

STRIÉ , ÉE , adj. *striatus* , dont la surface présente des stries , des cannelures ; tige *striée*, qui offre des côtes nombreuses séparées par des interstices ; — *corps striés* ou *corps cannelés* , deux éminences du cerveau , placées sur les branches de la moelle allongée : Anat.

STRIES , s. f. pl. de *stria* , le plein qui est entre les cavités des cannelures , sur les colonnes cannelées ; — nom des filets en forme d'aiguilles , qu'on voit sur certaines coquilles, partant d'un centre commun ; — se dit aussi des petits filets saillans et parallèles entre eux , qu'on voit à la surface de presque tous les crystaux, sur les écailles des poissons, sur l'écusson des insectes.

STROBILE , s. m. *strobilus* , du grec σροβίλος, tourbillon , toupie; pomme de pin : assemblage arrondi ou ovoïdal , d'écailles coriaces ou ligneuses , imbriquées en tout sens autour d'un axe commun , et caché par elles : Bot.

STRONGLE , s. m. *strongylus*, en grec σρογγύλος, cylindrique ; rond et long comme un cylindre ; ver long et rond qui s'engendre dans les intestins grêles , principalement dans le duodénum , et qu'on rend souvent par la bouche ou par le fondement : espèce de vers très-fréquente.

STRONTIANE , s. f. *strontiana* , substance simple et inconnue dans sa composition , d'un gris blanchâtre, d'une saveur âcre, urineuse ; en morceaux fondus, poreux ; infusible au chalumeau , mais extrêmement phosphorique ; dissoluble dans 200 parties d'eau à 10 degrés ; adhérant moins aux acides que la baryte, la potasse et la soude ; classée communément parmi les terres ; mise par M. Fourcroy au rang des alcalis ; découverte à Strontian, en Ecosse, d'où elle tire son nom.

STRONTIANITE , s. f. *strontianites* , carbonate de strontiane , pierre saline d'où Sulzer a retiré la STRONTIANE. *Voyez* ce mot.

STRUCTURE, s. f. *structura*, de *struo*, je bâtis, je construis ; arrangement des parties dont le corps humain est composé : Anat.

STRUMOSITÉ, s. f. *strumositas*, de *strumæ*, écrouelles ; enflure du gosier.

STUC ou STUCK, s. m. marbre broyé avec de la chaux ; espèce de plâtre qu'on obtient en mêlant à l'eau des matières gommeuses ou gélatineuses colorées , sur - tout quand on y introduit des morceaux de marbre blanc ; espèce de mortier dont on enduit quelquefois les murailles , et dont on fait des figures et des ornemens d'architecture ; — de là *Stucateur*, ouvrier qui travaille en stuc.

STUPÉFACTIF, IVE, ou STUPÉFIANT, ANTE, adj. *stupefaciens* ; se dit des remèdes qui produisent la stupeur, ou qui diminuent le sentiment et le mouvement *Voyez* NARCOTIQUE.

STUPÉFACTION, s. f. de *stupefacio*, j'étonne ; étonnement considérable , engourdissement d'une partie du corps , qui en suspend le mouvement et le sentiment.

STUPEUR, s. f. *stupor*, engourdissement, assoupissement ; diminution plus ou moins grande de l'action des sens et du mouvement.

STUPIDITÉ , s. f. *stupiditas* , pesanteur d'esprit , défaut d'imagination , de mémoire et de jugement , sans fièvre ni fureur.

STYLE, s. m. *stylus*, de στύλος, poinçon , grosse aiguille ; partie du pistil qui tient le stigmate au dessus de l'ovaire : Bot.

STYLET, s. m. *stylus*, du grec στύλος , poinçon à écrire ; instrument long et flexible ; sonde très-menue, de la grosseur d'une aiguille à tricoter.

STYLOCÉRATOHYOÏDIEN, adj. *styloceratohyoïdeus*, de στύλος. stylet , de κέρας , corne , et ὑοειδής , l'os hyoïde ; qui appartient à l'apophyse styloïde et à la corne de l'os hyoïde.

STYLOGLOSSE , adj. *styloglossus*, de στύλος, stylet, et de γλῶσσα, langue ; se dit d'un muscle qui appartient à l'apophyse styloïde et à la langue.

STYLOHYOÏDIEN , adject. *stylohyoïdeus*, de στύλος, stylet, et d'ὑοειδής, l'os hyoïde ; qui appartient à l'apophyse styloïde et à la langue.

STYLOÏDE , adject. *styloïdes*, de στύλος , stylet, et d'εἶδος, forme , ressemblance ; se dit d'une apophyse de l'os temporal, ainsi appelée parce qu'elle ressemble à un stylet

STYLOMASTOÏDIEN , adj. *stylomastoïdeus* ; qui a rapport aux apophyses styloïde et mastoïde de l'os des tempes. *Voyez* STYLOÏDE et MASTOÏDE.

STYLOPHARYNGIEN , adj. *stylopharyngeus* ; qui appartient à l'apophyse styloïde et au pharynx. *Voy.* STYLOÏDE et PHARYNX.

STYPTIQUE , adj. *stypticus*, de στύφω, je resserre ; nom des remèdes qui resserrent et crispent les vaisseaux , sans faire d'escarre. *Voyez* ASTRINGENT.

STYRAX. *Voyez* STORAX.

SUAVE , adj. *suavis*, doux et agréable ; se dit sur - tout des odeurs : Physiq.

SUBER , s. m. mot latin qui signifie liége ; l'un des matériaux immédiats des végétaux, formant en général l'épiderme des arbres ; membrane sèche, cassante, indissoluble, analogue au liége , se ramollissant au feu, brûlant à la manière d'une huile, donnant par l'acide nitrique un acide particulier, nommé acide *subérique*.

SUBÉRATE, s. m. *suberas*, de *suber*, liége ; nom générique des sels formés par la combinaison de l'acide subérique avec différentes bases : Chim.

SUBÉRIQUE, adj. *subericus*, de *suber*, liége; se dit de l'acide qu'on tire du suber ou du liége, par l'acide nitrique.

SUBINTRANT, ANTE, adj. *subintrans*, du verbe latin *subintrare*, entrer un peu; se dit des fièvres dont un accès commence avant la fin du précédent.

SUBLIMATION, s. f. *sublimatio*, du verbe *sublimare*, élever en haut; opération chimique dont l'objet est de dégager, par l'action du feu, les parties les plus volatiles d'une substance sèche et solide, lesquelles vont se fixer et se condenser à la partie supérieure de l'appareil.

SUBLIMATOIRE, s. m. *sublimatorium*, vaisseau qui sert à la sublimation: Chim.

SUBLIME, s. m. et adj. *sublimis*, élevé, placé au dessus; muscle *sublime*, l'un des fléchisseurs des doigts, ainsi appelé parce qu'il est situé devant le second muscle fléchisseur commun des doigts, qu'on nomme le profond.

SUBLIMÉ, s. m. et adj. *sublimatus*, élevé ou préparé par sublimation. — *Sublimé doux*, muriate de mercure *doux*. — *Sublimé corrosif*, muriate oxygéné de mercure *sublimé*: Chim.

SUBLINGUAL, ALE, adj. *sublingualis*; qui est sous la langue; — les glandes *sublinguales*, les artères *sublinguales*, pour les glandes et les artères situées sous la langue: Anat.

SUBLUNAIRE, adj. de *sub*, sous, et de *luna*, la lune; nom de tous les corps situés entre la terre et la lune: Phys.

SUBMERGÉ, ÉE, adj. de *sub*, sous, et de *mergo*, je plonge; se dit des plantes entièrement plongées dans l'eau: Bot.

SUBMERSIBLE, adj. se dit des plantes qui, après avoir d'abord élevé les fleurs hors de l'eau pour la fécondation, replongent ensuite les ovaires fécondés dont l'émersion auroit empêché ou gêné l'accroissement: Botan.

SUBSTANCE, s. f. *substantia*, être qui subsiste en lui-même et indépendamment de toute modification, comme un métal, une plante, etc. — ce qu'il y a de plus pur et de plus essentiel dans un corps, et qu'on en extrait par le feu, par l'alcohol et autres réactifs chimiques.

SUBTIL, ILE, adj. *subtilis*, menu, fin, délié, pénétrant; — venin *subtil*, qui s'insinue aisément; — corps *subtil*, qui échappe à la vue. Telles sont les émanations des corps odorans; tel est le premier élément des cartésiens, qu'ils appellent matière subtile: Physiq.

SUBULÉ, ÉE, adj. *subulatus*, de *subula*, alène; se dit des feuilles qui sont en forme d'alène, c'est-à-dire qui se rétrécissent insensiblement depuis le milieu jusqu'au sommet.

SUBVERSION, s. f. de *sub*, sous, et de *verto*, je retourne; renversement. — *Subversion* d'estomac, bouleversement d'estomac, vomissement violent: Méd.

SUC, s. m. *succus*, liqueur qui s'exprime des plantes, des viandes; — nom des liqueurs qui se trouvent dans le corps des animaux. — *Suc* gastrique, humeur lymphatique un peu visqueuse, presque analogue à la salive, sécrétée par les glandes de l'estomac pour aider la digestion — *Suc nourricier*, humeur qui nourrit toutes les parties du corps, en réparant les pertes qu'elles font continuellement par l'acte même de la vie. — *Suc des végétaux*, produit immédiat qu'on retire des végétaux par la presse, le pilon, etc.

SUCCÉDANÉ, ÉE, adj. *succedaneus*, du verbe *succedere*, succéder, prendre la place; se dit des substances médicamenteuses qu'on peut substituer à celles qui ont été prescrites, parce qu'elles ont à peu près les mêmes vertus.

SUCCENTURIAUX, adj. pl. *succenturiati*, du verbe *succenturiare*, remplacer, substituer; se dit de deux corps glanduleux situés au dessus des reins, auxquels les anatomistes ont donné différens noms, tels que ceux de *reins succenturiaux*, de *capsules atrabilaires*, de *glandes surrenales*. V. SURRÉNAL.

SUCCIN, s. m. *succinum*, substance simple ou indécomposée, d'une couleur jaune tirant à l'orangé dans l'état de pureté; d'une odeur agreable par le frottement, la trituration ou la combustion ; présentant une cassure conchoïde ; à simple réfraction ; susceptible d'être tournée et polie ; acquérant une électricité résineuse très-sensible par le frottement ; pesant de 1,078 à 15,855 ; combustible en se boursoufflant ; renfermant un acide particulier qu'on nomme *acide succinique*.

SUCCINATE, s. masc. *succinias*, nom générique des sels formés par la combinaison de l'acide succinique avec différentes bases.

SUCCINIQUE, adj. *succinicus* ; se dit d'un acide volatil, crystallisable, teint en jaune, inflammable, qu'on extrait du succin.

SUCCION, s. f. *succio, suctus*, l'action de sucer ou d'attirer un fluide, comme l'air, l'eau, etc. par la bouche et les poumons ; — action qui suppose une dilatation du thorax et une raréfaction de l'air contenu dans sa capacité, sans quoi l'air extérieur ne seroit point poussé dans la bouche et les narines : Phys.

SUCCUBE, s. m. *succubus*, du verbe *succumbere*, succomber, tomber dessous ; espèce de cauchemar dans lequel on s'imagine jouir des plaisirs vénériens. — Suivant le vulgaire, démon qui prend la forme d'une femme pour exciter les hommes à l'acte vénérien pendant le sommeil ; — l'opposé d'*incube*, démon qui prend la figure d'un homme et qui a commerce avec une femme.

SUCCULENT, **ENTE**, adj. *succulentus, succosus*, plein de suc ; qui a beaucoup de suc.

SUCRE, s. m. *saccharum*, des Lat. σακχαρον des Grecs ; un des matériaux immédiats des végétaux ; amorphe ou en prismes exaèdres terminés par des sommets à deux faces, ou en octaèdres ; blanc, diaphane ou opaque ; d'une saveur douce et agréable ; d'une cassure grenue ou vitreuse ; fragile, phosphorique ; se convertissant en acide oxalique par l'acide nitrique ; passant à la fermentation vineuse à l'aide du ferment, de l'humidité et d'une température de 12+0 ; soluble dans l'eau et dans l'alcohol ; tiré particulièrement d'une espèce de canne

de l'ordre des graminées, dans les pays chauds ; à différens degrés de pureté dans le commerce, sous les noms de cassonade, de sucre en pains, de candi, etc. contenu très-abondamment dans le miel, dans les racines de betterave rouge et de carotte, dans les fruits doux, dans la manne, etc.

SUDORIFIQUE ou **SUDORIFÈRE**, s. m. et adj. *sudoriferus, sudificus* ; se dit des remèdes qui provoquent la sueur.

SUETTE, s. f. *desudatio, febris helodes, sudor anglicus* ; maladie ainsi nommée à cause des sueurs abondantes qui l'accompagnent dès le commencement. Les auteurs font mention de deux espèces de *suettes*, l'une qui parut, pour la première fois, en Picardie, en 1718, et qui avoit été connue des anciens sous le nom de fièvre hélode, ou de fièvre humide : ce n'étoit qu'une fièvre inflammatoire, accompagnée de sueurs très-abondantes, qui se terminoit du second au troisième septénaire ; l'autre se manifesta, pour la première fois, en Angleterre, en 1485, et y reparut cinq fois dans l'espace de soixante-six ans : elle étoit contagieuse, et débutoit tantôt par des douleurs au cou, aux épaules ou aux membres, tantôt par une espèce de vapeur très-chaude, qui sembloit brûler les parties qu'elle parcouroit : bientôt après survenoient des sueurs copieuses, une chaleur incroyable qui, de l'intérieur du corps, se répandoit jusqu'aux extrémités, une soif inextinguible, une anxiété précordiale insupportable, une céphalalgie excessive, un délire souvent furieux, toujours accompagné de loquacité et d'une somnolence presque insurmontable ; vers le troisième ou quatrième jour, éruption miliaire sur toute l'habitude du corps, ou apparition de taches rouges, pourprées, dans différentes parties, de phlyctènes transparentes, remplies d'une liqueur corrosive au cou, aux aisselles, à la poitrine et à l'abdomen.

SUEUR, s. f. *sudor* des Latins, ιδρως, des Grecs ; humeur aqueuse, saline, quelquefois acide, qui sort par les pores de la peau, se répand

en gouttes après un violent exercice, et se vaporise dans l'air.

SUFFOCATION, s. f. *suffocatio*, étouffement, perte de respiration ou grande difficulté de respirer. — *Suffocation* de matrice. *Voy.* HYS-TÉRIE.

SUFFUSION, s. f. *suffusio*, du verbe *suffundere*, répandre des-sous; épanchement de sang ou de bile entre cuir et chair; la rougeur des joues, provenant de la honte, est une *suffusion* de sang; la jau-nisse est une *suffusion* générale de bile. Les anciens donnoient le nom de *suffusion* à la cataracte, parce qu'ils l'attribuoient à un épanche-ment d'humeurs dans l'œil.

SUGILLATION, s. f. *sugillatio*, meurtrissure; se dit aussi des ver-getures, des taches rouges, li-vides, qui surviennent à la peau dans le scorbut, la vérole, la rou-geole, les fièvres malignes, etc.

SULFATE, s. m. *sulfas*, nom gé-nérique des sels formés par la com-binaison de l'acide sulfurique avec les bases terreuses, alcalines et métalliques.

SULFITE, s. m. *sulfis*, gén. *itis*; nom générique des sels formés par la combinaison de l'acide sulfureux avec les bases salifiables.

SULFURE, s. m. *sulfur*; toute combinaison du soufre en nature avec les terres, les alcalis et les métaux.

SULFUREUX, EUSE, ou SULFURÉ, ÉE, adj. *sulfureus;* qui tient de la na-ture du soufre; *acide sulfureux*, formé par la combustion lente et imparfaite du soufre; très-odo-rant, très-volatil; d'une saveur pi-quante, pesant plus du double de l'air atmosphérique; composé de 0,85 de soufre et de 0,15 d'oxygène; détruisant presque toutes les cou-leurs bleues végétales; soluble dans le double de son poids d'eau, à la température de 5 à 6 centi-grades + o.

SULFURIQUE, adj. *acidum sulfu-ricum*, acide ainsi appelé parce qu'on l'obtient par la combustion complète du soufre; combinaison saturée d'oxygène et de soutre, composée de 0,29 de l'un, et de 0,71 de l'autre; liquide épais, un peu visqueux, pesant près du double

de l'eau, âcre et très-caustique, attirant l'humidité de l'air; un des puissans réactifs des chimistes; soluble dans l'eau et dans l'alcohol en toute proportion, mais passant promptement à l'état d'éther dans ce dernier cas; formant avec les sels de baryte, un précipité blanc, lourd, non liquéfiable par les acides; noircissant et charbonnant tous les corps organiques; inalté-rable par la lumière; employé en médecine comme antiseptique et rafraîchissant.

SUPÈRE, adj. *superus;* qui est en haut; — *ovaire supère*, celui qui est libre au fond de la fleur ou dis-tinct de toutes ses autres parties; — *fleur supère*, celle dont l'ovaire infère porte les autres parties: Bot.

SUPERFÉTATION, s. f. *superfœta-tio*, du verbe *superfœtare*, conce-voir de nouveau; conception d'un nouveau fœtus, quand il y en a déjà un dans la matrice; matière sur laquelle les physiologistes ont long-temps disputé.

SUPERPURGATION, s. f. *superpur-gatio*, purgation immodérée ou excessive; causée par des remèdes trop irritans, tels que les ré-sines, etc.

SUPINATEUR, adj. m. *supinator;* qui contribue à la SUPINATION. *Voyez* ce mot.

SUPINATION, s. f. *supinatio*, du verbe *supinare*, renverser, coucher à la renverse; attitude dans laquelle l'avant-bras et la main sont tournés en dehors et en dessus.

SUPPLÉMENT, s. m. de *suppleo*, je supplée; nombre de degrés qui manquent à un arc pour égaler la demi-circonférence entière du cercle ou 180 degrés: Géom.

SUPPOSITOIRE, s. m. *supposito-rium*, du verbe *supponere*, suppo-ser, substituer; médicament so-lide, en forme de cône long, com-posé de savon, de miel, etc. qu'on introduit dans le fondement pour lâcher le ventre et tenir lieu de lavement.

SUPPRESSION, s. f. *suppressio*, défaut d'évacuation de quelque humeur excrémentitielle; suppres-sion de règles, d'hémorroïdes, de lochies; la *suppression* d'urine se distingue de la rétention de cette liqueur ; la première a lieu quand un vice des reins, ou quelque corps étranger, empêche l'urine de se séparer de la masse du sang ; et la seconde, lorsque l'urine, sécrétée par les reins, s'arrête dans la vessie.

SUPPURATIF, IVE, s. m. et adj. *suppurans, suppurativus ;* se dit des médicamens qui facilitent la suppuration ; onguent *suppuratif*.

SUPPURATION, s. f. *suppuratio ;* sorte de coction par laquelle les humeurs accumulées dans une tumeur inflammatoire se convertissent en pus : opération de la force médicatrice ou de la nature, annoncée par des frissons vagues, accompagnée d'une diminution dans les propriétés vitales qui avoient été exaltées et irritées par la cause de l'inflammation, et suivie de mollesse, de fluctuation et de pesanteur dans le lieu qu'occupoit la maladie.

SURAL, ALE, adj. *suralis*, du latin *sura*, le gras de la jambe ; qui appartient au gras de la jambe.

SURCILLIER ou SOURCILLIER, adj. *superciliaris*, au dessus des sourcils ; nom d'un trou externe de la tête, situé au dessus des arcades surcilliaires : Anat.

SURCOMPOSÉ, ÉE, adj. de *suprà*, sur, au delà, et de *compono*, je compose ; qui est composé ou divisé plus de deux fois : Bot. — *Surcomposé chimique*, corps qui résulte de la combinaison des corps que l'on appelle composés : Chim.

SURCOSTAUX, s. m. pl. *suprà-costales*, muscles situés sur les côtes ; releveurs des côtes.

SURCULEUX, EUSE, adj. de *surculus*, branche ; qui est garni de nouvelles branches.

SURDENT, s. f. de *suprà*, dessus, et de *dens*, dent ; nom des dents qui viennent hors de rang.

SURDITÉ, s. f. *surditas*, grande diminution ou perte totale de l'ouïe, dont les causes tiennent à l'habitude d'entendre des sons bruyans, aux efforts pour jouer des instrumens à vent, à des vomissemens fréquens, à la mauvaise disposition des premières voies, à la suppression de quelque évacuation habituelle, à la compression, à l'ab-

sence on à l'atrophie du nerf labyrinthique ou acoustique.

SURÉPINEUX, EUSE, s. m. adj. *suprà-spinosus ;* qui est au dessus de l'épine du dos ; — muscle qui s'attache à la fosse surépinense de l'omoplate.

SURFACE ou SUPERFICIE, s. f. *superficies*, étendue considérée en longueur et en largeur : Géom.

SURGEON, s. m. de *surgo*, je m'élève ; jeune branche qui part du bas de la tige : Bot.

SURPEAU, s. f. *epiderma*, *cuticula*, ÉPIDERME, CUTICULE. *Voy.* ces mots.

SURRÉNAL, ALE, adj. *suprà-renalis*, placé au dessus des reins ; *capsules surrénales*, deux petits corps, l'un à droite, l'autre à gauche, conoïdes, aplatis, élargis, bruns jaunâtres, mous, grenus, lobuleux, parsemés de vaisseaux sanguins et lymphatiques, opposés à la partie supérieure et interne des reins, contenant, dans une cavité moyenne et triangulaire, un fluide brunâtre, d'une nature et d'un usage entièrement inconnus : ces capsules sont rougeâtres dans l'enfance et proportionnellement plus fermes, plus volumineuses et plus arrondies que dans la vieillesse ; elles paroissent aussi contenir une plus grande quantité de fluide.

SUSPENSEUR, s. m. *suspensor ;* qui suspend, qui soutient ; le suspenseur des testicules, le CRÉMASTÈRE. *Voyez* ce mot.

SUSPENSOIRE, s. m. de *suspendo*, je suspends ; nom de plusieurs ligamens qui soutiennent certains organes ; ligament *suspensoire* du foie ; le ligament *suspensoire* de la verge ; le ligament *suspensoire* de la vessie : Anat. — se dit aussi d'une espèce de bandage dont on se sert pour soutenir le scrotum ou les bourses, dans les descentes et les autres maladies de cette partie : Chirurg.

SUTURAL, ALE, adj. de *sutura*, suture ; qui naît ou dépend d'une *suture* ; certains fruits ont les graines *suturales ;* les légumineuses, quelques renonculées, etc. ont le style *sutural* : Bot.

SUTURE, s. f. *sutura*, couture, de *suo*, je couds ; nom d'une articulation propre aux os de la tête, dans laquelle les pièces sont tellement engrenées, qu'elles représentent à l'extérieur une grosse couture : Anat. — réunion des lèvres d'une plaie par le moyen des aiguilles. —*Suture sanglante*, celle qui se fait avec une aiguille ; *suture sèche* ou *fausse*, celle qui se fait avec les emplâtres agglutinatifs ou adhésifs : Chir. — impression longitudinale plus ou moins marquée, indiquant comme la soudure ou la commissure de deux parties : Botan.

SYLVATIQUE, adj. *sylvaticus*, de *sylva*, forêt ; qui vient ou croît dans les forêts : Bot.

SYLVESTRE, adj. *sylvestris*, de *sylva*, forêt ; nom des plantes qui viennent sans culture : Bot.

SYMBOLOGIE, s. f. *symbologice*, de σύμβολον, signe, indice, et de λόγος, discours, traité ; partie de la pathologie qui traite des signes ou des symptômes des maladies.

SYMÉTRIE ou SYMMÉTRIE, s. f. *symmetria*, de σὺν, avec, ensemble, et de μέτρον, mesure, c'est-à-dire *mesure commune ;* rapport ou proportion des parties nécessaires pour former un beau tout.

SYMPATHIE, s. f. *sympathia*, *consensus*, en grec συμπάθεια, convenance d'affections et d'inclinations, de σὺν, avec, et de πάθος, passion, affection ; correspondance entre certaines parties du corps, qui fait qu'un organe ne peut souffrir sans que d'autres soient affectés en même temps : c'est ainsi que dans les fièvres gastriques il y a céphalalgie surorbitaire, à cause de la sympathie entre l'estomac ou les premières voies et l'organe encéphalique. — *Sympathie de sensibilité*, celle où l'irritation d'une partie quelconque détermine dans une autre partie l'exercice de la sensibilité ; c'est ainsi que la pierre dans la vessie occasionne une douleur au bout du gland ; que les vers intestins excitent le prurit ou démangeaison des narines. — *Sympathie d'irritabilité*, celle où l'irritation d'une partie quelconque détermine dans une autre l'exercice de l'irritabilité ; ainsi la pierre urinaire cause la rétraction du testi-

cule à l'anneau ; l'irritation trop vive de la pituitaire fait éternuer, etc. — *Sympathie de tonicité*, celle où l'irritation d'un organe détermine ailleurs l'exercice de la tonicité ; ainsi les alimens et les médicamens sialagogues augmentent la force tonique de la glande parotide, pour la sécrétion de la salive : Physiol.

SYMPATHIQUE, adj. *sympathicus* ou *sympatheticus ;* qui a rapport à la cause ou aux effets de la sympathie ; maladie *sympathique*, celle dont la cause existe dans un organe différent de celui qui paroit affecté ; l'opposé d'idiopathique.

SYMPÉTALIQUES, adj. f. plur. *sympetalica*, de σὺν, avec, et de πέταλον, pétale ; se dit des étamines qui réunissent les pétales, de manière qu'une corolle vraiment polypétale a l'air d'être monopétale : Bot.

SYMPHYSE, s. f. *symphysis*, de συμφύω, je croîs, de σὺν, avec, et de φύω, je nais ; union naturelle des os ; — opération de la *symphyse*, celle qui procure l'accouchement par la section de la symphyse des os pubis.

SYMPHYTE, s. fém. *symphytum* L. de συμφύω, je réunis ; nom d'une plante borraginée, qu'on a nommée aussi consoude, parce qu'on lui a attribué la vertu de consolider les plaies et de renouer les fractures.

SYMPODE, adj. de σὺν, avec, et de ποῦς, pied ; nom de certains poissons ainsi appelés parce qu'ils ont les pieds postérieurs réunis en forme de nageoires.

SYMPTOMATIQUE, adj. *symptomaticus ;* qui appartient au symptôme ; — maladie *symptomatique*, celle qui n'est qu'un symptôme d'une autre ; ainsi l'inflammation de la conjonctive à la suite des plaies de tête, est un symptôme de la lésion des méninges. Le délire dans la pleurésie ou la péripneumonie, n'est que symptomatique. *Voyez* SYMPTÔME.

SYMPTOMATOLOGIE, s. f. *symptomatologia*, de σύμπτωμα, symptôme, et de λόγος, discours, traité : partie de la médecine qui traite des symptômes des maladies.

SYMPTÔME, s. m. σύμπτωμα, de

σὺν, avec, et de πίπτω, je tombe, j'arrive, mot à mot *accident;* — en médecine, tout changement sensible dans un organe, ou dans l'organisme en général, qui indique la présence, le caractère et la gravité des maladies. — *Symptômes commémoratifs,* ceux qui rappellent le souvenir des circonstances qui ont précédé ou accompagné l'invasion de la maladie. — *Symptômes diagnostiques,* ceux qui caractérisent la maladie et la distinguent de toute autre. — *Symptômes prognostiques,* ceux qui annoncent l'évènement heureux ou funeste de la maladie.

SYMPTOSE, s. f. *symptosis,* du verbe συμπίπτω, je tombe; affaissement du corps et des membres par excès de lassitude et de foiblesse; affaissement des vaisseaux par des évacuations excessives ou par défaut de nourriture; abattement du visage, des yeux, etc. dans la tristesse, dans les fièvres putrides ou adynamiques, etc.

SYNANCIE. *Voy.* ESQUINANCIE, ANGINE.

SYNANTHÉRIQUE, adj. de σὺν, avec, ensemble, et d'ἄνθηρος, fleuri, dont a fait anthère; se dit des étamines dont les anthères sont réunies : Bot.

SYNARTHROSE, s. f. *synarthrosis,* de σὺν, avec, et d'ἄρθρωσις, articulation, mot à mot *co-articulation,* ou *articulation conjointe;* espèce d'articulation des os, par laquelle ils sont tellement arrêtés ensemble qu'ils demeurent fixes dans leur situation; telle est l'articulation des os du carpe et du métacarpe : Anat.

SYNCARPE, s. f. de σὺν, avec, et de καρπός, fruit; fruit composé de plusieurs petits fruits, comme soudés les uns aux autres, et provenant d'une seule fleur polygynique : Bot.

SYNCHONDROSE, s. f. *synchondrosis,* de σὺν, avec, et de χόνδρος, cartilage; union de deux os par un cartilage; telle est l'articulation du sternum avec les côtes, celle des os pubis, etc.

SYNCHRÈSE, s. f. *synchrisis,* du verbe συγκρίνω, je coagule, j'épaissis; terme de vieille chimie qui exprime le passage spontané ou violent d'une substance liquide à l'état so-

lide, par le retranchement de l'humide.

SYNCHRONE, adj. *synchronus,* de σὺν, avec, et de χρόνος, temps; se dit des mouvemens qui se font dans un même temps : Physiq.

SYNCOPE, s. f. du verbe συγκόπτω, je coupe, je retranche; comme qui diroit *privation de forces;* suspension de la circulation, de la respiration, des sensations, de la locomotion, et de toutes les autres fonctions, ordinairement annoncée par un sentiment de malaise dans la région du cœur, par l'imperceptibilité du pouls, la pâleur du visage, le froid des extrémités, l'extrême foiblesse, des vertiges, des tintemens d'oreilles; accompagnée de sueurs froides dans tout le corps, et sur-tout au front; ne durant que quelques minutes et disparoissant par degrés; suivie d'un sentiment de gêne et d'anxiété dans la région du cœur, quelquefois de vomissement, de convulsions; maladie propre aux tempéramens nerveux, et à ceux qui relèvent de longues maladies; causée par la pléthore ou les hémorragies excessives, par les affections vives de l'ame, l'antipathie, la vue d'un objet dégoûtant ou effrayant; les lésions organiques du cœur ou de l'aorte, par la déplétion subite de l'abdomen après l'ascite, par un accouchement prompt, par les vers, etc.

SYNCRANIENNE, (mâchoire supérieure) adj. f. de σὺν, avec, et de κρανίον, crâne; nom qu'on donne à la mâchoire supérieure, parce qu'elle tient au crâne par des sutures fermes et très-solides.

SYNCRITIQUE, adj. *syncriticus,* du verbe συγκρίνω, je resserre, je lige; nom que les médecins donnoient autrefois aux remèdes astringens et coercitifs.

SYNDESMOGRAPHIE, s. f. *syndesmographia,* de σύνδεσμος, ligament, et de γράφω, je décris; description des ligamens.

SYNDESMOLOGIE, s. f. *syndesmologia,* de σύνδεσμος, ligament, et de λόγος, discours; traité des ligamens.

SYNDESMOSE, s. f. *syndesmosis,* de σύνδεσμος, ligament; sorte de jonction des os par le moyen des ligamens.

SYNDESMOTOMIE, s. f. *syndesmotomia*, de σύνδεσμος, ligament, et de τέμνω, je coupe, je dissèque ; dissection des ligamens.

SYNÉVROSE, s. f. *syneurosis*, de σύν, avec, et de νεῦρον, nerf, ligament, c'est-à-dire *liaison par les ligamens* ; — articulation ligamenteuse ou réunion de deux os par le moyen des ligamens. *Voyez* SYNDESMOSE.

SYNGÉNÉSIE, s. f. *syngenesia*, de σύν, et de γένεσις, génération, c'est-à-dire *génération réunie* ; nom que l'inné donne à la dix-neuvième classe des plantes dont les fleurs ont les étamines réunies par leurs sommets ou leurs anthères en forme de cylindre.

SYNODIQUE, adj. *synodicus*, de σύν, avec, et d'ὁδός, voie, chemin ; nom des révolutions des planètes considérées relativement à leur conjonction avec le soleil, que les anciens astronomes appeloient *synode* ; — temps qui s'écoule entre une conjonction et la suivante. — *Mois synodique*, intervalle entre deux conjonctions successives de la lune et du soleil : Astron.

SYNONYMIE, s. f. *synonymia*, de σύν, avec ou ensemble, et d'ὄνυμα, nom ; l'art de rassembler les noms différens, tant génériques que spécifiques, que les plantes ou autres objets d'histoire naturelle ont reçus des différens auteurs qui les ont traités.

SYNOPTIQUE, adj. *synopticus*, de σύν, ensemble et d'ὄπτομαι, voir ; qu'on voit ensemble ou dans sa totalité ; — *tableau synoptique*, celui qui représente sous un seul point de vue, des classifications, des principes, des faits, etc. qui ont été exposés en détail dans le cours d'un ouvrage.

SYNOQUE, adj. *synochus*, du grec συνεχής, continu, dérivé du verbe συνέχω, je contiens, je joins ensemble ; nom que les nosologistes donnent à une fièvre continue sans redoublement. Ils la divisent en synoque inflammatoire (angio-ténique), *synocha*, et en synoque putride (adynamique), *synochus*.

SYNOSTÉOGRAPHIE, s. f. *synosteographia*, de σύν, avec, d'ὀστέον, os, et de γράφω, je décris ; description des jointures, des articulations des os : Anat.

SYNOSTÉOLOGIE, s. f. *synosteologia*, de σύν, avec, ensemble, d'ὀστέον, os, et de λόγος, discours ; traité de l'articulation ou de la connexion des os.

SYNOSTÉOTOMIE, s. f. *synosteotomia*, de σύν, avec, d'ὀστέον, os, et de τέμνω, je coupe, j'incise ; dissection ou préparation anatomique des articulations : Anat.

SYNOVIE, s. f. *synovia*, de σύν, avec, et d'ᾠόν, œuf ; humeur albumineuse, un peu alcaline, qui lubrifie les articulations, et entraîne quelquefois beaucoup de phosphate de chaux dont la concrétion contribue à former les ankiloses. Son nom vient de sa ressemblance au blanc d'œuf.

SYNTEXIS, s. f. en grec σύντηξις, colliquation, formé de σύν, avec, et de τήκω, je fonds ; épuisement ou abattement des forces : colliquation des parties solides d'un corps.

SYNTHÈSE, s. f. *synthesis*, de σύν, avec, ensemble, et de τίθημι, je pose, je place, c'est-à-dire *composition* ; méthode par laquelle on procède du simple au composé, ou du connu à l'inconnu, dans la recherche de la vérité : Logiq. — combinaison qui a lieu entre des corps simples, dans la formation des mixtes ou composés : Chim. — composition des remèdes : Pharm. — réunion des parties divisées, ou rapprochement de celles qui sont éloignées. — *Synthèse de continuité*, celle qui réunit ce qui est divisé : *synthèse de contiguïté*, celle qui remet dans sa situation naturelle ce qui a été déplacé.

SYNTHÉTISME, s. m. *synthetismus*, l'ensemble des quatre opérations nécessaires pour réduire une fracture, qui sont, l'extension, la réduction, la coaptation et le bandage : Chir. *Voyez* SYNTHÈSE pour l'étymologie.

SYPHON. *Voyez* SIPHON.

SYRINGOTOME, s. m. *syringotomum*, de σύριγξ, tuyau, flûte, et par métaphore *fistule*, et de τέμνω, je coupe ; instrument de chirurgie propre pour l'opération de la fistule.

SYSSARCOSE, s. f. *syssarcosis*, de σὺν, avec, et de σάρξ gén. σαρκὸς, chair ; union ou liaison des os, par le moyen des chairs ou des muscles ; telle est l'union des omoplates avec les côtes.

SYSTALTIQUE, adj. *systalticus*, du verbe συσέλλω, je resserre, je contracte ; se dit du mouvement du cœur, des artères, et de toutes les parties qui, par leur force élastique, se contractent et se dilatent alternativement.

SYSTÈME, s. m. *systema*, du grec σύςημα, composé de σὺν, avec, ensemble et d'ίςημι, je place ; arrangement des êtres de la nature, formé d'après certaines considérations arbitraires : Hist. Nat. — espèce de méthode artificielle, fondée sur des principes dont on ne peut jamais s'écarter : Bot. — disposition, arrangement des astres, supposé ou imaginé pour expliquer les phénomènes célestes : Astr. — tout assemblage de corps : Phys. — combinaison de principes et de conséquences dont l'enchaînement forme une théorie, une doctrine : Phil. Méd.

SYSTOLE, s. f. *systole*, du grec συστελὴ, qui dérive de συστέλλω, je resserre, je contracte ; resserrement ou contraction du cœur et des artères, pour la progression du sang ; mouvement opposé à la diastole.

SYZYGIE, s. f. de συζυγία, conjonction, formé de σὺν, et ζευγνύω, je joins ; conjonction et opposition d'une planète avec le soleil ; temps de la nouvelle et de la pleine lune : Astron.

T

T, nom d'un bandage ainsi appelé parce que sa forme ressemble à celle de cette lettre ; il est utile pour soutenir l'appareil de la taille, de la fistule à l'anus, des plaies, des ulcères, des abcès aux fesses et au périnée : Chirurg.

TABES, s. m. mot latin qui signifie consomption, atrophie, phthisie, marasme ; il se prend aussi pour sanie ou sang corrompu qui coule des ulcères sordides et malins,

TABIDE, adj. *tabidus*, hectique, maigre, exténué, phthisique, consumé par le marasme.

TABIFIQUE, adj. *tabificus*, de *tabes*, phthisie ou consomption, et de *facio*, je fais ou je produis ; qui cause la consomption, qui fait mourir de phthisie, qui dessèche, qui fait tomber en langueur.

TABLE, s. f. de *tabula*, nom de la partie compacte des os du crâne, qu'on distingue en externe et interne ; celle-ci s'appelle aussi vitrée, parce qu'elle est plus cassante que l'autre : Anat.

TABLEAU, s. m. de *tabula*, ouvrage de peinture susceptible de déplacement. — *Tableau magique*, tableau inventé par Franklin et préparé de manière à pouvoir donner la commotion électrique. — *Tableaux électriques*, bandes de verre où l'on a collé de petites pièces de métal, disposées de manière à représenter des dessins qui paroissent tracés par des points de lumière très-vifs, quand on se sert de ces *tableaux* pour tirer des étincelles d'un corps électrisé : Physiq.

TABLETTE, s. f. *tabulatum*, *tabella*, électuaire solide, d'une forme carrée ou en losange, aplati ou plano-convexe, d'une saveur douce, se liquéfiant dans la bouche, composé de divers médicamens incorporés dans du sucre cuit à la plume, ou seulement de sucre dissous dans un liquide, qu'on dessèche sur du papier non collé, et qu'on conserve dans des vaisseaux de verre bien bouchés.

TACHE, s. f. *macula*, *labes*, marque naturelle ou accidentelle sur la peau de l'homme, qui change la couleur de l'épiderme ; — endroits plus ou moins obscurs qu'on remarque sur les disques lumineux du soleil et de la lune : Astron.

TACHÉ, ÉE, adj. *maculatus* ; se dit des parties des plantes marquées d'une ou plusieurs taches, dont le nombre est déterminé : Bot.

TACHETÉ, ÉE, adj. se dit des parties des plantes marquées de taches en nombre indéterminé : Bot.

TACHYGRAPHIE, s. f. *tachygraphia*, de ταχὺς, vite, et de γςαφω, j'écris ; l'art d'écrire aussi vite qu'on parle, art fort en usage chez les Romains, et renouvelé de nos jours.

TACITURNITÉ, s. f. *taciturnitas*; de *taceo*, je me tais; état d'une personne taciturne, qui parle peu, qui a l'air sombre, rêveur.

TACT ou TOUCHER, s. m. *tactus*, du verbe *tango*, je touche; sens universellement répandu sur toute la superficie du corps, plus développé sur les surfaces où les nerfs sont plus à découvert et plus épanouis, comme sur le gland du membre viril; fonction dont l'organe principal est aux mains et au bout des doigts, et par laquelle on perçoit certaines propriétés des corps, telles que la dureté, la figure, la chaleur, l'humidité, etc. — *Tact médical*, manière sûre de percevoir, de juger et de raisonner en médecine, qu'un bon esprit acquiert, lorsqu'après avoir été préparé par de bonnes études, il se livre tout entier à la pratique ou à l'exercice de l'art.

TACTILE, adj. *tactilis*, de *tactus*, tact; qui est ou qui peut être l'objet du tact.

TAENIA. *Voyez* TÉNIA.

TAIE, s. f. *macula oculi*, tache blanchâtre ou pellicule sur la cornée transparente, qui s'obscurcit et fait voir les objets comme au travers d'un nuage; — nom d'une maladie qui vient aux yeux des chevaux, des bœufs, des brebis. Hippiatr.

TAILLE, s. f. *lithotomia*, opération pour extraire la pierre de la vessie, qui consiste à ouvrir ce viscère le plus souvent par le périnée, et quelquefois par l'hypogastre.

TAIN, s. m. formé par contraction d'*étain*; feuille d'étain fort mince, qu'on met derrière les glaces pour en faire des miroirs.

TALC, s. m. *talcum*, de l'allemand *talk*, espèce de substance terreuse, réductible en poussière onctueuse au toucher; pesant de 2,5834 à 2,8729; facile à racler avec le couteau; dont les fragmens passés avec frottement sur une étoffe, y laissent souvent des taches blanchâtres; communiquant, dans l'état de pureté, l'électricité vitrée

à la cire d'Espagne, au moyen du frottement; à prisme droit rhomboïdal dans sa force primitive et dans sa molécule intégrante; caractère indiqué par les directions croisées des lignes qui se montrent à la surface du talc laminaire, soit naturellement, soit par l'effet d'une percussion; blanchissant au chalumeau et donnant à l'extrémité du fragment un très-petit bouton d'émail; composée de quantités à peu près égales de silice et de magnésie, et d'un vingtième d'alumine.

TALON, s. m. *talus*, partie postérieure du pied dans l'homme et dans les quadrupèdes; — articulation qui est au bas de ce qu'on nomme vulgairement la cuisse, dans les oiseaux; — dans les coquilles bivalves, la partie la plus épaisse qui forme un bec très-court au dessus de la charnière.

TAMBOUR, s. m. *tympanum*, membrane du *tambour* ou du tympan, pellicule mince, étendue, qui fait partie de l'organe de l'ouïe. *Voyez* TYMPAN.

TAN, s. m. nom de l'écorce de chêne concassée dont on se sert pour préparer les peaux : Bot.

TANGENTE, s. f. de *tango*, je touche; ligne droite qui touche la circonférence d'une courbe. —*Tangente d'un arc ou d'un angle*, partie de la perpendiculaire à l'extrémité du rayon, comprise entre ce rayon et le rayon prolongé, qui passe par l'autre extrémité de l'arc : Géom.

TANNAGE, s. m. l'art d'imprégner ou de saturer les peaux et les cuirs de *tannin*, ou principe obtenu du *tan*, pour leur donner de la solidité, en conservant leur flexibilité, et pour les rendre imperméables à l'eau.

TANNIN, s. m. *extractum corticis querni*, un des matériaux immédiats des végétaux; ordinairement rouge brunâtre, inodore, acerbe, infusible, non inflammable; précipitant la gélatine et l'albumine; pénétrant le tissu gélatineux des membranes et les rendant inaltérables et impénétrables à l'humidité; formant un précipité vert noirâtre avec les sels de fer; insoluble dans les huiles fixes ; quelquefois soluble dans l'eau froide et toujours dans l'alcohol ; accompagnant le ligneux des bois, des écorces, des excroissances nommées galles dans toutes les matières végétales astringentes ; très-abondant dans le tan ou écorce de chêne, d'où il tire son nom.

TANNINO EXTRACTIF, s masc. produit végétal, acerbe, infusible, non inflammable ; donnant à l'analyse du tannin, et de l'extractif simple ou oxygéné ; tantôt entièrement soluble dans l'eau froide ou bouillante ; tantôt partiellement soluble dans l'eau froide, et plus soluble dans l'eau bouillante ; entièrement soluble dans l'alcohol ; tel est le cachou.

TANTALE, subst. m. *tantalus*, métal nouvellement découvert par M. Ekeberg, qui lui a donné ce nom parce qu'il refuse de se dissoudre dans tous les acides, de quelque manière qu'on s'y prenne, et parce que, plongé au milieu d'eux, il ne peut s'en saturer, par allusion à Tantale, qui ne pouvoit se désaltérer au milieu des flots ; seulement réductible à l'état d'oxyde blanc ; pesant alors 6,5 ; présentant une cassure d'un gris noirâtre peu éclatant ; dont l'oxyde, exposé au feu du chalumeau avec du borax, s'y dissout sans colorer le verre.

TARAXIS, s. m. de τάραξις, tumulte, trouble, dérivé de ταράσσω, je trouble, je cause de l'émotion ; ophthalmie catarrhale occasionnée par toutes les causes externes légères.

TARDIGRADES, s. masc. plur. de *tardus*, tardif, et de *gradior*, je marche ; littéralement *paresseux*, *lent à marcher* ; nom qu'on donne aux espèces de mammifères onguiculés, qui n'ont point de dents incisives et dont les doigts sont réunis jusqu'aux ongles, ordinairement très-allongés et crochus. Ils ont les pattes de devant beaucoup plus courtes que celles de derrière, ce qui les rend très-lents dans la marche. *Voyez* PARESSEUX.

TARENTISME, s. m. *tarentismus*, maladie chronique et endémique dans la Pouille, qui cause un désir extrême de danser au son des instrumens, et que le vulgaire a attribuée à la piqûre de la tarentule ; maladie feinte ou simulée, car on sait aujourd'hui que la tarentule n'a jamais été venimeuse, et l'on ne craint plus d'en être mordu.

TARENTULE, s. f. *tarentula*, espèce d'araignée, ainsi appelée parce qu'on la trouve principalement aux environs de Tarente, ville de la Pouille, dans le royaume de Naples ; insecte qui n'est nullement venimeux, au rapport des voyageurs et des naturalistes modernes.

TARSE, s. m. *tarsus*, du grec ταρσὸς, dérivé du verbe ταρσόω, j'enlace en forme de claie ; partie du pied qui est avant les doigts, ainsi appelée parce que les huit os dont elle est composée forment une espèce de claie ou de grillage ; — petit cartilage mince placé le long du bord de chaque paupière ; — ce qu'on nomme vulgairement la jambe dans les quadrupèdes et les oiseaux.

TARSIEN, ENNE, adj. de *tarsus*, tarse ; qui a rapport ou appartient au TARSE. *Voyez* ce mot.

TARTAREUX, EUSE, adj. qui a les qualités du tartre ; — *acide tartareux*, extrait du tartre, d'une saveur aigre agréable, donnant au feu de l'acide acétique pyro-huileux, et y laissant plus d'un tiers de potasse charbonnée ; formant avec la chaux un précipité liquéfiable dans l'acide muriatique étendu ; soluble dans à peu près cinq parties d'eau froide, et dans partie égale d'eau bouillante.

TARTRE, s. m. *arida vini fæx*, concrétion que dépose le vin dans les tonneaux après la fermentation.

TARTRITE, s. m. *tartris*, nom générique des sels formés par la combinaison de l'acide tartareux avec les bases. — *Tartrite* acidule de potasse (crème de tartre) ; *tartrite* de potasse antimonié (tartre stibié).

TAUPE, s. f. *talpa*, espèce d'athérome qui se forme sous les tégumens de la tête ; tumeur molle, irrégulière, sinueuse, contenant une matière blanche et épaisse comme de la bouillie, qui quelquefois carie les os du crâne et produit des sillons sous le cuir chevelu, comme la taupe sous la terre : Chi.

TAXIDERME, s. f. de τάξις, arrangement, de τάσσω, j'arrange, et de δέρμα, peau; l'art de préparer, monter et conserver les animaux : Hist. Nat.

TAXIS, s. m. τάξις, du verbe τασσω, j'arrange, j'ordonne; réduction des parties molles dans leur situation naturelle, comme de l'intestin, de l'épiploon dans les hernies, etc.

TECHNIQUE, adj. technicus, de τεχνικός, artificiel, dérivé de τέχνη, art; qui appartient à un art quelconque; — les mots techniques.

TECHNOLOGIE, s. f. technologia, de τέχνη, art, et de λόγος, traité, discours; traité des arts en général.

TÉGUMENT, s. m. tegumentum, tegumen, du verbe tego, je couvre; tout ce qui sert à couvrir, à envelopper; la peau qui recouvre tout le corps, composée dans l'homme de trois membranes ou couches successives, savoir le derme, le tissu réticulaire, et l'épiderme, qui diffèrent selon les lieux du corps, et selon les différens genres d'animaux; — l'enveloppe immédiate de l'amande d'une graine : Bot.

TEIGNE, s. f. tinea, genre de maladie dont les causes sont peu connues, qu'on attribue communément à une disposition héréditaire, à la contagion, au virus siphilitique; qui se manifeste sur le derme chevelu par une éruption d'écailles furfuracées, de tubercules en forme de godet, épais, agglomérés, ou de tubercules irréguliers, inégaux, bosselés; —de là les noms de *Teigne porrigineuse, faveuse, rugueuse;* — nom d'un insecte lépidoptère très-destructeur qui ronge les étoffes, les grains, etc. d'où la maladie décrite ci dessus tire son nom, parce qu'elle ronge le cuir chevelu.

TEINTURE, s. f. de *tingere*, teindre; nom de l'extrait liquide d'un mixte chargé de sa couleur et de sa vertu, et obtenu par le moyen d'un menstrue convenable. L'eau dissout les parties salines et gommeuses, l'alcohol les parties résineuses; — de là les noms de *Teinture* aqueuse, de *Teinture* spiritueuse; — liqueur préparée pour teindre, et impression de

couleur laissée par cette liqueur sur les étoffes et autres corps où on la fixe par des mordans, tels que les sulfates d'alumine et de fer, l'acétate d'alumine, le muriate d'étain, le tannin : Technol. — couleur d'un minéral ou d'un végétal tirée par le moyen de quelque liqueur que ce soit : Chim.

TEINTURIEN, ENNE, adj. *tinctorius;* se dit des parties des plantes qui peuvent être en usage pour la teinture : Bot.

TÉLÉGRAPHE, s. m. *telegraphum*, de τῆλε, loin, et de γράφω, j'écris; à la lettre, *qui écrit ou sert à écrire de loin;* instrument mobile, renouvelé des anciens, qu'on place sur des hauteurs de distance en distance, et qui sert à communiquer promptement, par des signaux, à des distances éloignées.

TÉLÉPHIEN, adj. (*ulcus telephium*), ulcère malin, très-difficile à guérir, ainsi appelé parce que la blessure dont Téléphe fut atteint par Achille dégénéra en un pareil ulcère. *Voyez* CHIRONIEN.

TÉLÉPHORES, s. m. pl. de τῆλε, de loin, et de φέρω, je porte; mot à mot *apportés de loin;* insectes coléoptères, fort communs au premier printemps, et ainsi appelés parce qu'on a vu leurs larves emportées par quelque ouragan et tomber de l'air avec la neige.

TÉLESCOPE, s. m. *telescopium*, de τῆλε, loin, et de σκοπέω, je regarde; instrument d'astronomie qui sert à regarder les objets très-éloignés, tant sur la terre que dans le ciel.

TÉLÉSIE, s. f. *telesia*, de τέλος, perfection; genre de pierre combinée, qui tire son nom de sa perfection, et comprend le rubis, le saphir et la topaze d'Orient.

TELLURE, s. m. de *tellus*, génit. *telluris*, la terre; métal nouvellement découvert par M. Klaproth dans la mine d'or blanc, en l'an VI (1797); d'une couleur blanche, tirant un peu sur le gris de plomb; très-éclatant, très-fragile; lamelleux; très-fusible; très-volatil; pesant 6,115; oxydable par l'air et le calorique; brûlant avec une flamme vive, bleue, qui verdit un peu vers les bords; se volatilisant ensuite en fumée blanchâtre , en répandant une odeur de rave ; soluble dans l'acide nitrique sans troubler la transparence et la clarté de cet acide ; s'amalgamant facilement avec le mercure, et formant avec le soufre un sulfure d'une structure radiée ; encore inconnu quant à ses usages ; promettant un oxyde aux émaux, à la porcelaine, etc.

TEMPÉRAMENT, s. m. *natura*, *mixtura*, *constitutio*, *temperamentum*, *temperies*, constitution particulière du corps propre à chaque individu, qui résulte des rapports mutuels entre les solides et les liquides, entre le système sanguin et le système lymphatique, ou entre le système nerveux et le système musculaire ; rapports qui consistent dans la prédominence ou l'équilibre de tel ou tel système à l'égard des autres ; de là les noms de tempérament mou, ou de tempérament roide , de tempérament sanguin ou lymphatique, de tempérament nerveux, mélancolique , musculaire ou athlétique.

TEMPÉRANT, ANTE, s. et adj. se dit des médicamens auxquels les humoristes attribuent la vertu de modérer l'excès de mouvement ou l'impétuosité du sang, de la bile, etc.

TEMPÉRATURE, s. m. *cœli temperies*, disposition de l'air froid ou chaud, sec ou humide; — degré de chaleur qui règne dans un lieu ou dans un corps : Phys.

TEMPES, s. f. pl. *tempora*, parties latérales de la tête , de l'oreille au front, ainsi appelées , dit-on, parce qu'elles indiquent le temps ou l'âge de l'homme , à cause de la blancheur des cheveux qui commence en cet endroit.

TEMPORAL, ALE, adj. *temporalis;* qui a rapport aux tempes ;—*l'artère temporale*, la *fosse temporale*, l'os *temporal*, le *muscle temporal*, le *nerf temporal* : Anat.

TÉNACE, adj. *tenax*, *viscosus*, visqueux , qui s'attache fortement à ce qu'il touche , au moyen de petites pointes crochues, ou hameçonnées : Bot.

TÉNACITÉ, s. f. *tenacitas*, qualité de ce qui est visqueux et ténace.

TENAILLE. s. f. *tenacula* , de *teneo* , je tiens ; nom d'un instrument de chirurgie dont on se sert pour couper des esquilles ou cartilages ; — espèces de pinces dont l'extrémité de chaque branche est un demi-croissant terminé par un tranchant.

TENDINEUX, EUSE, adj. *tendinosus*, *tendineus ;* qui a rapport aux tendons ; qui a la consistance des tendons : Anat.

TENDON , s. m. *tendo* , du grec τένων , dérivé de τείνω , je tends ; substance compacte aplatie ou cylindrique, blanchâtre , composée de fibres étroitement serrées, qui termine ordinairement les muscles , et qui est plus ou moins tendue , selon que ces organes sont plus ou moins contractés.

TÉNESME, s. m. *tenesmus*, de τεινεσμός, tension, dérivé de τείνω , je tends ; envie continuelle , douloureuse et presque inutile d'aller à la selle, accompagnée de tension au fondement ; symptôme ordinaire de la dyssenterie, des hémorroïdes et du calcul dans la vessie.

TÉNETTE, s. f. *tenacula* , *volsella* , espèce de pincette pour tirer la pierre de la vessie dans l'opération de la taille.

TÉNIA , s. m. du latin *tænia*, bandelette , ruban ; nom d'un genre de vers intestinaux, ainsi appelés parce qu'ils ressemblent à des rubans. Ces animaux ont le corps aplati , très-long, articulé avec un ou deux pores à chaque entre-nœud ; leur tête tuberculeuse est placée à l'extrémité la plus ténue : elle a quatre suçoirs, et est munie ou non de crochets rétractiles. On est assuré de leur présence dans le canal alimentaire, lorsqu'après des symptômes plus ou moins intenses, on voit sortir une portion ou plusieurs articles d'un ténia , par le vomissement ou avec les déjections alvines : tout autre signe est équivoque.

TENSIF, IVE, adj. *tensivus*, accompagné de tension ; douleur tensive.

TENTACULES, s. f. pl. de *tendo* , je tends ; cornes mobiles, placées à l'extrémité antérieure des mol-

lusques, au nombre de deux ou
de quatre, qui s'allongent et se
raccourcissent à volonté : Hist. Nat.

TENTE, s. f. *turunda, peniculus,
penicillus, penicillum,* petit rouleau
de charpie, figuré comme un clou
à tête ronde, qu'on introduit dans
les plaies et les ulcères, pour porter
les médicamens dans leur fond, et
les empêcher de se refermer avant
que celui-ci soit rempli : Chir.

TENTIPELLE, s. m. *tentipellum,*
de *tendo,* je tends, et de *pellis,*
peau ; vieux mot qui signifie remède propre à dérider ; cosmétique qui efface les rides de la
peau.

TÉNU, UE, adject. *tenuis,* fort
délié.

TÉNUITÉ, s. f. *tenuitas,* qualité
de ce qui est ténu.

TÉRÉBENTHINE, s. f. *terebenthina,*
de τερέβινθος, arbre résineux du Levant, *pistacia terebinthus* L. suc
liquide, ou sirupeux, diaphane,
odorant, d'une saveur chaude,
piquante, inflammable, devenant
compacte et inodore par la chaleur ;
donnant à l'analyse une huile volatile, odorante et sapide, et une
résine inerte, insoluble dans l'eau,
soluble dans l'alcohol, et dans les
huiles, tant fixes que volatiles.

TÉRET, adj. *teres,* rond et sans
angles ; cylindrique : Bot.

TÉRÉTIUSCULE, adj. *teretius-
culus,* presque téret : Bot.

TERGÉMINÉ, ÉE, adj. *tergemi-
natus,* triple ou composé trois fois ;
feuille tergéminée, feuille à pétiole
bifide, qui porte deux folioles sur
chaque extrémité, et deux autres
à l'endroit où le pétiole commun
se fourche.

TERMINAL, ALE, adj. *terminalis ;*
qui occupe le sommet d'une partie
quelconque : Bot.

TERMINTHE, s. m. *terminthus,*
de τερέμινθος, fruit du térébinthe ;
espèce de pustule inflammatoire,
noire et ronde, qui vient ordinairement aux jambes, et ressemble
au fruit du térébinthe.

TERNE, adj. *infuscatus, deco-
loratus ;* qui a peu d'éclat.

TERNÉS, ÉES, adj. pl. *terni, ternati,*
au nombre de trois sur un support commun, ou fixés trois à trois,
soit au même point, soit sur le

même plan d'un axe ou réceptacle
commun : Bot.

TERRE, s. f. *terra, tellus,* globe
terrestre, planète qui tourne autour du soleil ; un des quatre élémens des anciens. — Les chimistes
modernes en connoissent sept ou
huit espèces qui n'ont point été
décomposées ; elles sont arides,
sèches, insipides ou peu sapides,
insolubles ou peu solubles. L'auteur
des *Connoissances Chimiques* les
divise en terres proprement dites,
en terres subalcalines, et en terres
alcalines ; il place dans le premier
ordre la silice, l'alumine, la glucine et la zircone ; dans le second,
la magnésie et la chaux ; et dans
le troisième, la baryte et la
strontiane.

TERREAU, s. m. *fimus pinguis
et putris,* terre mêlée de fumier ;
— dernier degré de la fermentation
putride des végétaux ; terre végétale ou animale, qui sert d'aliment
à de nouvelles végétations.

TEST ou TÊT, s. m. *testa,*
substance de l'enveloppe des mollusques conquilifères, des tortues,
des crustacés et des oursins ; —
espèce de coupelle dont on se
sert dans l'affinage ou dans la
coupellation, pour rôtir, pour
griller la mine dans les essais
docimastiques : Métall.

TESTACÉ, ÉE, s. et adj. *testaceus,*
de *testa,* coquille, écaille ; se dit
des animaux qui sont recouverts
d'écailles ou de coquilles, comme
les tortues, les huîtres, etc.

TESTACITE, s. f. de *testa,* coquille ; coquille pétrifiée : Minér.

TESTICULE, s. m. *testiculus,* diminutif de *testis,* témoin ; comme
qui diroit *petit témoin,* parce que
les testicules rendent témoignage
de la virilité ; corps glanduleux,
pour l'ordinaire au nombre de deux,
quelquefois au nombre de trois, enfermés dans le scrotum ou les bourses, de la forme et du volume d'un
œuf de pigeon, surmontés vers leur
bord supérieur d'un corps oblong
qui porte le nom d'épididyme, remplis d'une substance grise et mollasse qui est composée d'un nombre
prodigieux de filamens couverts de
vaisseaux sanguins et lymphatiques, flexueux, repliés sur eux-

mêmes, et d'une assez grande ténuité ; organes destinés à la sécrétion du sperme ou de la semence.

Testudo, s. f. mot latin qui signifie tortue ; tumeur enkystée,
analogue au méliceris , de la largeur et de la rondeur d'une écaille
de tortue, d'où lui est venu son
nom ; se formant à la tête et causant
quelquefois, par sa suppuration ,
autant d'accidens que le talpa ou
taupe : Chirurg.

Tétanos, s. m. *tetanus*, du
verbe τεταίνω, je tends ; genre de
spasme caractérisé par la contraction involontaire de tous les muscles du corps ou seulement de quelques uns, qui continue pendant
deux ou trois minutes, puis diminue pour recommencer presque
aussitôt; qui est accompagné de
l'intégrité ou de la lésion de l'entendement ou des autres fonctions;
qui arrive d'une manière subite ou
lente et se termine fréquemment
par la mort, sur-tout avant le quatrième ou cinquième jour , ou diminue graduellement , et quelquefois dégénère en contraction habituelle; maladie dont les causes pré-
disposantes et occasionnelles sont
l'extrème susceptibilité des nouveaux nés , la convalescence d'une
maladie aiguë ou d'une plaie, le
climat des îles de l'Amérique, l'impression d'un vent de mer ou d'un air
froid et humide, l'embarras des premières voies , les poisons, les vers,
les fièvres, l'hystérie , l'irritation
d'un filet nerveux, les blessures, les
contusions , les luxations, les affections vives de l'ame.

Tête, s. f. de *testa*, têt de pot,
crâne, *caput* des Latins, κεφαλή des
Grecs ; l'une des extrémités du
tronc qui comprend le crâne et la
face ; partie de l'animal qui tient
au cou, dont les diverses cavités
renferment l'encéphale ou le cerveau et les principaux organes des
sens; elle est composée de soixante-
trois os articulés par des sutures
serrées et immobiles, ou des dentelures imperceptibles , dont vingt-
deux plus volumineux constituent
la forme essentielle de la tête , et
les autres plus petits sont relatifs à
quelque organe particulier ; — extrémité arrondie d'un os : *tête* du

fémur, de l'humérus, etc. — *Tête
morte, caput mortuum, terra mortua, terra damnata*, résidu d'un
corps qui a été distillé : Chim.

Tétradactyle, s. m. et adj.
tetradactylus , de τέτταρα, quatre ,
et de δάκτυλος, doigt ; se dit des
animaux qui ont quatre doigts à
chaque pied

Tétradynamie, s. f. *tetradynamia*, de τέτταρα, quatre , et de
δύναμις, puissance, comme qui diroit *quatre puissance* ; nom que
Linné donne à la quinzième classe
des plantes dont les fleurs ont six
étamines, quatre grandes et deux
plus courtes et opposées.

Tétraèdre, s. m. de τέτταρα ,
quatre, et d'ἕδρα, siége, base ; solide terminé par quatre triangles
égaux et équilatéraux : Géom.

Tétragone, s. m. τετράγωνος, de
τέτταρα, quatre, et de γωνία, angle ;
figure qui a quatre angles.

Tétragynie, s. f. *tetragynia* ,
de τέτταρα, quatre, et de γυνή, femme , mot à mot *quatre femmes* ou
quatre femelles; nom que Linné
donne à la sous-division des classes
de plantes dont la fleur a quatre
pistils.

Tétrandrie, s. f. *tetrandria ,*
de τέτταρα, quatre , et d'ἀνήρ, gén.
ἀνδρός, mari ; quatrième classe du
système de Linné, où sont comprises les plantes dont la fleur a
quatre étamines ou organes mâles
d'égale hauteur.

Tétraodons, s. m. pl. de τέτταρα,
par contraction τέτρα, quatre, et
d'ὀδούς, dent; poissons cartilagineux qui n'ont que quatre dents ou
plutôt qui ont les mâchoires à nu et
souvent recouvertes d'une sorte
d'émail; ils peuvent se gonfler et
changer considérablement de volume : ils vivent de crustacés.

Tétrapétale, adj. *tetrapetalus,*
de τέτταρα, quatre, et de πέταλον,
feuille, pétale; se dit des fleurs
composées de quatre feuilles ou pétales : Bot.

Tétraphylle, adj. *tetraphyllus,*
de τέτταρα, par contraction τέτρα,
quatre, et de φύλλον, feuille ou foliole ; composé de quatre folioles :
Bot.

Tétrapode, s. et adj. de τέτταρα,
quatre, et de πούς, gén. ποδός,

pied ; qui a quatre pieds , quadrupède.

TÉTRAPODOLOGIE , s. f. *tetrapodologia*, de τετραπους , quadrupède ,
et de λόγος , discours ; traité des quadrupèdes ou des animaux à quatre
pieds. *Voyez* TÉTRAPODE.

TÉTRAPTÈRE , adj. de τέτταρα ,
quatre , et de πτερὸν , aile ; qui a
quatre ailes.

TÉTRASPERME , adject. *tetraspermus* , de τέτταρα , quatre , et de σπέρμα,
semence ; qui renferme quatre graines.

TEXTURE , s. f. *textura*, du verbe
texo , je tresse , je fais un tissu ;
la manière dont une chose est tis-
sue ; — disposition particulière des
molécules , des parties constituantes d'un corps : Phys.

THALASSOMÈTRE , s. m. de θάλασσα , la mer , et de μέτρον , mesure ;
nom donné à la sonde de mer dont
on se sert pour mesurer la profondeur de l'eau et connoître la qualité du fond.

THÉIFORME , adj. *theiformis* , en
forme de thé ; infusion *théiforme* ,
qu'on prépare comme le thé.

THÉNAR , s. m. en grec θέναρ ,
paume de la main ou plante du
pied ; nom d'un muscle de la main
et du pied qui sert à éloigner le
pouce de l'index.

THÉORÈME , s. m. θεώρημα , chose
qu'on contemple , de θεωρὸς , contemplateur ; proposition purement
spéculative dont la vérité a besoin
d'être démontrée : Math.

THÉORÉTIQUE ou THÉORIQUE ,
adj. *theoreticus* , de θεωρέω , je contemple ; qui se borne à la théorie ,
à la spéculation ; — nom d'une
secte de médecins qui se condui-
soient d'après l'observation et le
raisonnement.

THÉORIE , s. f. *theoria* , du grec
θεωρία , contemplation , qui dérive
du verbe θεωρέω , je contemple ; la
partie spéculative d'une science ou
d'un art , celle qui s'occupe de la
démonstration des vérités. La *théorie* en médecine comprend l'anatomie , la physiologie , la physique ,
la chimie , l'hygiène , la pathologie , la thérapeutique et la matière
médicale. Ce sont là les sciences
qui conduisent à la pratique ou à
l'exercice de l'art.

THÉRAPEUTIQUE , s. f. *therapeutice* , du verbe θεραπεύω , je traite , je
remédie ; partie de la médecine qui
a pour objet le traitement des maladies , c'est-à-dire qui donne les
préceptes généraux qu'on doit observer dans l'administration des
remèdes , relativement à l'indication , au temps et aux autres circonstances.

THÉRIAQUE , s. f. *theriaca* , de
θὴς , bête féroce ou venimeuse , et
d'ἀκέομαι , je guéris ; composition
pharmaceutique , sous forme d'é-
lectuaire , ainsi appelée parce
qu'elle est bonne contre les morsures des bêtes venimeuses , ou parce que la chair de vipère en est un
des principaux ingrédiens.

THÉRIOTOMIE , s. f. *theriotomia*,
de θηρίον , bête sauvage , et de τέμνω,
je coupe , je dissèque ; l'anatomie
ou la dissection des brutes.

THERMAL , ALE , adj. *thermalis* ,
du grec θέρμος, chaud; se dit particulièrement des eaux minérales chaudes : telles sont en France les eaux
de Bourbonne , de Balaruc , de Barèges , etc.

THERMANTIDES , s. m. plur. de
θερμαντὸς , échauffé ; nom des matières qui ont été exposées à l'action
des feux souterrains volcaniques et
non volcaniques , et qui n'offrent
que des indices de cuisson : telles
sont les cendres des volcans , etc.

THERMANTIQUE , s. m. et adj.
thermanticus, du verbe θερμαίνω , j'é-
chauffe ; nom des remèdes qui ont
la vertu d'augmenter ou de ranimer
la chaleur.

THERMES , s. m. pl. *thermæ* , de
θερμὸς , chaud , qui dérive de θέρω ,
j'échauffe ; bains d'eau chaude ou
bâtimens destinés pour les bains
publics chez les anciens.

THERMOMÈTRE , s. m. *thermometrum* , de θερμὸς , chaud , et de
μέτρον , mesure ; instrument de physique qui fait connoître les degrés
de chaud ou de froid dans les différentes substances qu'on éprouve
par son moyen : Phys.

THERMOSCOPE , s. m. *thermoscopium* , de θερμὸς , chaud , et de
σκοπέω , j'observe ; instrument qui
sert à faire connoître les changemens qui arrivent dans l'air par

rapport au froid et au chaud : changemens que le thermomètre ne fait qu'indiquer : Physiq.

THÈSE, s. f. en grec θέσις, position, de τίθημι, je pose, j'établis ; suite de propositions qui doivent faire le sujet d'une dispute ou d'un discours, d'une dissertation, et qu'on soutient publiquement dans les écoles de droit, de médecine, etc.

THLIPSIE, s. f. *thlipsis*, de θλίβω, je comprime ; compression ou resserrement des vaisseaux par une cause externe qui diminue leur cavité par degrés, et enfin la détruit entièrement.

THORACIQUE ou **THORACHIQUE**, adj. *thoracicus* ; qui a rapport à la poitrine ; — nom des médicamens propres à guérir les maladies de la poitrine et des poumons ; — se dit aussi d'un ordre de poissons qui ont des aisselles et dont les nageoires ventrales sont placée sous les pectorales ; tels sont le turbot, la limande, la sole : Ichtyol.

THORAX, s. m. θώραξ, la poitrine, du verbe θορέω, je saute ; grande cavité de figure conoïde, composée d'os et de cartilages, ainsi appelée à cause du battement continuel du cœur qu'elle renferme. *Voyez* POITRINE.

THROMBUS ou **THROMBE**, s. m. θρόμβος, grumeau de sang ou sang caillé ; tumeur qui se forme quelquefois, après une saignée, par du sang épanché aux environs de l'ouverture de la veine ; accident qui arrive lorsque l'ouverture de la veine ne répond pas à celle de la peau, lorsqu'un morceau de graisse s'y présente, ou que le vaisseau a été percé de part en part.

THYMIQUE, adj. *thymicus* ; qui a rapport au thymus.

THYMUS, s. m. du grec θύμος, thym, dérivé de θύω, je parfume, parce que cette plante exhale une odeur fort agréable ; — espèce de grosse verrue ou de tubercule plus ou moins volumineux, rougeâtre ou blanchâtre, pour l'ordinaire indolent, couvert de rugosités, semblable à la fleur du thym, d'où il tire son nom : solitaire ou accompagné de plusieurs autres ; qui se forme à la paume des mains, à la

plante des pieds, aux jambes, à l'anus, aux parties génitales : Chir. — corps oblong, mollasse, lobuleux, d'un blanc rougeâtre situé à l'extrémité trachélienne du sternum, entre les lames de la portion supérieure et antérieure du médiastin ; parsemé de vaisseaux sanguins et lymphatiques ; inconnu quant à sa structure et à ses usages ; très-volumineux dans l'enfant où il s'étend sur la trachée et le péricarde, et contient un suc lactiforme, mais s'affaissant et disparoissant peu à peu après la puberté : Anat.

THYRO-ARYTÉNOÏDIEN, adject. *thyro-arytenoïdeus* ; qui a rapport aux cartilages THYROÏDE et ARYTÉNOÏDE. *Voyez* ces deux mots pour l'étymologie.

THYRO-EPIGLOTTIQUE, adject. *thyro-epiglotticus* ; qui appartient au cartilage THYROÏDE et à l'ÉPIGLOTTE. *Voyez* ces deux mots pour l'origine.

THYROHYOÏDIEN, adject. *thyro-hyoïdeus* ; qui a rapport au cartilage THYROÏDE et à l'os HYOÏDE. *Voyez* ces deux mots pour l'origine.

THYROÏDE, ad. de θυρεός, bouclier, et d'εἶδος, forme, ressemblance ; qui a la forme d'un bouclier ; nom d'un cartilage du larynx, ainsi appelé à cause de sa prétendue ressemblance avec un bouclier ; — c'est aussi le nom de deux glandes lymphatiques situées à la partie inférieure du larynx : Anat.

THYROÏDIEN, ENNE. adj. *tyroïdeus* ; qui appartient au cartilage thyroïde ou aux glandes thyroïdes.

THYROPALATIN, adject. *thyropalatinus* ; qui a rapport au cartilage THYROÏDE et au PALAIS. *Voy.* ces deux mots pour l'origine.

THYROPHARYNGIEN, adj. *thyropharyngeus* ; qui a rapport au cartilage THYROÏDE et au PHARYNX. *Voyez* ces deux mots.

THYROPHARYNGOSTAPHYLIN, adj. *thyropharyngostaphylinus* ; qui a rapport au cartilage THYROÏDE, au PHARYNX, et au voile STAPHYLIN. *Voyez* ces mots pour l'étymologie.

THYROSTAPHYLIN, adj. *thyrostaphylinus* ; qui a rapport au cartilage THYROÏDE et au SEPTUM STAPHYLIN. *Voy.* ces mots pour l'origine.

TIBIA, s. m. mot latin qui signifie flûte, et que les anatomistes français ont conservé pour exprimer un os long, gros, prismatique triangulaire, situé à la partie antérieure et interne de la jambe, auquel les Latins trouvoient quelque ressemblance avec une flûte; les Grecs le nommoient κνήμη, περικνήμιον, qui signifient *jambe*.

TIBIAL, ALE, adj. *tibialis*; qui a rapport au tibia.

TIC, s. m. mouvement involontaire des yeux et de la mâchoire; — sorte de maladie convulsive qui attaque les chevaux, et qui fait que de temps en temps ils prennent la mangeoire avec les dents et la rongent. Ce mot vient de ce que le cheval, en frappant de la tête sur la mangeoire, représente le son de *tic*: Hippiat.

TIERCE, adj. f. *febris tertiana*, genre de fièvre dont les accès reviennent tous les trois jours.

TIGE, s. f. *caulis, scapus*, partie principale du végétal, qui sort de la terre et pousse des branches.

TINKAL, s. m. nom qu'on donne en Perse à la soude boracée ou borax brut, qui est apportée des Indes en Europe, où elle est purifiée par les Français et les Hollandais, et dont on se sert ordinairement dans les arts pour la soudure des métaux précieux.

TINTEMENT, s. m. *tinnitus*, prolongement du son d'une cloche, qui va toujours en diminuant; — sensation dans les oreilles, pareille au tintement; perception de bruits qui n'existent pas à l'extérieur, causée par le battement de quelque artère qui est dans l'oreille, par l'inflammation et l'abcès de la caisse, du labyrinthe, etc.

TIRE-BALLE, s. m. *strombuleus*, instrument pour retirer une balle d'une plaie: Chirurg.

TIRE-PUS, s. m. *pyulcum*, seringue à siphon long et courbé, propre à tirer le pus épanché dans une cavité. *Voyez* PYULQUE.

TIRE-TÊTE, s. m. instrument pour tirer la tête d'un enfant mort dans la matrice.

TISANE, s. f. *ptisanna* ou *ptissenna*, de πτισσαω, orge, dérivé de πτισσω, je pèle, j'écorce; breuvage que les anciens faisoient ordinairement avec de l'orge dépouillée de son écorce, bouillie et réduite en pâte, que l'on conservoit pour l'usage; — aujourd'hui boisson faite avec des semences, des racines, des feuilles, des fleurs, des fruits, des bois, et qu'on fait légèrement bouillir ou infuser dans l'eau.

TISSU, s. m. *textus*, du verbe *texo*, je tresse; entrelacement de certaines parties en forme de toile. — *Tissu cellulaire, vasculaire*, etc. *Voyez* TEXTURE.

TITANE, s. m. de *Titanes*, Titans, nom des enfans de la Terre; métal récemment découvert; en masse agglutinée, dure, fragile, rayant le verre, quelquefois le quartz, étincelant sous le briquet, d'une couleur rouge jaunâtre; inconnu quant à sa pesanteur spécifique; très-difficile à fondre, oxydable par l'air, le calorique et les acides; fournissant un oxyde médiocrement électrique par communication, d'un rouge brunâtre tirant quelquefois sur le rouge aurore, utile pour la porcelaine. — Ce minéral fut découvert en 1791, par Williams Grégor, dans le sable d'un ruisseau qui traverse la vallée de Ménakan, en Cornouaille; — de là les noms de *ménakanite*, ou *macnak*, ou *mékanite*, qui lui ont été donnés par les Anglais et les Allemands. Ce fut en 1795 que Klaproth l'appela *titane*, en l'honneur des Titans.

TITHYMALE, s. m. *tithymalus*, de τιτθός, mamelle, et de μαλός, tendre ou pernicieux; plante de l'ordre des euphorbes, ainsi appelée parce qu'elle rend du lait comme une mamelle, ou à cause des effets dangereux que son suc peut produire.

TITILLATION, s. f. *titillatio, titillatus*, chatouillement, comme quand on passe la barbe d'une plume sur les lèvres; sensation intermédiaire entre le plaisir et la douleur; — mouvement sautillant et doux de certains vins, et particulièrement du vin de Champagne.

TITUBATION, s. f. de *titubo*, je chancelle, l'action de chanceler; espèce de balancement que les anciens astronomes attribuoient à des cieux crystallins, imaginés pour expliquer certaines inégalités dans le mouvement des planètes: Astron.

TOMBAC, s. m. *temperatio cupri et zinci*, alliage de cuivre et d'étain, formé par la fusion directe et simultanée des deux métaux, d'une couleur agréable et susceptible d'un beau poli; — en Orient on donne le nom de *tombac* à une espèce d'alliage composé d'or, d'argent et de cuivre jaune tirant sur la couleur d'or, dont on fait des boucles, des boutons, et autres ouvrages et ornemens: Chim.

TOMELLINE ou MATIÈRE TOMELLEUSE, s. f. une des parties constituantes de la matière colorante du sang, qui est cause de sa concrétion dans le boudin.

TOMENTEUX, EUSE, adj. *tomentosus*, de *tomentum*, duvet; cotonneux, doux, pulpeux: Anat.— drapé ou couvert de duvet, qui imite le drap: Bot.

TOMENTUM, s. m. mot latin qui signifie duvet, et que les anatomistes français ont conservé pour exprimer une substance vasculaire, douce et pulpeuse.

TOMOTOCIE, s. f. *tomotocia*, de τομή, incision, et de τόκος, accouchement, c'est-à-dire *accouchement par incision*; nom que quelques auteurs donnent à l'opération césarienne.

TON, s. m. *tonus*, du grec τόνος, tension, dérivé de τείνω, je tends, je roidis; l'état de tension ou de fermeté naturelle de chaque organe du corps.

TONICITÉ, s. f. *tonicitas*, de τόνος, ton, rigidité, tension; mode de motilité commun à tous les solides, d'où provient le ton général, qui se manifeste par une sorte de frémissement presque imperceptible dans les organes dont il resserre le tissu; qui appartient plus spécialement aux tissus membraneux, spongieux, parenchymateux, aux papilles nerveuses, aux vaisseaux lymphatiques, etc. dont l'augmention se nomme *orgasme*, l'excès *éréthisme*, *crispation*, et la privation, *atonie*, et *flaccidité* dans le cadavre.

TONIQUE, adj. *tonicus*; se dit des muscles qui sont dans une tension permanente; — spasme *tonique*, nom des remèdes tant internes qu'externes, qui ont la propriété de fortifier, c'est-à-dire de maintenir, de rétablir ou d'augmenter le ton du système en général, ou de quelque organe en particulier: Mat. Méd.

TONSILLAIRE, adj. *tonsillaris*, de *tonsillæ*, amygdales, ou *tonsiles*; qui a rapport aux amygdales ou tonsilles.

TOPAZE, s. f. *topazius*, de τοπάζιον, pierre précieuse de différentes couleurs, mais qui, dans le commerce, ne porte ce nom que lorsqu'elle est jaune.

TOPHUZ, s. m. mot latin qui signifie *tuf*, et qu'on a conservé en français pour désigner une espèce de tumeur remplie de phosphate calcaire, et assez ordinaire aux vieux goutteux.

TOPIQUE, s. m. et adj. *topicus*, local, de τόπος, lieu; nom des remèdes externes qu'on applique sur les parties malades du corps; tels sont les emplâtres, les onguens, les cataplasmes, etc.

TOPOGRAPHIE, s. f. *topographia*, de τόπος, lieu, et de γράφω, je décris; description détaillée d'un lieu particulier.

TORRÉFACTION ou GRILLAGE, s. f. *torrefactio*; opération qui consiste à appliquer une violente chaleur à une substance sèche, pour en extraire quelques principes volatils, et pour la diviser et l'atténuer en même temps; tels sont les changemens qu'on fait subir aux mines avant de les fondre, et qu'on désigne plus spécialement par le terme de grillage; la torréfaction a plus souvent lieu sur les substances végétales.

TORRIDE, adj. *torridus*, brûlant: *zone torride*, espace du globe terrestre compris entre les deux tropiques, ainsi appelé parce qu'il est continuellement brûlé par les rayons du soleil.

TORS, SE, adj. *contortus*, tordu; dont les bords tournent ou tendent à tourner obliquement autour de leur axe: Bot.

TORTICOLIS, s. m. *caput obsti-*

pum ; état de la tête qui est tournée de côté , à cause d'une torsion du cou , causée par le défaut d'antagonisme musculaire.

Tortile, adj. *tortilis*, susceptible de torsion spontanée : Bot.

Tortue, s. f. *testudo*, reptile quadrupède, amphibie , de la famille des chéloniens , dont la chair constitue une nourriture douce et saine pour les navigateurs, dont l'écaille est très-analogue à la corne et sert aux mêmes usages qu'elle : Hist. Nat. — tumeur enkystée , large et ronde, semblable à une écaille de tortue, plus molle que l'athérome , laquelle a son siége à la tête , et cause quelquefois autant d'accidens que la taupe ou *talpa*

Tortueux, **euse**, adj. *tortuosus* ; qui fait plusieurs tours et détours ; — courbé inégalement en divers sens : Bot.

Toruleux, **euse**, adj. *torulosus*, de *torus*, moulure relevée en rond au bas des colonnes ; — se dit des siliques qui ont des renflemens : Bot.

Toucher, s. m. *tactus*, *attrectatio* ; l'action de toucher, le tact ; le sens par lequel nous jugeons des qualités tactiles des corps, telles que leur figure , leur volume , leur repos, leur mouvement, leur dureté , leur mollesse, leur température ; le premier , le plus grossier, mais le plus sûr et le plus infaillible de tous les sens ; — opération que le médecin accoucheur pratique a l'aide de ses deux mains , dont il applique l'une sur la région hypogastrique, pour juger du volume et de la situation de la matrice , tandis qu'il introduit le doigt indicateur de l'autre dans le vagin, pour examiner la conformation du bassin , l'état du col de la matrice , etc.

Tourbe, s. f. *glebæ palustres aptæ cremationi*, terre bitumineuse propre à brûler ; résidu de plantes ou d'herbes a demi-décomposées ; d'une nature très-mélangée , inflammable par l'action combinée de l'eau et de l'air ; donnant un charbon souvent pyrophorique , des sels et une huile analogue au goudron.

Tourbillon, s. m. *vortex*, *tur-*

bo ; quantité de matière que *Descartes* supposoit tourner autour d'un astre. — *Tourbillon magnétique*, nom que quelques physiciens donnent à la circulation muette de la matière ou fluide magnétique autour de l'aimant : Physiq. — *Tourbillon vasculaire* ou *vaisseaux tournoyans*, petits vaisseaux dont la choroïde est parsemée : Anat.

Tourniquet, s. m. *torcular*, instrument de chirurgie qui, en comprimant les vaisseaux d'un membre , facilite les operations et s'oppose à l'hémorragie , dans le cas d'amputation.

Tout, s. m. se prend , en mathématiques, pour une quantité composée de plusieurs parties , dont la réunion rétablit encore cette quantité ; de là vient cet axiome , le tout est égal à la somme de ses parties.

Toux, s. f. *tussis*, expiration convulsive, violente, fréquente et sonore , déterminée par tout ce qui irrite l'arrière-bouche, le larynx , la trachée-artère, les bronches, les poumons.

Toxique, s. m. *toxicum* , de τοξικὸν , venin, qui dérive de τόξον, arc, carquois ; nom générique de toutes sortes de poisons ainsi appelés parce que les barbares empoisonnoient leurs flèches.

Trabe, s. de *trabs*, poutre ; nom d'un météore enflammé, qui paroît en forme de poutre ou de cylindre : Physiq.

Trachée-Artère s. f. *trachea-arteria*, de τραχὺς , âpre , et d'ἀρτηρία, vaisseau aérien ; tuyau cylindroïde, un peu aplati d'avant en arrière, situé à la partie antérieure et moyenne du cou, au devant de l'œsophage, depuis le larynx jusqu'à la poitrine, où il se divise en deux branches inégales à la hauteur de la seconde ou troisième vertèbre du dos, tapissé intérieurement par une membrane muqueuse, destiné à porter l'air dans les poumons, composé de seize à vingt cerceaux cartilagineux planes, convexes en avant, concaves en arrière, épais a leur partie moyenne, minces et arrondis a leurs extrémités, posés de champ les uns a u dessus des autres , un peu plus larges vers le larynx que vers la poitrine, unis par une membrane élastique rougeâtre, interrompue en arrière par une bande musculo-membraneuse ; — nom de petits vaisseaux aériens, blancs et argentins, roulés en tire-bourre dans plusieurs parties des végétaux et des insectes ; — nom d'une ou deux petites ouvertures qu'on voit au manteau des coquillages : Hit. Nat.

TRACHÉLIEN , ENNE , adj. de τράχηλος, le cou, dérivé de τραχὺς, rude, âpre ; qui a rapport au cou.

TRACHÉLO - MASTOÏDIEN , adj. trachelo-mastoïdeus ; qui a rapport au col et à l'apophyse mastoïde. La première partie de ce mot dérive de τράχηλος, le cou ; pour l'autre partie, voyez MASTOÏDE.

TRACHÉOTOMIE, s. f. tracheotomia , de τραχὺς, rude, et de τέμνω, je coupe ; incision faite à la trachée-artère.

TRACHOMA , s. m. de τραχὺς, raboteux ; espèce de dartre des paupières, accompagnée d'âpreté, de rougeur, de démangeaison aux parties intérieures, d'ulcères, de fentes, de callosité et de renversement des paupières , sur-tout chez les vieillards.

TRACTION, s. f. de traho , tirer ; action par laquelle une puissance motrice attire un corps à elle.

TRAGACANTHE, s. f. tragacantha, de τράγος, bouc, et d'ἄκανθα, épine ; littéralement épine de bouc ; arbrisseau épineux, de l'ordre des plantes légumineuses, ainsi appelé parce que le bouc aime à le brouter, d'où découle une gomme qu'on nomme par corruption gomme adragant.

TRAGIEN, adj. qui appartient au TRAGUS. Voyez ce mot.

TRAGUS, s. m. mot latin que les anatomistes français ont conservé pour exprimer le petit bouton qui est à la partie antérieure de l'oreille, et qui se couvre de poil avec l'âge ; on lui a vraisemblablement donné ce nom à cause de sa ressemblance avec le grain d'une espèce de froment qu'on nomme tragus. On seroit porté à croire que tous les deux dérivent du grec τράγος, bouc.

animal qui porte du poil ou de la barbe au menton.

TRAJECTOIRE, s. f. trajectoria , courbe que décrit un corps détourné de sa direction ; — se dit en astronomie de l'orbite des planètes , parce que chacun de ces corps est continuellement détourné de sa direction par l'attraction des autres planètes, ce qui le force de décrire une ellipse : Astron.

TRANCHÉES, s. f. pl. tormina , torsiones, douleurs aiguës dans les entrailles, causées par des vents , ou des matières irritantes. — Tranchées utérines, douleurs de matrice qui succèdent à l'accouchement et durent plus ou moins de temps.

TRANSFUSION, s. f. transfusio , du verbe transfundere, transvaser, verser d'un vase dans un autre ; l'action de faire passer le sang du corps d'un animal dans celui d'un autre ; opération contraire aux principes de la saine physiologie , dont on trouve quelques traces dans la plus haute antiquité, où elle étoit regardée comme absurde et chimérique, renouvelée il y a quelques siècles par des esprits fougeux et entreprenans, mais condamnée et défendue par l'autorité publique sous les peines les plus rigoureuses.

TRANSLUCIDE, adj. de trans, à travers, et de lucidus, lucide ; se dit des minéraux qui ont une certaine transparence : Minéral.

TRANSMUTATION, s. f. transmutatio , action de changer une chose en une autre ; changement des métaux imparfaits en or ou en argent, par le moyen de l'élixir ou de la poudre de projection : Alchim.

TRANSPARENT, ENTE, adj. pellucidus ; se dit des corps au travers desquels on apperçoit les objets.

TRANSPIRATION , s. f. transpiratio, excrétion presque imperceptible, mais très-abondante qui se fait par les pores de la peau, qui varie selon les vicissitudes de l'atmosphère et les différens genres d'animaux , et dont l'interruption est la source d'une infinité de maladies. — Transpiration pulmonaire, celle qui se fait par toute la surface intérieure des vésicules du poumon, des bronches, de la trachée-artère, de la bouche et du nez ; — perte que font les végétaux d'une manière sensible ou non apparente à travers leur surface. Bot.

TRANSPLANTATION , s. f. *transplantatio* , prétendue manière que Paracelse avoit imaginée de guérir les maladies, en les faisant passer d'un sujet dans un autre , soit animal , soit végétal.

TRANSPORT , s. m. de *trans* , au delà, et de *porto* , je porte ; affection de la tête ou du cerveau qui arrive dans certaines maladies, caractérisée par une violente douleur de tête, par le délire ou l'assoupissement.

TRANSSUDATION , s. f. de *trans* , à travers, et de *sudo* , je sue ; action de passer à travers ; se dit de certains vases qui ont la propriété de rafraîchir l'eau, parce que leurs pores ouverts facilitent l'évaporation : Phys.

TRANSVERSAIRE , adj. *transversarius;* qui a rapport aux apophyses transverses des vertèbres.

TRANSVERSAL , ALE , adj. *transversalis ;* qui coupe obliquement : Géom. — se dit de plusieurs muscles : Anat.

TRANSVERSE , adj. *transversus* , oblique : Géom. — situé parallèlement à l'horizon ; le muscle transverse de l'abdomen, du périnée ; les sinus transverses.

TRAPÈZE , s. m. *trapezus* , de τράπεζα formé par ellipse de τετράπεζα, dont les racines sont τίτρας , quatre , et πέζα, pied ; figure rectiligne de quatre côtés inégaux, dont deux sont parallèles, ainsi appelée par les géomètres à cause de sa ressemblance avec une table à quatre pieds dont les Grecs se servoient : — nom que les anatomistes ont donné à un os du carpe , et à un muscle de la partie supérieure du dos , à cause de leur figure.

TRAPÉZIFORME , adj. *trapeziformis ;* qui a la figure d'un trapèze. *Voyez* TRAPÉZOÏDE.

TRAPÉZOÏDE , s. et adj. *trapezoïdes,* figure semblable au trapèze , mais dont les côtés ne sont point parallèles. *Voyez* TRAPÈZE.

TRAUMATIQUE , s. et adj. *traumaticus.* de τραῦμα, plaie ou blessure ; qui a rapport aux plaies, qui est bon contre les plaies.

TRAVAIL, s. m. *labor,* peine qu'on prend pour faire une chose. — *Travail d'enfant,* douleur d'une femme qui accouche ; effet des contractions de la matrice d'où résultent la dilatation de l'orifice de ce viscère, les glaires sanguinolentes, la formation et la rupture de la poche des eaux.

TRÉFLÉ , ÉE , adj. *trifoliatus ;* se dit des parties des plantes ou des plantes composées de trois folioles disposées comme celles du trèfle : Bot.

TREMBLEMENT , s. m. *tremor,* agitation foible et involontaire du corps ou de quelque membre, provenant de la contraction et du relâchement alternatif des muscles.

TRÉMOLITE , s. f. pierre combinée , ainsi appelée du mont *Tremola* , au mont S. Gothard ; blanche, inattaquable aux acides ; pesant 3,200 ; se fondant au chalumeau en un émail blanc bulleux : Minér.

TRÉMOUSSEMENT , s. m. *trepidatio* , agitation vive et irrégulière du corps.

TREMPE , s. f. de *tempero* , je tempère. — *Trempe de l'acier*, passage subit de ce métal d'une température très-chaude où il a acquis une couleur rouge , à la température d'un fluide dans lequel on le plonge : Métallurg.

TRÉPAN , s. m. *trepanum,* du grec τρύπανον, tarière, qui vient de τρυπάω, je perce ; instrument de chirurgie en forme de vilebrequin , auquel on adapte une scie arrondie, pour percer en tournant les os, sur-tout ceux du crâne ; — opération qu'on fait avec cet instrument.

TRÉPIDATION , s. f. *trepidatio* , tremblement des membres, ou de tout le corps; qui remue doucement, qui frétille.

TRIANDRIE , s. f. *triandria* , de τρεῖς, trois, et d'ἀνὴρ, gén. ἀνδρός, mari ; nom que Linné donne à la troisième classe des plantes dont la fleur a trois étamines ou organes mâles.

TRIANGLE , s. m. *triangulus,* figure rectiligne ou curviligne qui a trois angles et trois côtés : Géom.

TRIANGULAIRE , adj. *triangularis;* qui a trois angles ; qui a rapport au triangle.

TRIBADE , s. f. τριβὰς, gén. τριβάδος,

frotteuse, du verbe θρίβω, je frotte, *fricatrix* ou *conficatrix* des Latins; femme qui abuse de son sexe avec une autre femme ; celle dont le clitoris fait une telle saillie et acquiert une telle grosseur que le vulgaire ignorant la prendroit pour hermaphrodite ou croiroit qu'elle a été transformée en homme : vice de conformation très-commun dans les pays où la polygamie est permise, et sur-tout en Orient où les sérails sont des écoles d'impudicité dans lesquelles les jeunes femmes, tristes et malheureuses victimes de l'esclavage, cherchent à se dédommager entr'elles de la privation des plaisirs ; c'est dans ces climats que des femmes font, dit-on, métier de couper le clitoris aux jeunes filles, chez lesquelles il acquiert des dimensions démesurées.

TRIBOMÈTRE, s. m. *tribometrum*, de θρίβω, je frotte, et de μέτρον, mesure ; nom d'une machine inventée par Musschembroeck pour mesurer les frottemens.

TRICAPSULAIRE, adj. *tricapsularis*; qui a trois capsules : Bot.

TRICEPS, s. m. et adj. mot latin qui signifie trois têtes, et qu'on a conservé en français pour désigner des muscles dont l'extrémité supérieure présente trois divisions.

TRICHIASIS, s. m. τριχίασις, de θρίξ, gén. θριχός, cheveu, poil ; maladie des paupières causée par un dérangement des cils qui rentrent en dedans : on en distingue deux espèces qu'on nomme DISTICHIASIS et PHALANGOSIS. *Voy.* ces deux mots ; — affection des reins dans laquelle on rend des espèces de poils qui flottent dans l'urine ; — maladies des mamelles qu'Aristote attribuoit à un poil avalé par hasard en buvant, et porté par la voie de la circulation à ces organes, où il excitoit l'inflammation et la suppuration, à moins qu'il n'en sortît par expression ou par succion. Ce n'est, selon Mauriceau, que l'effet d'un lait caillé et grumelé dans le sein des nourrices.

TRICHISMOS, s. m. *trichismus*, de θρίξ, gén. τριχός, cheveu ; fracture presque imperceptible des os plats, ainsi appelée parce qu'elle ressemble à un cheveu : Chir.

TRICUSPIDE ou TRICUSPIDAL, ALE, adj. *tricuspis*, de *tri* pour *tres*, trois, et de *cuspis*, pointe ; qui a trois pointes ; nom de trois valvules placées à l'orifice du ventricule droit du cœur.

TRIDACTYLE, adj. *tridactylus*, de τρεῖς, trois, et de δάκτυλος, doigt ; nom des animaux qui ont trois doigts à chaque pied : Hist. Nat.

TRIDENTÉ, ÉE, adj. *tridentatus*; qui a trois dents : Bot.

TRIÈDRE, adj. de τρεῖς, trois, et d'ἕδρα, siége, base, face; se dit d'une pyramide terminée par trois faces ou d'un angle formé par la réunion de trois plans : Géom.

TRIFIDE, adj. *trifidus*; qui est fendu en trois à peu près jusqu'à moitié : Bot.

TRIGASTRIQUE, adj. *trigastricus*, de τρεῖς, trois, et de γαστήρ, ventre ; qui a trois ventres ; se dit des muscles qui ont trois portions charnues : Anat.

TRIGLOCHINES, s. m. pl. τριγλώχινες, de τρεῖς, trois, et de γλωχίς, pointe. *Voyez* TRICUSPIDE.

TRIGONE, s. m. en grec τρίγωνον, triangle, de τρεῖς, trois, et de γωνία, angle. — *Trigone vésical*, espèce de triangle composé d'une substance différente de celle de la vessie, beaucoup plus sensible que les autres parties de ce réservoir, situé à sa partie postérieure, de façon que l'une de ses pointes vient former la luette vésicale, tandis que les deux autres s'étendent jusqu'à l'insertion des uretères. — *Trigone des planètes*, aspect de deux planètes éloignées l'une de l'autre de 120 degrés, ou de la troisième partie du zodiaque : Astron. — se dit encore des parties des plantes qui ont trois angles et trois côtés, ou trois faces distinctes : Bot.

TRIGONOMÉTRIE, s. f. *trigonometria*, de τρίγωνα, triangle, et de μέτρον, mesure ; art de mesurer les triangles ; partie de la géométrie qui enseigne à trouver les parties inconnues d'un triangle, par le moyen de celles qu'on connoît. La condition nécessaire pour la solution de ce problème, est de connoître trois choses, parmi lesquelles se trouve au moins un côté.

TRIGYNIE, s. f. *trigynia*, de

τρεῖς, trois, et de γυνή, femme ou femelle ; ordre de plantes dont la fleur a trois pistils ou trois organes femelles.

TRIJUGÉ, ÉE, adj. *trijugus ;* se dit des feuilles pinnées et qui ont trois paires de folioles : Bot.

TRIJUMEAUX, s. m. pl. *tergemini,* nerfs qui forment la cinquième paire cérébrale, ou le nerf trifacial, ainsi nommé à cause de ses trois branches, l'orbito-frontale, la sus-maxillaire et la maxillaire, qui se distribuent à la face.

TRILATÈRE, s. m. de *tres,* trois, et de *latus,* côté ; figure qui a trois côtés : Géom.

TRILOBÉ, ÉE, *trilobus ;* qui a trois lobes : Bot.

TRILOCULAIRE, adj. *trilocularis ;* qui est à trois loges : Bot.

TRIN ou TRINE, adj. *trinus ;* se dit en astronomie de l'aspect de deux étoiles éloignées de 120 degrés. *Voyez* TRIGONE.

TRINERVÉ, ÉE, adj. de *tres,* trois, et de *nervus,* nerf ; qui a trois nervures : Bot.

TRINOME, s. m. *trinomius,* de τρεῖς, trois, et de νομή, part, division ; quantité algébrique composée de trois termes.

TRIOECIE, s. f. de τρεῖς, trois, et d'οἰκία, maison, habitation ; nom du troisième ordre de la vingt-troisième classe du système de Linné. Cet ordre comprend les plantes qui, sur trois individus de la même espèce, portent sur l'un des fleurs hermaphrodites, sur le second des fleurs mâles, et sur le troisième des fleurs femelles : Bot.

TRIPARTIBLE, adj. *tripartibilis ;* qui est susceptible de trois divisions spontanées.

TRIPÉTALE, adj. *tripetalus,* de τρεῖς, trois, et de πέταλον, feuille ou pétale ; qui a trois feuilles ou pétales.

TRIPHYLLE, adj. *triphyllus,* de τρεῖς, trois, et de φύλλον, feuille ; nom que Linné donne au calice quand il est divisé en trois pièces ou petites feuilles : Bot.

TRIPLINERVÉE, adj. f. (feuille) *folium triplinervium ;* qui a cinq nervures principales longitudinales, dont deux naissent de la base de la nervure médiaire, et deux autres au dessus plus ou moins éloignées des premières : Bot.

TRIPOLI, s. m. substance argileuse, ferrugineuse, calcinée par l'action lente et continuée des feux souterrains, ainsi appelée, selon Buffon, de Tripoli en Barbarie, et selon d'autres, de Tripoli en Syrie, pays volcanisés d'où on l'envoyoit avant qu'elle eût été découverte en Europe ; servant à polir les glaces, les pierres dures, les métaux et surtout le cuivre et ses alliages : Minéralog.

TRIPTÈRE, adject. *tripterus,* de τρεῖς, trois, et de πτέρον, aile ; qui a trois ailes : Bot.

TRIPTÉRYGIEN, adj. m. de τρεῖς, trois, et de πτερύγιον, nageoire de poisson ; qui a trois nageoires : Ichtyol.

TRIQUÈTRE, adj. *triqueter ;* qui a trois faces et trois angles vifs : Bot.

TRISANNUEL, ELLE, ou TRIENNAL, ALE, adj. *triennis ;* qui dure trois ans : Bot.

TRISME ou TRISMUS, s. m. τρισμός, grincement, de τρίζω, je grince ; resserrement convulsif ou rigidité spasmodique de la mâchoire, ainsi nommée à cause du grincement des dents qui en est l'effet.

TRISPERME, adj. *trispermus,* de τρεῖς, trois, et de σπέρμα, sperme, graine, semence ; qui porte ou renferme trois graines : Bot.

TRISULE, ou SEL TRIPLE, s. m. et adj. *trisalus,* nom générique des sels qui résultent de l'union de deux sels neutres, et non de la combinaison de deux bases à la même portion d'acide : Chim.

TRITÉOPHIE, s. f. *tritœophia,* de τριταῖος, tous les trois jours, et de φύω, je nais ; nom d'une fièvre rémittente maligne ou ataxique, dont les accès reviennent tous les trois jours.

TRITERNÉ, ÉE, adj. *triternatus ;* se dit des feuilles composées, trois fois ternées, ou dont le pétiole commun se divise trois fois en trois : Bot.

TRITURATION, s. f. *trituratio, tritura,* opération de pharmacie par laquelle on réduit les médicamens en poudre ; — selon les mécaniciens, action de l'estomac sur les alimens pendant la digestion, et des vaisseaux artériels sur le sang, comme pour en briser les globules.

TRIVALVÉ, ÉE, adj. *trivalvis;* qui a trois valves : Bot.

TRIVENTRE ou TRIVENTER. *V.* TRIGASTRIQUE.

TROCART ou TROIS-QUARTS, s. m. *vernaculum, triangulare, triquetrum,* poinçon d'acier terminé en pointe triangulaire, et renfermé dans une canule d'argent, dont on se sert pour faire les ponctions.

TROCHANTER, s. m. τροχαντὴρ, du verbe τροχάω, je tourne ; nom de deux apophyses de la partie supérieure du fémur, ainsi appelées parce qu'elles servent d'attache aux muscles rotateurs de la cuisse ; — le grand et le petit trochanter.

TROCHANTÉRIEN, ENNE, adj. qui appartient au grand trochanter, ou simplement au TROCHANTER. *Voy.* ce mot.

TROCHANTIN ou TROKANTIN, s. m. le petit TROCHANTER. *Voy.* ce mot.

TROCHANTINIEN, ENNE, adj. qui appartient ou a rapport au TROCHANTIN. *Voy.* ce mot.

TROCHIN, s. m. de τροχάω, je tourne ; la plus petite des apophyses qu'on remarque à l'extrémité scapulaire de l'humérus, ainsi appelée parce qu'elle sert d'attache aux muscles rotateurs.

TROCHINIEN, ENNE, adj. qui appartient au TROCHIN. *Voy.* ce mot.

TROCHISQUES, s. m. plur. *trochisci,* en grec τροχίσκοι, petites roues, de τροχὸς, roue : petites masses arrondies d'un médicament solide dont les intermèdes sont le sucre et le mucilage adragant, qui par conséquent doit avoir une saveur sucrée, et se convertit dans les voies de la déglutition en un mucilage sucré plus ou moins visqueux.

TROCHITER, s. m. de τροχάω, je tourne ; la plus grande des apophyses qu'on remarque à l'extrémité scapulaire de l'humérus, qui sert d'attache aux muscles rotateurs.

TROCHITÉRIEN, ENNE, adj. qui appartient au TROCHITER. *Voy.* ce mot.

TROCHLÉATEUR, adj. m. *trochleator,* de τροχιλία, poulie ou trochlée, dérivé de τροχάω, je tourne ; nom du muscle grand oblique de l'œil, ainsi appelé parce qu'il passe dans une membrane en partie cartilagineuse, qui lui sert comme de poulie.

TROCHLÉE ou TROKLÉE, s. f. *trochlea,* du grec τροχιλία, poulie, dérivé de τρέχω, je tourne ; nom de la face articulaire qu'on remarque à l'extrémité cubitale de l'humérus. Elle est ainsi appelée parce qu'elle est creusée en forme de poulie.

TROGLODYTES, s. m. plur. *troglodytæ,* de τρώγλη, trou, caverne, et de δύω ou δω, j'entre, je pénètre ; nom d'un ancien peuple d'Afrique ainsi appelé parce qu'il habitoit, dit-on, dans des cavernes ; — nom qu'on donne aujourd'hui à ceux qui vivent sous terre, tels que les mineurs de Suède, de Pologne, etc.

TROMBE, s. f. de l'italien *tromba, vortex turbineus, turbo marinus,* météore aqueux ou amas de vapeurs semblable à un gros nuage très-épais, s'allongeant de bas en haut ou de haut en bas en forme de cylindre ou de cône renversé ; imitant le bruit d'une mer agitée ; vomissant la pluie et la grêle ; capable d'engloutir les vaisseaux, de déraciner les arbres et de renverser les édifices ; très-rare sur terre, assez fréquent sur mer, où l'on fait tout ce qui est possible pour l'éviter, ou bien pour le rompre à coups de canons, avant d'être dessous : Phys.

TROMPE, s. f. *tuba* des Latins, σάλπιγξ des Grecs ; museau de l'éléphant qui s'allonge et se raccourcit : — partie avec laquelle les insectes ailés sucent ce qui est propre pour leur nourriture. — *Trompe d'Eustachi,* canal de l'oreille qui conduit à la caisse du tambour. — *Trompes de Fallope,* tuyaux coniques qui, des ovaires, aboutissent au fond de la matrice : Anat.

TRONC, s. m. *truncus,* tige d'un arbre depuis la racine jusqu'aux branches : Bot. — partie principale du corps qui présente trois grandes cavités, le crâne, le thorax et l'abdomen, et que les anatomistes divisent en trois parties, l'une moyenne, comprise entre les deux autres qui sont la tête et le bassin, et qu'on nomme les deux extrémités du tronc; — partie principale d'un vaisseau, d'un nerf, avant leurs ramifications.

TRONQUÉ, ÉE, adj. *truncatus;* se dit de ce qui est terminé brusquement, comme si on l'avoit coupé transversalement: Bot. — *Pyramide tronquée*, celle dont on a retranché le sommet par un plan parallèle à la base, ou incliné d'une manière quelconque: Géom.

TROPHOSPERME, s. m. *trophospermium*, de τρέφω, je nourris, et de σπέρμα, sperme, graine; littéralement *qui nourrit la graine;* partie du péricarpe qu'on appelle placenta ou réceptacle de la graine: Bot.

TROPIQUES, s. m. pl. *tropici*, en grec τροπικοί, dérivé de τρέπω, je retourne; nom de deux petits cercles parallèles à l'équateur, que le soleil paroît décrire aux solstices et qui marquent la plus grande déclinaison de cet astre. Leur nom vient de ce que le soleil, étant arrivé à l'un d'eux, semble retourner vers l'autre: Astron. *Voyez* CANCER et CAPRICORNE.

TROUSSEAU, s. m. *fasciculus*, petit faisceau de parties liées ensemble — *Trousseau* musculeux, ligamenteux.

TROUSSE-GALANT, s. m. maladie ainsi appelée parce qu'elle abat les hommes les plus robustes en très-peu de temps. *Voyez* CHOLÉRA-MORBUS.

TRUFFE, s. f. *tuber*, espèce de champignon odorant et noirâtre, en masse charnue, sans tige ni racines, qu'on trouve en terre où il naît, vit, meurt, et se reproduit sans paroître au dehors; — mot qui exprimeroit bien ce que les botanistes appellent racine tubéreuse.

TRUSION, s. f. *trusio*, du verbe *trudere*, pousser avec violence; mouvement de *trusion*, par lequel le sang est porté du cœur aux extrémités, d'où il est rapporté par les veines.

TRYPHÈRE, s. f. de τρυφερός, délicat; nom d'un opiat composé de

plusieurs ingrédiens, ainsi appelé parce qu'il opère agréablement, ou parce qu'il procure du repos à ceux qui en usent.

TUBE, s. m. *tubus*, tuyau, canal, conduit. — *Tube* intestinal; partie inférieure d'une corolle monopétale, ou d'un calice monophylle: Bot. — *Tube de Weller*, tube de verre recourbé en S, et garni à sa partie supérieure d'une espèce d'entonnoir; instrument avec lequel on introduit les liquides, et sur-tout les acides, dans les cornues; utile sur-tout dans la fabrication des acides nitrique, muriatique, etc.

TUBERCULE, s. m. *tuberculum*, diminutif de *tuber*, truffe; petite tumeur, bosse, nœud; ordinairement tumeur médiocre, plus considérable que la pustule; — petite éminence, comme les *tubercules* quadrijumeaux: Anat. — toute excroissance en forme de bosse ou de grain de chapelet, sur les feuilles, les tiges, les racines, et particulièrement sur les racines tubéreuses: Bot.

TUBÉREUSE, adj. f. (racine) *radix tuberosa*, charnue, plus ou moins renflée: Bot.

TUBÉROSITÉ, s. f. *tuberositas*, petite tumeur ou bosse qui vient naturellement en quelque endroit du corps; — éminence raboteuse d'un os, où s'attachent les muscles. — *Tubérosité* de l'ischion, *tubérosité* occipitale.

TUBULURE, s. f. de *tubus*, tube; vase tubulé ou garni d'un tube: *cornue tubulée:* Chim.

TUMÉFACTION, s. f. *tumefactio*, de *tumeo*, je m'enfle, et de *facio*, je fais; enflure qui vient extraordinairement en quelque endroit du corps.

TUMEUR, s. f. *tumor*, du verbe latin *tumeo*, je m'enfle; enflure accidentelle ou contre nature, produite en quelque partie du corps par une congestion d'humeurs, par le déplacement des parties molles ou solides, par la présence de quelque corps étranger.

TUNGSTATE, s. m. *tungstas*, nom générique des sels formés par la combinaison de l'acide tungstique avec les bases: Chim.

TUNGSTÈNE, s. m. mot suédois qui signifie terre pesante ; métal formé de petits globules peu adhérens, gris d'acier ; peu fusible ; pesant 17,5 ; qu'on obtient en réduisant l'acide tungstique avec du charbon rouge dans un creuset ; qui s'oxyde à l'air ; dont on ignore l'union avec les combustibles et l'action sur l'eau ; inattaquable par les acides sulfurique, nitrique et muriatique ; légèrement attaquable par le nitro-muriatique et le muriatique oxygène ; acidifiable par les nitrates et muriates suroxygénés ; dont on espère tirer des avantages réels, parce qu'il colore les flux vitreux en bleu ou en brun, et qu'il adhère aux couleurs végétales.

TUNGSTIQUE, adj. tungsticus, nom d'un acide dont le tungstène est la base, qui n'est connu dans la nature qu'uni à la chaux, au plomb ou au fer ; en poudre blanche, âpre ; rougissant le tournesol, pesant 3,600 ; inaltérable à l'air, difficilement réductible par le charbon ; cédant son oxygène à beaucoup de métaux ; soluble dans vingt parties d'eau bouillante ; indissoluble par les acides, mais bleuissant par le sulfurique bouillant, et jaunissant par le nitrique et le muriatique ; non encore employé ; applicable à la teinture.

TUNIQUE, s. f. tunica, enveloppe ; toute production membraneuse qui enveloppe certaines parties du corps ou des végétaux.

TURBINÉ, ÉE, adj. turbinatus, de turbo, toupie ; qui est en forme de toupie ou de cône renversé ; se dit des coquillages qui tournent en spirale et se terminent en pointe : Conchyliol. — se dit aussi de ce qui est court et d'une forme conoïdale renversée, ou qui a quelque ressemblance avec une toupie ou une poire : Bot.

TURBITH, s. m. turpethum, racine d'une plante qui appartient aux liserons, et que le commerce apporte des Indes ; ligneuse, en morceaux oblongs, compacte, de la grosseur du doigt, resineuse, brune ou grise en dehors, blanchâtre en dedans, un peu âcre, nauséabonde, plus forte que le jalap, moins que la scammonée. — Turbith minéral, oxyde mercuriel jaune par l'acide sulfurique : Chim.

TURGESCENCE. s. f. turgescentia, du verbe turgescere, s'enfler ; surabondance d'humeurs. Voyez ORGASME.

TURION, s. m. turio, bourgeon radical des plantes vivaces ; exemple, l'asperge.

TURQUOISE, s. f. Turchois, de Turquie ; pierre précieuse, non transparente, ainsi appelée à cause de sa couleur bleue, qui est la couleur favorite des Turcs ; — nom des dents fossiles de différens animaux qui ont été colorés en vert ou en bleu par les oxydes métalliques, sur-tout par le cuivre ; tels sont un squelette de quadrupède coloré par le cuivre, dont Swedenberg a fait graver la figure, une main de femme qu'on voit au Muséum d'Histoire Naturelle, dont le bout des doigts est vert, et dont les muscles momifiés sont aussi d'une couleur verdâtre ; tels sont enfin beaucoup d'ossemens colorés par le cuivre, qu'on a trouvés aux environs des Simorre, dans le Bas-Languedoc, et parmi lesquels étoient quelques unes de ces énormes dents qu'on trouve aussi sur les bords de l'Ohio, et qui ont appartenu à un quadrupède de la taille de l'éléphant, dont l'espèce ne se retrouve plus : Hist. Nat.

TUTIE, s. f. tuthia, du chinois tutanag, qui signifie le zinc ; oxyde métallique dur, garni d'aspérités qui semblent lui donner un aspect poreux, participant du zinc, du cuivre et de l'étain, qu'on retire en exploitant les mines de plomb où le zinc existe : Minéral.

TUYAU, s. m. tubus, canal ; canal, conduit qui sert à la circulation ou progression des liquides : Hydraul.

TYMPAN, s. m. tympanum, de τύμπανον, tambour ; membrane sèche et en quelque sorte transparente, de forme circulaire, concave extérieurement, convexe à l'intérieur, enchâssée dans une rainure oblique à l'extrémité du conduit auditif, qui sépare l'oreille externe d'avec l'interne ; elle est ainsi appelée parce qu'elle est placée au devant d'une cavité pratiquée dans l'épaisseur de l'os temporal, et qu'on a comparée à une caisse de tambour.

TYMPANITE, s. f. *tympanites*, de τυμπανον, tambour ; gonflement de l'abdomen, causé par l'accumulation de l'air dans le tube intestinal, ou dans le péritoine, et ainsi nommé parce que le ventre est ballonné et résonne comme un tambour quand on le frappe.

TYPE, s. m. *typus*, de τυπος, modèle, dérivé de τύπτω, je frappe ; figure originale, forme première, marque de quelque chose ; ainsi appelée parce qu'en frappant, le coup s'imprime et laisse une empreinte.

TYPHODE, adj. *typhodes*, de τύφω, j'enflamme ; se dit d'une espèce de fièvre ardente et continue, accompagnée de sueurs abondantes, dont parle Galien.

TYPHOMANIE, s. f. *typhomanie*, de τύφος, stupeur, et de μανία, manie, folie ; espèce de frénésie compliquée de léthargie, où les malades sont dans la rêverie et le coma ; où il y a en même temps foiblesse et irritation , assoupissement et délire ; maladie qui ne diffère de la léthargie que parce qu'on conserve, après l'attaque, le souvenir des impressions reçues.

TYPHUS, s. m. de τύφος, stupeur, assoupissement ; terme adopté par les anciens pour désigner une fièvre accompagnée de symptômes de malignité ou d'ataxie, et de putridité ou d'adynamie. Les modernes admettent deux espèces de *typhus ;* savoir, le *typhus pétéchial* et le *typhus icterodes ;* le premier, ainsi nommé parce qu'il est accompagné de pétéchies, est grave ou modéré ; le typhus grave comprend la fièvre des prisons ou d'hôpital, la fièvre des camps ou des armées, et toutes les fièvres malignes produites par les contagions humaines et les miasmes des marais ; le typhus modéré renferme la fièvre lente nerveuse, la fièvre maligne avec assoupissement ; la seconde espèce, ou le *typhus icterodes*, qui se distingue par la couleur jaune de la peau, s'étend aux différentes espèces et variétés de fièvres malignes que

contractent ceux qui voyagent des pays froids en Amérique.

TYPOLITHE, s. f. *typolithes*, de τύπος, type, image, figure, et de λίθος, pierre ; nom d'une pierre figurée, qui porte des empreintes de plantes ou d'animaux.

TYROMORPHITE, s. f. *tyromorphites*, de τυρός, fromage, et de μορφή, forme, figure ; nom d'une pierre figurée qui imite un morceau de fromage.

U

ULCÉRATION, s. f. *ulceratio*, ulcère superficiel.

ULCÈRE, s. m. *ulcus*, du grec ἕλκος, solution de continuité aux parties molles, qui ne tend point à la guérison, produite ou entretenue par un vice local ou interne , avec perte de substance et supporation.

ULIGINAIRE, adj. *uliginarius*, d'*uligo*, humidité naturelle de la terre ; qui croît dans les lieux humides.

ULIGINEUX, EUSE, adj. *uliginosus*, d'*uligo*, humidité ; se dit des terrains extrêmement humides.

UNCIFORME, adj. *unciformis*, d'*uncus*, crochet ; en forme de crochet, crochu.

UNGUIS, s. m. mot latin qui signifie ongle, et que les anatomistes latins emploient pour exprimer un os situé au bas de l'angle interne de l'orbite, parce qu'il a quelque ressemblance avec un ongle du doigt ; — nom d'une maladie de l'œil qu'on appelle aussi ONGLET , PTÉRYGION. *Voyez* ces mots.

UNIBRANCHAPERTURE, s. m. d'*unus*, un, unique, de *branchiæ*, branchies, ouïes des poissons, et d'*apertura*, ouverture ; nom que les ichthyologistes donnent aux poissons osseux, sans opercule, sans membrane branchiale , et sans nageoires ventrales , dont le trou des branchies, qui est unique, s'ouvre sous la gorge.

UNIFLORE, adj. *uniflorus ;* qui ne porte qu'une fleur : Bot.

UNIFORME, adj. *uniformis ;* qui a la même forme : *mouvement uniforme*, celui d'un corps qui parcourt des espaces égaux en temps égaux : Mécan.

UNILABIÉ, ÉE, adj. *unilabiatus ;* se dit d'une corolle qui se prolonge d'un seul côté en une seule lèvre, comme celle de l'acanthe : Bot.

UNILATÉRAL, ALE, adj. *unilateralis*, situé d'un seul côté : *épi unilatéral*, dont toutes les fleurs naissent d'un seul côté de la rafle commune : Bot.

UNILOCULAIRE, adj. *unilocularis ;* qui n'a qu'une loge, ou dont la cavité n'est divisée par aucune cloison complète : Bot.

UNIPÉTALÉ, ÉE, adj. *unipetalus ;* se dit d'une corolle qui n'a qu'un pétale, dont la position latérale, par rapport aux organes sexuels, indique cependant la polypétaléité : telles sont les corolles de plusieurs genres des légumineuses : Bot.

UNISEXÉ, ÉE, adj. *unisexifer ;* qui est pourvu d'un seul sexe : *fleur unisexée :* Bot.

UNISSANT, ANTE, adj. *uniens ;* se dit d'un bandage employé pour la réunion des plaies et de la fracture de la rotule.

UNITÉ, s. f. *unitas*, toute quantité considérée isolément, et qui ne peut être divisée en d'autres unités de la même espèce : Mathémat.

UNIVALVE, s. et adj. *univalvis ;* se dit des poissons testacés dont la coquille n'est composée que d'une pièce : Hist. Nat. — nom d'un péricarpe qui s'ouvre d'un seul côté : Bot. — composé d'une seule pièce : Conchyl.

URANE, s. m. *uranus*, d'οὐρανὸς, ciel ; métal découvert en 1789 par le célèbre Klaproth ; d'un gris foncé un peu éclatant ; pesant 6,440 ; attaquable par le couteau et la lime ; presque infusible et intraitable au feu, difficilement oxydable, même au chalumeau ; point encore combiné avec les combustibles, à cause de sa grande rareté ; dont on ignore l'action sur l'eau, sur les oxydes et les acides ; point encore employé dans les arts, quoiqu'il offre de belles couleurs à la porcelaine, aux émaux,

à la verrerie. Son nom vient de ce qu'il a été consacré au Ciel, comme le tellure à la Terre : Chim.

URANOCHRE, s. m. *uranochra*, d'*uranus*, urane, et d'ωχρὸς, jaune ; oxyde d'urane, ainsi appelé à cause de sa couleur jaune, brunâtre ; il pèse 3,24 ; est insoluble dans les alcalis, très-soluble dans les carbonates ; colore les composés vitreux en jaune verdâtre, en vert d'émeraude, ou en brun varié : Chim.

URANOGRAPHIE, s. f. d'οὐρανὸς, le ciel, et de γράφω, je décris ; description du ciel : Astron.

URANOLOGIE, s. f. d'οὐρανὸς, le ciel, et de λόγος, discours ; traité du ciel.

URANOSCOPE, s. m. d'οὐρανὸς, et de σκοπέω, je regarde ; qui regarde le ciel ; poisson de mer qui a les yeux placés sur la tête et tournés vers le ciel.

URANOSCOPIE, s. f. d'οὐρανὸς, le ciel, et de σκοπέω, je regarde, je considère ; observation du ciel, l'astronomie.

URATE, s. m. *uras*, d'οὖρον, urine ; nom générique des sels formés par la combinaison de l'acide urique avec différentes bases.

URCÉOLÉ, ÉE, adj. *urceolatus*, d'*urceus*, outre ; se dit des calices ventrus et rétrécis vers leur orifice : Bot.

URÉE, s. f. *urea*, d'οὖρον, urine ; matière excrémentitielle surchargée d'azote, le dernier terme de l'animalisation, tendant extrêmement à la putridité, la base de l'urine, à laquelle elle donne sa couleur, son odeur, une partie de sa saveur, et en général toutes les propriétés qui caractérisent proprement l'urine ; fétide, alliacée, âcre, déliquescente, dissoluble dans l'eau et l'alcohol ; altérable par les acides ; crystallisant avec l'acide nitrique, effet qui la distingue de toutes les autres matières ; décomposable par les alcalis ; changeant réciproquement la forme crystalline du muriate de soude et d'ammoniaque contenus dans l'urine, dont elle rend le premier octaèdre et le second cubique ; s'unissant avec les matières végétales dissolubles.

URÉTÈRES, s. f. pl. *ureteres*, d'*οὖρον*, l'urine ; longs canaux membraneux, blanchâtres, cylindriques, de la grosseur d'une plume à écrire, destinés à porter l'urine des reins, où ils prennent leur origine, dans la vessie, dont ils percent les parois à sa partie postérieure et inférieure.

URÉTÉRITIS ou **URÉTHRITIS**, s. f. inflammation des uretères, accompagnée de douleurs plus ou moins aiguës dans les lombes. *V.* **BLENNORRHAGIE**.

URÉTIQUE, adj. *ureticus*, du grec *οὖρον*, urine ; se dit des voies urinaires, des remèdes qui provoquent l'urine ; des malades qui urinent facilement, etc.

URÈTRE, s. f. *urethra*, du grec *οὐρήθρα*, dérivé d'*οὖρον*, l'urine ; canal membraneux cylindrique, long de dix à douze pouces, courbé en manière d'S romaine, et ayant des connexions intimes avec la verge chez l'homme ; n'ayant qu'un pouce de long, mais plus large et plus dilatable, situé presque horizontalement et très-adhérent au vagin chez la femme ; servant à l'évacuation de l'urine dans l'un et l'autre sexe.

URINAL, s. m. *urinatorium*, vase à col incliné où les malades urinent commodément.

URINE, s. f. *urina*, *lotium* des Latins, *οὖρον* des Grecs ; liqueur excrémentitielle, dont la sécrétion se fait dans les reins, et qui s'accumule dans la vessie, d'où elle sort par l'urètre ; elle est d'une couleur jaune citronnée, d'une odeur aromatique, d'une saveur acidule, âcre, salée ; on y trouve, par l'analyse chimique, trois acides libres, le phosphorique, l'urique et le benzoïque, des phosphates de soude, de chaux, de magnésie et d'ammoniaque, des muriates de soude et d'ammoniaque, et de l'urée ; la décomposition spontanée y forme de l'acide acéteux, de l'acide carbonique et de l'ammoniaque, du phosphate ammoniaco-magnésien, du phosphate ammo-

niacal, et beaucoup de carbonate d'ammoniaque.

URINEUX, **EUSE**, adj. *urinosus* ; qui est de la nature, qui a l'odeur de l'urine.

URIQUE, adj. *uricus*, nom d'un acide qu'on trouve dans l'urine, crystallisé en couches striées, insoluble dans l'eau froide, très-peu soluble dans l'eau chaude, insipide, inodore, fauve ou couleur de bois quand il est pur dans les calculs ; soluble dans les alcalis caustiques ; prenant une couleur rouge d'œillet avec l'acide nitrique.

URNE. *Voyez* **PYXIDULE**.

UROCRISE, s. f. *urocrisis*, d'*οὖρον*, urine, et de *χρίνω*, je juge ; jugement qu'on porte par l'inspection des urines.

UROMANCIE, s. f. *uromantia*, d'*οὖρον*, urine, et de *μαντεία*, divination, prophétie ; l'art prétendu de deviner les maladies par l'inspection des urines ; — de là *Uromantes*, charlatans qui prétendent deviner les maladies par la seule inspection des urines.

URTICARIA ou **URTICAIRE**. *Voy.* **ORTIÉE**.

URTICATION, s. f. *urticatio*, du latin *urtica*, ortie ; sorte de flagellation qu'on pratique avec des orties pour rappeler la chaleur naturelle dans certaines parties.

USTION, s. f. *ustio*, du latin *uro*, je brûle ; action de brûler ; — effet du cautère actuel : Chir. — torréfaction, calcination : Chim.

USTULATION, s. f. *ustulatio*, du verbe *ustulare*, brûler ; l'action de faire sécher une substance humide au feu ; il se dit aussi du vin qu'on a fait chauffer ou brûler : Pharmac.

USUEL, **ELLE**, adj. *usualis*, dont on se sert ordinairement ; drogues usuelles.

UTÉRIN, **INE**, adj. *uterinus*, du latin *uterus*, la matrice ; se dit de tout ce qui concerne la matrice : *Fureur utérine*, passion amoureuse très-violente, caractérisée par des regards, des propos et des gestes lascifs. *Voyez* **HYSTÉRIE**.

UTÉRUS. *Voyez* **MATRICE**.

UTRICULAIRE, s. et adj. *utricularius*, diminutif d'*uter*, outre ; — subst. petit outre, — adject. se dit d'un genre de plante dont le fruit est une capsule globuleuse et uniloculaire : Bot.

UTRICULE, s. m. *utriculus*, diminutif d'*uter*, outre ; petit outre.

UVÉE, s. f. d'*uva*, raisin; membrane qui est immédiatement au dessous de la cornée, ainsi appelée parce qu'elle a quelque ressemblance à un grain de raisin par sa noirceur.

UVULAIRE, adj. *uvularis*, d'*uvula*, luette ; qui a rapport à la luette ; glandes *uvulaires*, cryptes glanduleux qui environnent la luette.

V

VACCIN, s. m. *virus vaccinum*, de *vacca*, vache ; virus particulier . ainsi appelé parce qu'il est contenu dans les cellules d'un bouton qui vient au pis des vaches affectées du *cowpox ;* liquide composé d'eau et d'albumine, dont on ignore les proportions.

VACCINATION, s. f. *vaccinatio*, inoculation de la vaccine ; opération qui consiste à mettre le virus vaccin en contact avec les vaisseaux absorbans de la peau, en soulevant l'épiderme avec la pointe d'une aiguille ou d'une lancette trempée dans ce virus.

VACCINE, s. f. *vaccina*, maladie boutonneuse, particulière aux vaches, et qui , inoculée aux enfans , les préserve de la petite vérole ; ses caractères sont , dès le troisième jour après l'inoculation, un tubercule rouge et clair à l'endroit de la piqûre; le cinquième jour , prurit, vésicule pleine d'une humeur limpide, mince, rouge et pointue au sommet, unie, large, et ordinairement incolore à la base ; le sixième jour, rougeur de toute la pustule dont le centre est déprimé, et les bords gonflés en forme de bourrelet ; le septième jour, plus de rougeur aux bords, aréole rouge, circonscrite, plus ou moins étendue ; les jours suivans, progrès de l'affection locale, fièvre légère; le onzième, issue de gouttelettes d'une humeur limpide par l'ouverture de la pustule : les jours suivans, dessiccation graduée ; du quatorzième au vingt-troisième, croûte brunâtre plus ou moins consistante, qui tombe du vingt-quatrième au vingt-septième jour, et laisse une cicatrice plus ou moins profonde.

VAGIN , s. m. de *vagina* , gaîne, fourreau ; canal cylindroïde , membraneux, de cinq à six pouces de long , et d'un bon pouce de large , plus étroit chez les vierges que chez les femmes mariées ou qui ont eu des enfans ; situé un peu obliquement de bas en haut , entre la vessie et le rectum ; communiquant par une de ses extrémités avec la vulve, et par l'autre avec la matrice dont il embrasse le col ; tapissé intérieurement d'une membrane muqueuse, très-ridée dans le jeune âge, lisse dans la vieillesse, dont l'orifice est quelquefois bouché par l'hymen , qui disparoît chez les femmes mariées , et est remplacé par les caroncules myrtiformes.

VAGINAL , ALE , *vaginalis* ; qui a rapport au vagin ; artères vaginales ; — qui ressemble à une gaîne ; tunique vaginale du testicule.

VAGINANT, ANTE, adj. *vaginans*, faisant la gaîne : Bot.

VAGISSEMENT , s. m. *vagitus*, cri des enfans.

VAIRON , adj. m. *dispar oculis ;* se dit des hommes et des chevaux dont la prunelle est entourée d'un cercle blanchâtre , ou de ceux qui ont les yeux de différentes façons.

VAISSEAU , s. m. *vas*, vase quelconque ; — tout ce qui contient les fluides qui circulent dans le corps de l'animal, comme les artères , les veines , les conduits lymphatiques. — On nomme encore *vaisseaux*, les vases qui servent dans les opérations chimiques, tels que les matras, les cornues, les ballons. etc.

VALÉTUDINAIRE , adj. *valetudinarius*, de *valetudo*, santé ; infirme, malade , qui a une foible santé , qui est sujet aux maladies.

VALVE, s. f. *valva*, segment d'un péricarpe qui s'ouvre spontanément: Bot. — écaille qui forme seule ou avec d'autres, une coquille entière : Conchyl.

VALVULE, s. f. *valvula*, diminutif de *valvæ*, battans de portes ou de fenêtres ; toute membrane ou repli qui, dans les vaisseaux et les conduits du corps de l'animal, empêche les humeurs ou autres matières de refluer : Anat. — soupape : Mécan.

VANILLE, s. f. de l'espagnol *vaynillas* ; nom d'une plante qui croît en Amérique, dont le fruit ressemble à une espèce de silique de six ou sept pouces de long, et renferme une pulpe roussâtre, remplie d'une infinité de petits grains noirs luisans ; fruit qu'on apporte du Mexique et du Pérou, et qui sert à parfumer le chocolat : Bot.

VAPEUR, s. f. de *vapor*, partie la plus déliée et la plus ténue, qui abandonne la substance à laquelle elle appartenoit, pour se répandre dans l'atmosphère sous forme de fluide élastique. — *Vapeurs*, affections hypocondriaques et hystériques, ainsi nommées parce que les anciens médecins les attribuoient à des vapeurs qui s'élevoient des entrailles et de la matrice jusqu'au cerveau, et causoient tous les accidens relatifs à ces maladies ; les modernes les regardent comme des névroses, ou maladies des nerfs. — *Bain de vapeurs*, celui où les vapeurs de l'eau bouillante échauffent le vaisseau.

VAPORATION, s. f. *vaporatio*, évaporation, dégagement de vapeurs ; — fomentation avec la vapeur des liquides chauds : Chir.

VAPOREUX, EUSE, adj ; *vaporosus*; qui cause des vapeurs ; — qui est sujet aux vapeurs.

VARICES, s. f. pl. *varices*, que quelques étymologistes font venir du verbe *variare*, varier, se détourner, à cause des sinuosités des vaisseaux variqueux, en grec κιρσός, dilatation d'une veine ; tumeurs molles, inégales, noueuses, indolentes, livides, noirâtres, sans pulsation, cédant facilement à l'impression du doigt, reparoissant aussitôt après la compression, causées par la dilatation des veines dans différentes parties du corps, sur-tout aux cuisses et aux jambes, chez les personnes qui restent long-temps debout, chez les femmes grosses, etc.

VARICOCÈLE, s. m. ou f. *varicocele* ; tumeur du scrotum causée par des veines variqueuses, autour des testicules et des vaisseaux spermatiques. *Voyez* CIRSOCÈLE.

VARICOMPHALE, s. m. *varicomphalus*, de *varix*, varice, et d'ὀμφαλός, nombril ; tumeur variqueuse de quelques vaisseaux du nombril.

VARIOLE, s. f. *variolæ*, petite vérole. *Voyez* VÉROLE.

VARIOLIQUE, adj. *variolicus*, de *variolæ*, petite vérole ; qui a rapport à la petite vérole.

VARIQUEUX, EUSE, adj. *varicosus*; se dit des vaisseaux affectés de varices, et des tumeurs causées par la dilatation des vaisseaux.

VASCULAIRE ou **VASCULEUX**, adj. *vascularis*, *vasculosus*; qui appartient aux vaisseaux ou résulte de leur assemblage : membrane *vasculaire*, tissu *vasculeux* : Anat.

VASTE, s. m. et adj. *vastus*; qui est d'une fort grande étendue. — *Vaste externe*, *vaste interne*, nom de deux muscles considérables, dont l'un occupe le côté externe et l'autre le côté interne de la cuisse : Anat.

VECTEUR, s. m. *vector*, de *veho*, je porte : *rayon vecteur*, distance d'une planète au centre de l'ellipse qu'elle décrit. Elle est ainsi appelée parce que la planète semble être portée par la ligne qui mesure cette distance, et qu'elle décrit avec cette ligne des aires proportionnelles au temps, autour du soleil qui occupe le centre du système planétaire: Astron.

VÉGÉTAL, ALE, s. m. et adj. *vegetabilis*; qui végète, qui croît, qui produit. — au pl. *Végétaux*, *vegetabilia*, nom collectif des êtres organisés, privés de mouvement volontaire et de cavité digestive, qui se nourrissent et se développent par une succion ou absorption exercée à l'extérieur, et dont l'espèce se perpétue par graines, caïeux, boutures; dont la structure interne se compose de vaisseaux propres et communs, d'un tissu utriculaire et de trachées, et dont la structure externe varie dans les tiges, les feuilles, les fleurs, les fruits et les semences; qui offrent diverses phases depuis la germination jusqu'à leur dessèchement ; qui servent d'ornement à la surface du globe, et de nourriture aux animaux ; dont les propriétés chimiques varient selon les réactifs avec lesquels on les traite ; dont les matériaux immédiats sont la sève, le muqueux, le sucré, des acides natifs, acidules, empyreumatiques, factices et inconnus dans la nature, factices et semblables aux naturels, et fermentés, la fécule, le glutineux, l'extractif, l'huile fixe, le suif, l'huile volatile, le camphre, la résine, la gomme-résine, le caoutchouc, le baume, la matière colorante, l'albumine végétale, le ligneux, le tannin, et le suber ; qui sont susceptibles de plusieurs espèces d'altérations spontanées, soit par fermentation, soit par fossilisation ; dont l'état de santé tient à l'influence de la lumière, de l'air, de l'eau, du gaz acide carbonique, du sol et des engrais ; dont les principales fonctions sont le mouvement de la sève, la sécrétion, l'irritabilité, la nutrition, l'écoulement, la transpiration, la direction, le sommeil, la germination, la foliation, la floraison, et la fructification.

VÉGÉTATION, s. f. *vegetatio*, développement successif des parties constituantes des végétaux, qui comprend la germination et l'accroissement : Bot. — toute production semblable à un végétal ; tels sont les choux-fleurs, les fics, etc. qui se développent aux parties génitales de ceux qui ont la vérole.

VÉHICULE, s. m. *vehiculum*, de *veho*, je porte ; tout ce qui sert à conduire, à pousser, et à faire passer plus facilement. L'air est le *véhicule* du son ; l'eau est le *véhicule* de toutes les substances qu'elle dissout ; les artères sont les *véhicules* du sang.

VEILLE, s. f. *vigilia*, du verbe *vigilo*, je veille ou ne dors pas ; privation ou absence du sommeil, dans le temps destiné à dormir ; état du corps dans lequel les sens sont en action. — *Veilles des plantes*, heures déterminées du jour où les plantes s'ouvrent, restent épanouies, et se ferment : Bot.

VEINE, s. f. *vena*, conduit qui rapporte le sang des extrémités du corps au cœur, d'où il avoit été apporté par les artères. On distingue ces deux ordres de vaisseaux, en ce que les artères ont des tuniques plus épaisses et plus blanches que les veines : d'ailleurs, elles ont des mouvemens marqués de systole et de diastole, qui n'existent qu'en quelques veines voisines du cœur ; enfin, celles-ci ont des valvules qui n'existent point dans les artères.

VEINÉ, ÉE, adj. de *veiner*, plein de ramifications distinctes, en parlant du bois, des marbres, des pierres.

VEINEUX, EUSE, adj. *venosus* ; qui a rapport aux veines ; le canal *veineux*, par lequel la veine ombilicale communique avec la veine cave inférieure.

VÉLOCITÉ, s. f. *velocitas*, rapidité, célérité, vitesse.

VELOUTÉ, s. m. surface hérissée de petits filets comme du velours, et enduite de mucus qui la défend de l'impression des corps irritans : telle est la surface de l'estomac et des intestins.

VELU, UE, adj. *villosus* ; qui est garni de poils longs, mous, très-serrés.

VÉNÉNEUX, EUSE, adj. *venenosus* ; se dit des plantes qui ont du venin.

VÉNÉRIEN, ENNE, adj. *venereus*, dérivé de *Venus*, gén. *Veneris*, la déesse de la Volupté ; tout ce qui a rapport aux plaisirs de l'amour ; la maladie *vénérienne*, celle qu'on contracte par un commerce impur.

VENIMEUX, EUSE, adj. *venenatus* ; se dit des animaux qui ont du venin.

VENIN, s. m. *venenum*, *toxicum* ; suc malfaisant de certains animaux, tels que la vipère, le scorpion, le chien enragé, etc. ou de certaines plantes qui empoisonnent, telles que l'euphorbe, l'aconit, etc.

VENT, s. m. *ventus*, météore aérien qui consiste dans un mouvement de translation de l'air, par lequel une portion de l'atmosphère est poussée d'un lieu dans un autre avec plus ou moins de vitesse et dans une direction déterminée; — on divise *les vents* en généraux ou constans, en périodiques ou réglés, et en variables ; — les vents généraux ou constans sont ceux qui soufflent toujours du même côté : tels sont les vents *alizés* qui soufflent constamment entre les deux tropiques de l'est à l'ouest, et n'éprouvent que quelques variations périodiques, suivant les déclinaisons du soleil ; — les *vents réglés* sont ceux qui soufflent périodiquement de différens points dans différens temps; tels sont les *moussons* qui soufflent du sud-est, depuis le mois d'octobre jusqu'au mois de mai, et du nord-ouest, depuis le mois de mai jusqu'au mois d'octobre : tels sont aussi les vents de terre et de mer qui soufflent de la mer à la terre le matin, et de la terre à la mer sur le soir; — les *vents variables* sont ceux qui soufflent tantôt d'un côté, tantôt d'un autre, et qui varient par rapport aux temps, aux lieux, à la direction, à la durée et à la vitesse. — *Vents*, nom qu'on donne à un air renfermé dans le corps des animaux quand il sort par haut ou par bas. *Voyez* FLATUOSITÉ.

VENTILATEUR, s. m. de *ventilo*, je fais du vent ; ce qui sert à donner du vent ; — nom d'une machine qui sert à renouveler l'air dans les endroits où il peut acquérir des qualités nuisibles par un trop long séjour, comme dans les hôpitaux, les salles de spectacle, les vaisseaux, les prisons, et en général dans tous les endroits où il s'assemble beaucoup de monde.

VENTOUSE, s. f. *cucurbitula*, vaisseau de verre, de métal, ordinairement en forme de poire, qu'on applique sur la peau pour y produire une irritation locale, soit en raréfiant l'air par le moyen du feu, soit en faisant le vide. On distingue les ventouses en sèches et en humides : les premières sont sans effusion de sang ; dans les secondes on fait des scarifications à la peau après l'application des ventouses sèches; on les applique de nouveau et le sang coule abondamment :

Chirurg. — ouverture d'un petit soupirail qu'on laisse dans les tuyaux, dans les conduits de fontaine pour laisser échapper les vents et pour leur donner de l'air quand cela est nécessaire: Hydraul.

VENTRE, s. m. *venter*, *alvus*, nom des trois grandes cavités du corps et particulièrement du bas-ventre ; — portion charnue d'un muscle ; — lieu où se forment l'enfant et les petits, en parlant des femmes et des femelles des animaux.

VENTRICULE, s. m. *ventriculus*, diminutif de *venter*, ventre; littéralement *petit ventre*, l'estomac ; nom de petites cavités particulières à certains organes; les ventricules du cœur, du cerveau, du larynx.

VENTRILOQUE, s. et adj. *ventriloquus* ; qui parle du ventre, ou rend des sons de l'estomac, indépendamment des organes de la parole. Cette manière de parler consiste à serrer le gosier et à faire une certaine contraction dans les muscles du bas-ventre; la voix paroît rauque, sourde et profonde, de sorte qu'on croiroit être à une distance fort éloignée de celui qui parle.

VENTROSITÉ, s. f. *Voyez* PHYSCONIE.

VÉNUS, s. f. divinité payenne, déesse de la Beauté, mère de l'Amour, qui, selon les anciens, animoit toute la nature, et présidoit à la régénération de tout ce qui respire. Cicéron et Arnobe font dériver le mot *vénus* du verbe *venio*, parce que c'est le nom d'une passion qui s'étend à tous les animaux; — nom d'une des sept planètes: Astron. — nom du cuivre: Chim. — tout ce qui concerne le plaisir de l'amour en général : Méd.

VERBÉRATION, s. f. *verberatio*, du verbe *verberare*, fouetter, frapper ; se dit de l'air qui, frappé, produit le son: Phys.

VERGE, s. f. *penis*, *coles*, *membrum virile*, *priapus*, *virga genitalis*, corps cylindrique plus ou moins long, plus ou moins volumineux, situé à la partie antérieure et inférieure du pubis, composé d'une substance cellulo-membraneuse, qu'on nomme le corps caverneux, et du canal de l'urètre ; terminé par une extrémité mousse et conoïde qui porte le nom de gland, et paroît comme séparée du reste du membre ; recouvert de tégumens dont le prolongement forme le prépuce ; doué d'une grande sensibilité, susceptible d'érection, destiné à éjaculer dans les parties génitales de la femme la liqueur séparée dans les testicules et accumulée dans les vésicules séminales.

VERGETÉ, ÉE, adj. *variegatus*, où il paroît de petites raies de différentes couleurs et plus ordinairement rouges.

VERMICULAIRE, adj. *vermicularis*, de *vermiculus*, petit ver ; qui a quelque rapport aux vers ;—mouvement *vermiculaire* du canal intestinal ; l'appendice *vermiculaire* du cœcum ; éminences *vermiculaires* du cervelet : Anat.

VERMICULANT, adj. *vermiculans*; se dit d'une espèce de pouls semblable au mouvement ondoyant des vers qui rampent. *Voyez* POULS.

VERMIFORME, adj. *vermiformis*; qui a la forme d'un ver.

VERMIFUGE, s. m. et adj. *vermifugus*, de *vermis*, vers, et de *fugo*, je chasse ; remède propre à faire mourir ou à chasser les vers engendrés dans le corps.

VERMILLON, s. m. *purpurissum*, oxyde de mercure sulfuré rouge. Chim.

VERMINE, s. f. de *vermis*, ver ; toutes sortes d'insectes malpropres et incommodes, comme poux, puces, punaises.

VERMINEUX, EUSE, *verminosus*; qui est sujet aux vers ; se dit des substances ou des corps dans lesquels se sont engendrés des vers.

VERMOULU, UE, adj. *cariosus*, *vermiculatus* ; piqué, rongé des vers.

VÉROLE, s. f. *lues venerea*, *siphilis*, *morbus gallicus*, *neapolitanus*, *hispanicus*, *aphrodisius* ou *aphrodisiacus* ; maladie contagieuse qui se communique par contact immédiat aux organes génitaux, à l'anus, à la bouche, aux mamelles des nourrices, ou par simple inoculation du virus au dessous de l'épiderme, quelquefois par simple application sur la peau, ou de père en fils par la voie de la génération. Elle se manifeste à des époques plus ou moins éloignées de la contagion, par des symptômes qui affectent les membranes muqueuses, la peau, le système lymphatique, les os, certains viscères, ou tout l'organisme en général. De là des catarrhes aigus ou chroniques de l'urètre, du vagin, de l'œil, de l'oreille, etc.; des ulcères blanchâtres, couenneux, à bords élevés et entourés d'une aréole rouge au gland, aux amygdales, à la luette, au palais; des aphthes à la bouche; des taches, des ulcères, des excroissances, des tubercules, des fissures à la peau ; des bubons aux aines, aux aisselles, aux coudes; des douleurs ostéocopes qui augmentent en général la nuit et par la chaleur du lit; des périostoses, des exostoses, des caries; l'inflammation et la suppuration des poumons; des végétations aux valvules et dans les cavités du cœur, etc. ; des douleurs vagues dans les muscles, dans les articulations, dans les organes génitaux; la fièvre hectique, le marasme, la mort. Cette effroyable et hideuse maladie a reçu différentes dénominations ; des soldats français qui en furent infectés dans le royaume de Naples, sous Charles XIII, lui donnèrent le nom de *mal Napolitain* ; les Italiens, au contraire, croyant qu'elle avoit été apportée de France dans leur pays, la nommèrent *mal Français* ; quelques auteurs l'appelèrent aussi *mal d'Espagne*, parce qu'elle étoit très-commune en Espagne de leur temps. Comme elle parut pour la première fois vers l'époque où l'on découvrit le Nouveau Monde, on crut qu'elle avoit été apportée en Europe par la flotte de *Christophe Colomb*; mais dans le fait on ignore encore comment et dans quel lieu elle a pris naissance.

VÉROLE (petite), s. f. *variolæ*, dérivé de *varius*, tacheté, moucheté, marqueté, selon Col-de-Vilars, ou de *vari*, taches, boutons du visage, selon le dictionnaire de Trévoux; maladie contagieuse dont le virus, inconnu quant à sa nature se communique par contact médiat ou immédiat . par inoculation, par vaccination. Elle se manifeste par un mouvement fébrile accompagné de lésions vagues et anomales, qui cesse le plus souvent vers le troisième ou quatrième jour, dure d'autres fois avec la même intensité pendant toute la maladie ; auquel succède ou se joint une éruption générale de tubercules rouges plus ou moins éloignés, discrets ou confluans, d'abord à la face, puis au cou, au thorax, aux membres supérieurs, à l'abdomen et aux membres inférieurs; ces tubercules s'élèvent, se convertissent en boutons, puis en pustules entourées d'une aréole rouge, et s'emplissent à leur sommet d'un liquide d'abord diaphane, puis opaque et blanc, avec nouvelle apparition des symptômes fébriles ; enfin le pus s'écoule, se dessèche et forme des croûtes qui tombent successivement, et laissent des cicatrices plus ou moins profondes.

Vérolette ou Vérette, s. f. *variolæ volaticæ*, petite vérole volante, dans laquelle, après une légère fièvre inflammatoire, il survient de petits boutons qui se changent en pustules semblables à celles de la petite vérole, mais qui suppurent à peine au bout de quelques jours, et s'en vont en écailles, sans laisser aucune cicatrice.

Vérolique, adj. *venereus;* qui appartient à la vérole.

Verre, s. m. *vitrum*, corps transparent et fragile, produit par la fusion de la silice avec la potasse ou la soude, préférablement avec la soude, à la fabrication duquel on emploie utilement un mélange de plomb.

Verrue, s. f. *verruca*, petite excroissance charnue, dure, indolente, ronde, plate, sessile ou pendante, qui vient plus ordinairement aux mains qu'aux autres parties du corps.

Vers, s. m. pl. *vermis*, de *ver*, le printemps, parce que c'est dans cette saison que la plupart de ces insectes éclosent; animaux rampans, de forme allongée, sans vertèbres et sans membres articulés;

ayant des vaisseaux qui contiennent un sang quelquefois coloré en rouge et une moelle nerveuse étranglée d'espace en espace ; dont le corps est toujours divisé comme par anneaux, et la tête n'est pas distincte ; qui vivent le plus ordinairement dans l'eau, quelquefois dans la terre humide et dans le corps des autres animaux; dont les uns ont des organes destinés à la respiration , et les autres en paroissent dépourvus.

Vert, ou Verd, Verte, adj. de *viridis;* qui est de la couleur des herbes et de la feuille des arbres ; nom de l'une des sept couleurs primitives qui composent la lumière; la quatrième en commençant, à compter par la couleur rouge, qui est la plus forte ou la moins réfrangible de toutes : Physiq.] — *Vert-de-gris* ou *verdet*, *œrugo ;* oxyde vert de cuivre : Chim.

Vertébral, ale, adj. *vertebralis;* qui a rapport ou appartient aux vertèbres; les artères vertébrales.

Vertèbre, s. f. *vertebra*, du verbe *vertere*, faire tourner; nom des vingt-quatre os qui forment l'épine du dos ou le rachis, sur lequel le tronc roule comme sur un essieu ; ces os sont courts, épais, légers, celluleux, d'une figure composée, placés les uns sur les autres, séparés par des couches cartilagineuses et attachés par un grand nombre de ligamens.

Vertébré, ée, adj. de *vertebra*, vertèbre; *animaux vertébrés*, ceux qui ont des vertèbres, tels que l'homme, les quadrupèdes, les cétacés, les oiseaux, les reptiles, les serpens et les poissons ; ce caractère les distingue des animaux *invertébrés* ou privés de squelette intérieur, tels que les mollusques, les coquillages, les insectes, les vers et les zoophytes : Hist. Nat.

Vertex, s. m. mot latin qui désigne la partie la plus élevée de la tête.

Vertical, ale, adj. *verticalis*, de *vertex*, sommet; perpendiculaire à l'horizon, parce qu'une ligne tirée par le sommet de notre tête et par la plante de nos pieds, est toujours perpendiculaire à l'horizon ;

— *cercle vertical*, grand cercle de la sphère qui passe par le zénith et le nadir, et par un autre point de la sphère; il sert à mesurer la hauteur des astres et leur distance au zénith : Astron.

VERTICALITÉ, s. f. de *vertex*, sommet ; situation d'une chose placée verticalement : Mécan.

VERTICILLE, s. m. *verticillus*, assemblage de feuilles ou de fleurs disposées autour d'une tige comme sur un axe commun; — de là *Verticillé*, adj. qui est en verticille ou qui porte des verticilles : Bot.

VERTICITÉ, s. f. de *vertex*, sommet; propriété qu'a un corps de tendre vers un côté plutôt que vers un autre ; telle est l'aiguille aimantée qui tend toujours du nord au sud : Phys.

VERTIGE, s. m. *vertigo*, de *vertere*, tourner ; tournoiement de tête avec ou sans obscurcissement de la vue ; maladie dans laquelle on s'imagine que tous les objets tournent autour de soi, et qu'on tourne soi-même. On distingue deux sortes de *vertiges*, l'un *simple*, l'autre *ténébreux ;* le *simple* consiste dans le tournoiement apparent des objets ; le *ténébreux*, qu'on nomme aussi *scotomie*, consiste dans le tournoiement apparent des objets et dans l'obscurcissement de la vue, comme si les yeux étoient couverts de nuages : le malade tombe par terre avec des palpitations de cœur ; c'est le prélude ou l'avant-coureur de l'apoplexie et de l'épilepsie.

VERUMONTANUM, s. m. mot latin composé de deux autres, *veru* et *montanum*, comme si l'on disoit *dard élevé ;* éminence oblongue qui règne sur la paroi inférieure du canal de l'urètre, et s'élève insensiblement depuis le col de la vessie jusqu'à l'extrémité de la prostate ; elle est percée à son extrémité d'une fente oblongue qui répond à un sinus de même forme creusé dans son épaisseur, et de deux autres ouvertures obrondes situées latéralement à sa partie antérieure et la plus épaisse , qui appartiennent aux canaux éjaculateurs.

VÉSANIE, s. m. *vesania*, anomalie , irrégularité , idiopathique ou sympathique, continue ou intermittente , dans les fonctions du cerveau , des sens , de l'entendement, de la volonté , de la locomotion.

VÉSICATION, s. f. *vesicatio*, naissance de cloches ou de vésicules sur la peau par l'action du feu, de l'eau bouillante et l'application des topiques âcres et irritans.

VÉSICATOIRE, s. m. et adj. *vesicatorius*, de *vesica*, vessie; remède topique ainsi appelé parce qu'il irrite la peau et soulève l'épiderme en forme de cloches ou vésicules.

VÉSICULE , s. f. *vesicula* , petite vessie , diminutif de *vesica*, vessie ; la *vésicule* biliaire, réservoir membraneux, conoïde, allongé , attaché à la face concave du foie , dans lequel s'accumule une partie de la bile , qui est ensuite expulsée dans le duodénum ; — les *vésicules séminales*, deux réservoirs membraneux, oblongs et inégalement bosselés, d'un blanc tirant sur le gris, et de dimensions qui varient avec l'âge et selon les autres circonstances ; situés obliquement à la partie postérieure et inférieure de la vessie , où ils sont entourés d'un tissu cellulaire épais, blanchâtre et serré qui les fronce et les bosselle ; destinés à tenir en réserve le sperme qui leur est apporté par les canaux déférens, jusqu'à ce que l'orgasme vénérien en sollicite l'éjaculation dans le canal de l'urètre. — *Vésicule aérienne*, organe placé sous la colonne vertébrale de la plupart des poissons, et dans laquelle est contenu de l'air destiné à les rendre plus ou moins légers, selon qu'ils veulent monter ou descendre : Ichtyol.

VESSIE , s. f. *vesica* des Latins, κύστις des Grecs, réservoir musculo-membraneux, conoïde quand il est plein , susceptible de dilatation et de contraction , situé à la partie antérieure et moyenne de l'hypogastre , entre le pubis et le rectum dans l'homme, entre cet os et le vagin dans la femme, entouré de tissu cellulaire, en partie recouvert par le péritoine, fixé derrière le pubis par des faisceaux ligamenteux, et à l'ombilic par l'ouraque et les deux cordons produits par le dessechement des artères ombilicales, uni en arrière au rectum ou au vagin, présentant dans sa figure et sa disposition des différences relatives à l'âge et au sexe, destiné à recevoir l'urine et à en permettre l'accumulation pour l'expulser ensuite.

VESTIBULE, s. m. *vestibulum*, pièce à l'entrée d'un appartement qui sert de passage pour aller aux autres pièces ; — première cavité du labyrinthe de l'oreille interne, dans laquelle s'ouvrent les canaux demi-circulaires : Anat.

VÉTÉRINAIRE, adj. *veterinarius*, de *veterina*, bêtes de somme ; qui concerne les chevaux, les bestiaux ; l'*art vétérinaire*, qui consiste à connoître la structure de tous les animaux utiles, comme chevaux, bœufs, vaches, moutons et brebis, etc. leurs diverses maladies et les moyens de les guérir.

VIBRANT, ANTE, adj. *vibrans*, mis en vibration ; pouls *vibrant*, qui a des vibrations ; qui tremble sous le doigt.

VIBRATILITÉ, s. f. *vibratilitas*, de *vibro*, j'ébranle ou j'agite ; balancement alternatif de tension et de relâchement, qui s'observe d'une manière plus ou moins distincte dans toutes les parties de l'être organisé.

VIBRATION, s. f. *vibratio*, tremblement des cordes d'un instrument de musique, d'un arc ; — arc que décrit un poids suspendu librement ; oscillation d'un pendule : Mécan. — mouvement qu'on suppose partir des objets extérieurs et se continuer dans les nerfs jusqu'au cerveau, pour produire les sensations : Physiol. — tout mouvement alternatif d'allée et de venue propre aux corps élastiques.

VICISSITUDE, s. f. *vicissitudo*, variété, changement ; les vicissitudes de l'atmosphère ; — révolution réglée *des saisons*.

VIDANGES, s. f. plur. *Voyez* LOCHIES.

VIDE, s. m. et adj. de l'allemand *œde*, d'où l'on a fait successivement *wuide*, *vuide* et *vide* ; espace qui n'est pas rempli ; l'opposé du plein ; espace dans lequel les physiciens supposent qu'il n'y a aucun corps, ni solide, ni fluide, et dans lequel

se meuvent les corps célestes. — *Vide de Boyle*, espèce de vide qu'on produit sous le récipient de la machine pneumatique dont on pompe l'air ; il est ainsi appelé parce que Boyle, aidé de Papin, a beaucoup perfectionné la machine pneumatique inventée par Otto de Guérike : Physiq.

VIDIAN, NE, adj. *vidianus*, de *Vidus*, *Vidius*, nom d'un médecin de Florence ; se dit de ce qui a rapport au conduit *vidius*, ou ptérygoïdien ; artère *vidiane*, nerf *vidian* : Anat.

VIE, s. f. *vita* des Latins, βίος des Grecs ; état dont on ignore absolument la nature, et dont on apperçoit seulement quelques effets ou résultats, tels que la motilité, la sensibilité, la caloricité, la digestion, la génération, etc.; forces, propriétés ou fonctions qui distinguent l'être organisé et vivant, de la matière brute et inerte, et lui donnent la faculté de résister aux forces de la nature, qui tendent continuellement à le détruire, et à faire rentrer les matériaux dont il est composé, dans la masse générale des élémens. — *Vie animale*, s. f. *vita animalis*, l'ensemble des fonctions qui mettent l'homme en rapport avec les corps extérieurs ; telles que l'action des sens et du cerveau, celle des muscles volontaires et du larynx, et enfin celle des nerfs, par lesquels le cerveau, centre de la vie animale, communique avec les autres organes de la même vie. — *Vie organique*, s. f. *vita organica*, l'ensemble des fonctions qui servent à la composition et à la décomposition ; telles que la digestion, la respiration, la circulation, l'exhalation, l'absorption, les sécrétions, la nutrition, et la calorification, dont le cœur est l'organe central et principal.

VIEILLESSE, s. f. *senectus*, le dernier âge de la vie ; celui où les forces du corps et de l'esprit s'affoiblissent sous le fardeau des années.

VIERGE, s. f. *virgo*, fille qui a vécu dans une continence parfaite ; — l'un des douze signes du zodiaque ; — au figuré, tout ce qui est pur, ou qui n'a point servi ; —

mé aux *vierges*, cire *vierge*, huile *vierge*.

VIN, s. m. *vinum* des Latins, οἶνος des Grecs ; le produit prochain ou immédiat de la fermentation du suc de raisin ; liqueur aromatique, chaude, plus légère que l'eau ; contenant, avec la base de l'alcohol, un extrait, un mucilage, du tartre, et divers acides végétaux, donnant par la distillation l'eau-de-vie, et passant à l'état d'acide par la fermentation successive. — *Vin médicinal*, union du vin avec différentes substances minérales ou végétales. — *Vin lithargyré*, union du vin avec l'oxyde de plomb qui lui donne une saveur sucrée ; sophistication qu'on reconnoît en y versant de l'eau chargée de gaz hydrogène sulfuré.

VINAIGRE, s. m. *acetum* des Latins, ὄξις des Grecs ; le produit de la fermentation acide du vin ; liqueur qui contient, outre l'acide acéteux, de l'acide tartareux, quelques autres acides, et un extrait colorant ; espèce d'acide acéteux impur, qui varie selon le vin employé, d'un très grand usage tant économique que médicinal.

VIOL, s. m. *vis illata pudicitiæ*, attentat qu'on fait à la pudeur d'une fille ou d'une femme, en les forçant à un commerce illicite.

VIPÈRE, s. f. *vipera*, de *vivus*, vivant, et de *pario*, j'enfante, je produis ; reptile ophidien ainsi appelé parce qu'on a cru long-temps qu'il étoit le seul dont les petits sortoient vivans du corps de leur mère ; son véritable caractère consiste dans la présence des crochets à venins ; les accidens qui accompagnent sa morsure sont la rougeur, la douleur et le gonflement de la partie affectée, avec frisson, abattement, petitesse et irrégularité du pouls, quelquefois syncopes et convulsions, jaunisse, gangrène, fièvre extrème, dépôts purulens, très-rarement la mort ; le venin de la vipère est limpide, jaunâtre. d'une saveur âcre, soluble dans l'eau et l'alcohol ; il se conserve liquide ou sec pendant trois ou quatre ans ; il n'est mortel ni pour l'homme, ni pour les gros

animaux ; la chair de ce reptile est alimentaire, peut-être un peu plus active et irritante que celle des autres animaux.

VIRGINITÉ, s. f. *virginitas*, état d'une personne vierge, ou qui n'a jamais souillé la pureté de son corps par aucun acte impudique.

VIRIL, ILE, adj. *virilis*, de *vir*, l'homme ; qui appartient à l'homme ; l'âge *viril*, celui d'un homme fait, qui est entre la jeunesse et la vieillesse.

VIRILITÉ, s. f. *virilitas*, âge viril ; — dans l'homme, faculté ou capacité d'engendrer.

VIRULENT, ENTE, adj. *virulentus*, *virosus* ; qui est infecté de virus ; se dit de certaines maladies malignes contagieuses.

VIRUS, s. m. mot latin qu'on a retenu en français pour exprimer un vice caché, d'une nature inconnue ; — se dit vulgairement du mal vénérien.

VISCÈRE, s. m. *viscus* des Latins, σπλάγχνον des Grecs ; se dit des parties de l'animal, destinées à quelques fonctions, et contenues dans les cavités splanchniques, la tête, le thorax, l'abdomen ; les Latins font dériver le mot *viscus* de *vescor*, je me nourris, parce que les alimens reçoivent diverses préparations dans les viscères.

VISCOSITÉ, s. f. *visciditas*, de *viscum*, la glu ; qualité de ce qui est visqueux ou gluant ; propriété qui consiste dans une certaine adhésion des molécules des corps entre elles et avec d'autres corps.

VISION, s. f. *visio*, l'action de voir ; sensation produite par l'impression des rayons lumineux sur la rétine.

VISUEL, ELLE, adj. *visualis* ; qui concerne la vue, qui sert à la vue ; rayon *visuel*.

VITAL, ALE, adj. *vitalis* ; qui est nécessaire à la vie ; principe *vital* ; fonctions *vitales*.

VITILIGE, s. f. *vitiligo* des Latins, ἀλφός des Grecs ; changement de la peau, qui n'est accompagné ni d'aspérités, ni d'ulcères. — *Vitilige blanche*, nom que quelques auteurs donnent à l'éléphantiasis.

VITRÉ, ÉE, adj. *vitreus*, transparent comme du verre ; humeur vitrée, une des trois humeurs de l'œil, ainsi appelée parce qu'elle ressemble à du verre fondu; c'est un corps celluleux, en quelque sorte gélatineux, qui occupe la plus grande partie de la cavité intérieure de l'œil, entre l'insertion du nerf optique et le crystallin.

VITREUX, EUSE, adj. de *vitrum*, verre; qui ressemble au verre, ou qui est de la nature du verre : Chim.

VITRIFICATION, s. f. *vitrificatio*, fusion des matières susceptibles de prendre l'éclat, la transparence et la dureté du verre.

VITRIOL, s. m. *chalcanthum*, nom générique des sels que la nouvelle chimie appelle SULFATES. *Voyez* ce mot. — *Vitriol bleu*, sulfate de cuivre; *vitriol vert*, sulfate de fer.

VITRIOLIQUE, adj. *vitriolicus*, *chalcanthicus*; qui tient de la nature du vitriol; acide *vitriolique*, ainsi appelé parce qu'on le tiroit des vitriols; acide sulfurique des chimistes modernes.

VITRIOLISATION, s. f. de *vitriolum*, vitriol, couleur de verre; passage des sulfures métalliques à l'état de sulfate par la décomposition de la pyrite; opération qu'on accélère, en exposant les pyrites à l'air, et en les arrosant de temps en temps pour les faire effleurir, après les avoir concassées : Chim.

VIVACE, adj. *vivax*; qui a les principes d'une longue vie; plante *vivace*, qui vit plus de trois ans : Bot.

VIVIPARE, adj. *viviparus*, de *vivus*, vivant, et de *pario*, j'engendre, je produis : se dit des animaux qui mettent au monde leurs petits tout vivans, et des plantes qui, au lieu de fleurs, produisent des rejetons feuillés.

VOIE, s. f. *via*, route d'un lieu à un autre ; — *premières voies*, premiers conduits qui reçoivent les alimens, tels sont l'estomac et les intestins : Méd. — *Voie lactée*, amas d'étoiles qui forment une tache blanche dans le ciel : Astronom. — manière d'opérer : *la voie sèche*, celle qui a lieu par le feu; *la voie humide*, celle qui a lieu par les dissolvans : Chim.

VOIX, s. f. *vox* des latins, *φωνη* des Grecs ; le son qui sort de la bouche de l'homme ; son articulé et différent des voix non articulées, comme l'aboiement du chien, le sifflement du serpent, le rugissement du lion : Physiol.

VOLATIL, ILE, adj. *volatilis*; qui s'élève et se résout en l'air par l'action du feu; *sel volatil*, *alcali volatil*. *Voyez* GAZ.

VOLATILISATION, s. f. *volatilisatio*, opération chimique par laquelle on réduit en vapeur par l'action du feu, les substances qui en sont susceptibles.

VOLCAN, s. m. de *Vulcanus*, Vulcain, *mons ignifluus*, gouffre, le plus souvent dans les montagnes, qui vomit du feu et des torrens de matières embrasées, fondues et vitrifiées.

VOLVE, s. f. *volva*, enveloppe radicale des champignons, continuation de l'extrémité inférieure de leur pédicule, recouvrant entièrement ou en partie leur chapeau dans l'état de jeunesse.

VOLVULUS, mot latin qui dérive de *volvere*, tourner, entortiller, rouler; nom d'une maladie ainsi appelée parce que les intestins de ceux qui en meurent, paroissent entortillés les uns avec les autres. *Voyez* ILIAQUE.

VOMER, s. m. nom latin qui signifie soc de charrue, et que les anatomistes français ont donné à un os qui forme la partie postérieure de la cloison du nez, parce qu'il ressemble à un soc de charrue renversé de bas en haut.

VOMIQUE, s. f. *vomica*, du verbe *vomere*, vomir; amas plus ou moins considérable de pus, renfermé dans un kyste et formé dans les poumons à la suite d'une péripneumonie ou d'une pleurésie, en général d'une fluxion de poitrine qui ne s'est pas terminée par résolution; caractérisé par la dyspnée ou difficulté de respirer, par une toux continuelle, par la difficulté ou l'impossibilité de se coucher sur le côté sain, et par la fièvre lente ou hectique; maladie dont l'issue a lieu par une suffocation plus ou moins prompte, selon que le pus comprime ou affaisse les parties circonvoisines, ou qu'il 'se décharge brusquement dans la trachée-artère et ferme le passage à l'air; par une expectoration purulente qui délivre ou épuise le malade ; ou bien par l'épanchément du pus, soit dans la cavité de la poitrine, soit dans celle du médiastin, d'où résulte l'empyème qui est presque toujours mortel. Des auteurs donnent encore le nom de *vomiques* aux tubercules du poumon qui produisent la phthisie.

VOMISSEMENT, s. m. *vomitus*, *vomitio*, expulsion violente par la bouche de ce qui est contenu dans la cavité de l'estomac, ou y est apporté des viscères voisins, accompagnée de dégoût, de nausées, d'anxiété, produite par le mouvement convulsif du pharynx, de l'œsophage, de l'estomac, des intestins, du diaphragme et des muscles abdominaux.

VOMITIF, IVE, adj. *vomitorius*, *vomitivus;* qui fait vomir. *Voyez* ÉMÉTIQUE.

VORACE, adj. *vorax*, de *voro*, je dévore, carnassier, qui dévore, qui mange avec avidité, sans mâcher, comme les lions, les brochets : Hist. Nat.

VRILLE, s. f. *cirrhus capreolus. Voyez* CIRRHE.

VUE, s. f. *visus*, celui des cinq sens par lequel on voit.

VULNÉRAIRE, s. et adj. *vulnerarius*, de *vulnus*, blessure ; qui est bon pour les plaies et les ulcères. *Voyez* TRAUMATIQUE

VULVE, s. f. *vulva*, de *valva*, porte ; *pudendum muliebre ;* ouverture longitudinale qui s'étend, chez la femme, depuis le pénil ou le mont de Vénus, jusqu'auprès de l'anus ; elle est bordée par les grandes lèvres, dont l'écartement laisse entrevoir le clitoris, les nymphes, le méat urinaire et l'orifice du vagin.

W

WOLFRAM, s. m. mot suédois qui signifie *mine ferrugineuse ;* substance minérale ferrugineuse qui contient le nouveau métal découvert par Schéele, dans le Tungstène, dont il a conservé le nom ; elle a la couleur et la pesanteur du fer ; elle n'est pas très-commune, et on ne la trouve ordinairement que dans les mines d'étain de Saxe, de Bohème, et sur-tout dans celles de Cornouaille : ce n'est qu'un vrai tungstate de fer natif : Minéralog.

X

XÉRASIE, s. f. *xerasia*, de ξηρὸς, sec ; maladie des cheveux, qui les empêche de croître et les rend semblables à un duvet couvert de poussière.

XÉROPHAGIE, s. f. *xerophagia*, de ξηρός, sec, et de φάγω, je mange ; usage des viandes sèches ; sorte d'abstinence usitée autrefois chez les athlètes, mais uniquement par principe de santé et pour entretenir leurs forces.

XÉROPHTHALMIE, s. f. *xerophthalmia*, de ξηρὸς, sec, et d'οφθαλμὸς, œil ; inflammation sèche de l'œil, accompagnée de cuisson, de démangeaison et de rougeur, sans enflure et sans écoulement de larmes.

XÉROTRIBIE, s. f. de ξηρὸς, sec, et de τριβω, je trotte ; friction sèche faite avec la main ou autrement, sur une partie malade, pour y rappeler la chaleur et le mouvement : Chir.

XIPHOÏDE, s. et adj. *xiphoideus*, de ξίφος, épée, et d'εἶδος, forme, ressemblance ; nom de l'appendice du sternum qui, après avoir été long-temps cartilagineux, s'ossifie avec l'âge, du moins en partie, et se termine en pointe comme le bout d'une épée, d'où lui vient son nom.

XYLOBALSAME, s. m. de ξύλον, bois, et de βάλσαμον, baume ; nom des petites branches de l'arbre qui porte le baume de Judée : Bot.

XYLOSTÉUM, s. m. de ξύλον, bois, et d'ὀστέον, os, mot à mot *bois osseux ;* arbrisseau de l'ordre des chèvrefeuilles, ainsi nommé parce que son bois est comme osseux.

XYSTE, s. m. *xystus*, de ξυστὸς, applani, poli, dérivé du verbe ξύω, j'applanis; grand portique où les athlètes s'exerçoient chez les Grecs; —allées d'arbres qui servoient à la promenade chez les Romains.

Y

Yaws, s. m. maladie contagieuse et endémique en Guinée, où elle attaque les enfans et les adolescens, sur-tout les nègres, qui en sont ensuite exempts toute leur vie; elle commence par des taches de la grandeur d'une tête d'épingle, qui croissent et s'élèvent de jour en jour; l'épiderme tombe et laisse entrevoir des escarres d'où naissent des fungus grenus, de la couleur et de la grosseur d'une framboise ou d'une mûre, qui surviennent particulièrement aux aines, aux ais selles, au visage, au bord de l'anus et aux parties de la génération. Ces excroissances ne parviennent à leur grosseur parfaite qu'au bout de deux ou trois mois. Pendant leur accroissement les poils des environs blanchissent : nul sentiment douloureux dans la partie affectée; la malpropreté seule rend cette maladie incommode et dégoûtante.

Yeux, s. m. pl. d'œil; — *yeux d'écrevisse*, dénomination impropre des concrétions demi - sphériques qui se trouvent au nombre de deux aux côtés de l'estomac des écrevisses d'eau douce, à l'époque où ces crustacés changent de tête, et non quand l'enveloppe extérieure est solide; substance à laquelle les anciens attribuoient des vertus cordiales et diurétiques qu'elle n'a pas, mais dont on se sert en pharmacie et en médecine comme d'une matière absorbante : Mat. Méd.

Ytterby, s. f. pierre ainsi appelée du lieu où elle se trouve, découverte en 1794 par M. Gadolin, chimiste suédois; noire; réductible en poussière d'un gris noirâtre; présentant une cassure vitreuse; pesant 4,097; faisant mouvoir le barreau aimanté; se brisant en éclats à la chaleur du chalumeau, et laissant une matière blanche qui ne fond pas; fusible avec le borax, et donnant un bouton d'un jaune violâtre; perdant au creuset 0,08 de son poids, et devenant rouge comme de l'ocre; attaquable par les acides puissans qui la réduisent en une espèce de gelée grisâtre; fournissant à l'analyse de la silice, de l'oxyde de fer; de l'yttria, de l'oxyde de manganèse et de la chaux.

Yttria, s. f. terre récemment découverte et ainsi appelée du nom d'Ytterby, donné à la pierre d'où on l'a retirée; blanche et fine; insipide; inodore; infusible; formant avec le borax un verre blanc; insoluble dans les alcalis fixes caustiques; dissoluble dans le carbonate d'ammoniaque; précipitée de ses dissolutions dans les acides, par l'ammoniaque, l'acide oxalique et le prussiate de potasse, propriétés qui la distinguent de la glucine et de l'albumine.

Z

Zénith, s. m. point du ciel élevé verticalement sur chaque point de la terre; l'extrémité supérieure de l'axe de l'horizon dont l'autre extrémité se nomme nadir.

Zéolithe, s. f. *zeolithes*, de ζέω, je bous, je suis échauffé, et de λίθος, pierre, c'est-à dire *pierre échauffée*; nom d'une pierre dure, vitreuse et rarement transparente, ainsi appelée parce qu'on croyoit qu'elle provenoit toujours des volcans. Elle a les deux électricités contraires, l'une à son sommet et l'autre à sa base, forme une gelée avec les acides, et bouillonne en se fondant à cause de l'eau qu'elle contient.

Zéphyr, s. m. *zephyrus*, en grec ζέφυρος ou ζωηφόρος, formé de ζων, la vie, et de φέρω, je porte; vent d'occident, vent doux et agréable dont le souffle semble ranimer toute la nature.

Zététique, adj. *zeteticus*, du verbe ζητέω, je cherche; se dit de la méthode de résoudre les problèmes de mathématiques, parce qu'on y cherche la nature et la raison d'une chose; — nom de certains philosophes de l'antiquité qui faisoient profession de chercher la vérité, mais qui ne la trouvoient point parce qu'ils doutoient de tout.

Zinc, s. m. *zincum*, métal d'un

blanc bleuâtre ; sapide et odorant ; lamelleux ; légèremeut laminable ; mou et graissant les limes ; moyennement fusible à 296 degrés du thermomètre de Réaumur; pesant 7,190 ; volatil ; crystallisable en petites aiguilles ; très - bon conducteur du galvanisme; existant dans la nature à l'état d'oxyde, de sulfure, de sulfate et de carbonate ; oxydable par la simple fusion à l'air et par le feu ; s'unissant avec les corps combustibles ; décomposant facilement l'eau ; enlevant l'oxygène à presque tous les autres oxydes ; dissoluble dans les acides ; légèrement oxydable par les alcalis, très-employé dans la docimasie, dans les alliages et les feux d'artifice ; très-utile pour les expériences galvaniques ; rangé à l'état d'oxyde parmi les antispasmodiques, et à l'état de sulfate parmi les vomitifs ; abandonné depuis l'usage de l'antimoine; employé seulement à l'extérieur et dans les maladies des yeux.

Zircone, s. f. terre récemment découverte, et ainsi appelée parce qu'on la tire du zircon ou jargon de Ceylan ; trouvée depuis dans les hyacinthes ; en poudre blanche, fine, douce, inodore, insipide; pesant 4,300 ; remarquable par sa fusion pâteuse à un grand feu , par son resserrement et sa dureté, par sa scintillation et sa couleur grise ; inaltérable par l'air et ses deux élémens, par les corps combustibles ; formant une gelée transparente avec l'eau, quoiqu'elle y soit indissoluble ; s'unissant à tous les acides et formant des sels différens de ceux des autres bases, peu dissolubles , décomposables par l'alumine et la glucine ; se fondant avec la silice et l'alumine ; inconnue encore dans sa nature et ses usages.

Zodiaque , s. m. *zodiacus*, de ζωδιακός , qui dérive de ζῶον , animal ; grand cercle de la sphère , ou plutôt bande circulaire partagée en deux parties égales par l'écliptique, et divisée en douze signes presque tous représentés sous des noms et des figures d'animaux, où les planètes se meuvent : Astron.

Zone , s. f. *zona* , de ζώνη , bande ; nom de chacune des portions du globe terrestre comprises entre deux cercles parallèles à l'équateur. On en compte cinq: savoir, une *zone torride* qui est terminée par les deux tropiques, et partagée en deux parties égales par l'équateur ; deux *zones tempérées*, terminées chacune par un tropique et par un cercle polaire , et deux *zones glaciales* , terminées, l'une par le cercle polaire arctique , et l'autre par le cercle polaire antarctique.

Zooglyphite, s. f. *zooglyphites* , de ζῶον , animal, et de γλύφω , je grave ; pierre figurée représentant des empreintes d'animaux.

Zoographie , s. f. *zoographia* , de ζῶον , animal, et de γράφω , je décris; description des animaux.

Zoolithe , s. f. *zoolithes* , de ζῶον , animal, et de λίθος , pierre; substance animale pétrifiée.

Zoologie , s. f. *zoologia* , de ζῶον , animal , et de λόγος, discours; traité des animaux : Hist. Nat.

Zoomorphite , s. f. *zoomorphites* , de ζῶον , animal, et de μορφή , pierre figurée qui a quelque ressemblance avec des animaux, ou avec quelques unes de leurs parties : Minéral.

Zoonate, s. m. *zoonas* , de ζῶον , animal; nom générique des sels formés par la combinaison de l'acide zoonique avec différentes bases : Chim.

Zoonique , adj. *zoonicus*, de ζῶον, animal ; se dit d'un acide découvert par les chimistes modernes, que l'on retire des substances animales, tels sont les poils, la corne, les chairs , etc. : Chim.

Zoonomie , s. f. *zoonomia* , de ζῶον , animal, et de νόμος , loi, règle , dérivé du verbe νέμω , je distribue; la science des animaux en général , qui s'occupe de recherches sur les principes de la vie.

Zoonomique, adj. *zoonomicus*; qui a rapport à la zoonomie.

Zoophage, adj. *zoophagus*, de ζῶον , animal, et de φάγω , je mange; nom qu'on donne aux mouches qui se nourrissent sur le corps des animaux, et le sucent.

Zoophyte , s. m. *zoophytum* , de ζῶον , animal, et de φυτόν , plante; littéralement *animal plante*; nom que les naturalistes donnent à une classe d'animaux dont les mœurs et l'organisation sont encore foiblement connues. Ils n'ont ni vertèbres ni organes de la circulation ou de la respiration, ni nerfs, ni membres articulés; plusieurs sont privés d'une cavité digestive, d'autres des organes de la génération, et un très-petit nombre de la faculté de se mouvoir; tels sont les polybes, les madrépores, les coraux, etc.

Zoophytolithe, s. f. de ζωόφυτον, zoophyte, et de λίθος, pierre; pétrification de zoophytes à forme d'arbrisseaux, tels que le palmier marin et autres semblables : Minéral.

Zoophytologie, s. f. *zoophytologia*, de ζωόφυτον, zoophyte, et de λόγος, discours; partie de l'histoire naturelle qui traite des zoophytes.

Zootomie, s. f. *zootomia*, de ζῶον, animal, et de τέμνω, je coupe, je dissèque; dissection des animaux : Anatomie comparée.

Zootypolithe, s. f. de ζῶον, animal, de τύπος, forme ou empreinte, et de λίθος, pierre; nom des pierres qui portent l'empreinte de quelques animaux ou de quelques unes de leurs parties.

Zopissa, s. f. de ζέω, je bous ou fais bouillir, et de πίσσα, poix; comme qui diroit *poix bouillie*; poix navale ou goudron que l'on détache des vieux navires, à laquelle on attribue une vertu astringente et résolutive, propre à cicatriser les ulcères : Mat. Méd.

Zygoma, s. m. mot grec dérivé de ζευγνύω, je joins, j'assemble; os jugal, ou union de l'os des tempes avec l'os malaire ou de la pommette.

Zygomatique, adj. *zigomaticus*; qui a rapport au Zygoma. *Voyez* ce mot.

Zymologie, s. f. *zymologia*, de ζύμη, levain ou ferment, et de λόγος, discours; traité sur la fermentation.

Zymosimètre, s. m. *zymosimetrum*, de ζύμωσις, fermentation, et de μέτρον, mesure; nom d'une espèce de thermomètre pour mesurer le degré de fermentation.

Zymotechnie, s. f. *zymotechnia*, de ζύμη, ferment, et de τέχνη, art; traité de la fermentation.

Zythogala, s. m. de ζῦθος, bière, et de γάλα, lait; boisson composée de bière et de lait.

MOTS LATINS

QUI CORRESPONDENT AUX MOTS FRANÇAIS

DE CE DICTIONNAIRE.

————

A

ABARTICULATIO, abarticulation.
Abbreviatio, abréviation.
Abdomen. Voyez ce mot.
Abductio, abduction.
Abductor, abducteur.
Aberratio, aberration.
Ablactatio, ablactation.
Ablatio, ablation.
Abluens, abluans.
Ablutio, ablution.
Abomasum. Voyez *Abomasus.*
Aborsus, avortement.
Abortivus, avorton, abortif.
Abortus, avortement.
Abrasio, abrasion.
Abruptio, abruption.
Abscessus, abcès.
Abscisio, Abscissio, abscission.
Abscissa, abscisse.
Absorbens, absorbant.
Absorptio, absorption.
Abstemius, abstème.
Abstergens, abstergent.
Abstergere, déterger.
Abstersio, abstersion.
Abstersorius, abstergent.
Abstinentia, abstinence.
Abstractio, abstraction.
Abstractivus, abstrait.
Abusus, abus.
Acanor. Voyez ce mot.
Acanthabolus, acanthabole.
Acarus, ciron.
Accidens, accident.
Acciniformis, acciniforme.
Accipiter. Voyez *Accipitres.*

Accommodare, accommoder, adapter.
Accretio, accrétion, accroissement.
Accusatio, accusation, indication.
Acephalus, acéphale.
Acer, âcre.
Acerbitas, Acerbitudo, acerbité.
Acerbus, acerbe, aigre, âpre.
Acescens, acescent.
Acescentia, acescence.
Acetabulum, acétabule.
Acetas, acétate.
Acetis, acétite.
Acetosus, acéteux.
Acetum, vinaigre.
Achores, achores.
Achromaticus, achromatique.
Acidifer, acidifère.
Acidificns, acidifiant.
Acidulus, acidule.
Acidus, acide.
Acinus, grappe.
Acipenser, esturgeon. Voyez *Acipenseres.*
Acme, perfection, sommet, état.
Acor, aigreur.
Acotyledon, acotylédoné.
Acoustice, acoustique.
Acratia, acratie, privation de force.
Acridophagus, acridophage.
Acrimonia, acrimonie.
Acrisia, acrisie.
Acritas, Acritudo, âcreté, acrimonie.
Acrochordon. Voyez ce mot.

Acromium, acromion.
Acroteriasmus, acrotériasme.
Actiniæ, actinies.
Actinobolismus, irradiation.
Actio, action.
Activus, actif.
Actualis, actuel.
Actus, acte, action.
Acuitas, acrimonie.
Aculeatus, aiguillonné.
Aculeus, aiguillon.
Acuminatus, acuminé.
Acutangulatus, acutangulé.
Acutangulus, acutangle.
Acutus, aigu.
Adamas, aimant.
Adaptare, adapter.
Adarticulatio, arthrodie.
Addephagia, adéphagie.
Additio, addition.
Adductio, adduction.
Adductor, adducteur.
Adenographia, adénographie.
Adenoïdes, adénoïde.
Adenologia, adénologie.
Adeno - meningeus, adéno - mé-
ningé.
Adeno-nervosus, adéno-nerveux.
Adenotomia, adénotomie.
Adeps, graisse.
Adeptus, adepte.
Adhærentia, adhérence.
Adhæsio, adhésion.
Adiaphorus, adiaphore.
Adiapneustia, adiapneustie.
Adiarrhœa, adiarrhée.
Adipocera, adipocire.
Adiposus, adipeux, graisseux.
Adipsia, adipsie.
Adjectio, addition.
Adjutor, *Adjutrix partûs*, accou-
cheur, accoucheuse.
Adnata, conjonctive.
Adnatus, adné.
Adolescens, jeune homme adoles-
cent.
Adolescentia, adolescence.
Adspiratio, aspiration.
Adstrictio, resserrement.
Adstringens, astringent.
Adulteratio, adultération, corrup-
tion, altération.
Adultus, adulte, homme fait.
Adunatus, réuni, amassé.
Adustio, brûlure, adustion.
Adustus, brûlé.
Adynamia, adynamie, prostra-
tion des forces.

Adynamicus, adynamique.
AEdæagraphia, œdæagraphie.
AEdæalogia, œdæalogie.
AEdæatomia, œdæatomie.
AEgagropilus, égagropile.
AEger, malade.
AEgrotatio, maladie, indisposition.
AEgilops. Voyez ce mot.
AEgritudo, angoisse, malaise.
AEolipyla, AEleolipyle.
AEquatio, équation.
AEquator, équateur.
AEquiangulus, équiangle.
AEquilateralis, équilatéral.
AEquilaterus, équilatère.
AEquilibrium, équilibre.
AEquimultiplus, équimultiple.
AEquinoxialis, équinoxial.
AEquinoxium, équinoxe.
Aër, air.
Aëreus, aérien.
Aërificatio, aérification.
Aëricus, aérien.
Aërologia, aérologie.
Aërometria, aérométrie.
Aërometrum, aéromètre.
Aëronauta, aéronaute.
Aërophobia, aérophobie.
Aërophobus, aérophobe.
Aërostaticus, aérostatique.
AErugineus, *æruginosus*, éru-
gineux.
AErugo, rouille.
AEs, airain.
AEstas, été.
AEstivalis, d'été.
AEstuatio, effervescence.
AEtas, âge.
AEther, éther.
AEthiops. Voyez ce mot.
AEtiologia, étiologie.
AEtites, AEtite.
Affectio, *affectus*, affection.
Affinitas, affinité.
Affluentia, affluence.
Affusio, affusion.
Agalactia, agalactie.
Agamia, agamie.
Agamus, agame.
Agens, agent.
Ageometria, ageométrie.
Agerasia, agérasie.
Agere, agir.
Aggravare, aggraver.
Aggregatus, aggrégé.
Agitatio, agitation.
Agonia, agonie, angoisse.
Agonia, stérilité.
Agonostica, agonostique.

Agonus, stérile.
Agrestis, agreste.
Agria, agrie.
Agricultura, agriculture.
Agriophagus, agriophage.
Agronomus, agronome.
Agrypnia, agrypnie.
Agyrta, charlatan.
Ala, aisselle.
Alabastrum, albâtre.
Alambicus, alambic.
Albaras alba, leucé.
Albaras nigra, lèpre.
Albatio, déalbation.
Albificatio, albification, déalbation.
Albugineus, albuginé.
Albuginosus, albugineux.
Albugo. Voyez ce mot.
Albumen, albumin.
Albuminosus, albumineux.
Alburnum, aubier.
Alcaest. Voyez ce mot.
Alcalescentia, alcalescence.
Alcalescens, alcalescent.
Alcaligenus, alcaligène.
Alcalinus, alcalin.
Alcalisare, alcaliser.
Alcali. Voyez ce mot.
Alcalisatio, alcalisation.
Alcea, mauve. guimauve.
Alchemia, alchimie.
Alchymia, alchimie.
Alcohol. Voyez ce mot.
Alcyoneus, alcyonien.
Alcyonides, alcyonien.
Alectrides, alectrides.
Alembicus, alambic.
Alere, nourrir.
Alexipharmacus, alexipharmaque.
Alexipyreticus, alexipyrétique.
Alexipyretus, alexipyrétique.
Alexiterius, alexitère.
Alga, algue.
Algalie. Voyez ce mot.
Algebra, algèbre.
Algedo. Voyez ce mot.
Alimentum, aliment.
Aliptæ, aliptiques.
Aliptice, aliptique.
Alitura, nutrition.
Alkaest, alcahest.
Alkali, alcali.
Alkahol, alkohol. Voyez *Alcohol*.
Allantoïs, allantoïde.
Alligatio, alliage.
Allucinatio, hallucination.
Alluvio, alluvion.
Alogotrophia, alogotrophie.
Alopecia, alopécie, pélade.

Alphenic. Voyez ce mot.
Alphitedon, fracture.
Alphus. Voyez ce mot.
Alterans, altérant.
Alteratio, altération.
Alternus, alterne.
Althæa. Voyez ce mot.
Altia. Voyez ce mot.
Altimetria, altimétrie.
Aludel. Voyez ce mot.
Alumen, alun.
Aluminosus, alumineux.
Alveolaris, alvéolaire.
Alveolatus, alvéolé.
Alveolus, alvéole.
Alvinus, alvin.
Alvi profluvium, cours de ventre.
Alvus, ventre.
Alysmus, anxiété.
Amalgama, amalgame.
Amalgamatio, amalgamation.
Amarus, amer.
Amatoria febris, chlorose.
Amaurosis, amaurose.
Ambarum, ambre.
Ambi Voyez ce mot.
Ambidexter, ambidextre.
Ambiens, ambiant.
Amblygonus, amblygone.
Amblyopia, amblyopie.
Ambulans, ambulant.
Ambulare, marcher.
Amentaceus, amentacé.
Amenorrhœa, aménorrhée.
Amentia, démence.
Amiantus, amiante.
Ammoniacum. ammoniaque.
Amnios. Voyez ce mot.
Amnium, amnios.
Amphiarthrosis, amphiarthrose.
Amphibiolithes, amphibiolithe.
Amphibius, amphibie.
Amphiblestroïdes, amphiblestroï-
de.
Amphibranchiæ, amphibranchies.
Amphiplex, perinee.
Amphisbena, amphisbène.
Amphiscii, amphisciens.
Amphismilum, amphismile.
Amphitheatrum, amphithéâtre.
Amphitritæ, amphitrites.
Amplexicaulis, amplexicaule.
Amplitudo, amplitude.
Ampulla, ampoule.
Amputatio, amputation.
Amuletum, amulette.
Amygdala, amygdale.
Amygdalatum, amandé.
Amylum, amidon.

Amynteria, amulette.
Amynticus, amyntique.
Anabrochismus, anabrochisme.
Anabrosis, anabrose.
Anacampticus, anacamptique.
Anacatharsis, expectoration.
Anacatharticus, anacathartique, expectorant.
Anaclasticus, anaclastique.
Anacollemata, anacollémates.
Anadosis, anadose.
Anadrome, anadrome.
Anœmasis, anémase.
Anœmia, anémie.
Anœsthesia, anesthésie.
Analemma, analême.
Anasthesia, anasthésie.
Analepsis, analepsie.
Analepticus, analeptique.
Analogia, analogie.
Analogismus, analogisme.
Analosis, consomption.
Analysis, analyse.
Anamnesis, réminiscence.
Anamnestica, anamnestiques.
Anamnesticus, commémoratif.
Anapetia, anapétie.
Anaphonesis, anaphonèse.
Anaphrodisia, anaphrodisie.
Anaplerosis, anaplérose.
Anapleroticus, anaplérotique.
Anasarca, anasarque.
Anaspasis, anaspase.
Anastalticus, anastaltique.
Anastomosis, anastomose.
Anastomoticus, anastomotique.
Anatifer, anatifère.
Anatifex, anatife.
Anatomia, anatomie.
Anatomicus, anatomique, anatomiste.
Anceps, douteux, ancipité.
Anchœ os, os de la hanche.
Anchilops. Voyez ce mot.
Ancillaris, ancillaire.
Ancon, olécrâne.
Anconeus, anconé.
Ancyle, ankylose.
Ancylosis, ankylose.
Ancyroïdes, ancyroïde.
Andranatome, andranatomie.
Androgenia, androgénie.
Androgyna, androgyne.
Androïdes, androïde.
Andromania, andromanie.
Androtomia, androtomie.
Anemographia, anémographie.
Anemometria, anémométrie.

Anemometrum, anémomètre.
Anemoscopium, anémoscope.
Aneurysma, anévrysme.
Aneurysmalis, anévrysmal.
Anfractus, anfractuosité.
Angeiographia, angéiographie.
Angeio-hydro-graphia, angéio-hydrographie.
Angeio-hydro-logia, angéio-hydrologie.
Angeio-hydro-tomia, angéio-hydrotomie.
Angeiologia, angéiologie.
Angeiotomia, angéiotomie.
Angina, angine, esquinancie.
Angiographia, angiographie.
Angiologia, angiologie.
Angioscopium, angioscope.
Angiospermia, angiospermie.
Angiospermus, angiosperme.
Angiotenicus, angioténique.
Angiotomia, angiotomie.
Anglicus sudor, sueur anglaise.
Angor, angoisse.
Angularis, angulaire.
Angulatus, angulé.
Angulosus, anguleux.
Angulus, angle.
Angustatio, *Angustia*, angustie.
Anhelatio, asthme.
Anhelitus, haleine.
Anima, ame.
Animal. Voyez ce mot.
Animalculum, animalcule.
Animalitas, animalité.
Animare, animer.
Animatio, animation.
Animi defectus, lipothymie.
Animi deliquium, défaillance, lipothymie, évanouissement.
Anisotomus, anisotome.
Ankyloblepharon. Voyez ce mot.
Ankyloglossum, ankyloglosse.
Ankylosis, ankylose.
Annularis, annulaire.
Annulatus, annelé.
Annihilatio, annihilation.
Annulus, anneau.
Annuus, annuel.
Anodynia, anodinie.
Anodynus, anodin.
Anomalia, anomalie.
Anomalisticus, anomalistique.
Anomalus, anomal.
Anorexia, anorexie, inappétence.
Anosmia, anosmie.
Antagonista, antagoniste.
Antalgicus, antalgique.

Antaphrodisiacus, *Antaphroditi-cus*, antaphrodisiaque.
Antarcticus, antarctique.
Antecedens, antécédent.
Antemeticus, antémétique.
Antenna, antenne.
Antephialticus, antéphialtique.
Antepilepticus, antépileptique.
Anterior, antérieur.
Anthesis, anthèse.
Anthologia, anthologie.
Anthelix. Voyez ce mot.
Anthelminticus, anthelmintique.
Anthera, étamine, sommet.
Anthracia, *Anthracosis*, charbon, anthrax.
Anthracites, anthracite.
Anthracodes, charbonneux.
Anthrax. Voyez ce mot, et *Charbon*.
Anthropoformis, anthropoforme.
Anthropoglyphites, anthropoglyphite.
Anthropogenia, anthropogénie.
Anthropographia, anthropographie.
Anthropolites, anthropolite.
Anthropologia, anthropologie.
Anthropomantia, anthropomantie.
Anthropometria, anthropométrie.
Anthropomorphus, anthropomorphe.
Anthropophagus, anthropophage.
Anthroposomatologia, anthroposomatologie.
Anthroposophia, anthroposophie.
Anthropotomia, anthropotomie.
Anthypnoticus, anthypnotique.
Antiapoplecticus, antiapoplectique.
Antiarthriticus, antiarthritique.
Antiasthmaticus, antiasthmatique.
Anticachecticus, anticachectique.
Anticausodicus, anticausodique.
Anticipans, anticipant.
Antidinicus, antidinique.
Antidotarium, antidotaire.
Antidotum, *Antidotus*, antidote.
Antidysentericus, antidyssentérique.
Antiepilecticus, antiépileptique.
Antifebrilis, antifébrile.
Antigalacticus, antigalactique.
Antihemorrhoïdalis, antihémorroïdal.
Antihecticus, antihectique.
Antiherpeticus, antiherpétique.
Antihydrophobicus, antihydrophobique.
Antihydropicus, antihydropique.
Antihypochondriacus, antihypo-chondriaque.
Antihystericus, antihystérique.
Antilobium, antilobe.
Antimelancholicus, antimélancolique.
Antimonium, antimoine.
Antinephriticus, antinéphritique.
Antiorgasticus, antiorgastique.
Antiparalyticus, antiparalytique.
Antipathia, antipathie.
Antiperistalticus, antipéristaltique.
Antiperistasis, antipéristase.
Antipestilentialis, antipestilentiel.
Antiphlogisticus, antiphlogistique.
Antiphthisicus, antiphthisique.
Antiphysicus, antiphysique.
Antipleuriticus, antipleurétique.
Antipodagricus, antipodagrique.
Antipodes, antipodes.
Antiprostatæ, antiprostates.
Antipraxia, antipraxie.
Antiputridus, antiputride.
Antipyicus, antipyique.
Antipyreticus, antipyrétique.
Antipyroticus, antipyrotique.
Antiscii, antisciens.
Antisiphiliticus, antisiphilitique.
Antiscorbuticus, antiscorbutique.
Antisepticus, antiseptique.
Antispasis, antispase.
Antispasmaticus, antispasmodique.
Antispasmicus, antispasmodique.
Antispasmodicus, antispasmodique.
Antithenar. Voyez ce mot.
Antitragus, antitrague.
Antivenereus, antivénérien.
Antiverminosus, antivermineux.
Antizymicus, antizymique.
Antrum, antre.
Anus Voyez ce mot, et *Fondement*, *Siège*.
Anxietas, anxiété.
Aodon. Voyez ce mot.
Aorta, aorte.
Apantrophia, apantrophie.
Aparthrosis, diarthrose.
Apathia, apathie.
Apechema, contre-coup.
Apepsia, apepsie, indigestion.
Aperiens, aperitif, désopilatif.
Aperitivus, apéritif.
Apetalus, apétale.
Apex, sommet.
Aphæresis, aphérèse.
Aphelium, aphélie.
Aphilantrophia, aphilantrophie.
Aphonia, aphonie.
Aphorismus, aphorisme.

Aphoristicus, aphoristique.
Aphrodisiacus, aphrodisiaque.
Aphrodisiasmus, aphrodisiasme.
Aphrodisius morbus, vérole (grosse.)
Aphrodites, aphrodite.
Aphronitrum, aphronitre.
Aphthœ, aphthes.
Aphyllus, aphylle.
Aplestia, aplestie.
Aplotomia, aplotomie.
Apnœa, apnée.
Apocrousticus apocroustique.
Apocenosis, apocénose.
Apochylimus, apochylime.
Apocope. Voy. ce mot
Apodacryticus, apodacrytique.
Apodes. Voy. ce mot.
Apogeum, apogée.
Apomecometria, apomécométrie.
Aponevrographia, aponévrographie.
Aponevrologia, aponévrologie.
Aponevrosis, aponévrose.
Aponevrotomia, aponévrotomie.
Apophlegmatismus, apophlegmatisme.
Apophysis, apophyse.
Apoplecticus, apoplectique.
Apoplexia, apoplexie.
Aposkeparnismus, fracture de la tête.
Aposcepsis, aposcepsie.
Apositia, apositie.
Apostasis, apostème.
Apostema, apostème.
Apostema, apostème, abcès.
Apothecarius, apothicaire.
Apothesis, apothèse.
Apothema apothème.
Apothrausis, fracture.
Apotropœa amulette.
Apozema apozème.
Apparatus, appareil.
Appendicula, appendicule.
Appendiculatus, appendicule.
Appetere, appéter.
Appendix, appendice.
Appetentia, appétit.
Appetitus, appétit.
Appositio, addition.
Appropriatio, appropriation.
Approximatio, approximation.
Apsides, apsides.
Aptenodites, apténodites.
Apterus, aptères.
Apyrexia, apyrexie.
Apyrus, apyre.
Aqua, eau.
Aqua mulsa, hydromel.

Aquœ ductus, aquéduc.
Aquaticus, aquatique.
Aquatilis, aquatile.
Aquatus, aqueux.
Aqueus, aqueux.
Aquositas, hydatide.
Aquosus, aqueux.
Aquila, aigle.
Aquila-alba. Voyez ce mot.
Aquula, hydatide.
Arachneolithœ, arachnéolithes.
Arachnoïdes, arachnoïde.
Arachnoïdeus, arachnoïde.
Aranea tunica, arachnoïde.
Arbor, arbre.
Arbuscula, arbuste.
Arcanum, arcane.
Archeus, archée.
Archiater, archiâtre.
Archimagia, archimagie.
Archimia, archimie.
Arctatio, arctitude.
Arcticus, arctique.
Arctitudo, arctitude.
Arcturus, arcture.
Arcualis sutura, suture coronale.
Arcuatio, arcade.
Arculus, arceau.
Arcus, arc.
Ardens, ardent.
Ardor, ardeur.
Area, aire.
Arefactio, aréfaction.
Arenatio, arénation.
Areola, aréole.
Areometrum, aréomètre.
Areoticus, aréotique.
Argema, encaveure.
Argentum, argent.
Argilla, argile.
Argyrogonia, argyrogonie.
Argyrolithes, argyrolithe.
Argyropœa, argyropée.
Ariditas, aridité.
Aridura, aridure.
Arista, barbe.
Arillus, arille.
Aristatus, aristé.
Aristolochicus, aristolochique.
Arithmantia, arithmantie.
Arithmeticus, arithmétique.
Arma, armes.
Armillaris, armillaire.
Armatura, armature.
Aroma, aromat.
Aromaticus, aromatique.
Ars, art.
Arsenias, arseniate.
Arsenicalis, arsenical.

Arsenicum, arsenic.
Arsenicus, arsenique.
Arseniosus, arsenieux.
Arsenis, arsenite.
Arteria, artère.
Arteriacus, artériaque,
Arteriographia, artériographie
Arteriola, artériole.
Arteriologia, artériologie.
Arteriosus, artériel.
Arteriotomia, artériotomie.
Arthriticus, arthritique.
Arthriticus, goutteux.
Arthritis, goutte.
Arthrodia, arthrodie.
Arthrodynia, arthrodynie.
Arthrombole, arthrombole.
Arthrosis, articulation.
Articularis, articulaire.
Articularis morbus, goutte.
Articulatio, articulation.
Articulatus, articulé.
Articulus, article.
Artifex, artiste.
Artificialis, artificiel.
Artisci, trochisques.
Artus, membre.
Arundo minor, péroné.
Arvina, graisse.
Arythmus, arythme.
Arytœnoepiglotticus, aryténoépi-
　glottique.
Arytœnoïdes, aryténoïde.
Arytenoideus, aryténoïdien.
Asab, borozail.
Asbestus, asbeste.
Ascarides, ascaride.
Ascendens, ascendant.
Ascensio, ascension.
Ascia, doloire.
Ascii, asciens.
Ascites, ascite.
Asodes. Voyez ce mot.
Aspalathus, aspalathe.
Asper, âpre.
Aspera arteria, trachée-artère.
Asperitas, âpreté.
Aspersio, aspersion.
Asphalitus, asphalite.
Asphaltium, asphalte.
Asphyxia, asphyxie.
Aspidiscus, aspidisque.
Aspirare, aspirer.
Aspiratio, aspiration.
Assabatus, borozail.
Assatio, assation.
Assidens, assident.
Assimilatio, assimilation.

Assodes, assode.
Assula, esquille.
Astacoïdes, astacoïde.
Astacolithes, astacolithe.
Asteriæ, astéries.
Asternalis, asternal.
Asteroides, astéroïde.
Asteriscus, astérisque.
Asthenicus, asthénique.
Asthenia, asthénie.
Asthmaticus, asthmatique.
Asthma, asthme.
Asthma nocturnum, incube.
Astragalus, astragale.
Astrictio, astriction.
Astrictorius, *Astringens*, astrin-
　gent.
Astrictus, resserré.
Astrolabium, astrolabe.
Astrologia, astrologie.
Astronomia, astronomie.
Astrum, astre.
Asymetria, asymétrie.
Asymptota, asymptote.
Atactus, ataxique.
Ataraxia, ataraxie.
Athanor. Voyez ce mot.
Ataxia, ataxie.
Atechnia, atechnie.
Atheroma, athérôme.
Atheromatodes, atheromateux.
Athleticus, athlétique.
Athymia, athymie.
Atomus, atome.
Atlas. Voyez ce mot.
Atloides, atloïde.
Atmosphæra, atmosphère.
Atonia, atonie.
Atrabiliarius, atrabilaire.
Atrabilis, atrabile, mélancolie.
Atrophia, atrophie.
Attenuans, atténuant.
Attenuare, atténuer.
Attenuatio, volatilisation.
Attractio, attraction.
Attractivus, attractif.
Attrahens, attractif.
Attrahere, attirer.
Attritio, attrition.
Auctio, accroissement, accré-
　tion.
Auditorius, auditif.
Auditus, ouïe.
Automaticus, automatique.
Aversio, aversion.
Aura seminalis, semence.
Aurelia, aurélie, chrysalide.
Auricula, oreillette.

Auricularis, auriculaire.
Auriculatus, auriculé.
Aurigo, ictère.
Auris, oreille.
Aurora, aurore.
Austerus, austère.
Automa, automate.
Automatus, spontané.
Autopsia, autopsie.
Auxiliaris, auxiliaire.
Axiculus, cylindre.
Axifugus, axifuge.
Axilis, axile.
Axilla, aisselle.
Axillaris, axillaire.
Axioma, axiome.
Axipetus, axipète.
Axis, axe, essieu.
Axoïdes, axoïde.
Axungia, axonge.
Azigos. Voyez ce mot.
Azotum, azote.
Azymos, azyme.

B

BACCA, baie.
Baccatus, bayé.
Baccifer, baccifère.
Bacciformis, bacciforme.
Balœna, baleine.
Balanitœ, balanites.
Balanus. Voyez ce mot et *Gland*.
Balaustium, balauste.
Balaustinus, de balauste.
Balatrones, bégaiement.
Balbuties, bégaiement.
Balbutire, bégayer.
Balista, baliste.
Balistica, balistique.
Balneabilis, balnéable.
Balneum, bain.
Balsamatio, embaumement.
Balsamicus, balsamique.
Bambalio, qui bégaie.
Baptisterium, bain.
Barba, barbe.
Barometrum, baromètre.
Barosanemus, barosanème.
Baroscopium, baroscope.
Baryphonia, baryphonie.
Baryta, baryte.
Basilaris, basilaire.
Basilicum, basilicon.
Basilicus, basilique.
Basioglosus, basioglose.
Basis, base.
Batrachites, batrachite.

Batrachius, batracien.
Batrachus, ranule.
Batitura, batitures.
Bechica, béchiques.
Bellon. Voyez ce mot.
Benath. Voyez ce mot.
Benignus, bénin.
Benzoas, benzoate.
Benzoicus, benzoïque.
Benzuinum, benjoin.
Beriberii. Voyez ce mot.
Besoardicus, bésoardique.
Besoarticus, bésoardique.
Bibliographia, bibliographie.
Biceps. Voyez ce mot.
Biconjugatus, biconjugé.
Bicornis, bicorne.
Bicuspidatus, bicuspidé.
Bidentatus, bidenté.
Biennis, bisannuel.
Bifer, bifère.
Bifidus, bifide.
Biflorus, biflore.
Bifurcatio, bifurcation.
Bigamia, bigamie.
Bigamus, bigame.
Bigeminatus, bigéminé.
Bijugatus, bijugé.
Biliaris, biliaire.
Biliosus, *Biliarius*, biliaire.
Bilis, bile.
Bilobatus, bilobé.
Bilobus, bilobe.
Bilocularis, biloculaire.
Binoclus, binocle.
Binomus, binome.
Biographia, biographie.
Bipartitus, biparti.
Bipartibilis, bipartible.
Bipartilobatus, bipartilobé.
Bipes, bipède.
Bipinnitafidus, bipinnatifide.
Bipinnatus, bipinné.
Biscoctus, biscuit.
Bisexuinus, bisexe.
Bisulcus, bisulque.
Biternatus, biterné.
Bitumen, bitume.
Bituminosus, bitumineux.
Bivalvulus, bivalve.
Bivalvus, bivalve.
Biventer, digastrique.
Blennorrhagia, blennorrhagie.
Blennorrhœa, blennorrhée.
Blepharoptosis. Voyez ce mot.
Blepharotis. Voyez ce mot.
Blesitas, bégaiement.
Boback. Voyez ce mot.
Bochetum, bochet.

Bolides, bolide.
Bolus, bol.
Bombus, teintement d'oreille.
Bombyas, bombyate.
Bombyce, bombice.
Bombycus, bombique.
Bootes. Voyez ce mot.
Boracicus, boracique.
Boras, borate.
Borax. Voyez ce mot.
Borborygmus, borborygme.
Bostrychites bostrychite.
Botane, herbe.
Botanica, botanique.
Botanicus, botaniste.
Botanologia, botanologie.
Bothryon. Voyez ce mot.
Botrytes, botryte.
Boulimia, boulimie.
Boulimus, boulimie.
Bracherium, brayer.
Brachialis, brachial.
Brachicatalepticus, brachicatalep-
tique.
Brachium, bras.
Brachylogia, brachylogie.
Brachypnœa, brachypnée.
Brachypota, brachypote.
Brachypotus, brachypote.
Brachypterus, brachyptère.
Brachystochronis, brachystochrone.
Bractea, bractée.
Bracteatus, bracteté.
Bracteifer, bractéifère.
Bradypepsia, bradypepsie.
Branchiæ, branchies.
Bregma. Voyez ce mot.
Bromographia, bromographie.
Bronchia, bronches.
Bronchialis, bronchial.
Bronchocele, bronchocèle.
Bronchotomia, bronchotomie.
Brontias. Voyez ce mot.
Brutum, brute.
Bubo, bubon.
Bubo venereus, poulain.
Bubonocele, bubonocèle.
Bucca, bouche.
Buccalis, buccal.
Buccella, bol.
Buccinator, buccinateur.
Buffo, crapaud.
Buffonites, buffonite.
Bugantia, engelure.
Bulbifer, bulbifère.
Bulbiformis, bulbiforme.
Bulbosus, bulbeux.
Bulbus, bulbe.
Bulimia, boulimie.

Buliniasis, boulimie.
Bulismus, boulimie.
Bulla, bulle, ampoule.
Bullatus, bullé.
Buphthalmia, buphthalmie.
Butyrosus, butyreux.
Butyrum, beurre.
Byrethrum, cucuphe.
Byrethus, cucuphe.

C

Cabala, cabale.
Cachecticus, cachectique.
Cachexia, cachexie.
Cacocholia, cacocholie.
Cacochylia, cacochylie.
Cacochymia, cacochymie.
Cacochymus, cacochyme.
Cacoethes, cacoèthe.
Cacopathia, cacopathie.
Cacophonia, cacophonie.
Cacopragia, cacopragie.
Cacositia, cacositie.
Cacothymia, cacothymie.
Cacotrophia, cacotrophie.
Cadaver, cadavre.
Cadaverosus, cadavéreux.
Cadmia, cadmie.
Cadmea terra, calamine.
Caducus, caduc.
Cœcitas, cécité.
Cœcum. Voyez ce mot.
Cœcus, aveugle.
Cœmentatio, cémentation.
Cœsaria sectio, section césarienne.
Cœsio, incision.
Cæso, né par l'opération césa-
rienne.
Cœsura, coupure.
Cafœum, café.
Calamedon, fracture en fente.
Calcaneum. Voyez ce mot.
Calcarius, calcaire.
Calcedonins, de calcédoine.
Calcinatio, calcination.
Calculifragus, calculifrage.
Calculosus, calculeux, pierreux.
Calculosus morbus, calcul.
Calculus, calcul, gravelle, pierre.
Calefactio, échaufement.
Calentura, calenture.
Caliculus, bassinet.
Caligo, amblyopie.
Calix, calice.
Callus, durillon.

Callipœdia, callipédie.
Calyculus, calicule.
Caloricitas, caloricité.
Caloricum, calorique.
Callositas, callosité.
Callosus, calleux.
Callum, cal, calus.
Calomelas. Voyez ce mot.
Calor, chaleur.
Calorimetrum, calorimètre.
Calvaria, crâne.
Calvities, calvitie.
Calvitium, calvitie.
Calvus, chauve.
Calx, chaux.
Calyptratus, calyptré.
Camarosis, fracture du crâne.
Cameratus, cambré.
Cameleon. Voyez ce mot.
Caminus, fourneau.
Campana, cloche, campane.
Campaniformis campaniforme.
Campanulatus, campanulé.
Camphora, camphre.
Camphoras, camphorate.
Camphoricus, camphorique.
Camphoratus, camphré.
Canaliculatus, canaliculé.
Canalis, canal, gorgeret.
Cancer. Voy. ce mot et Chancre.
Candela, bougie.
Candelula, petite bougie.
Canicula, canicule.
Canicularis, caniculaire.
Caninus, canin.
Canna minor, péroné.
Cannula, cannule.
Cantharis, cantharide.
Canthus. Voyez ce mot.
Capacitas, capacité.
Capella, coupelle.
Capillaceus, capillacé.
Capillamenta, étamines.
Capillamentum, capillament.
Capillaris, capillaire.
Capillatus, chevelu.
Capillitium, capillament.
Capillus, cheveu.
Capistratio, phimosis.
Capistrum, chevêtre
Capitatus, capitulé.
Capitulum, capitule.
Capreolus, main, vrille.
Caprolus, capricorne.
Caprisus, caprisant.
Capsa, caisse.
Capsula, capsule.
Caput, tête.
Caput mortuum, tête morte.

Carabe citrinum, carabé.
Carabus, crabe.
Carbasus, charpie.
Carbo, charbon, carbone.
Carbo fossilis, houille.
Carbonas, carbonate.
Carbonicus, carbonique.
Carbonisatio, carbonisation.
Carbunculus, charbon.
Carburetum, carbure.
Carcinodes, carcinomateux.
Carcinoma, carcinome, cancer.
Carcinos, carcinome.
Cardia, cardia.
Cardiacus, cardiaque.
Cardiagraphia, cardiagraphie.
Cardialgia, cardialgie.
Cardialogia, cardialogie.
Cardiatomia, cardiatomie.
Cardinalis, cardinal.
Cardinamenta, gomphose.
Cardiogmus, cardiogme.
Carditis, cardite.
Cardo, pivot.
Carebaria, pesanteur de tête.
Caries, carie.
Carina, carène.
Carinatus, caréné.
Carminantia, carminatifs.
Carminativus, carminatif.
Carnificatio, carnification.
Carnivorus, carnivore, carnassier.
Carnosus, charnu.
Caro, chair.
Caros, carus.
Caroticus, carotique.
Carotides, carotides.
Carphologia, carphologie.
Carpo balsamum. Voy. ce mot.
Carthesianismus, cartésianisme.
Carthesianus, cartésien.
Caryocostinus, caryocostin.
Carpus, carpe, poignet
Cartilaginosus, cartilagineux.
Cartilago, cartilage.
Caruncula, caroncule.
Carus. Voyez ce mot.
Caryophylloides, caryophylloïde.
Caseatio, caséation.
Casearius, caséeux.
Caseus, fromage.
Cassia, casse.
Cassis, casque.
Castanitas, castanite.
Castoreum. Voyez ce mot.
Casus, chute, accident.
Catacaustica, catacaustique.
Catachasmos. Voyez ce mot.
Catacoustica, catacoustique.

Castratio, castration.
Cataclysmus, douche.
Catadioptica, catadioptrique.
Catagma, fracture.
Catagmaticus, catagmatique.
Catalepsia, catalepsie.
Catalepticus, cataleptique.
Catalogus, catalogue.
Cataloticus, catalotique.
Catamenia, menstrues, fleurs.
Catapasma, catapasme.
Cataphora. Voyez ce mot.
Cataplasma, cataplasme.
Cataplexis, cataplexie.
Cataracta, cataracte.
Catarrhalis, catarrhal.
Catarrhosus, catarrheux.
Catarrhus, catarrhe.
Catarrhus ad nares, coryza.
Catastalticus, catastaltique.
Catastasis, habitude.
Catechu, cachou.
Categoria, catégorie.
Cathetus, cathète.
Cathœresis, cathérèse.
Cathœreticus, cathérétique.
Catharsis, purgation.
Catharticus, cathartique, purgatif.
Catheter. Voyez ce mot.
Catheterismus, cathétérisme.
Catholicus, catholique.
Catinus fusorius, creuset.
Catochus, catoche.
Catopotium, pilule.
Catoptricus, catoptrique.
Catotericus, catotérique.
Catuloticus, catulotique.
Catulus, chaton.
Caudatus, caudé.
Caudex, tronc.
Cavernosus, caverneux.
Cauledon, fracture en tige.
Caulescens, caulescente (plante).
Caulinus, caulinaire.
Caulis, tige.
Causa, cause.
Causodes febris, causus.
Causticus, caustique.
Causus. Voyez ce mot.
Cauterium, cautère.
Cauterius, cautérétique.
Celeritas, célérité, vélocité.
Cellula, cellule.
Cellularis, cellulaire.
Cellulosus, cellulaire, celluleux.
Celotomia, célotomie.
Cenchrites, cenchrite.
Cenosis, inanition.
Centesima libræ pars, centime.

Centiarum, centiare.
Centigramma, centigramme.
Centimetrum, centimètre.
Centrifugus, centrifuge.
Centripetus, centripète.
Centrobaricus, centrobarique.
Centrum, centre.
Centroscopium, centroscope.
Cephalœa, céphalée.
Cephalagraphia, céphalagraphie.
Cephalalgia, céphalalgie.
Cephalalogia, céphalalogie.
Cephalarticus, céphalartique.
Cephalitis, céphalite.
Cephalatomia, céphalatomie.
Cephalicus, céphalique.
Cephaloides, céphaloïde.
Cephalo-pharyngeus, céphalo-pha-
  ryngien.
Cephalopodes, céphalopode.
Cephaloponia, céphaloponie.
Cera, cire.
Cerastus, céraste.
Ceratio, cération.
Ceratoglossus, cératoglosse.
Ceratoides, cératoïde.
Ceratophytus, cératophyte.
Ceratostaphylinus, cératostaphylin.
Ceratum, cérat.
Ceraunochryson. Voyez ce mot.
Cercosis. Voyez ce mot.
Cerebellum, cervelet.
Cerebralis, cérébral.
Cerebrum, cerveau.
Cerefactio, *Certficatio*, cération.
Cerio, achore.
Cerium. Voyez ce mot.
Ceroneum, céroène.
Ceropissa, céropisse.
Cerumen, cire des oreilles, céru-
  men.
Ceruminosus, cérumineux.
Cerussa, céruse.
Cervicalis, cervical.
Cervix, cou.
Cetaceus, cétacé.
Chalcitis, chalcite.
Chalasi, chalasie.
Chalasticus, chalastique.
Chalcanthinus, vitriolique.
Chalcopyrites, chalcopyrite.
Chalybeatus, chalybé.
Chamœcerasus. Voyez ce mot.
Chamœcissa, chamécisse.
Chamedrys. Voyez ce mot.
Character, caractère.
Characteristicus, caractéristique.
Cheiropterus, chéiroptère.
Chelidonium, chélidoine.

Chelonii, chéloniens.
Chelonites, chélonite.
Chemia, chimie.
Chemosis. Voyez ce mot.
Chersydrus, chersydre.
Chetodones, chétodons.
Chiliogonus, chiligone.
Chiragra, chiragre.
Chiromantia, chiromancie.
Chironius, chironien.
Chirurgia, chirurgie.
Chirurgicus, chirurgical, chirurgique.
Chirurgus, chirurgien.
Chlorosis, chlorose.
Chocolatum, chocolat.
Cholagogus, cholagogue.
Chole, bile.
Choledocus, cholédoque.
Choledographia, cholédographie.
Choledologia, choledologie.
Cholera-morbus. Voyez ce mot.
Cholericus, cholérique.
Cholopoieticus, qui forme la bile.
Chondrographia, chondrographie.
Chondrologia, chondrologie.
Chondropterigœus, chondroptérigien.
Chondros, cartilage.
Chondrotomia, chondrotomie.
Chordapsus, chordapse.
Chorea Sancti Witi, danse de St-With.
Chorion. Voyez ce mot.
Choroideus, choroïde.
Chroma, chrome.
Chromas, chromate.
Chromicus, chromique.
Chronicus, chronique.
Chronogunea, chronogunée.
Chronometrum, chronomètre.
Chronoscopium, chronoscope.
Chrysalis, chrysalide, aurélie.
Chrysides, chrysides.
Chrysites, chrysites.
Chrysopœa, chrysopée.
Chrysochloris, chrysochlore.
Chrysocolla, chrysocolle.
Chrysocoma, chrysocome.
Chrysolitus, chrysolithe.
Chrysomelœ, chysomèles.
Chrysoprasus, chrysoprase.
Chrysulea, chrysulée.
Chylifer, chylifère.
Chylificatio, chylification, chylose.
Chylopœsis, chylification, chylose.
Chylosis, chylification, chylose, digestion.
Chylosus, chyleux.

Chylus, chyle.
Chymia, chimie.
Chymiater, chimiatre.
Chymiatria, chimiatrie.
Chymicus, chimiste, chimique.
Cibatio, cibation.
Cibi fastidium, dégoût.
Cibus, nourriture.
Cicatricare, cicatriser.
Cicatricula, cicatricule.
Cicatrisans, cicatrisant.
Cicatrix, cicatrice.
Ciliaris, ciliaire.
Cilium, cil.
Cimolia terra, cimolée.
Cinefactio, cinéfaction, cinération.
Cinis, cendre.
Cinnabari, cinabre.
Cinnamomum, cinnamome.
Circuitus, période.
Circulatio, circulation.
Circulatores, *Circumforanei*, charlatans.
Circumcisio, *Circumcisura*, circoncision.
Circumcissa, circoncisse.
Circumferentia, circonférence.
Circumpolaris, circompolaire.
Circumscribere, circonscrire.
Circumscriptus, circonscrit.
Circumstantia, circonstance.
Ciro, ciron.
Cirrhatus, cirrhé.
Cirrhiferus, cirrhifère.
Cirrhosus, cirrheux.
Cirsocele, circocèle.
Cirsoïdes, cirsoïde, variqueux.
Cirsos, varice.
Cissites, cissite.
Cissoïdalis, cissoïdal.
Cissoïs, cissoïde.
Cistus, ciste.
Cistifer, cistophore.
Citras, citrate.
Citricus, citrique.
Citrinus, citrin.
Claretum, clairet.
Clarificatio, clarification.
Classis, classe.
Claudicore, boiter.
Claudicatio, boitement, claudication.
Claudus, boiteux.
Clavatio, gomphose.
Clavicula, clavicule, main, vrille.
Clavicularis, claviculaire.
Claviculus, main, vrille.
Clavus, cor, clou.
Cleis, clavicule.

Cleisagra, cléisagre.
Clepsydra, clepsydre.
Cleragra, cléragre.
Clima, climat.
Climacterius, climactérique.
Clinicus, clinique
Clinoïdes, clinoïde.
Clipealis cartilago, thyroïde.
Clitoris. Voyez ce mot.
Cloaca, cloaque.
Clonodes, clonique.
Clunes, fesses.
Clyssus. Voyez ce mot.
Clyster, clistère, seringue.
Clysterium, clystère.
Coagmentatio, gomphose.
Coagulantia, coagulans.
Coagulare, coaguler.
Coagulatio, coagulation.
Coagulatus, cailleboté.
Coagulum. Voyez ce mot.
Coalescentia, coalescence.
Coalitio, coalition, coalescence.
Coarticulatio, abarticulation, diar-
    throse.
Cobaltum, cobalt.
Coccinilla, cochenille.
Coccygeus, coccygien.
Coccyx. Voyez ce mot.
Cocchia, cochée.
Cochlea, limaçon.
Cochlearia. Voyez ce mot.
Cocles, borgne.
Coctio, coction, digestion.
Coefficiens, coefficient.
Cœlia, *Cœliaca passio*, *Cœliacus*,
    cœliaque.
Cœnologia, cœnologie.
Coercibilis, coercible.
Cohabitatio, cohabitation.
Cohærentia, cohésion, cohérence.
Cohæsio, cohésion.
Cohobatio, cohobation.
Coïncidens, coïcident.
Coindicatio, coïndication.
Coïtus, coït.
Colatura, colature.
Colcotar. Voyez ce mot.
Coleopterus, coléoptère.
Coles, verge.
Colica, *dolor Colicus*, colique.
Collare, collet.
Collapsus. Voyez ce mot.
Colleticus, collétique.
Colliquans, *Colliquativus*, *Colli-
    quefaciens*, *Colliquescens*, colli-
    quatif.
Colliquatio, colliquation.
Collisio, collision.

Collisus, choc.
Collum, cou.
Collutorium oris, gargarisme.
Collyrium, collyre.
Colocynthis, coloquinte.
Colon. Voyez ce mot.
Color, couleur.
Colostratio, colostration.
Colostrum. Voyez ce mot.
Colum, colon.
Columbium. Voyez ce mot.
Columella, luette.
Columellatus, columellé.
Coluri, colures.
Coma. Voyez ce mot.
Comatodes, comateux.
Combustio, combustion, brûlure.
Comedones, draconcules.
Cometa, comète.
Cometographia, cométographie.
Commanducatio, manducation.
Commemorativus, commémoratif.
Commensurabilis, commensurable.
Commensurabilitas, commensura-
    bilité.
Comminutio, comminution.
Commissura, commissure.
Commotio, commotion.
Compactura, compacité.
Compactus, compacte.
Compassio, compassion.
Complementum, complément.
Complexio, complexion, tempé-
    rament.
Complexus, complexe.
Complicatio, complication.
Compositum, composé.
Compressibilis, compressible.
Compressus, comprimé.
Conatus, résistance.
Concatenatio, concaténation.
Concavus, concave.
Concentratio, concentration.
Concentricus, concentrique.
Conceptio, conception.
Conceptus, géniture.
Concha, conque, coquille.
Conchoïdalis, conchoïdal.
Conchois, conchoïde.
Conchylia, coquillages.
Conchyliologia, conchyliologie.
Conchyliotypolites, conchyliotypo-
    lite.
Concoctio, concoction.
Concomitans, concomitant.
Concretio, concrétion.
Concretus, concret.
Concursus, abouchement.
Condensabilis, condensable.

Condensabilitas, condensabilité.
Condensatio, condensation.
Condensator, condensateur.
Condimentum, assaisonnement, condit.
Condire, confire.
Conditio, condition.
Conditura, assaisonnement.
Conditura cadaverum, embaumement.
Conditus, condit.
Conductibilitas, conductibilité.
Conductor, conducteur.
Condyloïdeus, condyloïdien.
Condyloïdes, condyloïde.
Condyloma, condylome.
Condylus, condyle.
Confectio, confection.
Conflictus, choc, cliquetis.
Confluens, confluent.
Conformatio, conformation.
Confortans, confortatif.
Confortare, conforter.
Confricatio, friction.
Confusio, confusion.
Congelare, congeler.
Congelatio, congélation.
Congener, congénère.
Congeries, amas.
Congestio, congestion.
Conglaciatio, conglaciation.
Conglobatus, conglobé.
Conglomeratus, congloméré.
Conglutinantia, conglutinans.
Conglutinare, conglutiner.
Conglutinatio, conglutination, consolidation.
Congregare, aggréger.
Congregatus, assemblé.
Congressus, congrès.
Conifer, *Coniger*, conifère.
Conjugatio, conjugaison.
Conjunctiva, conjonctive.
Connatus, conné.
Connivens, connivent.
Conoïdes, conoïde.
Consensus, consentement, sympathie.
Conserva, conserve.
Consideratio, catalepsie.
Consistentia, consistance.
Consolidans, consolidant.
Consopire, assoupir.
Conspicillum, lunette.
Constipatio, constipation.
Constitutio, constitution, complexion.
Constructio, construction.
Constrictivus, styptique.

Constrictor, constricteur.
Constringens, astringent.
Consumptio, consomption.
Consumptivus, consomptif.
Contactus, contact.
Contagio, *Contagium*, contagion.
Contagiosus, contagieux.
Contemplatio, catalepsie, contemplation.
Contextura, contexture.
Contiguitas, contiguïté.
Continens, contentif.
Continens febris, fièvre continente, synoque.
Continua febris, fièvre continue.
Continuus, continu.
Contorsio, contorsion.
Contractilis, contractile.
Contractilitas, contractilité.
Contractio, contraction, rétraction.
Contra-extensio, contre-extension.
Contra-fissura, contre-coup.
Contrahens, contractif.
Contra-indicatio, contre-indication.
Contundens, contondant.
Contusio, contusion.
Contusus, contus.
Conus, cone.
Convalescentia, convalescence.
Convalescere, guérir.
Convergens, convergent.
Convergentia, convergence.
Convexus, convexe.
Convolutus, convoluté.
Convulsio, convulsion.
Convulsivus, convulsif.
Convulsus, convulsé.
Cophosis, cophose.
Coprocriticus, coprocritique.
Coprostasia, coprostasie.
Copula, ligament, coït.
Copulatio, accouplement, copulation.
Cor, cœur.
Coracobrachialis, coracobrachial.
Coracohyoïdeus, coracohyoïdien.
Coracoïdeus, coracoïde.
Coracoradialis, coracoradial.
Corallum, corail.
Cordialis, cordial.
Cordolium, mal de cœur, ardeur.
Corium, peau.
Cornea, cornée.
Cornuta, cornue.
Corolla, corolle.
Corona, couronne.

Coronalis, coronal.
Coronarius, coronaire.
Coronatus, couronné.
Coroné. Voyez ce mot.
Coronoïdeus, coronoïde.
Corporatio, incorporation.
Corpulentia, corpulence, obésité.
Corpulentus, charnu.
Corpus, corps.
Corpus callosum, corps calleux.
Corpusculum, corpuscule.
Correctio, amendement, correction.
Corroborans, confortatif.
Corroborantia, corroborans.
Corroborare, conforter.
Corroboratio, corroboration.
Corrodens, corrodant.
Corrodere, corroder.
Corrosio, corrosion.
Corrosivus, corrosif.
Corrugare, froncer, rider.
Corrugatio, corrugation.
Corrugator, corrugateur.
Corruptio, corruption.
Cortex, écorce.
Corticalis, cortical.
Coruscatio, coruscation.
Corybantiasmus, corybantiasme.
Corymbifer, corymbifère.
Corymbus, corymbe.
Coryza. Voyez ce mot.
Cosecans, cosécante.
Co-sinus, co-sinus.
Cosmeticus, cosmétique.
Cosmicus. cosmique
Cosmogonia, cosmogonie.
Cosmographia, cosmographie.
Cosmolabium, cosmolabe.
Cosmologia, cosmologie.
Costa, côte.
Costalis, costal.
Co-tangens, co-tangente.
Cotyle, cotyle.
Cotyledones, cotylédons.
Cotyloïdes, cotoloïde.
Coxa, cuisse, hanche.
Cranium, crâne.
Crapula, crapule.
Crasis, tempérament.
Craspedon. Voyez ce mot.
Crassamentum. Voyez ce mot.
Crassa-meninx, dure-mère.
Cremaster. Voyez ce mot.
Cremer. Voyez ce mot.
Cremor tartari, crème de tartre.
Crenatus, créné.
Crenulatus, crénulé.

Crepatura, hernie.
Crepitatio, crépitation, décrépitation.
Crepusculum, crépuscule.
Crepitus, cliquetis.
Cribratio, cribration.
Cribrosum, ethmoïde.
Cricoarytœnoïdeus, cricoaryténoïdien.
Cricoïdes, cricoïde.
Cricoïdeus, cricoïde.
Cricopharyngeus, cricopharyngien.
Cricothyroïdeus, cricothyroïdien.
Cridones, draconcules.
Crinale, crinal.
Crinitus, capillacé.
Crinones, crinons, draconcules.
Crisimus, critique.
Crisis, crise.
Crispatura, crispation.
Crispus, crépu.
Crista, crête.
Crista galli, crête de coq.
Crithe, orgeolet.
Criticus, critique.
Crocitus, croassement.
Crocus. Voyez ce mot.
Crotalus, crotale.
Crotaphites, crotaphite.
Crucifer, crucifère.
Crucialis, crucial.
Crucibulum, creuset.
Cruditas, crudité.
Crudus, cru, indigeste.
Cruralis, crural.
Crus, cuisse, jambe.
Crusta, croûte.
Crusta lactea, croûte laiteuse.
Crustaceus, crustacé.
Crypta, crypte.
Cryptogamia, cryptogamie.
Crystallina. crystaline.
Cristallinus, crystallin.
Crystallisatio, crystallisation.
Crystallographia, crystallographie.
Crystalloïdes, crystalloïde.
Crystallum, crystal.
Cubicus, cubique.
Cubistica, cubistique.
Cubitalis, cubital.
Cubitum, coude.
Cubitus. Voy. ce mot, et *Olécrâne*.
Cuboïdes, cuboïde.
Cubus, cube.
Cucullaris, cucullaire.
Cucullatus, capuchonné.
Cucurbita, cucurbite.
Cucurbitaceus, cucurbitacé.
Cucurbitinus, cucurbitain.

Cucurbitula, ventouse.
Culmifer, culmifère.
Culmus, chaume.
Cultellare, mettre à-plomb.
Cultellatio, cultellation.
Cultellus incisorus, bistouri.
Culus, anus.
Cuneiformis, cunéiforme.
Cuneus, coin.
Cupella, coupelle.
Cuprum, cuivre.
Cupula, cupule.
Cura, pansement.
Curatio, curation, cure, pansement.
Curativus, curatif.
Curva, courbe.
Curvator, curvateur.
Curvatura, courbure.
Curvilineus, curviligne.
Curvus, courbé.
Cutambulus, cutambule.
Cutaneus, cutané.
Cuticula, cuticule, épiderme, surpeau.
Cuticularis, peaucier.
Cutis, peau, cuir.
Cyanometrum, cyanomètre.
Cyathus, cyathe.
Cyclamen. Voyez ce mot.
Cyclois, cycloïde.
Cyclus, cycle.
Cyclops, cyclope.
Cyclopterus, cycloptère.
Cygnus, cygne.
Cylindraceus, cylindrique.
Cylindricus, cylindrique.
Cylindroïdes, cylindroïde.
Cylindrus, cylindre.
Cyma, cime.
Cynanche, cynancie.
Cynanthropia, cynanthropie.
Cynarocephalus, cynarocéphale.
Cynicus, cynique.
Cynorexia, cynorexie.
Cynorrhodon. Voyez ce mot.
Cynosura, cynosure.
Cyphoma, cyphose.
Cyphosis, cyphose, gibbosité.
Cysthepaticus, cysthépatique.
Cysticus, cystique.
Cystide obductus, enkysté.
Cystirrhagia, cystirrhagie.
Cystis, vessie.
Cystitis, cystite.
Cystobubonocele. Voyez ce mot.
Cystocele. Voyez ce mot.
Cystomerocele. Voyez ce mot.
Cystotomia, cystotomie.

D

DAPHNITES, daphnite.
Darta, dartre.
Dartos. Voyez ce mot.
Dasytes, trachoma.
Dasyuri, dasyures.
Dealbatio, déalbation.
Dearticulatio, abarticulation, diarthrose.
Debilitatio, débilitation.
Debilitas, débilité.
Decagonus, décagone.
Decagramma, décagramme.
Decagynus, décagyne.
Decagynia, décagynie.
Decalitrum, décalitre.
Decametrum, décamètre.
Decamyron. Voyez ce mot.
Decander, décandre.
Decandria, décandrie.
Decandrus, décandre.
Decantatio, décantation.
Decapetalus, décapetalé.
Decaphyllus, décaphylle.
Decarum, décare.
Decasterium, décastère.
Decemfidus, décemfidé.
Deciarum, déciare.
Deciduus, décidu.
Decigramma, décigramme.
Decilitrum, décilitre.
Decima, décime.
Decimetrum, décimètre.
Decisterium, décistère.
Declinatio, déclin, dérivation.
Declivitas, déclivité.
Declivis, déclive.
Decoctio, décoction.
Decemlobatus, décalobé.
Decempartitus, décaparti.
Decorticatio, décortication.
Decrepitatio, décrépitation.
Decrepitus, décrépit.
Decretorius, décrétoire.
Decurrens, décourant.
Decursivus, décursif.
Decussatio, décussation.
Defæcatio, dépuration.
Defæcatus, dépuré.
Defectio animi, défaillance.
Defectio virium, abattement.
Defensivus, défensif.
Deferens, déférent.
Deflagratio, déflagration.
Deflectens, dérivatif.
Deflexio, dérivation.

Defluxio, défluxion.
Definitio, définition.
Defoliatio, defeuillaison.
Deglutitio, déglutition.
Degustare, déguster.
Dehiscentia, déhiscence.
Dejectio, déjection.
Dejectorius, cathartique.
Delatio, indication.
Deligatio, bandage.
Deliquium, défaillance.
Delirium, délire.
Delitescentia, délitescence.
Delocatio, dislocation.
Deltoides, deltoïde.
Dementia, démence.
Demonomania, démonomanie.
Demonstratio, démonstration.
Dendritis, dendrite.
Dendroitis, dendroïde.
Dendrocathes, dendrolithe.
Dendroïdes, dendroïde.
Denominator, dénominateur.
Dens, dent.
Densitas, densité.
Densus, dense.
Dentalis forfex, davier.
Dentarius, dentiste.
Dentatus, denté.
Denticeps, davier.
Denticulatus, denticulé.
Denticulum, davier.
Dentifricium, dentrifice.
Dentiscalpium, déchaussoir.
Dentitio, dentition.
Denudatio, dénudation.
Deobstruens, désopilatif.
Deoppilans, désobstruant.
Deoppilatio, désopilation.
Deoppilativus, désopilatif.
Dephlegmatio, déphlegmation.
Dephlogisticus, déphlogistique.
Depilatio, dépilation.
Depilatorium, dépilatoire.
Depravatio, dépravation.
Deprehensio, catalepsie.
Depressio, dépression.
Depressor, abaisseur.
Depressorium, dépressoire.
Depuratio, dépuration, purification.
Depuratorius, dépuratoire.
Depurgatus, dépuré.
Derivatio, dérivation.
Derma, peau.
Dermatodes, dermatode.
Dermographia, dermographie.
Dermologia, dermologie.
Dermotomia, dermotomie.

Descriptio, description.
Desmographia, desmographie.
Desmologia, desmologie.
Desmotomia, desmotomie.
Despumatio, despumation.
Desquamatio, desquamation.
Dessiccatio, dessiccation.
Dessicativus, dessiccatif.
Destillatio, distillation.
Desudatio, désudation.
Detergens, détergent, détersif.
Detergere, déterger, mondifier.
Detersorius, détersif.
Detonatio, détonation, fulmination.
Detruncatio, détroncation.
Deviatio, déviation.
Deuteropathia, déutéropathie.
Diabetes. Voyez ce mot.
Diabeticus, diabétique.
Diabrosis, diabrose.
Diabroticus, diabrotique.
Diacausticus, diacaustique.
Diachylum, diachylon.
Diacodium, diacode.
Diacope, fracture.
Diacoustica, diacoustique.
Diacraniana maxilla, mâchoire diacranienne.
Diadelphia, diadelphie.
Diadelphicus, diadelphique.
Diadelphus, diadelphe.
Diadoxis, diadoche.
Diæresis, diérèse.
Diæreticus, diérétique.
Diæta, diète.
Diætetica, diététique.
Diagnosis, diagnostic.
Diagnosticus, diagnostique.
Diagonalis, diagonal.
Diagonius, diagonal.
Diagonicus, diagonal.
Dialecticus, dialectique.
Diamassema, masticatoire.
Diameter, diamètre.
Dialthæa, dialthée.
Diamargariton. Voyez ce mot.
Diamorum. Voyez ce mot.
Diannucum. Voyez ce mot.
Diandria, diandrie.
Diapalma, diapalme.
Diapasma, catapasme, diapasme.
Diapedesis, diapédèse.
Diaphaneitas, diaphanéité.
Diaphanus, diaphone.
Diaphenic. Voyez ce mot.
Diaphoresis, diaphorèse.
Diaphoreticus, diaphorétique.

Diaphragma, diaphragme.
Diaphragmaticus, diaphragmatique.
Diaphragmitis, diaphragmatite.
Diaphylacticus, diaphylactique.
Diaphthora. Voyez ce mot.
Diaphysis, diaphyse.
Diapnoe, transpiration.
Diapnoticus, diapnotique.
Diaprunum, diaprun.
Diarius, éphémère.
Diarrhœa, diarrhée.
Diarrhodon. Voyez ce mot.
Diascordium. Voyez ce mot.
Diasebestes, diasebeste.
Diasena, diasène.
Diarthrosis, diarthrose.
Diasosticus, diasostique.
Diastasis. Voyez ce mot.
Diastole, diastole.
Diatessaron. Voyez ce mot.
Diathesis, diathèse, hectique.
Diclinis, dicline.
Dicoccus, dicoque.
Dichotomus, dichotome.
Dicotyledon, dicotylédon.
Dicrotus, dicrote.
Didacticus, didactique.
Didactylus, didactyle.
Didelphi, didelphes.
Diductio, diastasis.
Didymus, testicule.
Didynamia, didynamie.
Didynamus, didyname.
Didynamicus, didynamique.
Diffusus, diffus.
Digastricus, digastrique.
Digerens, digestif.
Digestio, digestion.
Digitalis, digital.
Digitatus, digité.
Digitigradi, digitigrades.
Digitus, doigt.
Dignotio, diagnostic.
Digynia, digynie.
Digynus, digyne.
Dilaceratio, dilacération.
Dilatatio, dilatation, expansion.
Dilatatorium, dilatatoire.
Diluentia, délayans.
Diœcia, diœcie.
Diodones, diodons.
Dioïcus, dioïque.
Dioncosis, dioncose.
Dioptrica, dioptrique.
Dioptrum, dioptre.
Diorrhosis, diorrhose.
Dipetalus, dipétalé.
Diploe. Voyez ce mot.

Diphyllus, diphylle.
Diploma, diplome.
Diplopia, diplopie.
Dipodes, dipodes.
Dipsas, dipsade.
Dipseticus, dipsétique.
Dipteri, diptères.
Diradiatio, irradiation.
Discessus, départ.
Discoides, discoïde.
Discreta, discrète.
Disciforme os, rotule.
Discrimen. Voyez ce mot.
Discus, disque.
Discussorius, discussif, résolutif.
Discutiens, discussif.
Dislocatio, dislocation, déboitement, luxation.
Dispensatio, dispensation.
Dispensatorium, dispensaire.
Dispermus, disperme.
Dispermaticus, dispermatique.
Dispositio, disposition.
Dissectio, dissection.
Disseptum, diaphragme.
Dissimilaris, dissimilaire.
Dissolvens, dissolvant.
Dissolutio, dissolution.
Distentio, distension.
Distichiasis. Voyez ce mot.
Distichus, distique.
Distillare, distiller.
Distillatio, distillation.
Distillatorius, distillatoire.
Distillatus, distillé.
Distorsio, distorsion.
Distractio, distraction.
Divaricatio, divarication, éraillement.
Divaricatus, divariqué.
Divergens, divergent.
Divergentia, divergence.
Dividens, divisif.
Dividendus, dividende.
Divisio, division.
Divisor, diviseur.
Diuresis, diurèse.
Diureticus, diurétique.
Diurnus, diurne.
Diuturnus, chronique.
Docimastice, docimastique.
Dodecandria, dodécandrie.
Dodecaedrus, dodecaèdre.
Dodecagonus, dodécagone.
Dodecagynia, dodécagynie.
Dogma, dogme,
Dolabra, doloire.
Dolor, douleur, mal.
Domesticus, domestique.

Dorsalis, dorsal.
Dorsifer, dorsifère.
Dorsum, dos.
Dosis, dose.
Dracœna, dracène.
Drachma, dragme, gros.
Dracones, dragons.
Dracunculus, dragonneau.
Drasticus, drastique.
Dropax, dépilatoire.
Ductilis, ductile.
Ductilitas, ductilité.
Dulcare, dulcifier.
Duodenum. Voyez ce mot.
Duplicatura, duplicature.
Dura meninx, dure-mère.
Dynamis, dynamique.
Dysœcia, dysécie.
Dysœsthesia, dysesthésie.
Dysanagogus, dysanagogue.
Dyscinesia, dyscinésie.
Dyscrasia, discrasie.
Dysenteria, dyssenterie.
Dysentericus, dyssentérique.
Dysmenorrhœa, dysménorrhée.
Dysodia, dysodie.
Dysorexia, dysorexie.
Dyspepsia, dyspepsie.
Dyspermasia, dyspermasie.
Dysphagia, dysphagie.
Dysphonia, dysphonie.
Dyspnœa, dyspnée.
Dysthesia, dysthésie.
Dysthymia, dyshtymie.
Dyslochia, dyslochie.
Dystocia, dystocie.
Dysuria, dysurie.

E

*E*BULLITIO, ébullition.
Ecbolicus, ecbolique.
Eccatharticus, eccathartique.
Ecchymosis, ecchymose.
Eccocatharticus, eccocathartique.
Eccope, entaille, fracture.
Eccoproticus, eccoprotique.
Eccrinologia, eccrinologie.
Echinatus, échiné.
Echinites, échinite.
Echinoderma, échinoderme.
Echinomiœ, échinomies.
Echinophora, échinophore.
Echinophthalmia, échinophthalmie.
Echioides, échioïdes.
Echo. Voyez ce mot.
Echometrum, échomètre.

Eclampsia, éclampsie.
Eclecticus, éclectique.
Eclegma, éclegme.
Eclipsis, éclipse.
Ecliptica, écliptique.
Ecphracticus, ecphractique.
Ecpiesma, fracture.
Ecsarcoma, ecsarcome.
Ecthymosis, ecthymose.
Ectilloticus, ectillotique.
Ectropium, ectropion.
Ectrotica, ectrotiques.
Ectyloticus, ectylotiques.
Edentulus, édenté.
Edulcorare, édulcorer.
Edulcoratio, édulcoration.
Effœtus, appauvri, épuisé.
Effervescentia, effervescence.
Efficax, efficace.
Efficiens, efficient.
Efflorescentia, efflorescence, exanthème.
Efflorescere, effleurir.
Effluvium, effluve, écoulement.
Effusio, effusion.
Egestio, excrétion.
Ejaculatio, éjaculation.
Ejaculator, ejaculateur.
Ejectio, éjection, déjection.
Elaborare, élaborer.
Elaboratio, élaboration.
Elæo-saccharum, oléo-saccharum.
Elambicatio, elambication.
Elasticitas, elasticité.
Elasticus, élastique.
Electio, élection.
Electricitas, électricité.
Electrometrum, électromètre.
Electrophorum, électrophore.
Electrum, électricité.
Electuarium, électuaire.
Elementa, elemens.
Elephantiacus, ladre, lépreux.
Elephantiasis. Voyez ce mot.
Elevatio, élevation.
Elevatorium, élevatoire.
Ellipsis, ellipse.
Ellipsoides, ellipsoïde.
Ellipticus, elliptique.
Elixatio, elixation.
Elixivatio, elixivation.
Elixir. Voyez ce mot.
Elongatio, elongation.
Elutriatio, decantation.
Elytrocele, elytrocèle.
Elytroides, elytroïde.
Elytrum, elytre.
Emanatio, emanation.
Emasculare, emasculer.

Embolismus, embolisme.
Embolus, piston.
Embregma, embrocation.
Embrocatio, embrocation.
Embroche, embrocation.
Embryographia, embryographie.
Embryologia, embryologie.
Embryon. Voyez ce mot.
Embryothlastum, embryothlaste.
Embryotomia, embryotomie.
Embryulkia, embryulkie.
Emergens, émergent.
Emersio, émersion.
Emeticus, émétique, vomitif.
Emetocatharticus, émétocatharti-
que.
Emetologia, émétologie.
Emissarium, émissaire.
Emissio, émission.
Emmenagogus, emménagogue.
Emmenologia, emménologie.
Emmesostomius, emmésostome.
Emolliens, émollient.
Empasma, catapasme.
Emphracticus, emphractique.
Emphraxis, emphraxie, obstruction.
Emphysema, emphysème.
Empiricus, empirique.
Emplasticus, emplastique.
Emplastrum, emplâtre.
Emprosthotonos. Voyez ce mot.
Empyema, empyème.
Empyocele, empyocèle.
Empyomphalus, empyomphale.
Empyreuma, empyreume.
Empyreumaticus, empyreumati-
que.
Emulgens, émulgent.
Emulsio, émulsion.
Emulsivus, émulsif.
Emunctorium, émonctoire.
Enœorema, énéorème.
Enarthrosis, énarthrose.
Encanthis. Voyez ce mot.
Encephalicus, encéphalique.
Encephalithes, encéphalithe.
Encephalitis, encéphalite.
Encephalocele. Voyez ce mot.
Encephalus, encéphale, cerveau.
Enchiridium, enchiridion.
Enchymosis, enchymose.
Encycles, encyclie.
Encyclopœdia, encyclopédie.
Endecagonus, endécagone.
Endemius, endémique.
Enema, clystère.
Energia, energie.
Enervatio, énervation.
Engastrimythus, engastrimythe.

Engyscopium, engyscope.
Engyssoma, embarrure, fracture.
Enhydra, enhydre.
Enneadecaterides, enneadécaté-
ride.
Enneagonus, ennéagone.
Enneandria, ennéandrie.
Enodis, énodé, énoué.
Enorchites, enorchite.
Ens, entité.
Ensiformis, ensiforme, xiphoïde.
Enteritis, entérite.
Enterocele, entérocèle.
Enterocystocele, entérocystocèle.
Enteroepiplocele, entéroépiplocèle.
Enteroepiplomphalus, entéroépi-
plomphale.
Enterographia, entérographie.
Enterohydrocele, entérohydrocèle.
Enterohydromphalus, entérohy-
dromphale.
Enterologia, entérologie.
Enteroraphe. Voyez ce mot.
Enterosarcocele, entérosarcocèle.
Enteroscheocele, entéroschéocèle.
Enterotomia, entérotomie.
Enthlasis. Voyez *Fracture*.
Entitas, entité.
Entomolithes, entomolithe.
Entomologia, entomologie.
Entomostraceus, entomostracé.
Enucleatio, énucléation.
Epactus, épacte.
Epagomeni (*dies*), jours épago-
mènes.
Ephelides, éphélides.
Ephelis, éphélides.
Ephemerides, éphémérides.
Ephemerus, éphémère.
Ephialtes, éphialte, incube.
Ephidrosis, éphidrose.
Epialus, épial.
Epian. Voyez ce mot.
Epicarpium, épicarpe.
Epicauma, épicaume.
Epicerasticus, épicérastique.
Epycondylus, épicondyle.
Epicranium, épicrane.
Epicyclus, épicycle.
Epicyclois, épicycloïde.
Epicrasis, épicrase.
Epidemia, épidémie.
Epidemicus, épidémique.
Epidermis, épiderme.
Epididymus, épididyme.
Epigastricus, épigastrique.
Epigastrium, épigastre.
Epiginomenus, épiginomène.

Epiglottis, épiglotte.
Epigynus, épigyne.
Epilepsia, épilepsie.
Epilepsis, épilepsie.
Epilepticus, épileptique.
Epinyctis, épinyctide.
Epiphœnomena, épiphénomènes.
Epiphora, épiphora.
Epiphysis, épiphyse.
Epiplerosis, épiplérose.
Epiplocele, épiplocèle.
Epiploicus, épiploïque.
Epiploitis, épiploïte.
Epiplomphalus, épiplomphale.
Epiploon. Voyez ce mot.
Epiplo-sarcomphalus, épiplo-sar-
  comphale.
Epiploscheocele, épiploschéocèle.
Epischesis, épischèse.
Epispasticus, épispastique.
Epistaphylinus, épistaphylin.
Epistasis, épistase.
Epistaxis. Voyez ce mot.
Epithema, épithème.
Epitrochlea, épitrochlée.
Epizootia, épizootie.
Epizooticus, épizootique.
Eptagonus, eptagone.
Epulis, épulie.
Epuloticus, épulotique.
Equitare, chevaucher.
Equitatio, chevauchement.
Eradicativus, éradicatif.
Erectio, érection.
Erector, érecteur.
Erethismus, éréthisme.
Erinaceus, hérissonné.
Erodens, corrodant.
Erosio, corrosion.
Eroticomania, éroticomanie.
Eroticus, érotique.
Erotomania, érotomanie.
Erpetologia, erpétologie.
Erraticus, erratique.
Errhinus, errhin.
Error loci, erreur de lieu.
Eructatio, éructation, rapport.
Eruptio, éruption
Erysipelas, érysipèle.
Erysipelatodes, érysipélateux.
Erythema, érythème.
Erythematicus, érythématique.
Erythroides, érythroïde.
Esca, nourriture.
Escarra, escarre.
Escharoticus, escharotique.
Esphlasis. Voyez *Fracture.*
Essentia, essence, substance.
Essentialis, essentiel.

Essera. Voyez ce mot.
Esthiomenus, esthiomène.
Etesius, étésien.
Etesiœ, étésies.
Ethica, éthique, morale.
Ethicus, le même qu'*Hecticus.*
Ethmoidalis, ethmoïdal.
Ethmoides, ethmoïde.
Etymologia, étymologie.
Eucrasia, eucrasie.
Eudiometrum, eudiomètre.
Euexia, euexie.
Eunuchus, eunuque.
Eupepsia, eupepsie.
Euphonia, euphonie.
Euphoria. euphorie.
Eurythmia, eurythmie.
Euthesia, euthésie.
Euthymia, euthymie.
Eutrophia, eutrophie.
Evacuans, évacuant.
Evacuatio, évacuation.
Evaporatio, évaporation.
Exaedrus, exaèdre.
Exœresis, exérèse.
Exagonus, exagone.
Exaltatio, exaltation.
Exaltatus, exalté.
Exanthema, exanthème.
Exacerbatio, exacerbation.
Exasperatio, exaspération.
Excalfactorium linteum, chauffoir.
Excentricitas, excentricité.
Excentricus, excentrique.
Excipiens, excipient.
Excipulum, poêlette.
Excisio, entaille.
Excitare, exciter.
Excitator, excitateur.
Excreatio, excréation.
Excrementitus, excrémentitiel.
Excrementum, excrément.
Excrescentia, excroissance.
Excretio, excrétion, déjection,
  excrément.
Excretorius, excrétoire.
Exercitatio, exercice modéré.
Exercitium, exercice.
Excoriatio, excoriation.
Exfoliatio, exfoliation
Exfoliaticus, exfoliatif.
Exhalans, exhalant.
Exhalatio, exhalaison, évapora-
  tion.

Exitura, exiture.
Exomphalocele, exomphalocèle.
Exomphalus, exomphale.
Exophthalmia, exophthalmie.
Exostosis, exostose.

Exoticus, exotique.
Expansio, expansion.
Expectorans, expectorant.
Expectoratio, expectoration.
Expellens, expulsif.
Expiratio, expiration.
Exploratio, exploration.
Explosio, explosion.
Exponens, exposant.
Expressio, expression.
Expulsorius, expulsif.
Exsanguis, exsanguin.
Exsiccans, dessiccactif.
Exsiccatio, exsiccation, dessiccation.
Exsuccio, exsuccion.
Exsudare, exuder.
Extasis, extase.
Extemporaneus, extemporané.
Extensibilitas, extensibilité.
Extensio, extension.
Extensor, extenseur.
Extenuatio, exténuation.
Extirpatio, extirpation.
Extractio, extraction.
Extracto-resina, extracto-résine.
Extracto-saccharatum, extracto-sucré.
Extractum, extrait.
Extravasatio, extravasation.
Extravasatus, extravasé.
Extraversio, extraversion.
Extraxillaris, extraxillaire.
Extremitas, extrémité.
Extuberatio, exostose.
Exuber, exubère.
Exudare, exuder.
Exulceratio, exulcération.
Exumbilicatio, exomphale.
Exutorium, exutoire.

F

*F*ACIALIS, facial.
Facies, face.
Factitius, factice.
Facultas, faculté.
Falcatus, falqué.
Falciformis, falciforme.
Falsus conceptus, faux-germe.
Fames, faim.
Familia, famille.
Farinaceus, farinacé.
Farinosus, farineux.
Fascia, bandage, bande.
Fascia lata. Voyez ce mot.
Fasciatus, fascié.
Fascicatio, bandage.

Fascicatio cucullata, couvre-chef.
Fasciculatus, fasciculé.
Fasciculus, fascicule, trousseau.
Fastigiatus, fastigié.
Fastigium, faîte.
Fatuari, faire le fat.
Fatuitas, fatuité, fadeur.
Fatum, fat, fade.
Fauces, pharynx.
Febricitans, fébricitant.
Febriculosus, fiévreux.
Febrifugus, fébrifuge.
Febrilis, fébrile.
Febris, fièvre.
Febris alba, chlorose.
Fecalis, fécal.
Fecalis materia, matière fécale.
Fecula, fécule.
Feculentia, féculence.
Feculentus, féculent.
Fecundatio, fécondation.
Fecunditas, fécondité.
Fel, bile, fiel.
Femina, femme.
Femoralis, fémoral.
Femur. Voyez ce mot.
Fenestra, fenêtre.
Fenestratus, fenestré.
Ferax, fertile.
Fermentatio, fermentation.
Fermentum, ferment.
Ferrificatio, ferrification.
Ferrugineus, ferrugineux.
Ferrum calidum, fer chaud.
Fertilis, fertile.
Ferula, éclisse.
Ferulæ, fanons, attelles.
Fex, lie.
Fibra, fibre.
Fibrilla, fibrille.
Fibrina, fibrine.
Fibrosus, fibreux.
Fibula, péroné.
Ficosa, teigne.
Ficosis, trachoma.
Ficus, fic.
Figura, figure.
Filamentosus, filamenteux.
Filamentum, filament.
Filellum, *Filetum*, filet.
Filiformis, filiforme.
Filtratio, filtration.
Filtrum, filtre.
Filum, fil.
Fimetarius, fumiaire.
Fimetum, fumier.
Fimus, crotte.
Fissiculatio, fissiculation.
Fissipes, fissipède.

Fissu'a, gerçure.
Fissuræ, rhagades.
Fistula, fistule.
Fistulosus, fistuleux.
Fixare, fixer.
Fixatio, fixation.
Fixitas, fixité.
Fixus, fixe.
Flaccidus, flasque.
Flamma, flamme.
Flatuositas, flatulence.
Flatuosus, flatueux.
Flatus, vent.
Flexibilis, flexible.
Flexibilitas, flexibilité.
Flexio, flexion.
Flexor, fléchisseur.
Flexuosus, flexueux.
Floccus, flocon.
Flora, flore.
Flores, fleurs.
Floriparus, floripare.
Florista, floriste.
Flos, fleur.
Flos amentaceus, chaton.
Flosculus, fleuron.
Fluas, fluate.
Fluctuatio, fluctuation.
Fluere, fluer.
Fluiditas, fluidité.
Fluidus, fluide.
Fluitans, flottant.
Fluor. Voyez ce mot.
Fluor albus, fleurs blanches.
Fluoricus, fluorique.
Fluviatilis, fluviatile.
Fluxio, fluxion.
Fluxus, flux.
Fluxus muliebris, flux menstruel.
Focus, foyer.
Foliaceus, foliacé.
Foliaris, foliaire.
Foliatio, feuillaison.
Foliiformis, foliiforme.
Foliiparus, foliipare.
Folium, feuille.
Folliculus, follicule, cocon.
Fœtus. Voyez ce mot.
Fomentatio, *Fomentum*, fomentation.
Fons pulsatilis, fontanelle.
Fonticulus, fontanelle.
Forata lamina, filière.
Forceps. Voyez ce mot.
Forma, forme.
Formias, formiate.
Formicans, formicant.
Formicatio, fourmillement.

Formula, formule.
Fornax, fourneau.
Fossilis, fossile.
Fotus, fomentation.
Fovere, bassiner, étuver.
Fractura, fracture.
Frœnum, frein, filet.
Fragilis, fragile.
Fragilitas, fragilité.
Fragmen, *Fragmentum*, fragment.
Frambœsia. Voyez ce mot.
Frangere, briser, rompre.
Fremitus, frémissement.
Frenum, filet.
Frequentatio, fréquence.
Friabilis, friable.
Friabilitas, friabilité.
Fricatio, frottement.
Fricatorium, liniment.
Frictio, friction.
Frigiditas, frigidité.
Frigorificus, frigorifique.
Frigoricum, frigorique.
Frigus, froid.
Frons, front, feuillade.
Frontalis, frontal.
Fructiculosus, fruticuleux.
Fructificatio, fructification.
Fructiformis, fructiforme.
Fructus, fruit.
Frumentaceus, fromentacé.
Frutex, arbrisseau.
Fruticosus, frutiqueux.
Fucatus, fardé.
Fulcrum, appui.
Fuliginosus, fuligineux.
Fullomania, fullomanie.
Fulmen, foudre.
Fulminans, fulminant.
Fulminatio, fulmination, détonation.
Fumigatio, fumigation.
Functio, fonction.
Funda, fronde.
Fundere, fondre, verser.
Fungosus, fongueux.
Fungus. Voyez ce mot.
Furfur, son.
Furfuraceus, furfuracé.
Furfuratio, teigne.
Furnus, fourneau.
Furor uterinus, fureur utérine.
Furunculus, furoncle.
Fusibilitas, fusibilité.
Fusiformis, fusiforme.
Fusilis, fusible.
Fusio, fusion.

G

GADOLINITA , gadolinite.
Galacticus, lacté.
Galactirrhœa, galactirrhée.
Galactites, galactite.
Galactodes, galactode.
Galactographia, galactographie.
Galactologia, galactologie.
Galactophagus, galactophage.
Galactophorus, galactophore.
Galactopoeticus, galactopoétique.
Galactopoiesis, galactopoïèse.
Galactoposis, galactoposie.
Galactopotes, galactopotes.
Galactosis, galactose.
Galas, actis, galacte.
Galaxia, galaxie.
Galbanum. Voyez ce mot.
Galea, coiffe.
Galeanthropia, galéanthropie.
Galena, galène.
Galenicus, galénique.
Galla, galle.
Gallas, Gallatis, gallate.
Gallicus, gallique.
Gallinum, gallin.
Galvanicus, galvanique.
Galvanismus, galvanisme.
Gangliformis, gangliforme.
Ganglium, ganglion.
Gangræna, gangrène.
Gargarismus, gargarisme.
Gaster, ventre, estomac.
Gasteropodes, gastéropodes.
Gasterostei, gastérotées.
Gastricus, gastrique.
Gastritis, gastrite.
Gastrocnemius, gastrocnémien.
Gastrocolicus, gastrocolique.
Gastroepiploicus, gastroépiploïque.
Gastroraphia, gastroraphie.
Gastrotomia, gastrotomie.
Gaz. Voyez ce mot.
Gazeus, gazeux.
Gazometrum, gazomètre.
Gelatinosus, gélatineux.
Gelatina, gélatine.
Gelatum jus, gelée.
Gemellus, jumeau.
Geminatio, gémination.
Geminus, géminé.
Gemma, bourgeon.
Gemmiparus, gemmipare.
Gemursa, cor.
Gena, joue.

Genalis, génal.
Generatio, génération.
Generosus, généreux.
Genesis, génération.
Genethliacus, génethliaque.
Geniana apophysis, apophyse génienne.
Geniculatus, noueux.
Genioglossus, génioglosse.
Genio-hyoideus, génio-hyoïdien.
Geniopharyngeus, géniopharyngien.
Genitalis, génital.
Genitura, géniture.
Genu, genou, rotule.
Genus, genre.
Geocentricus, géocentrique.
Geocyclica, géocyclique.
Geodes, géode.
Geographia, géographie.
Geohydrographia, géohydrographie.
Geologia, géologie.
Geometria, géométrie.
Geostatica, géostatique.
Germen, germe.
Germinatio, germination.
Gerocomia, gérocomie.
Gerocomice, gérocomie.
Gestatio, gestation.
Gesticulatio, gesticulation.
Gibber, bossu.
Gibbositas, gibbosité.
Gibbus, bosse.
Gingiva, gencive.
Ginglymoides, ginglymoïde.
Ginglymus, ginglyme.
Glaber, glabre.
Gladiatus, gladié.
Gladius, épée.
Glama, chassie.
Glandula, glande.
Glandulosus, glanduleux.
Glans, gland.
Glaucoma, glaucome.
Glaucus, glauque.
Glenoides, glénoïde.
Globosus, globuleux.
Globulus, globule.
Globus, globe.
Glossocatochus, glossocatoche.
Glossocomum, glossocome.
Glossographia, glossographie.
Glossologia, glossologie.
Glosso-palatinus, glosso-palatin.
Glosso-pharyngeus, glosso-pharyngien.
Glosso staphylinus, glosso-staphylin.

Glossotomia, glossotomie.
Glottis, glotte.
Glucina, glucine.
Gluma, bale.
Gluten. Voyez ce mot.
Gluteus, fessier.
Glutinans, glutinatif.
Glutinatio, agglutination.
Glutinosus, glutineux.
Gnaphalium. Voyez ce mot.
Gnomon. Voyez ce mot.
Gnomonica, gnomonique.
Gomphosis, gomphose.
Gonagra, gonagre.
Gongrona, gongrone.
Goniometrum, goniomètre.
Gonoides, gonoïde.
Gonorrhœa, gonorrhée.
Gonyalgia, gonyalgie.
Gracilis, grêle.
Gradus, degré.
Gramma, gramme.
Gramineus, graminé.
Grando. Voyez ce mot.
Granulatio, granulation.
Granum, grain.
Graphioides, graphioïde.
Graphometrum, graphomètre.
Gravativus, gravatif.
Gravedo, coryza.
Graviditas, grossesse.
Gravis, grave.
Gravitas, gravité, pesanteur.
Gravitatio, gravitation.
Grumosus, grumeleux.
Grumus, caillot, grumeau.
Gryposis, grypose.
Gummi, gomme.
Gummi-resina, gomme-résine.
Gurgulio, luette.
Gustatio, gustation.
Gustus, goût.
Gutta, goutte.
Gutta rosa, couperose, goutte-
rose.

Guttur, gorge.
Gutturalis, guttural.
Gymnasium, gymnase.
Gymnastica, gymnastique.
Gymnomurœna, gymnomurène.
Gymnospermia, gymnospermie.
Gynœceum, gynécée.
Gynœconitis, gynécée.
Gynandria, gynandrie.
Gynanthropus, gynanthrope.
Gynecomastus, gynécomaste.
Gypsosus, gypseux.
Gypsum, gypse.

H

Habitus, complexion.
Hœmagogus, hémagogue.
Hœmanthus, hémanthe.
Hœmathemesis, hémathémèse.
Hœmatites, hématite.
Hœmatocele, hématocèle.
Hœmatographia, hématographie.
Hœmatologia, hématologie.
Hœmatomphalium, hématomphale.
Hœmatomphalocele, hématomphalo-
cèle.
Hœmatosis, hématose.
Hœmaturia, hématurie.
Hœmophobia, hémophobie.
Hœmophobus, hémophobe.
Hœmoptyicus, hémoptyique.
Hœmoptysis, hémoptysie.
Hœmorrhagia, hémorragie.
Hœmorrhoidalis, hémorroïdal.
Hœmorrhois, hémorroïde.
Hœmorrhoscopia, hémorrosco-
pie.
Hœmostasia, hémostasie.
Hœmostaticus, hémostatique.
Haliotis, haliotide.
Halitus, haleine.
Hallucinatio, hallucination.
Hallus, orteil.
Halotechnia, halotechnie.
Halurgia, halurgie.
Harmonia, harmonie.
Hastatus, hasté.
Hastella, éclisse.
Hebdomadarius, hebdomadaire.
Hebdomas, semaine.
Hebetatio, affoiblissement.
Hectarum, hectare.
Hecticus, hectique *ou* étique.
Hectisis, hectisie *ou* hétisie.
Hectogramma, hectogramme.
Hectolitrum, hectolitre.
Hectometrum, hectomètre.
Hedra, fracture.
Helcosis, exulcération.
Heliacus, héliaque.
Helianthemum, hélianthème.
Helianthus, hélianthe.
Helicoides, hélicoïde.
Heliocentricus, héliocentrique.
Heliocometes, héliocomète.
Heliometrum, héliomètre.
Helioscopium, hélioscope.
Heliosis, insolation.
Heliotropium, héliotrope.

Helix. Voyez ce mot.
Helminthagogus, helminthagogue.
Helminthicus, helminthique.
Helminthologia, helminthologie.
Helodes, hélode.
Hemalopia, hémalopie.
Hemeralopia, héméralopie.
Hemeralops, héméralope.
Hemerobius, hémérobe.
Hemicrania, hemicranie, migraine.
Hemicyclus, hémicycle.
Hemina, hémine.
Hemionites, hémionite.
Hemiplegia, hémiplégie.
Hemiplexia, hémiplexie.
Hemipterus, hémiptère.
Hemisphœrium, hémisphère.
Hemisphœroïdes, hémisphéroïde.
Hemitritœa, hémitritée.
Hepar, foie.
Hepatico-gastricus, hépatico-gastrique.
Hepaticus, hépatique.
Hepatitis, hépatite.
Hepatocele, hépatocèle.
Hepatocysticus, hépatocystique.
Hepatographia, hépatographie.
Hepatologia, hépatologie.
Hepatomphalium, hépatomphale.
Hepatotomia, hépatotomie.
Heptagynia, heptagynie.
Heptandria, heptandrie.
Heptangularis, heptangulaire.
Heptapetalus, heptapétalé.
Heptaphyllus, heptaphylle.
Herba, herbe.
Herbarium, herbier.
Herbarius, herboriste.
Herbarum inquisitio, herborisation.
Herbivorus, herbivore.
Hermaphroditus, hermaphrodite.
Hermeticè, hermétiquement.
Hermeticus, hermétique.
Hernia, hernie.
Herniarius, herniaire.
Herniosus, hernieux.
Herpes, dartre.
Heterogeneitas, hétérogénéité.
Heterogeneus, hétérogène.
Heterophyllus, hétérophylle.
Heteropterus, hétéroptère.
Heteroscii, hétérosciens.
Heterotomus, hétérotome.
Hexadactylus, hexadactyle.
Hexagynia, hexagynie.
Hexandria, hexandrie.
Hexapetalus, hexapétalé.
Hexaphyllus, hexaphylle.

Hexapodes, hexapode.
Hexapterus, héxaptère.
Hiatus. Voyez ce mot.
Hidroticus, hidrotique.
Hieracites, hieracite.
Hieroglyphicus, hiéroglyphique.
Hippelaphus, hippélaphe.
Hippiatria, hippiatrique.
Hippoboscus, hippobosque.
Hippocampa, hippocampe.
Hippocras. Voyez ce mot.
Hippocrates, Hippocrate.
Hippomanes, hippomane.
Hippopotamus, hippopotome.
Hippotomia, hippotomie.
Hippus, clignotement.
Hirquus, canthus.
Hirsutus, hirsute.
Hirtus, hérissé.
Hirtuosus, hirsute.
Hirudo, sangsue.
Hispiditas, hispidité.
Hispidus, hispide.
Historia naturalis, histoire naturelle.
Holometrum, holomètre.
Holosteon. Voyez ce mot.
Holothuria, holothurie.
Homiosis, homiose.
Homo, homme.
Homocentricus, homocentrique.
Homogeneus, homogène.
Homologus, homologue.
Homomallus, homomalle.
Homonymia, homonymie.
Homonymus, homonyme.
Homophagia, homophagie.
Homophagus, homophage.
Homotonus, homotone.
Homunculus, homoncule.
Horizo, horison.
Horopter, horoptère.
Horoscopus, horoscope.
Horripilatio, horripilation.
Humectans, humectant.
Humectatio, humectation.
Humerarius, huméraire.
Humerus. Voyez ce mot.
Humidum radicale, humide radical.
Humidus, humide.
Humifusus, humifuse.
Humor, humeur.
Humoralis, humoral.
Hyacinthus, hyacinthe.
Hyalodes, hyaloïde.
Hybrida, hybride.
Hydatis, hydatide.
Hydatismus, hydatisme.
Hydatodes, aqueux.

Hydatoides, hydatoïde.
Hydræ, hydres.
Hydræleum, hydréléon.
Hydragogus, hydragogue.
Hydrargyrosis, hydrargyrose.
Hydrargyrum, mercure.
Hydras, hydrate.
Hydraulica, hydraulique.
Hydraulicus, hydraulique.
Hydrenterocele, hydrentérocèle.
Hydroa, échauboulures.
Hydrocardia, hydrocardie.
Hydrocele hydrocèle.
Hydrocephalus, hydrocéphale.
Hydrocorei, hydrocorées.
Hydrodynamica, hydrodynamique.
Hydro-enterocele, hydro-entérocèle.
Hydro-enteromphalus, hydro-en-
téromphale.
Hydrogala, hydrogale.
Hydrogenium, hydrogène.
Hydrographia, hydrographie.
Hydrologia, hydrologie.
Hydromel. Voyez ce mot.
Hydromeli, hydromel.
Hydrometrum, hydromètre.
Hydromphalon, hydromphale.
Hydromphalum, hydromphale.
Hydro-pericardium, hydro péricar-
de.
Hydrophides, hydrophides.
Hydrophobia, hydrophobie, rage.
Hydrophthalmia, hydrophthalmie.
Hydrophysocele, hydrophysocèle.
Hydropicus, hydropique.
Hydropneumaticus, hydropneuma-
tique.
Hydropneumatocele, hydropneu-
matocèle.
Hydropneumosarca, hydropneu-
mosarque.
Hydropoides, hydropoïde.
Hydropota, hydropote.
Hydrops, hydropisie.
Hydro-rachis. Voyez ce mot.
Hydrorrhodinum, hydrorrhodin.
Hydrosaccharum. Voyez ce mot.
Hydrosarca, hydrosarque.
Hydrosarcocele, hydrosarcocèle.
Hydrostatice, hydrostatique.
Hydrothorax, hydrothorax.
Hydruretum, hydrure.
Hyemalis, hyémal.
Hygiene, hygiène.
Hygroblepharicus, hygrobléphari-
que.
Hygrocirsocele, hygrocirsocèle.
Hygrologia, hygrologie.
Hygrometrum, hygromètre.

Hygrophobia, hygrophobie.
Hygrophthalmicus, hygrophthal-
mique.
Hygroscopium, hygroscope.
Hylarchicus, hylarchique.
Hymen. Voyez ce mot, et *Mem-
brane*.
Hymenodes, membraneux.
Hymenographia, hyménographie.
Hymenologia, hyménologie.
Hymenopteri, hyménoptères.
Hyoepiglotticus, hyoépiglottique.
Hyoglossus, hyoglosse.
Hyoides, hyoïde.
Hyopharyngeus, hyopharyngien.
Hyothyroideus, hyothyroïdien.
Hyperbola, hyperbole.
Hyperbolicus, hyperbolique.
Hyperboloides, hyperboloïde.
Hyperboreus, hyperborée.
Hypercatharsis, hypercatharse, su-
perpurgation.
Hypercrisis, hypercrise.
Hyperesia, hypérésie.
Hyperetria, accoucheuse, sage-
femme.
Hyperostosis, hypérostose.
Hypersarcosis, hypersarcose ; ex-
croissance.
Hypertonia, hypertonie.
Hypnobates, hypnobate, somnam-
bule.
Hypnologia, hypnologie.
Hypnoticus, hypnotique.
Hypocatharsis, hypocatharse.
Hypocaustum, hypocauste.
Hypochondria, hypochondrie.
Hypochondriacus, hypochondria-
que.
Hypochondrium, hypochondre.
Hypochyma, cataracte.
Hypocranium, hypocrâne.
Hypocrateriformis, hypocratéri-
forme.
Hypogastricus, hypogastrique.
Hypogastrium, hypogastre.
Hypogastrocele, hypogastrocèle.
Hypoglossus, hypoglosse.
Hypogynus, hypogyne.
Hypomochlion. Voyez ce mot.
Hypophasis, hypophase.
Hypophora, hypophore.
Hypophthalmia, hypophthalmie.
Hypopyum, hypopyon.
Hypospadias. Voyez ce mot.
Hypospathismus, hypospathisme.
Hypostasis, hypostase.
Hypothenar. Voyez ce mot.
Hypothenusis, hypothénuse.

Hypsiloglossus, hypsiloglosse.
Hypsiloïdes, hypsiloïde.
Hysteralgia, hystéralgie.
Hysteria, hystérie.
Hystericus, hystérique.
Hysteritis, hystérite.
Hysterocele, hystérocèle.
Hysterotomia, hystérotomie.
Hysterotomotocia, hystérotomo-
tocie.

I

*J*ASPIDEUS, JASPÉ.
Iaspis, jaspe.
Iatralepta, iatralepte.
Iatraleptice, iatraleptique.
Iatrice, médecine.
Iatricus, iatrique.
Iatrochymia, iatrochimie.
Iatrochymicus, iatrochimique.
Iatrophysicus, iatrophysique.
Ichor, ichor.
Ichoroides, ichoroïde.
Ichorosus, ichoreux.
Ichtyocolla, ichtyocolle.
Ichtyolithes, ichtyolithe.
Ichtyologia, ichtyologie.
Ichtyopetra, ichtyopetre.
Ichtyophagus, ichtyophage.
Iconographia, iconographie.
Iconologia, iconologie.
Icosaedrus, icosaèdre.
Icosandria, icosandrie.
Ictericus, ictérique.
Icteritia, ictéricie.
Icterus, ictère.
Ictus solis, coup de soleil.
Idea, idée.
Ideologia, idéologie.
Idiocrasis, idiocrase.
Idiopathia, idiopathie.
Idiopathicus, idiopathique.
Idiosyncrasia, idiosyncrasie.
Idiotismus, idiotisme.
Igneus, igné.
Ignis, feu.
Ignis persicus, feu persique.
Ignis sacer, feu sacré.
Ignis sancti Antonii, feu de Saint-
Antoine.
Ignitio, ignition.
Ignivorus, ignivore, pyrophage.
Ileus, Iliacus, iliaque.
Ilia, flancs, îles.
Ilium. Voyez ce mot.
Illegitimus, illégitime.
Illisio aquæ, douche.
Illitio, onction.

Illutatio, illutation.
Imaginatio, imagination.
Imago, image.
Imberbis, imberbe.
Imbibitio, imbibition.
Imbricatus, imbriqué.
Immansuetus, hagard.
Immersio, immersion.
Impar, impair.
Impastatio, impastation.
Impellens, impulsif.
Impenetrabilitas, impénétrabilité.
Imperfectus, imparfait.
Imperforatio, imperforation.
Imperitia, impéritie.
Impermeabilitas, imperméabilité.
Impetiginosus, dartreux.
Impetigo, gale, dartre, lèpre.
Impluvium, embrocation.
Impotentia, impuissance.
Impregnatio, imprégnation.
Impulsio, impulsion.
Inalbuminatus, inalbuminé.
Inangulatus, inangulé.
Inanimatus, inanimé.
Inanitas, Inanitio, inanition.
Inappetentia, inappétence, ano-
rexie.
Incalicatus, incalicé.
Incantamentum, amulette.
Incanus, incane.
Incarnantia, incarnatifs.
Incarnatio, incarnation.
Inceratio, incération.
Incidens, incisif.
Incidentia, incidence.
Incineratio, incinération.
Incisio, coupure.
Incisus, incisé.
Incitabilitas, incitabilité.
Inclementia, inclémence.
Inclinatio, inclination.
Inclusus, inclus.
Incoercibilis, incoercible.
Incontinentia, incontinence.
Incorporatio, incorporation.
Incorruptibilis, incorruptible.
Incrassans, incrassant.
Incrustatio, incrustation.
Incubatio, incubation.
Incubus, éphialte, incube.
Incumbens, incombant.
Incurvatio, incurvation.
Incurvus, incourbe.
Incus, enclume.
Indehiscens, indéhiscent.
Indehiscentia, indéhiscence.
Indelebilis, indélébile.
Indentatus, indenté.

Index. Voyez ce mot.
Indicans, indicant.
Indicatio, indication.
Indicatus, indiqué.
Indigenus, indigène.
Indigestio, indigestion.
Indigestus, indigeste.
Individuum, individu.
Indolentia, indolence.
Inductio, induction.
Inermis, inerme.
Inertia, inertie.
Infectio, infection.
Infecundus, infécond.
Infibulatio, bouclement.
Infiltratio, infiltration.
Infinitus, infini.
Infirmus, infirme.
Inflammabilitas, inflammabilité.
Inflammatio, inflammation.
Inflammatorius, inflammatoire.
Inflare, bouffir.
Inflatio, enflure, inflation, gonflement.
Inflexus, infléchi.
Influxus, influence.
Inflorescentia, inflorescence.
Infundibulatus, infundibulé.
Infundibuliformis infundibuliforme.
Infusio, infusion.
Infusum, infusion.
Infundibulum, entonnoir.
Ingluvies, jabot.
Ingrediens, ingrédient.
Inguen, aine.
Inguinalis, inguinal.
Inhærens, inhérent.
Inhumatio, inhumation.
Injectio, injection.
Innatus, inné.
Innominatus, innominé.
Innutritio, exténuation.
Inoculatio, inoculation.
Inopinus, inopiné.
Inosculatio, inosculation.
Insanabilis, incurable.
Insania, délire, folie.
Insectologia, insectologie.
Insectum, insecte.
Insensibilis, insensible.
Inserere, greffer, implanter.
Insertio, insertion.
Insexifer, insexé.
Insidentia, épistase.
Insipidus, insipide.
Insipientia, délire.
Insitus, inné.
Insolatio, insolation.
Insolubilis, insoluble.

Insomneias, insomnie.
Insomnia, insomnie.
Insomnitas, insomnie.
Insomnium, rêve.
Inspiratio, inspiration.
Inspissatio, condensation.
Instinctus, instinct.
Insufflatio, insufflation.
Intactilis, intactile.
Intactus, intact.
Integralis, intégral.
Integrans, intégrant.
Integumentum, tégument.
Intellectus, intellect.
Intemperantia, intempérance.
Intemperies, intempérie.
Intensitas, intensité.
Intensio, intension.
Intensus, intense.
Inter-articularis, inter-articulaire.
Intercalaris, intercalaire.
Intercidens, intercadent.
Interclavicularis, interclaviculaire.
Intercostalis, intercostal.
Intercurrens, intercurrent.
Intermedius, intermédiaire.
Intermissio, intermission.
Intermittens, intermittent.
Internuntii dies, jours critiques.
Internus, interne.
Inter-osseus, inter-osseux.
Interruptus, interrompu.
Interstellaris, interstellaire.
Interstinctus, discret.
Inter-spinosus, inter-épineux.
Interstitium, interstice.
Intersectio, intersection.
Intertransversarius, intertransversaire.
Intertrigo, écorchure.
Intervalvis, intervalvaire.
Intervertebralis, intervertébral.
Intestinalis, intestinal.
Intestinum, intestin, boyau.
Intestinus, intestin.
Intorsio, intorsion.
Intumescentia, intumescence.
Intùs-susceptio, intùs-susception.
Inversus, inverse.
Involucellum, involucelle.
Involucratus, involucré.
Involucrum, involucre.
Involutus, involuté.
Invulnerabilis, invulnérable.
Ipecacuanha. Voyez ce mot.
Intoxicatio, infection.
Intromissio, intromission.
Intervertebratus, intervertébré.
Inunctio, liniment.

Ira. Voyez ce mot.
Irradiatio, irradiation.
Iridium. Voyez ce mot.
Irritabilitas, irritabilité.
Irritare, agacer.
Irritatio, agacement.
Isagonus, isagone.
Ischiadicus, ischiadique.
Ischias, sciatique.
Ischieticus, ischiatique.
Ischio-coccygeus, ischio-coccygien.
Ischio-cavernosus, ischio-caver-
  neux.
Ischio-pectineus, ischio-pectiné.
Ischium, ischion.
Ischureticus, ischurétique.
Ischuria, ischurie.
Isosceles, isocèle.
Isochronus, isochrone.
Isomeria, isomérie.
Isthmus, isthme.

J

Jaculatorius, jaculatoire.
Jalappa, jalap.
Jecorarius, jécoraire.
Jectigatio, jectigation.
Jecur, foie.
Jejunum. Voyez ce mot.
Juba, crin.
Judicium, jugement.
Jugularis, jugulaire.
Jugulum, gorge.
Julapium, julep.
Junctura, jointure.
Jupiter. Voyez ce mot.
Juventus, jeunesse.
Juxtapositio, juxtaposition.

K

Keratoglossus, kératoglosse.
Keratophylum, kératophylle.
Kermes. Voyez ce mot.
Klaster, klastre.
Kilogramma, kilogramme.
Kilolitrum, kilolitre.
Kilometrum, kilomètre.
Kystis, vessie.
Kystotomus, kystotome.
Kystis, kyste.

L

Labes, tache, ruine, dégât.
Labialis, labial.
Labiatus, labié.
Labium leporinum, bec de lièvre.
Laboratorium, laboratoire.
Labrum, lèvre, bain.
Labyrinthus, labyrinthe.
Lac, lait.
Lacca, laque.
Lacryma, larme.
Lacrymalis, lacrymal.
Lacrymatio, larmoiement.
Laciniatus, lacinié.
Lactas, lactate.
Lacteus, lacté, laiteux.
Lactiferus, lactifère.
Lactiphagus, lactiphage.
Lactumen, achore.
Lacuna, lacune.
Lacustris, lacustral.
Ledanum. Voyez ce mot.
Læsura, blessure.
Lætificans, réjouissant.
Lagomys. Voyez ce mot.
Lagophthalmia, lagophthalmie.
Lagopus, lagope.
Lambdoides, lambdoïde.
Lambitivum, éclegme.
Lamellatus, lamellé.
Lamellosus, lamelleux.
Lamina, lame.
Lampyris, lampyre.
Lana, laine.
Lanceola, lancette.
Lanceolatus, lancéolé.
Langor, langueur.
Laniger, lanifère.
Lanuginosus, lanugineux.
Lapis lasulis, lasulite.
Laqueus, lacq.
Larva, masque.
Laryngeus, laryngé.
Laryngographia, laryngographie.
Laryngologia, laryngologie.
Laryngotomia, laryngotomie.
Larynx. Voyez ce mot.
Lassitudo, lassitude.
Latera, parois.
Lateralis dolor, pleurésie.
Latibula, clapiers.
Latitudo, latitude.
Lavatio, bain, lotion.
Lavipedium, pédiluve.
Laxans, laxatif.
Laxitas, laxité.

Legumen, gousse.
Legumentum, légume.
Leguminosus, légumineux.
Lema, chassie.
Lemma, lemme.
Leniens, lénitif.
Lenis, doux.
Lenticula, lentille.
Lenticularis, lenticulaire.
Lentigines, rousseurs.
Lentor, viscosité.
Lentus, visqueux.
Leo, lion.
Leontiasis. Voyez ce mot.
Leopardus, léopard.
Lepadogaster, lépadogastère.
Lepas. Voyez ce mot.
Lepidoïdes, lépidoïde.
Lepidopterus, lépidoptère.
Lepidosarcoma, lépidosarcome.
Lepra, lèpre.
Leprosus, ladre, lépreux.
Lethargicus, léthargique.
Lethargus, léthargie.
Leucoma, leucome.
Leucophlegmatia, leucophlegmatie.
Leucorrhœa, leucorrhée.
Levamentum, soulagement.
Levator, releveur.
Levigatio, lévigation.
Levigare, polir, léviger.
Lexicon. Voyez ce mot.
Libella, niveau.
Liber, livret.
Libidinosus, libidineux.
Libra, livre, niveau.
Lichen, gale.
Lien, rate.
Lienosus, rateleux, splénique.
Lienteria, lienterie.
Ligamentosus, ligamenteux.
Ligamentum, ligament.
Ligatura, ligature.
Lignosus, ligneux.
Lignivorus, lignivore.
Lignum, bois.
Lignuodes, lignuode.
Lilia, liliacées.
Lilium. Voyez ce mot.
Limanchia, limanchie.
Limoctonia, limoctonie.
Limosus, limoneux.
Limpidus, limpide.
Limus, limon.
Linamentum, charpie.
Linctus, loh.
Linea, ligne.
Lingua, langue.
Lingualis, lingual.

Linimentum, liniment.
Linteamen, plumaceau.
Linteum, alèse.
Linum, lin.
Liparocele, liparocèle.
Lipoma, lipome.
Lipopsychia, lipopsychie.
Lipothymia, lipothymie, évanouissement.
Lippitudo, lippitude.
Lippus, chassieux.
Lipyria, lipyrie.
Liquabilis, fusible.
Liquans, fondant.
Liquatio, liquéfaction.
Liquefaciens, fondant.
Liquefactio, liquéfaction.
Liquidus, liquide.
Liquor, liqueur.
Lithagogus, lithagogue.
Lithargyrium, litharge.
Lithias, lithiate.
Lithiasis, lithiase, calcul.
Lithicus, lithique.
Lithographia, lithographie.
Litholabus, litholabe.
Lithologia, lithologie.
Lithontripticus, lithontriptique.
Lithophagus, lithophage.
Lithophytum, lithophyte.
Lithotomia, lithotomie.
Lithotomus, lithotome.
Litus, liniment.
Lixiviatio, lixiviation.
Lixiviosus, lixivieux.
Lixivium, lessive.
Lobatus, lobé.
Lobulus, lobule.
Lobus, lobe.
Lochia, lochies, vidanges.
Locomotio, locomotion.
Loculamentum, cellule.
Loculosus, celluleux.
Logarithmus, logarithme.
Logica, logique.
Logographia, logographie.
Logomachia, logomachie.
Longimetria, longimétrie.
Longitudo, longitude.
Lok. Voyez ce mot, et *Eclegma*.
Loquela, parole.
Lora, piquette.
Lordosis, lordose.
Lotio, lotion, clystère.
Lotium, urine.
Lozanga, lozange.
Lubricare, lubrifier.
Lubricitas, lubricité.

Lucidus, lucide.
Lues venerea, vérole (grosse).
Lumbago. Voyez ce mot.
Lumbaris, lombaire.
Lumbi, lombes.
Lumbricalis, lombrical.
Lumbricus, lombric.
Lumen, lumière.
Luna, lune.
Lunaris, lunaire.
Lunaticus, lunatique.
Lupia, loupe.
Lupus, loup.
Luscus, borgne.
Lutare, luter.
Lutatio, lutation.
Luteus, jaune.
Lutum, lut.
Luxatio, luxation.
Lycanthropia, lycanthropie.
Lycanthropus, lycanthrope.
Lycœum, lycée.
Lygmus, hoquet.
Lymexilon. Voyez ce mot.
Lympha, lymphe.
Lymphaticus, lymphatique.
Lymphatio, frénésie.
Lyngodes, lyngode.
Lyra, lyre.
Lyratum folium, feuille lyrée.

M

MACERATIO, macération.
Machina, machine.
Machinalis, machinal.
Macies, maigreur.
Macrocephalus, macrocéphale.
Macrocosmus, macrocosme.
Macrolepidotus, macrolépidote.
Macrophysocephalus, macrophy-
　　socéphale.
Macula, tache.
Madarosis, madarose.
Madefactio, madéfaction.
Mador, moiteur.
Magdaleo, magdaléon.
Magia, magie.
Magisterium, magistère.
Magistralis, magistral.
Magma, marc.
Magnes, aimant.
Magnesia, magnésie.
Magneticus, magnétique.
Malachites, malachite.
Malacia, malacie.
Malacissare, amollir.
Malacodermus, malacoderme.
Malacoides, malacoïde.

Malacticus, malactique.
Malagma, malagme.
Malandria, malandre.
Malas, malate.
Malignitas, malignité.
Malleabilis, malléable.
Malleabilitas, malléabilité.
Malleolus, malléole.
Malleus, marteau.
Malthacodes, émollient.
Malum, mal.
Malum mortuum, mal mort.
Malvacea, malvacées.
Mamma, mamelle.
Mammaris, mammaire.
Mammifer, mammifère.
Mammiformis, mammiforme.
Mammilla, mamelon.
Mammillatus, mamelonné.
Mandibula, mandibule.
Manducatio, manducation.
Mania, manie.
Manica Hippocratis, manche
　　d'Hippocrate.
Maniacus, maniaque.
Maniodes, maniacal.
Manipulatio, manipulation.
Manipulus, poignée.
Manna, manne.
Manometrum, manomètre.
Manoscopium, manoscope.
Manus, main.
Manustupratio, manustupration.
Marasmus, marasme.
Marga, marne.
Marginalis, marginal.
Marginatus, marginé.
Margo, bord.
Marisca. Voyez ce mot.
Marmor, marbre.
Mars. Voyez ce mot.
Massa, masse.
Masseter. Voyez ce mot.
Massetericus, massétérique.
Massula, molécule.
Masticatio, mastication.
Masticatorium, masticatoire.
Mastiche, mastic.
Mastoides, mastoïde.
Mastoideus, mastoïdien.
Mater, mère.
Materia, matière.
Materia medica, matière médicale.
Mathematica, mathématiques.
Matracium, matras.
Matrix, matrice.
Matrona, matrone.
Maturans, maturatif.
Maturatio, maturation.

Maxilla, mâchoire.
Maxillaris, maxillaire.
Meabilis, perméable.
Meatus, méat, conduit.
Mechanicus, mécanique.
Mechanismus, mécanisme.
Meconium Voyez ce mot.
Medela, guérison.
Medianus, médian.
Mediastinum, médiastin.
Medicamen, médicament.
Medicamentarius, apothicaire.
Medicamentosus, médicamenteux.
Medicamentum, remède.
Medicatio, médication.
Medicina, médecine.
Medicinales dies, jours de médecine.
Medicinalis, médicinal, médical.
Medicus, médecin.
Meditullium, diploé.
Medium, milieu.
Medimnus, médimne.
Medulla, moelle.
Medullaris, médullaire.
Medusæ, méduses.
Mel, miel.
Melanagogus, ménalagogue.
Melancholia, mélancolie.
Melandrys, mélandre.
Meliceris. Voyez ce mot.
Melicratum, hydromel.
Membrana, membrane.
Membranosus, membraneux.
Membris captus, perclus.
Membrum, membre.
Membrum virile, membre viril.
Memoria, mémoire.
Menagogus, ménagogue.
Meningeus, méningé.
Meningo-gastricus, méningo-gastrique.
Meningophylax. Voyez ce mot.
Meninx, méninge.
Menses, mois.
Menstrua, menstrues.
Menstruatio, menstruation.
Menstruum, menstrue.
Menstruus, menstruel.
Mentagra, gale.
Mentalis, mentonnier.
Mentulagra, mentulagre.
Mentum, menton.
Mephiticus, méphitique.
Mephitis, mofette.
Mercurialis, mercuriel.
Mercurius, mercure.
Mergus, marcotte.

Meridianus, méridien.
Mesentericus, mésentérique.
Mesenteritis, mésentérite.
Mesenterium, mésentère.
Mesochondriacus, mesochondriaque.
Mesocolon. Voyez ce mot.
Mesorectum. Voyez ce mot.
Mesothenar. Voyez ce mot.
Metacarpium, métacarpe.
Metacarpius, métacarpien.
Metachoresis, métachorèse.
Metallographia, métallographie.
Metallum, métal.
Metallurgia, métallurgie.
Metamorphosis, métamorphose.
Metaphosis, métaphose.
Metaphysicus, métaphysique.
Metaptosis, métaptose.
Metastasis, métastase.
Metastaticus, métastatique.
Metasyncrisis, métasyncrisie.
Metatarsius, métatarsien.
Metatarsus, métatarse.
Metathesis, métathèse.
Metemptosis, métemptose.
Meteorographia, météorographie.
Meteorologia, météorologie.
Meteorus, météore.
Methodus, méthode.
Metoposcopia, métoposcopie.
Metrenchytes, métrenchyte.
Métriopathia, métriopathie.
Metritis, métrite.
Metrorrhagia, métrorrhagie.
Metrum, mesure, mètre.
Miasma, miasme.
Microcosmus, microcosme.
Microcousticus, microcoustique.
Micrographia, micrographie.
Microlepidorus, microlépidore.
Micrometrum, micromètre.
Microphonus, microphone
Microscopium, microscope
Miliaris, miliaire.
Milligramma, milligramme.
Millimetrum, millimètre.
Milohyoideus, milohyoïdien.
Milphosis, milphose.
Mineralis, minéral.
Mineralogia, minéralogie.
Minoratio, minoration.
Minorans, minoratif.
Misanthropia, misanthropie.
Miserere. Voyez ce mot.
Mitella, écharpe.
Mitralis, mitral.
Mixtum, mixte.
Mixtura, mixtion.

Mobilis, mobile.
Moderatio, rémission.
Mola, mole.
Molaris, molaire.
Molecula, molécule.
Mollire, ramollir.
Molybdas, molybdate.
Molybdicus, molybdique.
Molybditis, molybdite.
Molybdæna, molybdène.
Monadelphia, monadelphie.
Monades. monades.
Monandria, monandrie.
Monocotyledones, monocotylédo-
nes.
Monoculus, monocule.
Monœcia, monœcie.
Monogamia, monogamie.
Monogastricus, monogastrique.
Monogynia, monogynie.
Monoicus, monoïque.
Monophyllus, monophylle.
Monospermaticus, monospermati-
que.
Monstrum, monstre.
Mons Veneris, mont de Vénus.
Mopheta, molette.
Morbificus, morbilique.
Morbilli, rougeole.
Morbosus, maladif.
Morbus, maladie.
— *arcuatus*, ictère.
— *caducus*, épilepsie.
— *comitialis*, épilepsie.
— *gallicus*, vérole.
— *herculeus*, épilepsie.
— *hispanicus*, vérole.
— *interlunis*, épilepsie.
— *neapolitanus*. vérole.
— *niger*, maladie noire.
— *regius*, ictère.
— *sacer*, épilepsie.
Mordacitas. mordacité.
Mordehi. Voyez ce mot.
Mordexin. Voyez ce mot.
Morositas, morosité.
Morsus, morsure.
Mortarium, mortier.
Mortificatio, mortification.
Morxi. Voyez ce mot.
Moschus, musc.
Motilitas, motilité.
Motor, moteur.
Motus, mouvement.
Mucago, mucilage.
Mucilaginosus. mucilagineux.
Mucilago, mucilage.
Mucositas, mucosité.
Mucosus, muqueux.

Mucronatus, mucroné.
Multicapsularis, multicapsulaire,
Multicaulis, multicaule.
Multifidus, multifide.
Multiflorus, multiflore.
Multiformis, multiforme.
Multilobatus, multilobé.
Multilocularis, multiloculaire.
Multipartitus, multiparti.
Multiplicatio, multiplication.
Multisilicosus, multisiliqueux.
Multivalvus, multivalve.
Mundare, monder.
Mundificare, mondifier.
Mundificativus, mondificatif.
Murias, muriate.
Muriaticus oxygenatus, muriatique
oxygené.
Muscularis, musculaire.
Musculosus, musculeux.
Musculus, muscle.
Muscus marinus, coralline.
Mustum, moût.
Mutatio, altération.
Mutilatio, mutilation.
Mycteres, narines.
Mydriasis, mydriase.
Myloglossus, myloglosse.
Mylohyoideus, mylohyoïdien.
Mylopharyngeus, mylopharyngien
Myocephalus, myocéphale.
Myographia, myographie.
Myologia, myologie.
Myopia, myopie.
Myops, myope.
Myotilitas, myotilité.
Myotomia, myotomie.
Myriagramma, myriagramme.
Myrialitrum, myrialitre.
Myriametrum, miriamètre.
Myriarum, myriare.
Myrmecia, myrmécie.
Myrmecophagus, myrmécophage.
Myrobalanus, myrobolan.
Myrrha, myrrhe.
Myrtiformis, myrtiforme.
Myurus, myure.

N

Nævus, envie.
Nanus, nain.
Napiformis, napiforme.
Narcosis, engourdissement.
Narcoticus, narcotique.
Nares, narines.
Nasalis, nasal.
Nasitas, enchifrènement.

Nasus, nez.
Nates, fesses.
Natron. Voyez ce mot.
Natura, nature.
Naturalis, naturel.
Navicularis, naviculaire.
Nausea, nausée, mal de cœur.
Nausea latrinaria, plomb.
Nausiosis, nausée.
Neapolitanus morbus, vérole.
Necrologia, nécrologie.
Necrophobia, nécrophobie.
Necrophorus, nécrophore.
Necrosis, nécrose.
Nectar. Voyez ce mot.
Nectarium, nectaire.
Nepenthes, népenthe.
Nephelium, néphélion.
Nephriticus, néphritique.
Nephritis, néphrite.
Nephrographia, néphrographie.
Nephrologia, néphrologie.
Nephrotomia, néphrotomie.
Nervinus, nervin.
Nervosus, nerveux.
Nervus, nerf.
Nevrographia, névrographie.
Nevrologia, névrologie.
Nevroticus, névrotique.
Nevrotomia, névrotomie.
Nevrotomum, névrotome.
Neurosis, névrose.
Neuter, neutre.
Niccolaum. Voyez ce mot.
Nictatio, cillement.
Nidorosus, nidoreux.
Nickel. Voyez ce mot.
Nitras, nitrate.
Nitrum, nitre.
Nitrosus, nitreux.
Nitris, nitrite.
Nitricus, nitrique.
Nitro-muriaticus, nitro-muriatique.
Noctambulus, noctambule.
Noctilucus, noctiluque.
Nocturlabium, nocturlabe.
Nodulus, nouet.
Nodus. Voyez ce mot, et *Condyle.*
Noli me tangere. Voyez ce mot, et
   Cancer.
Nomas, nomade.
Nomenclatio, nomenclature.
Nosocomium, hôpital.
Nosographia, nosographie.
Nosologia, nosologie.
Nosos, maladie.
Notopterus, notoptère.
Nubes, nuage.
Nubecula, nuage.

Nucamentum, chaton.
Nucha, nuque.
Nucleus, noyau.
Nutatio, nutation.
Nutricatio, nutrition.
Nutritio, nutrition.
Nutritius, nourricier.
Nutritus, nourriture.
Nyctalopia, nyctalopie.
Nyctalopiasis, nyctalopie.
Nyctalops, nyctalope.
Nympha, nymphe, chrysalide.
Nymphæ, nymphes.
Nymphomania, nymphomanie.
Nymphotomia, nymphotomie.

O

*O*BCLAVATUS, obclavé.
Obconicus, obconique.
Obcordatus, obcordé.
Obesitas, obésité.
Obliquus, oblique.
Oblongus, oblong.
Obolus, obole.
Obovalis, oboval.
Obovatus, obové.
Obstetricatio, l'art d'accoucher.
Obstetrix, sage-femme.
Obstructio, obstruction.
Obtundens, obtondant.
Obturatio, obturation.
Obturator, obturateur.
Obtusangulus, obtusangle.
Obtusangulatus, obtusangulé.
Obtusus, obtus.
Obvolutivus, obvoluté.
Occasio, occasion.
Occipitalis, occipital.
Occipitium, occiput.
Occiput. Voyez ce mot.
Occultus, occulte.
Ochra, ochre.
Ochlagogus, charlatan.
Octaedrum, octaèdre.
Octandria, octandrie.
Octogonus, octogone.
Octogynia, octogynie.
Octopetalus, octopétale.
Octophyllus, octophylle.
Ocularis, oculaire.
Ocularius, oculiste.
Oculus, œil.
Odontagra, odontagre.
Odontalgia, odontalgie.
Odontalgicus, odontalgique.
Odontoides, odontoïde.

Odontologia, odontologie.
Odontopetræ, odontopètres.
Odontotechnia, odontotechnie,
Odoratus, odorat.
OEconomia, économie.
OEdema, œdème.
OEdematodes, œdémateux.
OEdemosarca, œdémosarque.
OEnelœum. Voyez ce mot.
OEsophageus, œsophagien.
OEsophagotomia, œsophagotomie.
OEsophogus, œsophage.
OEstrum, œstre.
OEstromania, œstromanie.
Officinalis, officinal.
Oleaceus, oléagineux.
Oleagineus, oléagineux.
Oleaginosus, oléagineux.
Olecranum, olécrâne.
Oleo-saccharum, éléo-saccharum.
Oleosus, onctueux.
Oleraceus, oléracé.
Olfactivus, olfactif.
Olfactus, odorat.
Oligophyllus, oligophylle.
Oligospermus, oligosperme.
Olivarius, olivaire.
Omagra, omagre.
Omentum, épiploon.
Omocotylus, omocotyle.
Omoclavicularis, omoclaviculaire.
Omoplatæ, omoplates.
Omphalocele, omphalocèle.
Omphalomantia, omphalomantie.
Omphaloptrum, omphaloptre.
Omphalus, ombilic, nombril.
Oncotomia, oncotomie.
Oneirodynia, onéirodynie.
Onyx, ongle.
Opacus, opaque.
Operculum, opercule.
Ophiasis, calvitie.
Ophiologia, ophiologie.
Ophthalmia, ophthalmie.
Ophthalmicus, ophthalmique.
Ophthalmographia, ophthalmographie.
Ophthalmologia, ophthalmologie.
Ophthalmotomia, ophthalmotomie.
Ophthalmoxystrum, ophthalmoxystre.
Opiatum, opiat.
Opisto-gastricus, opisto-gastrique.
Opisthotonus, opisthotonos.
Oppilatio, oppilation.
Oppressio, oppression, accablement, suffocation.
Opsigonus, opsigone.
Opsomanes, opsomane.

Optica, optique.
Orbicularis, orbiculaire.
Orbiculatus, orbiculé.
Orbiculi, trochisques.
Orbita, orbite.
Orbitarius, orbitaire.
Orchestica, orchestique.
Orchotomia, orchotomie.
Ordo, ordre.
Organicus, organique.
Organum, organe.
Orgasmus, orgasme.
Orificium, orifice.
Ornithiæ, ornithies.
Ornithologia, ornithologie.
Ornithotrophia, ornithotrophie.
Orthogonalis, orthogonal.
Orthopœdia, orthopédie.
Orthopnœa, orthopnée.
Orthopterus, orthoptère.
Oryctographia, oryctographie.
Oryctologia, oryctologie.
Os. Voyez ce mot, et *Bouche.*
Oscheocele, oschéocèle.
Oscillatio, oscillation.
Oscillatorius, oscillatoire.
Oscitatio, bâillement.
Osseus, osseux.
Ossiculum, osselet.
Ossificatio, ossification.
Osteocopus, ostéocope.
Osteogenesis, ostéogénie.
Osteographia, ostéographie.
Osteologia, ostéologie.
Osteotomia, ostéotomie.
Osteodermus, ostéoderme.
Ostraceus, ostracé.
Ostracodermus, ostracoderme.
Otacousticus, otacoustique.
Otalgia, otalgie.
Otenchytes, otenchyte.
Otographia, otographie.
Otologia, otologie.
Ototomia, ototomie.
Ovalis, ovale.
Ovaria, ovaires.
Oviparus, ovipare.
Ovum, œuf.
Ovulum, ovule.
Oxalas, oxalate.
Oxalosus, oxaleux.
Oxalicus, oxalique.
Oxycratum, oxycrat.
Oxydatio, oxydation.
Oxydulus, oxydule.
Oxygenium, oxygène.
Oxygonus, oxygone.
Oxymel. Voyez ce mot.
Oxyregmia, oxyregmie.

Oxyrrhodinum, oxyrrhodin.
Oxys, oxyde.
Oxysaccarum. Voyez ce mot.
Ozæna, ozène.

P

Pædarthrocace, pédarthrocace.
Pædotrophia, pédotrophie.
Pœnidium, pénide.
Palatinus, palatin.
Palatum. palais.
Palatopharyngeus, palatopharyn-
gien.
Palatostaphylinus, palatostaphy-
lin.
Palea, paille, paillette.
Paleaceus, paléacé.
Palœstra, palestre.
Palœstrice, palestrique.
Palindromia, palindromie.
Palingenesia, palingénésie.
Palladium. Voyez ce mot.
Palliatio, palliation.
Palliativus, fardé.
Palmaris, palmaire.
Palmatus, palmé.
Palmipes, palmipède.
Palpebra, paupière.
Palpitatio, palpitation.
Pampiniformis, pampiniforme.
Panacea, panacée.
Panchrestus, panchreste.
Panchymagogus, panchymagogue.
Pancreas. Voyez ce mot.
Pancreatico-duodenalis, pancréati-
co-duodénal.
Pancreaticus, pancréatique.
Pandaleum, pandaléon.
Pandemia, pandémie.
Pandemicus, pandémique.
Pandemius. pandémique.
Pandiculatio, pandiculation.
Panduratus, panduré.
Panduriformis, panduriforme.
Paniculatus, paniculé.
Panicus, panique.
Panniculus, pannicule.
Pannus. Voyez ce mot.
Pantagogus, pantagogue.
Panophobia, panophobie.
Papilionaceus, papilionacé.
Papilla, papille.
Papillaris, papillaire.
Papula, bourgeon, bouton.
Pappus, aigrette.
Papyraceus, papyracé.

Parabola, parabole.
Paraboloïdes, paraboloïde.
Paracentesis, paracentèse.
Paracentricus, paracentrique.
Paracynanche, paracynancie.
Parallacticus, parallactique.
Parallaxis, parallaxe.
Parallelismus, parallelisme.
Parallelus, parallèle.
Parallelogramma, parallélogram-
me.
Paralysis, paralysie.
Paralyticus, paralytique.
Parametrum, paramètre.
Paraphimosis. Voyez ce mot.
Paraphrenitis, paraphrénésie.
Paraphrosyne. Voyez ce mot.
Paraplegia, paraplegie.
Paraplexia, paraplexie.
Paraselene, parasélène.
Parasitus, parasite.
Parastata, parastate.
Parasynanche, parasynancie.
Parathenar. Voyez ce mot.
Paregoricus, parégorique.
Parenchyma, parenchyme.
Paresis, parésie.
Parhelium, parhélie.
Paries, paroi.
Parietalis, pariétal.
Paristhmiæ, amygdales.
Paronychia, panaris.
Parotis, parotide.
Paroxysmus, paroxysme.
Pars, partie.
Partibilis, partible.
Partitus, parti.
Parturiens dolor, mal d'enfant.
Partus, accouchement.
Parulis, parulie.
Passio, passion.
Pastillus, pastille.
Patella., rotule.
Pathema, maladie.
Patheticus, pathétique.
Pathognomonicus, patognomoni-
que.
Pathologia, pathologie.
Pathologicus, pathologique.
Pauciflorus, pauciflore.
Peccans, peccant.
Pechyagra, péchyagre.
Pecten, pénil.
Pectineus, pectiné.
Pectoralis, pectoral.
Pectus, poitrine.
Pedicellus, pédicelle.
Pedicularis, pédiculaire.
Pediculatus, pédiculé.

Pediculus, pédicule.
Pediluvium, pédiluve.
Peduncularis, pédunculaire.
Pedunculatus, pédonculé.
Pedunculus, pédoncule, pédicule.
Pelecoïdes, pélécoïde.
Pelicanus, pélican.
Pellicula, pellicule.
Pellis, peau.
Pellucidus, transparent.
Pelvis, bassin.
Pemphigodes, pemphigode.
Pemphigus. Voyez ce mot.
Pendulum, pendule.
Penicillatus, pénicillé.
Penicillus, tente.
Peniculum, tente.
Peniculus, tente.
Penidium, pénide.
Penis. Voyez ce mot, et *Verge*.
Penniformis, penniforme.
Pentadactylus, pentadactyle.
Pentagonus, pentagone.
Pentagynia, pentagynie.
Pentandria, pentandrie.
Pentapetalus, pentapétalé.
Pentaphyllus, pentaphylle.
Pentapterus, pentaptère.
Pentaspermus, pentasperme.
Pentathlus, pentathle.
Pepasmus, pépasme.
Pepasticus, pepastique.
Pepticus, peptique.
Perceptio, perception.
Percussio, percussion.
Perfectio, perfection.
Perfoliatus, perfolié.
Perforans, perforant.
Perforatio, perforation.
Perforatus, perfore.
Perianthium, périanthe.
Periblepsis, périblepsie.
Peribole, péribole.
Pericardinus, péricardin.
Pericarditis, péricardite.
Pericardium, péricarde.
Pericarpium, péricarpe.
Perichaetium, périkèce.
Perichondrium, périchondre.
Pericranium, péricrâne.
Periaeresis, périérèse.
Perigaeum, périgée.
Perigynus, périgyne, périgynique.
Perihelium, périhélie.
Perimetrium, périmètre.
Perinaeum, périnée.
Periodicus, périodique.
Periodus, période.
Perioeci, périœciens.

Periostosis, périostose.
Periosteum, périoste.
Peripheria, périphérie.
Peripneumonia, péripneumonie.
Periscii, périsciens.
Periscyphismus, périscyphisme.
Perisperma, périsperme.
Peristalticus, péristaltique.
Peristaphylinus, péristaphylin.
Peristophylopharyngeus, peristaphylopharyngien.
Peristole, péristole.
Perisystole, périsystole.
Peritexis, colliquation.
Peritonitis, péritonite.
Peritonaeum, péritoine.
Peritrochium, péritrochon.
Perkinismus, perkinisme.
Perlucens, diaphane.
Pellucidus, diaphane, transparent.
Permeabilitas, perméabilité.
Pernio, engelure.
Peroneus, péronier.
Perone. Voyez ce mot.
Perpendicularis, perpendiculaire.
Perpendiculum, perpendicule.
Perpetuatio, perpétuation.
Personatus, personné.
Persistens, persistant.
Perspiratio, perspiration.
Persudatio, diapédèse.
Pertrahere, attirer.
Perturbatio, perturbation.
Pertussis, coqueluche.
Pertusus, pertus, se.
Pervigilium, insomnie.
Pes, pied.
Pessarium, pessaire.
Pestilentialis, pestilentiel.
Pestis, peste.
Petalodes, pétalode.
Petalum, pétale, feuille.
Petechiae, pétéchies.
Petechialis, pétéchial.
Petiolus, pétiole.
Petrificatio, pétrification.
Petropharyngeus, pétropharyngien.
Petrosalpingostaphylinus, pétrosalpingostaphylin.
Petrosus, pétreux.
Pexis, coagulation.
Phacoides, phacoïde.
Phaenigmus, phénigme.
Phaenomenum, phénomène.
Phagedenicus, phagédénique.
Phalanx, phalange.
Pharmaceutica, pharmaceutique.
Pharmaceuticus, pharmaceutique.

Pharmacia, pharmacie.
Pharmacopœa, pharmacopée.
Pharmacopœus, pharmacope, pharmacien.
Pharmacologia, pharmacologie.
Pharmacopola, pharmacopole.
Pharmacoposia, pharmacoposie.
Pharmacum, remède.
Pharyngeus, pharyngien.
Pharyngographia, pharyngographie.
Pharyngologia, pharyngologie.
Pharyngopalatinus, pharyngopalatin.
Pharyngostaphylinus, pharyngostaphylin.
Pharyngotomia, pharyngotomie.
Pharyngotomus, pharyngotome.
Pharynx. Voyez ce mot.
Phasis, phase.
Phiala, matras.
Philanthropia, philanthropie.
Philanthropius, philanthrope.
Philobiosis, philobiosie.
Philomaticus, philomatique.
Philosophia, philosophie.
Philotechnia, philotechnie.
Phimosis. Voyez ce mot.
Phlasis, fracture.
Phlebographia, phlébographie.
Phlebologia, phlébologie.
Phlebotomia, phlébotomie.
Phlebotomum, lancette.
Phlebotomus, phlébotome.
Phlegma, flegme.
Phlegmagogus, phlegmagogue.
Phlegmasia, phlegmasie.
Phlegmaticus, phlegmatique.
Phlegmatorrhagia, phlegmatorrhagie.
Phlegmone, phlegmon, inflammation.
Phlegmonodes, phlegmoneux.
Phlogisticus, phlogistique.
Phlogosis, phlogose.
Phlictœnœ, phlictènes.
Phocœ, phoques.
Phonascia, phonascie.
Phonicus, phonique.
Phonocampticus, phonocamptique.
Phoronomia, phoronomie.
Phosphas, phosphate.
Phosphis, phosphite.
Phosphoricus, phosphorique.
Phosphorus, phosphore.
Photophorus, photophore.
Phreneticus, frénétique.
Phrenicus, phrénique.
Phrenitis, frénésie.

Phthiriasis. Voyez ce mot.
Phthirophagus, phthirophage.
Phthisicus, phthisique.
Phthisis, phthisie.
Phylacterium, amulette.
Physica, physique.
Physicus, physicien.
Physionomia, physionomie.
Physiographia, physiographie.
Physiologia, physiologie.
Physocele, physocèle.
Phytalitrum, phytalitre.
Phytologia, phytologie.
Pia-mater, pie-mère.
Pian. Voyez ce mot.
Pica. Voyez ce mot.
Picrocholus, picrochole.
Pigmentarius, apothicaire.
Pilare malum, trichiasis.
Pileolus, coiffe.
Pilimictio, trichiasis.
Pilula, pilule.
Pilum, pilon.
Pilus, poil.
Pinealis, pinéal.
Pinna, aile.
Pinnatifidus, pinnatifide.
Pinnatus, pinné.
Piriformis, piriforme.
Pisiformis, pisiforme.
Pistatio, pistation.
Pistillum, pistil.
Pituita, pituite.
Pituitarius, pituitaire.
Pituitosus, pituiteux.
Pityriasis, gale.
Pix, poix.
Placenta, Voyez ce mot.
Placentulœ, trochisques.
Plaga, plaie.
Planta, plante, plante du pied.
Plantaris, plantaire.
Planus, plan.
Plasticus, plastique.
Platina, platine.
Plenitudo, plénitude.
Plethora, pléthore.
Plethoricus, pléthorique.
Pleura, plèvre.
Pleuritis, pleurésie.
Pleuriticus, pleuritique.
Pleuropneumonia, pleuropneumonie.
Pleurosthotomus, pleurosthotonos.
Plexus. Voyez ce mot.
Plica Polonica, plique Polonaise.
Plicatilis, plicatile.
Plumaceolus, plumaceau.
Plumbum, plomb.

Plurilocularis, pluriloculaire.
Pneumaticus, pneumatique.
Pneumatocele, pneumatocèle.
Pneumato - chimicus, pneumato-chimique.
Pneumatodes, pneumatode.
Pneumatomphalus, pneumatomphale.
Pneumatosis, pneumatose.
Pneumographia, pneumographie.
Pneumologia, pneumologie.
Pneumonicus, pneumonique.
Pneumotomia, pneumotomie.
Podagra, goutte.
Podagricus, podagre.
Podex, fondement, siége.
Polaris, polaire.
Pollen. Voyez ce mot.
Pollex, pouce.
Pollutio, pollution.
Polus, pole.
Polyadelphia, polyadelphie.
Polyandria, polyandrie.
Polychrestus, polychreste.
Polyedrus, polyèdre.
Polygamia, polygamie.
Polygonus, polygone.
Polygynia, polygynie.
Polymathia, polymathie.
Polymorphus, multiforme.
Polypetalus, polypetale.
Polyphyllus, polyphylle.
Polypodes, polypeux.
Polypus, polype.
Polysarcia, obésité.
Polyspastus, moufle.
Polyspermis, polyspermatique.
Polytropha, polytrophie.
Polyvalvus, multivalve.
Pompholyx Voyez ce mot.
Pondus, poids.
Poples, jarret.
Popliteus, poplité.
Popularis, populaire.
Porocele, porocèle.
Porositas, porosité.
Porosus, poreux.
Poroticus, porotique.
Porphyrites, porphyre.
Porraceus, porracé.
Porrectum, levier.
Porrigo, gale.
Porrus, verrue.
Porus, pore.
Postpositio, postposition.
Potabilis, potable.
Potassa, potasse.
Potentia, puissance.
Potentialis, potentiel.

Potio, potion.
Præbium, dose.
Præcessio, précession.
Præcipitans, précipitant.
Præcipitatio, précipitation.
Præcipitatus, précipité.
Præcognitio, prognostic.
Præcordia, diaphragme.
Præcordialis, précordial.
Præcox, précoce.
Præcursor, précurseur.
Prædictio, prédiction, prognostic.
Prædorsalis, prédorsal.
Præfocatio, suffocation.
Præfloratio, préfleuraison.
Prægnatio, grossesse.
Prælumbaris, prélombaire.
Præmaturus, prématuré.
Præmissæ, prémisses.
Prænotio, prénotion.
Præopinatio, préopination.
Præparans, préparant.
Præparatio, préparation.
Præputium, prépuce.
Præsagium, présage.
Præscriptio, prescription.
Præsepiola, alvéole.
Præservativus, préservatif.
Præspinalis, prespinal.
Prætibialis, prétibial.
Prasum, poireau.
Praxis, pratique.
Prehensio, catalepsie, épilepsie.
Presbyopia, presbyopie.
Presbytus, presbyte.
Pressio, pression.
Priapismus, priapisme.
Priapus, priape.
Primitivus, primitif.
Principium, principe.
Prisma, prisme.
Prismaticus, prismatique.
Proboscis, proboscide.
Procatarticus, procatartique.
Processus, procedé, procès.
Procumbens, procombant.
Prodromus, précurseur.
Productio, production.
Proegumenus, proégumène.
Proemptosis, proemptose.
Profluvium, flux.
Prognosis, prognostic.
Prognosticus, prognostique.
Progressio, progression.
Projectile, projectile.
Projectio, projection.
Prolegomena, prolégomènes.
Prolepticus, proleptique.
Prolificus, prolifique.

Prominentia, prominence.
Pronatio, pronation.
Pronator, pronateur.
Propagatio, propagation.
Propago, propagine.
Prophylacticus, prophylactique.
Prophylaxis, prophylaxie.
Propolis. Voyez ce mot.
Proportio, proportion.
Propositio, proposition.
Proprietas, propriété.
Prostasis, prostase.
Prostatœ, prostates.
Prostaticus, prostatique.
Prosthesis, prosthèse.
Protogala, béton.
Protopatheia, protopathie.
Protuberantia, ptotubérance.
Prurigo, prurit.
Pruritus, prurit, démangeaison.
Prussias, prussiate.
Prussicus, prussique.
Psalloïdes, psalloïde.
Pseudorexia, pseudorexie.
Psilotrum, dépilatoire.
Psoas. Voyez ce mot.
Psora, gale.
Psoricus, psorique.
Psorophthalmia, psorophthalmie.
Psychagogicus, psychagogique.
Psychrometrum, psychromètre.
Psycticus, psyctique.
Psydracia, pustule.
Ptarmicus, ptarmique.
Pterygium, ptérygion.
Pterygoideus, ptérygoïdien.
Pterygoides, ptérygoïde.
Pterygopharyngeus, ptérygopharyngien.
Pterygostaphylinus, ptérygostaphylin.
Ptilosis, ptilose.
Ptisana, tisane.
Ptyalagogus, ptyalagogue.
Ptyalismus, ptyalisme, salivation.
Ptysmagogus, ptysmagogue.
Pubertas, puberté.
Pubes, pénil, pubis.
Pubescentia, pubescence.
Pudendagra, vérole (grosse.)
Pudendus, honteux.
Pueritia, enfance.
Puerpera, accouchée.
Puerperium, accouchement, enfantement.
Pugilatus, pugilat.
Pugillus, pincée.
Pullulare, pulluler.
Pulmo, poumon.

Pulmonalis, pulmonaire.
Pulmonia, pulmonie.
Pulmonicus, pulmonique.
Pulpa, pulpe.
Pulposus, pulpeux.
Pulsatio, pulsation.
Pulsativus, pulsatif.
Pulsilogium, pulsiloge.
Pulsimantia, pulsimantie.
Pulsus, pouls.
Pulvis, poussière.
Pulviculus, poudre fine.
Pulverisatio, pulvérisation.
Pulvillus, bourdonnet.
Punctio, ponction.
Pupilla, pupille, prunelle.
Purgamenta, lochies, vidanges.
Purgans, purgatif.
Purgatio, purgation.
Purgationes menstruœ, menstrues, règles.
Purgatus, dépuré.
Purificatio, purification.
Purpura, pourpre.
Purulentus, purulent.
Pus. Voyez ce mot.
Pustula, pustule.
Putor, infection.
Putrefactio, putréfaction.
Putridus, putride.
Pycnosis, condensation.
Pycnoticus, pycnotique.
Pylorus, pylore.
Pyodes, purulent.
Pyosis, pyose.
Pyramidalis, pyramidal.
Pyramis, pyramide.
Pyrenoïdes, pyrénoïde.
Pyreticus, pyrétique.
Pyretologia, pyrétologie.
Pyrexia, pyrexie.
Pyriformis, pyriforme.
Pyrites, pyrite.
Pyritologia, pyritologie.
Pyrolignosus, pyroligneux.
Pyrolignis, pyrolignité.
Pyrologia, pyrologie.
Pyrometrum, pyromètre.
Pyromucosus, pyromuqueux.
Pyronomia, pyronomie.
Pyrophagus, pyrophage.
Pyrophorus, pyrophore.
Pyrosis. Voyez ce mot.
Pyrotartarosus, pyrotartareux.
Pyrotartris, pyrotartrite.
Pyrotechnia, pyrotechnie.
Pyroticus, pyrotique.
Pyulcum, pyulque.
Pyxidula, pyxidule.

Q

QUADRANGULATUS , quandran-
gulé.
Quadratrix, quadratrice.
Quadratura, quadrature.
Quadratus, carré.
Quadridentatus, quadridenté.
Quadrifidus, quatrifide.
Quadriflorus, quadriflore.
Quadriga . cataphracta.
Quadrijugus, quadrijugé.
Quadrigeminus . quadrijumeau.
Quadrilaterus, quadrilatère.
Quadrilobatus, quadrilobé.
Quadrilocularis, quadriloculaire.
Quadrinomius, quadrinome.
Quadripartitus, quadriparti.
Quadriphyllus, quadriphylle.
Quadrivalvis , quadrivalve.
Quadrimanus, quadrumane.
Quadrupes , quadrupède.
Qualitas, qualité.
Quantitas, quantité.
Quartana febris, fièvre quarte.
Quindecagonus, quindecagone.
Quinatos, quiné.
Quinta essentia, quintessence.
Quintana febris, fièvre quinte.
Quinus, quiné.
Quotidiana febris, fièvre quoti-
dienne.

R

RABIES , rage.
Racemus, grappe.
Radialis , radial.
Radiatus, radié , rayonné.
Radicalis, radical.
Radicatio, radication.
Radicula, radicule.
Radiometrum, radiomètre.
Radius , rayon.
Radula, rugine.
Ramentum , fragment.
Rameus, ramaire.
Ramex . hernie.
Ramificatio . ramification.
Ramosus, rameux.
Ramulus, ramille.
Ramusculus , ramuscule.
Ramus , rameau.
Rancidus, rance.
Ranciditas, rancidité.

Ranina , ranine.
Ranula , ranule.
Rapax , rapace.
Rapaceus, rapacé.
Raphania. Voyez ce mot.
Rarifoliatus, rarifeuillé.
Rariflorus, rariflore.
Rarefaciens, raréfiant.
Rarefactio, raréfaction.
Rarus, rare.
Ratio , raison.
Rationalis, rationnel.
Rasura, érosion.
Raucedo, enrouement.
Raucitas, raucité.
Raucus . rauque.
Reactio . réaction.
Receptaculum, réceptacle.
Recipe. Voyez ce mot.
Reclinatus, récliné.
Recipiens , récipient.
Reclusio, anastomose.
Recorporatio, métasyncrise.
Recrementitius, récrémenteux.
Recrementum, récrément.
Rectangulus, rectangle.
Rectificatio, rectification.
Rectificatus, rectifié.
Rectilineus, rectiligne.
Rectum. Voyez ce mot.
Recurrens, récurrent.
Redivivus , révivifié.
Reductio, réduction.
Redundantia, redondance.
Reduvia , envie.
Refectio, analepsie.
Reficiens, analeptique.
Reflectens, réfléchissant.
Reflecti potens, réflexible.
Reflectio, réflexion.
Refractio , réfraction.
Refrigerans, rafraîchissant.
Refrigeratio, réfrigération.
Refrigeratorium , réfrigérent.
Refringens, réfringent.
Refringi potens, réfrangible.
Regalis , régal.
Regeneratio, régénération, palin-
génésie.
Regerminatio, reproduction.
Regimen, régime.
Regio , région.
Registeres , registres.
Regnum, règne.
Regulus, régule.
Relatio . rapport.
Relaxatio, relaxation.
Remedium, remède.
Reminiscentia , réminiscence.

Remissio, rémission.
Remora, arrêt.
Ren, rein.
Renarius, renaire.
Renovatio, rénovation.
Repulsio, répulsion.
Reptans, rampant.
Retorta, retorte.
Retractio, rétraction.
Retrocessio, rétrocession.
Residuum, résidu.
Retrogressio, rétrogradation.
Revellens, révulsif.
Reverberatio, réverbération.
Revivificatio, révivification.
Revolutus, révoluté.
Revulsio, révulsion.
Revulsivus, révulsif.
Rhabdoides, rhabdoïde.
Rhochiticus, rachitique.
Rhachitis. Voyez Rachitis.
Rhacosis. Voyez ce mot.
Rhagades. Voyez ce mot.
Rhagoides, rhagoïde.
Rheuma, rhume.
Rheumatismus, rhumatisme.
Rhinoptes, rhinoptes.
Rhodium. Voyez ce mot.
Rhogme, fracture.
Rhomboidalis, rhomboïdal.
Rhombus, rhombe.
Rhoncus, ronflement.
Rhypticus, rhyptique.
Rhythmus, rhythme.
Rigor, frissonnement.
Rima, crevasse.
Riparius, riverain.
Rivularis, rivulaire.
Rorifer, rorifère.
Risus, ris
Rob. Voyez ce mot.
Roborans, fortifiant.
Rosa, érysipèle.
Rostriformis, coracoïde.
Rostrum, bec.
Rotatio, rotation.
Rotator, rotateur.
Rotatus, rotacé.
Rotula, rotule.
Rotulæ, trochisques.
Rubedo maculosa, goutte-rose.
Rubefaciens, rubéfiant.
Rubificans, rubéfiant.
Rubigo, rouille.
Ructatio, éructation.
Ructus, rot, rapport.
Rudis, rude.
Ruderalis, rudéral.

Ruga, ride.
Ruminans, ruminant.
Runcinatus, roncine.
Rugosus, rugueux.
Rupestralis, rupestral.
Runcinula, rugine.
Ruptilis, ruptile.
Ruptio, rupture.
Ruptorium, ruptoire.
Ruptura, hernie.
Rutaceus, rutacé.

S

Saburra, saburre.
Saccholacticus, saccholactique.
Sævitia, sévice.
Saccholas, saccholate.
Sacculus, sachet.
Saccholacticus, saccholactique.
Sacer, sacré.
Sacrococcygeus, sacro-cygien.
Sacro-ischiaticus, sacro-ischiatique.
Sacrolumbaris, sacrolombaire.
Sacrum. Voyez ce mot.
Sagittalis, sagittal.
Sagittarius, sagittaire.
Sagittatus, sagitté.
Sagu, sagou.
Sal, sel.
Saligo, salure.
Salinacius, salin.
Saliva, salive.
Salivalis, salivaire.
Salivans, salivant.
Salivatio, salivation.
Salpingopharyngeus, salpingopha-
   ryngien.
Salpingostaphylinus, salpingosta-
   phylin.
Salsuginosus, salsugineux.
Salsugo, salure.
Salvatella, salvatelle.
Saluber, salubre.
Salubris, sain.
Salubritas, salubrité.
Sanare, guérir.
Sanabilis, curable.
Sanatio, guérison, cure.
Sanguificatio, sanguification.
Sanguineus, sanguin.
Sanguinis missio, saignée.
Sanguinolentus, sanguinolent.
Sanguis, sang.
Sanguisuga, sangsue.
Sanies, sanie.

Saniosus, sanieux.
Sanitas, santé.
Sanus, sain.
Sapa, rob.
Saphæna, saphène.
Sapidus, sapide.
Sapo, savon.
Sapor, saveur.
Saporificus, saporifique.
Saporus, savoureux.
Sarcocele, sarcocèle.
Sarcocolla, sarcocolle.
Sarco-epiplocele, sarco-épiplocèle.
Sarco-epiplomphale, sarco-épiplomphale.
Sarco-hydrocele, sarco-hydrocèle.
Sarcologia, sarcologie.
Sarcoma, sarcome.
Sarcomphalum, sarcomphale.
Sarcophagus, sarcophage.
Sarcoticus, sarcotique.
Sardonius, sardonien.
Sarmentum, sarment.
Sarmentosus, sarmenteux.
Satelles, satellite.
Satietas, satiété.
Saturans, saturant.
Saturatio, saturation.
Saturitas, réplétion.
Saturnus. Saturne.
Satyriasmus, satyriasis.
Saxatilis, saxatile.
Saxifragus, saxifrage.
Scabies, gale.
Scabiosus, galeux.
Scalenus, scalène.
Scalpellum, bistouri.
Scalprum, rugine.
Scaphoides, scaphoïde.
Scapula, épaule.
Scapularis, scapulaire.
Scapus, tige, hampe, fléau.
Scarificatio, scarification.
Scarificatorium, scarificateur.
Scariosus, scarieux.
Scarlatina febris, fièvre scarlatine.
Scelotyrbe. Voyez ce mot.
Scepticus, sceptique.
Sceletum, squelette.
Schesis, passion.
Schidacedon, fracture.
Sciagraphia, sciagraphie.
Sciamachia, gesticulation.
Sciatica, sciatique.
Sciaticus, sciatique.
Scintillatio, scintillation.
Sciopticus, scioptique.
Scirrhosus, skirrheux.
Scirrhus, skirrhe.

Scleroma, sclérome.
Sclerophthalmia, sclérophthalmie.
Sclerosarcoma, sclérosarcome.
Sclerotica, sclérotique, cornée.
Scobiformis, scobiforme.
Scorbuticus, scorbutique.
Scorbutus, scorbut.
Scoria, scorie.
Scortum, scrotum.
Scotodynia, scotodynie.
Scotomia, scotomie.
Screatio, excréation.
Scrobiculosus, scrobiculeux.
Scrophulosus, scrophuleux.
Srophulæ, écrouelles, scrophules.
Scrotocele, scrotocèle.
Scrotum, bourses.
Scrupulus, scrupule.
Scutiformis, scutiforme.
Scutum, écusson.
Sebaceus, sébacé.
Sebacicus, sébacique.
Sebas, sébate.
Secretio, sécrétion.
Secretorius, sécrétoire.
Sectio, section.
Secundinæ, secondines.
Sedans, sédatif.
Sedativus, sédatif.
Sedes, siége.
Sedimentum, sédiment.
Segetalis, ségétal.
Seleniacus, séléniaque.
Selenite, sélénite.
Selenographia, sélénographie.
Sella, selle.
Semeiologia, séméiologie
Semeiotice, séméiotique.
Semen, semence.
Semi-flosculosus, semi-flosculeux.
Semi-lunaris, semi-lunaire.
Seminalis, séminal.
Seminatio, sémination.
Seminifer, séminifère.
Semitertiana febris, fièvre demi-tierce.
Senectus, vieillesse.
Sensatio, sensation.
Sensibilis, sensible.
Sensitivus, sensitif.
Sensorium commune, sens commun,
Sensus, sentiment.
Separatio, sécrétion.
Separatorium, séparatoire.
Septicidius, septicide.
Septifer, septifère.
Septon. Voyez ce mot.
Septicus, septique.

Septum, cloison.
— *lucidum*. Voyez Septum.
— *medium*. Voyez Septum.
— *transversum*, diaphragme.
Sequestratio, séquestration.
Sequestrum, séquestre.
Serositas, sérosité.
Serosus, séreux.
Serpentes, les serpens.
Serpigo, dartre.
Serratus, serreté.
Serrulatus, serrulé.
Sertulum, sertule.
Serum, sérosité.
Sesamoïdes, sésamoïde.
Sesquialter, sesquialtère.
Sessilis, sessile.
Seta. Voyez ce mot.
Setaceum, seton.
Setaceus, sétacé.
Setosus, séteux.
Sextarius, septier, setier.
Sextanus, sextan.
Sexus, sexe.
Silex. Voyez ce mot.
Siagonagra, siagonagre.
Sialagogus, sialagogue.
Sialismus, sialisme.
Sialologia, sialologie.
Sica, stylet.
Siccans, dessiccatif.
Siccatio, dessiccation.
Siccitas, siccité.
Sideratio, sidération.
Sigmoïdes, sigmoïde.
Signum, signe.
Silicula, silicule.
Siliqua, silique, gousse.
Similaris, similaire.
Simplex, simple.
Simplicia, simples.
Sinapismus, sinapisme.
Sincipitalis, sincipital.
Sinciput. Voyez ce mot.
Sindon. Voyez ce mot.
Singultus, hoquet.
Sinuositas, sinuosité.
Sinuosus, sinueux.
Sinus. Voyez ce mot.
Siphilis, vérole (grosse.)
Sipho, siphon, seringue.
Siren, sirène.
Siriasis, siriase.
Sirius. Voyez ce mot.
Siroc. Voyez ce mot.
Sirupus, sirop.
Sitiologice, sitiologie.
Sitis, soif, altération.
Skirrhus, skirrhe.

Smectis. Voyez ce mot.
Soda. Voyez ce mot.
Sol, soleil.
Solaris, solaire.
Solearis, soléaire.
Solen. Voyez ce mot.
Soleus, soléaire.
Soliditas, solidité.
Solidus, solide.
Solipes, solipède.
Solitarius, solitaire.
Solium, bain.
Solstitium, solstice.
Solus, solitaire.
Solubilis, soluble.
Solvens, fondant.
Solum, sol.
Solutio, solution.
Solutivus, solutif.
Somatologia, somatologie.
Somnambulus, somnambule.
Somnifer, somnifère.
Somnificus, hypnotique.
Somnium, rêve.
Somnolentia, assoupissement.
Somnus, sommeil.
Sonometrum, sonomètre.
Sonorus, sonore.
Sonus, son.
Sophisticatio, sophistication.
Sopiens, assoupissant.
Sopire, assoupir.
Sopor, assoupissement.
Soporare, assoupir.
Soporifer, soporifère.
Soporus, soporeux.
Sora. Voyez ce mot, et *Esséra*.
Sordidus, sordide.
Sororians, sororiant.
Spagiria, spagirie.
Sparadrapum, sparadrap.
Spasmodicus, spasmodique.
Spasmologia, spasmologie.
Spasmus, spasme.
Sophismus, sophisme.
Sperma-ceti. Voyez ce mot.
Spathilla, spathille.
Spatula, spatule.
Species, espèce.
Specificus, spécifique.
Specillum, sonde.
Specularis, spéculaire.
Speculum. Voyez ce mot.
Sperma, sperme.
Spermaticus, spermatique.
Spermatocele, spermatocèle.
Spermatologia, spermatologie.
Spermatosis, spermatose.
Sphacelus, sphacèle.

Sphœricus, sphérique.
Sphœristice, sphéristique.
Sphœroides, sphéroïde.
Sphenoidalis, sphénoïdal.
Sphenoides, sphénoïde.
Sphenomaxillaris, sphénomaxillaire.
Sphenopalatinus, sphénopalatin.
Sphenopterygopalatinus, sphénoptérygopalatin.
Sphenosalpingostaphylinus, sphénosalpingostaphylin.
Sphincter. Voyez ce mot.
Spica. Voyez ce mot.
Spina, épine.
Spina ventosa Voyez ce mot.
Spinalis, spinal, épinière.
Spinosus, épineux.
Spiraculum, pore.
Spirituosus, spiritueux.
Spiritus, esprit.
— *rector*, esprit recteur.
— *animales*, esprits animaux.
Spissans, incrassant.
Splanchnographia, splanchnographie.
Splanchnologia, splanchnologie.
Splanchnotomia, splanchnotomie.
Splen, rate.
Spleneticus, splénétique.
Splenicus, splénique.
Splenium, compresse.
Splenitis, inflammation de la rate.
Splenius. Voyez ce mot.
Splenographia, splénographie.
Splenologia, splénologie.
Splenotomia, splénotomie.
Spoliatio, spoliation.
Spondylolithes, spondylolithe.
Spondylus, spondyle.
Spongiosus, spongieux.
Spontaneus, spontané.
Sporadicus, sporadique.
Spurium germen, *Spurius conceptus*, faux-germe.
Sputum, crachat.
Squamosus, squameux, écailleux.
Squarrosus, squarreux.
Squinancia, squinancie.
Squirrhosus, squirrheux.
Squirrhus, squirrhe.
Stabilitas, stabilité.
Stadium, stade.
Stagnatio, stagnation.
Stalticus, staltique.
Stamen, étamine.
Staminalis, staminal.
Staminosus, stamineux.
Staminifer, staminifère.

Stapedius, stapédien.
Stapes, étrier.
Staphyle, luette.
Staphylinus, staphylin.
Staphyloma, staphylome.
Stasis, stase, dépôt.
Statica, statique.
Stationarius, stationnaire.
Status, état.
Steatocele, stéatocèle.
Steatoma, stéatome.
Steatomatodes, stéatomateux.
Stegnoticus, stegnotique.
Stellatus, étoilé.
Stenochoria, sténochorie.
Stercora, matières fécales.
Stercorarius, stercoraire.
Stereometria, stéréométrie.
Sterilis, stérile.
Sterilitas, stérilité.
Sterno-clavicularis, sterno-claviculaire.
Sterno-cleido-hyoideus, sterno-cleido-hyoïdien.
Sterno-costalis, sterno-costal.
Sterno-hyoideus, sterno-hyoïdien.
Sterno-mastoideus, sterno-mastoïdien.
Sterno-thyroideus, sterno-thyroïdien.
Sternum. Voyez ce mot.
Sternutamentum, éternuement.
Sternutatorium, *Sternutatorius*, sternutatoire.
Stertor, râlement.
Stibinus, stibié.
Stibium, antimoine.
Stigma, stigmate.
Stillare, distiller.
Stillatio, distillation.
Stillatitius, distillé.
Stillicidium urinæ, strangurie.
Stimulans, stimulant.
Stimulosus, stimuleux.
Stipitatus, stipité.
Stipula, stipule.
Stipulatio, stipulation.
Stipulosus, stipuleux.
Stirps, tronc.
Stoechologia, stoéchologie.
Stoici, stoïciens.
Stolonifer, stolonifère.
Stomacace, scorbut.
Stomachicus, stomachique, stomacal.
Stomachus, estomac.
Stomaticus, stomatique.
Storax. Voyez ce mot.
Strabismus, *Strabositas*, strabisme.

Strangulatio, *Strangulatus*, strangulation.
Stranguria, strangurie.
Stratificare, stratifier.
Stratificatio, stratification.
Stria, strie.
Striatus, strié.
Strictura, constriction.
Strobilus, strobile.
Strombulcus, tire-balle.
Strongylus, strongle.
Strontiana, strontiane.
Strontianites, strontianite.
Structura, structure.
Strumœ, écrouelles.
Strumositas, strumosité.
Strumosus, écrouelleux, scrophuleux.
Stupefaciens, stupéfiant.
Stupefactio, stupefaction.
Stupiditas, stupidité.
Stupor, stupeur.
Styloceratohyoideus, stylocératohyoïdien.
Styloglossus, styloglosse.
Stylohyoideus, stylohyoïdien.
Styloides, styloïde.
Stylomastoideus, stylomastoïdien.
Stylopharyngeus, stylopharyngien.
Stylus, stylet, pistil.
Stypticus, styptique.
Suavis, suave.
Subaxillaris, sous-axillaire.
Suber. Voyez ce mot.
Suberas, subérate.
Subericus, subérique.
Subclavius, sous-clavier.
Subcostalis, sous-costal.
Subcutaneus, sous-cutané.
Subspinalis, sous-épineux.
Subigere, malaxer.
Subintrans, subintrant.
Sublimamentum, énéorème.
Sublimatio, sublimation.
Sublimatorium, sublimatoire.
Sublimis, sublime.
Sublimatus, sublimé.
Sublingualis, sublingual.
Submersio, submersion.
Substantia, substance.
Subsultus, soubresaut.
Subtilis, subtil.
Subversio, subversion.
Subulatus, subulé.
Succedaneus, succédané.
Succenturiati, succenturiaux.
Succinas, succinate.
Succinicus, succinique.

Succinum, succin.
Succio, succion.
Succubus, succube.
Succulentus, succulent.
Succus, suc.
Succus arborum, sève.
Succus, succion.
Sudamina, échauboulures.
Sudatio, étuve.
Sudatorium, étuve.
Sudificus, sudorifique.
Sudor. sueur.
Sudor anglicus, sueur anglaise.
Sudoriferus, sudorifique.
Suffimen, parfum.
Suffimentum, parfum.
Suffocatio, suffocation.
Suffusio, suffusion.
Sugillatio, sugillation, meurtrissure.
Sulcus, sillon.
Sulfas, sulfate.
Sulfis, sulfite.
Sulfuretum, sulfure.
Sulfuricus, sulfurique.
Sulphur, soufre.
Sulphureus, sulfureux.
Summitas, sommité.
Superciliaris, sourcilier.
Supercilium, sourcil.
Superfœtatio, superfétation.
Superpurgatio, superpurgation.
Superus, supère.
Supinatio, supination.
Supinator, supinateur.
Suppositorium, suppositoire.
Suppressio, suppression.
Suppressionis ignis, feu de suppression.
Suppurans, suppuratif.
Suppurativus, suppuratif.
Suppurare, suppurer.
Suppuratio, suppuration.
Superficies, surface.
Supracostalis, surcostal.
Supraspinosus, sur-épineux.
Supra renalis, surrénal.
Sura, mollet, péroné.
Suralis, sural.
Surculus branche.
Surditas, surdité.
Suspensor, suspenseur.
Suspensorium, suspensoire.
Sutura, suture.
Suturalis, sutural.
Sycosis. fic.
Sylvaticus, sylvatique.
Sylvestris, sylvestre.
Symbologice, symbologie.

Symmetria, symétrie.
Sympasma, catapasme.
Sympathia, sympathie.
Sympatheticus, sympathique.
Sympathicus, sympathique.
Sympetalica, sympétaliques.
Symphysis, symphyse.
Symptoma, symptôme.
Symptomaticus, symptomatique.
Symptomatologia, symptomatologie.
Symptosis, symptose.
Synanthericus, synanthérique.
Synarthrosis, synarthrose.
Synchondrosis, synchondrose.
Synchronus, synchrone.
Syncope, syncope.
Syncranianus, syncranien.
Syncrisis, syncrèse.
Syncriticus, syncritique.
Syndesmographia, syndesmographie.
Syndesmologia, syndesmologie.
Syndesmosis, syndesmose.
Syndesmotomia, syndesmotomie.
Syneurosis, synévrose.
Syngenesia, syngénesie.
Synochus, synoque.
Synodicus, synodique.
Synonymia, synonymie.
Synopticus, synoptique.
Synosteologia, synostéologie.
Synosteotomia, synostéotomie.
Synovia, synovie.
Syntexis, colliquation.
Synthesis, synthèse.
Synthetismus, synthétisme.
Syringa, seringue.
Syringotomia, syringotomie.
Syringotomus, syringotome.
Syrupus, sirop.
Syssarcosis, syssarcose.
Systalticus, systaltique.
Systema, système.
Systole, systole.

T

Tabella, tablette.
Tabes. Voyez *Phthisis*.
Tabes dorsalis, phthisie dorsale.
Tabidus, tabide.
Tabificabilis, tabifique.
Tabificus, tabifique.
Tachygraphia, tachygraphie.
Taciturnitas, taciturnité.
Talcum, talc.
Tactilis, tactile.

Tactus, tact.
Tænia, ver solitaire.
Talea, bouture.
Talpa, taupe.
Talus, talon.
Tantalus, tantale.
Taraxis. Voyez ce mot.
Tarentismus, tarentisme.
Tarentula, tarentule.
Tartris, tartrite.
Tarsus, tarse.
Taxis. Voyez ce mot.
Technicus, technique.
Technologia, technologie.
Tegumen, tégument.
Tegumentum, tégument.
Telegraphum, télégraphe.
Telephius, téléphien.
Telescopium, télescope.
Temperamentum, tempérament.
Temperans, tempérant.
Temperies, température.
Tempora, tempes.
Temporalis, temporal.
Tenacitas, ténacité.
Tenacula, tenette.
Tenax, ténace.
Tendineus, tendineux.
Tendo, tendon.
Tenesmus, ténesme.
Tensivus, tensif.
Tentatio, atteinte.
Tentipellum, tentipelle.
Tenuis, ténu.
Tenuitas, ténuité.
Terebellum, trocart.
Terebra, trépan.
Terebenthina, térébenthine.
Tergemini, trijumeaux.
Terminthus, terminthe.
Terra, terre.
Terra damnata, tête-morte.
Terra mortua, tête-morte.
Terrificatio, terrification.
Tertiana febris, fièvre tierce.
Testa, têt ou test.
Testaceus, testacé.
Testiculus, testicule.
Testis, testicule.
Testudo, tortue.
Tetanus, tétanos.
Tetradactylus, tétradactyle.
Tetradynamia, tétradynamie.
Tetragonus, tétragone.
Tetragynia, tétragynie.
Tetrandria, tétrandrie.
Tetraphyllus, tétraphylle.
Tetrapodologia, tétrapodologie.
Tetrapterus, tétraptère.

Tetraspermus, tétrasperme.
Textura, texture.
Textus, tissu.
Thalassometrum, thalassomètre.
Theiformis, théiforme.
Thenar. Voyez ce mot.
Theorema, théorème.
Theoria, théorie.
Therapeutice, thérapeutique.
Theriodes, férin.
Theriotomia, thériotomie.
Thermanticus, thermantique.
Thermantides, thermantides.
Thermæ, thermes.
Thermometrum, thermomètre.
Thermoscopium, thermoscope.
Thesis, thèse.
Thlasis, *Thlasma*, fracture.
Thlipsis, thlipsie.
Thoracicus, thoracique.
Thorax, poitrine.
Thrombus, trombe.
Thymicus, thymique.
Thymus. Voyez ce mot.
Thyro-arythœnoïdeus, thyro-ary-thénoïdien.
Thyro-epiglotticus, thyro-épiglottique.
Thyrohyoïdeus, thyrohyoïdien.
Thyroïdes, thyroïde.
Thyroïdeus, thyroïdien.
Thyropalatinus, thyropalatin.
Thyropharyngeus, thyropharyngien.
Thyropharyngostaphylinus, thyropharyngostaphylin.
Thyrostaphylinus, thyrostaphylin.
Tibia, jambe.
Tibialis, tibial.
Tigillum, creuset.
Tinctura, teinture.
Tinea, teigne.
Tinnitus aurium, tintement d'oreille.
Tintinnabulum, luette.
Titillare, chatouiller.
Titillatio, chatouillement, titillation.
Titillatus, titillation.
Tomellina, tomelline.
Tomentum. Voyez ce mot.
Tomentosus, tomenteux.
Tomotocia, tomotocie.
Tonicitas, tonicité.
Tonicus, tonique.
Tonus, ton.
Tonsillæ, amygdales.
Tonsillaris, tonsillaire.
Tophus. Voyez ce mot.

Topicus, topique.
Topographia, topographie.
Torcular, tourniquet.
Tormina, tranchées.
Torpor, engourdissement.
Torrefactio, torréfaction.
Torridus, torride.
Torulosus, toruleux.
Tortilis, tortile.
Tortuosus, tortueux.
Torsiones, tranchées.
Tostio, tostion.
Toxicum, poison.
Trachea-arteria, trachée-artère.
Trachelianus, trachélien.
Trachelomastoïdeus, trachélomastoïdien.
Tracheotomia, trachéotomie.
Trachoma Voyez ce mot.
Tragicus, tragien.
Tragus. Voyez ce mot.
Trajectoria, trajectoire.
Trahere, attirer.
Transfusio, transfusion.
Translucens, diaphane.
Translucidus, transparent.
Transpiratio, transpiration.
Transplantatio, transplantation.
Transudatio, diapédèse.
Transversalis, transversal.
Transversarius, transversaire.
Transversus, transverse.
Trapesiformis, trapésiforme.
Trapesius, trapèse.
Trapesoïdes, trapésoïde.
Traumaticus, traumatique.
Tremor, tremblement.
Trepanatio, action de trépaner.
Trepanum, trépan.
Trepidatio, trémoussement.
Triandria, triandrie.
Triangularis, triangulaire.
Triangulus, triangle.
Tribometrum, tribomètre.
Triceps. Voyez ce mot.
Trichiasis. Voyez ce mot.
Trichismus, fracture capillaire.
Trichosis, trichiasis.
Tricuspis, tricuspide.
Tricapsularis, tricapsulaire.
Tridactylus, tridactyle.
Tridentatus, tridenté.
Triennis, triennal, trisannuel.
Trifoliatus, tréflé.
Trifidus, trifide.
Trigastricus, trigastrique.
Trigonus, trigone.
Trigonometria, trigonométrie.
Trigynia, trigynie.

Trijugus, trijugé.
Trilobus, trilobé.
Trilocularis, triloculaire.
Trinervius, trinervé.
Trinus, trine ou trinc.
Trinomus, trinome.
Triœcia, triœcie.
Tripartibilis, tripartible.
Tripetalus, tripétale.
Triphyllus, triphylle.
Triplinervius, triplinervé.
Triploides, triploïde.
Tripterus, triptère.
Tripterygius, triptérygien.
Triqueter, triquètre.
Triquetrum, trocart.
Trismus. Voyez ce mot.
Trispermus, trisperme.
Trisulus, trisule.
Tritœophia, tritéophie.
Triternatus, triterné.
Trivalvis, trivalvé.
Triventer, triventre.
Tritura, trituration.
Trituratio, trituration.
Trockanter. Voyez ce mot.
Trochisci, trochisques.
Trochinus, trochin.
Trochinius, trochinien.
Trochiter. Voyez ce mot.
Trochiterius, trochitérien.
Trochlea, trochlée.
Trochlearis, trochléateur.
Trochleator, trochléateur.
Troglodytæ, troglodytes.
Trokanterius, trokantérien.
Trokantinus, trokantin
Trokantinius, trokantinien.
Trophospermium, trophosperme.
Tropici tropiques.
Turbo marinus, trombe.
Truncatus, tronqué.
Truncus, tronc.
Trusio, trusion.
Tuba, trompe.
Tuber, bosse.
Tuberculum, tubercule.
Tuberositas, tubérosité.
Tubus, tube, tuyau.
Tungstas, tungstate.
Tungstenum, tungstène.
Tungsticus, tungstique.
Tumefacere, tuméfier.
Tumor, tumeur.
Tunica, tunique.
Turbinatus, turbiné.
Turbo, tourbillon.
Turgescentio, turgescence.
Turunda, tente.

Tussis, toux.
Tympanites, tympanite.
Tympanum, tympan.
Typhodes, typhode.
Typhomania, typhomanie.
Typhus. Voyez ce mot.
Typus, type.

U

Ulceratio, ulcération.
Ulcus, ulcère.
Uliginarius, uliginaire.
Uliginosus, uligineux.
Ulna, cubitus.
Umbella, ombelle.
Umbellifer, embellifère.
Umbilicalis, ombilical.
Umbilicus, ombilic, nombril.
Umbratilis pugna, gesticulation.
Uncia, once.
Unciformis, unciforme.
Unctio, onction.
Unctuosus, onctueux.
Undatio, ondulation.
Unguentum, onguent.
Unguis. Voyez ce mot, et Ongle.
Uniens, unissant.
Uniflorus, uniflore.
Uniformis, uniforme.
Unilabiatus, unilabié.
Unilateralis, unilatéral.
Unilocularis, uniloculaire.
Unipetalus, unipétalé.
Unisexifer, unisexé.
Unitas, unité.
Univalvis, univalve.
Univocus, univoque.
Unoculus, borgne.
Urachus, ouraque.
Uranus, urane.
Uranographia, uranographie.
Uranologia, uranologie.
Uranoscopia, uranoscopie.
Uras, urate.
Urceolatus, urcéolé.
Urea, urée.
Ureteres, uretères.
Urethra, urètre.
Ureteridis. Voyez ce mot.
Ureticus, urétique.
Uricus, urique.
Urina, urine.
Urinaculum, ouraque.
Urinatorium, urinal.
Urinosus, urineux.
Urocrisia, urocrise.
Urocrisis, urocrise.

Uromantes, uromante.
Uromantia, uromantie.
Urticarius, urticaire.
Urticatio, urtication.
Ustio, ustion.
Ustulatio, ustulation.
Usualis, usuel.
Uterarius, utérin.
Uterinus, utérin.
Uterus, matrice.
Utricularius, utriculaire.
Utriculus, utricule.
Uva, luette.
Uvea, uvée.
Uvula, luette.
Uvularis, uvulaire.

V

Vaccinum, vaccin.
Vaccina, vaccine.
Vaccinatio, vaccination.
Vagina, vagin, gaîne.
Vaginalis, vaginal.
Vaginans, vaginant.
Vagitus, vagissement.
Valetudinarius, valétudinaire.
Valetudo, santé.
Valgus, cagneux.
Valvula, valvule.
Vapor, vapeur.
Vaporatio, vaporation.
Vaporosus, vaporeux.
Varicocele, varicocèle.
Varicomphalus, varicomphale.
Varicosus, variqueux.
Variegatus, vergeté.
Variola, vérole (petite).
Varix, varice.
Varus, cagneux.
Vas, vaisseau.
Vascularis, vasculaire.
Vasculosus, vasculeux.
Vastus, vaste.
Vectis, levier.
Vector, vecteur.
Vegetabilis, végétal.
Vegetatio, végétation.
Vegetativus, végétal.
Vehiculum, véhicule.
Velocitas, vélocité.
Vena, veine.
Venæ sectio, saignée.
Venenatus, venimeux.
Venenosus, vénéneux.
Venenum, venin.
Venereus, vénérien.
Venifer, veiné.

Venosus, veineux.
Venter, ventre.
Ventositas, ventosité.
Ventralis, ventral.
Ventriculus, ventricule.
Ventriloquus, ventriloque.
Ventus, vent.
Venus. Voyez ce mot.
Verberatio, verbération.
Vermiculans, vermiculant.
Vermicularis, vermiculaire.
Vermiculatus, vermoulu.
Vermiculosus, vermoulu.
Vermiculus, vermisseau.
Vermiformis, vermiforme.
Vermifugus, vermifuge.
Verminosus, vermineux.
Vermis, ver.
Vernaculus, endémique.
Vernans humor, sève.
Verruca, verrue.
Vertebra, vertèbre.
Vertebralis, vertébral.
Vertex, sommet.
Verticalis, vertical.
Verticillatus, verticillé.
Verticillum, tourniquet.
Verticosus, vertiqueux.
Vertigo, vertige, avertin.
Verumontanum. Voyez ce mot.
Vesica, vessie.
Vesicatio, vésication.
Vesicatorium, vésicatoire.
Vesicula, vésicule.
Vestibulum, vestibule.
Veterinarius, vétérinaire.
Veternosus, léthargique.
Veternus, léthargie.
Via, voie.
Vibrans, vibrant.
Vibratilitas, vibratilité.
Vibratio, vibration.
Vicissitudo, vicissitude.
Victûs ratio, diète.
Vidianus, vidian.
Vigilia, veille.
Vinculum, ligament.
Vinum, vin.
Virga cereata, bougie.
Virga genitalis, verge.
Virginitas, virginité.
Virgo, vierge.
Viridis, vert.
Virilis, viril.
Virilis ætas, âge viril.
Virilitas, virilité.
Virosus, virulent.
Virulentus, virulent.
Virus. Voy. ce mot, et *Poison*.

Vis, force.
Viscago, mucilage.
Viscera, viscères, entrailles.
Visciditas, viscosité.
Viscosus, visqueux.
Viscum, gui, glu.
Viscus, viscère.
Visio, vision.
Visualis, visuel.
Visus, vue.
Vita, vie.
Viticulum, tige.
Vitiligo, vitilige.
Viti saltus, danse de St-Weith.
Vitreus, vitré.
Vitrificatio, vitrification.
Vitriolum, vitriol.
Vitriolicus, vitriolique.
Vitta, coiffe..
Vivax, rivace.
Viviparus, vivipare.
Vola, paume de la main.
Volatilis, volatil.
Volatilisatio, volatilisation.
Volsella, pincette, tenette.
Voluntas, volonté.
Voluptas, volupté.
Volva, volve.
Volvulus. Voyez ce mot.
Vomer. Voyez ce mot.
Vomica, vomique.
Vomitio, vomissement.
Vomitorius, vomitif.
Vomitus, vomissement.
Voracitas, voracité.
Vorax, vorace.
Vortex, tourbillon.
Vox, voix.
Vulnerarius, vulnéraire.
Vulnus, plaie.
Vultus, face, visage.
Vulva, vulve.

X

*X*ERASIA, xérasie.
Xerophthalmia, xérophthalmie.
Xiphoïdeus, xiphoïde.

Y

*Y*AWS. Voyez ce mot.
Ytterbi. Voyez ce mot.
Yttria. Voyez ce mot.

Z

*Z*AIL. Voyez ce mot.
Zenith. Voyez ce mot.
Zona, feu persique.
Zephyrus, zéphyr.
Zeteticus, zététique.
Zincum, zinc.
Zircona, zircone.
Zodiacus, zodiaque.
Zoographia, zoographie.
Zoologia, zoologie.
Zoonas, zoonate.
Zoonicus, zoonique.
Zoonomia, zoonomie.
Zoonomicus, zoonomique.
Zoophagus, zoophage.
Zoophytologia, zoophytologie.
Zoophyton, zoophyte.
Zootomia, zootomie.
Zygoma. Voyez ce mot.
Zygomaticus, zygomatique.
Zymologia, zymologie.
Zymosimetrum, zymosimètre.
Zymotechnia, zymotechnie.

MOTS GRECS

QUI CORRESPONDENT AUX MOTS FRANÇAIS

DE CE DICTIONNAIRE.

A

ἄατος, insatiable,
ἄβακης, muet.
ἀβρότονον, aurone.
ἀγαλακτία, agalactie.
ἀγάλακτος, qui est sans lait.
ἀγαρικὸν, agaric.
ἀγγειολογία, angéiologie.
ἀγηρασία, agérasie.
ἀγήρατον, agérat.
ἀγκυλοβλέφαρον, ankiloblépharon.
ἀγκυλογλωσσον, ankiloglosse.
ἀγκύλος, crochu.
ἀγκυλοτόμιον, instrument pour couper le filet.
ἀγκύλωσις, ankilose.
ἀγκυροειδὴς, ancyroïde.
ἀγκὼν, coude, olécrâne.
ἀγονία, stérilité.
ἄγονος, stérile.
ἄγριος, agreste, sauvage.
ἀγριοφάγος, agriophage.
ἀγρὸς, la campagne.
ἀγρυπνία, agrypnie.
ἄγρυπνος, qui ne peut dormir.
ἀγυμνασία. défaut d'exercice.
ἀγύμναστος, qui ne s'exerce point.
ἀγύναικος, célibataire.
ἀγύρτης, charlatan.
ἄγχαυρον, crépuscule.
ἀγχίλωψ, anchilops.
ἀγὼν, combat.
ἀγωνία, anxiété, agonie.
ἀδάμας, aimant.
ἀδδηφαγία, addéphagie, voracité.
ἀδευκὴς, amer.
ἀδέψητος, cru.

ἀδηκτος, calmant.
ἀδὴν, glande.
ἀδενοειδὴς, glanduleux.
ἀδενολογία, adénologie.
ἀδενοτομὴ, adénotomie.
ἀδίαντον, adiante.
ἀδιαπνευστία, adiapneustie.
ἀδιαφορος, indifférent.
ἀδιέξοδος, imperméable.
ἀδιψος, qui désaltère ou éteint la soif.
ἀδυναμια, adynamie.
ἀδυνατὸς, abattu.
ἀεροφόβος, aérophobe.
ἄζυγὸς, sans pair, azygos.
ἄζυμα, ferment.
ἄζυμος, azyme, non fermenté.
αηρ, air.
ἀθανασία, immortalité.
ἄθαρα, bouillie.
ἀθερωμα, athérome.
ἄθλητης, athlète, robuste.
ἀθυμία, athymie.
αἰγίλωψ, égilops.
αἰδοιον, l'aine.
αἰδοῖα, les parties génitales.
αἰθὴρ, éther.
αἷμα, sang.
αἱμακτὸς, sanguinolent, teint de sang.
αἱμαλωψ, échymose de l'œil.
αἱματικος, sanguin.
αἱμάτωσις, hématose.
αἱμοπτυσις, hémoptysie.
αἱμορραγία, hémorragie.

αἱμορροΐδες, hémorroïdes.

αἱμόρρους, νοσα, sujet aux hémorragies.

αἱμοστασία, stagnation du sang.

αἱμοστατικός, qui arrête le sang.

αἱμοφοβία, horreur du sang.

αἴσθησις, sentiment, faculté de sentir

αἰσθητήριον, organe du sentiment.

αἰσθητικός, sensible, doué de sentiment.

αἰτία, cause.

αἰτιολογία, éthiologie.

ἀκαδημία, académie.

ἀκαθαρσία, impureté.

ἀκάθαρτος, impur.

ἄκανθα, épine.

ἀκαρής, très-petit.

ἀκαρ, acarus, ciron, très-petit animal.

ἀκέφαλος, acéphale.

ἀκή, pointe, tranchant.

ἄκινος, fruit à grappe.

ἀκινησία, acinésie, immobilité.

ἀκίνητος, immobile.

ἀκίς, pointe.

ἀκμή, vigueur de l'âge, temps où une maladie est dans sa plus grande force.

ἀκόνιτον, aconit.

ἀκουσμα, audition.

ἄκολος, qui soulage ou délasse.

ἀκουστικος, acoustique.

ἀκούω, j'entends.

ἀκρωπαλος, qui dissipe l'ivresse.

ἀκρασία, intempérance.

ἄκρατον, vin pur.

ἀκράτεια, acratie.

ἀκριδοφαγος, acridophage.

ἀκρίς, sauterelle.

ἀκρισία, acrisie.

ἀκρόβυστος, incirconcis.

ἀκροβυστία, prépuce.

ἀκρός, extrême, élevé.

ἀκροχορδών, acrochordon.

ἀκρωτηριασμός, acrotériasme.

ἀκρώμιον, acromion.

ἀκτίν, rayon du soleil.

ἀκτινοβολία, irradiation.

ἀλάβαστρον, albâtre.

ἄλγημα, douleur.

ἄλγος, chagrin, douleur.

ἀλώπτης, baigneur, frotteur.

ἀλειπτική, aliptique.

ἀλείφω, je frotte.

ἀλεξιτήριον, alexitère.

ἀλεξίκακον, préservatif, qui chasse le mal.

ἀλεξιφάρμακον, alexipharmaque.

ἀλέξω, je chasse, je viens au secours.

ἀλθέω, je guéris.

ἀλικάκαβον, alkékenge.

ἀλκυών, alcyon.

ἀλλαντοειδής, allantoïde.

ἀλογοτροφία, alogotrophie.

ἄλογος, sans sujet, sans raison.

ἅλς, sel.

ἀλυσμός, angoisse, anxiété.

ἀλφιτηδόν, en forme de farine.

ἄλφιτον, farine.

ἀλφός, vitiligo blanche.

ἀλωπεκία, alopécie.

ἀμελης, tendre.

ἀμάραντος, amarante.

ἀμαύρωσις, amaurose.

ἀμβη, ambi.

ἀμβλυωπία, amblyopie.

ἀμβλωσμος, avortement, amblyopie.

ἀμβλωσις, avortement.

ἀμέθυσος, améthyste.

ἀμίαντος, amiante.

ἀμμωνιακός, ammoniac.

ἀμνιος, amnios.

ἀμυγδάλη, amygdale.

ἄμυλον, amidon.

ἀμυντήριος, auxiliaire.

ἀμφημερινός, qui vient tous les jours.

ἀμφι, autour, des deux côtés.

ἀμφιάρθρωσις, amphiartrose.

ἀμφιβληστροειδής, amphiblestroïde.

ἀμφιπληξ, isthme, périnée.

ἀμφιθέατρον, amphithéâtre.

ἀμφισβαινα, amphisbène.

ἀμφίσκιοι, amphisciens.

ἀμφίτρητος, percé de toutes parts.

ἀνα, à travers, de bas en haut.

ἀναβρωσις, anabrose, érosion.

ἀναγωγη, excrétion par le haut.

ἀναδρομή, anadrome.

ἀναιμασις, anémie.

ἀναισθησία, insensibilité.

ἀνακαθαίρομαι, je purge par haut.

ἀνακαθαρσις, expectoration.

ἀνακάμπτω, je réfléchis.

ἀνακωλλήματος, agglutinant.

ἀναληπτικός, analeptique.

ἀνάληψις, analepsie.

ἀναλογία, analogie.

ἀναλογισμός, analogisme.

ἀνάλυσις, analyse.

ἀναλυω, j'analyse.

ἀνάλωσις, consomption.

ἀναμνησικός, anamnestique.

ἀναπετεια, anapétie.

ἀναπληρωσις, anaplérose.

ἀναπνοὴ, respiration.
ἀνασάρκα, anasarque.
ἀνασαλτικὸς, anastaltique.
ἀναστόμωσις, anastomose.
ἀναστομωτικὸς, anastomotique.
ἀνατομὴ, anatomie.
ἀναυδία, mutité, aphonie.
ἀναφροδίτος, anaphrodite, impuissant.
ἀναφύσημα, évaporation.
ἀναψυκτικὸς, rafraichissant.
ἀνδρογένεια, androgénie.
ἀνδρογυνὸς, androgyne, homme-femme.
ἀνευρισμὸς, anévrysme.
ἀνὴρ, homme.
ἀνθελιξ, anthélix.
ἀνθηρος, fleuri; anthère.
ἀνθος, fleur.
ἀνθρακωσις, charbon.
ἀνθραξ, anthrax.
ἀνθρωπος, homme.
ἀνθρωποφαγὸς, anthropophage.
ἀνορεξία, anorexie.
ἀντι, contre, par opposition.
ἀντιδοτος, antidote.
ἀντιπάθεια, antipathie.
ἀντιπερίσασις, antiperistase.
ἀντιπραξις, antipraxie.
ἀντισπασις, rétraction, révulsion.
ἀντιτραγος, antitragus.
ἀνωδυνος, anodin.
ἀνωμαλία, anomalie.
ἀξιωμα, axiome.
ἀξων, axe, essieu.
ἀορτὴ, aorte.
ἀοσμις, inodore.
ἀπάθεια, apathie.
ἀπανθρωπία, apanthropie.
ἀπέπαντὸς, qui n'est pas mûr.
ἀπεπτὸς, cru.
ἀπεψία, apepsie, indigestion.
ἀπέχημα, fracture par contre-coup.
ἀπλους, simple.
ἀπνοια, difficulté de respirer.
ἀπὸ, loin, après, de, avant.
ἀπογαλακτισμὸς, ablactation, sevrage.
ἀποδακρυτικὸς, propre à exciter les larmes.
ἀποζεμα, apozème.
ἀπόθεσις, apothése.
ἀποθήκη, grenier, apothicairerie.
ἀπανθραυσις, fracture.
ἀπόκλασμα, fracture avec écartement des fragmens.
ἀποκορὴ, abcission.
ἀπόκρισις, sécrétion d'humeurs.
ἀποκρουτικὸς, répercussif, discussif.

ἀπαὸς, qui délasse.
ἀπονεύρωσις, aponévrose.
ἀποπληξία, apoplexie.
ἀποσιτία, dégoût.
ἀποσκεπαρνισμὸς, fracture du crâne où la pièce est emportée comme avec une doloire.
ἀπόσκημμα, métastase subite.
ἀπόσκηψις, scarification.
ἀπόσασις, apostase.
ἀπόσημα, apostème.
ἀποτρωπαιος, qui détourne les maladies.
ἀποφλεγματισμὸς, tout ce qui excite la salivation.
ἀποφυσις, apophyse.
ἀποχρεμψις, exscréation.
ἀπτηνος, sans plumes.
ἀπτηρος, sans ailes.
ἀπυρεξία, apyrexie.
ἀπυρετος, sans fièvre.
ἀπυρος, apyre.
ἀραιοτης, rareté.
ἀραιωτικὸς, relâchant, raréfiant.
ἀραχνοειδὴς, arachnoïde.
ἀργεμα, albugo.
ἀργιλος, argile.
ἀργυρὸς, argent.
ἀργυροτρόφημα, breuvage de lait.
ἀρηγων, qui protége ou soulage.
ἀρθριτικὸς, arthritique.
ἀρθρίτις, goutte.
ἀρθρον, articulation.
ἀρθροδία, arthrodie.
ἀριθμὸς, nombre.
ἀρκτικὸς, arctique.
ἀρμονία, harmonie.
ἀρτηρία, artère.
ἀρτηριακος, artériel.
ἀρτηριοτομία, artériotomie.
ἀρτηριώδης, pourvu d'artères.
ἀρυταινοειδὴς, aryténoïde.
ἀρχέτυπος, archétype.
ἀρχὴ, principe.
ἀρχηγονὸς, primitif.
ἀρχίατρος, archiatre.
ἀρωμα, arome.
ἀρωματικὸς, aromatique.
ἀρωματίτης, vin aromatique.
ἀσβεστος, asbeste.
ἀσθενεια, asthénie.
ἀσθμα, asthme.
ἀσθματικὸς, asthmatique.
ἀσιτία, dégoût.
ἀσκαρις, ascaride.
ἀσκίτης, ascite.
ἀσπαλαθος, aspalathe.
ἀσπιδικος, aspidique.

ἄση, dégoût.
ἀστακὸς, ecrevisse.
ἀστέριαι, astéries.
ἀστὴρ, astre, étoile.
ἀστραγαλος, astragale.
ἀστρονομια, astronomie.
ἀσυγκριτος, sans pareil.
ἀσφαλτὸς, asphalte.
ἀσφυκτὸς, asphyxié, sans pouls.
ἀσφυξία, asphyxie.
ἀτακτὸς, irregulier.
ἀταξία, ataxie.
ἀταραξία, tranquillité.
ἀτεχνία, stérilité
ἀτεχνία, impéritie.
ἀτλας, atlas.
ἀτμος, vapeur, halitus.
ἀτοκος, stérile.
ἀτομος, atome, indivisible.
ἀτρητος, imperforé.
ἀτροφία, atrophie.
ἀυασις, aridité.
ἀυξησις, accroissement.
ἀυστηρια, austérité.
ἀυτοματος, automatique, spontané.
ἀυτοψια, autopsie.
ἀυχὴν, cou.
ἀφαίρεσις, aphérèse.
ἀφεσις, rémission.
ἀφται, aphthes.
ἀφορισμος, aphorisme, abstraction.
ἀφορὸς, stérile, infécond.
ἀφροδισιασμος, usage des plaisirs vénériens.
ἀφροδισιαστης, vénérien.
ἀφροδισια, amour, coït.
ἀφροδισιος, aphrodisiaque.
ἀφροδιτη, vénus.
ἀφυλλος, aphylle.
ἀφωνία, aphonie.
ἀφωνος, muet.
ἀχατης, agathe.
ἀχέω, je blesse.
ἀχωρ, ulcère de la tête, achore.
ἀψινθιτης, vin d'absinthe.
ἀψυχια, lipothymie.
ἀωτος, privé d'oreilles.

B

βαίνω, je vais, je marche.
βακχεια, fureur.
βαλανειον, bain.
βαλανος, gland.
βαλαυστιον, balauste.
βαλλω, je jette.

βάλσαμον, baume.
βανδον, bande.
βαπτιστήριον, bain.
βαρος, poids.
βαρὺς, pesant.
βαρυφωνία, baryphonie.
βασιλικὸν, basilicum.
βασις, base.
βάτραχος, ranule, grenouillette.
βὴξ, toux.
βηχικὸς, béchique.
βλεννα, mucus.
βλεφαρον, paupière.
βοθρος, fosse.
βολβος, bulbe.
βολβωδης, bulbeux.
βομβὸς, bourdonnement.
βορβορυγμὸς, borborygme.
βόρεας, borée.
βορειος, boréal.
βοτρυς, raisin.
βουβὼν, aine, bubon.
βουβονοκήλη, bubonocèle.
βουλιμια, boulimie.
βουτης, bootès.
βουτυρον, beurre.
βουφθαλμια, buphthalmie.
βραδυπεψία, bradypepsie.
βραδυς, lent.
βραγχια, branchies.
βραχιων, bras.
βραχυπνοια, brachypnée.
βραχυποτης, brachypote.
βρεγμα, sinciput.
βρηγμα, ce qu'on rend en toussant.
βρογχια, les bronches.
βρογχοκήλη, bronchocèle.
βρογχος, gosier.
βρασμὸς ou βρυγμὸς, frémissement.
βρωμα, nourriture.
βωλος, bol.

Γ

γαγατης, jayet.
γαγγλιον, ganglion.
γαγγραινα, gangrène.
γαειν, engendrer.
γαλα, lait.
γαλακτιςομαι, je dégénère en lait.
γαλαξιας κυκλος, voie lactée.
γαλακτοπιτης, buveur de lait.
γαλακτοφαγος, qui vit de lait.
γαλακτηφορος, galactophore.
γαλακτωσις, galactose.
γαλακτοτροφια, galéautrophie.

γαλη, chat.
γαμὸς, noces, mariage.
γαργαρεων, gosier, luette.
γαργαρίζω, je gargarise.
γαργαρισμος, gargarisme.
γαστηρ, ventre, estomac, matrice.
γαστριος, glouton.
γαστρισμὸς, gloutonnerie.
γαστροκνημιον, gras de la jambe, mollet.
γαστρονομια, gastronomie.
γαστρορραφία, gastroraphie.
γαστρωδης, ventru.
γεινομαι, je nais ou je suis engendré.
γενεθλη, origine.
γενειον, menton.
γενεσις, naissance.
γενις, joue.
γερανιον, géranium.
γερανος, grue.
γεωδης, géode.
γεωγραφια, géographie.
γεωμετρια, géométrie.
γῆ, la terre.
γῆρας, vieillesse.
γηροκομια, gérocomie.
γιγας, géant.
γιγγλυμος, ginglyme.
γιγγλυμωδης, ginglymoïde.
γλαμη, chassie.
γλαυκος, glauque, bleuâtre.
γλαυκωμα, γλαυκωσις, glaucome.
γληνη, pupille.
γλια, glu, gluten.
γλίσχρος, gluant, visqueux.
γλυκύρριζα, réglisse.
γλυκύς, doux.
γλωσσα, γλωττα, langue.
γλωσσαλγια, douleur de la langue.
γλωττις, glotte, épiglotte.
γλωσσοκομον, γλωττοκομειον, glossocome.
γναφαλον, bourre.
γναφω, je carde.
γνωμον, gnomon.
γνωμονικη, gnomonique.
γογγρος, γογγρων, gongrone.
γομφος, clou, coin.
γομφωσις, gomphose.
γοναγρα, gonagre.
γονη, fœtus, semence, sperme.
γονορροία, gonorrhée.
γόνυ, genou.
γραμμα, gramme.
γραφις, stylet.
γραφη, description.
γράφω, je décris.
γρυπωσις, courbure des ongles.
γρυψ, griffon.
γυμνασιον, gymnase.

γυμναστικη, gymnastique.
γυμνὸς, nu.
γυπαίετος, gypaète.
γυψ, vautour.
γυψος, gypse.
γωνια, angle.
γωνιωδης, angulaire.

Δ

διαμονομανια, démonomanie.
δάκρυον, larme.
δακτυλος, doigt.
δαρτος, dartos.
δασὺς, épais.
δεκα, dix.
δελτοειδης, deltoïde.
δενδροειδης, dendroïde.
δενδρον, arbre.
δενδροτις, faux à émonder.
δερας, δερμα, peau, cuir.
δεσμὸς, ligament.
δευτεροπαθεια, deutéropathie.
δεύτερος, deuxième, second.
διαβαινω, je traverse.
διαβήτης, diabétès.
διαβξωσις, diabrose, érosion.
διαβρωτικος, diabrotique.
διάγνωσις, diagnostic.
διαγνωστικος, diagnostique.
διαγώνιος, diagonal.
διαδοχη, succession.
διαθεσις, diathèse.
διαιρεσις, diérèse.
δίαιτα, diète.
διαιτητικη, diététique.
διακοπη, incision.
διαλεκτικη, dialectique.
διαμετρις, diamètre.
διάπασμα, diapasme.
διαπηδησις, diapédèse.
διαπλασις, fracture où les fragmens se touchent.
διαπνεω, je transpire.
διαπνοη, transpiration.
διαπυητικος, qui excite la suppuration.
διαρθρωσις, diarthrose.
διαρροια, diarrhée.
διασωζω, je conserve.
διαστασις, diastasis.
διαστελλω, je sépare, je dilate.
διαστολη, diastole.
διατιθημι, je dispose.
διαφανεια, diaphanéité.
διαφανης, diaphane.

διαφθορά, corruption.
διαφορά, différence.
διαφόρησις, diaphorèse.
διαφορητικός, diaphorétique.
διάφραγμα, diaphragme.
διαφράσσω, je sépare.
διαφυλακτικός, conservateur, préservatif.
διάφυσις, diaphyse.
διάχυλον, diachylon.
διαχώρησις, évacuation.
δίδυμος, jumeau, testicule.
διδυμοτοκία, accouchement de jumeaux.
διδυμοτοκός, mère de jumeaux.
δίκροτος, dicrote.
διόγκωσις, dioncose.
διόρθωσις, art de redresser les parties courbées.
διόρρωσις, diorrhose.
διούρησις, diurèse.
διουρητικός, diurétique.
διπλόη, diploé.
διπλόος, double.
δίπους, bipède.
δίπτερος, diptère.
δισκός, disque.
διστιχίασις, distichiasis.
δίψα, soif.
δίψας, dipsade.
διψητικός, aride, qui excite la soif.
δόγμα, dogme.
δογματικός, dogmatique.
δοκιμασία, docimasie.
δοκιμαστήρ, essayeur.
δόναξ, roseau.
δορκαδίζων, sautillant, caprisant.
δόσις, dose.
δράκαινα, dracène.
δράκων, dragon.
δραστικός, drastique.
δραχμή, drachme, poids.
δρυπηπής, drupe, olive.
δρώπαξ, remède dépilatoire.
δρωπακιστός, dépilant, dépilatif.
δύναμις, force.
δυσαισθησία, dysesthésie.
δυσαναγωγός, dysanagogue.
δυσεντερία, dyssenterie.
δυσθεσία, dysthésie.
δυσθυμία, dysthymie.
δυσκινησία, dyscinésie.
δυσκρασία, dyscrasie.
δύσκριτος, qui se juge difficilement.
δυσορεξία, défaut d'appétit.
δυσοσμία, fétidité de l'haleine.
δυσουρία, dysurie.
δυσπεψία, dyspepsie.

δύσπνοια, dyspnée.
δυσπνοικός, essoufflé.
δυστοκία, difficulté d'accoucher.
δυσφορία, chagrin.
δυσφωνια, dysphonie.
δυτικοι, dytiques.
δώδεκα, douze.
δωδεκάεδρος, dodécaèdre.

E

ἑβδομαῖος, septième en ordre.
ἐγγαστρίμυθος, ventriloque, engastrimythe.
ἐγγίσσωμα, embarrure.
ἐγγύς, proche.
ἐγκανθίς, enchantis.
ἔγκαυμα, inustion.
ἐγκέφαλος, encéphale, cerveau.
ἐγκοπή, incision en dédolant.
ἐγκύμωσις, échymose.
ἐγχειρίδιον, enchiridion.
ἕδρα, anus; fracture nommée vestige.
ἔθος, habitude.
εἶδος, forme.
εἰλεόν, iléon.
ἕλιξ, hélix.
εἰσπνοή, inspiration.
ἑκατον, cent.
ἐκβάλλω, j'expulse.
ἐκβολικς, ecbolique.
ἐκθλιψις, élision, excoriation.
ἐκκοπή, entaille.
ἐκκοπρωτικός, eccoprotique.
ἐκλαμψις, éclampsie.
ἐκλέγω, je choisis.
ἔκλειγμα, eclegme.
ἐκλειπτικη, écliptique.
ἐκλειπω, je manque.
ἔκλειψις, éclipse.
ἐκπιέζω, je comprime.
ἔκπιεσμα, fracture du crâne où les esquilles compriment les méninges.
ἐκπνοή, expiration.
ἐκπύημα, empyeume.
ἐκπυητικός, qui favorise la suppuration.
ἐκσαρκωμα, exsarcome.
ἔκτασις, extase.
ἑκτικός, hectique.
ἐκτιλλωτικός, ectillotique.
ἐκτρόπιον, ectropion.
ἔκτρωμα, avortement.
ἐκτρωτικός, ectrotique.

ἐκτυλωτικὸς, ectylotique.
ἐκφρακτικὸς, ecphractique.
ἔλαιον, huile.
ἐλαιοσάκχαρον, oléo-saccharum.
ἐλαστὴς, élastique.
ἐλατήριον, élatère.
ἐλεφαντίασις, éléphantiasis.
ἕλκος, ulcère.
ἑλκτικος, qui attire.
ἑλκώδης, ulcéré.
ἕλκωσις, ulcération.
ἐλλέβορος, ellébore.
ἔλλειψις, ellipse.
ἕλμινς, ver lombric.
ἕλος, marais.
ἔλυτρον, enveloppe, élytre.
ἑλώδης, hélode.
ἐμβολὴ, injection.
ἐμβολισμος, embolisme.
ἐμβροχὴ, embrocation.
ἔμβρυον, embryon.
ἐμβρυολογια, embyologie.
ἐμβρυοτομία, embryotomie.
ἐμβρυυλκία, embryulcie.
ἐμβρυυλκὸς, crochet pour tirer de la
    matrice les enfans morts.
ἐμετικος, émétique.
ἐμετοκαθαρτικὸν, émétocathartique.
ἐμετὸς, emetique.
ἐμέω, je vomis.
ἐμμηνία, règles.
ἐμπασσω, je répands.
ἐμπειρία, empirisme.
ἐμπειρικὸς, empirique.
ἐμπλαστικὸς, emplastique.
ἐμπλαστρον, emplâtre.
ἐμπροσθοτονος, emprosthotonos.
ἐμπτυσις, crachement.
ἐμπυημα, empyème.
ἐμφρακτικὸς, emphractique.
ἐμφραξις, emphraxie.
ἐμφραττω, j'obstrue.
ἐμφύσημα, emphysème.
ἐγκιωρημα, énéorème.
ἐναρθρωσις, énarthrose.
ἕνδεκα, onze.
ἐνδημιος, endémique.
ἔνεμα, clystère.
ἐνέργεια, énergie.
ἔνθλασις, fracture en éclats.
ἐνθλαω, je brise.
ἕλκαυμα, ulcère des yeux.
ἔντερον, intestin.
ἐντεροεπιπλοκήλη, entéroépiplocèle.
ἐντεροκήλη, entérocèle.
ἐντερομφαλος, entéromphale.
ἔντομον, insecte.
ἐνυπνιον, songe.

ἑξάγωνος, exagone.
ἐξαίρεσις, exérèse.
ἐξάνθημα, exanthème.
ἑξέδρα, exaèdre.
ἕξις, disposition.
ἐξίσταμαι, je suis extasié.
ἐξόμφαλος, exomphale.
ἐξόστωσις, exostose.
ἐξοφθαλμία, exophthalmie.
ἐξωτικος, exotique.
ἐπαγομενος, épagomène.
ἐπακτὸς, épacte.
ἐπιγινομενος, épiginomène.
ἐπιγλωττίς, epiglotte.
ἐπιγουνατις, rotule.
ἐπιδερμις, épiderme.
ἐπιδημιος, épidémique.
ἐπιδιδυμις, épididyme.
ἐπιθημα, épithème.
ἐπικεραννυμι, je tempère.
ἐπικεραστικος, épicérastique.
ἐπικρασις, épicrase.
ἐπιληψις, épilepsie.
ἐπινυκτις, épinyctide.
ἐπιπληρωσις, épiplérose.
ἐπιπλοκηλη, épiplocèle.
ἐπιπλομφαλον, épiplomphale.
ἐπιπλοον, épiploon.
ἐπισπαστικος, épispastique.
ἐπισπαω, j'attire au dessus.
ἐπιφαινομενος, épiphénomène.
ἐπιφορα, larmoiement, épiphora.
ἐπιφυσις, épiphyse.
ἐπιφυω, je nais ou crois dessus.
ἐπυλις, epulie.
ἐπουλωτικος, epulotique.
ἑπτα, sept.
ἔργον, travail.
ἐρεθισμα, stimulus, irritant.
ἐρεθισμος, éréthisme.
ἑρμαφροδιτος, hermaphrodite.
ἑρμης, mercure, hermès.
ἕρπης, dartre.
ἕρπω, je rampe.
ἐρρινον, errhin.
ἐρυγη, rot.
ἐρυθημα, érythème.
ἐρυθροειδης, érythroïde.
ἐρυθρος, rouge.
ἐρυσιπελας, erysipèle.
ἐρωτικος, érotique.
ἐρωτομανια, érotomanie.
ἐσθιομενος, esthiomène.
ἐσφλασις. Voyez ἔνθλασις.
ἐσχαρα, escharre.
ἐσχαρωτικος, escharotique.
ἑτερος, autre.
ἐτησιαι, étésies.

ἐτήσιος, étésien.
ἐτυμολογία, étymologie.
ἔτυμος, vrai.
εὐδιαπνευστος. qui transpire aisément.
εὐδιός, serein.
εὐεξία, bonne disposition du corps.
εὐθεσία, euthésie.
εὐθυμια, euthymie.
εὐκοιλία, liberté du ventre.
εὐκρασία, eucrasie.
εὔκριτος, qui se juge bien.
εὐνοῦχος, eunuque.
εὐπεψία, eupepsie.
εὔπνοια, facilité de respirer.
εὔρυθμος, bien réglé.
εὐρώς, carie.
εὔσαρκος, robuste.
εὐτροφία, eutrophie.
εὐφορία, euphorie.
ἐφηλίς, éphélide.
ἐφήμερος, éphémère.
ἐφιάλτης, éphialte.
ἐφίδρωσις, sueur légère, mais universelle.
ἐχῖνος, hérisson.
ἐχινοφθαλμία, échinophthalmie.
ἔχις, serpent, vipère.

Z

ζέφυρος, zéphyr.
ζητέω, je cherche.
ζητητικός, zététique.
ζιγγίβερις, gingembre.
ζουλάπιον, julep.
ζύγωμα. zygoma.
ζῦθος, bière, boisson.
ζύμη, levain.
ζύμωμα, ferment.
ζύμωσις, fermentation.
ζωδιακός, zodiaque.
ζωνή, ceinture, zone.
ζῶον, animal.
ζωόφυτα, zoophytes.
ζωστήρ, zoster.
ζωΰφιον, animalcule.

H

ἥβη, puberté, jeunesse.
ἥβης ὀστέον, os pubis.
ἡβητήρ, adolescent.
ἡδονή, volupté.

ἠθμός, crible.
ἤλεκτρον, électricité.
ἡλικία, âge.
ἥλιος, soleil.
ἡλίωσις, insolation.
ἧλος, clou.
ἥλωσις, renversement de la paupière.
ἡμέρα, jour.
ἡμεραλωψ, héméralope.
ἡμερινός, diurne.
ἡμικρανία, migraine.
ἡμικρανον, moitié de tête.
ἡμικρανικος, propre à combattre la migraine.
ἡμικυκλος, demi-cercle.
ἡμινα, hémine.
ἡμιπληξία, hémiplégie.
ἡμισφαιριον, hémisphère.
ἡμιτριταῖος, hémitrité.
ἧπαρ, le foie.
ἡπατικὸς, hépatique.
ἡπατιτις, hépatite.
ἡπιαλος, épial.
ἡπιαλώδης, qui a la fièvre épiale.
ἡρακλεια νόσος, maladie herculéenne, épilepsie.

Θ

θάλασσα, la mer.
θανάσιμος, mortel.
θάνατος, la mort.
θανατώδης, mortel.
θεῖος, divin.
θέναρ, paume de la main.
θεράπεια, cure, guérison.
θεραπευτὴς, médecin.
θεραπευτικος, qui a la vertu de guérir.
θεραπευτὸς, guérissable.
θερμαι, thermes, bains chauds.
θερμαντικὸς, thermantique.
θερμαντὸς, échauffé.
θερμὸς, chaud.
θέσις, thèse.
θεώρημα, théorème.
θεωρητικὸς, théorétique.
θεωρια, théorie.
θηλη, mamelon.
θηριακη, thériaque.
θηρίον, bête sauvage.
θηριώδης, mauvais, dangereux.
θερίωμα, ulcère très-fétide.
θλάσις, fracture, contusion, enfoncement du crâne.
θλῖψις, thlipsie.

θρέψις, nutrition.
θρίξ, cheveu.
θρόμβος, thrombus.
θύμος, *thymus*, thym.
θυμός, courage.
θυρέος, bouclier.
θυρεοειδής, thyroïde.
θώραξ, thorax, poitrine.

Ι

ιάομαι, je guéris.
ίασπις, jaspe.
ιατὴρ, médecin.
ιατηρια, médecine.
ιατορια, médication.
ιατραλείπτης, iatralepte.
ιατραλειπτικη, iatraleptique.
ιατρικη, médecine.
ιατρος, médecin.
ιγνύα, aine ou jarret.
ιδιοπάθεια, idiopathie.
ιδιοσυγκρασία, idiosyncrasie.
ιδιωτης, idiot.
ίδρωα, échauboulures.
ιδρωπύρετος, suette.
ίδρως, sueur.
ιδρωτικός, sudorifique, hydrotique.
ιερὰ νόσος, épilepsie.
ιέραξ, épervier.
ιερογλυφικα, hiéroglyphiques.
ιερος, sacré.
ιθυς, droit.
ικτερικος, ictérique.
ικτερος, ictère.
ιουλαβιον, julep.
ιππέλαφος, hippélaphe.
ιππιατρεία, hippiatrique.
ιπποκρατης, hippocrate.
ιππομανες, hippomane.
ιπποποταμος, hippopotame.
ιππος, hippus, cheval.
ιρις, iris.
ισθμός, l'isthme du gosier.
ισχία, les fesses.
ισχιαδικος, ischiadique.
ισχιας, goutte ischiadique.
ισχιον, ischion.
ισχις, lombe.
ισχυρία, ischurie.
ιχθυοκόλλα, ichtyocolle.
ιχθυοφάγος, ichtyophage.
ιχθύς, poisson.
ιχώρ, sanie, ichor.

ιχωρωδης, ichoreux.
ωδης, violâtre, rouillé.
ιωτακισμος, iotacisme.

Κ

καθαίρω, je purge.
καθαρσις, purgation.
καθαρτικὸς, cathartique.
καθεκτικος, contentif.
καθετηρ, cathéter.
καθετηριςμὸς, cathétérisme.
καθετος, perpendicule.
καθημερινος, quotidien.
καθολικὸς, catholique.
κακοηθες, cacoethe.
κακοθυμια, cacothymie.
κακοπαθεια, cacopathie.
κακὸς, méchant, mauvais.
κακοστόμαχος, difficile à digérer.
κακοτροφια, cacotrophie.
κακοχυμία, cacochymie.
κακοχυμος, cacochyme.
καλαμινδον, fracture en flûte.
καλιξ, calice.
καλλιπαιδία, callipédie.
καλὸς, beau, bon.
καλυκιον, calicule.
καλυπτρα, coiffe.
καμαρα, voûte.
καραδωσις, fracture du crâne en voûte.
καμινος, fourneau.
κανθαριδες, cantharides.
κανθαρος, escarbot.
κανθὸς, coin de l'œil.
καρδία, cœur, cardia.
καρδιακος, cardiaque.
καρδιαλγία, cardialgie.
καρδιωγμος, cardialgie, palpitation.
καρηβαρεια, pesanteur de tête.
καρκίνος, cancer.
καρκινωμα, carcinome.
καρος, carus.
κάρπος, carpe.
καρυκεω, j'assaisonne.
καρφη, fétu.
καρφολογία, carphologie.
καρωτιδες, carotides.
καρωτικος, carotique.
καστανον, châtaigne.
κάστωρ, castor.
κατα, contre, vers, sur, auprès, devant, en bas.
καταγμα, fracture.

καταγματικὸς, utile pour les fractures.
κατάκαυμα, brûlure.
κατακλυσμὸς, douche.
κατάληψις, catalepsie.
καταμήνιος, menstruel.
κατάπλασμα, cataplasme.
κατάπληξις, cataplexie.
κατάποσις, déglutition.
καταπότιον, pilule.
καταρράκτης, cataracte.
καταρροϊκὸς, catarrheux.
κατάρροος, catarrhe.
κατασταλτικὸς, astringent.
καταστήμα, constitution, habitude du corps.
καταφορὰ, cataphore.
κατάκλασμα, hiatus.
κατηγορία, catégorie.
κατοπτρικὴ, catoptrique.
κάτοχος, catoche.
κατωτερικὸς, catotérique.
καυληδὸν, fracture en rave.
καῦσος, causus.
καυστικὸς, caustique.
καυτήριον, cautère.
καχεξία, cachexie.
κέας, le cœur.
κεγχριαῖος, miliaire.
κενεαγγεία, inanition.
κενὸς, vide.
κέντρον, centre.
κένωσις, évacuation.
κεραυνὸς, foudre.
κέρκος, queue, membre viril.
κεφαλαία, céphalée.
κεφαλαλγία, céphalalgie.
κεφαλὴ, la tête.
κεφαλικὸς, céphalique.
κήλη, tumeur.
κῆρ, cœur.
κηρὸς, cire.
κήρωμα, cérat.
κιμωλία, terre cimolée.
κιννάβαρι, cinabre.
κιννάμωμον, cinnamome.
κισσὸς, lierre.
κιρσοκήλη, cirsocèle.
κιρσὸς, varice.
κιστίς, kiste.
κιστοφόρος, cistophore.
κίτρον, citron.
κιχώρη, chicorée.
κλεὶς, clef.
κλειτορὶς, clitoris.
κλεψύδρα, clepsydre.
κλῆμα, branche de vigne.
κληματὶς, sarment.
κλίμα, climat.

κλινικὸς, clinique.
κλόνος, trouble, tumulte.
κλύζω, je lave.
κλυστὴρ, clystère, seringue.
κνήμη, jambe.
κόαξ, coassement.
κόγχη, conque.
κογχυλία, coquillages.
κοιλία, ventre.
κόκκος, baie, pourpre.
κόκκυξ, coccyx.
κόλλα, colle.
κολλητικὸς, agglutinatif.
κολλύριον, collyre.
κολοκύνθη, coloquinte.
κολοῦροι, colures.
κομήτης, comète.
κόμμι, gomme.
κόνδυλος, condyle.
κονδυλώδης, noueux.
κονδήλωμα, condylome.
κόπὶς, lassitude.
κόπρὸς, excrément.
κορακοειδὴς, coracoïde.
κοράλλιον, corail.
κόραξ, corbeau.
κορυβαντιασμὸς, corybantiasme.
κόρυζα, coryza.
κόρυμβος, corymbe.
κορώνη, corneille.
κοσμητικὸς, cosmétique.
κόσμος, monde, ornement.
κοτύλη, cotyle.
κοτυληδὼν, cotylédon.
κοτυλοειδὴς, cotyloïde.
κοχλιάριον, cuiller.
κοχλίας, poulie.
κόχος, humeur abondante.
κραιπάλη, crapule.
κρανίον, crâne.
κρᾶσις, crase.
κράτος, force.
κρεμαστὴρ, crémanter.
κριθὴ, orge, orgeolet.
κρικοειδὴς, cricoïde.
κρίκος, anneau.
κρίνω, je juge, je sépare.
κρίσις, crise.
κρίσιμος, critique.
κρόταλον, cresselle, sonnette.
κροταφίτης, crotaphite.
κρόταφος, tempe.
κρυσταλλοειδὴς, crystalloïde.
κρύσταλλος, crystal.
κύαθος, coupe.
κύανος, couleur.
κυβιστάω, je saute sur la tête.
κύβιτον, coude, cubitus.

κυβοειδης, cuboïde.
κυβος, cube.
κυκλος, cercle.
κυκλωψ, cyclope.
κυκνος, cygne.
κυλινδρος, cylindre.
κύλλωσις l'action de rendre boiteux.
κυματώδης, ondoyant.
κυνάγχη, esquinancie.
κυναρὸς, chardon.
κυπρος, cuivre.
κύστις, vessie.
κύφω, je courbe.
κύφωσις, courbure du rachis.
κυων, chien.
κωδία, tête de pavot.
κωλικος, colique.
κωλον, colon.
κώφωσις, cophose.

Λ

λαβὴ, préhension.
λαβιδιον, pince, tenette.
λαβύρινθος, labyrinthe.
λαγώφθαλμος, œil de lièvre.
λαμβδοειδης, lambdoïde.
λάρυγξ, larynx.
λειεντερία, lienterie.
λείος, poli.
λειποθυμία, lipothymie.
λειποψυχία, lipopsychie.
λειπυρίας, fièvre, lipyrie.
λειχὴν, lichen, gale.
λεόντιασις, léontiase.
λεπας, lépas.
λεπὶς, écaille.
λέπρα, lèpre.
λεπρος, lépreux.
λεπτυντικὸς, atténuant.
λεπτυσμὸς, exténuation.
λεύκη, leucé.
λευκὸς, blanc.
λευκωμα, leucome.
ληθαργικὸς, léthargique.
ληθαργος, léthargie.
λήθη, perte de la mémoire.
λήμη, chassie.
λημμα, lemme.
λημνιος, de Lemnos.
ληξιπύρετος, fébrifuge.
ληξιφαρμακον, antidote.
λίβανος, encens.
λιγνυς, suie.
λιγνυώδης, fuligineux.
λιθαργυρος, litharge.

λιθιασις, lithiase.
λιθοειδης, pierreux.
λιθολογία, lithologie.
λίθος, pierre.
λιθοτομία, lithotomie.
λιθοτομίας, lithotomiste.
λιθοτόμος, lithotome.
λιθότομος, celui à qui on a ôté la
    pierre.
λιμαγχία, limanchie.
λιμνη, limon.
λιμοκτονία, limoctonie.
λιμος, faim.
λινον, lin.
λιπαρὸς, gras.
λιπὶς, graisse.
λίτρα, litre.
λοβὶς, lobe.
λογικὴ, logique.
λογομαχία, logomachie.
λόγος, raison, discours.
λόγχη, lance.
λοιμος, peste.
λοιμώδης, pestilentiel.
λοξὸς, oblique.
λόρδωσις, lordose.
λουτρὸν, bain.
λοχεία, lochies.
λυγγώδης, singultueux.
λυγμος, hoquet.
λυκάνθρωπία, lycanthropie.
λυκειον, lycée.
λυκη, lumière.
λυσις, solution, dissolution.
λύσσα, rage.
λυσσομανης, enragé.
λυχνιον, lampe.

M

μαγεια, magie.
μαγικὸς, magique.
μαγμα, magma.
μαδάρωσις, madarose.
μαθημα, science.
μαῖα, sage-femme.
μακροβιότης, macrobite.
μακροκέφαλος, macrocéphale.
μαλαγμα, cataplasme émollient.
μαλακη, mauve.
μαλακία, malacie.
μαλακος, mou.
μαλακτικος, émollient.
μαλασσω, je malaxe.
μαλθακώδης, propre à ramollir.

μανία, manie.
μάννα, manne.
μανος, rare.
μανόω, je raréfie.
μαρασμός, marasme.
μασσητήρ, masseter.
μαστιχάω, je mâche.
μαστιχή, mastic.
μαστοειδής, mastoïde.
μαστος, mamelle.
μέγας, grand.
μέδιμνος, médimne.
μέδουσα, méduse.
μέδω, je soigne.
μεθοδικος, méthodique.
μέθοδος, méthode.
μελαγχολία, mélancolie.
μελαναγωγος, mélanagogue.
μελας, noir.
μελι, miel.
μελικηρίς, mélicéris.
μελίκρατον, oxymel.
μεσαραιον, mésentère.
μεσόκωλον, mésocolon.
μετακάρπιον, métacarpe.
μέταλλον, métal.
μεταμορφωσις, métamorphose.
μεταπτωσις, métaptose.
μεταστασις, métastase.
μετασύγκρισις, métasyncrisie.
μετεωρισμος, météorisme.
μετεωρον, météore.
μέτρον, mesure, mètre.
μετωπον, visage, front.
μηκων, pavot.
μηκωνιον, méconium.
μήλον, pomme.
μην, mois.
μηνιγγοφύλαξ, méningophylax.
μηνιγξ, méninge, membrane.
μηνίσκος, ménisque.
μηρος, cuisse.
μητρα, matrice.
μητρομανια, nymphomanie.
μηχανή, machine.
μηχανικος, mécanique.
μίασμα, miasme.
μικρος, petit.
μίλφωσις, milphore.
μισανθρωπία, misanthropie.
μισος, haine.
μολυβδαινα, molybdène.
μολυβδος, plomb.
μονας, monade.
μόσχος, musc.
μυδριασις, mydriase.
μυκτηρες, narines.
μυλαι, dents molaires.

μύουρος, myure.
μύραινα, murène.
μυριας, dix mille.
μυρμηκια, myrmécie.
μυρμηκίασις, fourmillement.
μυρμηκίζων, formicant.
μυρον, onguent.
μύρρα, myrrhe.
μυρτος, myrte.
μῦς, muscle.
μυωπία, myopie.
μυωψ, myope.
μωρωσις, morosité, stupidité.

N

νανος ou νανος, nain.
ναρδινος, de nard.
ναρδος, nard.
ναρκωσις, narcotisme.
ναρκωτικος, narcotique.
ναυσια, nausée.
ναφθα, naphthe.
νεκρομαντεια, nécromancie.
νεκρος, un mort.
νεκρωδης, cadavéreux.
νεκρωσις, nécrose.
νευρον, nerf.
νευρωδης, nerveux.
νεφέλιον, néphélion.
νεφρίδιος, rénal.
νεφριτικος, néphrétique.
νεφρίτις, néphrite.
νεφροειδης, réniforme.
νεφρος, rein.
νηδυια, les intestins.
νηδυς, ventre.
νηπενθες, népenthe.
νηρος, humide.
νηστεια, jeune.
νηφαλιότης, sobriété.
νιτρον, nitre.
νιτρωδης, nitreux.
νομας, nomade.
νομη, ulcère rongeant.
νομος, loi, règle.
νοσοκομειον, hôpital.
νοσος, maladie.
νοτιωδης, humide, humoral.
νοτος, vent du Midi.
νυγμη, piqûre, ponction.
νυκταλωπια, nyctalopie.
νυκταλωψ, nyctalope.
νυκτερινος, nocturne.

νυχθήμερον, l'espace d'un jour et d'une nuit.
νυμφη, nymphe.
νυμφοληπτος, fanatique.
νύξ, nuit.
νυσταγμα, grand penchant pour le sommeil.
νωθρότης, torpeur.
νωτιαιος, dorsal.
νωτος, le dos.
νωψ, qui a les yeux malades.

Ξ

ξαινω, je carde, je frappe.
ξανθόχολος, qui a la bile jaune.
ξανθόχροος, qui a la couleur jaune.
ξενος, étranger.
ξήρασις, aridité.
ξηραντικός, dessiccatif.
ξηρασια, xérasie.
ξηριον, poudre sèche.
ξηρος, sec.
ξηροφθαλμία, xérophthalmie.
ξιφοειδής, xiphoïde.
ξύλον, bois.
ξυλώδης, ligneux.
ξυνοχη, contraction.

O

ὀβελαια, suture sagittale.
ὀβολος, obole.
ὀγκός, tumeur, amas.
ὀδαξησμός, prurit des gencives.
ὀδονταγρα, davier.
ὀδονταλγία, odontalgie.
ὀδοντιασις, dentition.
ὀδοντοειδής, odontoïde.
ὀδους, dent.
ὀδυνη, douleur.
ὀδυνω, je cause de la douleur.
ὀζαινα, ozène.
ὀζη, fétidité.
οἰδεω, je suis enflé.
οἰδημα, œdème.
οἰδηματωδης, œdémateux.
οἰκειον, patrie.
οἰκία, maison, famille.
οἰκονομία, économie.
οἰνελαιον, œnéléum.
οἰνόγαλα, boisson de vin et de lait.

οἰνόμελι, vin miellé.
οἰνοπότης, buveur de vin.
οἰνός, vin.
οἰσοφαγος, œsophage.
οἰστρημα, œstre, stimulus.
οἰστρος, taon, aiguillon.
οἰσυπη, œsype.
ὀκτω, huit.
ὀλεκρανον, olécrâne.
ὀλιγος, petit.
ὀλιγοσπερμός, oligosperme.
ὀλιγόφυλλος, oligophylle.
ὀλιγοτροφις, mal nourri.
ὀλοθουριον, holothurie.
ὀλος, tout.
ὀλοστεος, entièrement osseux.
ὀμαλος, égal.
ὀμβρος, pluie.
ὀμογενής, homogène.
ὀμοιωσις, homiose.
ὀμόκεντρος, homocentrique.
ὀμότονος, continu, égal.
ὀμφακωδης, acerbe.
ὀμφαλητωμία, omphalotomie.
ὀμφαλητόμος, sage-femme.
ὀμφαλός, ombilic.
ὀμφαλώδης, ombilical.
ὀμφαλωτός, ombiliqué.
ὀνειρς, songe.
ὀνειρωγμός, sommeil agité.
ὀνισκός, cloporte.
ὀνυξ, ongle, unguis.
ὀξαλις, oseille.
ὀξός, vinaigre.
ὀξύκρατον, oxycrat.
ὀξύμελι, oxymel.
ὀξυρεγμία, oxyregmie.
ὀξυς, acide.
ὀπιον, opium.
ὀπιστιος, postérieur.
ὀπισθότονος, opisthotonos.
ὀποβάλσαμον, opobalsan.um.
ὀποπάναξ, opopanax.
ὀπός, suc.
ὀπτικη, l'optique.
ὀπτικός, optique.
ὀπτομαι, je vois.
ὀργανικός, organique.
ὀργανον, organe.
ὀργαω, je désire ardemment.
ὀρεξις, appétit.
ὀρθόπνοια, orthopnée.
ὀρθός, droit.
ὀρίζων, horizon.
ὀρνις, oiseau.
ὀρχις, testicule.
ὀρχοτομία, orchotomie, castration.
ὀστεοκόπος, ostéocope.

ὄστεον, os.
ὄστρακον, écaille.
ὀστρακώδης, testacé.
ὀσφῦς, les lombes.
ὄσχεον, scrotum.
οὐλή, cicatrice.
οὖλον, gencive.
οὐρανός, ciel.
οὐραχός, ouraque.
οὐρήθρα, urètre.
οὔρημα, urine.
οὔρησις, l'action d'uriner.
οὐρητήρ, uretère.
οὐρητικός, diurétique.
οὐρήτρις, urinal.
οὖρον, urine.
οὖς, oreille.

οὐσία, essence.
ὀφθαλμία, ophthalmie.
ὀφθαλμικός, ophthalmique.
ὀφθαλμός, œil.
ὀφίασις, ophiase.
ὄφις, serpent.
ὀφρῦς, sourcil.
ὀχλαγωγός, charlatan.
ὀψίγονος, opsigone.
ὄψις, vue.
ὄψον ou ὀψώνιον, toute sorte d'alimens.

Π

πάγκρεάτιον, pancrace.
πάγκρεας, pancréas.
πάγχρηστον, panchreste.
πάθημα, affection.
παθητικός, pathétique.
πάθος, passion.
παθογνωμονικός, pathognomonique.
παθολογία, pathologie.
παιδία, enfance.
παιδικός, puéril.
παιδοτροφία, pédotrophie.
παλαίστρα, palestre.
παλινδρομία, palindromie.
παλίνδρομος, récurrent.
παλμός, palpitation.
πανάκεια, panacée.
πανδημία, pandémie.
πανδήμιος, pandémique.
πανικός, panique.
πάπυρος, papier.
παραβολή, parabole.
παρακέντησις, paracentèse.
παρακμαστικός, qui décline.

παρακμή, déclin.
παρακνήμιον, péroné.
παράλληλος, parallèle.
παράλυσις, paralysie.
παραλυτικός, paralytique.
παραπληγία, paraplégie.
παράσιτος, parasite.
παραφίμωσις, paraphimosis.
παραφροσύνη, léger délire.
παρεγκεφαλίς, cervelet.
παρέγχυμα, parenchyme.
πάρεσις, parésie.
παρηγορία, soulagement.
παρηγορικός, parégorique.
παρθενία, virginité.
παρθενικός, virginal.
παρθένος, vierge.
παρισθμια, amygdales.
παροξυσμός, paroxysme.
παρουλίς, parulie.
παρωνυχία, panaris.
παρωτίς, parotide.
παχύδερμος, pachyderme.
πεῖρα, epreuve, essai.
πέλμα, plante du pied.
πέλυξ, bassin, cavité pelvienne.
πεμφιγώδης, pemphigode.
πέμφιξ, souffle, vent.
πεμπταῖος, qui revient chaque cinquième jour.
πεπασμός, maturité, coction.
πεπαστικός, maturatif.
περί, autour, à cause, contre.
περιβολή, péribole.
φερικαής, ardent, enflammé.
περικάρδιον, péricarde.
περικάρπιον, péricarpe.
περικράνιον, péricrâne.
περίμετρον, périmètre.
περίναιον, périnée.
περιοδικός, périodique.
περίοδος, période.
περιόστεος, périoste.
περιπνευμονία, péripneumonie.
περισταλτικός, péristaltique.
περίστασις, péristase.
περιστολή, péristole.
περίτηξις, colliquation.
περιτόναιον, péritoine.
περιφέρεια, périphérie.
περίψυξις, refroidissement, horripilation.
περόνη, péroné.
πέσσος, pessaire.
πέταλον, pétale.
πεταλώδης, pétaloïde.
πέτρα, πέτρος, pierre.

πέψις, coction.
πῆξις, coagulation.
πῆχυς, cubitus.
πικρός, amer.
πικρότης, amertume.
πίσσα, poids.
πιτυρίασις, gale.
πίτυρον son, crasse de la téte.
πιτυρώδης, furfuracé.
πλακοῦς, placenta.
πλάνης, erratique.
πλανήτης, planète.
πλαστικός, plastique.
πλεονεξία, plénitude.
πλευρά, plèvre.
πλευριτικός, pleurétique.
πλευρῖτις pleurésie.
πληθώρα, pléthore.
πληθωρικος, pléthorique.
πλήρωσις, plérose.
πνεῦμα, esprit, souffle.
πνευματικός, pneumatique.
πνευματοκήλη, pneumatocèle.
πνευματόμφαλος, pneumatomphale.
πνευμάτωσις, pneumatose.
πνευμονία, pneumonie.
πνευμονικός, pulmonique.
πνεύμων, poumon.
πνιγαλίων, cauchemar.
πνιγμός, suffocation.
ποδάγρα, podagre.
ποδαγρικός, qui est affecté de podagre.
πόλος, pole.
πολυαιμία, excès de sang.
πολυποδής, polypode, mille-pieds.
πολύπους, polype.
πολυς, fréquent, nombreux.
πολυσαρκία, polysarcie.
πολυτροφία excès de nourriture.
πολύχρηστος, polychreste.
πολυχρόνιος, chronique, de longue durée.
πομφόλυξ, pompholyx.
πόνος, peine, lassitude.
ποροκήλη, porocèle.
πόρος, pore.
πόσθη, prépuce.
πόσις, potion.
πούς, pied.
πρακτική, la pratique.
πρεσβύωψ, presbyte.
πρεσβυτικός, sénile.
πριαπισμος, priapisme.
πρίαπος, membre viril.
πρίσμα, prisme.
προβοσκίς, proboscide.
πρόγνωσις, prognostic.
προγνωστικός, prognostique.

προηγουμένος, antécédent.
προκάρδιον, région précordiale.
προκαταρκτικός, principal, évident.
προκάταρξις, principe, origine.
προκνήμιον le tibia.
προληπτικός, proleptique.
πρόληψις, anticipation.
πρόνοια, prévoyance.
πρόπολις, propolis.
πρόθεσις, prothèse.
πρόστασις, prostase.
προστάτης, prostate.
πρόσωπον, visage.
πρότερος, antérieur.
πρῶτος, le premier.
πρόφασις, occasion.
προκαταρκτικός, occasionnel.
προφυλακτικός, prophylactique.
πρωκτός, fondement.
πρωτοπάθεια, protopathie.
πταρμικος, ptarmique.
πταρμός, éternuement.
πτερός, aile.
πτερύγιον, ptérygion.
πτερυγοειδής, ptérygoïde.
πτίλωσις, ptilose.
πτισσάνη, tisane.
πτυαλισμός, ptyalisme.
πτύσις, expuition.
πυγμαῖος, pygmée.
πυκνός, fréquent, dense.
πύκνωσις, densité.
πυκνωτικός, condensant.
πύλη, porte.
πυλωρός, pylore.
πυξίς, boîte.
πυοειδής, purulent.
πῦρ, feu.
πυραμίς, pyramide.
πυραμοειδής, pyramidal.
πυρεκτικός, fébrile.
πυρεξίς, fièvre, pyrexie.
πυρέτιον fébricule.
πυρετος, fièvre.
πυρετώδης, fiévreux.
πυρήν, noyau.
πυρίαμα, fomentation.
πυρίτης, pyrite.
πύρωσις, pyrosis.
πυρωτικός, pyrotique.
πυώδης, purulent.
πύωσις, suppuration.
πώγων barbe.
πωγωνίτης, barbu.
πῶλος, poulet, poulain.
πώλυψ, polype.
πῶρος, cal.
πωροκήλη, porocèle.

Ρ

ῥαβδίον, rameau.
ῥαβδοειδὴς, sagittal, rhabdoïde.
ῥαβδος, verge, broche.
ῥαγας, rhagade.
ῥαγοειδὴς, uvée.
ῥακωσις, rhacosis.
ῥαφανηδὸν, fracture en rave.
ῥαφὴ, suture, raphé.
ῥαχις, rachis.
ῥαχίτης, dorsal.
ῥέγχος, ronflement.
ῥευμα, rhume, fluxion.
ῥευματικος, rhumatique.
ῥευματισμος, rhumatisme.
ῥηγμα, rupture.
ῥηγμοχασμὸς, rupture béante.
ῥητίνη, résine.
ῥητινώδης, résineux.
ῥιγος, frisson, rigidité.
ῥιζα, racine.
ῥινόκερως, rhinocéros.
ῥιπτασμὸς, anxiété, agitation.
ῥὶς, le nez.
ῥογχος, ronflement.
ῥοδίτης, vin rosat.
ῥοδόμελι, miel rosat.
ῥόδον, rose.
ῥόμβος, rhombe.
ῥομβοειδὴς, rhomboïde.
ῥοπάλωσις, rigidité des cheveux.
ῥους, écoulement, flux.
ῥυάς, rhyas.
ῥυθμὸς, rythme.
ῥυμμα, raclure.
ῥυπος, ordure.
ῥυπτικὸς, détersif.
ῥυτὶς, ride.
ῥωγμὴ, fracture en fente
ῥωστικὸς, corroboratif.

Σ

σαθη, membre viril.
σάκχαρ, sucre.
σαλπιγξ, trompe.
σαμψυχον, marjolaine.

σανδαράχη, sandaraque.
σανταλον, santal.
σαπφειρος, saphir.
σαπων, savon.
σαρδονιος, sardonien.
σαρδόνυξ, sardoine.
σαρκιδίον, caroncule.
σαρκοκήλη, sarcocèle.
σαρκοκόλλα, sarcocolle.
σαρκώδης, charnu.
σαρκωμα, sarcome.
σαρκωσις, excroissance.
σαρκωτικος, sarcotique.
σάρξ, chair.
σατυριασις, satyriasis.
σειριασις, siriase.
σειριος, sirius.
σελιναία, σελήνη, la lune.
σεληναιος, lunaire.
σεληνιακος, séléniaque, lunatique.
σεληνιτης, sélénite.
σημειον, signe.
σημειωτικὴ, séméiotique.
σηπεδὼν, pourriture.
σηπτικος, septique.
σήπω, je putréfie.
σεσαμοειδὴς, sésamoïde.
σησαμον, sésame.
σηψις, putréfaction.
σιαγὼν, mâchoire.
σίαλον, salive.
σιγμοειδὴς, sigmoïde.
σίδηρος, fer.
σικυηδων, fracture en concombre.
σιναπισμος, sinapisme.
σινδων, sindon.
σιπαλός, sale, honteux.
σίραιον, raisiné.
σίτησις, nutrition.
σιτιον, aliment.
σιχλος, vilain.
σκαληνὸς, scalène.
σκαραβος, scarabée.
σκαριφος, scarificateur.
σκαφοειδης, scaphoïde.
σκελετον, squelette.
σκελος, jambe.
σκεπαρνισμος, fracture du crâne en dédolant.
σκεπαρνον, dolerie.
σκια, ombre.
σκιλλα, scille.
σκιλλωδης, scillitique.
σκιρρος, squirrhe.
σκιρρωδὴς, squirrheux.
σκληριασις, dureté.
σκληρος, dur.

σκληροφθαλμία, sclérophthalmie.
σκλήρωμα, sclérome.
σκοπός, but.
σκορδίνημα, pandiculation.
σκόρδιον, scordium.
σκορπιος, scorpion.
σκοτόδινος, vertige avec obscurcissement de la vue.
σκοτος, ténèbres.
σκότωμα, scotomie.
σκυρος, cal.
σκωληκίζων, vermiculant.
σκωρία, scorie.
σμηγμα, savon.
σπάδων, eunuque.
σπαδωνισμός, castration.
σπάθα, spathe, spatule.
σπασμός, spasme.
σπασμώδης, spasmodique.
σπειρα, spire.
σπερμα, sperme.
σπερματικος, spermatique.
σπερματισμος, éjaculation.
σπερματώδης, séminal.
σπλαγχικός, splanchnique.
σπλάγχνον, viscère.
σπλην, la rate.
σπληνικός, splénique.
σπληνιτις, splénite.
σπογγία, éponge.
σποδιον, spode.
σπονδυλος, spondyle.
σποραδικός, sporadique.
σταδιον, stade.
σταλαγμός, distillation, catarrhe.
σταλτικός, staltique.
στασις, stase.
στατικη, la statique.
σταφυλη, luette.
σταφύλωμα, staphylome.
σταχυς, épi de blé.
στεαρ, suif.
στεατώδης, stéatomateux.
στεάτωμα, stéatome.
στεγνωσις, obstruction.
στεγνωτικος, obstruant.
στενοχωρια, sténochorie.
στερεος, solide.
στερνον, sternum.
στεφανιαιος, coronal.
στηθος, partie supérieure de la poitrine.
στιγμη, point.
στιμμι, stibié, antimoine.
στοιχειον, élément.
στομα, la bouche.
στοματικός, stomatique.
στομαχικός, stomachique.

στομαχος, l'estomac.
στραβισμός, strabisme.
στραγγυρία, strangurie.
στροβιλος, strobile.
στρογγυλος, strongle, rond.
στυλοειδης, styloïde.
στυλος, style.
στυπτικος, styptique.
στυψις, astriction.
συγκοπη, syncope.
συγκρισις, syncrèse.
συγχόνδρωσις, synchondrose.
συκον, fic.
σύμβολον, symbole.
συμπάθεια, sympathie.
συμπασμα, catapasme.
συμπεψις, coction.
συμπτωμα, symptôme.
συμπτωματικός, symptomatique.
συμπτωσις, symptose.
σύμφυσις, symphyse.
συναγχη, esquinancie.
συναγχικός, affecté d'esquinancie.
συνάθρωσις, synarthrose.
συνδεσμος, ligament.
συνδρομη, concours.
συνεχής, continu.
συνθεσις, synthèse.
συννεύρωσις, synnévrose.
συνοχος, synoque.
σύνταξις, assemblage.
συντηκτικός, colliquatif.
συντηξις, colliquation.
συριγξ, fistule.
συσσαρκωσις, syssarcose.
συσταλτικος, systaltique.
συστημα, système.
συστηματικός, systématique.
συστολη, systole.
σύστρεμμα, tubercule.
σφαγη, la gorge.
σφαγιτης, jugulaire.
σφαιρα, sphère.
σφαιρικός, sphérique.
σφάκελος, sphacèle.
σιδερισμος, sidération.
σφενδόνη, fronde.
σφενδονοειδης, en manière de fronde.
σφην, coin.
σφηνοειδης, sphénoïde.
σφιγκτηρ, sphincter.
σφοδρος, violent, impétueux.
σφυγμος, pouls.
σφυξις, palpitation.
σφυρον, malléole.
σχεσις, habitude.
σχετικός, habituel.
σχιδακωσις, fracture avec esquille.

σχιδίον, esquille, fragment.
σχίζα, tente, félure.
σωλήν, tube, canal.
σῶμα, corps.
σωματικός, corporel.
σωμάτωσις, corpulence.
σωτηρία, conservation, salut.
σωτηριώδης, salutaire.
σωφροσύνη, sobriété, tempérance.

Τ

τάγχη, rancidité.
ταγγός, rance.
ταινία, ténia.
τάξις, ordre, disposition.
τάραξις, trouble.
ταρσός, le tarse.
τάρφος, densité.
ταχύς, précipité.
τεκμήριον, signe.
τενεσμός, ténesme.
τενεσμώδης affecté de ténesme.
τένων, tendon.
τερέβινθος, térébinthe.
τερηδών, carie; ver qui ronge le bois.
τεταγμένος, réglé.
τέτανος, tétanos.
τεταρταῖος, qui revient le quatrième jour.
τετράπους, quadrupède.
τετραφάρμακον, qui contient quatre drogues.
τέχνη, art.
τεχνικός, technique.
τηλέφιος, téléphien.
τῆξις, colliquation.
τιθή, mamelle.
τιθηνία, nutrition.
τιθύμαλος, tithymale.
τόκος, part, accouchement.
τομή, incision.
τόμοι, dents incisives.
τονικός, tonique.
τόνος, ton.
τοξικόν, poison.
τοπικός, topique.
τόπος, lieu.
τραγάκανθα, adragant.
τράγος, le tragus.
τράπεζα, trapèze.
τραυλότης, balbutiage.
τραῦμα, blessure.
τραυματικός, traumatique.
τραχεῖα ἀρτηρία, trachée-artère.

τράχηλος, le cou.
τραχύς, âpre.
τραχύτης, aspérité.
τράχωμα, trachoma.
τρέφω, je nourris.
τριβάς, tribade.
τρίβω, je frotte.
τρίγλωχιν, tricuspide.
τρίγωνος, trigone.
τρίξ, cheveu.
τρισμός, trismus.
τριταῖος, qui revient le troisième jour.
τρίχια, le poil.
τριχίασις, trichiase.
τριχολογειν, prendre des poils, des flocons.
τρίψις, friction.
τρόμος, tremblement.
τροπικός, tropique.
τροφή, nourriture, aliment.
τροφός, nourrice.
τροχαντήρ, trochanter.
τροχιλία, trochlée, poulie.
τροχίσκος, trochisque.
τρύπανη, tarière, trépan.
τρυφερός, délicat.
τρώγλη, trou.
τρωγλοδύτης, troglodite.
τύλος, cal.
τυλώδης, calleux.
τύλωσις, dureté chronique des paupières.
τυμπανίτες, tympanite.
τύμπανον, tambour, tympan.
τυπικός, typique.
τύπος, type.
τυρός, fromage.
τυρούμενος, caillé.
τυρώδης, caséeux.
τυφλός, aveugle.
τύφλωσις, cécité.
τύφος, typhus.
τυφώδης, typhode.
τυφωμανής, typhomane.
τυφωμανίη, typhomanie.
τυφωνία, délire furieux.
τυψίλη, cérumen, crasse des oreilles.

Ψ

ὕαινα, hyène, bête féroce.
ὑάκινθος, hyacinthe.
ὑαλοειδής, hyaloïde.

ὑαλόεις, vitreux.
ὕαλος, verre, crystal.
ἱϐριδος, hybride.
ὑγιάζω, je guéris ou rends la santé.
ὑγιαίνω, je me porte bien.
ὑγίανσις, curation.
ὑγίασμα, remède.
ὑγίεια, santé.
ὑγιεινη, hygiène.
ὑγιὴς, sain, intègre.
ὑγροκήλη, hydrocèle.
ὑγρὸς, humide.
ὑγρότης, humidité.

ὑδατὶς, hydatide.
ὑδατοειδὴς, aqueux.
ὑδράγωγις, hydragogue.
ὑδράργυρος, mercure.
ὑδραυλικη, hydraulique.
ὑδρέλαιον, mélange d'uile et d'eau.
ὑδυεντεροκήλη, hydrentérocèle.
ὑδρόγαλα, hydrogale.
ὑδροκεφαλὴ, hydrocéphale.
ὑδροκήλη, hydrocèle.
ὑδρόμελι, hydromel.
ὑδρόμφαλος, hydromphale.
ὑδροπότης, hydropote.
ὑδροφοϐία, hydrophobie.
ὑδροφοϐικὸς, hydrophobe.
ὑδρωπικὸς, hydropique.
ὑδρωψ, hydropisie.

ὕδωρ, eau.
ὕλη, matière.
ὑμὴν, hymen.
ὑμηνώδης, membraneux.
ὑοειδὲς, hyoïde.
ὑοσκύαμος, jusquiame.
ὑπερϐολὴ, hyperbole.
ὑπερκάθαρσις, hypercatharse.
ὑπερκρισις, hypercrise.
ὑπερσαρκωσις, hypersarcose.
ὕπνος, sommeil.
ὑπνωτικος, hypnotique.
ὑπογάστριον, hypogastre.
ὑπόγλωσσις, hypoglosse.
ὑποκαυςον, hypocauste.
ὑποθέναρ, hypothénar.
ὑποσπαθισμὸς, hypospathisme.
ὑπόστασις, hypostase.
ὑποστατικὸς, hypostatique.
ὑποφορὰ, hypophore.
ὑποχόνδριον, hypochondre.
ὑπόχυμα, cataracte.
ὑποχώρημα, déjection.
ὑπτιασμος, supination.
ὑπωπιον, hypopion.
ὑςέρα, la matrice.
ὑςεραλγία, hystéralgie.
ὑςερικὸς, hystérique.

ὑψιλοειδὴς, hypsiloïde.
ὕψος, hauteur.

Φ

φαγέδαινα, faim insatiable.
φαγεδαινικὸς, phagédénique.
φαινομενον, phénomène.
φακη, lentille.
φακοειδὴς, phacoïde, lenticulaire.
φάλαγξ, phalange.
φαλάγγωσις, phalangosis.
φάλαινα, phalène.
φαλακρὸς, chauve.
φαλάκρωσις, calvitie.
φαντασμα, fantôme.
φαντασικος, fantastique.
φαντάζομαί, j'imagine.
φαρμακευτικὸς, pharmaceutique.
φαρμακον, remède, poison.
φαρμακοποιος, pharmacien.
φαρμακοπωλης, pharmacopole.
φαρυγξ, pharynx.
φθειριασις, phthiriase.
φθινοπωρινος, automnal.
φθινοπωρος, automne.
φθινώδης, disposé à la phthisie.
φθισικὸς, phthisique.
φθισις, phthisie.
φίλτρον, philtre.
φιλωνιον, philonium.
φιμωσις, phimosis.
φλάω, je brise.
φλεϐοτομια, phlébotomie.
φλεϐοτόμον, lancette, phlébotome.
φλεϐοτόμος, phlébotomiste.
φλεϐώδης, veineux.
φλεγμα, flegme.
φλεγμασια, phlegmasie.
φλεγματικὸς, flegmatique.
φλεγμονη, flegmon.
φλεγμονώδης, flegmoneux.
φλὲψ, veine.
φλογιζω, j'enflamme.
φλογιςος, ardent, brulé.
φλογώδης, enflammé.
φλόγωσις, phlogose.
φλυκταινα, phlictène.
φλυκταινώδης, pustuleux.
φλυκταίνωσις, éruption de pustules.
φοϐος, crainte, horreur.
φοινιγμὸς, phénigme.
φοινικεις, pourpré.

φρενες, diaphragme.
φρενητικὸς, frénetique.
φρενιτις, frénésie.
φρικιασις, frisson.
φρικωδης, hérissé.
φυλακτηριον, phylactère.
φυλλον, feuille.
φυμα, phyme.
φυσημα, vent.
φυσικὸς, physique.
φυσιογνωμονια, physiognomonie.
φυσιογνωμων, physionomiste.
φυσιολογια, physiologie.
φυσιολογος, physiologiste.
φυσις, la nature.
φυσωδης, flatueux.
φυτον, plante.
φωλεος, caverne.
φωκη, phoque.
φωνη, voix.
φως, lumière.
φωσφορος, phosphore.
φωτοειδης, lucide, brillant.

X

χαιτη, chevelure.
χαλαζα, grêle, chalase.
χαλβανη, galbanum.
χαλκιδων, chalcédoine.
χαλκος, airain.
χαμαιδρυς, chamédrys.
χαμαιλεων, caméléon.
χαμαιμηλον, camomille.
χαμαιπιτυς, chamépitys.
χαος, chaos.
χαρακτηρ, caractère.
χαρακτηριστικος, caractéristique.
χασις, separation.
χασμη, bâillement.
χειλος, lèvre.
χειμερινὸς, hyémal, d'hiver.
χειμων, frisson, froid.
χειμων, hiver.
χειρ, la main.
χειραγρα, chiragre.
χειρουργικη, chirurgie.
χειρουργος, chirurgien.
χειρωνιος, chironien.
χελωνη, tortue.
χελωνιος, chélonien.
χερσυδρος, chersydre.
χημωσις, chémosis.
χιλιοι, mille.

χιμεθλον, engelure.
χλωρος, vert.
χλωρωσις, chlorose.
χοινιξ, chénice.
χοιρας, tumeur au cou, écrouelles.
χοιραδικος, antiscrophuleux.
χοιραδωδης, écrouelleux.
χολεμεσια, vomissement bilieux.
χολερα, choléra-morbus.
χολερικὸς, cholérique.
χολη, bile.
χοληδοχος, cholédoque.
χολοποιος, cholopoiétique.
χολωδης, bilieux.
χονδρα, cartilage.
χονδρωδης, cartilagineux.
χορδαψὸς, chordapse.
χοριον, chorion.
χοριοειδης, choroïde.
χρονικὸς, chronique.
χρονος, le temps.
χρυσος, l'or.
χρυσανθημιον, chrysanthème.
χρυσοκολλα, chrysocolle.
χρυσοκομη, chrysocome.
χρυσολιθος, chrysolithe.
χρυσοπρασος, chrysoprase.
χρωμα, couleur.
χρωματικὸς, chromatique.
χυλος, chyle.
χυλωδης, chyleux.
χυλωσις, chylose.
χωλὸς, boiteux.
χωλωμα, mutilation.
χωλωσις, claudication.
χωριον, secondines.

Ψ

ψαθυρος, friable.
ψαθυροτης, friabilité.
ψαιδρὸς, rare.
ψελλοτης, bégaiement.
ψιλωτρον, dépilatoire.
ψιλωσις, dépilation.
ψοφος, crepitation.
ψυδρακες, pustules.
ψυχαγωγια, psycagogique.
ψυκτικος, rafraichissant.
ψυξις, réfrigération.
ψυχη, âme, esprit.
ψυχρα, pâle.
ψωρικος, psorique

ψωροφθαλμία, psorophthalmie.
ψωρώδης, galeux.

Ω

ὠδίν, douleur de l'enfantement.
ὠκὺς, précipité.
ὠκύτης, célérité.
ὠκυτόκιον, remède qui aide l'accouchement.
ὠλέκρανον, olécrâne.
ὠλένη, le cubitus.
ὠμοπλάται, les omoplates.

ὦμος, l'humérus.
ὠμότης, crudité.
ὠμοφαγία, homophagie.
ὠμοφάγος, homophage.
ὠοειδής, ovale, ovoïde.
ὠπία, les sourcils.
ὥρα, saison.
ὠς, oreille.
ὠταλγία, otalgie.
ὠταλγικὸς, sujet à l'otalgie.
ὠτικὸς, auriculaire.
ὠτοειδής, en forme d'oreille.
ὤχρον, ochre, jaune d'œuf.
ὠχρὸς, pâle.
ὤχρωμα, pâleur.
ὤψ, visage.

SYNONYMIE

DES TERMES D'ANATOMIE.

SECTION I.

OSTÉOLOGIE.

Les termes de la nouvelle nomenclature commencent chaque alinéa : ceux de l'ancienne sont précédés de ce signe —

Atloïde, — première vertèbre cervicale.

Axoïde, — seconde vertèbre cervicale.

Canal inflexe de l'os temporal, — canal carotidien.

Canal rachidien, — canal vertébral.

Cavité pelvienne, — le bassin.

Côtes asternales, —fausses côtes.

Côtes sternales, — vraies côtes.

Dents angulaires, — dents canines.

Dents bi ou multicuspidées, — dents molaires.

Dents conoïdes. *Voyez* Dents angulaires.

Dents cunéiformes, — dents incisives.

Détroit abdominal, — détroit supérieur du petit bassin.

Détroit périnéal, — détroit inférieur.

Diamètre cocci-pubien, — diamètre antéro-postérieur du détroit inférieur.

Diamètre iliaque, — diamètre transversal du détroit supérieur.

Diamètre ischiatique, — diamètre transversal du détroit inférieur.

Diamètre sacro-pubien, — diamètre antéro-postérieur du détroit supérieur, ou abdominal.

Epicondyle, —tubérosité au dessus d'un condyle de l'humérus.

Epitroklée, — apophyse au dessus de la face articulaire cubitale de l'humérus.

Face cervicale, — face postérieure du cou.

Face dorsale, — face postérieure du dos.

Face lombaire, —face postérieure des lombes.

Face plantaire, — face concave du pied.

Face poplitée, —face postérieure de la jambe.

Face prédorsale, — face antérieure de la région du dos.

Face prélombaire, — face antérieure des lombes.

Face prespinale, — face antérieure de l'épine.

Face prétibiale, —face antérieure de la jambe.

Face spinale, —face postérieure de l'épine.

Face suplantaire, —coude-pied, dos du pied.

Face trachélienne, — face antérieure du cou.

Hiatus occipito-pétreux, — trou déchiré postérieur.

Ligne sous-trokantérienne, —ligne âpre et raboteuse du col du fémur.

Mâchoire diacranienne, — mâchoire inférieure.

Mâchoire syncranienne, — mâchoire supérieure.

Membres abdominaux, — extrémités inférieures.

Membres thoraciques, — extrémités supérieures.

Os coxaux, — os innominés, os des hanches.

Phalange, phalangine, phalangette, — seconde, troisième phalange des doigts ou des orteils.

Rachis, — l'épine, la colonne vertébrale.

Thorax, — poitrine.

Trochin, — petite apophyse près la tête de l'humérus.

Trochiter, — grande apophyse près la tête de l'humérus.

Trochlée ou Troklée, — face articulaire de l'extrémité tibiale du fémur ou de l'extrémité de l'humérus.

Trokanter, — grand trokanter.

Trokantin, — petit trokanter.

Trou soupubien, — trou ovale, obturateur.

SECTION II.

MYOLOGIE.

Acoustico-malléen, — muscle externe du marteau.

Alvéolo labial, — buccinateur.

Anthéli-tragien, — tragien.

Atloïdo-occipital, — petit droit postérieur de la tête.

Atloïdo-sous-mastoïdien, — oblique supérieur de la tête.

Atloïdo-sous-occipital, — petit droit latéral de la tête.

Arythénoïdien, — idem.

Axoïdo-atloïdien, — oblique inférieur de la tête.

Axoïdo-occipital, — grand droit postérieur de la tête.

Bifémoro-calcaniens, — jumeaux de la jambe.

Calcanéo-sous-phalangien du premier orteil, — abducteur du pouce.

Calcanéo-sous-phalangien du cinquième orteil, — abducteur du petit doigt.

Calcanéo-sous-phalanginien commun, — court fléchisseur commun des orteils.

Calcanéo-sus-phalangettien commun, — court extenseur commun des orteils.

Carpo-métacarpien du petit doigt, — métacarpien du petit doigt.

Carpo-métacarpien du pouce, — métacarpien.

Corpo-phalangien du pouce, — court fléchisseur du pouce.

Carpo-phalangien du petit doigt, — abducteur du petit doigt.

Carpo-sus-phalangien du pouce, — court abducteur du pouce.

Cervico-mastoïdien, — splénius de la tête.

Coccygio-anal, — sphincter de l'anus.

Concho-anthélix, — transverse de l'oreille.

Concho-hélix, — petit hélix.

Coraco-huméral, — coraco-brachial.

Costo-abdominal, — grand ou oblique externe du bas-ventre.

Costo-claviculaire, — sous-clavier.

Costo-coracoïdien, — petit pectoral.

Costo-scapulaire, — grand dentelé.

Costo-trachélien, — scalène.

Crico-arythénoïdien latéral, — idem.

Crico-arythénoïdien postérieur, idem.

Crico-thyroïdien, — idem.

Crico-thyro-pharyngien, — constricteur inférieur du pharynx.

Cubito - carpien, — cubital interne.

Cubito-phalangettien commun, — profond.

Cubito-radial, — carré pronateur.

Cubito-sus-métacarpien, — cubital externe.

Cubito-sus-métacarpien du pouce, — long abducteur du pouce.

Cubito-sus-phalangettien du pouce, — long extenseur du pouce.

Cubito-sus-phalangettien de l'index, — extenseur propre de l'index.

Cubito-sus-phalangien du pouce, — court extenseur du pouce.

Diaphragme, — thoraco - abdominal.

Dorso - costal, — dentelé postérieur supérieur.

Dorso-scapulaire, — rhomboïde.

Dorso-sus-acromien, — trapèze.

Dorso-trachélien, — splénius du cou.

Epicondylo-radial, — court supinateur.

Epicondylo-cubital, — petit ancone.

Epicondylo-sus-métacarpien, — second radial externe.

Epicondylo-sus-phalangettien du petit doigt, — extenseur propre du petit doigt.

Epicondylo - sus - phalangettien commun, — extenseur.

Epitroklo-métacarpien, — radial interne.

Epitroklo-palmaire, — palmaire grêle.

Epitroklo-phalanginien commun, — sublime.

Epitroklo-radial, — rond pronateur.

Fémoro-poplili-tibial, — poplité.

Fronto-nasal, — frontal.

Génioglosse, — *idem*.

Génio-hyoïdien, — *idem*.

Glossien, — lingual.

Glosso-staphylin, — *idem*.

Grand fessier, — sacro-fémoral.

Grand ilio-trokantérien, — moyen fessier.

Grand péronéo-sus-métatarsien, — moyen péronier.

Grand ptérygo - maxillaire, — grand ptérygoïdien, ou ptérygoïdien interne.

Grand scapulo - trochitérien, — sous-épineux.

Grand sus-maxillo-labial, — releveur de l'aile du nez.

Grand trachélo-sous-occipital, — grand droit antérieur de la tête.

Grand zygomato-labial, — grand zygomatique.

Hélix, — grand hélix.

Huméro-cubital, — brachial.

Huméro-sus-métacarpien, — premier radial externe.

Huméro-sus-radial, — long supinateur.

Hyo-condroglosse, — hyoglosse.

Hyoglosse, — *idem*.

Hyoglosso - basi - pharyngien, — constricteur moyen du pharynx.

Hyothyroïdien, — *idem*.

Iliaco - trokantinien, — iliaque interne.

Ilio-abdominal, — oblique interne ou petit oblique du bas-ventre.

Ilio - aponevrotique de la cuisse, — fascia lata.

Ilio-costal, — carré des lombes.

Ilio-prétibial, — couturier.

Ilio-rotulien, — grêle antérieur.

Intercervicaux, — interépineux du cou.

Intercostaux, — *idem*.

Intertrachéliens, — intertransversaires.

Iskio-coccygien, — *idem*.

Iskio - fémoral, — troisième adducteur de la cuisse.

Iskio-fémoro-péronier, — biceps de la cuisse.

Iskio-périnéal, — transverse du périnée.

Iskio-popliti-tibial, — demi-membraneux.

Iskio-prétibial, — demi-nerveux.

Iskio-sous-clitorien, — erecteur du clitoris.

Iskio-sous-pénien, — ischio-caverneux.

Iskio-sous-trokantérien, — carré.

Iskio-trokantérien, — jumeaux du bassin.

Labial, — orbiculaire des lèvres.

Lombo-abdominal, — transverse du bas-ventre.

Lombo-costal, — dentelé postérieur inférieur.

Lombo-huméral, — grand dorsal.

Mastoïdo-génien, — digastrique.

Mastoïdo - oriculaire, — postérieur de l'oreille.

Maxillo-labial, — triangulaire des lèvres.

Maxillo - scléroticien , — grand oblique de l'œil.

Mento-labial,—carré du menton.

Métacarpo-phalangien du pouce, —adducteur du pouce.

Métacarpo-phalangiens latéraux externes , — interosseux externes.

Métacarpo-phalangiens latéraux internes , — interosseux internes .

Métatarso-phalangiens latéraux supérieurs, — interosseux supérieurs.

Métatarso - phalangiens latéraux inférieurs,—interosseux inférieurs.

Métatarso - sous - phalangien du premier orteil , — adducteur du pouce.

Métatarso - sous - phalanginien transversal du premier orteil , — transversal des orteils.

Métatarso - sous - phalangien du cinquième orteil , — abducteur du petit doigt.

Moyen sus-maxillo-labial , — incisif.

Mylo-hyoïdien , — *idem*.

Naso - palpébral , — orbiculaire des paupières.

Naso-surcilier , — sourcilier.

Occipito-frontal,—occipito-frontal.

Optico-trochléi-scléroticien , — grand oblique de l'œil.

Orbito-extus-scléroticien,—muscle droit externe de l'œil.

Orbito-intus-scléroticien,—muscle droit interne de l'œil.

Orbito-palpébral , — releveur de la paupière supérieure.

Palato-staphylin , — *idem*.

Palmaire cutané , — *idem*.

Palmi - phalangiens , — lombricaux des mains.

Périnéo-clitorien, — constricteur du vagin.

Périnéo-urétral , — bulbo-caverneux.

Péronéo - sous - phalangettien du premier orteil , — long fléchisseur du pouce.

Péronéo-sous-tarsien,—long péronier.

Péronéo - sus - phalangettien du premier orteil, — extenseur propre du pouce.

Périnéo-sus-phalangettien commun , — long extenseur commun des orteils.

Petit témoro calcanien , — plantaire grêle.

Petit ilio-trokantérien , — petit fessier.

Petit péronéo-sus-métatarsien , — court péronier.

Petit ptérygo-maxillaire , — petit ptérygoïdien , ou ptérygoïdien externe.

Petit scapulo-trochitérien, — sus-épineux.

Petit sus-maxillo-labial,— canin.

Petit trachélo-sous-occipital , — petit droit antérieur de la tête.

Petit zygomato-labial , — petit zygomatique.

Pétro - salpingo - pharyngien , — stylo-pharyngien.

Pétro-staphylin , — péristaphylin interne.

Planti-sous-phalangiens,—lombricaux des pieds.

Plus petit scapulo - trochitérien , — petit rond.

Prédorso-atloïdien,—long du cou.

Prélombo - sus - pubien , — petit psoas.

Prélombo-trokantinien,—grand psoas.

Ptérygo - staphylin , — péristaphylin externe.

Ptérygo-syndesmo-staphyli-pharyngien , — constricteur supérieur du pharynx.

Pubio - fémoral , — premier adducteur de la cuisse.

Pubio - sous - ombilical , — pyramidal du bas-ventre.

Radio-phalangettien du pouce , — long fléchisseur du pouce.

Sacro-spinal , — sacro-lombaire, long du dos, épineux du dos, transversaire épineux.

Sacro-trokantérien , — pyramidal de la cuisse.

Salpingo-malléen , — muscle interne du marteau.

Scapulo-huméral, — grand rond.

Scapulo - huméro - olécranien , — triceps brachial.

Scapulo - hyoïdien , — omoplat-hyoïdien.

Scapulo-radial, — biceps du bras.

Sous-acromio-huméral , — deltoïde.

Sous - opti - sphéno - scléroticien, — muscle droit intérieur de l'œil.

Sterno-huméral , — grand pectoral.

Sus-optico - sphéni-scléroticien , —muscle droit supérieur de l'œil.

Sous-pubio-coccygien , — releveur de l'anus.

Sous-pubio-fémoral , — second adducteur de la cusse.

Sous-pubio-prétibial , — grêlé interne.

Sous-pubio-trokantérien externe, — obturateur externe.

Sous-pubio-trokantérien interne , — obturateur interne.

Sphéni-salpingo-malléen,— muscle antérieur du marteau.

Sterno-costal , — triangulaire du sternum.

Sous-scapulo-trochinien, — sous-scapulaire.

Sterno-hyoïdien , — *idem*.

Sterno - mastoïdien , — sterno-cléido-mastoïdien.

Sterno - pubien , — droit du bas-ventre.

Sterno-thyroïdien , — *idem*.

Styloglosse , — *idem*.

Stylo-hyoïdien , — *idem*.

Sus-maxillo-nasal , — constricteur des narines.

Sus-pubio-femoral , — pectiné.

Tarso- sous - phalangien du premier orteil , — court fléchisseur du pouce.

Temporo - maxillaire , — crotaphite.

Temporo - auriculaire , — supérieur de l'oreille.

Thoraco-facial , — peaucier.

Thyro-arythénoïdien , — *idem*.

Tibio-calcanien , — soléaire.

Tibio - sous - phalangettien commun , — long fléchisseur commun des orteils.

Tibio - sous - tarsien , — jambier postérieur.

Tibio-sus-tarsien, — jambier antérieur.

Trachélo - mastoïdien , — petit complexus.

Trachélo - occipital , — grand complexus.

Trachélo-scapulaire,— angulaire de l'omoplate.

Trifémoro - rotulien , — triceps crural.

Zygomato-maxillaire , — masseter.

Zygomato - auriculaire , — antérieur ou releveur de l'oreille.

SECTION III.

SPLANCHNOLOGIE.

Conduit gutturo auriculaire , — trompe d'Eustache.

Encéphale , — cerveau.

Méningine , — arachnoïde.

Méningette , — pie-mère.

Méninge , — dure-mère.

Mésocéphale, — moelle allongée.

Méso-lobe , — corps calleux du cerveau.

Organes splanchniques , — viscères.

Pédoncules du cerveau , — cuisse de la moelle allongée.

Pédoncules du cervelet, — bras de la moelle allongée.

Prolongement rachidien,—moelle de l'épine.

Septum - staphylin , — voile du palais.

Tonsille , — amygdale.

SECTION IV.

ANGEIOLOGIE.

1°. ARTÉRIOLOGIE.

ARTÈRES cardiaques, — artères coronaires.

Cérébrale antérieure, — carotide externe.

Cérébrale postérieure, — cervicale.

Faciale, — carotide externe.

Fémorale, — crurale.

Grande musculaire de la cuisse, — profonde.

Gutturo-maxillaire, — maxillaire interne.

Iliaque, — iliaque externe.

Lobaires antérieure, moyenne, — artères du corps calleux.

Médiane du sacrum, — sacrée antérieure.

Orbitaire, — ophthalmique.

Palato-labiale, — labiale.

Scapulo - humérales, — circonflexes.

Scrotales, — honteuses.

Sous-pubio-fémorale, — obturatrice.

Sous-sternale, — mammaire interne.

Stomo - gastrique, — coronaire stomachique.

Surrénales, — capsulaires.

Sus pubienne, — épigastrique.

Testiculaires, — spermatiques.

Trachélo-cervicale, — cervicale profonde.

Tronc céphalique, — artère carotide primitive.

Tronc opisto-gastrique, — tronc céliaque.

Tronc pelvi-crural, — iliaques primitives.

2°. PHLÉBOLOGIE.

Cave (veine) thoracique, — cave ascendante des anciens, descendante ou supérieure des modernes.

Céphalique, — jugulaire.

Cave abdominale, — cave descendante des anciens, ascendante ou inférieure des modernes.

Cérébrale antérieure, — tronc extérieur de la jugulaire.

Cérébrale postérieure, — vertébrale.

Courbure sous-sternale de l'aorte, — crosse de l'aorte.

Cubitale cutanée, — basilique.

Faciale, — tronc intérieur des jugulaires internes.

Médiane de l'avant-bras, — tronc de la médiane.

Péronéo - malléolaire, — petite veine saphène.

Petite prélombo - thoracique, — demi-azygos.

Prélombo-thoracique, — azygos.

Radiale cutanée, — céphalique du bras.

Tibio-malléolaire, — grande veine saphène.

Trachélo-sous-cutané, — jugulaire externe.

SECTION V.

NÉVROLOGIE.

Brachiaux (nerfs), — plexus brachial.

Branche maxillaire, — branche maxillaire intérieure.

Cruraux, — nerfs des membres abdominaux, provenant du plexus lombaire et du plexus sacré.

Cubito - cutané, — cutané interne.

Ethmoïdal, — olfactif.

Facial, — nerf auditif, portion dure du nerf auditif, petit sympathique.

Fémoro - poplité , — nerf sciatique.

Ganglion orbitaire, — ganglion lenticulaire.

Labyrinthique, — portion molle du nerf auditif.

Médian digital, — nerf médian.

Oculaire , — optique.

Oculo - musculaire commun, — nerf moteur commun des yeux.

Oculo - musculaire externe, — nerf moteur externe.

Oculo musculaire interne, — pathétique.

Orbito-frontal , — ophthalmique de Willis.

Pneumo-gastrique , — nerf de la paire vague, ou de la huitième paire ; moyen sympathique de Winslow.

Rachidiens , — nerfs de la moelle de l'épine.

Sous-atloïdien, — deuxième paire cervicale.

Sous-axoïdien, — troisième paire cervicale.

Sous-lingual, — nerf gustatif, ou grand hypoglosse.

Sous-occipital, — première paire cervicale.

Sous-pubio-fémoral, — obturateur.

Sus-maxillaire, — maxillaire supérieure.

Trachéliens, — nerfs cervicaux.

Trachélo - diaphragmatique , — quatrième paire cervicale.

Trachélo - dorsal , — nerf récurrent.

Trachélo-sous-cutanés, — plexus nerveux formé par les branches antérieures des deuxième, troisième et quatrième paires trachéliennes ou cervicales.

Trifacial, — trijumeaux.

Trisplanchnique, — intercostal ou grand sympathique.

SECTION VI.

PHYSIOLOGIE.

Apperceptibilité, — faculté d'appercevoir, de juger, de comparer les impressions reçues.

Caloricité , — faculté de conserver une température ou chaleur à peu près égale dans tous les temps.

Force vitale (Chaussier), — φύσις, (Hipp.), nature ; *impetum faciens* (Kaau Boerh.) ; principe moteur et générateur (Arist.) ; archée (Vanhel.) ; ame (Stahl , Sauvages). Force innée ; force de la vie ; activité, principe vital.

Motilité, — faculté du mouvement.

Myotilité, — irritabilité hallérienne, contractilité musculaire.

Organisme , — coopération d'action entre toutes les parties.

Sensibilité , — faculté de sentir.

Tonicité , — τόνος des Grecs , tension vitale, contractilité fibrillaire , force tonique.

Vibratilité, — balancement alternatif de tension et de relâchement dans les solides.

SYNONYMIE

DES ANCIENS TERMES DE CHIMIE.

~~~~~~

Acide aérien, — acide carbonique.

Acide charbonneux, — acide carbonique.

Acide crayeux, — acide carbonique.

Acide des pommes, — acide malique,

Acide du soufre, — acide sulfurique.

Acide du sel, —acide muriatique.

Acide du sucre, — acide oxalique.

Acide du tartre, — acide tartareux.

Acide du vinaigre, — acide acéteux.

Acide marin, —acide muriatique.

Acide marin aéré, ou acide marin déphlogistiqué, — acide muriatique oxygéné.

Acide méphitique, — acide carbonique.

Acide nitreux blanc, acide nitreux dégazé, acide nitreux déphlogistiqué, — acide nitrique.

Acide nitreux fumant, acide nitreux phlogistiqué, acide nitreux rutilant, — acide nitreux.

Acide oxalin, — acide oxalique.

Acide régalin, — acide nitromuriatique.

Acide saccharin, — acide oxalique.

Acide sacchlactique, — acide muqueux.

Acide sédatif, —acide boracique.

Acide sulfureux volatil, — acide sulfureux.

Acide vitriolique, — acide sulfurique.

Acide vitriolique phlogistiqué, —acide sulfureux.

Air alcalin, — gaz ammoniacal.

Air déphlogistiqué, air du feu de Schéele, — gaz oxygène.

Air factice, — gaz acide carbonique.

Air fixe, ou fixe, — gaz acide carbonique.

Air inflammable des marais, — gaz hydrogène.

Air marin, — gaz acide muriatique.

Air pur, — gaz oxygène.

Air vital, — gaz oxygène.

Alcali caustique, — alcali.

Alcali effervescent, —carbonate alcalin.

Alcali fixe du tartre non caustique, — carbonate de potasse.

Alcali fixe du tartre caustique, —potasse.

Alcali marin caustique, — soude.

Alcali fixe minéral effervescent, — carbonate de soude.

Alcali minéral aéré, —carbonate de soude.

Alcali minéral caustique, — soude.

Alcali fixe végétal caustique, — potasse.

Alcali fixe végétal, alcali fixe végétal aéré, — carbonate de potasse.

Alcali fixe végétal caustique, — potasse.

Alcali végétal effervescent, —carbonate de potasse.

Alcali volatil, alcali volatil caustique, — ammoniaque.

Alcali volatil fluor, — ammoniaque.

Alcali volatil concret, alcali volatil effervescent, — carbonate ammoniacal.

Alun, — sulfate d'alumine acidule ou alumineux triple.

Ambre jaune, — succin.

Antimoine diaphorétique, — oxy-
~~~~~~

de d'antimoine blanc par le nitre.

Antimoine cru, — sulfure d'antimoine.

Aquila alba, — muriate mercuriel doux sublimé.

Arcane coralin, — oxyde de mercure rouge par l'acide nitrique.

Arsenic (chaux d') blanc, —oxyde d'arsenic acide arsenieux.

Arcanum duplicatum, — sulfate de potasse.

Baume de soufre,—sulfure d'huile volatile.

Beurre d'antimoine, — muriate d'antimoine liquide.

Blanc de fard, — oxyde de bismuth blanc par l'acide nitreux.

Blanc de plomb, — carbonate de plomb.

Bézoard minéral, —oxyde d'antimoine.

Borax, — borate sursaturé de soude.

Céruse, — carbonate de plomb.

Chaleur fixée,—chaleur latente.

Charbon pur, — carbone.

Chaux métalliques, — oxydes métalliques.

Chaux d'antimoine vitrifié, — oxyde d'antimoine vitreux.

Chaux d'arsenic, — acide arsenieux.

Chaux de plomb, — oxyde de plomb.

Chaux vive,—chaux.

Cinabre, — oxyde de mercure sulfuré rouge.

Colcothar, — oxyde de fer rouge par l'acide sulfurique.

Couperose blanche,—sulfate de zinc.

Couperose bleue, — sulfate de cuivre.

Couperose verte, — sulfate de fer.

Craie, — carbonate calcaire.

Crème de chaux, — carbonate calcaire.

Crème ou crystaux de tartre, — tartrite acidule de potasse.

Crocus métallorum, safran des métaux, — oxyde d'antimoine sulfuré demi-vitreux.

Crystaux de lune, — nitrate d'argent.

Crystaux de soude, — carbonate de soude.

Crystaux de Vénus,—acétate de cuivre crystallisé.

Eau, — oxyde d'hydrogène.

Eau aérée, — acide carbonique.

Eau forte, — acide nitreux du commerce.

Eau mercurielle, — nitrate de mercure en dissolution.

Eau régale, — acide nitro-muriatique.

Eaux acidules, — eaux imprégnées d'acide carbonique.

Eaux gazeuses, — eaux imprégnées d'acide carbonique.

Eaux hépatiques, — eaux sulfurées, eaux sulfureuses.

Emétique, — tartrite de potasse antimonié.

Empyrée, — oxygène.

Esprit alcalin volatil, — gaz ammoniaque ou ammoniacal.

Esprit ardent, — alcohol.

Esprit de Mindérérus, — acétite ou acétate ammoniacal.

Esprit de nitre, — acide nitrique étendu d'eau.

Esprit de nitre fumant, — acide nitreux.

Esprit de nitre dulcifié, — alcohol nitrique.

Esprit de sel, — acide muriatique.

Esprit de sel dulcifié, — alcohol muriatique.

Esprit de sel ammoniac, — ammoniaque.

Esprit de sel vineux, — alcohol ammoniacal.

Esprit de Vénus,—acide acétique.

Esprit de vin, — alcohol.

Esprit recteur, — arome.

Esprit de soufre, — acide sulfureux.

Esprit de vitriol, — acide sulfurique étendu d'eau.

Esprit acide, — acide étendu d'eau.

Essence, — huile volatile.

Ether acéteux, — éther acétique.

Esprit volatil de sel ammoniac, — ammoniaque étendu d'eau.

Ether marin, — éther muriatique.

Ether nitreux, — éther nitrique.

Ether vitriolique, — éther sulfurique.

Ethiops martial, — oxyde de fer noir.

Ethiops minéral, — oxyde de mercure sulfuré noir.

Ethiops *per se*, — oxyde mercuriel noirâtre.

Fécule des plantes, — fécule.

Fer aéré, — carbonate de fer.

Fleurs ammoniacales martiales, — muriate ammoniacal de fer sublimé.

Fleurs argentines de régule d'antimoine, — oxyde d'antimoine sublimé.

Fleurs de benjoin, — acide benzoïque sublimé.

Fleurs de soufre, — soufre sublimé.

Fleurs de zinc, — oxyde de zinc sublimé.

Fluides aériformes, fluides élastiques, — gaz.

Foie d'antimoine, — oxyde d'antimoine sulfuré demi-vitreux.

Foie de soufre alcalin volatil, — sulfure ammoniacal ou d'ammoniaque.

Foie de soufre antimonié, — sulfure alcalin antimonié.

Foie de soufre calcaire, — sulfure calcaire ou de chaux.

Foies de soufre, — sulfures alcalins.

Foies de soufre terreux, — sulfures terreux.

Gaz acide crayeux, — gaz acide carbonique.

Gaz hépatique, — gaz hydrogène sulfuré.

Gaz inflammable, — gaz hydrogène.

Gaz inflammable charbonneux, — gaz hydrogène carboné.

Gaz inflammable phosphoré, — gaz hydrogène phosphoré.

Gaz inflammable sulfuré, — gaz hydrogène sulfuré.

Gaz méphitique, — gaz acide carbonique.

Gilla vitrioli, — sulfate de zinc.

Gluten de froment, — glutineux.

Gypse, — sulfate de chaux.

Hépars, — sulfures.

Hépars alcalins, — sulfures alcalins.

Huile animale de Dippel, — huile volatile pyro-zoonique.

Huile de tartre par défaillance, — potasse mélangée de carbonate de potasse en déliquescence.

Huile de vitriol, — acide sulfurique.

Huile douce du vin, — huile éthérée.

Huiles empyreumatiques, — huiles pyrogénées.

Huiles essentielles, huiles éthérées, — huiles volatiles.

Huiles grasses et siccatives, — huiles fixes.

Kali, — potasse.

Karabé, — succin.

Kermès minéral, — oxyde d'antimoine hydro-sulfuré rouge.

Laine philosophique, — oxyde de zinc sublimé.

Lait de chaux, — chaux délayée dans l'eau.

Litharge, — oxyde de plomb demi-vitreux.

Lessive des savonniers, — dissolution de soude concentrée.

Lilium de Paracelse, — alcohol de potasse.

Liqueur des cailloux, — potasse silicée en liqueur.

Lixiva, — potasse.

Magistère de bismuth, — oxyde de bismuth par l'acide nitrique.

Magistère de soufre, — soufre précipité.

Magnésie caustique, — magnésie.

Magnésie moyenne, magnésie effervescente, magnésie douce, — carbonate de magnésie.

Magnésie blanche, magnésie aérée de Bergmann, — carbonate de magnésie.

Massicot, — oxyde de plomb jaune.

Matière de la chaleur, matière du feu, — calorique.

Matière perlée de Kerkringius, — oxyde d'antimoine blanc par précipitation.

Méphite ammoniacal, — carbonate ammoniacal ou d'ammoniaque.

Méphite calcaire, — carbonate de chaux.

Mephite de magnésie, — carbonate de magnésie.

Méphite de plomb, — carbonate de plomb.

Méphite de potasse, — carbonate de potasse.

Méphite de soude, — carbonate de soude.

Méphite martial, — carbonate de fer.

Mercure doux, — muriate mercuriel doux.

Mercure précipité blanc, — muriate mercuriel par précipitation , et quelquefois muriate mercurio-ammoniacal.

Mucilage, — le muqueux.

Minium,--oxyde de plomb rouge.

Moufette atmosphérique, — gaz azotique.

Natron ou natrum, — carbonate de soude , et quelquefois soude.

Nihil album, — oxyde de zinc sublimé.

Nitre, — nitrate de potasse.

Nitre cubique,—nitrate de soude.

Nitre d'argent, — nitrate d'argent.

Nitre mercuriel , — nitrate de mercure.

Nitre prismatique, — nitrate de potasse.

Nitre fixé par lui-même ,—carbonate de potasse.

Nitre lunaire, — nitrate d'argent.

Nitre quadrangulaire, nitre rhomboïdal , — nitrate de soude.

Ocre , — oxyde de fer jaune.

Orpiment , — oxyde d'arsenic sulfuré jaune.

Phosphore de Kunckel , —phosphore.

Pierre à cautère, — potasse ou soude concrète.

Pierre calcaire , — carbonate de chaux.

Pierre infernale, — nitrate d'argent fondu.

Plâtre , — sulfate calcaire ou plâtre calciné.

Pompholix, — oxyde de zinc sublimé.

Potasse du commerce, — carbonate de potasse impure.

Poudre d'algaroth, — oxyde d'antimoine par l'acide muriatique.

Poudre du comte de Palme, poudre de Santinelli, — carbonate de magnésie.

Précipité blanc par l'acide muriatique , — muriate mercuriel par précipitation.

Précipité jaune,—oxyde de mercure jaune par l'acide sulfurique.

Précipité perse, — oxyde de mercure rouge par le feu.

Précipité rouge , — oxyde de mercure rouge par l'acide nitrique.

Principe acidifiant, — oxygène.

Principe astringent, — acide gallique et tannin.

Principe charbonneux,—carbone.

Principe inflammable , principe de la chaleur, — calorique.

Principe odorant, — arome.

Pyrite martiale, — sulfure de fer.

Réalgar, réalgal, — oxyde d'arsenic sulfuré rouge.

Régalres (sels formés avec l'eau régale,) — nitro-muriates.

Régule, — état métallique.

Régule d'antimoine, — antimoine pur.

Rouille de cuivre,—carbonate de cuivre vert.

Rouille de fer, — carbonate de fer.

Safran de mars , —oxyde de fer.

Safran de mars apéritif , — carbonate de fer.

Safran de mars astringent, — oxyde de fer brun.

Safran des métaux, — oxyde d'antimoine demi-vitreux.

Salmiac, — muriate d'ammoniaque.

Salpêtre, — nitre, nitrate de potasse.

Savon de Starkey, — savonule de potasse.

Sel acéteux ammoniacal, —acétite ammoniacal ou d'ammoniaque.

Sel acéteux martial, — acétite ou acétate de fer.

Sel acéteux minéral , — acétite ou acétate de soude.

Sel ammoniac, — muriate d'ammoniaque.

Sel ammoniac fixe, — muriate de chaux.

Sel ammoniac crayeux, — carbonate ammoniacal.

Sel ammoniacal (secret de Glauber,) — sulfate d'ammoniaque.

Sel cathartique amer, — sulfate de magnésie.

Sel commun,—muriate de soude.

Sel d'Angleterre, — carbonate ammoniacal ou d'ammoniaque.

Sel de cuisine, — muriate de soude.

Sel de Duobus, — sulfate de potasse.

Sel d'Epsom, —sulfate de magnésie.

Sel de Glauber, — sulfate de soude.

Sel de lait , —sucre de lait.

Sel de saturne, — acétite ou acétate de plomb.

Sel de Sedlitz, — sulfate de magnésie.

Sel de Seignette, — tartrite de soude.

Sel de Scheidschutz, — sulfate magnésien.

Sel d'oseille, — oxalate acidule de potasse.

Sel fébrifuge de Sylvius, — muriate de potasse.

Sel fixe de tartre, — carbonate de potasse non saturé.

Sel gemme, — muriate de soude fossile.

Sel marin, — muriate de soude.

Sel polychreste de Glaser, — sulfate de potasse.

Sel polychreste de la Rochelle, — tartrite de potasse et de soude.

Sel sédatif, — acide boracique.

Sel sulfureux de Sthal, — sulfite de potasse.

Sel vegétal, — tartrite de potasse.

Sel volatil d'Angleterre, — carbonate ammoniacal.

Sel volatil de succin, — acide succinique sublimé.

Sélénite, — sulfate de chaux.

Soude aérée, — carbonate de soude.

Soude caustique, — soude.

Soude crayeuse, soude effervescente, — carbonate de soude.

Soufre doré d'antimoine, — oxyde d'antimoine sulfuré orangé.

Spiritus Sylvestris, — gaz acide carbonique.

Sublimé corrosif, — muriate de mercure corrosif.

Sublimé doux, — muriate de mercure doux.

Suc de citron, — acide citrique.

Sucre candi, — sucre crystallisé.

Sucre de saturne, — acétite ou acétate de plomb.

Tartre, — tartrite acidule de potasse.

Tartre ammoniacal, — tartrite ammoniacal.

Tartre antimonié, — tartrite de potasse antimonié.

Tartre chalybé, — tartrite de potasse ferrugineux.

Tartre crayeux, — carbonate de potasse.

Tartre cru, — tartre.

Tartre de potasse, — tartrite de potasse.

Tartre de soude, — tartrite de potasse et de soude.

Tartre émétique, — tartrite de potasse antimonié.

Tartre martial soluble, — tartrite de potasse ferrugineux.

Tartre méphitique, — carbonate de potasse.

Tartre soluble, — tartrite de potasse.

Tartre stibié, — tartrite de potasse antimonié.

Tartre tartarisé, — tartrite de potasse.

Tartre vitriolé, — sulfate de potasse.

Teinture âcre de potasse, — alcohol de potasse.

Teinture spiritueuse, — alcohol.

Terre animale, — phosphate calcaire.

Terre calcaire, — chaux.

Terre calcaire aérée, terre calcaire effervescente, — carbonate de chaux.

Terre de l'alun, — alumine.

Terre foliée crystallisable, — acétite ou acétate de soude.

Terre foliée du tartre, — acétite ou acétate de potasse.

Terre foliée mercurielle, — acétite ou acétate de mercure.

Terre foliée minérale, — acétite ou acétate de soude.

Terre magnésienne, — carbonate de magnésie.

Terre muriate de Kirwan, — magnésie.

Terre pesante, — baryte.

Terre pesante aérée, — carbonate de baryte.

Terre siliceuse, — silice ou terre silicée.

Turbith minéral, — sulfate sursaturé de mercure.

Turbith nitreux, — nitrate sursaturé de mercure.

Vénus, — cuivre.

Verdet, verdet distillé du commerce, — acétite ou acétate de cuivre.

Vert-de-gris du commerce, — acétite de cuivre avec excès d'oxyde.

Verre d'antimoine, — oxyde d'antimoine sulfuré vitreux.

Vif-argent, — mercure.

Vinaigre de saturne, — acétite de plomb liquide.

Vinaigre distillé, — acide acéteux ou acétique étendu d'eau.

Vinaigre radical, — acide acétique ou acide acétique concentré.

Vitriol ammoniacal, — sulfate ammoniacal.

Vitriol blanc, — sulfate de zinc.

Vitriol bleu, — sulfate de cuivre.

Vitriol calcaire, — sulfate de chaux.

Vitriol d'arsenic, — sulfate d'arsenic.

Vitriol de Chypre, — sulfate de cuivre.

Vitriol de cuivre, — sulfate de cuivre.

Vitriol de fer, — sulfate de fer.

Vitriol de Goslard, — sulfate de zinc.

Vitriol de mars, — sulfate de fer.

Vitriol de mercure, — sulfate de mercure.

Vitriol de plomb, — sulfate de plomb.

Vitriol de potasse, — sulfate de potasse.

Vitriol de soude, — sulfate de soude.

Vitriol de Vénus, — sulfate de cuivre.

Vitriol de zinc, — sulfate de zinc.

SYNONYMIE
DES NOUVEAUX TERMES DE CHIMIE
LES PLUS USITÉS EN MÉDECINE.

Acétate,--combinaison de l'acide acéteux ou acétique avec les bases salifiables.

Acétate de plomb, — sel de saturne, sucre de saturne, acétate de plomb, acétite de plomb.

Acétate de potasse, — terre foliée de tartre ; acéte de potasse, acétite de potasse.

Acétite ammoniacal, — sel acéteux ammoniacal, esprit de Mindérérus.

Acétite de cuivre, — verdet distillé ; verdet, acéte de cuivre, crystaux de Vénus.

Acétite de mercure, — acétite mercuriel, terre mercurielle.

Acétite de plomb. *Voyez* Acétate de plomb.

Acétite de plomb liquide, — extrait de saturne, eau de Goulard.

Acide, — saturation complète de substances acidifiables par l'oxygène.

Acide acétique, — acide du vinaigre radical, esprit de Vénus.

Acide arsenieux, — oxyde d'arsenic, arsenic blanc, acide arsenieux.

Acide benzoïque, — acide benzoïque, acide du benjoin, sel de benjoin.

Acide benzoïque sublimé, — fleurs de benjoin, sel volatil de benjoin.

Acide boracique, — sel sédatif, acide du borax, acide boracin, sel volatil narcotique de vitriol.

Acide citrique, — acide citronien, suc de citron, acide de limon concentré.

Acide malique, — acide des pommes, acide malusien.

Acide muqueux, — acide sacchlactique.

Acide muriatique, — esprit de sel, acide marin, esprit de sel fumant.

Acide muriatique oxygéné, — acide marin déphlogistiqué, acide marin acré.

Acide nitrique, — esprit de nitre, eau forte, acide nitreux blanc, acide nitreux dégazé, acide nitreux déphlogistique.

Acide nitro-muriatique, — eau régale, acide régalin.

Acide oxalique, — acide de sucre, acide saccharin, acide oxalin, acide de l'oseille.

Acide phosphorique, — acide de l'urine, acide phosphorique.

Acide sulfurique, — acide du soufre, acide vitriolique, huile de vitriol, esprit de vitriol.

Acide tartareux, — sel essentiel de tartre, acide de tartre.

Adipocire de baleine, — blanc de baleine.

Alcohol, — esprit ardent, esprit de vin.

Alcohol de potasse, — lilium de Paracelse, teinture âcre de mars.

Alcohol nitrique, — esprit de nitre dulcifié.

Alcohol, — teinture spiritueuse.

Ammoniaque, — alcali volatil, alcali volatil caustique, alcali volatil fluor, alcali volatil de sel ammoniac, alcali urineux.

Antimoine, — stibié, régule d'antimoine.

Borate, — combinaison de l'acide boracique avec les bases salifiables.

Borate sursaturé de soude,—borax brut, tinkal, chrysocolle, borax du commerce.

Calorique, — chaleur fixée, chaleur latente, matière de la chaleur, matière du feu, principe de la chaleur, principe du feu, principe inflammable.

Carbonate, — combinaison de l'acide carbonique avec différentes bases.

Carbonate ammoniacal ou d'ammoniaque. — alcali concret, alcali volatil effervescent, craie ammoniacale, méphite ammoniacal, sel ammoniac crayeux, sel d'Angleterre, sel volatil d'Angleterre, esprit de sel ammoniac, esprit de corne-de-cerf volatil.

Carbonate de chaux, — craie, crême de chaux, méphite calcaire, pie.re calcaire, spath calcaire, terre calcaire aérée, terre calcaire effervescente.

Carbonate de fer, — rouille de fer, safran de mars apéritif, craie martiale, fer aéré, méphite martial.

Carbonate de magnésie, — craie magnésienne, magnésie aérienne de Bergmann, magnésie blanche, magnésie crayeuse, magnésie effervescente, méphite de magnésie, terre magnésienne, terre muriatique de Kirwan, poudre du comte de Palme, poudre de Santinelli.

Carbonate de plomb, — craie de plomb, méphite de plomb, plomb spathique.

Carbonate de potasse crystallisé, — sel de tartre, sel d'absinthe, sel végétal fixe.

Carbonate neutre de potasse, — alcali fixe végétal, sel de tartre, nitre fixe, alcaest de Vanhelmont, alcali fixe végétal aéré, alcali fixe végétal effervescent, méphite de potasse, nitre fixé par lui-même, sel fixe de tartre, tartre crayeux, tartre méphitique.

Carbonate de potasse liquide, — lessive de tartre, lessive des savonniers, huile de tartre par défaillance.

Carbonate de soude, — alcali fixe minéral aéré, alcali fixe minéral effervescent, alcali marin non caustique, alcali minéral effervescent, base du sel marin, craie de soude, crystaux de soude, méphite de soude, natron, natrum, soude aérée, soude crayeuse.

Carbone, — charbon pur, principe charbonneux.

Chaux, — chaux vive ou brûlée, pierre ou terre calcaire pure.

Chaux délayée dans l'eau, — lait de chaux.

Chaux dissoute dans l'eau, — eau de chaux.

Dissolution de soude, — lessive des savonniers.

Eaux imprégnées d'acide carbonique, — eaux acidules, eaux gazeuses.

Eaux sulfurées, eaux sulfureuses, — eaux hépatiques.

Etain pulvérisé, — limaille d'étain.

Ether acétique, — éther acéteux.

Ether muriatique, — éther marin.

Ether nitrique, — éther nitreux.

Ether sulfurique, — éther vitriolique.

Ether sulfurique alcoholisé, — liqueur anodine minérale d'Hoffmann.

Fécules, — fécule des plantes, amidon, amylace.

Fer pulvérisé, — limaille de fer porphyrisée.

Gaz, — fluides aériformes, fluides élastiques.

Gaz acide carbonique, — air factice, air fixe, air solide de Hales, gaz acide crayeux de Sylvestre, *spiritus Sylvestris*.

Gaz acide muriatique oxygéné, — gaz acide muriatique aéré, gaz acide marin déphlogistiqué.

Gaz acide muriatique, — air marin, gaz acide marin.

Gaz acide sulfureux, — air acide vitriolique, gaz acide vitriolique, esprit de soufre, acide sulfureux volatil, acide vitriolique déphlogistiqué.

Gaz ammoniacal, — gaz alcalin, air alcalin, gaz alcali volatil.

Gaz acide sulfurique, — gaz acide vitriolique.

Gaz azote ou nitrogène, — moufette atmosphérique, air gâté, air phlogistiqué, air vicié, gaz atmospherique.

Gaz hydrogène, — air inflammable, gaz inflammable, phlogistique de Kirwan.

Gaz hydrogène carboné, — gaz inflammable charbonné.

Gaz hydrogène phosphoré, — gaz inflammable phosphoré.

Gaz hydrogène sulfuré, — gaz

hépatique, air pesant du soufre, gaz inflammable sulfuré.

Gaz oxygène, — air déphlogistiqué, air du feu de Schéèle, air pur, air vital.

Gélatine, — gelée animale, colle.

Gluten ou glutineux, — gluten de la farine de froment, matière végétale animale.

Huile pyro-zoonique rectifiée, — huile animale de Dippel.

Huile éthérée, — huile douce du vin.

Huiles douces, — huiles grasses, huiles par expression.

Huiles fixes, — huiles grasses et siccatives.

Huiles volatiles, — essences, huiles essentielles, huiles éthérées.

Hydrogène, — inconnu des anciens.

Hydro-sulfure, — combinaison de l'hydrogène avec le soufre.

Hydro-sulfure d'ammoniaque, — inconnu des anciens chimistes.

Hydro-sulfure de potasse, — foie de soufre.

Magnésie, — magnésie caustique.

Muqueux, (le) — mucilage.

Muriate, — combinaison de l'acide muriatique avec différentes bases.

Muriate d'ammoniaque, — salmiac, sel ammoniac.

Muriate d'ammoniaque ferrugineux, — fleurs de sel ammoniac martiales.

Muriate d'antimoine, — beurre d'antimoine.

Muriate de baryte, — terre pesante salée, sel marin barotique.

Muriate de chaux, — sel marin calcaire, eau-mère du sel marin, sel ammoniac fixe.

Muriate de mercure ammoniacal, — précipité blanc.

Muriate de mercure doux, — sublimé doux, mercure doux, calomélas, aquila alba.

Muriate de mercure suroxydé, — sublimé corrosif, muriate suroxygéné de mercure, muriate de mercure corrosif.

Muriate de potasse, — sel fébrifuge de Sylvius.

Muriate suroxygéné de potasse, — inconnu anciennement.

Muriate de soude, — sel commun, sel marin, sel de cuisine.

Nitrate, — combinaison de l'acide nitrique avec différentes bases.

Nitrate d'argent fondu, — pierre infernale, crystaux de lune.

Nitrate d'argent liquide, — solution d'argent dans l'acide du nitre.

Nitrate de mercure, — nitre mercuriel, nitre de mercure.

Nitrate de mercure, sa dissolution, — eau mercurielle.

Nitrate neutre de mercure, — mercure nitreux, nitre mercuriel, nitre de mercure.

Nitrate de potasse, — nitre, salpêtre.

Nitrate de soude, — nitre cubique, nitre rhomboïdal.

Nitrate sursaturé de bismuth, — oxyde blanc de bismuth, magistère de bismuth.

Oxalate, — combinaison de l'acide oxalique avec différentes bases salifiables.

Oxalate acidule de potasse, — sel d'oseille du commerce.

Oxyde, — combinaison de différentes substances avec une première proportion d'oxygène.

Oxydes métalliques, — chaux métalliques.

Oxydes métalliques sublimés, — fleurs métalliques.

Oxyde d'antimoine, — bézoard minéral.

Oxyde d'antimoine blanc sublimé, — neige d'antimoine, fleurs d'antimoine, fleurs argentines de régule d'antimoine.

Oxyde d'antimoine blanc par le nitre, — antimoine diaphorétique, céruse d'antimoine, matière perlée de Kerkringius.

Oxyde d'antimoine hydro-sulfuré brun, — kermès minéral.

Oxyde d'antimoine par les acides muriatique et nitrique; — bézoard minéral.

Oxyde d'antimoine hydro-sulfuré orangé, — soufre doré d'antimoine.

Oxyde d'antimoine par l'acide muriatique, — poudre d'algaroth.

Oxyde d'antimoine sulfuré, — lie d'antimoine.

Oxyde d'antimoine sulfuré demi-vitreux , — safran des métaux, *crocus metallorum.*

Oxyde d'antimoine vitreux , — verre d'antimoine.

Oxyde d'arsenic blanc, — arsenic blanc, chaux d'arsenic.

Oxyde d'arsenic sublimé, — fleurs d'arsenic.

Oxyde d'arsenic sulfuré jaune, —orpiment.

Oxyde d'arsenic sulfuré rouge,—arsenic rouge, réalgar ou réalgal.

Oxyde de bismuth blanc par l'acide nitrique — magistère de bismuth , blanc de fard.

Oxyde de cuivre vert, — vert-de-gris , rouille de cuivre.

Oxyde de fer. — safran de mars.

Oxyde de fer jaune, — ocre.

Oxyde de fer noir , — éthiops martial.

Oxyde de fer rouge ou brun, — terre douce de vitriol, safran de mars astringent, colcothar.

Oxyde d'hydrogène , — eau.

Oxyde de mercure gommeux, — mercure gommeux.

Oxyde de mercure jaune par l'acide nitrique, — précipité jaune, turbith minéral.

Oxyde de mercure noir,—éthiops per se, mercure éteint, mercure soluble.

Oxyde de mercure rouge, —précipité rouge.

Oxyde de mercure rouge par l'acide nitrique, — arcane corallin.

Oxyde de mercure rouge par le feu, — précipité *per se.*

Oxyde de mercure sucré, — inconnu des anciens.

Oxyde de mercure sulfuré noir, — éthiops minéral.

Oxyde de mercure sulfuré rouge, — cinabre.

Oxyde de plomb, — chaux de plomb.

Oxyde de plomb blanc par l'acide acéteux,— blanc de plomb, céruse.

Oxyde de plomb jaune,—massicot.

Oxyde de plomb blanc demi-vitreux, — litharge.

Oxyde de plomb acéteux, — céruse, blanc de plomb.

Oxyde de plomb rouge, — minium.

Oxyde de zinc blanc, — fleurs de zinc, laine philosophique, coton philosophique, pompholix.

Oxygène, — empirée, principe acidifiant , principe soluble de Ludbock, base de l'air pur, base de l'air vital.

Phosphate, — combinaison de l'acide phosphorique avec différentes bases salifiables.

Phosphate de chaux antimonié, — poudre antimoniale, poudre de James.

Phosphate de chaux, — terre des os, terre animale.

Phosphate de soude et d'ammoniaque, — sel natif de l'urine, sel fusible de l'urine.

Phosphate sursaturé de soude, — sel admirable perlé.

Phosphore , — phosphore de Kunckel.

Potasse, — alcali fixe végétal, kali.

Potasse fondue, —pierre à cautère.

Potasse silicée en liqueur, — liqueur des cailloux.

Savon, — combinaison des huiles grasses ou fines, avec différentes bases.

Savon acide, — combinaison des huiles grasses ou fines, avec différens acides.

Savon métallique,—combinaison des huiles grasses ou fines, avec les substances métalliques.

Savon de soude , — combinaison d'une huile grasse avec l'alcali fixe minéral.

Savon de potasse, — savon composé d'huile grasse , et d'alcali fixe végétal.

Savonule , — combinaison des huiles volatiles ou essentielles, avec différentes bases.

Savonule acide , — combinaison des huiles essentielles ou volatiles avec différens acides.

Savonule métallique , — combinaison d'huile volatile avec les oxydes métalliques.

Savonule de potasse, — savon de Starkei, ou combinaison d'huile volatile avec la potasse.

Savonule de soude, — combinaison d'huile volatile avec la soude.

Soude, — alcali marin, alcali marin caustique, alcali minéral, alcali minéral caustique, base du sel marin, soude caustique, natrum.

Soufre purifié. *Voyez* Fleurs de soufre.

Soufre sublimé, — fleurs de soufre.

Succin, — karabé, ambre jaune.

Sucre crystallisé, — sucre candi.

Sucre de lait, — sel de lait.

Sulfate, — combinaison de l'acide sulfurique avec différentes bases.

Sulfate acidule d'alumine triple, — alun.

Sulfate acidule d'alumine triple calciné, — alun brûlé ou calciné.

Sulfate d'ammoniaque, — sel ammoniacal vitriolique, sel ammoniacal, sel secret de Glauber, vitriol ammoniacal.

Sulfate de chaux, — vitriol de chaux, sélénite, gypse.

Sulfate de cuivre, — vitriol de Chypre, vitriol bleu, vitriol de cuivre et de Vénus, couperose bleue.

Sulfate de cuivre ammoniacé, — cuivre ammoniacé.

Sulfate de fer vert, — vitriol vert, couperose verte, vitriol martial, vitriol de fer.

Sulfate de magnésie, — sel de Sedlitz, sel cathartique amer, sel d'Epsom, sel de canal, sel de Seidschutz.

Sulfate de potasse, — tartre vitriolé, sel de Duobus, vitriol de potasse, *arcanum duplicatum*, sel polychreste de Glaser.

Sulfate de soude, — sel de Glauber, vitriol de soude.

Sulfate de zinc, — vitriol blanc, couperose blanche, vitriol de zinc, vitriol de Goslard.

Sulfite, — combinaison de l'acide sulfureux, avec différentes bases salifiables.

Sulfite de potasse, — sel sulfureux de Sthal.

Sulfures, — hépars.

Sulfures alcalins, — hépars alcalins.

Sulfure ammoniacal, — foie de soufre alcalin volatil.

Sulfure alcalin antimonié, — foie de soufre antimonié.

Sulfure d'antimoine, — antimoine cru.

Sulfure calcaire ou de chaux, — foie de soufre calcaire.

Sulfure d'antimoine avec le mercure, — éthiops antimonial.

Sulfure d'huile fixe, d'huile volatile, — baume de soufre.

Sulfure de mercure noir, — éthiops minéral.

Sulfure de mercure rouge, — cinabre.

Sulfure métallique, — combinaison du soufre avec les métaux.

Sulfure de soude, — foie de soufre à base d'alcali minéral.

Sulfure hydro-sulfuré, — inconnu des anciens chimistes.

Sulfure de magnésie, — foie de soufre magnésien.

Sulfure de potasse antimonié, — foie de soufre antimonié.

Sulfures, — hépars, foie de soufre.

Tartre, — tartre cru.

Tartrite, — combinaison de l'acide tartareux avec différentes bases.

Tartrite, acidule d'ammoniaque, — tartre ammoniacal, sel ammoniacal tartareux.

Tartrite acidule de potasse, — crême de tartre, crystaux de tartre, tartre.

Tartrite de mercure, — inconnu des anciens.

Tartrite de potasse et de fer, — tartre martial soluble, tartre chalybé.

Tartrite de potasse, — sel végétal, tartre soluble, tartre tartarisé, tartre de potasse.

Tartrite de potasse antimonié, — tartre stibié, tartre émétique, tartre antimonié émétique.

Tartrite de potasse et de soude, — sel de Seignette, sel polychreste de la Rochelle, tartre de soude.

Vinaigre distillé, — acide acétique étendu d'eau.

Vinaigre radical, — acide acétique concentré.

Zinc, — régule de zinc.

SYNONYMIE

DES TERMES DE BOTANIQUE

LES PLUS USITÉS EN MÉDECINE.

ABSINTHE, *artemisia absinthium* L. Floscul. T. Desf. Corymbif. J.V. Syngén. polygam. superfl. L. T. Lieux secs ; été. — herbe et fleurs.

Adragant, — espèce d'amylacé qui s'écoule spontanément du tronc et des gros rameaux de l'*astragalus tragacantha* L.

Agaric de chêne, amadou, *boletus igniarius* L. Cryptog. champignons, Europe. sur le bouleau, le chêne, etc. Parenchyme non ligneux.

Agaric purgatif, *boletus laricis* L. Cryptog. champignons; Alep; pulpe sous-corticale, son extrait, ses trochisques.

Ammoniacum, ou gomme ammoniaque, — gomme - résine fétide obtenue, par incision, d'une plante ombellifère, encore inconnue.

Ail, *allium sativum* L.; F. ♃. — plante entière.

Alléluia, oxalide. pain à coucou, herbe du bœuf, trèfle aigre, *oxalis acetosella* L. Décandr. décagyn. ; Europe ; herbe. — sel d'oseille, ou acide oxalique.

Aloès soccotrin, — extracto-résine qui provient, par incision, de la partie inférieure des feuilles de l'*aloès perfoliata* et de l'*aloès spicata* L.

Amandes, *amygdalus communis* L. Rosacées. J.V. Ginandr. monog. L.; F. ☉. — semences.

Angélique cultivée, *angelica archangelica* L. Pentandr. digyn. Alpes, Pyrénées. — racines, herbes, semences.

Angélique officinale, *angelica archangelica* L. Ombellif. J. V. Pentandr. digyn. L.; F. ♂. — racine, herbe, semences.

Angusture, *magnolia plumieri* ? île Angusture, aux Indes orientales. ♄. — écorce.

Anis, *pimpinella anisum* L. Om-bellif. J. V. Pentandr. digyn. L.; E. ☉. — semences.

Arbousier, busserole, raisin d'ours, *arbutus*, *uva ursi* L. Décandr. monogyn.; F. Canada, Suède. — feuilles.

Armoise, *artemisia vulgaris* L. T. ♄. — Lieux secs; été. — herbe, feuilles et fleurs.

Arnica, *arnica montana* L. Radiées, T. Desf. Corymbif. J. V. Syngén. polyg. superfl. L.; F. ♄. — fleurons et demi-fleurons.

Asperge cultivée, *asparagus officinalis* L. Hexandr. monogyn. Europe mérid. — racine, tige tendre, semences.

Aunée officinale, *inula helenium* L. Radiées, T. Desf. Corymb. J.V. Syngén. polygam. superfl. L.; F. ♃. — racine.

Assa fœtida, — gomme-résine fétide obtenue, par incision, de la tige et du collet de la racine de *ferula assa fœtida* L.

Avoine, *avena sativa* L. Graminées, J. V. Triandr. digyn. L.; F. ☉. — semences.

Badiane, anis étoilé, *illicium anisatum* L. Magnoliers, J. Tulip. V. Polyandr. polygam. L.; Chine, Japon, etc. ♄. — péricarpe.

Balaustes, fleurs de grenadier. *Voyez* ce mot.

Barbe de bouc, *tragopogon pratense* L. Syngén. polygam. égale ; Europe ; — racine.

Bardane, *arctium lappa* L. Flosculeuses, T. Desf. Cynérocéphales, J. V. Syng. polyg. égale ; F. ♂. — racine.

Basilic, *ocymum basilicum* L. Labiées, J. V. Didyn. gymnosp. L. F. ☉. cultivées; herbe. — feuilles, fleurs.

Baume du Pérou ; provient du *Myroxilon perniferum* L.

Baume de Tolu; provient du *Toluifera balsamum* L.

Benjoin, baume obtenu du *laurus benzoin* L. et du *Styrax benzoin*. Dryandr.

Bdellium, — gomme-résine dont on ne connoît pas l'origine.

Bec de grue musqué, *geranium moscatum* L. Monadel. décandr. Europe méridion. — herbe entiere, mais inusitée.

Belladone, *atropa belladona* L. Solanées, J. V. Pentandr. monogyn. L.; F. ♄. garennes; été. — herbe, feuilles.

Benoite commune, *geum urbanum* L. Rosacées, J. V. Icosandr. polygyn. L.; F. ♄. — herbe, racine.

Benoite, herbe de Benoît, *geum urbanum* Lin. Icosandr. polygyn.; Europe; lieux ombreux. — racine, herbe

Bétoine, *betonica officinalis* L. Didyn. gymnosp. Europe mérid. — herbe, fleurs.

Bistorte, *polygonum bistorta* L. Polygon. J. V. Octandr. trigyn. L. F. ♄. — racine.

Bois de Rhodes, de roses, de Chypre, *genista Canariensis* L. Diadelph. décandr.; Antilles, Canaries.

Bois saint. *Voyez* Gayac.

Bois néphrétique, *guilandina moringa* L. Décandr. monogyn.; Indes orient.; bois, noix, huile de Béhen.

Bouillon blanc, *verbascum thapsus* L. Solanées, J. V. Pentandr. monogyn. Lin. F. ♂. — fleurs muqueuses.

Bugrane, arrête-bœuf, *ononis, spinosa* L. Diadelph. décandr.; Europe méridionale — racine, herbe.

Cabaret, *asarum Europæum* L. Aristoloches, J. Asaroïdes, V. Dodécandr. monogyn. L.; F. ♄. — racines, feuilles, extrait.

Cacao, *theobroma cacao* L. Polyadelph. Amérique mérid. — fruit, huile fixe concrète, beurre.

Cachou, terre de Cachou ou du Japon; tannino-extractif obtenu par la coction du bois de plusieurs plantes, telles que le *mimosa catechu* L. et l'*areca catechu* L.

Café, *coffea arabica* L. Pentandr. monogyn. Arabie. — semences.

Cajeput, *melaleuca leucodendra*

L. Polyadelph. polyandr.; Inde. — huile volatile.

Calament de montagne, *melissa calamintha* L. Didyn. gymnosper. Plante entière. *Voyez* Mélisse.

Calamus aromatique, *acorus calamus* L. Aroïdes, J. V. Hexandr. monogyn. L.; F. ♄. — racine.

Caméléon blanc, *acarlina acalatis* L. Syngén. polyg. égale; Pyrénées, montagnes de la Suisse, Italie; ♄. — racine.

Camomille, *matricaria chamomilla* L. Syng. polyp. superfl. F. ♄. — été; herbe, feuilles, fleurs.

Camomille romaine, *antemis nobilis* L. Radiées, T. Desf. Corymbif. J. V. Syngénés. polyg. superfl. L.; F. ♄. — pâturages; été. — herbe, feuilles, fleurs.

Cannelle, *laurus cinnamomum* L. Lauriers, J. Laurinées, V. Ennéandrie monogyn. L.; Ceylan, Martin. ♃. — écorce.

Cardinale bleue, *lobelia syphilitica* L. Syngén. monogam. Virginie. — racine.

Cardamine, cresson élégant, *cardamine pratensis* L. Crucifères, J. V. Tétradyn. siliq. L.; F. ♄. — prés, printemps; herbe et feuilles.

Carvi, *carum carvi* L. Ombellif. J. V. Pentandr. dygyn. L. E. ☉. — semence.

Cascarille, *croton cascarilla* L. ou *clutia elutheria* L. Euphorb. J. Tithymaloïdes, V. Monoéc. monadelph. ou dioéc. gynandr. L. Amér. Pérou. ♄. — écorce.

Casse-pierre, pariétaire, *parietaria officinalis* L. Polygam. monoéc.; Eur. mér. — herbe.

Casse, *cassia fistula* L. Légum. J. V. Décandr. monogyn. L. Indes or. et occ. ♄. — péricarpe, gousse.

Catapuce, *euphorbia lathyris* L. Dodécandr. dodécagyn.; F. — semences.

Cerfeuil cultivé, *scandix cerefolium* L. Pentandr. dygyn.; Eur. — l'herbe entière, son suc épaissi.

Cerise-poison. *Voy.* Belladone.

Cévadille, *veratrum sabadilla* Retz? Mexique. ♄. — capsules, graines.

Chamœpitys, *teucrium chamœpitys* L. Labiées, J. V. Didyn. gymnosp. L.; F. ☉. Lieux cultivés; été. — herbe, feuilles, fleurs.

Chamédrys ou petit chêne, *teucrium chamædris* L. Labiées, J. V. Didyn. gymnosper. L.; F. ♂. Lieux arides; été. — herbe, feuilles, fleurs.

Chardon bénit, *centaurea benedicta* L. Floscul. T. Desf. Cynarocéphal. J. V. Syng. polyg. frust. L.; F. M. ☉. — herbe et feuilles.

Chicorée sauvage, *cichorium intybus* L. Demi-floscul. T. Def. Chicoracées, J. V. Syngénés. polyg. egale, L.; F. ♄. — racine. feuilles.

Chiendent, *triticum repens* L. Graminées, J. V. Triandr. digyn. L.; F. ♃. — racine.

Ciguë des jardins, *conium maculatum* L. Ombellif. J. V. l'entendr. digyn. L.; F. ♂. —herbe et feuilles.

Cina, barbotine, sementine, *artemisia santonicum* L.? *Artemisia contra* L.? — semences.

Citron, *citrus medica* L. Orangers, J. Hespéridées, V. Polyadelph. icosandr. L.; Italie, F. m. ♃. — baie, écorce.

Citronnelle, petite absinthe, *artemisia pontica* L. Syngén. polygm. superf.; Europ. — herbe.

Cochléaria, — *cochlearia officinalis* L. Crucifères, J. V. silicul.; F. ☉. — cultivé; herbe, fleurs.

Colchique automnal, *colchicum automnale* L. Hexandr. trigyn. Europe mérid. — racine ou bulbe récent.

Coing, *pyrus cydonia* L. Rosacées. J. V. Icosandr. pentagyn. L.; F. ♄. —baie pommacée, semences.

Colombo. *calumba*, *columbo*. Cryptogam. —racine.

Coloquinte, *cucumis colocynthis* L. Cucurbitacées, J. V. Monoéc. syngénés. L.; Barbarie. ☉. — baie

Consoude officinale, grande consoude, *symphitum officinale* L. Borraginées, J. V. Pentandr. monogyn. J.; F. — racine, herbe, fleurs.

Conyza, *inula dysenterica* L. Syngen polyg superf.; Europe.—toute la plante.

Coquelicot, *papaver rhœas* L. Papavéracées, J. V. Polyandr. monogyn. L.; F. ☉. — pétales.

Coques du Levant, *menispermum cocculus* L. Dioéc. dodécandr.; Malabar. — fruit. baie ou coque.

Coqueret, coquerelle, alkékenge,

physalis alkekengi L. Pentandrie monogyn.; Europ. mérid. —herbe, baies. semences.

Coriandre, *coriandrum sativum* L. Ombellif. J. V. Pentandr. dig. L.; E. ☉. — semence.

Cresson alénois, *lepidium sativum* L. Crucifères, J. V. Tétrad. siliq. L.; F. ☉. Cultivé; été. — herbe. feuilles.

Cresson de fontaine, *sisymbrium nasturtium* L. Crucifères, J. V. Tétradyn. siliq. L. F. ♄. Cultivé. — herbe, feuilles.

Cumin, *cuminum cyminum* L. Ombellif. J. V. Pentandr. digyn. L.; E. ☉. — semence.

Datte, *phœnix dactilifera* L. Palmiers, J. V. L.; Afr. ♃. — péricarpe.

Dent-de-lion. *Voyez* Pissenlit.

Dictame de Crète, *origanum dictamnus* L. Didyn. gymnosp.; Crète, Mont Ida. — feuilles, épi.

Digitale pourprée, *digitalis purpurea* L. Scrophulaires, J. Personnées, V. Didyn. angiosp. L.; F. ♂. — herbe, feuilles.

Domte-venin, *asclepias vincetoxicum* L. Pentandrie digyn.; Europe. —racine, feuilles, plante entière.

Douce-amère, *solanum dulcamara* L. Didynam. angiosp.; F. ♄. — herbe, tige, feuilles.

Ecorce de Winter, *Winterania canella* L. Dodécandr. monogyn.; Indes occid. —écorce moyenne.

Epine-vinette, *berberis vulgaris* L. Hexandr. monogyn.; Europe. — baies, écorce de la racine, semences.

Euphorbe,—extracto-résine obtenue, par incision, de l'*euphorbia officinarum* L. et de l'*euphorbia antiquorum* L.

Ecorce du Pérou. *V.* Quinquina.

Endormie, pomme épineuse, *datura stramonium* L. Pentandr. mon. Amér. Europe mérid. — toute la plante.

Fenouil, *anethum fœniculum* L. Ombellif. J. V. Pentandr. digyn. L.; F. m. ♄. — semence.

Fenugrec. *trigonella fœnum grœcum* L. Diadelph. pentandr.; F. — semences.

Fiel de terre. *fumaria officinalis*

L. Diadelph. hexandr. *Voy.* Fumeterre.

Figuier , *ficus carica* L. Orties,
J. Urticées, V. Polygam. trioéc. L.;
F. m. ♃. — péricarpe.

Framboise, *vaccinium vitis idœa*
L. Ortandr. monogyn. ; Eur. mér.
— fruits.

Fougère mâle , *polypodium filix
mas* L. Fougères, J. V. L.; F. ♄.
— racine.

Fraisier ordinaire *fragaria vesca*
L. Icosandr. polygyn. ; Europe. —
racines, feuilles , baies.

Framboisier ordinaire , *rubus i-
dœus* L. Icosandr. polygyn. ; Eur.
— fruits.

Fumeterre, *fumaria officinalis* L.
Pavots, J. Papavéracées, V. Diadelph. hexandr. L. ; F. ⊙. — herbe
et feuilles.

Garde-robe, *santolina chamæ-
cyparissus* L. Syngénés. polygam.
égale ; F. m. — herbe.

Garou, *daphne mezereum* L.
Thymelées, J. Daphnoïdes, V. Octandr. monogyn. L. ; F. ♃. —
écorce.

Gayac, *guajacum officinale* L. ;
îles de l'Am. sept. ♃. — écorce et
bois.

Gentiane jaune, *gentiana lutea*
L. Gentianes, J. Gentianées, V.
Pentandr. digyn. L. ; Alpes, F. ♄.
— racine.

Gérofle ou Girofle (clou de) *caryophyllus aromaticus* L. Polyandr.
monogyn. ; Moluques. — fruits.

Gingembre, *amomum zingiber*
L. monandr. monogyn. ; les deux
Indes ; — racine.

Genièvre, *juniperus communis*
L. Conifer. J. V. Dioéc. monadelph.
L.; F. ♃. — baie.

Gland, *quercus robur* L. Amenta-
cées, J. V. Monoéc. polyand. L. ;
F. ♃. péricarpe.

Gomme adragant , *astragalus tragacantha* L. Diadelph. décandr.
F. m.

Galbanum , — gomme-résine fétide obtenue , par incision, de la racine de *bubon galbanum* ...

Gomme arabique , — muqueux
qui s'écoule spontanément du *mimosa nilotica* L.

Gomme Sénégal , — espèce de
muqueux qui s'écoule du tronc du
mimosa Sénégal L.

Guimauve officinale , *althæa officinalis* L. Malvacées, J. V. Monadelph. polyandr. L. ; F. — racine , herbe, fleurs.

Gutte (gomme), extracto-résine
provenant , par incision , du *gam-
bogia gutta* L. et du *guttœfera vera*
König.

Glouteron , *arctium lappa* Lin.
Syngen. polyp. égale ; Eur. Virg.
Canada. — racine, herbe, semen-
ces.

Graines de paradis, manguette ,
amomum granum paradisi L. Monandr. monogyn. ; Madagascar,
Ceylan, Guinée. — semences.

Grande valériane , — *valeriana ,
phu* L.; F.; ♄. — racine.

Gratiole officinale, *gratiola officinalis* L. Scrophulaires , J. Personnées, V. Décandr. monogyn. L. ;
F. ♄. — prés humides ; printemps,
herbe, feuilles.

Grenadier, *punica granatum* L.
Myrtes, J. Myrtoïdes, V. Icosand.
monogyn. L. ♃. Cultiv. — fleurs ;
balanites, baie.

Groseillier rouge commun, *ribes
rubrum* L. Pentandr. monogyn.;
Eur. — fruits.

Hellébore blanc, *veratrum album* L. Joncs, J. Joncacées, V.
Polygam. monoéc. L.; F. ♄. —
racine.

Hellébore noir , *helleborus niger*
L. Renonculacées, J. V. Polyandr.
polygyn. L.; F. ♄. — racine.

Helminthocorton, mousse de Corse, *fucus helminthocorton*, Latourr.
Algues, J. V. L.; rochers de l'île
de Corse , etc. — herbe , feuilles.

Hennebanne. *Voy.* Jusquiame.

Herbe aux teigneux , *tussilago
petasites* L. Syngén. polygam. superf. ; Europe. — racine , herbe,
fleurs.

Herbe à éternuer, *achillea ptar-
mica* L. Syngén. polyg. superf. —
racine.

Herbe de St-Roch. *Voy.* Conyza.

Herbe à la poudre de Chypre ,
graine de musc, *hibiscus abelmos-
chus* L. Monadelph. polyandr. —
semences; — peu usitées.

Herbe à pauvre homme, *gratiola
officinalis* L. Diandr. monogyn.;
Eur. mér. Lieux humides. — toute
la plante.

Herbe aux écus , nommulaire,

nummularia L. Pentandr. monog. ; Eur. mér. — herbe entière.

Herbe aux gueux, viorne, vigne blanche, *clematis vitalba* L. Polyandr. polygyn.

Herbe aux poux, herbe à la pituite. *Voy.* Staphysaigre.

Herbe aux puces, psyllion, *plantago psyllium* L. Tétrandr. monog. Eur. mérid. Lieux sablonneux. — semences, mucilage.

Herbe au vent, pulsatille, coquelourde, *anemone pulsatilla* L. Polyandr. polygyn. ; Eur. Lieux arides, élevés. — herbe, suc épaissi, extrait.

Herbe aux hémorroïdes, *ranunculus ficaria* L. Polyandr. polygyn.

Herbe aux cueillers. *Voy.* Cochléaria.

Herbe à Robert, *geranium Robertianum* L. Monadelph. decandr. — inusitée.

Hermodates, *iris tuberosa* L. Triand. monogyn. ; Arabie, Syrie. — racine.

Huile d'amande, huile grasse obtenue, par expression, des semences de *l'amygdalus communis* L.

Huile d'anis, huile volatile fournie par le *pimpinella misum* L.

Huile de cannelle, huile volatile fournie par le *laurus cinnamomum* L.

Huile de gérofle, huile volatile fournie par le *caryophyllus aromaticus* L.

Huile de lavande, huile volatile fournie par le *lavendula spica* L.

Huile d'olive, huile grasse obtenue du brou de l'olive, fruit de *l'olea Europea* L.

Huile de ricin ou de *palma christi*, huile siccative obtenue par expression des semences du *ricinus communis* L.

Hyssope, *hyssopus officinalis* L. Labiées, J. V. Didyn. gymnosp. F. ♃. Montagnes ; printemps. — herbe ; feuilles, fleurs.

Impératoire, *imperatorium ostruthium* L. Ombellif. J. V. Pentand. digyn. L. ; F. ♃. — racine.

Ipécacuanha, *psycotria emetica*, mutis ; *calicocea ipecacuanha* Gomez et Brotaro. Rubiacées, J. V. Pentandr. monogyn. L. — racine.

Jalap, *convolvulus jalapa* L. Li-serons, J. Convolvulacées, V. Pentandr. monogyn. L. ; Mexique. ♃. — racine.

Jujube, *rhamnus zizyphus* L. Nerpruns, J. Rhamnoïdes, V. Pentandr. monogyn. L. ; Chine. ♃. — péricarpe.

Jusquiame noire, *hyosciamus niger* L. Didynam. angiosp. F. ♂. — herbe, feuilles.

Kino (gomme, vraie gomme du Sénégal, gomme - résine de Gambia). On ignore de quel arbre on la retire, et comment on l'obtient.

Langue de chien, cynoglosse, *cynoglossum officinale* L. Pentandr. monogyn. ; Eur. — racine, herbe.

Lauréole, *daphne laureola* L. — écorce.

Lavande, *lavandula spica* L. Labiées, J. V. Didyn. gymnosp. L. ; F. ♃. Cultiv. — herbe, feuilles, fleurs.

Lichen d'Islande, *lichen islandicus* L. Algues, J. V. L. ; îles all. — herbe et feuilles.

Lierre terrestre, *glecoma hedera terrestris* L. L. Labiées, J. V. Didyn. gymnosp. L. ; F. ♄. Haies; printemps. — herbe et feuilles.

Limon, *citrus medica limon* L. Polyadel. icosandr. — baie.

Lin, *linum usitatissimum* L. caryophyllées, J. V. Pentandr. monogyn. L. ; F. — semence.

Livèche, *ligusticum levisticum* L. Ombellif. J. V. Pentandr. dig. L. ; F. ♄. — racine, herbe, semences.

Lycopode, pied de-loup, *lycopodium clavatum* Lin. Cryptogamie, mousses ; Eur. ; bois montagneux. — herbe, poussière.

Macis, *myristica* L. Polyandr. monogyn. ; Moluques, — arille du drupe.

Manne, extracto - sucré obtenu par incision, ou coulant spontanément du tronc du *fraxinus ornus* L. du *fraxinus ortundifolia* Lin. et quelquefois du *pinus larix* L.

Maroute, *anthemis cotula* Lin. Syngén. polyg. superf. ; Eur. — herbe, fleurs.

Marrube, *marrubium vulgare* L. Labiées, J. V. Didyn. gymnosp. L. ; F. ♄. Haies: été. — feuilles et fleurs.

Matricaire, *matricarium parthenium* L. Syngén. polyg. superf. ;

F. Lieux pierreux; été. — herbe, feuilles, fleurs.

Mauve à feuilles rondes, *malva rotundifolia* L. Malvacées, J. V. Monadelph. polyandr. L.; haies, chemins; été. — herbes et feuilles.

Mauve sauvage, *malva sylvestris* L.; F. ♃. — herbe et feuilles.

Méchoacan, *convolvulus mechoacanna* L. Pentandr. monogyn.; Am. mérid. — racine.

Mélisse, citronnelle, *melissa officinalis* L. Labiées, J. V. Didyn. gymnosp. Lin.; F. ♃. chemins, printemps, été. — herbe, feuilles, fleurs.

Menthe-coq, grand baume, coq des jardins, *tanacetum balsamita* L. Polyg. superfl. F. M. — herbe.

Menthe crépue, *mentha crispa* L. Labiées, J. V. Didyn. gymnosper. F. — herbe, feuilles, fleurs.

Menthe poivrée, *mentha piperita* L. Labiées, J.V. Didyn. gymnosper. L.; F. ♃. cultiv. —herbe, feuilles, fleurs.

Mézéréon, bois gentil, trontanel, thymelée. *Voyez* Garou.

Miel, — extracto-sucré, produit d'une élaboration que l'abeille (*apis melliflua* L.) fait subir au sucre des fleurs.

Millefeuille, *achillea millefolium* L. Radiées, T. Desf. Corymbif. J.V. Syngénés. polyg. superfl. L.; F. ♃. lieux secs; été. — herbe, feuilles, fleurs.

Mille-pertuis, *hypericum perforatum* L. Polyadelph. polyandr.; Europe; sommités.— semences.

Molène. *Voy.* Bouillon blanc.

Morelle noire, *solanum nigrum* L. Solanées, J.V. Pentandr. Monog. L.; F. ☉. — herbe, feuilles.

Mors du diable, remords, scabieuse des bois, *scabiosa succisa* L. Tétrandr. monog.; Europe, prairies humides. — racine, herbe.

Mort-Chien. *Voyez* Colchique.

Morelle noire, *solanum nigrum* L. Solanées, J.V. Pentandr. monogyn. L.; F. ☉. —herbe, feuilles.

Mousse de Corse, — mélange d'un grand nombre de fucus, de céranium, de dulva, de coralline. Decandolle.

Moutarde, *sinapis nigra et alba* L. Crucifères, J.V. Tétradyn. siliq. L.; F. ☉. — semence,

Muscade, *myristica aromatica* L.; amande.

Myrobolans, ou mirobolans, *phillanthus emblica* L. Monoéc. triandr. — fruits.

Myrrhe, — extracto-résine tirée, par incision, d'une plante qu'on soupçonne être le *cassa gumminifera* de Bruce.

Napel, *aconitum napellus* L. Polyandr. trigyn. Europe, sommets humides des montagnes. — herbe, extrait.

Napha, *citrus aurantium* L. Polyadelph. icosandr. F. m Perse, Médie. — écorce, parenchyme, fleurs, semences, huile volatile.

Nasitor. *Voyez* Cresson alénois.

Navet du diable, navet galant, Bryone, *Bryonia alba* L. Monoéc. syngénés.; Europe — racine, suc épaissi.

Nèfle, *mespilus germanica* L. Rosacées, J.V. Icosandr. pentagyn. L.; F. ♄. — soie ombiliquée.

Nerprun, *rhamnus c tharticus* L. Nerpruns, J. Rhamnoïdes. V Pent. monogyn. L.; F. ♄. — baie.

Nénuphar blanc, jaune, *nymphæa alba, lutea* L. Polyandr. monogyn. Europe; — étangs, racines, fleurs, syrop de nénuphar.

Noix, *juglans regia* L. térébenthacées, J.V. Monoéc. polyandr. L.; F. ♄. — péricarpe.

Noix vomique, *strychnos nux vomica* L. Pentandr. monogyn.; Indes orient. — fruit.

Oignon, *allium cepa* L.; F. ♂. — racine.

Opium, — produit organique surcomposé obtenu, par expression ou par incision, des capsules du *papaver somniferum* L.

Opopanax, — gomme-résine fétide obtenue, par incision, de l'extrémité inférieure de la tige et du collet de la racine du *pastinaca opopanax* L.

Oranger, *citrus aurantium* L. Orangers, J. Hespéridées, V. Polyandr. icosandr. L; Italie, F.M. ♄, — feuilles, fleurs, baie, écorce.

Oreille-d'homme. *Voy.* Cabaret.

Orchis, *orchis morio* L. *Orchis mascula* L. *Orchis latifolia* L. *Orchis maculata* L. *Orchis bifolia* L. *Orchis pyramidalis* L. Orchidées, J.V.

Gynandr. diandr. L. ; F. — racine ou bulbe.

Oreille-de-rat , *hieracium pilosella* L. Syngénés. polyg. égale ; F. — point usitée.

Oreille d'ours, primevère , *primula veris* L. Pentandr. monogyn.; herbe , fleurs.

Orge, *hordeum vulgare* L. *Hordeum dystichon* L. *Hordeum hexastichon* L. Graminées, J. V. Triandr. trigyn. L. ; F. ☉. — semences entières, mondées, perlées.

Origan commun, *origanum vulgare* L. Labiées, J. V. Didyn. gymnosper. L. F. ♃. bois ; été, plante, feuilles, fleurs.

Origan marjolaine, *origanum marjorana* L. ; F. ♄. — cultivé, herbe, feuilles, fleurs.

Orobe des herboristes , *ervum. — ervilia* L. Diadelph. décandr.; graine.

Orpin, reprise ou joubarde des vignes,*sedum telephium* L. Decand. pentagyn.; Europe, racine , feuilles fraîches.

Orseille, *lichen roccella* L. Cryptogam. Champignons ; Canaries , hauts rochers maritimes ; plante entière pour colorer le vin et teindre la soie en gorge de pigeon.

Ortie blanche , *lamium album* L. Labiées. J. V. Didynam. gymnosp. L. ; F. ☉. — fleurs.

Pareira brava , vigne sauvage, *cissampelos pareira* L. Dioéc. Monadelph.; Brésil , — racine.

Pas-d'âne , *tussilago farfara* L. Syngénés. polyg. superfl. Europe , — racine, herbe , fleurs, suc des feuilles.

Patience, *rumex acutus* L. Polyg. J. V. Hexandr. trigyn. L. ; F. ♃. — racine.

Pavot des jardins , ou somnifère. *Voyez* Opium.

Pavot rouge. *Voyez* Coquelicot.

Pêcher , *amygdalus persica* L. Rosacées, J. V. Icosandr. monogyn. L. ♄. cultivé. — fleurs.

Persil, *apicum petro selinuus* L. Pentandr. digyn. Europe. — herbe, racine.

Petit chêne, germandrée , *teucrium chamœdrys*. Didyn. gymnosp. urope australe. — feuilles.

Petite Centaurée , *gentiana centaurium* L. Gentionées, J. V. l'en-

tandr. monogyn. L. ; F. ☉. —herbe et feuilles.

Petite herbe aux chats, *teucrium marum* L. Didyn. gymnosper. ; Espagne. — feuilles.

Petite valériane, *valeriana officinalis* L. Dipsacées, J. V. Triandr. monogyn. L. ; F. ♃. — racine.

Pied-de-chat , *gnaphalium dioicum* L. Syngén. polyg. superfl.

Pid-de-veau *arum manclatum* L. Gynand. polyand. Eur. — racine.

Pignon,*pinus pinea* L. Conifères, J. V. Monoéc. monadelph. L. ; F. ♄ — semence.

Pignon de Barbarie , — grand haricot du Pérou, *jatropa curcas* L. Monoéc. monadelph — semences.

Pignons d'Inde , petit ricin, bois des Moluques, grains de Tilli , *croton tiglium* L. Monoéc. Monadelph. Ceylan. — fruits , bois.

Pissenlit , *leontodon taraxacum* L. Syngén. polyg. égale ; Europe, Virgin. — racine , herbe suc.

Pistache, *pistacia vera* L. Térébentacées, J. V. Dioéc. pentandr. L.; Or. ♄. — semence.

Pivoine ou Pione , *pæonia officinalis* L. Polyandr. digyn. F. m. Alpes. — racines, fleurs, semences.

Poivre, *piper nigrum* L. Ortiées, J. Urticées V. Diandr. monogyn. L. ; Indes orient. et occid. ♄. — drupe.

Poivre long, piment, corail des jardins, *capsicum annuum* L. Pentandr. monogyn. Indes occident. cultivé. — fruit, semences.

Poix amyride ou élémi , suc de l'*amyris elemifera* L. en Amérique ; en Orient, de l'*amyris zeylonica*.

Poix blanche, poix de Bourgogne, poix grasse, poix d'épicier ; suc du *pinus picea*.

Poix de sapin (bray ou galipot, selon qu'elle est sèche ou molle), suc du *pinus picea* L.

Polygala de Virginie , *polygala Venega* L. Diadelph. octandr. ; Amérique septent. — racine,écorce de la racine.

Polygala amer, *polygala amara* L. Pédiculaires, J. Rhinantoïdes , V. Diadelph. octandr. L. ; F. ♃. — racine.

Polypode commun, *polypodium vulgare* L. Fougères, J. V. L. ; F. ♃. — racine.

Potelée. *Voyez* Jusquiame.

Poudre de la comtesse, des pères. *Voyez* Quinquina.

Pruneau, *prunus domestica* L. Rosacées, J. V. Icosandr. monogyn. L. ; F. ♄. — Drupe.

Psyllium, *plantago psyllium* L. Plantains, J. Plantaginées, V. Tétandr. monog. L. ;F. ☉.—semence.

Pyrèthre, *anthemis pyrethrum* L. Syngén. polygam. superfl. A. F. septent. — racine.

Quassia, *quassia amara* L. Surinam, Cayenne ; ♄.—écorce, bois.

Quinquina gris de Loxa, *cinchona condaminea* Bonpland. Pérou, ♄. — écorce.

Quinquina blanc, *cinchona ovalifolia*, mutis. Santa-Fé de Bogota ; ♄. — écorce.

Quinquina rouge, *cinchona oblongifolia*, mutis. Pérou, Santa-Fé de Bogota ; ♄. — écorce.

Quinquina jaune, *cinchona cordifolia*, mutis. Santa-Fé de Bogota, mont. élev. du Pérou; ♄.—écorce.

Quinquina orangé, *cinchona lancifolia*, mutis. Rubiacées, J. V. Pentandr. monogyn. L. Santa-Fé de Bogota, Pérou ; ♄. — écorce.

Racine des serpens, *ophiorriza mungos* L. Pentandr. monogyn. ; Indes orient. ; — racine.

Raifort sauvage, *cochlearia armoracia* L. Crucifères, J. V. Tétradyn. silicul. L.; F. ♄. — racine, suc.

Raisin de caisse, *vitis vinifera* L. Vignes, L. Sarmentacées, V. Pentandr. monog. L.; ♄.— péricarpe.

Raisin de Corinthe, *vitis vinifera apyrenna sivè Corinthiaca* , ♄. — baies.

Réglisse hérissée , *glyzirrhiza echinata* L. ; Espagne ; ♄.—racine.

Réglisse officinale, *glyzirrhiza glabra* L. Légumineuses, J. V. Diadelp. décandr. L.; F. ♄. — racine.

Résine élastique, *horea Guianensis* L. Monoéc. monadelph. Guiane, Pérou;—en substance. Caoutchouc.

Rhubarbe, *rheum palmatum et undulatum* L. Polyg. J. V. Ennéandr. trigyn. L. ; Chine, etc. Cultivée en France, ♄. — racine.

Ricin, *ricinus communis* L. Euphorbes, J. Tithymaloïdes , V. Monoéc. monadelph. L. Barbar. Amér. ♄. — semences.

Riz, *oryza sativa* L. Graminées ,

J. V. Hexandr. monogyn. L. ; Italie, ☉. — graines.

Romarin, *rosmarinus officinalis* L. Labiées, J. Décandr. monogyn. L.; F. ♄. cultivé. — herbe, feuilles, fleurs.

Rose, *rosa centifolia* L. ; Rosacées, J. V. Icosandr. polygyn. L. ; ♄. cultivé. — pétales.

Rose de Provins , *rosa Gallica* L. — pétales.

Rue des jardins, *ruta graveolens ;* L. Décandr. monogyn. ; Afrique, Italie, France méridion. — herbe, semences.

Safran, *crocus sativus* L. Iris, J. Iridées, V. Triandr. monogyn. L.; Orient, Autriche, France, Espagne. ♄. — stigmates.

Safran bâtard, *carthamus tinctorius* L. Syngén. polyg. égale. — réservé à la teinture jaune.

Sagapenum, gomme - résine fétide obtenue d'une plante ombellifère encore inconnue.

Sagou, suc amylacé qu'on obtient du sagus ou *palma farinaria* de Rumph.

Salicor, boucard, soude , *salicornia herbacca* L. Monandr. monog.; Asie , Europe méridion. — toute la plante.

Salsepareille ,*smilax salsaparilla* L. Asperges, J. Smilacées, V. Dioéc. hexandr. L. ; Asie. ♄. — racine.

Saponaire ou savonière officinale, *saponaria officinalis* L. Décandr. digyn. ; Europe. — racine,| herbe , semences.

Sang-dragon, tannino-résine tirée du *pterocarpus draco* L.

Santoline, *Voyez* Cina.

Sarriette , *satureia hortensis* L. Didyn. gymnosp.; F. m. — herbe.

Sassafras, *laurus sassafras* , L. , Am. sept. et sur-tout Canada , Virginie.—écorce et bois de la racine.

Sauge, *salvia officinalis* L. Labiées, J. Décandr. monogyn. L. ; F. ♃. Cultivé. — herbe, feuilles , fleurs.

Scammonée d'Alep, extracto-résine qui paroît provenir , par incision , du *convolvulus scammonia* L.

Scammonée de Smyrne, extracto-résine qu'on croit provenir du *periploca scamone* L.

Scille, *scilla maritima* L. Lis, J. Liliacées, V. Hexandr. monogyn.

L.; F. m. ♃. — racine ou oignon.

Sébeste, *cordia myxa* L. Borrag. J. V. Pentandr. monogyn. Lin.; Egypte. ♄. — drupe.

Semen contra. *Voy.* Cina.

Séné d'Alexandrie, de Seyde, etc. *cassia acutifolia* Lmk. *Cassia lanceolata* Forsk.; Egypte. ♄. — herbe, feuilles.

Séné d'Italie, *cassia senna* L. Légum. J. V. Décandr. monogyn. L.; Ital. F. mérid. ☉. — herbe, feuilles.

Sénevé, moutarde usuelle, *sinapis nigra* L. Tétradyn. siliqueuse; Eur. — semences en poudre.

Serpentaire de Virginie, *aristolochia serpentaria* L. Aristoloches, J. Azaroïdes, V. Gynandr. hexandr. L.; Am. sept. — racine.

Serpolet, *thymus serpillum* L. Labiées, J. Didynam. gymnosp. L.; F. ♄. Coteaux; été. — herbe, feuilles, fleurs.

Sermoutaine, séséli de montagne, livèche, *ligusticum levisticum* L. Pentandr. monogyn.; F. m. — racine, herbe, semences.

Simarouba, *quassia simaruba* L. Magnoliers, J. Tulipifères, V. Décandr. monogyn. L. Am. m. ♄. — écorce, bois.

Squine, *smilax China* L. Chine, Amérique. ♄. — racine.

Staphysaigre, *delphinium staphysagria* L. Renonculacées, J. V. Polyandr. trigyn. E.; F. m. ♂. — semences.

Stechas, *lavandula stœchas* L. Didyn. gymnosp.; Europe mérid. — sirop.

Stramoine, *datura stramonium* L. Didyn. angiosp.; F. ☉. Champs; été. — herbe, feuilles.

Styrax liquide, baume qui paroît être obtenu par la décoction du *liquidambar styraciflua* L.

Sucre, *saccharum officinarum* L. Triandr. digyn.; les deux Indes, Zone torride. — Suc exprimé ou veson, crystallisé ou cassonade, raffiné ou sucre en pains.

Sureau, *sambucus nigra* L. caprifoliées, J. V. Pentandr. trigyn. L. ♃. — Seconde écorce, fleurs.

Tabac, *nicotiana tabacum* L. Solanées, J. V. Pentandr. monogyn. L. Cultivé. ☉. herbe, feuilles.

Tamarin, *tamarindus Indica* L.

Légum. J. V. Triandr. monogyn. L. Indes or. et occ. ♄. — gousse.

Tanaisie, *tanacetum vulgare* L. Floscul. T. Desf. Corymbif. J. V. Syngénés. polyg. superf. L.; F. ♃. Prés; été. — herbe, feuilles, fleurs, semences.

Térébenthine de Copahu, improprement baume de Copahu. — S'écoule spontanément et par incision du *copaifera officinalis* L.

Térébenthine de la Mecque, improprement baume de la Mecque. — S'écoule du tronc de l'*amyris opobalsamum* L. ou, selon Gleditsch. du *balsamea meccanensis* G.

Térébenthine de mélèse, térébenthine de Venise. — S'écoule spontanément, et par incision, du *pinus larix* L.

Térébenthine de pistachier ou de Chio. — S'écoule spontanément, et par incision, du *pistacia terebinthus* L.

Térébenthine de sapin, ou térébenthine de Strasbourg, ou commune. — S'écoule spontanément, et par incision, du *pinus picea* L. du *pinus abies*, et du *pinus sylvestris* L.

Thé d'Europe. *Voy.* Véronique.

Thé bout, thé roux, vert, impérial, *thea bohea* L. Polyandr. monogyn. — Chine; Amér. — feuilles.

Thym, *thymus vulgaris* L.; F. ♄. Cultivé. Labiées, J. Didynam. gymnosp. L. — herbe, feuilles, fleurs.

Tilleul européen, *tilia europæ* L. Polyandr. monogyn.; Eur. — fleurs, feuilles, écorces.

Tormentille, *tormentilla erecta* L. Rosacées, J. V. Icosandr. polygyn. L.; F. ♃. — racine.

Tournesol bleu de Hollande, *croton tinctorium* L. Monoéc. monadelph.; F. m. — Suc employé pour la teinture et les expériences chimiques.

Trèfle d'eau, *menyanthes trifoliata* L. Lysimachies, J. Primulacées, V. Pentandr. monogyn. L.; F. ♃. — herbe et feuilles.

Tue-chien. *Voy.* Colchique.

Tue mouches, *agaricus muscarius*. Lin. Cryptogam. Champignons; près forêts. — La partie qui touche à terre séchée, pulvérisée et conservée.

Turbith, *convolvulus turpetum* L.

Pentand. monogén. ; Indes orient. — racine.

Vanille, *epidendrum vanilla* L. Orchidées, J. Orchidées, J. V. Gynandr. décandr. L.; Am. m. ♄. — gousse.

Véronique, *veronica officinalis* L. Pédiculaires, J. Orobanchoïdes, V. Décand. monogyn. L. ; F. ♃. — herbe et feuilles.

Violette, *viola odorata* L. Violettes, J. Violacées, V. Syngénés. Monogyn. L.; F. ♃. — fleurs.

SECTION II.

SUBSTANCES ANIMALES.

Abeille, *apis mellifica* L. Insectes hyménoptères, — miel, cire.

Anesse, *equus asinus* L. Mammifère soliped. — lait d'ânesse.

Baleine, *balæna mysticetus* L. Mammif. cétacés, — blanc de baleine, adipocire.

Bœuf, *bos taurus* L. Mammif. ruminans, — chair de bœuf, chair de veau; suif, fiel, lait, petit-lait, sucre de lait, moelle, etc.

Brebis, *ovis aries* L. Mammif. ruminans, — lait, chair de mouton, suif.

Cachalot, *physeter macrocephalus* L. Mammif. cétacés, — blanc de baleine, adipocire, ambre gris.

Cantharides, *meloë vesiatorius* L. *Cantharis vesicatoria* Olivier ; Ordre des coléoptères ; tous les climats, sur-tout les méridionaux.

Castor, *castor fiber* L. Mammifères rongeurs, — poches situees entre l'urètre et les parties externes de la génération.

Castoreum, — produit surcomposé, contenu dans deux poches situées entre les parties externes de la génération et l'urètre du *Castor fiber* L. mâle et femelle.

Cerf, *cervus elaphus* L. Mammifères ruminans, — corne jeune râpée, préparée, brûlée.

Chèvre, *capra hircus* L. Mammifères ruminans, — lait.

Civette, *vivera zibetha* L. Mammifères carnassiers, — petite poche placée entre l'anus et les organes externes de la génération.

Cloportes, *oniscus asellus* L.

Cochenille, *coccus cacti coccinelliferi* L. hyménoptères.

Cochon, porc, *sus scrofa* L., — axonge.

Corail rouge, *isis nobilis* L. *Corallium rubrum* Lamarck, — production calcaire, dont les cellules servent de demeure à des polypes.

Coralline officinale, *corallina officinalis* L. Zoophytes polypiers ; mers d'Europe, Corse, — mousse de Corse, — Coralline entière en poudre, sirop de coralline.

Cynips, *cynips quercus* L. Insectes hyménoptères, — noix de galle.

Ecrevisse de rivière, *cancer astacus* L. Crustacés, animal entier, — concrétions (yeux d'écrevisses).

Fourmis, *formica rufa* L. — l'animal vivant, l'infusion de son nid, ou le nid lui-même.

Eponge, *spongia officinalis* L. Zoophyte ; nid de petits insectes marins nommés polypes, — éponge entière, éponge préparée, éponge brûlée.

Grenouille, *rana temporaria* L. Reptiles batraciens, — chair de grenouille, bouillon de grenouille, frai de grenouille.

Homme, *homo sapiens* L. Mammifères quadr. — lait de femme.

Huître, *ostrea edulis et maxima* L. — coquille.

Ichtyocolle, colle de poisson, *acipenser sturio* L. — substance extraite, par décoction, des nageoires, de la peau et des intestins de ce poisson ; membrane interne desséchée de la vessie natatoire du poisson.

Musc,—produit surcomposé, contenu dans une poche située vers l'ombilic du *moschus moschiferus* L.

Poule domestique, *phasianus gallus* L. Oiseaux gallinacés, — œufs de poule, chair, graisse.

Sangsue, *hirudo medicinalis* L. Vers,—c'est un phlébotome vivant.

Scarabées, *meloë proscarabœus* L.

Tortue, *testudo orbicularis* L. Reptiles chéloniens, — chair de tortue, bouillon de tortue.

Vipère, *coluber vipera*. Reptiles ophidiens, — chair fraîche, desséchée, en poudre, os, graisse.

SYNONYMIE

DES TERMES DE PATHOLOGIE,

TANT INTERNE QU'EXTERNE.

Achlys (Vogel), d'ἀχλύς, obscurité, — tache de la cornée, calige.

Achores (Vogel), — croûte laiteuse des enfans ; amas de pustules larges ou pointues, remplies d'une humeur limpide et glutineuse qui, en se crevant, se changent en croûtes.

Acyisis (Vogel), d'*à* privatif des Grecs, et de χύω, je conçois, — stérilité.

Adiapneustie (Sagar), — suppression de la transpiration.

Adipsie, — défaut de soif ou d'appétit pour les liquides.

Adynamie, — foiblesse, prostration des forces : athénie de Sauvages.

AEgilops, œil de bouc, — ulcère au coin de l'œil.

Agalaxie (Vogel), d'*à* privatif, et de γάλα, lait, — suppression de lait.

Agénésie (Vogel), d'*à* privatif, et de γεννάω, j'engendre, — abolition de l'appétit vénérien ; impuissance, stérilité.

Ageustie, d'*à* privatif, et de γέυω, je goûte, — affoiblissement ou perte du goût.

Aglactation (Linné), — suppression de lait chez les nourrices.

Agrypnie, — défaut de sommeil.

Alalie (Délius), d'*à* privatif, et de λαλος, parleur, — impuissance de parler, mutité.

Alopécie, ετεροχροια des Grecs, d'ault s'alep, (mal des renards) d'ebn sinan — lèpre avec épilement ; *gargantilla* des Asturiens ; chute des poils et des cheveux.

Alphos (anciens Grecs), d'αλφος, blanc ; *vitiligo*, (Celse) ; bohak, Moyse) ; al wazehl, (Arabes); — lèpre blanche, (Bosquillon).

Amaurose, — abolition de la vue. *Nos. phil.* Cl. IV, né-

vroses ; ordre III, anomalies nerveuses locales.

Amblyopie, — vue émoussée.

Aménorrhée, — suppression d'écoulement menstruel.

Amygdalite, — catarrhe tonsillaire ou des amygdales ; angine tonsillaire.

Anacatharse, — purgation par haut ; expectoration.

Anasarque, — leucophlegmatie ; hydropisie du tissu cellulaire. *Nos. phil.* Cl. v, ordre III.

Anémase ou anémie, — défaut de sang, blancheur matte de la peau.

Anchylobléphare (Vogel), — défaut de séparation des paupières.

Anchyloglosse, — concrétion de la langue avec les parties voisines.

Anchylomérisme (Sagar), — union des parties qui doivent être séparées naturellement.

Anchylops (Lauth), — ophthalmie angulaire (Sauvages.)

Anchylose, — rigidité et immobilité des articulations.

Anesthésie, — privation des sens ; stupeur.

Anévrysme, — tumeur sanguine produite par la dilatation d'une artère.

Angine gutturale ou pharyngée, — catarrhe guttural.

Angine laryngée, — catarrhe laryngé.

Anosmie, d'*à* privatif, et d'οσμὴ, odeur, — abolition de l'odorat.

Anthropophagie (Grunner), — désir insurmontable de manger de la chair humaine.

Apoplexie, — percussion violente d'où résulte une mort subite.

Anorexie, — privation ou défaut d'appétit.

Anthrax, anthracose, —charbon.

Antipathie, — répugnance pour certains objets, avec oppression, aphonie, défaillance.

Apepsie, —incoction des alimens dans l'estomac; indigestion.

Appelle (Vogel), — petitesse, brièveté du prépuce ou de tout autre appendice mou.

Apocénose, d'ἀποκενόω, j'évacue, — flux d'humeur sans irritation ni pyrexie.

Arachnoïdite,—inflammation des méninges, de l'arachnoïde.

Argéma, argemon (Vogel), — ulcère marginal de la cornée (Manchart.)

Aridure, — dessèchement de quelque partie.

Arthritis (Sauvages), —podagre (Boerhaave); goutte.

Arthrocace, — vice des articulations, *spina ventosa*.

Arthrodinie,—douleur des articulations; rhumatisme chronique.

Arthronalgie, d'ἄρθρον, jointure, et d'ἄλγος, douleur, — douleur des articulations; entorse.

Arthropnose (Cullen), d'ἄρθρον. articulation, et de πύον, pus, — tumeur blanche des articulations. (Bell)

Ascite, — hydropisie abdominale. *Nosogr. philos.* Cl. v, maladies du système lymphatique, ord. III, hydropisies.

Aspermatisme, —suppression de la liqueur séminale.

Asphyxie, — privation de pouls. *Nos. phil.* Cl. iv, ord. iii.

Asthénie, — défaut de ton, débilité, relâchement.

Asthme, — anhélation.

Ataxie, — désordre ou irrégularité dans la sensibilité et la motilité.

Atechnie (Linné), d'ἀ privatif, et de τέκνος, enfant, — stérilité, extinction de l'appétit vénérien.

Atocie (Vogel), d'ἀ privatif, et de τίκω, j'enfante, — impossibilité d'accoucher naturellement.

Atrétisme (Sagar), d'ἀ privatif, et de τρητός, troué, — cloture des ouvertures naturelles.

Azaphie, d'ἀ privatif, de ζα, beaucoup, et de ζίγγος, clarté, — obscurité de la voix.

Bachie (Linné), de *Bacchus*, dieu du Vin, — rongeur opiniâtre du visage.

Baraquette, — catarrhe épidémique.

Baricoite, de βαρύς, pesant, et d'οὖς, oreille, — ouie dure; dureté d'oreille.

Béribéri des Indiens,—opisthotonos, selon Zimmermann, *Exp. en Méd.* tom. II, pag. 341 ; colique de Poitou, selon Platner, *ars medendi*, etc. Leipsik 1765 ; tremblement ou paralysie incomplète, selon Bontius.

Berlue, — vision mensongère.

Berlue myode, — quand on croit voir une mouche ou une tache noire.

Blechropyre, de βληχρός, lent, foible, et de πῦρ, feu, — typhe ou fièvre lente nerveuse.

Blennorrhagie, (Swédiaur), — gonorrhée, chaude-pisse ; catarrhe urétral.

Blennorrhée, — catarrhe chronique de l'urètre.

Blépharophthalmie (Plenck), — phlegmon de la paupière.

Blépharoptre, — chute de la paupière.

Botryon, de βότρυς, raisin, — ulcère avec caroncule de la cornée ; staphylome.

Boulimie, —faim insatiable.

Bradypepsie, de βραδύς, tardif, et πέπτω, je cuis, je digère, — digestion lente, tardive.

Bradyspermatisme, de βραδύς, tardif, et de σπέρμα, sperme, —éjaculation difficile du sperme.

Bronchocèle, — goître.

Bubon,—inflammation des glandes inguinales.

Bubonocèle (Vogel), — hernie suspubienne (Chaussier), communément et improprement hernie inguinale.

Cachexie, — mauvaise habitude du corps.

Cacochylie, — dépravation du chyle.

Cacochymie, — dépravation des sucs, des humeurs.

Cacophonie,—voix ingrate, désagréable.

Cal ou tyliome (Vogel), — cors.

Canitie (Vogel), de *canus*, blanc. —blanchîment des poils avant l'âge.

Capistre (Vogel), de *capistrum*, licol, chevêtre, —rigidité spasmodique de la mâchoire inférieure.

Carcinome,—ulcère cancéreux;

Cardialgie, — douleur du cardia ; sensation incommode qu'on rapporte à l'orifice supérieur ou œsophagien de l'estomac.

Carébarie , de χάρη, la tête, et de βάρος , pesanteur, — douleur gravative de la tête ; pesanteur de tête.

Carie, vermoulure, — ulcère des os , *spina ventosa* des auteurs.

Carus,—suspension du sentiment et du mouvement, d'où l'on retire très-difficilement les malades.

Cataracte, — opacité, concrétion du crystallin.

Catarrhe de la vessie urinaire, *Nos. phil.* — maladie rare de la vessie (Hoffmann) ; fluxion catarrhale de la vessie (Lieutaud) ; hémorroïdes muqueuses de la vessie (Seligmann.)

Cataphore ou cataphora, — sommeil ou assoupissement d'où l'on retire les malades à l'aide d'une excitation extérieure.

Causus (Hippocrate), — fièvre ardente ; synoque bilieuse. *Nosog. phil.*

Cauchemar, — incube, succube , onéirodynie ; éphialte.

Céphalalgie, — mal de tête.

Céphalée , — douleur vive et tensive , aiguë et continue de la tête.

Cératocèle, de κερας, corne, et de κήλη, tumeur , — staphylome de plusieurs ; exiris de Sagar ; ptose de l'iris (Plenck.)

Cercose (Vogel), de κέρκος, membre viril. — prolongement du clitoris.

Chémosis , — ophthalmie ou catarrhe oculaire très-intense.

Chlorose , — pâles couleurs.

Cholose (Vogel) , de χωλός, boiteux , — claudication.

Chorée, de χορεία, danse, — danse de Saint-Weit, de St-Guy.

Citta , — appétit dépravé pour des choses absurdes.

Cillose, — clignotement, tremblement continuel des cils supérieurs.

Cirsocèle , — varicosité des vaisseaux spermatiques.

Clonisme, de κλονος , tumulte,— mouvement convulsif ; convulsions.

Clou , — furoncle ; durillon écailleux.

Clunésie (Vogel) , de *clunes*, les fesses, — phlegmon de l'anus.

Cnesme (Swédiaur), de κνησμός , prurit , — prurit.

Cœliaque,— diarrhée chymeuse.

Coïloma, de κοιλος, creux,—ulcère cave de la cornée.

Colobome (Lauth), de κολοβωμα , mutilation, — plaie des paupières.

Colpocèle (Sagar), de κόλπος, sinus, et de κήλη, tumeur, — hernie dans le vagin.

Coma , — suspension continue du sentiment et du mouvement, d'où il est impossible de retirer les malades, même à l'aide d'une forte irritation.

Condylome , — tumeur squirrhoïde.

Constipation, — nullité ou rareté des selles.

Contracture, — rigidité d'un ou plusieurs membres.

Cophose, — surdité, *Nos. phil.* Cl. iv, névroses ; ord. iii , anomalies nerveuses locales.

Coryza, — catarrhe nasal.

Couperose, — taches rouges , raboteuses , diuturnes.

Cowpox (vaccine des Anglais) , — petite vérole des vaches , petite vérole préservative.

Crampe, — rigidité subite et passagère d'un ou plusieurs muscles avec douleur.

Cretinisme, cretinage, — maladie des cretins ; abolition de toute intelligence, avec goître, muétisme, insensibilité.

Cripsorchis (Vogel) , de κρυπτω , je cache, et d'ορχις, testicule, — déviation des testicules.

Crithe, — orgeolet.

Crowp des Anglais, — angine polypeuse ou membraneuse de Michaelis, de Lentin ; suffocation striduleuse de Home ; angine inflammatoire des enfans (Roussel) ; catarrhe laryngé.

Cystite, — catarrhe vésical.

Cystocèle, — hernie vésicale.

Dacryome (Vogel), de δακρύω, je pleure , — coalition des points lacrymaux.

Dactylion (Vogel), — de δακτυλος, doigt , — réunion des doigts entre eux.

Dartre, — groupe de papules ou de petits ulcères prurigineux qui s'étendent et dépilent la partie.

Délire, — paraphrosyne, signe

de lésion dans les fonctions intellectuelles.

Démonomanie, — espèce de mélancolie où l'on se croit possédé du Démon.

Deutérie (Vogel), de δευτέρα, deuxième, — rétention des secondines.

Diabétès, — écoulement excessif d'urine, suivi d'atrophie et de marasme.

Dialéipyre (Swédiaur), de διαλείπω, j'entremets, et de πύρ, feu, — fièvre intermittente.

Diarrhée, — catarrhe intestinal, *Nos. phil.* Cl. ii, phlegmasies ; ord. v des membranes muqueuses.

Diastase, — écartement des os.

Diaphtore, — corruption des alimens dans l'estomac.

Didymalgie (Baumès), de δίδυμος, testicule, et d'ἄλγος, douleur, — douleur des testicules.

Digitie (Linné), de *digitus*, doigt, — dessèchement d'un doigt.

Dionysisque (Vogel), de διονυσὸς, Bacchus, — deux éminences osseuses sortant en guise de cornes aux environs des tempes.

Distichiase, — seconde rangée de cils dirigés vers l'œil qu'ils irritent.

Distrix (Vogel), — ténuité excessive des poils.

Dycinésie, — difficulté du mouvement volontaire, de la locomotion.

Dysécée, — affoiblissement de l'ouïe.

Dysesthésie, — diminution de la sensibilité.

Dyshémorrhée (Sagar), — douleur par suppression du flux hémorroïdal.

Dyslochie (Vogel), — diminution ou suppression des lochies.

Dysménorrhée, — menstruation difficile ou douloureuse.

Dysopie, — difficulté de la vision.

Dysorexie, — dégoût pour les alimens.

Dysosmie, — difficulté ou affoiblissement du sens de l'odorat.

Dyspepsie, — difficulté de la digestion, dépravation des facultés digestives.

Dyspermatisme ou Dyspermasie, — difficulté de l'éjaculation du sperme.

Dysphagie, — difficulté de la déglutition.

Dysphonie, — foiblesse ou difficulté dans la voix simple ou articulée.

Dyspnée, — difficulté de respirer.

Dyssenterie, — douleur d'intestins ; phlegmasie de la membrane muqueuse du grand intestin.

Dystocie, — accouchement difficile, laborieux.

Dysurie, — difficulté d'uriner ; douleur en urinant.

Eclampsie, — épilepsie des enfans.

Ecplexis, d'ἐκπληξις, stupeur, — exaltation de l'esprit par un trouble soudain provenant de cause externe.

Ectopie (Sauvages), d'ἐκ, de, et de τόπος, lieu, — luxation (Vogel) ; luxature (Linné.)

Ecthymates (Vogel), d'ἐκθυμα, pustule, — tubercules fugaces sur la peau.

Elcome (Plenck), d'ἑλκωμα, — ulceration.

Eléphantiase (Sauvages, Vogel), — lèpre des Arabes, des Hébreux ; leucé des Grecs ; albaras des Arabes ; ladrerie, mesclerie ; mal de Saint-Ladre, de Saint-Lazare, de Saint-Main ; léontiase, satyriase ; *vitiligo alba* de Celse ; mal rouge de Cayenne

Elytrocèle (Vogel), d'ἔλυτρον, enveloppe, et de κηλη, tumeur, — hernie vaginale.

Elytroptose (Callisen), d'ἔλυτρον, enveloppe, et de πτῶσις, chute, — renversement du vagin.

Emphraxie, d'ἐμφρασσω, j'obstrue, — obstruction.

Emphysème, — gonflement du tissu cellulaire par l'air.

Encéphalitis, — frénésie ; inflammation de la pie-mère ou méningine.

Enchantis, — sarcome de la caroncule lacrymale.

Empyème, — épanchement de pus dans la poitrine.

Encauma, épicauma, — ulcère sordide et ardent de la cornée.

Encéphalocèle (Sauvages), — hernie du cerveau.

Engelures, — tumeurs prurigineuses des pieds et des mains, causées par le froid.

Enrouement, — voix rude.

Entérangiemphraxis (Plouquet), — obstruction des intestins.

Entérite, — catarrhe intestinal.

Entérocèle, — hernie de l'intestin.

Enurèse, — écoulement involontaire d'urine ; incontinence d'urine, du verbe ενουρεω, je ne contiens pas l'urine.

Ephélie, — taches de la peau produites par le soleil.

Ephidrose, — sueur extraordinaire.

Epigastrocèle (Baumès), — hernie épigastrique (Chaussier.)

Epilepsie, — mal caduc ; mal d'Hercule ; haut-mal ; mal de St-Jean ; mal des cousins ; mal sacré ou divin.

Epinyctide, — amas de phlyctènes qui causent des douleurs la nuit.

Epiphore, épiphora, — larmoiement.

Epiplocèle (Sauvages), — hernie épiploïque (Chaussier.)

Epiplomphraxis (Plouquet), — induration de l'épiploon.

Epischèses (Vogel), — suppressions (Sagar) ; — suppressoires (Linné.)

Epistaxis, — hémorragie nasale.

Eréthime, — irritabilité morbifique.

Erotomanie, — mélancolie amoureuse ; vénération pour la personne aimée.

Esoche (Vogel), — tubercule dans l'anus.

Esséra (Vogel), — taches larges, discrètes, rouges, ardentes, prurigineuses des doigts et du visage.

Etisie, — amaigrissement, consomption.

Exarthrème (Sauvages), d'εξ, de, et d'αρθρον, articulation, — luxation, déplacement des parties solides.

Exoche (Vogel), — tubercule hors de l'anus.

Exocyste (Sauvages), d'εξ, de, hors, et de κυστις, vessie, — renversement du col et du corps de la vessie.

Exomètre, d'εξ, de, et de μητρα, matrice, — renversement de la matrice.

Exomphale, — hernie ombilicale (Chaussier.)

Exonéirose (Vogel), — d'εξ, de, hors, et d'ονειρος, songe, — pollution nocturne.

Exophthalmie, — issue de l'œil hors de l'orbite.

Exostose, — tumeur dure, solide et immobile de l'os.

Extase, — préoccupation portée au point de suspendre l'action des sens.

Fanatisme, — ardeur ou passion aveugle pour un objet, avec haine implacable contre ceux qui lui sont contraires.

Fièvre adéno-méningée, *Nosog. phil.* Cl. I, fièvres ; ord. III, — fièvre catarrhale ou pituiteuse de Grimaud ; fièvre latique des auteurs barbares ; fièvre pituiteuse de Sarcone, de Selle, de Stoll ; fièvre muqueuse de Rœderer, de Wagler.

Fièvre adéno-méningée, *Nosog. phil.* — fièvre épiale de Galien ; fièvre syncopale humorale d'Avicenne.

Fièvre adéno-méningée continue, — amphimerine latique de Sauvages ; quotidienne continue des anciens.

Fièvre adéno-nerveuse, *Nosogr. phil.* Cl. I, fièvres ; ord. VI ; — peste, fièvre pestilentielle.

Fièvre adynamique (Pinel), — fièvre putride.

Fièvre assode, d'ασωδης, inquiet, — fièvre avec des anxiétés soutenues.

Fièvre arthritique (C. Demertens), — rhumatisme.

Fièvre ataxique, — fièvre maligne, pernicieuse.

Fièvre blanche, — fièvre accompagnée d'éruption blanchâtre

Fièvre colliquative, — fièvre avec fonte générale d'humeurs qui s'échappent par les selles ; amaigrissement rapide et prostration des forces.

Fièvres continentes, συνεχεις des Grecs, — fièvres rémittentes.

Fièvre diaire (Linné), de *dies*, jour, — fièvre d'un jour.

Fièvre double quarte, fièvre avec un accès le premier jour,

correspondant avec celui du quatrième ; un accès le second jour, correspondant avec celui du cinquième , le troisième et le sixième jour étant libres.

Exanie (Sauvages), d'*ex*, de , et d'*anus*, le fondement ; — chute du rectum.

Fièvre double tierce , — fièvre où , dans une période de vingt-quatre heures , il y a deux accès pour l'ordinaire inégaux, mais qui se correspondent à jours alternatifs, *Nos. phil.* Cl. 1, fièvres ; ord. 11.

Fièvre épiale , — celle qui est accompagnée de sensations simultanées de froid et de chaud.

Fièvre erratique, — celle dont les accès égaux ou inégaux reviennent après un intervalle de quatre jours.

Fièvre hémitritée de Galien , — fièvre ayant deux accès de tierce doublée le même jour, et un accès de quotidienne le jour suivant.

Fièvre hémitritée des Grecs , de Celse, — fièvre double tierce rémittente.

Fièvre jaune , — fièvre qui se complique de jaunisse au commencement de la seconde période ; typhus ictéreux.

Fièvre méningo-gastrique , *Nos. phil.* Cl. 1, fièvres ; ord. 11, — fièvre gastrique de Baillon, de Selle; fièvre mésentérique de Baglivi ; fièvre aiguë, stomachique et intestinale de Heister ; fièvre bilieuse de Stoll.

Fièvre morbilleuse (Vogel), morbilles (Juncker); —rougeole (Sauvages.)

Fièvre pétéchiale , — fièvre avec des taches de pourpre et de miliaire.

Fièvre phricode, de φρίξ, froid, horripilation , — celle qui est accompagnée de frissons, d'horripilation (Vogel).

Fièvre pulicaire , de *pulex*, puce (Pierre à Castro) ; — pourprée (Rivière); péticulaire (Oct. Roboreti), — fièvre aiguë accompagnée de pétéchies.

Fièvre quarte doublée , — fièvre avec deux accès le jour, paroxystique.

Fièvre quarte triplée , — fièvre avec trois accès le jour, paroxystique.

Fièvre subintrante , — celle dont les accès rentrent les uns dans les autres.

Fièvre suette , hydronose, — fièvre accompagnée de sueur générale.

Fièvre synoque (Juncker), — angio-thénique. *Nos. phil.*

Fièvre synoque, — fièvre continue.

Fièvre tierce algide , — fièvre accompagnée d'un sentiment de froid pour l'ordinaire glacial.

Fièvre tierce doublée, — celle où les deux accès qui caractérisent la double tierce ont lieu dans le même jour , le second jour étant apyrétique.

Fièvre tierce syncopale , — fièvre dont l'accès est caractérisé par des défaillances.

Fièvre triple quarte , — accès trois jours de suite , le premier correspondant au quatrième le second au cinquième , le troisième au sixième.

Fistule , — ulcère dont le fond est large , l'orifice étroit, et les parois ordinairement calleuses; sinus, clapiers.

Flatulence , — distension de l'estomac et des intestins par de l'air que les malades rendent par haut et par bas.

Follette , — catarrhe épidémique.

Framboisie (Sauvages, Cullen), — pian , épian des Nègres ; yaws des Anglais ; maladie indienne (F. Allamand); *indianische pocken* des Hollandais en Amérique.

Galactyrhée (Sauvages), galactie (Vogel), — écoulement du lait des mamelles.

Galactose, — fièvre laiteuse; fièvre puerpérale.

Galéantropie , — mélancolie de ceux qui se croient changés en chats.

Galiancon (Vogel), — membre plus court que le correspondant.

Ganglion , — tumeur adhérente aux tendons.

Gastérangiemphraxis (Plouquet), — obstruction du pylore.

Gastrite, — catarrhe de l'estomac.

Gastrocèle (Sauvages), — hernie de l'estomac.

Gastrodynie, — douleur d'estomac.

Glaucome , — couleur vert de mer du crystallin (Maître-Jean).

Glossite (Vogel), —inflammation de la langue.

Gongrone , — goître.

Gonorrhée, — blennorrhagie , catarrhe urétral.

Gravelle, — sable des voies urinaires.

Grippe,— catarrhe épidémique.

Grypose (Vogel), de γρυπός , crochu, — recourbement des ongles.

Hallucination, — fausse vision.

Hémorrhée , — flux de sang passif.

Helcydrion, d'ἑλκυδριον, petit ulcère, — ulcère superficiel de la cornée.

Helminthiase (Swédiaur), d'ἕλμις, lombric, — maladies par les vers dans les intestins.

Hématémèse,— vomissement de sang , hémorragie estomacale ou gastrique. *Nosogr. phil. Cl. iii , ord. ii.*

Hématocèle, — tumeur sanguine du scrotum.

Hématurie,—pissement de sang; cystirrhagie. *Nosogr. phil. Cl. iii*, hémorragies ; ord. ii , communes aux deux sexes.

Héméropathe (Sagar), d'ἡμερα, jour, et de πάθος, affection, — efflorescence diurne.

Hémiplégie, — demi-paralysie, ou paralysie de la moitié du corps.

Hémoptysie , — crachement de sang , hémorragie pulmonaire. *Nosogr. Phil. Cl. iii , ord. ii.*

Hémorragie , —flux ou écoulement de sang. *Nos. phil. Cl. iii.*

Hémorroïdes, — hémorragie par le fondement.

Hépatalgie, — douleur du foie ou de l'hypocondre droit.

Hépatemphraxis (Plouquet), — obstruction du foie; squirrhe du foie.

Hépatite (Varandé), — diarrhée sanguinolente.

Hépatitie, hipatite, — phlegmasie du foie.

Hépatoparectame (Plouquet), de παρεκταμα, extension excessive, — agrandissement du foie.

Hépatocèle, —hernie du foie.

Hermaphrodisme, — réunion ou imitation des deux sexes.

Hernie, — déplacement de viscères.

Hyéropyr (Vogel), d'ἱερός, sacré, et de πυρ, feu ; —feu sacré ; érysipèle.

Hilon (Plenck), d'*hilum*, petite marque noire qui paroît au bout d'une fève de marais,—tumeur calleuse de l'œil, semblable à la tête d'un clou.

Hippantropie, d'ἵππος, cheval, et d'ἄνθρωπος , homme, — mélancolie de ceux qui se croient métamorphosés en cheval.

Hydrarthre, — hydropisie des articulations.

Hydrocèle, — tumeur aqueuse ; hydropisie scrotale ou des bourses.

Hydrocéphale , — hydropisie de la tête. *Nosogr. phil.* Cl. v; maladies du système lymphatique ; ord. iii, hydropisies.

Hydroglosse , — ranule, grenouillette.

Hydromédiastine , — hydropisie du médiastin.

Hydromètre, -hydropisie utérine.

Hydromphale,— tumeur aqueuse et fluctuante de l'ombilic.

Hydropédèse (Vogel),—surabondance de sueur excessive.

Hydropéricarde,—hydropisie du péricarde.

Hydrophobie,—horreur de l'eau, des liquides ; rage.

Hydrophthalmie, — hydropisie oculaire.

Hydropisie, — collection d'eau , de sérosité dans quelque cavité, ou dans le tissu cellulaire. *Nos. phil.* Cl. v, ord. iii.

Hydrorachis, — hydropisie de la colonne vertébrale; spinole; *spina bifida.*

Hydrothorax, — hydropisie thoracique ou de la poitrine.

Hydrotite, — hydropisie auriculaire.

Hypnobatase, d'ὕπνος, sommeil , et de βάω ou βημι , je vais , — somnambulisme.

Hypocondrie, — affection des hypocondres, maladie imaginaire.

Hypogastrocèle (Vogel),—hernie sous-ombilicale (Chaussier).

Hypophose (Vogel), d'ὑπόφασις, subapparition,—apparition du blanc de l'œil en dormant.

Hypopion (Vogel), — abcès dans l'œil.

Hyposarque (Linné) , d'ὑπὸ , sous, et de σαρξ , chair , — intumescence de l'abdomen.

Hypospadias, — perforation du gland sous le frein.

Hypostaphyle (Sauvages), — chute de la luette.

Hystéralgie , — douleur de la matrice.

Hystérie , — maladie nerveuse de la matrice.

Hystérocèle , — hernie de la matrice.

Hystéroloxie, d'ύστέρα, matrice, et de λοξὸς, oblique, — obliquité de la matrice.

Hystéroptose (Sauvages), d'ύστέρα, matrice, et de πτωσις, chute, — chute de la matrice.

Hystérophyse (Vogel), d'ύστέρα, matrice, et de φύσκ, vent, — tumeur flatueuse de la matrice.

Idiotisme , — impossibilité absolue de former des idées.

Ictère , — jaunisse.

Iléc, *ilæus*, — douleur atroce de l'intestin.

Iléosie (Thierry), — colique violente ; convulsion de l'intestin.

Impétigines , — habitude dépravée du corps , jointe aux affections cutanées.

Incube, — cauchemar.

Intertrigue, — excoriation de la peau, par l'âcreté de la sueur ou de l'urine ; intumescence ; tumeur générale.

Ischiocèle (Sagar) ; ischiatocèle (Vogel), — hernie ischiatique (Chaussier).

Ischnote (Vogel), d'ισχνὸς, grêle , — gracilité excessive du corps.

Ischurie, — effort pour uriner ; rétention d'urine.

Lagocheilos (Vogel), de λαγως, lièvre , et de χιλος, lèvre, ou στόμα, bouche ; lagostome (Sagar), — bec de lièvre.

Laparocèle (Sagar) , de λαπάρκ , partie située entre les côtes asternales et les os coxaux , et de κκλκ, tumeur, — hernie abdominale (Chaussier).

Léiopode , de λιος, plan, et de πυς , pied , — plante du pied plane.

Léontiase, léonine, — tête de veau (Sauvages), lèpre avec regard terrible.

Lèpre, — altération de couleur, et insensibilité de la peau.

Lèpre rouge (Bosquillon) ; *pha-* codes *yperithron* (antiquité) ; semion (Celse) : *mispach* (Moyse) ; *safathah* (Arabes) ; *gutta rosacea* ; *buzicagua* ; *cahua*.

Leptophonie, de λεπτὸς, grêle, et de φωνη, voix, — gracilité de la voix.

Léthargie, — suspension continue des sens et du mouvement d'où l'on peut retirer momentanément les malades ; mais, après l'attaque, oubli des connoissances acquises antérieurement.

Leucome,— diminution ou abolition de la vue par un objet opaque ; tache blanche de l'œil.

Leucophlegmatie,—anasarque, bouffissure générale.

Leucorrhée, — fleurs ou flueurs blanches;catarrhe utérin ou vaginal.

Lichen des Grecs, — dartre superficielle.

Lienterie,—diarrhée alimenteuse.

Lipothymie, — défaillance.

Lipyrie, — fièvre avec froid des parties extérieures et chaleur interne.

Lithiase (Vogel), — pierre des reins ou de la vessie ; colique néphrétique.

Lochies, — vidanges.

Loxarture, de λοξὸς, oblique , dévié, et d'αρθρον, articulation,— vice de position des os sans luxation.

Lumbago , — rhumatisme lombaire.

Madarose, — chute des cils.

Mal d'Alep, — lèpre noire.

Mal de St-Mœvius, *krimmische krankeit* (Pallas); *Zerna* ou *malandria* ; *spedalskad* et *radesyge* (Norwège) ; lèpre psorique (Hensler) ; —mal de Job; léonine des Arabes.

Malacia,—appétit angoissant pour des choses qu'on ne mange point.

Maladie coxale (Haën), — sciatique , maladie de l'articulation ischio-fémorale.

Marasme, — dernier degré d'amaigrissement.

Marcores (Cullen) , — amaigrissement.

Marmarige(Hippocrate),μαρμαρυγη, splendeur, — berlue scintillante où l'on croit voir des étincelles.

Mastodynie, — phlegmon des mamelles.

Malacostéon (Swédiaur), — ramollissement des os, ostéo-malaxie (Pinel), rachitis.

Mélancolie, — aliénation d'esprit sur un seul objet. *Nos. phil.*

Mélasictère, de μελας, noir, et d'ικτηρος, ictère, — maladie bleue de Fantin.

Mélœne, maladie noire, —diarrhée noire.

Mélèna, ou maladie noire, — vomissement de sang noirâtre.

Mésentérésie, ou mésenterite (Vogel), — inflammation du mésentère.

Mérocèle (Vogel),—hernie inguinale ou fémorale (Chaussier).

Métremphraxis (Plouquet), de μητρα, matrice, et d'εμφρασσω, j'obstrue ; — squirrhe de l'utérus (Rœderer).

Métritie, métrite, — phlegmon de la matrice.

Métrorrhagie,—hémorragie utérine, ménorrhagie.

Ménorrhagie,—flux ou écoulement menstruel, hémorragie utérine.

Mésentéremphraxis (Plouquet), obstruction du mésentère.

Météorisme, — intumescence fugace de l'abdomen.

Métose, — phthisie de la prunelle, constriction spasmodique de la prunelle.

Métralgie (Baldinger), — douleur de la matrice.

Migraine, — douleur fixe, aiguë et périodique, qui occupe les deux côtés de la tête, sur-tout les tempes, le front, les arcades sourcilières.

Misanthropie, — haine pour les hommes, désir de les fuir, parce qu'on est irrité de leurs défauts.

Millet, millot, millaire, — pourpre blanc ou rouge des Français.

Miséréré, — colique atroce.

Misogynie, de μισος, haine, et de γυνη, femme, — haine pour les femmes, penchant à s'irriter de leurs défauts.

Morphée, de μορφη, forme, — groupe de petites taches avec dépression de la peau.

Muguet (Doublet), — aphthes des enfans.

Mutité (Sauvages), muétisme (Weiler), — impuissance de parler.

Myopie, myopiase,—vue courte, vue des jeunes gens.

Myocéphale, — hernie oculaire qui a la figure d'une tête de mouche.

Myodynie (Swédiaur),—douleur rhumatique des muscles.

Myositie (Sagar),—rhumatisme.

Narcotisme, — affection soporeuse.

Nécrose, — gangrène sèche, mort des os.

Négrendis, — manque de dents (Vogel).

Néphralgie,—douleur des reins ou des lombes.

Néphremphraxis (Plouquet), — obstruction des reins.

Néphritie, néphrite,—phlegmon des reins.

Névroses, *Nosogr. phil.* ch. IV, — maladies du système nerveux.

Nostalgie, — maladie du pays.

Nostomanie,—maladie du pays.

Nyctalopie, — cécité nocturne, héméralopie des Grecs, *Nos. phil.* ch. IV, névroses ; ordr. III, anomalies nerveuses locales.

Nymphomanie,—fureur utérine.

Nystagme, de νυσταζω, je penche la tête, accablé de sommeil ; — spasme de l'œil ou de la paupière (Sauvages, Sagar).

Obésité,—embonpoint excessif.

Obstipité, — torticolis, tête de travers.

Odaxisme, d'οδαξισμος, prurit des gencives, — prurit douloureux des gencives avant la sortie des dents.

Odontalgie,—mal de dents.

OEdème, — gonflement, tuméfaction.

OEstromanie (Swédiaur), — satyriase, nymphomanie.

Omentésie (Vogel),—phlegmasie de l'épiploon, épiploïsie (Sauvages).

Omphalocèle (Vogel), — hernie ombilicale (Chaussier).

Omphalorragie, — hémorragie ombilicale.

Onéirodynie, — cauchemar.

Onyx des Grecs, d'ονυξ, ongle, — ophthalmie par l'unguis.

Ophiase, — chauveté, pelade, chute des poils; trichose dépilative.

Ophthalgie, — douleur des yeux sans inflammation.

Ophthalmie, — inflammation de l'œil, catarrhe oculaire.

Ophthalmocèle,—hernie de l'œil.

Ophthalmodynie (Plenck),—douleur des yeux non inflammatoire.

Ophthalmorragie, — hémorragie oculaire.

Opodéocèle (Sagar), — hernie sous-pubienne (Chaussier); hernie du trou ovale ou obturateur.

Orchiocèle (Swédiaur), — tumeur du testicule; hernie humorale.

Orthopnée, — difficulté de respirer avec menace de suffocation, surtout quand on est couché sur le dos.

Oschéocèle, — tumeur du scrotum, hernie tombée dans les bourses.

Ostéomalaxie (Pinel), —rachitis.

Ostéostéatome (Hermann, Murray),— changement d'un os en matière graisseuse.

Otalgie, — douleur d'oreille sans inflammation.

Otite, —catarrhe auriculaire.

Oxyphonie, d'ὀξύς, et de φωνη, — voix aiguë.

Ozène, — ulcère fétide des narines.

Panaris, — inflammation occupant l'extrémité d'un doigt.

Pancréatemphraxis (Plouquet), — obstruction du pancréas.

Pancréatique (Vogel), — inflammation du pancréas (Wedekind).

Panophobie, — terreur panique.

Papule (Linné), — bouton, tubercule.

Paracuse (Sauvages), de παρακούω, j'entends mal ; — audition de sons réels, mais avec des circonstances extraordinaires.

Paraglosse (Sauvages), de παρά, mal, auprès, et de γλωσσα, langue, — chute de la langue.

Paralysie, — relâchement, asthénie ou débilité musculaire.

Paraphonie, — voix désagréable, rauque, obscure.

Paraphrosyne, — délire.

Paraphymosis, — rétraction du prépuce, qui ne peut recouvrir le gland.

Paraplégie, — paralysie qui succède ordinairement à l'apoplexie.

Parorchide, de παρα, auprès, et d'ορχις, testicule ; — déviation des testicules.

Parotide, — phlegmon des glandes parotides . oreillon.

Parulis (Vogel), — petit phlegmon des gencives.

Pédarthrocace (*Marcus-Aurelius Severinus*); — tumeur douloureuse et œdémateuse d'une partie munie d'os cylindriques avec érosion, ulcération et écoulement de sanie très-fétide.

Pélagie, *mal rosso*, *mal del sole* des Italiens ; — érysipèle écailleux des mains, quelquefois des jambes, rarement de la face.

Pemphygus, pemphygue, feu persique (*Rhazes ad Almanzor*), rose bullée (Kridl), — grosses bulles séreuses, transparentes sur toute la surface du corps.

Périnéocèle (Sagar), — hernie au périnée.

Periostose, hypérostose, — tumeur dure, indolente ou douloureuse de l'os.

Pétéchies (Linné), péticules et pestichies (*salius diversus*);—taches lenticulaires, rondes, planes, superficielles, sur la peau, avec symptômes fébriles.

Phalacrote, de φαλακρος, chauve, — chute des poils chez les phthisiques et les convalescens de maladies graves.

Phalangose, — double ou triple rangée de cils (Vogel).

Phantasme (Linné), — vision mensongère.

Philopatridalgie (Stoll), — maladie du pays.

Philopatridomanie (Stoll), — maladie du pays.

Phlegmasie,—inflammation. *Nosographie phil.* ch. ii.

Phlogopyre (Swédiaur), de φλέγω, j'enflamme, et de πυρ, feu ; — fièvre angiothénique (Pinel), synoque des Grecs, inflammatoire.

Phlyctène, — vésicule transparente, séreuse.

Phoxe (Vogel), de φοξος, tête pointue, turbinée,—tête en pointe.

Phthisie,—consomption et dépérissement général du corps, avec suppuration dans quelque partie, et fièvre lente ou hectique.

Phymosis, — resserrement du prépuce, qui ne peut découvrir le gland.

Pica, — appétit absurde, erroné ; citta.

Pléthore, surabondance de sang.

Pleurésie, — phlegmasie de la plèvre.

Pleurodynie, — douleur de côté.

Phthiriase, — maladie pédiculaire, ou causée par les poux.

Phthisie, — corruption, consomption.

Phygéthlon (Celse), de φύγεθλον, petite tumeur, de φυω, je nais, — tumeur large, peu élevée.

Physconie, de φύσκων, ventreux, — intumescence abdominale.

Physomètre, — intumescence flatueuse ou venteuse de la matrice.

Pneumatocèle, — tumeur flatulente ou venteuse du scrotum.

Pneumatose, — tumeur aérienne.

Pneumocèle (Chaussier), — pleurocèle (Sagar); hernie thoracique.

Pneumonitie, — péripneumonie.

Pneumorrhagie, — hémoptysie.

Polycholie (Stoll, J. P. Frank, J. Ch. Reil); — maladies bilieuses, fièvres méningo - gastriques. *Nos. Philos.*

Polydipsie, — désir excessif de la boisson.

Polymérisme (Sagar), de πολὺς, plusieurs, et de μέρος, partie; — nombre excédant des parties.

Polype, excroissance fongueuse des membranes muqueuses.

Polysarcie, — excès d'embonpoint, corpulence excessive.

Porcelaine, — taches rouges et larges sur la peau, sans douleur ni démangeaison.

Pourriture d'hôpital, — gangrène d'hôpital.

Pressure (Linné), — panaris ungulaire.

Priapisme, — érection du membre viril, sans appétit vénérien.

Proctalgie, de πρωκτὸς, l'anus, et d'αλγὶς, douleur; — douleur du fondement (Sauvages).

Proctitis (Sauvages), — phelgmon de l'anus.

Proctoptose, — chute du sphincter de l'anus et du rectum.

Prolapse, procidence (Linné), — chute d'une partie.

Proptome, de πρωπτέω, je tombe, — prolongement contre nature d'une partie.

Prosopalgie, de πρόσωπον, visage, et d'αλγὶς, douleur; — tic douloureux, douleur de la face (J. M. Weisse).

Psellisme, — bégaiement, difficulté d'articuler les mots.

Pseudoblepsie (Cullen), — vision mensongère.

Psora, — dartre, gale.

Psydracie (Sauvages), de ψύδρα·, κες, pustules, et de ψαω, je brûle, — pustules.

Ptylose, — chute des cils avec dureté calleuse des paupières.

Ptyalisme, — flux de salive.

Pudendagre (Sauvages), — douleur du vagin, de la vulve.

Pyogénie (Daniel), de πύον, pus, et de γενάω, j'engendre; — génération de pus, — abcès, apostème, dépôt.

Pyorrhee (Plouquet), de πύον, pus, et de ῥέω, je coule; — effusion de pus.

Pyurie, — écoulement de pus par les voies urinaires.

Rachialgie (Sauvages), — colique minérale, végétale, de Poitou.

Raphanie, — contraction spasmodique des articulations, causée par le *Raphanistrum* (Linné).

Rhacose (Vogel), — ulcération, excoriation du scrotum relâché.

Rhimose (Vogel), de ῥὶς, la peau, ou de ῥικνος, rugueux, — corrugation de la peau et exténuation du corps.

Rhœas, — défaut de la caroncule lacrymale (Vogel).

Rhumapyre (Swédiaur), — fièvre rhumatique.

Rodation (Vogel), — accourcissement des poils.

Saniodes (Vogel), de σανιώδης, semblable à une planche, — étroitesse du thorax.

Sapropyre (Swédiaur), de σαπρὸς, putride, et de πυρ, feu, — synochus ou fièvre putride.

Sarcome, — excroissance carniforme.

Sarrette, — mal de mâchoire, trismus des nouveaux nés.

Satyriase, — désir insatiable des plaisirs vénériens.

Scarlatine (Juncker), — fièvre rouge.

Scélotyrbe, — danse de Saint-Guy.

Sciatique, — goutte ou rhumatisme de la hanche; névralgie ischiatique.

Scrophules, — écrouelles.

Sepsis (Daniel), de σήπω, je putréfie, — putridité.

Séquestre, — os gangrené renfermé dans un nouvel os.

Somnambulisme, — promenade, marche pendant le sommeil.

Spanopogon, σπανοπωγων, de σπανὸς, rare, et de πωγων, barbe; — poils rares à la barbe, et sujets à tomber (Vogel).

Spasmes, — mouvemens involontaires et non naturels des fibres musculaires.

Spermatocèle, — enflure des vaisseaux spermatiques.

Sphacèle (Linné), — gangrène (Sauvages).

Splénalgie, — douleur de la rate ou de l'hypocondre gauche.

Splénemphraxis (Plouquet), — squirrhe ou obstruction de la rate.

Splénitie (Juncker), — phlegmon de la rate.

Splénocèle, — hernie formée par la rate.

Spléno-parectame (Plouquet), — volume excessif de la rate.

Staphylome, — tumeur ou hernie oculaire semblable à un grain de raisin.

Stéatite (Vogel), — intumescence abdominale, par un amas de graisse dans l'épiploon.

Stéatome, — tumeur enkystée, indolente et contenant une matière sébacée.

Stérilité, — suppression de la faculté d'engendrer.

Stomacacé, — mauvais état de la bouche, comme dans le scorbut.

Strabisme, — défaut de convergence dans les axes optiques, par affection tonique de l'un des yeux.

Strangurie (Linné et Vogel), — écoulement de l'urine goutte à goutte.

Strumes, — écrouelles, maladies des glandes lymphatiques.

Stupeur, — diminution plus ou moins grande de l'action des sens.

Stymatose, — hémorragie de la verge, ou phalloragie.

Suette, — maladie accompagnée de sueurs excessives.

Symbléphare (Plenck), de σὺν, avec, ensemble, et de βλεφαρον, paupière, — union de la paupière avec le bulbe de l'œil.

Syncope, — défaillance, pamoison.

Synéchie (Plenck), de σὺν, avec, et d'ἴσχω, j'ai, — concrétion de l'iris avec la cornée ou avec la capsule du crystallin.

Synizésis (Vogel), de σοΐνω, je séjourne, — accrétion de la pupille.

Syphilis, siphylis; — vérole, maladie vénérienne; scorre pestilentielle, gore, mal Napolitain, mal Français, *bubas* des Espagnols; feu Persan des Indous; *yaws* des Africains; *siwins* des Écossais; mal Anglais des Canadiens.

Teigne, — éruption de boutons sur la partie chevelue de la tête, lesquels répandent une humeur qui se change en croûte.

Ténesme, — envie fréquente, mais inutile, d'aller à la selle, avec évacuation d'une petite quantité de glaires.

Tétartophie, — fièvre quarte rémittente.

Therminthe, — pustule rouge, purperine.

Thyrocèle (Swédiaur), — bronchocèle; goître.

Tic, — distorsion involontaire et habituelle des muscles qui meuvent les joues, les yeux et la mâchoire.

Tophus, — tumeur noueuse de l'os.

Trachélophyme, — goître.

Trichiase (Linné), — direction des cils vers le globe de l'œil.

Trichome (Sauvages), — plique Polonaise (Linné).

Trismus, — tic, rigidité spasmodique de la mâchoire inférieure.

Tritéophie (Sauvages), — fièvre tierce remittente.

Tritœophie élode, — tierce diphorétique, avec sueur aussitôt après le froid, sans calme sensible pendant l'accès; typhode de quelques auteurs; éphidrose fièvreuse de Sauvages.

Tympanite, — intumescence aérienne de l'abdomen.

Typhus, — fièvre adynamique.

Typhus grave de Cullen, — fièvre maligne, ataxique.

Typhus modéré, — fièvre putride adynamique.

Uriase (Swédiaur), — maladie par calcul des voies urinaires; lithiasis.

Varice, — tumeur sanguine produite par la dilatation d'une veine.

Varicelle, — vérolette, fausse petite vérole.

Varicocèle, — tumeur variqueuse du scrotum.

Varicomphale, — tumeur variqueuse du nombril.

Variole (Juncker), petite vérole.

Vertige, — tournoiement apparent des objets, par lésion de la vue.

Vésanie, aliénation d'esprit. *Nos. phil.* Classe IV, névroses ; ord. I ; — lésion des facultés de l'entendement et des affections de l'ame.

Vésicule, — élévation molle qui contient un fluide.

Vitilige, — petites taches avec dépression à la peau (Sauvages).

Volvulus, — passion iliaque, ou colique très-intense.

Vomique, — abcès dans la poitrine.

Xérasie (Vogel), — surface laineuse des poils.

Zoster, — ceinture érysipélateuse.

SYNONYMIE

DES ANCIENS POIDS AVEC LES NOUVEAUX.

grains	décigrammes	centigrammes
1 est égal à	»	5
2	1	»
4	2	»
6	3	»
8	4	»
10	5	»
12	6	»
14	7	»
16	8	»
18	9	»

scrupules	grammes	décigrammes
1	1	3
1 ¼ ou 30 grains	1	6
1 ½ ou 36	2	»

gros	grammes	décigrammes
1 ou 72	4	»
1 ½ ou 108	6	»
2 ou 144	8	»
4 ou ½ once ou 1 décagramme	6	»
5	2	»

onces	décagrammes	grammes
1	3	2
2	6	4
3	9	6

SYNONYMIE

onces	hectogrammes	décagrammes	grammes	centigr.
4	1	2	8	»
6	1	9	2	»
8	2	5	6	»
9	2	8	6	»
10	3	2	»	»
11	3	5	2	»
12	3	8	4	»
13	4	1	6	»
14	4	4	4	»
15	4	7	6	»

livres				
1	5 ... moins »		8	»
2	1 kilog. moins 2		»	195

~~~~~~

SYNONYMIE DES NOUVEAUX POIDS AVEC LES ANCIENS

centigrammes	grains	fractions de grains
1 est égal à	»	$\frac{1}{4}$
2	»	$\frac{1}{2}$
5	1	»
1 décigramme	2	»
2	4	»
3	6	»
4	8	»
5	10	»
6	12	»
7	14	»
8	16	»
9	18	»

grammes	gros	grains	fractions de grains
1	»	18	$\frac{1}{53}$
2	»	36	»
4	1 ou	72	»
6	1 $\frac{1}{2}$ ou	108	»
8	2 ou	144	»

décagrammes	onces	gros	scrupules	grains
1	»	2	1	12
2	»	5	»	»
3	»	7	1	12
4	1	2	»	»
5	1	4	1	12
6	1	7	»	»
7	2	1	1	12
8	2	4	»	»
9	2	6	1	12

hectogrammes	onces	gros	scrupules	grains
1	3	1	»	»
2	6	2	»	»
3	9	3	»	»
4	12	4	»	»
5	1 liv. »	4	»	»

kilogrammes	onces	gros	scrupules	grains
1	2 liv. »	5	1	11
~~~~~~

SYNONYMIE DES ANCIENNES MESURES DE CAPACITÉ,

AVEC LES NOUVELLES.

1 cuillerée.	10 grammes . . .	1 centilitre.
2 . . . . ou 1 verre à liqueur.	20	2 centilitres.
$\frac{1}{4}$ de verre	50	5 centilitres.
$\frac{1}{2}$ . . . . $\frac{3}{4}$ de poisson . . .	100	1 décilitre.
1 . . . . 1 poisson $\frac{1}{2}$	200	2 décilitres.
2 . . . . 3 poissons.	400	4 décilitres.
3 . . . . 1 chopine.	500	5 décilitres.
6 . . . . 1 pinte	1000	1 litre.
1 . . . . 2 pintes	2000	2 litres.

MESURES NOUVELLES.

centilitres		grammes	livres	onces	gros	grains	
1		10	»	»	$2\frac{1}{2}$	»	1 cuillerée.
2		20	»	»	5	»	1 verre à liq.
5		50	»	1	$4\frac{1}{2}$	»	$\frac{1}{4}$ de verre.
décilitres							
1 .	$\frac{3}{4}$ de poisson . .	100	»	3	1	»	$\frac{1}{2}$ verrée.
2 .	1 poisson $\frac{1}{2}$ . .	200	»	9	2	»	1 verrée.
5 .	1 chopine . . .	500	1	»	2	»	3 verrées.
litres							
1 .	1 pinte	1000	2	»	3	36	6 verrées.
2 .	2 pintes . . .	2000	4	1	5	22	12 verrees.

POIDS MÉDICINAL.

La livre. . . ℔ , composée de 12 onces (3 hectogrammes $\frac{1}{2}$.)

L'once . . . ℥ . . . . 8 gros (32 grammes.)

Le gros. . . ʒ . . . . 3 scrup. (4 grammes.)

Le scrupule ℈ . . . . 20 grains (1 gramme.)

Le grain . . G . . . . » . . . . (5 centigr.)

FIN.

LIVRES DE FONDS

DE J.-A. BROSSON, LIBRAIRE,

RUE PIERRE-SARRAZIN, N°. 9, A PARIS.

BICHAT, (Xav.) Anatomie générale, appliquée à la physiologie et à la médecine. Paris, an 10, 4 vol. in-8 br. 16 fr. 50 cent.

— Traité complet d'Anatomie descriptive. 5 vol. in-8. br. 25 fr.

— Recherches physiologiques sur la vie et la mort. troisième édition, Paris, an 1805, 1 vol. in-8. br. 4 f. 50 cent.

BORDEU, Recherches anatomiques sur la position des glandes, et sur leur action. Nouvelle édition augmentée de réflexions sur les différens passages de ce traité, par le docteur Hallé. Paris, an 8, 1 vol. in-12 br. 2 fr. 50 c.

— Recherches sur les maladies chroniques. Nouvelle édition, augmentée de la vie de l'auteur et de notes physiologiques, par Roussel, auteur de l'ouvrage intitulé *de la Femme considérée au physique et au moral*. Paris, an 8, in-8. br. 3 fr. 75 cent.

BUISSON, de la Division la plus naturelle des phénomènes physiologiques considérés chez l'homme, avec un Précis historique sur Xav. Bichat. 1 vol. in-8, br. 3 fr. 25 cent.

CAPURON, professeur de médecine latine et d'accouchemens; *Nova medicinæ Elementa, ad Nosographiæ philosophicæ normam exarata tyronumque usui accommodata,* ou Nouveaux élémens de médecine disposés suivant la méthode nosographique de M. Pinel, et principalement destinés aux élèves en médecine. Paris, 1805, 1 vol. in-8. br. 5 fr.

DESFONTAINES, membre de l'Institut et professeur de botanique, Tableau de l'école de botanique du Muséum d'histoire naturelle. Paris, 1804, 1 vol. in-8. br. 3 fr. 75 c.

HUGON, Pensées sur la chirurgie, ou réflexions sur la nomenclature, la classifi-

cation, la nature et le siége des maladies chirurgicales. Paris, 1806, 1 vol. in-8. de 150 pages br. 2 fr. 50 c.

PINEL, membre de l'Institut, médecin consultant de l'Empereur, professeur à l'Ecole de Médecine, et médecin en chef de l'hospice de la Salpétrière; la Médecine clinique, rendue plus précise et plus exacte par l'application de l'analyse, ou recueil et résultat d'observations sur les maladies aiguës, faites a la Salpétrière. Seconde édition, revue, corrigée et augmentée. Paris, an 12, 1 vol. in-8. br. 6 fr.

— Nosographie philosophique. Troisième édition, sous presse.

SCHWILGUÉ, docteur-médecin, membre adjoint de la Société de l'Ecole de Médecine de Paris, Professeur de matière médicale et de nosographie interne; Traité de matière médicale. Paris, an 13, 2 vol. in-12. br. 9 fr.

— Manuel médical. Paris, an 1806, 1 vol. in-12 br. 4 fr.

Cet ouvrage fait suite au traité de matière médicale du même auteur. Il est divisé en deux parties; la première contient une pharmacopée, et la deuxième l'exposé des causes, des symptômes et du traitement des maladies internes, d'après la Nosographie philosophique du professeur Pinel. Il est terminé par une table alphabétique, commune à ce manuel et aux deux volumes de la matière médicale.

STOLL, *Ratio medendi,* édition de Duplain. Paris, 1787, un gros vol. in-8. 6 fr.

TISSOT, Fièvres bilieuses; traduit du latin, avec quelques additions, par Mahot. Paris, an 8, 1 vol. in-12 br. 2 fr. 50 c.